普通高等教育“十一五”国家级规划教材
“十三五”全国卫生高等职业教育校院合作“双元”规划教材

供临床医学类及相关专业用

外　科　学

第5版

主　　审　张殿英

主　　编　文兆峰　邱爱华　胡珍敏

副 主 编　甘瑞华　周毕军　孔　敏

编　　委（按姓名汉语拼音排序）

陈　磊（湖南环境生物职业技术学院）
甘瑞华（宜春职业技术学院）
胡珍敏（岳阳职业技术学院）
黄铭祥（肇庆医学高等专科学校）
孔　敏（江西医学高等专科学校）
刘桂元（重庆三峡医药高等专科学校）
柳晓咏（江西医学高等专科学校）
邱爱华（江西医学高等专科学校）
孙全波（菏泽医学专科学校）
佟立权（哈尔滨医科大学大庆校区）
王瑞丽（洛阳职业技术学院）
王　英（岳阳职业技术学院）
文兆峰（菏泽医学专科学校）
谢炯辉（广州卫生职业技术学院）
杨　柯（南阳医学高等专科学校）
殷　森（乌兰察布医学高等专科学校）
张　伦（菏泽医学专科学校）
周毕军（南阳医学高等专科学校）

北京大学医学出版社

WAIKEXUE

图书在版编目（CIP）数据

外科学 / 文兆峰，邱爱华，胡珍敏主编．—5版．—北京：北京大学医学出版社，2019.10（2024. 7重印）
ISBN 978-7-5659-2091-2

Ⅰ．①外… Ⅱ．①文… ②邱… ③胡… Ⅲ．①外科学-高等职业教育-教材 Ⅳ．①R6

中国版本图书馆CIP数据核字（2019）第240802号

外科学（第5版）

主　　编：文兆峰　邱爱华　胡珍敏
出版发行：北京大学医学出版社
地　　址：（100191）北京市海淀区学院路38号　北京大学医学部院内
电　　话：发行部 010-82802230；图书邮购 010-82802495
网　　址：http：//www.pumpress.com.cn
E-mail：booksale@bjmu.edu.cn
印　　刷：北京溢漾印刷有限公司
经　　销：新华书店
责任编辑：杨　杰　**责任校对**：靳新强　**责任印制**：李　啸
开　　本：850 mm × 1168 mm　1/16　**印张**：49.25　**字数**：1416 千字
版　　次：2019 年 10 月第 5 版　2024 年 7 月第 3 次印刷
书　　号：ISBN 978-7-5659-2091-2
定　　价：88.00元

修订说明

《国务院办公厅关于深化医教协同进一步推进医学教育改革与发展的意见》要求加快构建标准化、规范化医学人才培养体系，全面提升人才培养质量。《国家职业教育改革实施方案》指出要促进产教融合育人，建设一大批校企“双元”合作开发的国家规划教材。新时期的卫生职业教育面临前所未有的发展机遇和挑战。

本套教材历经4轮建设，不断更新完善、与时俱进，为全国高职临床医学类人才培养做出了贡献。第3轮教材入选教育部普通高等教育“十一五”国家级规划教材15种，第4轮教材入选“十二五”职业教育国家规划教材17种。

高质量的教材是实施教育改革、提升人才培养质量的重要支撑。为深入贯彻《国家职业教育改革实施方案》，服务于新时期高职临床医学类人才培养改革发展需求，北京大学医学出版社经过前期广泛调研、系统规划，启动了第5轮“双元”数字融合高职临床医学教材建设。指导思想是：坚持“三基、五性”，符合最新的国家高职临床医学类专业教学标准，结合高职教学诊改和专业评估精神，突出职业教育特色和专业特色，重视人文关怀，与执业助理医师资格考试大纲要求、岗位需求对接。强化技能训练，既满足多数院校教学实际，又适度引领教学。实践产教融合、校院合作，打造深度数字融合的精品教材。

教材的主要特点如下：

1. 全国专家荟萃

遴选各地高职院校具有丰富教学经验的骨干教师参与建设，力求使教材的内容和深浅度具有全国普适性。

2. 产教融合共建

吸纳附属医院或教学医院的临床双师型教师参与教材编写、审稿，学校教师与行业专家“双元”共建，使教材内容符合行业发展、符合多数医院实际和人才培养需求。

3. 知名专家审定

聘请知名临床专家审定教材内容，保证教材的科学性、先进性。

4. 教材体系优化

针对各地院校课程设置的差异，部分教材实行“双轨制”。如既有《人体解剖学与组织胚胎学》，又有《人体解剖学》《组织学与胚胎学》，便于各地院校灵活选用。按照专业教学标准调整规范教材名称，如《医护心理学》更名为《医学心理学》，《诊断学基础》更名为《诊断学》。

5. 职教特色鲜明

结合最新的执业助理医师资格考试大纲，教材内容体现“必需、够用，针对性、适用性”。以职业技能和岗位胜任力培养为根本，以学生为中心，贴近高职学生认知，夯实基础知识，培养实践技能。

6. 纸质数字融合

利用二维码技术打造融媒体教材，提供拓展阅读资料、音视频学习资料等，给予学生自主学习和探索的空间及资源。

7. 课程思政融入

全面贯彻党的教育方针，落实立德树人根本任务，将课程思政全面融入教材。坚持中国化时代化马克思主义人民至上的立场，运用系统观念，守正创新，传承精华，守护人民生命健康安全，建设中国特色高质量医药卫生类职业教育教材体系。

本套教材的组织、编写得到了多方面大力支持。很多院校教学管理部门提出了很好的建议，职教专家对编写过程精心指导、把关，行业医院的临床专家热心审稿，为锤炼精品教材、服务教学改革、提高人才培养质量而无私奉献。在此一并致以衷心的感谢！

本套教材出版后，出版社及时收集使用教材院校师生的质量反馈，响应《关于推动现代职业教育高质量发展的意见》，按职业教育“岗课赛证”融通教材建设理念及时更新教材内容；对照《高等学校课程思政建设指导纲要》《职业教育教材管理办法》等精神要求，自查自纠，在修订时深入贯彻党的二十大精神，更新数字教学资源；力争打造培根铸魂、启智增慧，适应新时代要求的精品卫生职业教育教材。

希望广大师生多提宝贵意见，反馈使用信息，以臻完善教材内容，为新时期我国高职临床医学教育发展和人才培养做出贡献！

"十三五"卫生高等职业教育校院合作"双元"规划教材审定委员会

前 言

为适应我国高等职业医学教育改革和发展的需要，进一步提高高职医学教育质量，北京大学医学出版社先后组织北京大学医学部及全国相关院校的专家学者编写并出版了四版《外科学》。经过 20 多年的教学和临床实践证明，《外科学》紧跟不同时期国家医学教育改革的要求，具有较好的适用性，多次被评为教育部国家级规划教材，同时也得到了广大师生的认可和好评。

为适应新时期医学高职教育发展的需要，更好地与临床执业助理医师考试接轨，北京大学医学出版社于 2019 年邀请多位耕耘在医学教育及临床一线的专家、学者编写并出版第 5 版《外科学》。本版教材在继承前四版的基础上，本着“理论够用、结合实践、指导自学”的原则，坚持“三基”（基础理论、基本知识、基本技能）和“五性”（思想性、科学性、先进性、启发性、适用性），删除了男性计划生育的内容，更新增修了部分内容，以适应新时期我国高职医学教育的发展和要求。为充分体现临床专业特色，本版教材在内容上新增了“案例”“知识链接”两个模块，使教材内容与临床实践进一步紧密结合，提升了本书的在专业上的深度和广度。同时本书参考了执业助理医师资格考试的要求，使教材内容更加符合未来执业实践的要求。另外，在每章后附思考题，引导学生自主学习。本书以“必需、够用”为度，力求语言精练，重点突出，叙述清晰，图文并茂，利于学习。为适应学生线上学习的要求，本书增加了配套的数字资源。本教材为书网融合教材，即纸质教材有机融合电子教材、教学配套资源（PPT、微课、视频、图片等），使学习资源更加多样化、立体化。

本书编委均为长期工作在临床、教学一线的专家学者，多数是双师型教师，对临床教学及外科疾病诊治相关规律有着深刻的认识，这在本书内容和呈现形式上得以充分体现。虽然在本版教材的编写中我们竭尽所能，但书中不免存在缺点和不足，在此恳请全国师生和同道批评、指正。

主 编

目 录

第一章

绪　论

第一章数字资源

思政之光

学习目标

通过本章内容的学习，学生应能够：

识记：

1. 说出外科学的范畴。
2. 了解外科学发展简史。

理解：

解释外科学的发展与解剖学、生理学等学科的发展密切相关。

运用：

培养学生的爱国主义精神，激发同学们的学科认同感和民族自信心；知道如何让自己成为一名好的外科医生。

第一节　外科学的范畴

外科学是在医学发展中自然分化发展而出的，是研究外科疾病发生、发展规律、临床表现、诊断、治疗和预防的科学。外科疾病大致可以分为五大类。

损伤　由暴力等因素引起的人体组织结构和功能的破坏，如骨折、内脏破裂。

感染　致病性微生物或寄生虫侵袭人体，导致组织、器官的炎症性损害，局限性的感染病灶需要外科手术治疗，如脓肿的切开引流、阑尾炎的切除等。

肿瘤　绝大多数肿瘤需要外科手术切除，从而达到根治、延长生存时间或改善生活质量的效果，如良性肿瘤和大多数恶性肿瘤的切除。

畸形　大多数的先天性畸形，如先天性心脏病、肛管直肠闭锁等，均需手术治疗。后天性畸形，如烧伤后瘢痕挛缩和外伤后肢体畸形，需要手术修复，以恢复功能和改善外观。

功能障碍性疾病　器官梗阻，如肠梗阻、尿路梗阻；血液循环障碍，如下肢静脉曲张、深静脉血栓形成；内分泌功能失常，如甲状腺功能亢进症；尿路结石症等，一般需要外科治疗。

随着科学的进步，医学的发展，外科工作范围不断发生变化，并且与医学其他分支学科出现许多交叉的领域，使得外科学在理论基础和临床实践水平都有了显著提高，手术方法和新技术的结合越来越广泛。手术虽然仍是外科工作中极其重要的组成部分，但是把外科看成单纯是手术工作的时代已经过去。外科学随着医学的发展而前进，外科学的进展又促进医学的发展。科学的成果不断为医学，包括外科学发展提供新的条件和知识，对人体和疾病的认识已经深入亚细胞和分子水平。生物医学工程、医用材料等领域也得到了迅猛的发展。所以，外科学的领域在不断地延伸，外科学中新的专业也在不断地形成。

第二节　外科学发展简史

公元前 600—公元前 200 年，希腊人吸取埃及和亚洲的文化，成为后来罗马及欧洲医学发展的基础。在欧洲，有关医学的记载可见于 Hippocrates（公元前 460 年至公元前 370 年）的著作中，Celsus 在公元 1 世纪、Galen 在公元 2 世纪用拉丁文书写医疗文件，从此形成长达 1500 年之久的用拉丁文作为欧洲医学公用语言的传统。在 5—15 世纪漫长的中世纪时代，欧洲进入封建社会，连年战争以及宗教统治的影响，使得文化的发展陷入了黑暗时期，医学完全受教会控制。在这一时期，除开始建立医学院校外，医学本身发展较少。直至 1745 年，英国的外科医生才有自己的独立团体；1800 年，英国国王乔治三世特许成立伦敦皇家外科学院；1843 年，维多利亚女王将其改为英国皇家外科学院。在欧洲大陆，中世纪的黑暗保守终被 15 世纪开始的文艺复兴所冲破。17 世纪，欧洲从封建社会过渡到资本主义社会，物理学、化学、天文学等开始迅速发展。随着科学的发展，医学逐渐从玄学、经验转向科学，这一发展先带动了基础医学，后来扩展到临床医学。19 世纪是医学，也是外科学的重要发展时代。医学在病原学研究方面取得了重大的进展；而 19 世纪中叶所建立的麻醉法和抗菌术、无菌术则奠定了现代外科的基础。医学必须以人体解剖为基础，但是在很长一个时期，外科医生对解剖也只有模糊的认识。最早的解剖手册写于 1316 年，内容并不精确。法国的 A. Pare（1510—1590 年）是文艺复兴时期最有名望的外科医生，他强调解剖学的重要性，改变了传统的用沸油烧灼创面的做法，代之以刺激性小的油膏；他开创了截肢时结扎血管的止血方法；应用手法使胎儿转位，帮助胎儿娩出。比利时的 A. Vesalius 医生，也是一位解剖学教授，他专注于从事人体结构的研究，成为 16 世纪最有造诣的解剖学家。1859 年英国解剖学家、外科医生 H.Gray 所著的《描述和外科的解剖学》一书，至今不仅仍然是医学生学习解剖的重要教科书，而且是外科医生经常应用的参考书。意大利解剖学家 G. B. Morgagni（1682—1771 年）于 1761 年所著的《以解剖学来研究疾病的部位和原因》使得对于临床疾病的病理生理学认识得到了很大的提高。英国解剖学家和外科医生 J. Hunter 要求学生必须具有良好的解剖学、生理学和病理学基础，并且把三者结合起来，他同时也是一位实验外科的开拓者。1952 年美国外科医生 F.D. Moore 所发表的《对外科疾病患者的代谢反应》是近代外科学中生理学研究方面的重大进展。

19 世纪以前，外科实际还没有成为名副其实的专业，主要是因为没有解决疼痛、出血和感染问题。对于止痛，很早就有了各种探索，而且也找到一些药物，但是始终不能为手术提供无痛条件。1842 年，美国乡村医生 C. W. Long 在使用乙醚的情况下切除皮肤肿瘤。1846 年，美国牙科医生 W. T. G. Morton 在麻省总医院第一次成功地应用乙醚实施麻醉。1847 年苏格兰产科医生 J. Y. Simpson 介绍了用氯仿进行麻醉，开创了外科的新纪元。早在 19 世纪中叶，外科医生就已经观察到常见的化脓、丹毒、脓毒症、败血症等与手术环境的关系。美国解剖学家 O. W. Holmes（1809—1849 年）明确提出产褥热是经医生的手带给产妇的。匈牙利产科医生 I. P. Semmelweis（1818—1865 年）证明产褥热是一种感染，首先在产科手术中提倡应用抗菌法，接生前医生必须用含氯的石灰水洗手。1864 年，英国外科医生 T.S.Wells 发表题为《外科手术后死亡过多的某些原因》的论文，介绍了法国化学家 L.Pasteur 的研究，并指出"化脓性感染与在医院和过分拥挤场所发生的一系列致命性疾病有重要的联系"。英国外科医生 J. Lister（1827—1912 年）是公认的抗菌外科的创始人，他在 1865 年首先将苯酚（石炭酸）试用于伤口，并在 1867 年发表了有关抗菌法的论文。德国细菌学家 R. Koch（1843—1910 年）于 1878 年发现伤口感染的病原菌之后，德国外科医生 F. von Bergmann（1836—1907 年）首次用蒸汽灭菌法，对敷料进行灭菌。这种方法使抗菌法发展为无菌法。1890 年，美国外科医生 W. S. Halsted（1852—1922 年）首次用灭菌橡胶手套，达到了无菌手术的要求，从而使现代外科得到进一步发展。

20世纪中叶以来，新的技术革命在全球兴起，自然科学的进展和新技术、新材料的出现推动了各学科的发展，并出现了许多新兴的领域。这些正是医学迅速发展的基础，而且其作用还在继续扩大之中。当代外科进入了一个蓬勃发展的阶段，人们对疾病及其可能产生的全身性病理生理变化以及各种治疗措施，都有了更深刻的认识。诊断技术的提高使许多过去难以确诊的疾病能在早期查出，从而可以观察到疾病的动态变化，使外科治疗更为及时、周到、全面。另外，内镜操作已经成为外科的一项重要诊治手段，其应用范围还在继续扩大。显微外科的发展使得一些难以在肉眼下进行的手术，可以在显微镜下顺利完成，这使得外科各个专业的手术治疗范围都得到了扩大。器官移植也是外科领域的一条新途径，随着移植免疫学的进展、移植技术的提高以及免疫抑制剂的不断更新，器官移植已经成为临床上一种全新的治疗方法。新材料的应用，使过去许多手术方法得到了提高和发展，如人工心脏瓣膜、人工关节置换、人工血管和人工肌腱的替换，不久的将来，人工心脏、人工神经也会成为现实，所有的这些都离不开新材料的发展和应用。20世纪后半叶，生物科学走到了科学的最前沿。生物工程技术对医学产生了巨大的影响，这种影响也无疑会使外科学出现多方面的变化。

第三节 我国传统医学中外科学的成就

在我国，公元前14世纪的商代，就有外科疾病“疥”“疮”的记载。在周代，外伤科已经独立成为一个学科，称为“疡科”，外伤科医生称为“疡医”。秦汉时代，科学文化随着生产的发展而昌盛起来。这个时期的医学名著《黄帝内经》中已经有外科专著“痈疽篇”，举出了夭疽、猛疽等20余种病名，以及针砭、熨帖、按摩等治疗方法。1973年出土于长沙马王堆的《五十二病方》是一部秦汉时代具有相当高水平的外科专著，其中已经认识到破伤风（伤痉）的发病与创伤受风有关，婴儿破伤风（索痉）与居住环境潮湿及脐带不洁有关。汉代末期杰出的医学家华佗（公元141—公元203年）使用麻沸散为患者进行死骨剔除术、剖腹术等。南齐人龚庆宣重编的《刘涓子鬼遗方》（公元499年）是中国最早的军事外科方面的经验总结。隋代的巢元方所著的《诸病源候论》（公元610年）中的“金疡肠断候”叙述断肠缝接、腹疝脱出等手术采用丝线结扎血管。唐代的孙思邈所著的《千金要方》（公元652年）中，记述使用手法整复下颌关节脱位，与现代医学采用的手法类似。蔺道人所著的《仙授理伤续断秘方》（841年）是我国第一部伤科专著，制订了一套与现代治疗相类似的骨折整复固定方法和处理开放性骨折需要遵循的规则。在宋代，王怀隐所著的《太平圣惠方》（公元992年）中有砒剂治疗痔核的记载。金元时代齐德之所著的《外科精义》（1335年）在卷首的论疮肿诊候入式法中说明外科疾病应注意患者的全身症状，把辨证论治的法则应用于外科。危亦林所著的《世医得效方》（1337年）在正骨方面有精确的记载，主张在骨折或脱臼整复前用乌头、曼陀罗等药物先行麻醉；对脊柱骨折，主张用悬吊复位法，早于西方提出悬吊复位法600余年。明代是我国外科学的全盛时代，精通外科的医师有薛己、汪机、王肯堂、申斗垣、陈实功和孙志宏等，留下不少著作。清代高文晋所著的《外科图说》（1834年）是一本以图释为主的外科学著作。这些足以说明外科学在我国传统医学中具有悠久的历史，不仅积累了丰富的经验，而且有相当多的科学内容，疗效确切，方法简便，满足广大人民的需求。

第四节 外科医生的培养

医生的本职是解决医疗工作中的实际问题，为人民的健康事业竭尽所能。作为临床医生，不仅要有高度的责任感、无私的奉献精神，在实践中不断提高自己的临床能力，对医学科学做出贡献，造福人类，而且还要善于运用现代科学知识解决各种具体患者的实际问题。

外科医生的成长，是一个将实践、思考和知识运用有机结合的过程。实践是第一位的，解决实际问题的技能或本领只能在实践中得到。学习临床医学一刻都不能脱离临床实践。在外科医生的培养中必须把临床实践放在第一位，努力使自己掌握临床医学的特点，打好基础。重视实践，认真从实践中总结经验教训是外科医生成长的一个基本环节。思考是一种有目的的探索，是透过表面现象去理解事物的本质。一个外科医生必须不断提高自己的临床思维能力。知识的作用在于运用，所以，重视知识更重要的是将知识运用于实践当中，“知识就是力量”是以运用为前提的。另外，单纯从书本上学到的知识，一般较为肤浅且容易遗忘，但为了解决实际问题而获得的知识是牢固的，所以在实践中获得知识、在思考中运用知识是非常重要的。外科医生在学习和工作中，还应该学会用辩证唯物主义的思维方法去认识事物、分析问题和解决问题。医生如果不能够全面地考虑、辩证地看待问题，就可能产生片面性，可能遗漏病情、耽误治疗。辩证唯物主义继承了人类文化科学的优秀成果，概括了自然科学的成就和发展。自然科学，包括医学的不断进步应有辩证唯物主义的指引。所以，医生的培养也必须首先通过人生观、世界观来完善。我们外科医生要以高尚的医德、医风和精湛的医术为人民服务；要有为医学科学奉献一切的精神，努力创新，为外科学的发展做出贡献。

自测题

问答题

外科学的范畴包括哪些?

（文兆峰）

第二章

水、电解质代谢及酸碱平衡失调

第二章数字资源

思政之光

学习目标

通过本章内容的学习，学生应能够：

识记：

1. 说出机体正常体液容量、渗透压及电解质含量的意义。
2. 列举外科水、电解质代谢失调及酸碱平衡失调的病因。

理解：

分析水、电解质代谢及酸碱平衡失调的类型。

运用：

1. 为外科水、电解质代谢失调及酸碱平衡失调的患者提供治疗方案。
2. 提供水、电解质代谢失调及酸碱平衡失调的预防方案。
3. 通过本章学习，培养学生人体是有机整体的观点。

正常的体液容量、渗透压及电解质含量是机体代谢正常和各器官功能正常的基本保证。损伤、感染等外科疾病及外科手术均可能导致水、电解质代谢失调和酸碱平衡失调，处理这些问题成为外科疾病患者治疗中的一个重要内容。

体液的主要成分是水和电解质，它包括细胞内液和细胞外液两部分，其量与性别、年龄及胖瘦有关。肌组织含水量较多，而脂肪含水量较少，因此成年男性的体液量一般为体重的60%，成年女性的体液量约占体重的55%，小儿的脂肪含量较少，故体液量所占体重的比例较高，新生儿体液量可达体重的80%。随着年龄的增长，体内脂肪含量逐渐增多，14岁之后已与成年人所占比例相似。

细胞内液绝大部分存在于骨骼肌群中，在男性约占体重的40%，女性约占体重的35%。细胞外液量平均占体重的20%，细胞外液又可分为血浆和组织间液两部分。血浆量约占体重的5%，组织间液量约占体重的15%。绝大部分的组织间液能迅速地与血管内液体或细胞内液进行交换并达到平衡，这在维持机体的水和电解质平衡方面具有重要作用，故又可称其为功能性细胞外液。另有一小部分组织间液仅有缓慢地交换和达到平衡的能力，它们具有各自的功能，但在维持体液平衡方面的作用甚小，故可称其为无功能性细胞外液。无功能性细胞外液占体重的1%～2%，占组织间液的10%左右。

知识链接

无功能性细胞外液

结缔组织液和所谓透细胞液（如脑脊液、关节液和消化液等）都属于无功能性细胞外液。但是有些无功能性细胞外液的变化导致机体水、电解质和酸碱平衡失调却是很显著的。最常见的就是胃肠消化液的大量丢失，可造成体液量及成分的明显变化。

细胞外液中最主要的阳离子是 Na^+，主要的阴离子是 Cl^-、HCO_3^- 和蛋白质。细胞内液中主要的阳离子是 K^+ 和 Mg^{2+}，主要的阴离子是 HPO_4^{2-} 和蛋白质。细胞外液和细胞内液的渗透压相等，一般为 290 ~ 310 mmol/L。渗透压的稳定对维持细胞内、外液平衡具有非常重要的意义。

机体水的来源有饮水、食物水和代谢水，排泄水的途径有消化道、肾、皮肤和肺，从而维持体液的平衡，保持内环境稳定。肾的调节功能受神经和内分泌反应的影响。一般先通过下丘脑 - 垂体后叶 - 抗利尿激素系统来恢复和维持体液的正常渗透压，然后通过肾素 - 醛固酮系统来恢复和维持血容量。但是，血容量锐减且血浆渗透压降低时，机体将以牺牲体液渗透压的维持为代价，优先保持和恢复血容量，使重要生命器官的灌流得到保证，使生命得以维持。

正常人的体液保持着一定的 H^+ 浓度，即保持着一定的 pH 值（动脉血浆的 pH 值为 7.40±0.05），以维持正常的生理和代谢功能。人体在代谢过程中，既生成酸，也生成碱，但人体能通过体液的缓冲系统、肺的呼吸和肾的排泄作用，使血液 H^+ 浓度仅在小范围内变动，保持血液的 pH 值在 7.35 ~ 7.45。血液中的 HCO_3^- 和 H_2CO_3 是最重要的一对缓冲物质。肺通过呼出 CO_2，可使血中 $PaCO_2$ 下降，即调节血液 H_2CO_3 水平。肾调节酸碱平衡的机制是：①通过 H^+-Na^+ 交换排出 H^+；②通过重吸收 HCO_3^- 增加碱储备；③分泌 NH_3 与 H^+ 结合生成 NH_4^+ 而排出 H^+；④通过尿的酸化过程排出 H^+。

第一节　水、电解质代谢失调

机体通过内在调节机制维持水和电解质在体内的动态平衡。当这种调节机制因疾病或手术等因素而遭到破坏时，机体就会出现水、电解质紊乱，表现为容量、浓度和成分失调。

一、水、钠代谢失调

临床上，缺水和缺钠不可分割地同时存在，但在比例上有所差别。根据缺水和缺钠的程度不同，分为等渗性脱水、低渗性脱水和高渗性脱水。

（一）等渗性脱水

等渗性脱水又称急性脱水或混合性脱水，在外科临床上最为常见。水和钠成比例地丧失，血容量减少但血清钠浓度处于正常范围，细胞外液为等渗状态，是典型的容量失调。

【病因】

①消化液的急性丢失，如肠外瘘、大量呕吐等；②体液丧失在感染区或软组织内，如腹腔内或腹膜后感染、肠梗阻、烧伤等。其丧失的体液成分与细胞外液基本相同。

【临床表现】

（1）缺水表现：眼窝凹陷，舌、皮肤干燥，尿少，但不口渴。

（2）缺钠表现：恶心、厌食、乏力。

（3）低血容量表现：若在短期内体液丧失量达到体重的5%，即丧失细胞外液的25%，患者则会出现脉搏细速、肢端湿冷、血压不稳定或下降等血容量不足的症状。

（4）休克表现：当体液继续丧失达体重的6%～7%时（相当于丧失细胞外液的30%～35%），则会有更严重的休克表现。体克的微循环障碍必然导致酸性代谢产物的大量产生和蓄积，因此常伴发代谢性酸中毒。如果患者丧失的体液主要为胃液，因有 H^+ 的大量丧失，则可伴发代谢性碱中毒。

【诊断】

（1）病因和临床表现：均有消化液或其他体液的大量丧失。每日的失液量越大，失液持续时间越长，症状就越明显。

（2）实验室检查：①血液浓缩（红细胞计数、血红蛋白含量、血细胞比容增高）；②尿比重增高；③血清 Na^+、Cl^- 一般无明显降低。

【治疗】

原发病的治疗十分重要。若能消除病因，缺水很容易自行纠正。

（1）补充细胞外液：①按丧失体重百分比补液；②首选平衡盐溶液，其次选生理盐水。常用的平衡盐溶液：1.86%乳酸钠溶液和复方氯化钠溶液，其比例为1∶2；1.25%碳酸氢钠溶液和等渗盐溶液，其比例为1∶2。如果单用等渗盐溶液，因溶液中的 Cl^- 含量比血清 Cl^- 含量高50 mmol/L（Cl^- 含量分别为154 mmol/L及103 mmol/L），所以大量输入后有导致血清 Cl^- 过高，引起高氯性酸中毒的危险。

（2）补充每日生理需要量：水2000 ml、氯化钠4.5 g。

（3）补钾：在纠正缺水后，排钾量会有所增加，血清 K^+ 浓度也会因细胞外液量的增加而被稀释降低，故应注意预防低钾血症的发生。一般在血容量补充使尿量达40 ml/h后，补钾即应开始。

（二）低渗性脱水

低渗性脱水又称慢性脱水或继发性脱水。水、钠同时缺失，但缺水少于缺钠。故血清钠＜135 mmol/L，低于正常范围，细胞外液呈低渗状态，属于浓度失调。

【病因】

①胃肠道消化液持续丢失，如反复呕吐、长期胃肠减压引流或慢性肠梗阻；②大创面的慢性渗液；③应用排钠利尿药时，未注意补给适量的钠盐；④等渗性脱水治疗时补充水分过多。

【临床表现】

随缺钠程度而不同，一般均无口渴感，常见症状有恶心、呕吐、头晕、视物模糊、软弱无力、起立时容易晕倒等。当循环血量明显下降时，肾的滤过量相应减少，以致体内代谢产物潴留，可导致神志淡漠、肌痉挛性疼痛、腱反射减弱和昏迷等。根据缺钠程度，低渗性缺水可分为轻、中、重三度：①轻度缺钠，失钠0.5 g/kg，患者有疲乏、头晕、手足麻木，血清钠为130～135 mmol/L。尿中钠、氯减少，血红蛋白及血细胞比容升高。②中度缺钠，失钠0.5～0.75 g/kg。除上述症状外，还有食欲缺乏、恶心、呕吐、血压不稳、直立性低血压等表现。血清钠120～130 mmol/L。尿少，尿中几乎不含钠和氯。③重度缺钠，失钠0.75～1.25 g/kg。除上述症状加重外，还可出现表情淡漠、肌痉挛性抽痛、休克及昏迷等。腱反射减弱或消失。血清钠＜120 mmol/L。

【诊断】

①病史；②症状；③尿液检查：尿比重常在1.010以下，尿 Na^+ 和 Cl^- 常明显降低；④血钠测定：血钠浓度低于135 mmol/L；⑤红细胞计数、血红蛋白量、血细胞比容及血尿素氮值均有增高。

【治疗】

积极处理原发病；分次补充含盐溶液或高渗盐溶液；随时检测、及时调整。

（1）静脉输液原则：输注速度应先快后慢，总输入量应分次完成。

（2）低渗性脱水补钠公式：

需补钠量（mmol）= [142 mmol/L－血钠测定值（mmol/L）] × 体重（kg）×0.6（女性 0.5）

（3）基本知识：17 mmol Na^+=1g 钠盐；每日需要量：（水 2000 ml，氯化钠 4.5 g，氯化钾 3 ～ 6 g）；尿量≥ 40 ml/h，高渗盐溶液输注速度＜ 100 ～ 150 ml/h ；晶体液与胶体液之比为 3 ～ 2∶1 。

（4）对重度缺钠致休克者，应先补足血容量。晶体液（复方乳酸氯化钠溶液、等渗盐溶液）和胶体溶液（羟乙基淀粉、右旋糖酐和血浆）都可应用。然后可静脉滴注高渗盐溶液（一般为 5%氯化钠溶液）200 ～ 300 ml。

（三）高渗性脱水

高渗性脱水又称原发性脱水，水和钠同时缺失，但缺水多于缺钠，血清钠＞ 150 mmol/L，高于正常范围，细胞外液呈高渗状态，也属于浓度失调。

【病因】

①摄入水分不够，如食管癌、重危患者的补水不足，经鼻胃管或空肠造瘘管给予高浓度肠内营养溶液等；②水分丧失过多，如高热、大量出汗（汗液中含氯化钠 0.25%）、大面积烧伤暴露疗法、糖尿病未控制致大量尿液排出等。

【临床表现】

因缺水程度不同，各自症状不同。最突出的早期表现是口渴。根据缺水程度不同，高渗性脱水可分为轻、中、重三度。①轻度脱水时除口渴外，无其他症状。缺水量为体重的 2%～ 4%。②中度脱水：极度口渴，乏力、尿少和尿比重增高，唇舌干燥，皮肤弹性差，眼窝凹陷，常出现烦躁。缺水量为体重的 4%～ 6%。③重度脱水：除上述症状外，还可出现躁狂、幻觉、谵妄，甚至昏迷等脑功能障碍的症状。缺水量超过体重的 6%。

【诊断】

（1）有缺水的病史和临床表现。

（2）实验室检查：①红细胞计数、血红蛋白量、血细胞比容增高；②尿比重增高；③血钠浓度在 150 ml/L 以上。

【治疗】

解除病因同样具有治疗的重要性。原则：积极处理原发病；分次补充低渗盐溶液或等渗糖溶液；随时检测、及时调整。

（1）补液：补充低渗液体，首选 5%葡萄糖溶液或 0.45% NaCl 溶液。

①首先依据临床表现，估计失水量占体重的百分比。然后按丧失 1%体重，补液 400 ～ 500 ml；②依据血钠浓度，补水量（ml）= [血钠测定值（mmol/L）－血钠正常值（mmol/L）] × 体重（kg）×4；③日补液量 =1/2 丢失量 + 每日生理需要量。

（2）补钠：高渗性脱水者实际上也有缺钠，只是因为缺水更多，才使血钠浓度升高。所以，如果在纠正时只补给水分，不补适当的钠，将不能纠正缺钠，可能反过来出现低钠血症，应及时补钠。

（3）纠酸：经上述补液治疗后若仍存在酸中毒，可酌情补给碳酸氢钠溶液。

二、钾代谢失调

钾离子是细胞内液中的主要阳离子（约 139 mmol/L），细胞外液钾仅占全身钾的 2% 左右，血清钾正常参考值为 3.5 ～ 5.5 mmol/L。血清钾浓度反映细胞外液的钾含量，可反映机体对钾调节的动态变化，但不反映体内钾的总量。肾对钾的调节能力较差，在禁食及血清钾很低的情况下，肾仍通过尿液排钾相当于氯化钾 2 ～ 3 g/d。成年人每日需钾盐 3 ～ 4 g。

（一）低钾血症

血清钾低于 3.5 mmol/L 时，称为低钾血症，属于成分失调。

【病因】

①摄入不足：如手术后患者或重病、昏迷的患者长期禁食，未及时补钾。②损失过多：经胃肠道丢失过多，如频繁呕吐、持续胃肠减压、肠瘘等；经肾丢失过多，如长期应用利尿药、原发性或继发性醛固酮增多症、碱中毒时肾排钾增多等。③钾分布异常：如静脉输入葡萄糖和胰岛素溶液时，钾离子随糖原的合成进入细胞内；碱中毒时细胞外液的 K^+ 与细胞内液的 H^+ 交换，钾离子进入细胞内。

【临床表现】

主要是血清钾降低引起的一系列神经 - 肌肉兴奋性的改变等。典型表现包括：①神经 - 肌肉兴奋性降低：四肢肌肉软弱无力、腱反射减弱或消失。重者出现软瘫，呼吸困难。②消化道症状：腹胀、厌食、恶心、呕吐、肠鸣音减弱或消失。重者可出现麻痹性肠梗阻。③中枢神经系统症状：早期有烦躁不安、濒死感。重者神志淡漠、定向力障碍、嗜睡。④循环系统症状：心音低沉、心律失常、心动过速。⑤检查：血清钾＜ 3.5 mmol/L。⑥低钾血症的典型心电图表现为早期出现 ST 段压低，T 波降低、增宽或倒置，随后出现 QT 间期延长和 U 波，严重者出现 P 波幅度增高，QRS 增宽，室上性或室性心动过速或心房颤动。低钾血症患者不一定出现典型的心电图改变，故不能依靠心电图诊断。⑦引起代谢性碱中毒，但此时尿液呈酸性，称为反常性酸性尿。

有时低钾血症的临床表现可以很不典型。例如低钾血症合并严重脱水时缺水、缺钠表现明显，低钾表现多在缺水、缺钠得到一定程度纠正后才出现；严重缺钾合并代谢性酸中毒时，血清钾常在正常范围，而随代谢性酸中毒经补碱纠正钾离子随之进入细胞内患者出现缺钾和低钾血症的表现。

【诊断】

根据病史、临床表现和实验室检查血清钾＜ 3.5 mmol/L 即可做出低钾血症的诊断。合并其他水、电解质和酸碱平衡失调时要认真分析病因、严密观察临床表现及变化、综合各项血生化检查并及时复查血清钾的变化来进一步明确诊断。

【治疗】

（1）病因治疗：尽快去除造成缺钾的原因。

（2）补钾治疗：口服补钾是最安全的补钾方法，但外科低钾血症患者多无法口服补钾，常需要静脉滴注补钾（禁止静脉推注）。临床实践已经证明只要严格掌握静脉滴注补钾的原则，静脉滴注补钾是安全的。静脉滴注补钾的原则：①尿畅补钾：通常尿量达到或超过 40 ml/h 后才可进行静脉滴注补钾；由于钾离子主要经肾排出，故对少尿者补钾应慎之又慎，防止引起高钾血症。②浓度控制：静脉输液的含钾浓度不超过 40 mmol/L（10% KCl 15 ml 加 500 ml 溶液），浓度过高不易控制，且对静脉刺激性大，患者不能忍受滴注时的疼痛。③速度控制：成人静脉滴注速度在浓度为 0.3% KCl 时输注速度应控制在 20 mmol/h 以下。④总量控制：因钾离子在体内分布与代谢的特点，缺钾不可能在 1 ～ 2 天内得到纠正；要达到纠正体内缺钾常需连续 3 ～ 5 天甚至更长时间的治疗。每天补钾量可根据缺钾情况和患者饮食恢复状况来估计。严重缺钾者每日补钾 6 ～ 9 g，相当于 10% 氯化钾 60 ～ 90 ml。

（二）高钾血症

血清钾高于 5.5 mmol/L，称为高钾血症，也属于成分失调。

【病因】

①进入体内（或血液内）的钾增多，如口服或静脉输入氯化钾，服用含钾药物，以及大量输入保存较久的库存血等。②肾排泄功能减退，如急性肾衰竭，应用保钾利尿药（如螺内酯、氨苯蝶啶），以及盐皮质激素不足等。③细胞内钾的移出，如重度溶血、组织损伤（大面积挤压伤、烧伤等）以及酸中毒等。

【临床表现】

一般无特异性症状，有时有轻度神志模糊或淡漠、感觉异常和四肢软弱等。严重高钾血症患者有微循环障碍的表现，如皮肤苍白、发冷、青紫、低血压等。患者常出现心脏搏动缓慢或心律失常，甚至发生心搏骤停（停搏在舒张期）。高钾血症，特别是血钾超过 7 mmol/L 时，几乎都有心电图的改变。典型的心电图改变为早期 T 波高尖，QT 间期延长，随后出现 QRS 波群增宽，PR 间期延长。

【治疗】

对可能危及生命的高钾血症，血液透析治疗是最佳选择。积极的治疗措施包括：①停止钾盐的摄入和补充，避免一切含钾食物和药物进入。②保护心肌，防止心律失常。可用钙剂来对抗钾离子抑制心肌的作用。如 10% 葡萄糖酸钙溶液 20 ~ 30 ml 或 5% 氯化钙溶液 20 ml，缓慢静脉注射。③促进钾离子向细胞内转移，降低钾血症浓度，可用葡萄糖溶液加胰岛素静脉输入，或静脉输入 5% 碳酸氢钠溶液，碱化细胞外液，促进肾排钾，并使钾离子转入细胞内。④透析疗法，包括腹膜透析和血液透析，尤其适用于肾功能不全者。⑤口服阳离子交换树脂，能经消化道带走较多的钾离子等。

第二节 酸碱平衡失调

体液的适宜酸碱度是机体组织、细胞进行正常生命活动的重要保证。在物质代谢过程中，机体虽不断摄入及产生酸性和碱性物质，但能依赖体内的缓冲系统和肺及肾的调节，使体液的酸碱度可始终维持在正常范围之内。酸碱度以 pH 表示，正常范围为 7.35 ~ 7.45。但如果酸碱物质超量负荷，或是调节功能发生障碍，则平衡状态将被破坏，会形成不同类型的酸碱平衡失调。原发性的酸碱平衡失调可分为代谢性酸中毒、代谢性碱中毒、呼吸性酸中毒和呼吸性碱中毒四种。有时可同时存在两种以上的原发性酸碱平衡失调，即为混合型酸碱平衡失调。

一、代谢性酸中毒

代谢性酸中毒是外科最常见的酸碱平衡失调，主要是血浆 pH 降低、[HCO_3^-] 降低。

【病因与病理】

①碱性物质丢失过多：如肠瘘、胆瘘、胰瘘、重度腹泻、肠梗阻等。②产酸过多：如失血性及感染性休克致急性循环衰竭，组织缺血、缺氧，产生大量丙酮酸和乳酸，这在外科很常见；还可见于糖尿病、禁食、抽搐、心搏骤停等。③肾功能不全：酸性物质排出障碍。以上原因造成体内［HCO_3^-］降低，［H^+］和［H_2CO_3］相对增高及 pH 下降，机体很快出现代偿反应：刺激呼吸中枢，使呼吸加深、加快；同时肾代偿，增加 HCO_3^- 的回吸收和泌 H^+。另外，细胞外液 H^+ 与细胞内液 K^+ 交换，降低细胞外液的［H^+］，可使血钾升高。

【临床表现与诊断】

突出的症状是呼吸深而快。患者面部潮红、眩晕、头痛、嗜睡，甚至昏迷。常伴有严重脱水的一些症状，易发生心律失常、急性肾功能不全和休克。尿液检查一般呈酸性。动脉血气分析可明确诊断，血液 pH 和［HCO_3^-］明显降低。呼吸代偿时，$PaCO_2$ 降低。

【治疗】

最根本的是病因治疗。轻度代谢性酸中毒（HCO_3^-浓度＞16～18 mmol/L）经适当补液、纠正脱水后，往往自行好转。补碱常用5%碳酸氢钠溶液，根据血气分析补碱计算公式：5%碳酸氢钠溶液的量（ml）=［HCO_3^-正常参考值（mmol）－HCO_3^-测定值（mmol）］× 体重（kg）× 2/3，先补一半的量。对严重者（HCO_3^-＜10 mmol/L）应立即进行静脉补液和补碱治疗，5%碳酸氢钠溶液剂量可按每千克体重5 ml计算，可分次或单次静脉滴注，逐渐纠正酸中毒。以后根据患者代谢性酸中毒症状改善及用药后2～4 h后的血气分析再做进一步补充。纠正酸中毒的过程中要注意钾离子向细胞内转移，并及时补钾。

二、代谢性碱中毒

代谢性碱中毒是血浆［HCO_3^-］增高，pH升高。

【病因与病理】

①酸性物质丢失过多：如幽门梗阻、剧烈呕吐、长期胃肠减压等，这是外科患者发生代谢性碱中毒的最常见原因。②碱性物质摄入过多：如碱性液体输入过多或长期服用碱性药物（如胃溃疡患者长期服用碳酸氢钠）。③长期应用利尿药：如呋塞米和依他尼酸等，可引起低氯性碱中毒。

以上原因造成体内［HCO_3^-］增高，［H^+］和［H_2CO_3］相对降低及pH增高，机体出现代偿反应：对呼吸中枢的兴奋性减弱，使呼吸变浅、变慢；肾减少对H^+的排出和HCO_3^-的重吸收；细胞外液K^+与细胞内液H^+交换，使细胞外液的［H^+］增高，可导致血钾下降。

【临床表现与诊断】

患者一般无明显症状，有时可有呼吸变浅、变慢，或神经精神方面的异常，如谵妄、精神错乱或嗜睡等。严重时，可因脑和其他器官代谢障碍而发生昏迷。根据病史和症状可以初步作出诊断。通过血气分析可明确诊断及其严重程度。失代偿时，血液pH值和［HCO_3^-］明显增高，$PaCO_2$正常；部分代偿时，血液pH值、［HCO_3^-］和$PaCO_2$均有一定程度的增高。

【治疗】

着重于原发疾病的积极治疗。对轻症碱中毒患者只需补给生理盐水或葡萄糖盐溶液就可纠正。因患者往往伴有缺钾，所以补钾很重要，以纠正细胞内外离子的异常交换和终止随尿液排酸。一般补给氯化钾，可同时纠正低氯血症。严重的碱中毒（血浆［HCO_3^-］达45～50 mmol/L、pH＞7.65），需给予稀盐酸溶液或盐酸精氨酸溶液静脉滴注来纠正。计算所需酸量的公式为：所需酸的量（mmol）=［测得的HCO_3^-（mmol）－正常HCO_3^-（mmol）］× 体重（kg）×0.4。第一个24小时内补给计算量的一半。常用0.1 mol/L等渗盐酸溶液从中心静脉缓慢滴注输入。

三、呼吸性酸中毒

呼吸性酸中毒是血液中$PaCO_2$升高、pH下降，亦称高碳酸血症。

【病因与病理】

呼吸功能障碍，导致CO_2不能正常呼出。①急性呼吸性酸中毒：呼吸道梗阻（如异物、痰栓、溺水）、呼吸中枢受抑制（脑外伤、心搏骤停、吗啡不良反应）、呼吸肌麻痹（重症肌无力、严重低钾血症等）、急性肺部疾病（肺炎、肺不张、胸外伤）。②慢性呼吸性酸中毒：慢性阻塞性肺疾病、矽肺及限制性通气障碍等。

$PaCO_2$升高时，肾排H^+和HCO_3^-回吸收增加，使体内的［HCO_3^-］增加。但这一作用的完成需要时间。急性呼吸性酸中毒时，通过血液的缓冲系统代偿，但能力有限，血液pH常随着$PaCO_2$的升高而相应地下降。慢性呼吸性酸中毒时，通过肾的代偿，可使pH保持在正常范围。另外，细胞外液中H_2CO_3增多，可使K^+由细胞内移出，Na^+和H^+转入细胞内，减轻酸中毒。

【临床表现与诊断】

①急性呼吸性酸中毒：呼吸困难、全身乏力、发绀、头痛、胸闷、烦躁不安、心律失常（血清钾升高时），甚至昏迷。动脉血气分析示 $PaCO_2$ 升高，pH 下降。②慢性呼吸性酸中毒：喘息、咳嗽、发绀、桶状胸、杵状指等。动脉血气分析示 $PaCO_2$ 升高，pH 正常或下降，[HCO_3^-] 增加。慢性呼吸性酸中毒的患者血中 CO_2 分压增高，呼吸中枢对 CO_2 的敏感性降低。此时，缺氧使呼吸中枢兴奋。不适当的吸氧治疗，可使缺氧对呼吸中枢的兴奋作用解除，患者会出现呼吸抑制，甚至呼吸停止。

【治疗】

主要是解决通气问题，去除呼吸道梗阻及其他妨碍气体交换的因素，改善通气功能。必要时，做气管插管或气管切开，使用呼吸机治疗。对于慢性呼吸性酸中毒，以控制感染，促进咳痰和扩张小支气管等措施为主。

四、呼吸性碱中毒

呼吸性碱中毒是通气过度，造成血中 CO_2 排出过多，血液 pH 升高，又称低碳酸血症。

【病因与病理】

多为急性呼吸性碱中毒，发生时间短暂，见于癔症、高热、颅脑损伤、感染、应用呼吸兴奋药、机械通气不当等。慢性呼吸性碱中毒在外科患者中比较少见。

$PaCO_2$ 的降低，起初虽可抑制呼吸中枢，使呼吸减慢、变浅，CO_2 排出减少，血液中 [H_2CO_3] 代偿性增高，但这种代偿很难持续下去。肾的代偿作用为肾小管上皮细胞分泌 H^+ 减少，HCO_3^- 重吸收减少，使血液中 [HCO_3^-] 降低，[HCO_3^-] / [H_2CO_3] 比值接近于正常，维持 pH 值在正常范围。$PaCO_2$ 降低可使脑血管收缩，脑血流量减少，颅内压降低。

【临床表现与诊断】

多数有呼吸急促，引起呼吸性碱中毒后可有眩晕、手足及面部麻木感，肌肉震颤、手足抽搐等。动脉血气分析示 pH 升高、$PaCO_2$ 降低，初期 [HCO_3^-] 正常，代偿后降低。

【治疗】

治疗应首先处理原发疾病。危重患者发生急性呼吸性碱中毒，常提示将发生急性呼吸窘迫综合征，预后不良。一般患者可用纸袋罩口鼻，增加呼吸道无效腔，减少 CO_2 的排出，以升高 $PaCO_2$。有手足抽搐时，可静脉注射钙剂。如系呼吸机使用不当所造成的通气过度，应调整呼吸机参数。危重患者或中枢神经系统所致呼吸急促，可用呼吸机辅助呼吸。

第三节　水、电解质代谢及酸碱平衡失调的预防

由于水、电解质代谢及酸碱平衡失调均为其他疾病发生、发展过程中伴发或并发的改变，因此，正确认识和掌握其发生、发展规律就能采取积极有效措施防止其发生和发展。

一、病因预防

积极治疗导致水、电解质代谢及酸碱平衡失调发生的原因。如对于肠梗阻所致的水、电解质代谢及酸碱平衡失调，早期积极地治疗肠梗阻可减少其发生，减轻发生的程度。对休克患者的休克状态进行及时纠正，可减少代谢性酸中毒的发生或减轻发生的程度等。

二、预防性治疗

对于原因不能消除者采用积极的预防性治疗措施：如对禁食的术后患者或昏迷患者，补给

每日需要量的水 2000 ～ 3000 ml，氯化钠 5 ～ 9 g，氯化钾 3 ～ 4 g（术后 1 ～ 2 天内不补），预防患者脱水、缺钠和低钾血症的发生；对已行气管切开的抢救患者每日增加补水 1000 ml 左右，以抵消因气管切开而增加的水分蒸发丢失，预防高渗性脱水的发生等。

第四节 水、电解质代谢及酸碱平衡失调的基本处理原则、补液的估计

水、电解质代谢和酸碱平衡失调是临床上很常见的病理生理改变。无论是哪一种平衡失调都会造成机体代谢的紊乱，进一步恶化则可导致器官功能衰竭，甚至死亡。因此，维持患者水、电解质和酸碱平衡稳定，及时纠正已产生的平衡失调，已经客观地在临床工作中处于显著的重要位置。然而，不管以上阐述的水、电解质代谢失调，还是酸碱平衡失调，都是站在某一局限角度来认识和处理水、电解质和酸碱平衡失调问题的。临床实际工作也较少有单独的某一种脱水和缺钠，或某一种酸碱平衡失调出现。水、电解质和酸碱平衡失调混合存在，是临床实际工作中更为常见的水、电解质和酸碱平衡失调类型，如肠梗阻所致的水、电解质和酸碱平衡失调表现出的混合脱水、缺钾和代谢性酸中毒等。临床处理过程不仅要注重对已经发生的水、电解质和酸碱平衡失调（称为失衡量或已经损失量）的正确判断和处理，而且必须要对造成水、电解质和酸碱平衡失调的原因是否得到控制和控制的程度，即对于患者在第一个 24 小时治疗过程中是否有体液继续丢失（称为继续损失量）有清醒认识及较为明确的判断和恰当的处理；同时，还要注重机体功能 - 胃肠道功能恢复情况，确保每日生理功能所需（称为日需量或每日生理需要量）的水、钠和钾等的摄入或静脉补给。

一、水、电解质及酸碱平衡失调的基本处理原则

充分掌握病情，得出初步诊断，包括详细了解导致水、电解质和酸碱平衡失调的原因和水、电解质和酸碱平衡失调的症状及其变化、发展；认真细致体格检查，确定有无水、电解质和酸碱平衡失调的体征及其变化等。

依据初步诊断有针对性地申请即刻的实验室检查，进一步明确诊断。常用的检查项目包含血、尿常规，肝功能、肾功能、血糖、电解质、动脉血气分析和血、尿渗透压测定（必要时）等。

制订纠正水、电解质和酸碱平衡失调治疗的初步方案（为第一个 24 小时治疗周期而制订），并在积极治疗原发病的同时实施。对存在的混合多种失调，应分轻重缓急，依次予以调整纠正。首先要处理的应该是：①积极恢复患者的血容量，保证循环状态良好；②缺氧状态应予以积极纠正；③严重的酸中毒或碱中毒的纠正；④重度高钾血症的治疗。

确立“边治疗、边观察和边调整”的治疗方案。在纠正水、电解质和酸碱平衡失调治疗的过程中应该密切观察病情的变化，患者水、电解质和酸碱平衡失调的恢复情况，及时调节输液。由于原发疾病不可能一开始治疗就能够得到完全控制，体液的继续丧失在第一个 24 小时治疗周期内也一定还或多或少地存在；同时，生理需要量中需要从静脉补给的量也会随原发病控制、胃肠道功能恢复而变化；机体自身具有的调节能力，也能使体液代谢和酸碱平衡逐渐恢复。因此，纠正任何水、电解质和酸碱平衡失调的初期治疗方案都不可能一步到位，必须确立“边治疗、边观察和边调整”的治疗方案。

二、补液的估计

水、电解质和酸碱平衡失调的临床情况常比较复杂，多同时或先后兼有几个类型。多数单个类型的失调目前仍缺少理想的计算公式作为依据，多个混合存在的水、电解质和酸碱平衡

失调在补充液体治疗时对液体的估计绝不是多个类型分别估计后的叠加。加之补液估计的依据（水、电解质和酸碱平衡失调的诊断）往往是滞后性的，临床经常能够出现在同一个病区，两个情况相似的患者相差较大的补液方案却都能达到较为理想的疗效，这是因为机体本身对水、电解质和酸碱平衡失调具备较为强大的调节能力。良好的肾功能是保证机体对水、电解质和酸碱平衡失调的调节功能的基础。

质与量的估计 从失衡量、每日需要量和继续损失量三个大方面综合判断。以 24 h 为一个计算周期。以下是为患者治疗的第一个 24 小时进行的补液估计。

（1）失衡量：是已经发生的水、电解质和酸碱平衡失调的量。可按已诊断的患者的水、电解质和酸碱平衡失调类型及程度先分别估算出各自损失的量，再综合平衡主要损失的补给。通常考虑机体的调节能力而实际仅补估算量的 1/2 ～ 2/3。

（2）每日需要量：酌情补充每日生理需要量的全部或一部分。

（3）继续损失量：是最好即时等质等量补给的液体量，即患者在第一个 24 小时治疗过程中体液的继续丢失量，包括高热水分蒸发加快（体温每升高 1℃每千克体重，水分蒸发增加 3 ～ 5 ml）、气管切开水分蒸发增加（为正常的 3 ～ 5 倍）、显性出汗（如出汗湿透一套衬衣裤时丢失液体约 1000 ml）、呕吐、腹泻、胃肠减压、胆管引流、胰腺囊肿引流和手术创面渗出与蒸发等各种体液的继续丢失等。

自测题

一、选择题

1．细胞内液绝大部分存在于
A．血液中
B．脂肪中
C．骨骼肌中
D．肾内
E．肝内

2．正常血浆渗透压为
A．290 ～ 310 mmol/L
B．180 ～ 310 mmol/L
C．290 ～ 400 mmol/L
D．60 ～ 100 mmol/L
E．100 ～ 200 mmol/L

3．等渗性脱水时，细胞外液
A．渗透压增高
B．渗透压不变
C．渗透压下降
D．呈低钾状态
E．呈高钾状态

4．低渗性脱水时，患者常无
A．缺水
B．缺钠
C．口渴感
D．血容量减少
E．少尿

5．高渗性脱水患者血清钠浓度大于
A．142 mmol/L
B．150 mmol/L
C．160 mmol/L
D．180 mmol/L
E．200 mmol/L

6．低钾血症可致代谢性碱中毒，但尿液却
A．呈中性
B．呈碱性
C．呈酸性
D．H^+ 排出减少
E．K^+ 排出增多

7．低钾血症时，尿量增加超过______后再给予静脉补钾
A．20 ml/h
B．30 ml/h
C．40 ml/h
D．50 ml/h
E．60 ml/h

8．代谢性酸中毒最明显的表现是
A．呼吸变得又浅又快

B．呼吸变得又浅又慢

C．呼吸变得又深又慢

D．呼吸变得又深又快

E．呼吸变得时浅时深

9．呼吸性酸中毒可引起

A．高碳酸血症

B．低碳酸血症

C．pH 明显升高

D．低钾血症

E．低钠血症

10．呼吸性碱中毒主要是由于

A．肺泡通气及换气功能减弱

B．不能充分排出 CO_2

C．血液 $PaCO_2$ 增高

D．肺泡通气过度

E．合并肾衰竭

二、名词解释

1．等渗性脱水　2．低渗性脱水　3．低钾血症

三、问答题

1．简述等渗性脱水的常见病因、临床表现、诊断和治疗。

2．简述低钾血症的病因、临床表现、诊断和治疗。

（王　英）

第三章

输　血

第三章数字资源

思政之光

学习目标

通过本章内容的学习，学生应能够：

识记：

1. 说出外科输血的适应证。
2. 列举临床常用的成分血液制品及特点。

理解：

1. 解释各种输血并发症的病因。
2. 描述输血导致的过敏反应、发热反应、溶血反应的鉴别。

运用：

1. 培养学生具体问题具体分析的科学精神。合理、正确地为患者制订输血方案并严格执行输血基本程序。
2. 为出现输血相关并发症的患者制订治疗方案。

输血（blood transfusion）是一种替代性治疗措施，可以补充血容量和血液中的各种成分，从而部分替代患者体内原有成分的相同生理功能。在救治伤、病员的医疗实践过程中，起着不可替代的作用。在治疗疾病的同时，输血还可能引发较严重的并发症。我国的血液资源相对匮乏，为保证输血安全，避免血液资源浪费，进行输血时一定要严格把握输血的适应证。

知识链接

《中华人民共和国献血法》于1998年10月1日起正式实施，其第二条明确规定：国家实行无偿献血制度。国家提倡十八周岁至五十五周岁的健康公民自愿献血。

第一节　输血适应证和方法

无论是输全血，还是输各种血液成分，目的都是部分替代患者体内原有成分的相同生理功能。当决定对患者进行输血治疗时，应严格审视输血的安全性、必要性以及合理性。

一、输血适应证

输血在外科领域较常用，外科患者因严重创伤、手术发生急性大量失血从而引起低血容量性休克，失血量估计超过全身总血容量的30%时可输全血；当休克纠正，循环血容量接近正常，血红蛋白＜70 g/L，有明显贫血症状时可输红细胞；创伤或手术中血小板计数＜50×10^9/L，有自发性出血或手术中出现不可控的渗血时，可输血小板；患者凝血因子缺乏，创面弥漫性渗血，PT 或 APTT＞正常值 1.5 倍时，可输新鲜冰冻血浆。对失血量少于全身血容量 20% 者，可先输注晶体液扩容，如果循环血容量稳定，HCT ≥ 0.30，则不需要输血。

➤考点：输血适应证。

二、输血方法

（一）输血途径

1．静脉输血　浅静脉（肘正中静脉、贵要静脉、大隐静脉）输血是最常用的方法，大手术或大量失血时可采用中心静脉输血，小儿输血可采用头皮静脉。

2．动脉输血　抢救大出血濒死和重度休克，经动脉穿刺将血液加压注入。但操作较复杂，有发生肢体缺血、动脉栓塞等危险，现已少用。

（二）输血速度

可根据出血速度、出血量和心脏功能等情况而确定。成人 5 ～ 10 ml/min；老年或心脏病患者约 1 ml/min；小儿 10 滴 / 分。急性大出血时应大量、快速输血。

（三）输血注意事项

1．严格执行查对制度　输血前由两名操作人员认真核对供血者和受血者的姓名、血型、交叉配血报告单，准确无误后方可输注，严防输入异型血。

2．认真检查血液质量　检查血袋有无破损、渗漏、血液颜色是否正常、是否在有效期等；血液取出后应在 30 min 内给患者输入，不宜放置过久，以免血液变质或被污染，室温下放置不得超过 4 小时。输完血的血袋应保留 24 小时备查。

3．不加药物　输血前后均应输入少量生理盐水冲洗输血管道。血液内不得加入任何药物，并避免与其他溶液相混，以防发生凝集和溶解。如需稀释血液，只能用生理盐水。

4．加强观察　输血过程中应密切注意体温、脉搏、血压及尿液的颜色，观察患者局部是否有疼痛，有无输血反应。一旦发生输血反应，应立即停止输血并给予处理，保留余血以备检查分析，查找原因。

三、合理输血原则

高效、安全、有效地保存、保护血液资源。

➤考点：合理输血原则。

四、输血基本程序

➤考点：输血的基本程序。

1．输血决定　遵循科学合理用血的原则，对患者的用血需求进行评估，做出输血决定，包括输血适应证、血液品种、输血量、输注时间等，应记入病历。经治医师应向患者或其家属说明同种异体输血的不良反应和经血传播疾病的可能性，征得患者或家属的同意，并在《输血治疗同意书》上签字。将《输血治疗同意书》收入病历。对于无家属签字的无自主意识患者的紧急输血，应报医院职能部门或主管领导同意、备案，并记入病历。

2．输血申请　申请输血由经治医师填写《临床输血申请单》，由主治医师核准签字，连同受血者血样送交输血科（血库）备血。

3．受血者血样采集与送检　医护人员持输血申请单和贴好标签的试管，当面核对患者姓名、性别、年龄、病案号、门急诊/病室、床号、血型和诊断，采集血样。由医护人员或专门人员将受血者血样与输血申请单一起送交输血科（血库），双方进行逐项核对。

4．交叉配血　输血科（血库）逐项核对输血申请单、受血者和供血者血样，复查受血者和供血者 ABO 血型（正、反定型），并常规检查患者 RhD 血型，正确无误者方可进行交叉配血。对有输血史或妊娠史的患者还应进行不规则抗体筛查。受血者交叉配血试验的血液标本必须是输血前 3 天之内采集的，最好采用新鲜采集的患者血液标本进行交叉配血。

5．发血　配血合格后，由医护人员到输血科（血库）取血。取血与发血的双方必须共同查对患者姓名、性别、病案号、门急诊/病室、床号、血型、血液有效期及配血试验结果，以及保存血的外观等，准确无误且双方共同签字后方可发出。血液发出后，将受血者和供血者的血样保存于 2 ~ 6℃冰箱内，至少 7 天，以便对输血不良反应原因进行追查。

6．输血　输血前由 2 名医护人员核对交叉配血报告单及血袋标签的各项内容，检查血袋有无破损、渗漏，血液颜色是否正常。准确无误后方可输血。输用前将血袋内的成分轻轻混匀，避免剧烈震荡。血液内不得加入其他药物，如需稀释只能选择静脉用生理盐水。输血时，2 名医护人员带病历共同到患者床前核对患者姓名、性别、年龄、病案号、门急诊/病室、床号、血型等，确认与配血报告相符，再次核对血液后，用符合标准的输血器进行输血。应记录输注的血液品种、血型、血量、唯一性献血编号、开始输注时间和完成输注时间，并由操作者签名。

7．监控　在输血过程中应严密观察受血者有无输血不良反应，如出现异常情况，应及时处理并记录。输血完毕后，应将输血记录单（交叉配血报告单）收入病历。

第二节　输血的并发症及其防治

案例 3-1

患者，男性，25 岁，输血 200 ml，在输血即将结束时出现寒战、高热、皮肤潮红、头痛，血压变化不明显。

问题与思考：

1．该患者在输血中可能出现了何种输血反应？

2．应采取何种处理措施？

患者在输血时可能会出现输血反应或并发症，如不及时发现并做出有效应对，将严重危及患者生命。大多数输血反应或并发症是可以预防的，其关键就是要严格遵守输血操作规程。

➢考点：输血不良反应。

一、发热反应

发热反应是输血最常见的并发症，常于输血后 15 ~ 120 min 内发生。

【原因】

1．输入致热原　蛋白质、死菌、细菌的代谢产物。

2．免疫反应 曾多次接受输血，血浆中存在白细胞抗体和血小板抗体，再次输血时发生抗原 - 抗体反应。

3．细菌污染 违反无菌操作原则，造成污染。

【临床表现】

寒战、高热（39 ~ 40℃），伴头痛、出汗、恶心、呕吐、皮肤潮红，持续 1 ~ 2 h 后逐渐缓解。严重者可出现抽搐、呼吸困难、血压降低，甚至昏迷。

【治疗措施】

减慢输血速度，严重者立即停止输血。给予解热镇痛药和抗过敏药物处理（肌内注射异丙嗪 25 mg，静脉输入地塞米松 5 ~ 10 mg）。寒战时应注意保暖，高热不退时应用物理降温。

【预防】

1．采血、运输、保管、输血均应严格执行无菌操作，提倡使用一次性用品。

2．对多次输血者应输入不含白细胞和血小板成分的血液制品（洗涤红细胞），并肌内注射异丙嗪 25 mg 或哌替啶 50 mg。

二、过敏反应

通常在输血数毫升后或结束时发生。

【原因】

1．过敏体质患者对血液中的蛋白质类物质过敏。

2．受血者多次输入血浆制品，体内产生多种抗血清免疫球蛋白抗体。

3．供血者在献血前用过可致敏药物或食物，使血液中含有致敏物质。

【临床表现】

轻者可出现皮肤瘙痒、荨麻疹、轻度血管性水肿，常在几小时后消退。

重者可发生平滑肌痉挛，出现过敏性哮喘、支气管哮喘、喉头痉挛、喉头水肿及过敏性休克等。

【治疗措施】

轻者应减慢输血速度，并应用抗组胺药（口服氯苯那敏 4 mg 或肌内注射异丙嗪 25 mg）和肾上腺皮质激素（静脉注射地塞米松 5 ~ 10 mg）。

重者立即停止输血，皮下注射 0.1% 肾上腺素 0.5 ~ 1 ml，静脉输入肾上腺皮质激素。对呼吸困难者给予氧气吸入。对喉头水肿者行气管切开或气管插管。对过敏性休克者给予抗休克处理。

【预防】

1．对于有过敏史者，输血前半小时口服抗过敏药和静脉滴注肾上腺皮质激素。

2．对多次输血者可输注洗涤红细胞。

3．勿选用有过敏史的献血者。

三、溶血反应

溶血反应是输血最严重的并发症，死亡率高。

【原因】

1．输入异型血，献血者和受血者血型不符，引起以红细胞破坏为主的免疫反应。

2．输入变质血，血液储存过久，输血前过度预热、摇晃过于剧烈或血液受细菌污染等均可引起红细胞缺陷、破坏。

3．向血液中加入药物，或高渗溶液，或低渗溶液，使红细胞大量破坏所致。

【临床表现】

输入少量血液后，立即出现输血静脉红肿、疼痛，头部胀痛、面色潮红、胸闷、心前区压迫感、四肢麻木、腰背酸痛等症状。继之出现黄疸、血红蛋白尿，伴寒战、高热、呼吸困难、发绀、血压下降等。最后出现少尿、无尿等急性肾衰竭表现，甚至死亡。术中溶血最早的征象为血压下降和术野渗血。

【治疗措施】

1．停止输血，立即抢救，核对血型，抽血观察血浆（正常为淡黄色，变为粉红色则为溶血），进一步确诊并严密观察病情。

2．维持静脉输液通道，补充晶体液和胶体液，扩充血容量。

3．早期应用肾上腺皮质激素（氢化可的松或地塞米松），减轻免疫反应。

4．静脉输注 5% $NaHCO_3$ 碱化尿液，防止血红蛋白结晶阻塞肾小管，并用利尿药加快游离血红蛋白的排出。

5．对肾衰竭者可行透析疗法（血液透析或腹膜透析）。

6．对严重者可行换血疗法，清除异形红细胞和有害的抗原抗体复合物。

【预防】

1．认真做好血型鉴定和交叉配血试验，输血前仔细查对，杜绝错误输血。

2．严格执行血液保存制度，不使用变质血液。

3．严格遵守输血操作规程，不向血液内加入任何药物，或高渗溶液，或低渗溶液。

4．严格掌握血液预热温度，输血前不可用力摇晃血袋或血瓶。

四、细菌污染反应

【原因】

在采血、贮血环节中无菌技术操作不严，血液被细菌污染。

【临床表现】

1．轻者只出现发热反应。

2．重者可出现寒战、高热、烦躁不安、头痛、呼吸困难、发绀、恶心、呕吐、腹痛、腹泻、全身出血点、血压下降，甚至休克。

【治疗措施】

立即停止输血，将所输血液送检，做细菌学检查，迅速行抗感染或抗休克治疗。

【预防】

1．严格遵守无菌制度，按无菌要求采血、贮血和输血。

2．输血前仔细检查血液，若发现有颜色改变、透明度降低、产气增多或凝块，均不得使用。

五、传播疾病

误输入带有病毒、细菌、寄生虫的血液或血液制品都可能传播疾病，其中最常见的是输血后肝炎。

1．常见的传播疾病

（1）肝炎：输血可导致乙型和丙型肝炎等。

（2）艾滋病：输入 HIV 感染者的血液或血液制品可患艾滋病。

（3）巨细胞病毒感染：输血也是巨细胞病毒感染的途径之一，且多发生在免疫功能低下的受血者。

（4）梅毒：献血者患梅毒并处于梅毒螺旋体血症阶段，可以传播梅毒。

（5）其他：当献血者患有疟疾、黑热病、回归热、弓形体感染时，均有可能通过输血传播。

2．预防

（1）严格掌握输血适应证，非必要时应避免输血。

（2）对供血者进行严格体检、杜绝传染病患者和可疑传染病患者献血。

（3）对献血者进行血液和血液制品检测。

（4）严格执行无菌操作，在血液制品生产过程中有效灭活微生物。

（5）鼓励自体输血。

六、其他不良反应

1．循环超负荷 对心脏代偿功能减退的患者（心脏病患者、老年人、幼儿或慢性严重贫血患者），输血过量或速度太快，可因循环超负荷而造成心力衰竭和急性肺水肿。应立即停止输血，取半坐位、吸氧和利尿。预防在于严格控制输血速度，或采用换血疗法，即抽出患者的血浆后再输入等量的浓缩红细胞。

2．碱中毒 大量输血后枸橼酸钠在肝内转化成碳酸氢钠，可引起代谢性碱中毒。

3．暂时性低钙血症 大量输血后枸橼酸结合血液中的游离钙离子，造成低钙血症。

4．出血倾向 大量快速输血，患者体内的凝血因子被稀释，凝血因子Ⅴ、Ⅷ和Ⅸ的耗损以及血小板因子减少，造成创面渗血不止或术后持续出血。治疗可根据凝血因子缺乏的情况，补充有关血液成分（新鲜冰冻血浆、凝血酶原复合物、血小板等）。

第三节 成分输血及血液制品

成分输血是将血液中各种成分经过一定处理分离出来，精制成高浓度和高纯度的有效成分制品，根据病情需要，有选择地提取血液中的某种成分输给患者。成分输血具有节约血液资源、制剂容量小、浓度和纯度高、治疗效果好、便于保存、使用方便、可减少输血传播疾病的发生、可减少输血不良反应等优点。目前临床绝大多数情况下均采用成分输血。

➢考点：输注血液成分的优点。

一、红细胞制剂

1．浓缩红细胞（压积红细胞） 每个单位的浓缩红细胞含有 200 ml 全血中的所有红细胞，总量为 110 ～ 120 ml，HCT 70%～ 80%，临床最常用，适用于血容量正常的急、慢性贫血患者或者心功能异常患者的输血。

2．洗涤红细胞 将全血或红细胞悬液离心，移去上层血浆或添加剂及白膜层，再用无菌生理盐水反复洗涤 3 次（80%～ 90%的白细胞、血小板被洗除），加入 50 ml 生理盐水悬浮制成。洗涤红细胞可降低非溶血性发热反应的发生率，还可减少血浆蛋白所致的过敏反应，适用于对白细胞凝集素有发热反应者及肾功能不全者。

3．冰冻红细胞 借助冷冻保护剂（高浓度甘油）在低温环境下保存的红细胞，-80℃条件下可保存 10 年，适用于稀有血型的红细胞长期储存或军事用途。

4．去白红细胞 用过滤器去除白细胞而制备的红细胞制剂，可减少 HLA 抗原的同种免疫反应，适用于多次输血后产生白细胞抗体者或预计要长期反复输血者，同时可预防因白细胞抗体引起的非溶血性发热反应及亲白细胞病毒感染。

二、白细胞制剂

新鲜全血经离心后取其白膜层的白细胞（白细胞浓缩液、转移因子 IF），4℃下保存 48 h 内有效，适用于粒细胞缺乏症（< 0.5×10^9/L）患者伴有感染征象（血培养呈阳性）。

三、血小板制剂

有手工血小板和单采血小板。单采血小板于 22 ± 2℃的条件下震荡保存 5 天。血小板制品用于治疗血小板减少症和血小板功能障碍。

四、血浆制剂

1．新鲜液体血浆　在 –30 ～ –20℃条件下可保存 1 年，含各种凝血因子、白蛋白、球蛋白。适用于各种凝血因子缺乏症、输大量库存血后引起的出血倾向者。

2．普通冰冻血浆　新鲜冰冻血浆在 –30 ～ –20℃条件下保存 1 年后即转为普通冰冻血浆，仍可再保存 5 年。一次输入量不应过多。适用于对休克、烧伤患者维持血容量、补充血浆蛋白。

3．冷沉淀　将新鲜冰冻血浆在 4 ± 2℃条件下融化至只有少量沉淀时，分离制备的白色絮状沉淀即为冷沉淀。随后 –20℃或更低温度下保存，保存期限为 1 年。冷沉淀中富含凝血因子Ⅷ和纤维蛋白原，可用于治疗甲型血友病、纤维蛋白原缺乏症或严重创伤、烧伤等。

五、血浆蛋白制剂

1．白蛋白制剂　为高纯度的白蛋白低盐溶液（25%、20%、5%），浓缩白蛋白（25%、20%）具有脱水作用。5%的白蛋白溶液除能提高血浆蛋白外，还可补充血容量。白蛋白不宜作为静脉内营养补充。

2．免疫球蛋白制剂　有正常人免疫球蛋白、静脉注射丙种球蛋白和特异性免疫球蛋白。适用于各种传染病的预防。

3．各种凝血制品　有浓缩凝血因子Ⅷ、浓缩凝血酶原复合物、浓缩凝血因子Ⅻ、抗凝血酶Ⅲ及纤维蛋白原等。适用于血友病和各种凝血因子缺乏所引起的出血。

➢ 考点：常用血液成分的特性。

第四节　血浆代用品

血浆代用品又称血浆增量剂，是经加工或合成的高分子物质制成的胶体溶液，可以代替血浆扩充血容量。

一、右旋糖酐

右旋糖酐为高分子葡萄糖聚合体，临床上常用制剂为中分子右旋糖酐和低分子右旋糖酐。由于右旋糖酐不含凝血因子，且又覆盖血小板和血管壁而引起出血倾向，故 24 h 用量不超过 1000 ml。中分子右旋糖酐（平均分子量为 75 000 Da）为 6%中分子右旋糖酐含 0.9%氯化钠的制剂，其渗透压较高，能在体内维持作用 5 ～ 7 小时，适用于低血容量性休克、失血量在总血容量的 20%以内者可全部用右旋糖酐作为补充，不需输血。低分子右旋糖酐（平均分子量为 40 000 Da）为 10%低分子右旋糖酐含 5%葡萄糖的制剂，输入后在血液中存留时间短，仅维持 1.5 小时，且具有渗透性利尿、降低血液黏滞性、改善微循环等作用。适用于失血、创伤、中毒等引起的休克和血栓性疾病。

二、羟乙基淀粉

羟乙基淀粉是玉米淀粉制成的血浆代用品，706 代血浆为含 0.9%氯化钠的 6%羟乙基淀粉（平均分子量为 250 000 ~ 45 000 Da），输注后 4 小时血管内存留率为 80%，24 小时血管内存留率为 60%。适用于低血容量休克、改善微循环和预防血栓形成。也用作人工心肺机的预充液。

三、明胶类代血浆

明胶是一种蛋白质，从动物皮胶、骨骼、肌腱中的胶原经水解后提取得到，含有大量羟脯氨酸。明胶类代血浆是由各种明胶与电解质组合的血浆代用品，其扩充血容量作用较右旋糖酐和羟乙基淀粉弱。常用的有聚明胶肽注射液（菲克雪浓）、琥珀酰明胶（佳乐施、血定安）、尿素桥联聚明胶肽（海脉素），均可用于术前急性血液稀释，可产生良好的扩容效果。

第五节 自身输血

自身输血是指采集患者体内血液或收集自体失血，需要时再回输给同一患者的方法。具有可避免输血反应和传播疾病、节约血资源、刺激骨髓造血干细胞分化、加快术后造血速度、无需同种异体输血前的多项检测试验、降低血液黏滞性、改善微循环等优点。

一、预存式自体输血

选择符合条件（术前一般状态良好，血红蛋白＞ 100 g/L，血浆总蛋白＞ 60 g/L，无感染征象）的择期手术患者，考虑术中要输血，在术前 1 个月开始采集自身血液，在血库低温保存（液态全血或浓缩红细胞形式），待手术时再输回给患者。术前 1 个月开始，每周或隔周采血一次，每次 300 ~ 400 ml，直至术前 3 天为止。预存式自体输血者每天需补铁剂和加强营养。

二、稀释式自体输血

在麻醉后、手术开始前从患者一侧静脉采血（采血速度约 200 ml/5 min），同时从另一侧静脉补给采血量等量的盐溶液、血浆增量剂以维持患者的血容量。取血量不超过总血容量 20% ~ 30%。每次采血 800 ~ 1000 ml，以血细胞比容 ≥ 25%、白蛋白＞ 30 g/L、血红蛋白 100 g/L 左右为限。当术中失血量达到 300 ml 时，开始回输自体血液。

三、回收式自体输血

采用血液回收机收集损伤时失血（脾破裂、异位妊娠破裂等造成的腹腔内出血）、手术时的失血（腹腔大血管、心脏、门静脉高压症等手术失血）、术后 6 小时内引流的血液，经处理（将血液、抗凝剂、生理盐水冲洗液汇集流入离心器洗涤清洁），去除血浆和有害物质，得到浓缩红细胞，再回输给患者。

第六节 血液保护

血液保护是指通过改善生物兼容性、减少血液中某些成分激活、减少血液丢失、减少血液机械性破坏、应用血液保护药物和人工血液等各种方法，降低同种异体输血需求及其风险，保护血液资源。尽量做到少出血、少输血、不输血和自体输血。

➢考点：血液保护。

1．严格掌握输血适应证　严格掌握输血适应证，杜绝不必要的输血，既有利于保护患者，又有利于节约用血。

2．减少失血　完善、彻底的外科止血是减少手术失血的关键。调整手术体位和使用止血带是减少失血的有效方法。局部应用止血药物、术中控制性低血压等均为有效地减少失血的综合措施之一。微创外科手术（如腔镜手术）能够显著减少出血。应用各种自身输血技术能减少输血的并发症且无传染疾病的危险。

3．血液保护药物的应用　术前应用红细胞生成素或维生素 K 和铁制剂；预防性应用抗纤溶药（6- 氨基己酸、抑肽酶）；应用重组因子Ⅶ激活物对大型手术的困难止血具有显著疗效。

自测题

一、选择题

1．关于输血的适应证，下列错误的是
A．大出血时补充血容量
B．纠正贫血或低蛋白血症
C．加强营养
D．凝血异常时补充凝血因子
E．严重感染时输入补体、抗体等

2．临床最常见的输血反应是
A．非溶血性发热反应
B．肺水肿
C．荨麻疹
D．过敏反应
E．溶血反应

3．输血传播的疾病中，不包括
A．疟疾
B．乙型肝炎
C．艾滋病
D．丙型肝炎
E．甲型肝炎

4．溶血反应的早期特征是
A．腰背剧痛、心前区压迫感
B．恶心、呕吐
C．局部潮红、麻疹
D．寒战、高热、呼吸困难
E．皮肤出血点和瘀斑

5．输血后非溶血性发热反应的最常见原因是
A．污染
B．感染
C．致热原
D．过敏反应
E．血液凝集

二、名词解释

1．成分输血　2．自身输血

三、问答题

1．如何预防溶血反应？
2．自身输血的优点有哪些？

（殷　森）

第四章

休　克

第四章数字资源

思政之光

学习目标

通过本章内容的学习，学生应能够：

识记：

1. 说出休克的定义。
2. 列举休克的分类及病因。

理解：

1. 解释休克的病理生理改变以及与临床的基本对应关系。
2. 解释休克的一般监测与特殊监测的意义。

运用：

1. 为休克患者提供治疗方案。
2. 培养学生爱伤观念，早期及时发现休克。

第一节　概　述

休克本身并不是一个独立的疾病，它是机体有效循环血容量减少、组织灌注不足、细胞代谢紊乱和功能受损的病理过程，是由多种病因引起的综合征。组织细胞供氧不足和需求增加是休克的本质，产生炎症介质是休克的特征。如果抢救不及时，患者常因各种严重并发症而死亡。

一、休克的分类

➢考点：常见病因和分类。

休克分为低血容量休克、心源性休克、血管源性休克（包括神经因素引起的神经源性休克和体液因素引起的过敏性休克）和感染性休克。外科常见的休克是低血容量性休克和感染性休克。

二、休克的病理生理

不同病因的休克各有特点，但休克均有共同的病理生理变化，即微循环障碍、代谢改变及重要器官继发性损害。

（一）微循环的变化

1．微循环收缩期　即休克早期，有效循环血量显著减少，动脉血管收缩，脉压缩小，循环血量重新分布，保证心、脑等重要器官的有效灌注，选择性收缩外周（皮肤、骨骼肌）和内脏（肝、脾、胃肠）血管。微循环内因前括约肌收缩而致“只出不进”血量减少，组织处于低灌注、缺氧状态。若能在此时去除病因，积极复苏，休克常较容易得到纠正。

2．微循环扩张期　即休克失代偿期，休克继续发展，微循环因严重缺氧出现能量不足、乳酸类产物蓄积和舒血管介质等释放，结果是微循环广泛扩张，“只进不出”，血液滞留，血浆外渗、血液浓缩和黏稠度增加，进一步使回心血量减少，致心排血量（又称心排血量）持续下降，心、脑等器官血流灌注不足，临床上患者表现为血压进行性下降、意识模糊、发绀和酸中毒。

3．微循环衰竭期　病变继续发展，进入不可逆性休克。淤滞在微循环内的黏稠血液在酸性环境中处于高凝状态，红细胞和血小板容易发生聚集并在血管内形成微血栓，甚至引起弥散性血管内凝血。最终引起大片组织、整个器官甚至多个器官功能受损。

（二）代谢改变

休克时代谢的变化包括：蛋白质分解和糖异生增加；骨骼肌和肝糖原分解加速；缺氧时，无氧代谢增加，乳酸产生增加，加之肝对乳酸的代谢障碍，使乳酸蓄积，导致代谢性酸中毒。组织缺氧，能量产生不足，代谢产物的堆积，都可引起细胞膜的离子泵功能障碍，导致细胞严重损伤和死亡。

（三）炎症介质释放和缺血再灌注损伤

严重创伤、感染、休克可刺激机体释放过量炎症介质形成“瀑布样”连锁放大反应。炎症介质释放和缺血再灌注损伤后生成氧自由基（O_2^-）：溶酶体膜破裂后除释放出许多引起细胞自溶和组织损伤的水解酶外，还可产生心肌抑制因子（myocardial depressant factor，MDF）、缓激肽等毒性因子。线粒体膜发生损伤后，引起膜脂降解，生成血栓素、白三烯等毒性产物，表现为线粒体肿胀、线粒体嵴消失，细胞氧化磷酸化障碍而影响能量生成。

（四）对主要器官功能的影响

1．肺　低灌注使肺泡无效腔通气增加，肺泡的气体交换功能严重受损，可导致低氧血症和 CO_2 的蓄积。长时间的肺循环低灌注和缺氧，可促进肺毛细血管的微血栓形成，并可损伤毛细血管内皮细胞和肺泡上皮细胞。结果进一步损害肺泡灌注，引起肺毛细血管通透性增加和肺间质水肿，肺泡表面活性物质生成减少。严重者可导致急性呼吸窘迫综合征（acute respiratory distress syndrome，ARDS）。

2．肾　休克早期由于低血容量引起心排血量降低，肾也发生代偿性变化，表现为肾血流量下降，肾小球滤过率降低，醛固酮和抗利尿激素分泌增加引起肾对钠和水的重吸收增加。结果使尿液浓缩、尿量减少和尿钠含量降低。如治疗不及时，长时间肾血流灌注不足可导致肾小管坏死，严重者可引起肾皮质坏死和不可逆性急性肾衰竭。感染性休克或创伤性休克患者，除有肾血流灌注不足外，还常伴有毒性代谢产物对肾小管的损伤，导致急性肾衰竭。

3．心脏　冠状动脉血流量减少，导致缺血和酸中毒，从而损伤心肌。当心肌微循环内血栓形成时，可引起心肌的局灶性坏死。心肌易遭受缺血再灌注损伤，电解质异常将影响心肌的收缩功能。

4．胃肠道　全身有效血容量不足和组织灌注压明显降低时，机体为了保证重要生命器官（如心、脑）的血流灌注，胃肠道、皮肤及骨骼肌的血管首先发生代偿性收缩，血管阻力显著增加，使胃肠道处于严重缺血、缺氧状态。因正常黏膜上皮细胞屏障功能受损，导致肠道内的细菌或其他毒素经淋巴或门静脉途径侵害机体，称为细菌移位或内毒素移位，形成肠源性感染，这是导致休克继续发展和形成多器官功能障碍综合征的重要原因。

5．脑 因脑灌注压和血流量下降将导致脑缺氧。缺血、CO_2 潴留和酸中毒会引起脑细胞肿胀、血管通透性增高而导致脑水肿和颅内压增高。患者可出现意识障碍，严重者可发生脑疝，甚至昏迷。

6．肝 休克可引起肝缺血、缺氧性损伤，破坏肝的合成与代谢功能。可见肝小叶中央出血、肝细胞坏死等。生化检测有 ALT、血氨升高等代谢异常。受损肝的解毒和代谢能力均下降，可引起内毒素血症，并加重已有的代谢紊乱和酸中毒。

三、休克的临床表现和分期

➢考点：休克的临床表现。

根据休克病情的发展过程，可分为休克代偿期和休克失代偿期，也称休克早期和休克期。

（一）休克代偿期

休克代偿期亦称休克早期。在休克代偿期，患者的血压仍可维持在正常或稍偏高、偏低水平，脉压常< 30 mmHg。患者常表现为精神兴奋或烦躁不安，脸色苍白，脉搏细速，心率增快，四肢湿冷，外周静脉萎陷，尿量减少（常< 30 ml/h）。此时全身组织器官的灌注不足，心血管系统则发生代偿性改变，以保证生命器官（心、脑等）的血液灌流和供氧。如处理及时、得当，休克可较快得到纠正。

（二）休克失代偿期

当休克继续发展，血液淤滞在内脏器官，可造成有效循环血量锐减，静脉充盈不良，回心血量减少，心排血量和血压进行性下降；中枢神经系统由兴奋转为抑制等。患者表现为：神志淡漠、昏睡甚至昏迷，皮肤变得更加苍白和湿冷，黏膜和甲床变为灰白色，尿量进行性减少，脉搏减弱甚至消失，血压进行性下降，脉压更小。

组织灌注不足和缺血的范围更大、程度加重，代谢性乳酸血症不断加重。严重或长时间的低血压和全身性组织缺氧形成恶性循环，致使器官功能严重受损。若皮肤、黏膜出现瘀斑或消化道出血，提示病情已发展至弥散性血管内凝血阶段。若出现进行性呼吸困难、脉搏细速、烦躁、发绀，一般吸氧不能改善，应考虑并发急性呼吸窘迫综合征。动脉血内的乳酸浓度可以反映全身无氧代谢和低灌注的程度，如果乳酸浓度由正常的 1 ～ 2 mmol/L 升高到超过 8.0 mmol/L，则死亡率几乎达 100%。

四、休克的诊断

关键是应早期及时发现休克。要点是凡遇到严重损伤、大量出血、重度感染以及过敏患者和有心脏病病史者，即应想到并发休克的可能。临床观察过程中，对于有出汗、兴奋、心率加快、脉压小或尿少等症状者，应疑有休克。若患者出现神志淡漠、反应迟钝、皮肤苍白、呼吸浅快、收缩压降至 90 mmHg 以下及尿少者，则标志患者已进入休克抑制期。

五、休克的监测

监测是对休克的一个连续诊断过程，通过监测可掌握患者的病情变化、发展趋势，并为调整治疗方案提供客观依据。

（一）一般监测

1．神志状态 反映脑组织的灌流情况。在脑血流灌注逐渐减少的过程中，脑缺氧的程度不断加重，患者可依次出现兴奋、躁动不安、神志淡漠、昏迷等症状。

2．皮肤温度、色泽及甲床充盈时间 是体表灌流情况的标志。休克时皮肤血管收缩，四肢皮肤苍白、湿冷。经过抢救如果患者四肢温暖，甲下或口唇红润且轻压局部暂时缺血苍白，松开后色泽又迅速转为红润，表明休克好转，外周微循环已恢复。感染性休克患者有时有四肢温暖，即“暖休克”，对此要予以注意，不要疏漏。

3．血压　是休克患者监测的基本指标之一，但不是反映休克程度的敏感指标。在休克早期，血压可维持正常，而在抢救过程中血压常是恢复较早的，所以血压恢复并不表明休克已经抢救成功。同时要特别注意掌握患者基础血压与即测血压之间的差值，这对基础血压偏低或基础血压为高血压的患者的休克判断是有意义的。

4．脉率　多出现在血压变化之前。当血压还偏低时，如果脉率已恢复且肢体温暖者，常表示休克趋于好转。常用脉率与收缩压的比值计算休克指数，帮助判断有无休克及其轻重程度。指数为 0.5 多提示无休克；> 1.0 ~ 1.5 提示有休克；> 2.0 为严重休克。

5．尿量　尿量可直接反映肾灌注情况，是衡量全身组织器官灌注情况的窗口。一般来说，休克早期尿量减少。尿量持续减少表明器官灌注不足未能得到纠正，治疗后尿量增加表明器官灌注得到改善。尿量减少，尿比重增加，表示血容量不足，肾功能并未受到明显损害。如休克纠正后尿量仍少且比重降低，应特别警惕急性肾功能障碍。

（二）特殊监测

特殊监测目前在基层医疗机构中尚难做到且患者多被转诊至上级医疗机构继续抢救。常用的特殊监测项目有：①中心静脉压（central venous pressure，CVP）；②肺动脉压（pulmonary artery pressure，PAP）；③肺毛细血管楔压（pulmonary capillary wedge pressure，PCWP）；④心排血量（cardiac output，CO）；⑤氧供（DO_2）和氧耗量（VO_2）的监测；⑥动脉血气分析；⑦ DIC 的检测；⑧血乳酸含量的测定等。

六、休克的预防

休克的预防是临床各科医师必须重视，远比对休克患者抢救更重要的临床情况，对基层医疗机构的医护人员尤其有必要。休克的预防主要围绕引起休克的原因去努力做好工作。首先是对容易引起休克的各种疾病（如严重感染、大出血等）加强治疗、监测和护理，使患者早期即获得良好治疗，从而避免休克的发生。其次，随时做好抢救各种意外（如交通事故、急性心肌梗死等）的准备，以便一旦意外发生能较为主动地展开各种救治措施，避免和缓解病情恶化，避免或减少休克的发生。第三，对外科手术中的麻醉、出血和手术牵拉等情况可能造成或加剧休克要防到实处，如正确估计术中失血量，备血充足就可有效预防术中失血而引起的休克发生。第四，必须执行所有可能造成药物过敏的药物（如青霉素、普鲁卡因及破伤风抗毒素）使用前先做过敏试验的规定，同时准备好抢救药物，待过敏试验确认呈阴性后才可使用，且使用时还要同时准备好抢救药物。

七、休克的治疗

➢考点：休克治疗的原则。

休克治疗的基本原则是：尽快恢复有效循环血量，尽早去除引起休克的原因，纠正微循环障碍，加强心脏功能和恢复人体的正常代谢。对于休克这个由不同原因引起、但有共同临床表现的综合征，应当针对引起休克的原因和休克不同发展阶段的重要生理紊乱采取下列相应的治疗。基层医疗机构医护人员的重要任务是对休克患者进行各项积极有效抢救，更重要的工作是联系上级医院或 120 开展联合抢救和做好转诊工作。

（一）一般紧急治疗

积极处理原发病，如大出血时止血。采取头和躯干抬高 20° ～ 30°，下肢抬高 15° ～ 20° 的体位，以增加回心血量。及早建立多条静脉通道。保持呼吸道通畅、吸氧。用药维持血压、保温及酌情镇痛等。

（二）恢复血容量

恢复血容量是首要的根本治疗措施。可先快速输入含钠溶液，然后再酌情输入血浆或全血，以尽快恢复血容量。一般认为，维持血红蛋白浓度（Hb）在 100 g/L 左右，HCT 为 30%。若 Hb ＞ 100 g/L 就不必输血。输入液体的量应根据病因、尿量及血流动力学参数进行评估。

（三）积极处理原发病

积极处理原发病是与恢复血容量一样重要的措施。外科疾病引起的休克，多存在需手术处理的原发病变，如内脏大出血的控制、坏死肠袢的切除、消化道穿孔修补和脓液引流等。应在尽快恢复有效循环血量的同时或之后，及时施行手术处理原发病变，才能最终有效治疗休克。

（四）纠正酸碱平衡失调

休克时，因组织灌注不足和无氧代谢增加而导致代谢性酸中毒最为常见。休克早期，一般不用药物纠正酸中毒，经容量复苏组织灌注改善后，酸中毒多能自行纠正。但酸中毒严重时应以药物纠正，常用药物为碳酸氢钠。最好应根据血液 pH 及动脉血气分析结果来指导碱性药物的应用，当碱剩余（SBE）达到 −10 mmol/L 以上时才以碳酸氢钠来纠正。

（五）应用心血管活性药物

1．血管收缩药　此类药物多对休克最终纠正不利，临床多采用小剂量、低浓度、短时间的使用原则，且多在紧急抢救低血压时使用。常用药物有多巴胺、去甲肾上腺素和间羟胺。

2．血管扩张药　包括 α 受体阻断药和抗胆碱能药两类。前者包括酚妥拉明、酚苄明等，能解除去甲肾上腺素引起的小血管收缩和微循环淤滞，并增强左心室收缩力。抗胆碱能药包括阿托品、山莨菪碱等。山莨菪碱可对抗乙酰胆碱引起的平滑肌痉挛，使血管舒张，从而改善微循环。

3．强心药　包括兴奋 α 和 β 肾上腺素受体兼有强心功能的药物，如多巴胺和多巴酚丁胺等，可增强心肌收缩力，减慢心率。

（六）治疗 DIC，改善微循环

对诊断明确的 DIC，可用肝素抗凝，一般为 1.0 mg/kg，6 h 一次，成人首次可用 10 000 U。有时还使用抗纤溶药（如氨甲苯酸、甘氨酸）和抗血小板黏附及聚集的阿司匹林、双嘧达莫和低分子右旋糖酐。

（七）应用皮质类固醇和其他药物

皮质类固醇可用于感染性休克和其他较严重的休克。一般主张应用大剂量静脉滴注，一次滴注完成。为防止不良反应，一般只用 1 ～ 2 次。

第二节　外科常见休克

一、失血性休克

失血性休克是外科最常见的休克之一，失全血多见于各种创伤，如多发性骨折、腹部损伤中的肝、脾破裂，胃、十二指肠出血，门静脉高压症所致的食管、胃底曲张静脉破裂出血等。通常在快速失血超过全身总血量的 20% 时，休克就会发生。严重的体液丢失，造成大量细胞外液和血浆的丧失，导致有效循环血量减少，也能引起休克。

【抢救和治疗原则】

积极处理原发病、止血和补充血容量并重，以免病情继续发展引起器官损害。具体抢救措施包括：

（1）补充血容量：一般应维持 Hb 在 100 g/L、HCT 在 30%左右。若 Hb 低于 70 g/L，可输浓缩红细胞。若急性失血量超过总量的 30%，可输全血。临床上常以血压结合中心静脉压的测定指导补液。

中心静脉压	血压	原因	处理原则
低	低	血容量严重不足	充分补液
低	正常	血容量不足	适当补液
高	低	心功能不全或血容量相对过多	给强心药，纠正酸中毒，舒张血管
高	正常	容量血管过度收缩	舒张血管
正常	低	心功能不全或血容量不足	补液试验*

* 补液试验：取等渗盐溶液 250 ml，于 5 ～ 10 分钟内静脉注入。如血压升高而中心静脉压不变，提示血容量不足；如血压不变而中心静脉压升高 3 ～ 5 cmH_2O，则提示心功能不全

（2）止血：在补充血容量的同时，如仍有出血，难以保证血容量稳定，休克也不易纠正。对于肝、脾破裂和急性活动性出血病例，应在保持血容量的同时积极进行手术准备，及早施行手术止血。

二、创伤性休克

创伤性休克见于各种严重外伤，如交通事故所致的多发性骨折，地震或工程塌方所致的挤压伤及大手术等。这些情况下均可引起机体血液或血浆大量丢失。受损机体内可出现组胺、蛋白酶等血管活性物质，引起微血管扩张和通透性增高，致有效循环血量进一步降低。另外，还有创伤可刺激神经系统，引起疼痛和神经 - 内分泌系统反应，影响心血管功能。有的创伤产生的大量坏死组织或（和）合并感染的大量毒素吸收也可进一步使病情恶化，所以创伤性休克的病情常比较复杂，要认真具体分析每一个患者的具体情况。

【抢救和治疗原则】

①认真分析具体情况，积极采取措施；②及时转诊。具体抢救措施包括：

（1）补充血容量：因创伤性休克大量丢失血液或血浆多是引起休克的主要因素之一，故其抢救补充血容量也是核心措施，必须尽可能准确估计丢失量。

（2）对疼痛严重者适当给予镇痛药、镇静药。

（3）防治和避免组织坏死，减少毒素的产生和吸收。

（4）尽一切努力，减少和避免继发感染。

三、感染性休克

感染性休克多见于各种严重感染或全身性感染之后，共性是有全身炎症反应综合征（systemic inflammatory response syndrome，SIRS）：①体温＞ 38℃或＜ 36℃；②心率（HR）＞ 90 次 / 分；③呼吸＞ 20 次 / 分或 $PaCO_2$ ＜ 32 mmHg；④ WBC ＞ 12×10^9/L、＜ 4×10^9/L 或幼稚细胞＞ 10%。在外科最常见的病原菌是能释放内毒素的革兰氏阴性杆菌，内毒素与体内的补体、抗体或其他成分结合后，刺激交感神经引起血管痉挛、血管内皮细胞损伤，炎症介质释放，引起全身炎症反应，导致微循环障碍、代谢紊乱、器官功能不全等。临床常见原发灶有胆道感染、胰腺炎、胃肠道穿孔及术后合并症引起的急性腹膜炎等。

【临床表现】

根据感染性休克的血流动力学特点，一般可分为高动力型和低动力型两类（表 4-1）。

表 4-1　感染性休克的临床表现

临床表现	暖休克（高动力型）	冷休克（低动力型）
神志	清楚	躁动、淡漠或嗜睡
皮肤色泽	淡红或潮红	苍白、发绀
皮肤温度	温暖、干燥	湿冷
毛细血管充盈时间	1 ~ 2s	延长
脉搏	搏动有力	细速
脉压（mmHg）	> 30	< 30
尿量（ml/h）	> 30	< 25

【治疗原则】

①在休克纠正前应重点治疗休克，同时治疗感染；②在休克纠正后，应重点治疗感染。③做好及时转诊工作。

具体抢救措施包括：

（1）补充血容量：此类患者休克的治疗首先以输注平衡盐溶液为主，配合适当的胶体液、血浆或全血，恢复足够的循环血量（原则是先盐后糖、先晶后胶、先快后慢）。

（2）控制感染：主要措施是应用抗菌药物和处理原发感染灶。

（3）纠正酸碱平衡：感染性休克常伴有严重的酸中毒，且发生较早，需及时纠正。

（4）心血管活性药物的应用：若经补充血容量、纠正酸中毒而休克未见好转，则应采用血管扩张药治疗。

（5）皮质激素治疗：应用限于早期，用量宜大，维持不宜超过 48 小时（原则是早期、大量、短期应用），可有效缓解 SIRS。

（6）其他治疗：包括营养支持，对并发的 DIC、重要器官功能障碍的处理等。

自测题

一、选择题

1．中心静脉压的正常值为
A．5 ～ 20 cmH_2O
B．10 ～ 20 cmH_2O
C．5 ～ 10 cmH_2O
D．15 ～ 20 cmH_2O
E．5 ～ 15 cmH_2O

2．休克治疗的主要目的是
A．升高血压
B．恢复血容量
C．纠正酸中毒
D．恢复心排血量
E．恢复组织的血流灌注

3．在休克监测中，下列观察结果表示预后极差的是
A．中心静脉压低于 0.49 kPa
B．肺动脉楔压超过 4.0 kPa
C．乳酸盐浓度超过 8 mmol/L
D．动脉二氧化碳分压高于 5.33 kPa
E．血小板计数低于 8.0×10^9/L

4．如未发生休克，休克指数应是
A．0.1
B．0.5
C．1.0
D．1.5

E．2.0

5．下列对休克患者的紧急抢救中，不适宜的是

A．患者的体位是采取头和躯干抬高15° ~ 20°、下肢抬高20° ~ 30°

B．尽量控制活动性大出血，可使用休克服（裤、袜）

C．保持呼吸道通畅，必要时可做气管插管或气管切开

D．保持患者安静，避免过多搬动

E．可间歇吸氧，给氧量为每分钟6 ~ 8 L

6．急性失血时机体的早期代偿反应，下列描述错误的是

A．心脏收缩加快

B．贮血器官（肝、脾）和皮肤血管收缩

C．抗利尿激素和醛固酮分泌增加

D．组织间液移向血管内

E．细胞内液移向血管内

7．休克代偿期的临床表现是

A．血压稍低、脉搏快、脉压缩小

B．血压正常、脉搏细速、脉压缩小

C．血压稍低、脉搏快、脉压正常

D．血压稍升高、脉搏无变化、脉压缩小

E．血压稍升高、脉搏快、脉压缩小

8．休克的根本问题是

A．组织、细胞缺氧

B．低血压

C．尿少

D．心功能不全

E．脉搏细速

9．诊断休克的主要依据是

A．低血压

B．尿少

C．脉搏快

D．临床表现

E．心功能不全

10．关于诊断休克的表现，下列错误的是

A．四肢湿冷

B．收缩压 < 90 mmHg

C．尿量 < 30 ml/h

D．脉压 < 30 mmHg

E．脉搏 < 90 次 / 分

二、问答题

1．休克时如何应用血管活性药物？

2．低血容量休克时如何补充血容量？

（王　英）

第五章

外科营养

第五章数字资源

思政之光

学习目标

通过本章内容的学习，学生应能够：

识记：

1．说出肠内营养、肠外营养和完全胃肠外营养的概念。

2．列举常用营养指标的临床意义、肠内与肠外营养支持常见并发症的原因，以及肠内营养和肠外营养的营养制剂、输注途径和方式。

理解：

1．解释常用营养指标的临床意义。

2．分析移植术后排斥反应的特点。

运用：

1．评估患者营养代谢状况并为其制订合适的促进营养恢复的治疗方案。

2．告知患者营养支持的必要性，并对患者进行科学的饮食指导。

正常的新陈代谢和良好的营养状况是维持人体生命活动及内环境稳定的根本要求。为了能够合理地实施营养支持治疗，首先应该充分了解机体的正常代谢及饥饿、创伤时的代谢变化。

第一节　饥饿或疾病时的代谢变化

一、人体的基本营养代谢

1．糖的代谢　糖是人体生命活动所需热能的主要来源，提供的热能为 16.7 kJ/g。主要以葡萄糖的形式被吸收氧化供能，小部分转化为糖原贮存在肝和肌肉内，肝糖原可以转化为葡萄糖为机体利用。人体内肝糖原的贮存有限，仅能提供一日的能量需求。当血液中的葡萄糖过多时，不需要转化为热能的葡萄糖会转化合成脂肪。所以，多食、少运动可增加脂肪。正常人每日需葡萄糖 3 ～ 3.5 g/(kg · d)。

2．蛋白质的代谢　在人体生命活动中起到极其重要的作用。蛋白质的主要组成是氨基酸，分为必需氨基酸和非必需氨基酸。人体必需氨基酸（异亮氨酸、亮氨酸、缬氨酸、色氨酸、苯丙氨酸、蛋氨酸、赖氨酸、苏氨酸）在体内不能合成，必须从外界摄取鸡蛋和瘦肉来补充，成人每天需要蛋白质为 1 g/kg（相当于 1 周之内摄入 3 ～ 4 个鸡蛋），用于集体的生长，组织的修复，血浆蛋白含量的维持及酶的生成等。

3．脂类的代谢　包括类脂和脂肪代谢。类脂中的胆固醇和磷脂是细胞膜结构的主要原料，是神经髓鞘的主要成分。脂肪为人体的另一重要能量来源，可为人体制造热量、增强体力和保持体温，由三酰甘油组成。其水解生成的脂肪酸分为必需脂肪酸和非必需脂肪酸两种。提供的热能为 37.68 kJ/g。人体必需脂肪酸（亚麻酸、亚油酸、花生四烯酸）不能由体内合成，必须从外界摄取。

4．维生素的代谢　维生素是一类低分子有机化合物，是构成辅酶的组成成分，可以帮助人体消化食物，提高免疫力。维生素分为脂溶性维生素（维生素 A、D、E、K）和水溶性维生素（维生素 B、C）。脂溶性维生素吸收后可在体内贮存，短时间内不易缺乏。水溶性维生素不能贮存，必须每日摄入。

5．水、无机盐和微量元素的代谢　水是人类生存不可缺少的元素，可以调节体温、滋润皮肤、输送养分和协助人体排除代谢废物，正常人每日需水 2000 ~ 2500 ml。水和无机盐中的钠、钾、氯等组成体液。钙和磷参与骨骼的构成。血红蛋白中含有铁、碘、锌、铜、铬、硒、锰等微量元素，也具有重要的功能。

二、饥饿时机体代谢的变化

1．内分泌及代谢变化　饥饿初期患者代谢率下降，血糖下降，从而抑制胰岛素分泌，刺激胰高血糖素、生长激素、儿茶酚胺分泌增加，加速糖原分解，使糖生成增加。随着饥饿时间延长，上述激素的变化可促使氨基酸自肌肉动员，肝糖异生增加，糖的生成增加，但同时消耗了机体蛋白质。饥饿时，受内分泌调节，体内脂肪水解增加，逐步成为机体的最主要能源。这种充分利用脂肪能源，尽量减少糖异生，即减少蛋白质的分解，是饥饿后期机体为维持生存的自身保护措施。但长期饥饿状态下体重减轻明显，肌肉萎缩，机体免疫功能下降。反映在尿氮排出量的变化，饥饿初期约为 8.5 g/L，饥饿后期则减少至 2 ~ 4 g/d。

2．机体组成的改变　饥饿可导致机体水分丢失，大量脂肪分解。蛋白质分解，使组织器官功能减退，重量减轻。长期饥饿可使各器官功能受损，最终导致死亡。

三、创伤、感染时机体代谢的变化

1．神经内分泌反应　创伤、感染等外周刺激传导至下丘脑，即通过神经 - 内分泌发生一系列反应，交感神经系统兴奋，胰岛素分泌减少及胰岛素抵抗，使肾上腺素、去甲肾上腺素、胰高血糖素、促肾上腺皮质激素、肾上腺皮质激素及抗利尿激素分泌均增加。

2．机体代谢变化　①创伤、感染可致水、电解质及酸碱平衡失调。②交感神经兴奋所致的高代谢状态，使机体的静息能量消耗增加（20%～40%），适量的能源提供是创伤、感染时合成代谢的必备条件。③创伤、感染时机体对糖的利用率下降，容易发生高血糖、高尿糖；蛋白质分解加速，尿氮排出增加，出现负氮平衡；糖异生活跃，脂肪分解加快，体重减轻。

第二节　外科患者的营养状况评估和营养支持

案例 5-1

患者，男性，65 岁，体重 60 kg。左半结肠切除术后第 4 天，禁食，胃肠减压，治疗除使用抗生素外，仅每天补液 1500 ml。体检：T 38.5℃；P 100 次 / 分；R 24 次 / 分；BP 90/60 mmHg；腹平软，无压痛、反跳痛和肌紧张。实验室检查：血白蛋白 25 g/L；血红蛋白术后第 1 天 100 g/L，术后第 3 天 97 g/L，术后第 4 天 95 g/L；粪便隐血试验(+++)。

问题与思考：

1．该患者目前是否需要营养支持？

2．该为患者实施何种营养支持，为什么？

3．简述该种营养支持方式的主要并发症及预防措施。

4．如何与患者沟通治疗，使其配合要求？

一、营养评估

患者疲乏无力、消瘦，实测体重在短时间内较健康时体重减轻 10%，或实测体重低于标准体重的 15%，下肢出现水肿，伤口愈合不良，提示营养不良。女性或男性身高＞ 165 cm 的标准体重（kg）=［身高（cm）−100］×0.9；男性身高＜ 165 cm 的标准体重（kg）=［身高（cm）−105］×0.9。

1．人体测量指标

（1）体重指数（body mass index，BMI）：BMI= 体重（kg）/ 身高（m）^{2}。BMI 20 ～ 25 为正常；＞ 30 提示肥胖；18 ～ 20 提示可能营养不良；＜ 18 提示营养不良。

（2）肱三头肌皮褶厚度（triceps skinfold thickness，TSF）：取尺骨鹰嘴至肩胛骨喙突的中点，以手指紧捏此处的皮肤及脂肪使其与肌肉分开，以卡尺测量皮肤皱褶的厚度（mm）。所测数值能反映全身脂肪贮存程度。正常参考值：男性为＞ 10 mm，女性为＞ 13 mm。低于标准值的 10% 表示营养不良。

（3）臂肌围（AMC）：是评价肌蛋白消耗程度的快速而简便的指标，同时也是反映肌蛋白量的良好指标。参考值：男＞ 20.2 cm；女＞ 18.6 cm。低于正常参考值的 10% 表示营养不良。

2．实验室检测指标

（1）内脏蛋白测定：包括血白蛋白、转铁蛋白、前白蛋白（prealbumin，PA）浓度测定，是营养评定的重要指标，营养不良时所测定值均有不同程度下降（表 5-1）。血白蛋白半衰期较长，为 20 天。血清转铁蛋白半衰期较短，为 8 天。血清前白蛋白半衰期为 2 天。

表 5-1　内脏蛋白正常值及营养不良

项目	正常值	营养不良		
		轻度	中度	重度
白蛋白（g/L）	＞ 35	28 ～ 34	21 ～ 27	＜ 21
转铁蛋白（g/L）	2.0 ～ 2.5	1.8 ～ 2.0	1.6 ～ 1.8	＜ 1.6
前白蛋白（g/L）	0.18 ～ 0.45	0.14 ～ 0.16	0.10 ～ 0.14	＜ 0.10

（2）肌酐身高指数（creatinine-height index，CHI）：经肾排泄的肌酐量与体内肌肉量直接相关。正常参考值肌酐身高指数＞ 1。肌酐身高指数＜ 80% 提示营养不良；＜ 60% 提示严重营养不良。

（3）外周血淋巴细胞总数：为反映细胞免疫状态的一项简易参数。外周血淋巴细胞总数 = 白细胞总数 × 淋巴细胞百分比。正常值大于 1.5×10^9/L，计数＜ 1.5×10^9/L 提示营养不良。计数为 1.2×10^9/L ～ 1.5×10^9/L 为轻度减少；计数为 0.8×10^9/L ～ 1.2×10^9/L 为中度减少；计数为＜ 0.8×10^9/L 为重度减少。

（4）氮平衡测定：氮平衡可反映动态蛋白质分解和摄入的平衡状态，了解机体的代谢情况，并可监测营养支持的效果。

氮平衡 = 氮摄入量［静脉输入氮量或口服蛋白质（g）/6.25］－氮排出量［尿素氮（g/L）× 24 h 尿量（L）+ 非尿素氮 3 g+ 每次粪便排出氮 1 g］（食物中蛋白质每 6.25 g 含 1 g 氮）

氮平衡 = 0，提示机体蛋白质的损耗与修复处于动态平衡；氮平衡＜ 0，称负氮平衡，提示机体蛋白质分解代谢占优势；氮平衡＞ 0，称正氮平衡，提示机体蛋白质合成代谢占优势。

二、营养不良的类型

1．能量缺乏型营养不良　又称消瘦型营养不良，由热量摄入不足引起。人体测量数值（体重指数、TSF、臂肌围）及肌酐身高指数均降低；血白蛋白、血清转铁蛋白和免疫功能的测定可维持在正常范围。

2．蛋白质缺乏型营养不良　又称低蛋白血症型营养不良，蛋白质摄入不足或丢失过多，热量摄入基本正常。人体测量的数值（体重指数、TSF、臂肌围）正常；血白蛋白、血清转铁蛋白和免疫功能的测定均降低。

3．混合型营养不良　蛋白质和热量摄入均不足。人体测量数值（体重指数、TSF、臂肌围）及肌酐身高指数均降低；血白蛋白、血清转铁蛋白和免疫功能的测定均降低。

三、营养支持的基本指征

1．近期体重减轻大于正常体重的 10%。

2．血白蛋白小于 30 g/L。

3．连续 7 天不能正常进食。

4．已明确为营养不良。

5．可能出现营养不良或手术并发症的高危患者。

四、营养支持的方法

营养支持分为肠外营养和肠内营养。补给营养的途径是根据消化道有无功能来选择肠外营养（parenteral nutrition，PN）或肠内营养（enteral nutrition，EN）。只要消化道有功能，又能适应，就要尽早使用肠内营养支持。

第三节　肠外营养

肠外营养是通过静脉为无法经胃肠道摄取或摄取的营养物不能满足自身代谢需要的患者提供各种营养素（热能、氨基酸、脂肪、各种维生素、电解质和微量元素）的一种营养支持方法。

一、适应证

1．营养不良。

2．无法有效进食或有消化吸收障碍（高位小肠瘘、短肠综合征、恶性肿瘤化疗期间胃肠道反应严重）。

3．消化道营养不能满足机体需要（大面积烧伤、严重感染）。

4．特殊病情（坏死性胰腺炎）。

5．不能正常饮食超过 5 ～ 7 天。

6．低体重新生儿、早产儿。

➢考点：肠外营养的适应证。

二、输注途径

肠外营养的输注途径主要有经中心静脉和经外周静脉两种。

对营养支持在 2 周以内或因肠内营养不能满足需要同时辅以静脉营养的患者可选择外周静脉（贵要静脉、头静脉）。

对需连续应用肠外营养 2 周以上的患者，可选择中心静脉（经锁骨下静脉、经颈外静脉、经颈内静脉）连续滴注。

三、营养制剂

1．富含营养素制剂　糖、脂肪、氨基酸。

2．微量营养素　维生素、电解质、微量元素。

3．水。

4．胰岛素等（表 5-2）。

表 5-2　全营养混合液配方

全量配方	体积（ml）	热量（kcal）	氮（N）
25% 葡萄糖	1000	4 180（1000）	
20% 脂肪乳	250	2 090（500）	
10% 葡萄糖	500	836（200）	
5% 葡萄糖氯化钠溶液	500	418（100）	
复方氨基酸	1000		9.4
10% 氯化钾	30		
多种微量元素注射液（安达美）	10		
注射用水溶性维生素（水乐维他）	10		
脂溶性维生素注射液（维他利匹特）	10		
胰岛素	40 IU		
合计	3310		

四、并发症

1．静脉导管放置相关并发症　气胸、血胸、纵隔血肿、皮下血肿、胸导管损伤、空气栓塞等。

2．代谢性并发症　血清电解质紊乱、微量元素缺乏、低血糖症、高血糖症等；胆囊内胆泥和结石形成、胆汁淤积；肝酶谱升高、肠道屏障功能减退。

3．感染并发症　导管性脓毒症。

➢ 考点：肠外营养的并发症——导管性脓毒症。

第四节　肠内营养

肠内营养是指经胃肠道用口服或管饲来提供代谢需要的营养基质及其他各种营养素的支持

方法。凡胃肠道功能正常，或存在部分功能者，营养支持时都首选肠内营养。

一、适应证

1．胃肠道功能正常，但营养物质摄入不足或不能摄入的营养不良者（吞咽和咀嚼困难、意识障碍或昏迷、大面积烧伤、口腔手术或大手术后危重患者）。

2．胃肠道部分功能不良，吸收障碍者（短肠综合征、消化道瘘患者）。

3．胃肠道功能基本正常但伴有其他脏器功能不良者（肝、肾衰竭者）。

➢考点：肠内营养的适应证。

二、营养制剂

1．自然食品（匀浆膳） 匀浆膳是根据人体的营养需要及饮食特点，精选优质鸡蛋粉、大豆蛋白、奶粉、鱼、肉等高蛋白营养食品配料，配以大米、芝麻、新鲜蔬菜粉、植物油等自然素材，采用现代食品生产工艺精制而成。

2．大分子聚合物制剂 以全蛋白质（从酪蛋白、乳清蛋白或卵蛋白等水解、分离而来）占12%～18%、脂肪（谷物油、红花油、葵花油等植物油）占30%～40%和糖（淀粉及其水解物形式的葡萄糖多聚体）占40%～60%等大分子为主要成分的营养制剂，尚含有多种维生素和矿物质，通常不含乳糖。产品有整蛋白型肠内营养剂（能全素）、安素、瑞素、立适康。

3．复方营养混悬剂（要素膳） 要素膳以优质蛋白质（人乳、鸡蛋等）氨基酸模式和糖、脂肪、维生素、无机盐等营养素配制而成。含必需氨基酸、非必需氨基酸、电解质、维生素、微量元素和少量脂肪等，在肠内占很小容积，可通过肠道直接被吸收。产品有活力康（国产）、复方营养要素（国产）、肠内营养粉（美国）、安素（美国）、爱伦多（日本）、肝安糖浆（国产）、肾安糖浆（国产）。

4．特殊配方制剂

（1）高支链氨基酸配方：可防治肝性脑病和提供营养支持。

（2）必需氨基酸配方：用于肾衰竭患者。

（3）免疫增强配方：对免疫系统有正性调节作用。

三、肠内营养的途径

1．口服 轻度营养不良患者可将肠内营养（EN）制剂经口服补充，或过渡阶段先以每小时20～50 ml，逐渐增量至每小时150 ml。如无消化道不适，可每天服6～8次。

2．鼻饲 最常用的是鼻胃管，也可用鼻十二指肠管、鼻空肠管。对部分患者不耐受口服或呛咳者或需完全肠内营养者，应给予鼻饲喂养。

3．造瘘（胃造瘘、空肠造瘘） 对不耐受鼻饲者，可经胃镜行微创胃/肠造瘘。

4．造口（胃造口、空肠造口） 对特殊患者，在行腹部大手术时或必要时可行空肠/胃造口术。患者常不能或不愿口服，或口服量不能达到治疗剂量，因此肠内营养的实施基本上均需经导管输入。

四、输注方法

1．一次投给 用注射器注入营养液250～400 ml，每天4～6次。

2．间歇滴注 将营养液装入有盖的吊瓶内，缓慢注入400～500 ml，滴注时间为30～60 min，每天4～6次。

3．连续滴注　将全天的营养液在 24 h 内持续滴入。营养液的输入常用输液泵控制输注速度（应匀速、缓慢）。为使肠道适应，初用时可将浓度稀释成 12%，以 50 ml/h 的速度输入，8 ～ 12 h 后逐次增加浓度及加快速度，3 ～ 4 天后达到全量（浓度为 24%，速度为 100 ml/h，总液体量约 2000 ml/d）。

五、并发症

1．胃管误入气管　插管后必须通过抽吸、注气听诊等方法证实胃管在胃内。

2．误吸和吸入性肺炎　因鼻胃管灌注时呕吐后误吸而导致吸入性肺炎。预防措施为灌注时，患者取床头抬高 30° 卧位，输入营养液后停输 30 mim，若回抽液量＞ 150 ml，则考虑有胃潴留存在，应暂停鼻胃管灌注，可改用鼻空肠管输入。

3．肠道功能紊乱　表现为恶心、呕吐、腹痛、腹泻等，可由输注速度过快，膳食浓度高、量大、有异味、温度低等引起。应针对原因加以预防。

4．水、电解质失衡　因体液不足或超负荷，大量电解质经肾和胃肠道丢失，膳食用量不足或过大。临床表现为血钠、血氯、血钾的增高和降低、高磷血症和低镁血症等。营养支持期间应定期检测，记录出入量。对肾功能不全者，改用低钾、低磷膳食，必要时行血液透析。

➢ 考点：肠内营养的并发症。

自测题

一、选择题

【A_1 型题】

1．不是患者营养状况依据的指标是
A．血清转铁蛋白
B．血红蛋白
C．血浆白蛋白
D．血小板计数
E．外周血淋巴细胞计数

2．机体处于应激状态时（如创伤、手术、感染等情况下），关于能量代谢的变化，描述错误的是
A．机体出现高代谢和分解代谢
B．脂肪动员加速
C．蛋白质分解加速
D．处理葡萄糖能力增强
E．机体处于负氮平衡

3．肠内营养最常出现的并发症是
A．胆汁淤积
B．胆石形成
C．误吸
D．肠源性感染
E．肝酶谱升高

4．下列关于肠外营养的适应证不包括
A．高位小肠瘘
B．恶性肿瘤化疗期呕吐
C．大面积烧伤
D．贫血
E．坏死性胰腺炎

5．长期肠外营养支持者，应选择的穿刺血管是
A．颈内静脉
B．大隐静脉
C．颈外静脉
D．足背静脉
E．头静脉

6．冷藏在无菌条件下配制的要素饮食的有效期为
A．2 h
B．4 h
C．8 h
D．12 h
E．24 h

7．以下适用于肠内营养支持的情况是

A．活动性消化道出血
B．严重肠道感染
C．肠梗阻
D．脑部损伤后昏迷
E．急性阑尾炎穿孔

8．需要用肠外营养支持的患者是
A．昏迷患者
B．拒绝进食者
C．化疗期间严重呕吐患者
D．低位肠瘘患者
E．急性胰腺炎病情稳定后患者

9．属于肠外营养输注途径的是
A．鼻胃管
B．胃造瘘
C．空肠造瘘
D．中心静脉插管
E．鼻肠管

10．通过中心静脉途径进行肠外营养支持的患者，估计其接受营养支持的时间至少应为
A．1 周
B．2 周
C．3 周
D．4 周
E．5 周

【A_2 型题】

11．患者，男性，40 岁，因车祸导致颅脑损伤昏迷 5 天。其营养疗法宜选用的补给途径是
A．口服
B．管饲
C．经外周静脉
D．经中心静脉
E．经外周小动脉

12．患者，男性，42 岁，因胃十二指肠溃疡出血行胃大部切除术，术后早期最适当的营养液输注途径是
A．鼻胃管
B．胃造瘘
C．鼻肠管
D．空肠造瘘
E．外周静脉营养支持

【A_3 型题】

（13 ~ 15 题共用题干）

患者，男性，36 岁，暴饮暴食后突发腹痛，疼痛呈持续性并阵发性加重，伴呕吐、体温升高，被诊断为急性坏死性胰腺炎，急诊行手术治疗。

13．该患者术后第 2 天的营养供给应采取
A．普通饮食
B．管饲流质饮食
C．要素饮食
D．部分肠外营养
E．完全肠外营养

14．术后第 4 天，患者体温降至正常后又升高至 39.5℃，精神不振，寒战，无腹痛、腹胀，伤口引流液少，中心静脉置管处红肿，有压痛，应警惕其可能发生的是
A．空气栓塞
B．低血糖症
C．高血糖症
D．导管败血症
E．急性胰腺炎复发

15．此时正确的处理措施是
A．全身应用解热药
B．更换穿刺部位敷料
C．拔出导管并将管端送细菌培养
D．改用抗生素封管
E．继续观察病情待其自愈

二、名词解释

1．肠内营养　2．肠外营养

三、问答题

1．简述营养支持的基本指标。

2．简述肠内营养的适应证和并发症。

3．简述肠外营养的适应证和并发症。

（王瑞丽）

第六章

外科感染

第六章数字资源

思政之光

学习目标

通过本章内容的学习，学生应能够：

识记：

1. 说出常见软组织急性化脓性感染的临床表现及治疗方法；外科感染的发生、发展和防治原则。
2. 列举手部化脓性感染的分类。

理解：

1. 解释急性化脓性腱鞘炎的临床表现和治疗原则；脓毒症及菌血症的临床表现和治疗原则。
2. 分析抗菌药在外科感染中的应用

运用：

1. 学会清创、换药等基本外科操作。
2. 培养学生合理使用抗菌素的良好习惯。

第一节　概　述

外科感染（surgical infection）是指需要外科手术治疗的感染，包括创伤、烧伤、手术、器械检查等并发的感染。它具有一些与内科感染不同的特点：①常为多种细菌（需氧菌与厌氧菌）的混合感染；②局部症状、体征明显；③多为器质性病变，常有组织化脓坏死，需外科手术治疗。

一、分类

外科感染按病菌种类和病变性质归类，分为非特异性感染（疖、痈、急性淋巴结炎、急性阑尾炎、急性腹膜炎等）和特异性感染（结核、破伤风、气性坏疽等）。按病程可分为急性、亚急性与慢性感染三种。病变以急性炎症为主，病程在 3 周以内的外科感染为急性感染，大多数非特异性感染属于此类。病程超过 2 个月或更久的感染为慢性感染。按感染发生的情况，可将其分为原发感染、继发感染、机会（条件）性感染、医院内感染、二重感染。

二、病原菌

近代外科感染的病原菌日趋复杂。外科感染的病原菌有细菌、真菌及病毒等，但以细菌感染为主。除葡萄球菌、链球菌、大肠埃希菌、铜绿假单胞菌和变形杆菌等化脓性病菌外，一些革兰氏阴性杆菌和厌氧菌与外科感染亦有重要关系。当代外科感染中，革兰氏阴性杆菌感染已超越革兰氏阳性球菌。

（一）葡萄球菌

革兰氏染色阳性。葡萄球菌常存在于人的鼻、咽部黏膜和皮肤及其附属的腺体。金黄色葡萄球菌的致病力甚强，主要产生溶血素、杀白细胞素和血浆凝固酶等，对一般抗生素容易耐药。金黄色葡萄球菌感染的特点是局限性组织坏死、脓液黏稠、色黄而臭，常引起疖、痈、急性骨髓炎及败血症等。表皮葡萄球菌由于易黏附医用塑料制品（如静脉导管、气管导管等），细菌包埋于黏质中，可逃避机体的防御与抗生素的作用，近年的感染率明显增高。

（二）链球菌

革兰氏染色阳性。链球菌多存在于口、鼻、咽及肠腔内，其种类繁多，溶血性链球菌、绿色链球菌及粪链球菌为最多见。溶血性链球菌能产生溶血素和多种酶，对组织的破坏性很大，感染易于扩散，脓液稀薄，色淡红，量较多。典型的感染如急性蜂窝织炎、丹毒、急性淋巴管炎等，容易引致菌血症、脓毒症。绿色链球菌是胆道感染和细菌性心内膜炎的主要致病菌。粪链球菌是肠道和阑尾穿孔引起混合感染的病原菌之一，也常引起泌尿系统感染。

（三）大肠埃希菌

革兰氏染色阴性。大肠埃希菌大量存在于肠道内，对维生素 K 的合成有重要作用。大肠埃希菌单独作用致病力不大，其脓液稀薄，无臭味。因常与其他细菌（如粪杆菌和粪链球菌等）混合感染，产生的脓液黏稠且有恶臭或粪臭味。

（四）铜绿假单胞菌

革兰氏染色阴性。铜绿假单胞菌常存在于皮肤及肠道内，对多数抗生素不敏感。多为继发感染，如大面积烧伤。脓液呈淡绿色，有特殊的腥臭味，可引起严重的脓毒症。

（五）变形杆菌

革兰氏染色阴性。变形杆菌存在于皮肤及肠道内，常为泌尿系统感染、急性腹膜炎和大面积烧伤感染的病原菌之一。其脓液有特殊的恶臭味，对常用的抗生素具有耐药性。

（六）克雷伯菌和沙雷杆菌

革兰氏染色阴性。克雷伯菌和沙雷杆菌为肠内正常菌群，通常不致病，当数量多、毒力大或机体抵抗力下降时，则成为致病菌，常为医院内感染的病原菌。近年来感染有上升趋势，对常用抗生素有较大的耐药性。

（七）粪杆菌

粪杆菌为革兰氏染色阴性厌氧菌，多存在于结肠内，常为阑尾穿孔致腹膜炎和胃肠手术后感染的病原菌。常与其他细菌形成混合感染，脓液有恶臭味。

（八）多重耐药菌

多重耐药菌（multi-drug resistant bacteria，MDRB）是指有多重耐药性的病原菌。其定义为一种微生物对临床使用的三类（如氨基糖苷类、红霉素、β- 内酰胺类）或三类以上抗生素同时耐药，而不是同一类三种。常见多重耐药菌包括耐甲氧西林金黄色葡萄球菌（methicillin resistant Staphylococcus aureus，MRSA）、耐万古霉素肠球菌（vancomycin resistant Enterococcus，VRE）、产超广谱 β- 内酰胺酶（extended spectrumβlactamase，ESBL）细菌、耐碳青霉烯类抗菌药物肠杆菌科细菌（CRE）、耐碳青霉烯类抗菌药物鲍曼不动杆菌（CR-AB）、多重耐药 / 泛耐药铜绿假单胞菌（MDR/PDR-PA）和多重耐药结核分枝杆菌等。由多重耐药菌引起的感染呈复杂性、难治性等特点，多重耐药菌已经成为医院感染重要的病原菌。

（九）鲍曼不动杆菌

鲍曼不动杆菌（Acinetobacter baumanii，AB）为不动杆菌属中最常见的一种革兰氏阴性杆菌，广泛存在于自然界，属于条件致病菌。该菌是医院感染的重要病原菌，主要引起呼吸道感染，也可引发菌血症、泌尿系统感染、继发性脑膜炎、手术部位感染、呼吸机相关性肺炎等。该菌对常用抗生素的耐药率有逐年增高的趋势，已引起临床医生和微生物学者的广泛关注。

三、病程演变

外科感染的发生与致病微生物的数量与毒力有关，与机体对于不同类型病原体产生的免疫应答反应有关，与人体易感染因素的存在有关。当人体抵抗力低下、细菌的数量多及毒力大时，才容易发生外科感染。依据感染的致病菌及机体抵抗力所采取的具体治疗措施，对病程演变也起重要的作用。

急性外科感染可有下列三种结局。

（一）感染局限化、吸收或形成脓肿

人体抵抗力强，感染细菌数量小、毒力弱，感染可局限化，或自行吸收，或形成脓肿。脓肿经切开引流，脓液和坏死组织排出后可逐渐愈合。

（二）转为慢性感染

当机体抵抗力与病原菌的数量、毒力相持时，感染即转为慢性。当机体抵抗力转弱时，慢性感染可重新急性发作。反之，当机体抵抗力增强时，慢性感染也可吸收、消散。

（三）扩散

当病原菌数量、毒力超过机体抵抗力时，感染向周围组织或脏器迅速扩散，并侵入淋巴系统或血液循环，引起全身化脓性感染，甚至导致感染性休克和多器官功能衰竭。

四、临床表现

（一）局部症状

外科感染的急性期，局部表现为红、肿、热、痛及功能障碍。体表与浅处的化脓性感染均有局部疼痛和触痛，皮肤肿胀、色红、温度增高，还可发现肿块或硬结。脓肿形成时，触诊可有波动感。病变位置深者，局部症状不明显。慢性感染致局部肿胀或硬结肿块，但疼痛大多不明显。

（二）全身症状

感染轻微时可无全身症状，感染重时常有发热、呼吸和心率加快、头痛、乏力、全身不适、食欲缺乏等表现。严重脓毒症时可有少尿、神志不清等，甚至出现休克和多器官功能障碍。

五、诊断

根据典型的局部症状和体征，位置表浅的外科感染诊断并不困难。深部的外科感染常仅有局部压痛。必要时可做诊断性穿刺。

（一）实验室检查

血常规外科感染多有白细胞计数增加，或分类可见核左移现象及中毒颗粒。

尿常规可诊断泌尿系感染，筛检其他系统疾病，对外科感染治疗有重要意义。

病原体的鉴定：脓液涂片；脓液、血液、尿液、痰液或穿刺液细菌培养及药物敏感试验；采用特殊检测手段明确病因，如结核、包虫病、巨细胞病毒感染等，均有助于判断病原体的种类，选择有效的抗生素治疗。

（二）超声检查

B 超检查可探测脓肿病变，还可发现胸腔、腹腔、关节腔的积液。

（三）放射检查

放射检查可确定有无膈下游离气体，肠管内气液积存情况。CT、MRI 等可发现体内脓肿、炎症等多种病变，诊断率较高。

六、治疗

治疗原则是消除感染原因和毒性物质，制止病菌增长，增强人体抗感染能力以及促使组织修复。

（一）局部治疗

局部治疗的目的在于清除坏死组织、减少毒素吸收、减轻疼痛、促使感染局限化，以利于愈合。

1. 局部制动或固定，避免受压，可减轻疼痛，以防止感染范围扩展。

2. 物理疗法　可改善血液循环，促进炎症消退或局限。炎症早期可局部热敷，对肿胀明显者用 50%硫酸镁溶液湿敷。可采用超短波或红外线辐射等理疗。未成脓阶段可用鱼石脂软膏、金黄膏等敷贴。

3. 外科疗法　脓肿形成后应及时切开引流，清除坏死组织及异物，清洗脓腔，促进愈合。某些脏器组织的炎症可以切除，如急性阑尾炎。

（二）全身支持治疗

改善患者的全身状况、增强机体抵抗力的支持治疗对于有重要脏器感染、脓毒症、手术后或创伤合并感染的控制尤其重要。确保患者充分休息与睡眠，纠正水、电解质和酸碱平衡失调，补充足够的热量、维生素、蛋白质等，对不能进食、高分解代谢的患者可采用肠外营养支持。纠正贫血，严重者予以成分输血。对严重感染者，在足量、有效的抗生素应用同时，可短程使用肾上腺皮质激素。同时治疗感染发生前的原有疾病，如糖尿病等。

（三）抗生素的应用

正确、适当地应用抗生素，是治疗外科感染的重要措施之一。较轻或局限的感染可不用或口服抗菌药物，范围较大或有扩展趋势以及全身化脓性感染或深部组织感染，需静脉应用抗生素。应根据细菌培养与药物敏感试验选用有效药物。

外科感染处理的关键在于恰当的外科干预和抗菌药物的合理应用。去除感染灶、通畅引流是外科治疗的基本原则，任何一种抗菌药物都不能取代引流等外科处理。一般来说，抗菌药物在外科感染治疗中仅起到辅助作用。

第二节　体表软组织的化脓性感染

案例 6-1

患者，男性，38 岁，右臀部肌内注射后疼痛、肿胀 6 天，伴高热、头痛、乏力、食欲缺乏，穿刺抽出脓液。

问题与思考：

1. 请列出患者的临床诊断及诊断依据。
2. 如何进行治疗？

一、疖

疖是单个毛囊及其周围组织的急性化脓性感染。致病菌以金黄色葡萄球菌为主。

【临床表现】

疖好发于颈项、头面、背部毛囊和皮脂腺丰富的部位。初起时，局部皮肤有红、肿、痛的小硬结，范围仅为 2 cm 左右。数日后结节中央组织坏死、软化，出现黄白色脓栓，脓栓脱落、破溃流脓，炎症逐步消退而愈合。鼻、上唇及周围的疖（危险三角）危险性较大。如疖被挤压或处理不当，细菌或脓栓极易进入血液，引起化脓性海绵状静脉窦炎。患者表现为颜面部肿胀，可有寒战、高热、头痛、呕吐、昏迷等，病情严重者死亡率高。

➢考点：面部危险三角区的疖。

【治疗】

疖以局部治疗为主，如热敷、理疗等。亦可涂以2.5%碘酊、外敷中药等。对未成熟的疖，切忌挤压。对脓肿形成尚未破溃者，可以切开引流，面部疖应尽量避免切开。

➢考点：疖的治疗。

二、痈

痈是由金黄葡萄球菌引起的多个相邻的毛囊及其周围组织的急性化脓性感染。

【临床表现】

多见于中老年颈、背皮肤较厚的部位或合并糖尿病者。初起为小片皮肤硬肿、色暗红，中央区数个脓点。随后皮肤硬肿范围扩大呈紫褐色，中心处破溃出脓，疮口呈蜂窝状，伴剧痛。患者常有全身不适、寒战、高热、头痛、食欲缺乏，区域淋巴结肿大。

【治疗】

1．及时静脉应用抗菌药物，全身给予支持疗法。

2．局部早期可用50%硫酸镁湿敷，外敷中药或理疗。对病变表面呈紫褐色或已破溃流脓者，需要及时切开改善引流。切口一般为“+”字或“++”形，切口超过病变边缘皮肤，清除已化脓和尚未成脓、但已失活的组织。用3%过氧化氢冲洗创腔后填塞生理盐水纱条、包扎（图6-1）。术后视情况更换敷料，促进创面收缩愈合。对创面较大者，可植皮以加速愈合。

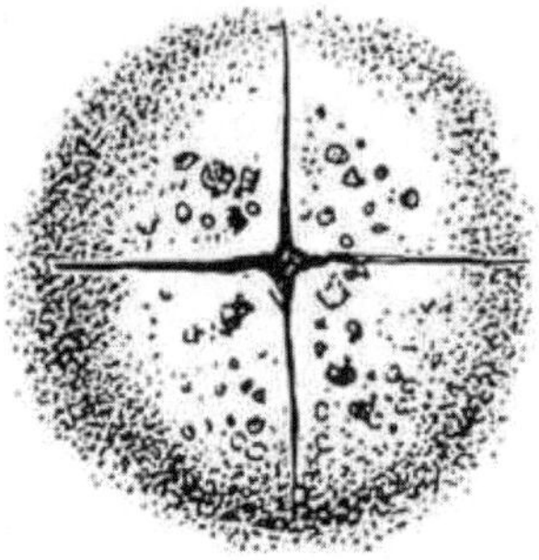
(1)

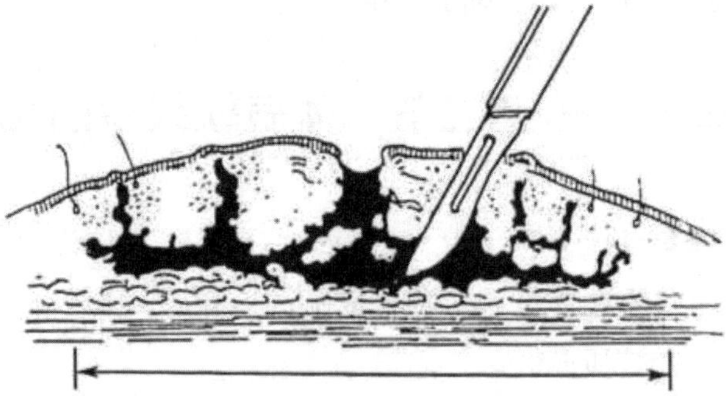
(2)

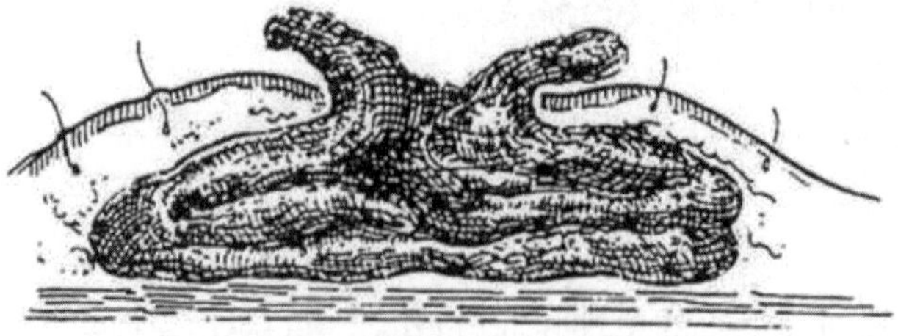
(3)

图6-1 痈的切开引流

➢考点：痈的治疗。

三、急性蜂窝织炎

急性蜂窝织炎是皮下、筋膜下或深部疏松结缔组织的急性弥漫性感染。其病原菌主要是溶血性链球菌、金黄葡萄球菌、大肠埃希菌或其他型链球菌等。

【临床表现】

浅表的急性蜂窝织炎，局部红、肿、热、痛表现常较明显，色暗红，中央部色较深，容易发生坏死，无明确的边界。产气细菌（如大肠埃希菌、厌氧杆菌、厌氧链球菌等）所引起者可出现捻发音。深部的急性蜂窝织炎，除局部水肿、疼痛及压痛外，还常伴有严重的全身性症状，如寒战、高热、头痛、全身乏力等，且易并发淋巴管炎、淋巴结炎。口底、颌下、颈部的感染可使喉头水肿，压迫气管引发呼吸困难，甚至窒息。

【治疗】

局部制动、休息，以 50% 硫酸镁溶液湿敷，也可以敷中药及理疗等，同时应用抗生素。经上述治疗，如仍不能控制感染扩散，或脓肿形成者，应手术切开引流。口底、颌下、颈部的急性蜂窝织炎若经短期抗感染治疗无效，则应尽早切开减压。对产气性皮下蜂窝织炎，伤口应以 3% 过氧化氢溶液冲洗、湿敷处理，并采取隔离治疗措施。注意改善患者全身情况，高热时可行物理降温。对进食困难者输液维持营养和体液平衡。

➢考点：口底、颌下、颈部的急性蜂窝织炎应尽早切开减压。

四、丹毒

丹毒是乙型溶血性链球菌侵入皮肤或黏膜内的网状淋巴管引起的急性感染。很少出现组织坏死、化脓。

【临床表现】

丹毒好发于下肢或面部，起病急骤，常有寒战、高热、头痛等全身症状。炎症表面呈片状红疹，形状不规则，颜色鲜红似玫瑰，与正常组织界限清楚，边界隆起，高出皮面，有时可出现水疱，压之褪色，除去压力后红色很快恢复，有灼热感。炎症向四周扩散，中央部逐渐褪色，呈棕黄色，有脱屑。如丹毒多次、反复发作，可使淋巴管阻塞、皮肤增厚，形成象皮病。

【治疗】

丹毒局部用 50% 硫酸镁溶液湿敷治疗。注意休息，抬高患肢，全身应用抗生素，在局部和全身症状消失后，继续用药 5 ～ 7 天，以防复发。一般不需手术治疗。

五、急性淋巴管炎和淋巴结炎

溶血性链球菌或金黄色葡萄球菌经皮肤、黏膜破损处或其他感染病灶侵入淋巴，导致淋巴管与淋巴结的急性炎症。浅部的急性淋巴结炎好发于颈部、腋窝和腹股沟。

【临床表现】

急性淋巴管炎分为网状淋巴管炎（丹毒）与管状淋巴管炎。管状淋巴管炎多见于四肢，浅表的在表皮下可见红色线条，自原发病灶向近心端延伸，引向所属区域的淋巴结。患者可有发热、头痛、食欲缺乏、全身不适等症状。

急性淋巴结炎，早期为淋巴结肿大，疼痛和压痛，可活动。炎症加重时，淋巴结发生粘连，疼痛加重，表面的皮肤常有红肿。淋巴结可化脓形成脓肿。急性淋巴结炎也可有头痛、畏寒、发热、全身不适等症状。

【治疗】

应积极治疗原发感染灶。如脓肿形成，除应用抗菌药物外，还应切开引流。

六、脓肿

化脓性感染在组织、器官或体腔出现脓液积聚、周围有完整腔壁者称为脓肿。致病菌常为毒力强且有凝固血浆能力的金黄色葡萄球菌。脓肿可原发于急性化脓性感染的后期，如急性蜂窝织炎、急性淋巴结炎、疖、痈，或损伤后感染；或由远处原发感染灶，经血流、淋巴管转移而来。脓腔周围有明显的充血、水肿和白细胞浸润。

【临床表现】

浅表脓肿的临床表现为略高出于体表的局限性红、肿、热、痛和波动感，全身症状不明显，波动感与脓肿大小、位置、深浅及脓腔壁厚薄有关。脓肿小、位置深、腔壁厚时，波动感一般不明显。深部脓肿仅局部有疼痛及压痛，体表有水肿，而全身中毒症状明显。结核分枝杆菌引起的脓肿，病程长，进展慢，局部无典型红、肿、热、痛等表现，故常称为寒性脓肿，多继发于骨关节、脊柱结核。

【诊断】

脓肿诊断一般不困难，必要时可做穿刺及超声检查以明确诊断。

【治疗】

当脓肿尚未局限时，局部应热敷、理疗等。一旦脓肿形成，即应切开引流。全身症状明显时，应用抗菌药物治疗。

➢ 考点：脓肿的治疗。

第三节　手部急性化脓性感染

一、甲沟炎

指甲一侧或两侧的甲沟及其周围组织的化脓性感染，称为甲沟炎。甲沟炎多由轻微外伤所致，如针刺、沟裂、逆剥新皮倒刺、嵌甲或修甲过短等损伤所引起。病原菌多为金黄色葡萄球菌。

【临床表现】

指甲一侧红肿、疼痛，有压痛。感染可逐渐蔓延至甲根部和对侧甲沟，形成甲周围炎或甲下脓肿。局部红肿明显，疼痛剧烈，严重者可脱落，偶有全身症状。

【治疗】

甲沟炎早期，尚未形成脓肿，可采用非手术治疗，局部热敷或热水浴、理疗及中药外敷并辅以抗菌药物治疗。若已形成脓肿，应沿甲沟做纵行切开引流。对于甲根处脓肿，应拔去指甲，但勿损伤甲床，每日换药，3 ～ 4 个月可长出新甲。

二、脓性指头炎

脓性指头炎是手指末节掌面的皮下化脓性感染，致病菌多为金黄葡萄球菌，是手部常见的一种急性化脓性感染。甲沟炎加重或指尖、手指末节皮肤受伤后均可引起本病。

【临床表现】

起病初指端有针刺样痛，继而出现明显红肿，剧烈疼痛，可出现搏动性疼痛。严重时可并发指骨缺血、坏死，指骨骨髓炎。患者可有发热、全身不适等症状。

【治疗】

初发时，应悬吊前臂平置患手，避免下垂以减轻疼痛。应用抗菌药物。局部可用30%硫酸镁溶液湿敷、理疗等。若脓肿形成或出现搏动性疼痛，应尽早手术切开引流，以免感染侵入指骨，亦可减轻痛苦。切开引流应在末节指侧面做纵切口（图6-2），切口远侧不超过甲沟的1/2，近侧不超过指节横纹。将皮下纤维索分离切断，剪去突出的脂肪，使脓液引流通畅。脓腔较大则宜做对口引流，切口内放置橡皮片引流，有死骨片时应当除去（图6-3）。切口不应做成鱼口形，以免术后瘢痕形成影响手指感觉。

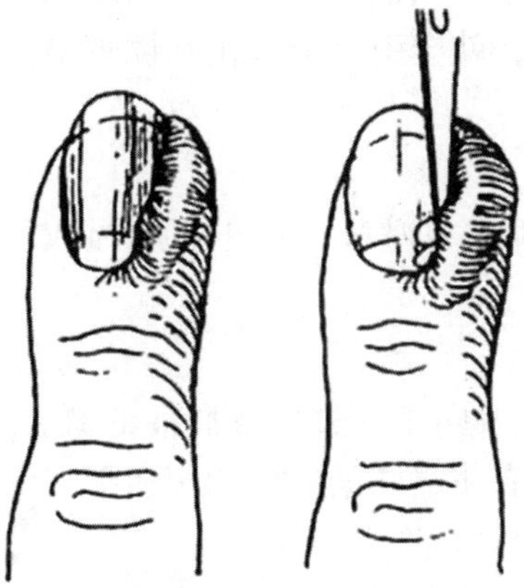

图6-2　纵向切开

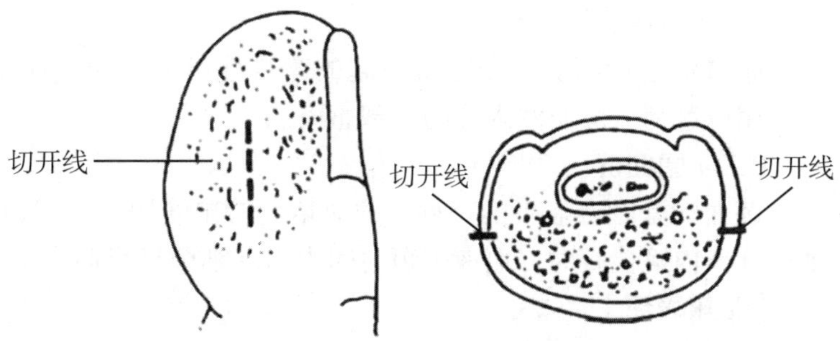

图6-3　切开做对口引流

三、急性化脓性腱鞘炎和掌间隙感染

手指屈肌腱鞘的化脓性感染，称为急性化脓性腱鞘炎，手指伸肌腱鞘炎症极少。手掌内的筋膜间隙化脓性感染称为掌间隙感染。感染多为直接刺伤或因皮下感染蔓延所致。致病菌以金黄葡萄球菌为常见。

【临床表现】

急性化脓性腱鞘炎病情发展迅速，局部及全身症状明显。患指红肿明显，疼痛剧烈，皮肤极度紧张、发亮，呈微屈状。无论是主动还是被动活动手指，都可引起剧烈疼痛，沿肌腱均有明显压痛。患者全身症状严重，初期即有高热、寒战、头痛、头晕、食欲缺乏等症状。实验室检查白细胞计数明显增加。化脓性腱鞘炎可蔓延到滑囊或掌间隙，而致滑囊或掌间隙化脓性感染。

【治疗】

化脓性腱鞘炎初期可用金黄散外敷，重者应切开引流、减压，以免肌腱受压坏死。同时应给予大剂量抗生素治疗。

手术引流切口，应于手指侧面，与手指平行做纵向切口。切忌切口位于掌侧正中，否则可致肌腱脱出、肌腱粘连和皮肤瘢痕挛缩，影响手指伸屈功能。掌间隙感染初期可外敷中药制剂、选择超短波或红外线理疗，重者应切开引流。

第四节　全身性外科感染

病原菌侵入人体血液循环，生长繁殖或产生毒素，引起严重的全身感染症状或中毒症状，称为全身性感染。革兰氏染色阴性杆菌中常见的有大肠埃希菌、铜绿假单胞菌、变形杆菌、克雷伯菌、肠杆菌等。革兰氏染色阳性球菌较常见的有金黄葡萄球菌、表皮葡萄球菌、肠球菌。无芽孢厌氧菌及真菌感染临床易被忽视。若感染得不到控制，可因炎症介质失控，并互相介导，导致全身炎症反应综合征（systemic inflammatory response syndrome，SIRS），脏器受损且出现功能障碍，严重者可致感染性休克、多器官功能障碍综合征（multiple organ dysfunction syndrome，MODS）。

【病因】

导致全身性感染的原因是致病菌数量多、毒力强和（或）机体抗感染能力低下。全身性感染常继发于严重创伤后的感染和各种化脓性感染，如大面积烧伤创面感染、开放性骨折合并感染、急性弥漫性腹膜炎、急性梗阻性化脓性胆管炎等。一些医源性因素值得重视，如长期留置导尿管、气管导管、静脉内导管、各种引流导管，以及长期或大量应用皮质激素等。当侵入血液循环的细菌数量大，毒力强，在血液中生长繁殖，产生毒素时，就会引起全身化脓性感染。

【分类】

（一）脓毒症

脓毒症是指因病原菌因素引起的全身性炎症反应，体温、循环、呼吸、神志有明显改变者，用以鉴别一般非侵入性的局部感染。

（二）菌血症

菌血症是脓毒症中的一种，即血培养检出病原菌者。以往多偏向于一过性菌血症的概念，如拔牙、内镜检查时，血液中短时间内出现细菌，目前多指临床有明显感染症状的菌血症。

【临床表现】

脓毒症主要表现为：

1．起病急骤，寒战、高热，病情重，发展迅速。

2．头痛、头晕、恶心、呕吐、腹胀，面色苍白或潮红。神志淡漠或烦躁、谵妄和昏迷。

3．心率加快、脉搏细速，呼吸急促或困难。

4．肝、肾功能损害，贫血，甚至出现黄疸。如感染未能控制，可出现脓毒症休克及急剧发展为多器官功能不全甚至衰竭。

5．实验室检查　白细胞计数明显增高或降低，核左移、幼稚型增多，出现毒性颗粒。水、电解质和酸碱平衡紊乱。

【诊断】

根据病史和临床表现，一般诊断并不困难。有时原发灶隐蔽，临床表现又不典型，因此对临床表现（如寒战、发热、脉搏细速、低血压、腹胀、黏膜皮肤瘀斑或神志改变），不能用原发感染来解释时，应提高警惕，以免误诊和漏诊。

关于是哪一种致病菌所引起的脓毒症，主要应依据原发感染灶的性质来初步推断。值得注意的是，有些脓毒症并非由一种病原菌所致，常为两种或更多的菌种所引起。病原菌的检查对确诊和治疗有重要意义，但需一定时间和条件，并且脓毒症患者由于先用抗生素治疗，血液细菌培养结果常受影响。因此，一次血液细菌培养为阴性，应在 24 h 内连续几次抽血培养。最好在发生寒战、发热时抽血做细菌培养，可提高阳性率。

【治疗】

治疗的原则为：增强患者的抵抗力、处理原发感染病灶、应用抗菌药物控制感染。

（一）支持疗法

卧床休息，给予高营养、易消化的饮食。对不能口服者，应静脉补充热量、蛋白质，纠正水、电解质失衡及酸中毒，补充各种维生素。必要时输新鲜血，以纠正贫血、补充血容量，纠正低蛋白血症等。高热时应采用物理降温。

（二）抗菌药物应用

重症感染不能等待细菌培养结果，一般先根据原发病灶的性质选用抗菌谱较广的抗菌药物，或两种抗菌药物联合应用。以后根据治疗效果、病情演变和病原菌培养结果及药物敏感试验测定，调整抗菌药物的种类。抗菌药物剂量应较大，疗程应较长。真菌性败血症，应用抗真菌药物，如两性霉素 B、氟康唑等。

（三）原发感染灶的处理

明确感染的原发灶，进行及时、彻底的处理，包括清除坏死组织和异物、消灭无效腔、引流脓腔等，还要解除相关的病因，如医源性因素、血流障碍、梗阻等。

第五节　急性特异性感染

案例 6-2

患者，男性，60 岁，10 天前下地干活时右足底被铁锈钉刺伤，自行消毒包扎。今晨突然出现张口困难，继之出现苦笑面容，角弓反张，声响及触碰患者可诱发上述症状。患者神志清楚，无发热。

问题与思考：

1．请列出患者的临床诊断及诊断依据。

2．如何进行治疗？

一、破伤风

破伤风是常与创伤相关联的一种特异性感染，由破伤风梭菌在人体内繁殖，产生毒素，以引起机体全身或局部肌肉持续性或阵发性收缩和痉挛为特征。

【病因与发病机制】

破伤风梭菌是一种革兰氏染色阳性厌氧性梭状芽孢杆菌，在自然界中分布甚广，以芽孢形式存在于灰尘、土壤、人和动物的粪便中，但必须通过皮肤或黏膜的破损处才能侵入人体内，并在缺氧的环境下才能生长繁殖，产生毒素致病。破伤风多发生于损伤后，如战伤、创伤，锈钉、木刺扎伤及污秽的擦伤以及伤口小且深，引流不畅，供血不良，组织坏死等情况。新生儿破伤风是由脐带残端感染所致，流产后和产褥期破伤风是因产道感染引起。在缺氧环境中，破伤风梭状芽孢杆菌的芽孢发育为增殖体，迅速繁殖并产生大量外毒素，主要是痉挛毒素，作用于中枢神经系统，使运动神经失控，引起特征性的全身横纹肌痉挛和强直。另一种是溶血毒素，能引起局部组织坏死和心肌损害。此外，破伤风对交感神经和内分泌系统也有影响，可引起血压升高，心率增快，体温升高，大汗淋漓。

➢考点：破伤风的病因。

【临床表现】

1．潜伏期　长短不一，通常是 7 天左右，偶有仅 24 h 或长达几个月或数年者。潜伏期越短，预后越差。常与是否曾接受预防注射、创伤的性质和部位，以及伤口的早期处理方式等因素有关。

2．前驱期　表现为乏力、头晕、头痛、兴奋、烦躁不安、下颌紧张、张口不便、反射亢进等，因缺乏特异性，往往不被重视。

3．发作期　表现为肌肉持续收缩和痉挛发作。发作顺序为，首先是咀嚼肌，其后是面部、颈部、背部及腹部、四肢，最后为膈肌和肋间肌。其典型表现为：

（1）初始咀嚼不便，张口困难，继而出现牙关紧闭。

（2）面部表情肌痉挛性收缩，出现蹙眉、口角歪斜，特征性的苦笑面容。

（3）颈项肌肉痉挛，头后仰，颈强直。咽喉肌痉挛，导致吞咽及呼吸困难。

（4）腹背肌收缩、腰部前凸，头和足后屈，形如弓状，称为角弓反张。

上述发作可因任何轻微的刺激（如声、光、震动、饮水、注射等）而诱发强烈的阵发性痉挛。痉挛发作时，患者满身大汗、面唇青紫、呼吸急促、流涎、口吐白沫、磨牙、表情十分痛苦。头频频后仰，手足抽搐不止。发作持续时间为数秒至数分钟，间歇期长短亦不一。病情严重者，发作期长，间隔期短，且间隔期肌肉收缩持续存在。患者神志始终清楚，感觉也无异常。一般无高热，体温如超过 40℃，多为细菌毒力甚强或合并肺部感染。

病程一般为 3 ～ 4 周。绝大多数为全身型，偶有局限型者，病情较轻，肌肉抽搐、痉挛仅限于创伤或感染部位或伤侧肢体。

破伤风的致死原因多为窒息、心力衰竭或肺部并发症，亦可并发出血、骨折、舌咬伤、心律失常、心肌炎、麻痹性肠梗阻等。

➢ 考点：破伤风的临床表现。

【诊断】

破伤风的症状比较典型，诊断主要根据临床表现。凡有外伤史，不论伤口大小、深浅，如果伤后出现肌紧张、扯痛，张口困难、颈部发硬、反射亢进等，均应考虑此病的可能性。破伤风应与低钙性抽搐、狂犬病、化脓性脑膜炎、癔症等相鉴别。

【预防】

破伤风是可以预防的疾病。避免创伤，无菌操作接生，正确及时处理伤口，均可减少破伤风的发病率。有效的预防措施如下。

1．主动免疫　注射破伤风类毒素作为抗原，使人体产生抗体，从而起到主动免疫的作用，是目前最可靠的预防措施，但尚难推广。

2．被动免疫　临床常用于未接受主动免疫注射的患者，在 24 h 内皮下或肌内注射破伤风抗毒素（tetanus antitoxin，TAT）。抗毒素有两种。

（1）破伤风抗毒素：适用于未注射过类毒素而有下列之一情况者。①污染明显的伤口；②小而深的刺伤；③严重的开放性损伤，如开放性颅脑损伤、开放性骨折、烧伤等；④未能及时清创或处理欠妥当的伤口；⑤因某些陈旧性损伤（如异物摘除）需施行手术。皮下注射破伤风抗毒素（TAT）1500 ～ 3000 U，尽早注射有预防作用。对深部创伤、潜在厌氧菌感染可能者，可在 1 周后追加注射一次剂量。抗毒素易诱发过敏反应，注射前必须行过敏试验。如出现过敏现象，应按脱敏法注射。

（2）人破伤风免疫球蛋白（human tetanus immunoglobulin，TIG）：由人体血浆中免疫球蛋白提纯而成，剂量为 150 U，做深部肌内注射，病情重者剂量应加倍。此药无血清反应，不需做过敏试验，注射后被动免疫可持续 3 ～ 4 周，是理想的破伤风抗毒素。

➢ 考点：破伤风的预防。

【治疗】

破伤风是一种病情极为严重的疾病，死亡率高，尤其是新生儿和吸毒者，因此要积极采取综合治疗措施，包括清除毒素来源，中和游离毒素，控制和解除痉挛，保持呼吸道通畅和防治并发症等。

1．伤口处理　凡有伤口者，均应进行彻底清创，扩大伤口，充分引流，清除坏死组织和异物，然后用3% 过氧化氢溶液冲洗创口。

2．应用TAT　目的是中和血液中的游离毒素，必须早期应用才有效，可阻止其与神经组织结合。一般用量是 10 000 ～ 60 000 U，分别由肌内注射与静脉滴入。应稀释于 5% 葡萄糖溶液中，缓慢静脉滴入。用药前应做皮肤过敏试验。连续应用或加大剂量并无意义，且易致过敏反应和血清病。人破伤风免疫球蛋白（TIG）的效果远超过 TAT，只需一次肌内注射 3000 ～ 6000 U。

3．控制和解除痉挛　应住隔离病室，避免光、声音等外界刺激，使患者安静，以减少痉挛发作。

（1）地西泮（安定）10 mg 肌内注射，可每 4 ～ 6 h 重复一次，或静脉滴注，效果显著，能阻断外毒素对神经系统的侵袭，有镇静、抗痉挛作用，但应注意监测患者的呼吸状况。

（2）10% 水合氯醛每次 20 ～ 40 ml，保留灌肠。

（3）病情较重时可用冬眠疗法哌替啶 100 mg、异丙嗪 50 mg、氯丙嗪 50 mg，加入 5% 葡萄糖溶液 250 ml 中缓慢静脉滴注，低血容量时忌用。

4．防治并发症　对病情严重的患者，如有频繁抽搐，则应早期行气管切开术，以利排出气管内的分泌物，维持良好的通气功能，预防和减少肺部并发症。此外，还要防止发作时掉下床、骨折、舌咬伤等。

5．抗生素的应用　大剂量青霉素对破伤风梭状芽孢杆菌有杀灭作用，常用量为每次 80 万～120 万 U 肌内注射，每 4 ～ 6 h 一次。对混合感染者可选用其他有效抗生素。

6．全身支持疗法　反复痉挛和持续性肌肉收缩，可使患者身体严重损耗，应给予高糖、高蛋白质、高热量饮食，大量维生素 B 和维生素 C，纠正水和电解质代谢紊乱，必要时输血或血浆。如患者不能进食，应给予鼻饲或全肠外营养。

➢考点：破伤风的治疗原则。

二、气性坏疽

气性坏疽是一种发展迅速的严重急性感染，肌肉广泛坏死，可有（或无）气体产生，伴有严重的脓毒症。通常发生于开放性骨折，深部肌肉广泛性挫裂伤，伤口内有异物或伴有血管损伤，血运不良，大量组织坏死，也可发生于截肢、结肠手术及胆囊手术后。

【病因】

梭状芽孢杆菌为病原菌，是革兰阳性厌氧杆菌，主要由产气荚膜梭菌、水肿杆菌、腐败杆菌、溶组织杆菌等引起。也可与其他化脓菌引起混合性感染。泥土中或肠道中的产气荚膜梭菌污染伤口不一定致病，当全身或局部条件适合时，细菌在局部生长繁殖，并分泌多种外毒素和酶。主要外毒素有 α、β、γ 等 12 种，α 毒素的毒力最强，它既是致命的坏死性溶血性毒素，也是卵磷脂酶，能破坏多种细胞的细胞膜，造成广泛的组织坏死和严重脓毒症。有些毒素可直接侵犯心脏、肝及肾，造成局灶性坏死和多器官功能衰竭。

【临床表现】

发病时间可在伤后 8 ～ 10 h，最迟为 5 ～ 6 天，潜伏期一般为 1 ～ 4 天。临床表现为伤口剧痛，呈胀裂样，一般止痛药难以缓解。起初伤口周围水肿，皮肤苍白，紧张发亮，随后快速变为紫红色，最后为灰黑色，并出现水疱，伤口内流出带有恶臭的浆液性或血性液体。损伤处肢体肿胀，失去弹性，用刀割不出血。有时整个肢体水肿、变色、厥冷及坏死。

全身表现为患者烦躁不安或谵妄、呼吸急促、面色苍白、出冷汗、高热、脉搏快、贫血、黄疸等。严重者可出现多器官功能衰竭。

【诊断】

早期诊断和治疗是保存伤肢和抢救生命的关键。因此凡创伤、手术后，伤口突然出现剧痛、肿胀，有明显的全身中毒症状，无一般炎症的红、热表现，即应高度怀疑梭状芽孢杆菌性肌坏死。伤口周围触诊有捻发音，X 线检查发现肌群内有积气阴影，伤口渗出液细菌涂片检查出革兰氏染色阳性粗大杆菌，是早期诊断的三项主要依据。

【治疗】

一经诊断，需立即开始积极治疗，以减少组织的坏死或截肢率。

1．手术治疗　手术前给予大剂量抗生素，补液和输血。手术应在病变区广泛、多处切开，彻底清除伤口及其周围的坏死肌肉、异物、碎骨片等，直达色泽正常、有弹性、易出血的健康组织为止。伤口完全敞开，用大量 3% 过氧化氢溶液冲洗或湿敷。如病情进展迅速，经上述治疗无效不能控制，为患者抢救生命，应行高位截肢，残端全部开放，不予缝合，伤口以大量氧化剂冲洗或湿敷。

2．抗生素　静脉滴注大剂量青霉素，每日剂量应在 1000 万 U 以上。大环内酯类和硝基咪唑类（如甲硝唑、替硝唑）也有一定疗效。

3．辅助疗法　高压氧舱治疗效果显著，可提高组织间的含氧量，造成不适合细菌生长繁殖的环境，提高治愈率，降低伤残率。同时应给予患者高营养、易消化的饮食，补充维生素，维持水、电解质平衡等支持与对症处理。应将患者隔离，患者衣物、敷料、器材等单独收集并进行消毒，以防止交叉感染。

第六节　抗菌药的选择与应用

在外科领域中，抗菌药物在预防、控制和治疗外科感染中起着重要的作用，可提高手术的安全性，减少手术并发症，使手术范围扩大成为可能。但是，过分依赖和不适当地使用抗菌药物，不仅可使耐药菌株增加，导致棘手的二重感染，还可引起严重的过敏反应和毒性反应。另外，抗菌药物的应用并不能代替外科治疗的基本原则，如严格的无菌技术、彻底的清创、脓肿的及时切开引流和增强机体抵抗力等。熟知常用抗菌药物的性能，掌握应用抗菌药物的适应证，预防可能发生的不良反应，才能合理使用抗菌药物，使其在治疗感染中发挥良好的作用。

一、外科应用抗菌药物的适应证

抗菌药物的应用目的，是治疗已发生的感染和预防可能发生的感染。为合理应用抗菌药物，需要对其适应证、药物选择及给药方法、不良反应等有足够的认识。

1．对于无局限化倾向的外科感染，如急性蜂窝织炎、丹毒、急性淋巴管炎、急性骨髓炎、急性腹膜炎、急性化脓性关节炎等，早期应用抗菌药物治疗，往往可治愈。在治疗过程中应密切观察，如有脓肿或积液，应及时切开引流。

2．配合手术治疗外科感染，如肝脓肿、急性阑尾炎、结肠手术、急性胆囊炎、手部感染等手术前后，应用抗菌药物可提高手术安全性和治疗效果。

3．开放性骨折、火器伤、腹腔脏器破裂、严重污染的软组织损伤。

4．大面积烧伤患者。

5．多种特异性感染，如破伤风、气性坏疽等。

6．急症手术患者，身体其他部位有化脓性感染者。

7．营养不良、全身情况差或手术过程中伤口有明显污染者。

8．人工材料体内移植术，如人造血管移植、人造关节、人造心脏瓣膜置换术等。

二、药物的选择和合理应用

临床上选择抗菌药物主要依据以下原则：

1．根据诊断，结合感染部位选择抗菌药物，因为各种外科感染都有其主要病原菌。

2．根据脓液的性状、脓液涂片检查来估计病原菌的种类，选用有效抗菌药物。因为微生物检验需要一定的时间，而药物的最佳疗效则在感染的早期。病情急剧，较快发展为低体温、低白细胞、低血压、休克者以革兰氏阴性杆菌感染居多；病情发展相对较缓，以高热为主、有转移性脓肿者，以金黄色葡萄球菌感染居多。

3．根据脓液和血液细菌培养及抗菌药物敏感试验，选择有效药物。

4．根据药物的性能、效果、不良反应来选择应用抗生素，可单用者则不联合用药，可用窄谱抗生素者则不用广谱抗生素。另外，还要考虑药源充足，价格低廉，有确切疗效者。

5．对危重、暴发的全身性感染，应选择静脉给药途径。因外科感染常为多种菌感染，危重情况下可联合用药。如第三代头孢菌素加氨基糖苷类抗生素，必要时加用抗厌氧菌药物。

三、外科围术期预防应用抗菌药物原则

在一些重大手术，器官 / 腔隙感染概率可占 1/3。围术期预防性应用抗菌药物的目的就是预防发生在切口或手术深部器官或腔隙的感染。

（一）切口的分类

切口的分类是决定是否需要进行抗生素预防的重要依据。

Ⅰ类（清洁）切口　手术未进入炎症区，未进入呼吸、消化及泌尿生殖道，以及闭合性创伤手术符合上述条件者。

Ⅱ类（清洁 - 污染）切口　手术进入呼吸、消化或泌尿生殖道但无明显污染，如无感染且顺利完成的胆道、胃肠道、阴道、口咽部手术。

Ⅲ类（污染）切口　新鲜开放性创伤手术；手术进入急性炎症但未化脓区域；胃肠道内容物有明显溢出污染；术中无菌技术有明显缺陷（如开胸心脏按压）者。

Ⅳ类（严重污染 - 感染）切口　有失活组织的陈旧创伤手术；已有临床感染或脏器穿孔的手术。

一般的清洁切口手术　如头颈、躯干、四肢的体表手术，腹股沟疝修补术、甲状腺切除术、乳腺切除术等，大多无须使用抗生素。腹股沟疝使用一般的网塞、网片修补，也无须用抗生素预防。

（二）预防性应用抗生素的适应证

1．Ⅱ类（清洁 - 污染）切口及部分Ⅲ类（污染）切口手术（如手术进入胃肠道、呼吸道、女性生殖道）。

2．清洁手术，时间长、创伤大，一旦感染则后果严重者（如开颅、心脏和大血管、门静脉高压症手术患者）。

3．使用人工材料或人工装置的手术。

4．患者有感染高危因素（糖尿病、营养不良、免疫功能低下、高龄）。

5．手术前已发生污染的手术（如开放性创伤）。

（三）预防用抗生素的选择

1．应选择相对广谱、有效（杀菌剂）、安全、价廉的药物。头孢菌素为首选，一般不用喹诺酮类药物（对 G^+ 菌活性不够强，在我国 G^- 细菌耐药率高）。氨基糖苷类抗生素有耳、肾毒性，不是理想的预防用药。患者对青霉素和头孢菌素类抗生素过敏时，针对 G^+ 球菌可用克林霉素，针对 G^- 杆菌可用氨曲南，大多将二者联合使用。

2．预防用药时机　头孢菌素应在手术前 30 min 开始给药（万古霉素、克林霉素为术前 2 h），保证在发生污染前血清及组织中药物已达到有效浓度。结直肠手术前用抗菌药物准备肠道，应在手术前 1 天给药，不宜连用 3 天。若手术超过 3 h，应给第 2 个剂量，必要时还可用第 3 次。若手术中出血超过 1500 ml，也须追加剂量。择期手术后一般无须继续使用抗生素，如使用也不应超过 24 h。当然，对严重污染或已有感染或脏器穿孔者（Ⅳ类切口），手术后应继续以治疗为目的使用抗生素，不作为预防用药，也不受预防用药的时间限制。

3．局部抗生素冲洗创腔或伤口无确切预防效果，不予提倡使用抗生素，尤其不应将日常全身静脉应用的抗生素用于伤口局部（可诱导高度耐药）。

必须重视正确的预防性用药原则，注意药物的不良反应。通过应用抗菌药物以增强临床的“安全感”是不可取的，反而可导致医院感染中耐药菌的滋生和患者体内菌群失调（二重感染）。

自测题

一、选择题

【A_1 型题】

1．不符合外科感染特点的是
A．常与创伤有关
B．常需手术治疗
C．病变以局部炎症为主
D．多数由单一细菌引起感染
E．可分为特异性和非特异性感染

2．急性感染一般指病程不超过
A．1 周
B．2 周
C．3 周
D．1 个月
E．2 个月

3．属于特异性感染的是
A．疖
B．痈
C．丹毒
D．破伤风
E．急性蜂窝织炎

4．需及早切开引流的急性软组织感染是
A．疖
B．痈
C．脓性指头炎
D．丹毒
E．急性淋巴结炎

5．需要隔离的软组织化脓性感染是
A．疖
B．痈
C．丹毒
D．脓性指头炎
E．急性化脓性腱鞘炎

6．急性淋巴管炎与蜂窝织炎的主要区别是
A．肿胀、疼痛
B．寒战、发热
C．区域淋巴结肿大
D．局部红肿，界限清楚
E．细菌从皮肤破损处侵入

7．伤口或病灶近侧皮肤出现“红线”并有压痛的是
A．丹毒
B．动脉炎
C．静脉炎
D．淋巴结炎
E．管状淋巴管炎

8．破伤风患者最早的临床表现常是
A．张口困难
B．牙关紧闭
C．角弓反张
D．苦笑面容
E．手足抽搐

9．导致破伤风患者死亡的主要原因是
A．脱水
B．窒息
C．脓毒症
D．肺水肿

E．代谢性酸中毒

10．目前预防破伤风最可靠的方法是
A．注射青霉素
B．正确处理伤口
C．注射破伤风类毒素
D．注射破伤风抗毒素
E．注射人破伤风免疫球蛋白

11．治疗破伤风最重要的环节是
A．镇静、解痉
B．局部创口处理
C．全身支持疗法
D．注射破伤风类毒素
E．注射破伤风抗毒素

12．破伤风患者注射破伤风抗毒素的作用是
A．清除毒素来源
B．促使机体产生抗体
C．中和血液中的游离毒素
D．中和与神经结合的毒素
E．抑制破伤风芽孢梭菌繁殖

13．预防气性坏疽最重要的措施是
A．高压氧治疗
B．输入新鲜血
C．大量应用抗生素
D．污染伤口的彻底清创
E．注射气性坏疽抗毒血清

14．控制破伤风患者痉挛的最主要措施是
A．保持病房安静
B．护理措施要集中
C．限制亲友探视
D．按时使用镇静药
E．静脉滴注破伤风抗毒素

15．下列是破伤风患者最早出现的临床表现的是
A．牙关紧闭
B．面部苦笑
C．角弓反张
D．阵发性抽搐
E．大汗淋漓

【A_2 型题】

16．患者，男性，26岁，右手示指被木刺刺伤后1天，现患指肿胀，皮肤苍白，有搏动性疼痛，此时应采取的最主要的措施是
A．局部制动
B．应用抗生素
C．红外线照射
D．切开减压引流
E．鱼石脂软膏外敷

17．患者，男性，37岁，背部痈，寒战、高热、头痛、食欲缺乏，遵医嘱应用抗生素。关于抗生素的应用，**不正确**的是
A．及时用药，准确执行医嘱
B．体温降至正常即停用抗生素
C．严重感染应从静脉途径给药
D．静脉滴注时宜采取分次、分别给药法
E．做好药物的贮存、配制，保证有效使用

18．患者，男性，34岁，足底被锈钉刺伤后8天，出现全身肌肉强直性收缩和阵发性痉挛，诊断为破伤风。患者最早出现紧张的肌肉应是
A．咀嚼肌
B．颈项肌
C．背腹肌
D．肋间肌
E．四肢肌

19．患者，男性，38岁，小腿不慎被铁丝划伤，伤口较深，为预防破伤风，最关键的措施是
A．严密观察
B．注射免疫球蛋白
C．早期、彻底清创
D．大量应用抗生素
E．注射破伤风类毒素

20．患者，男性，26岁，因“破伤风”入院治疗，抽搐频繁，呼吸道分泌物多，有窒息的可能，应首先采取的措施是
A．气管切开
B．肌内注射苯巴比妥钠
C．应用大剂量青霉素
D．行水合氯醛保留灌肠

E．静脉滴注破伤风抗毒素

21．患者，男性，36岁，因足部被锈钉刺伤后10天，出现张口困难，随后牙关紧闭及全身肌肉强直性收缩，阵发性痉挛，诊断为破伤风，治疗此患者首选的抗生素是

A．青霉素

B．红霉素

C．甲硝唑

D．四环素

E．磺胺类药

22．患者，男性，45岁，5天前耕地时右下肢被拖拉机压伤，已清创缝合，现突然出现伤肢胀裂样剧痛，伤口周围皮肤变黑，伤口裂开，肌肉呈熟肉状，其周围有捻发音，渗出物恶臭，可诊断为

A．芽孢菌性蜂窝织炎

B．厌氧性链球菌性蜂窝织炎

C．大肠埃希菌性蜂窝织炎

D．梭状芽孢杆菌感染

E．变形杆菌感染

【A_3型题】

（23～24题共用题干）

患者，男性，22岁，背部散在若干小结节，皮肤红肿、疼痛，部分结节中央有白色脓栓，有波动感。

23．其致病菌最可能是

A．大肠埃希菌

B．白念珠菌

C．铜绿假单孢菌

D．溶血性链球菌

E．金黄色葡萄球菌

24．形成脓栓的结节应予以

A．热敷

B．冷敷

C．切开引流

D．外敷消炎膏

E．红外线照射

（25～26题共用题干）

患者，男性，34岁，足底被锈钉刺伤后8天，出现全身肌肉强直性收缩和阵发性痉挛1天，诊断为破伤风。

25．治疗该患者的中心环节是

A．注射大量TAT

B．及时清理伤口

C．控制和解除痉挛

D．使用大量抗生素

E．注射破伤风免疫球蛋白

26．控制患者痉挛的措施不正确的是

A．保持病室安静

B．集中护理操作

C．避免强光照射

D．全天绝对卧床

E．按时用镇静药

（27～29题共用题干）

患者，女性，45岁，被鱼刺扎伤右手示指尖2天，右手示指针刺样疼痛半天就诊。体格检查：T 36.8℃，右手示指末节轻度肿胀、压痛，但张力不高，皮肤不红。

27．该病的诊断是

A．甲沟炎

B．指头炎

C．指骨髓炎

D．腱鞘炎

E．滑囊炎

28．下列处理错误的是

A．抗生素控制感染

B．保持右手下垂，以利于血液循环

C．鱼石脂软膏外敷右手示指

D．金黄散糊剂敷贴右手示指

E．右手示指理疗

29．患者右手示指肿胀加重，伴有剧烈搏动性疼痛，此时行切开引流，正确的操作是

A．右手示指末端做鱼口形切口

B．末节指侧面做纵切口，远侧应超过甲沟的1/2

C．右手两侧面做纵切口，远侧应超过指节横纹

D．脓腔较大时，宜做对口引流

E．突出切口的脂肪不应剪去，以防损伤血管、神经

二、名词解释

1．疖　2．全身性感染

三、问答题

1．简述脓肿的临床表现、诊断及治疗原则。

2．破伤风的临床表现及防治原则有哪些？

3．外科应用抗菌药物的适应证有哪些？

（王瑞丽）

第七章

创　伤

思政之光

学习目标

通过本章内容的学习，学生应能够：

识记：

1. 说出创伤的临床表现、并发症。

2. 列举各种软组织损伤的临床特点和处理方法。

理解：

创伤的分类和创伤后人体的病理生理变化。

运用：

培养学生的爱伤观念，能为开放性创伤患者的伤口正确清创。

创伤是指人体组织器官受机械因素的作用而发生组织结构破坏和功能障碍。

第一节　创伤的分类

创伤的分类有很多种分法，对床上进行分类是为了尽快作出正确的诊断，使伤员得到及时、有效的救治，同时便于总结经验，提高救治水平。本章重点介绍最常用的三种分类方法。

一、按伤后皮肤完整性分类

1．开放伤　有皮肤破损者称开放伤。依伤情及致伤因素不同又可分为以下几种：

（1）擦伤：是指皮肤不完全损伤，皮肤全层尚未破裂。

（2）刺伤：致伤物为尖锐性物，如刀尖、针、木叉、钉等所致软组织损伤。其特点为伤口小而深，易造成神经、血管及内脏损伤。

（3）切伤和砍伤：致伤物为锐刃性物，如刀刃、玻璃缘、金属片等，皮肤伤口为线状，出血较多。砍伤暴力大，可造成骨损伤。

（4）火器伤：以火药为动力的武器伤，如枪弹伤、弹片伤等。其特点为：致伤物为高速，因而具有高动能，进入人体组织造成特殊的伤道，破坏性强。致伤物可存留于人体。如果致伤物穿出人体可造成贯通伤，则对人体伤害较大，污染严重。

（5）撕脱伤：皮肤受到大的扭转力或拉力，使皮肤、皮下组织与其深处组织分离。如头皮及四肢皮肤撕脱伤，可有大面积创面外露，污染严重。

在开放伤中，又可根据伤道类型再分为贯通伤（既有入口，又有出口者）和非贯通伤（只有入口，没有出口者）。

2．闭合伤　受伤处的皮肤、黏膜完整。闭合伤根据致伤因素不同又可分为：

（1）挫伤：致伤物为钝性物，如手、拳、足、棒等，皮肤和黏膜完整，而皮下组织或器官被破坏。如软组织挫伤、肾挫伤、脑挫伤等多为钝性暴力所致。

（2）扭伤：外伤作用于运动系统而造成关节囊、韧带、肌腱损伤，使关节活动范围异常，如膝、踝关节扭伤，腰扭伤等。

（3）挤压伤：是指人体，尤其是躯干、四肢受重物的挤压作用，使肌肉和软组织发生肿胀、变性和坏死，易发生休克及急性肾衰竭。

（4）震荡伤：由于惯性力的作用，使体腔内的组织器官受到损伤。可发生一过性的功能障碍，如脑震荡、脊髓震荡等。

（5）关节脱位或半脱位：肢体受暴力牵拉、推动，或在动力失衡的情况下，导致构成关节的骨端失去正常解剖对合关系，如肩、肘、髋关节脱位。脱位时常合并关节周围软组织扭伤，如韧带、关节囊等的扭伤。

二、按伤情轻重分类

1．轻伤　主要是局部软组织损伤。

2．中等伤　四肢长骨骨折、广泛软组织损伤、肢体挤压伤、创伤性截肢及一般性腹腔脏器伤等需手术治疗，但一般无生命危险。

3．重伤　指严重休克和内脏伤，危及生命，出现呼吸、循环、意识等重要生理功能发生障碍或治愈后有严重残疾者。

三、按受伤部位或组织器官分类

按受伤部位分为头、颈、胸、腹、四肢、脊柱创伤等。此分类较笼统而不具体。

按受伤器官或组织分为脑、脊髓、心、肺、肝、脾、肾、骨与关节创伤等。由同一致伤因素而造成多部位创伤，称为多发伤。

第二节　创伤的病理

创伤反应包括局部和全身反应。如果不并发感染，轻度创伤主要起局部反应。较重的创伤使局部和全身均起反应。目的是维持机体自身内环境的稳定，但创伤越严重，全身反应就越显著，故在治疗时应加以调整和纠正。

一、局部反应

创伤后数小时内局部出现炎症反应。细菌污染、异物存留、细胞失活等，可以加重炎症反应。局部毛细血管扩张、充血、渗出，组织间隙水肿，损伤局部表现为红、热、痛及肿胀。严重创伤的局部组织可有血管断裂、组织坏死，对创伤的修复不利，而且容易感染。局部组织、细胞变性、坏死，组织结构破坏，局部微循环障碍，缺血、缺氧及各种化学物质生成，造成继发性损伤，使局部炎症反应加重，同时也可影响全身其他器官。临床症状的程度和时限，取决于组织破坏以及细菌、异物污染的程度，大多数局部反应在伤后 48 ~ 72 h 达到最高峰。创伤性炎症反应是非特异性的防御反应，有利于清除坏死组织、杀灭细菌及修复组织。

二、全身反应

在较严重的创伤后，可引起人体一系列的反应，包括重要器官的功能变化和神经内分泌系统的反应，这些反应是相互关联、互为因果的。其反应程度与创伤程度有密切关系。

1．重要器官功能的改变

（1）心血管：伤后心血管系统在儿茶酚胺增多的影响下，使心肌收缩力增强，心率加快，同时使皮肤、胃肠道及肾的血管收缩，以保障心、脑等重要脏器的灌注和血压的维持。

（2）肾：由于伤后抗利尿素的增加和肾血流量的减少，使水重吸收增加而致少尿。醛固酮分泌增加使肾保钠、排钾作用增强，血钠的保留可使组织间液进入血管内，以增加血容量。

（3）肺：伤后机体耗氧量增加，缺氧代谢使乳酸增加，动脉血氧分压降低，而使呼吸加深、加快，可导致代谢性碱中毒和混合型碱中毒。如果肺毛细血管受到更多的损害，则可发生成人呼吸窘迫综合征。

（4）脑：由于血流量不足而致缺氧，乳酸生成增多，可以使脑血管扩张和通透性增高，导致微循环淤滞、红细胞聚集和间质水肿，患者可出现烦躁、谵妄等。

（5）肝：伤后胃肠血管收缩，门静脉回流减少，肝血液灌流量减少，可使肝功能降低。

2．代谢改变　严重创伤后，由于应激反应使儿茶酚胺、肾上腺皮质激素、胰高血糖素等增加，糖原、蛋白质、脂肪分解加速，造成分解代谢超过合成代谢，而且创伤后进食减少，可造成体重减轻。因此，伤后常出现血糖增高、高乳酸血症、负氮平衡状态以及水、电解质紊乱。

3．体液改变　创伤性失血、失液使血容量降低时，垂体 - 肾上腺轴释放大量抗利尿激素、醛固酮，使尿量减少。通过交感神经对心血管的作用，使心率加快，末梢血管（皮肤、肌肉、肾）收缩，以保障心、脑、肺的供血。此外，组织间液可以部分回流入血管内，以增加有效血容量。上述改变是机体对血容量降低的调节代偿功能的体现，临床表现为心率加快、面色苍白、尿量减少。如果血容量过低而导致失代偿，则可发生休克。

除上述变化外，还可以引起免疫功能下降，易并发感染。这可能与淋巴细胞减少、吞噬细胞功能低下、细胞因子和免疫球蛋白含量降低有关。

第三节　创伤的诊断和治疗

案例 7–1

患者，男性，35 岁，被汽车撞伤后，主诉左上腹痛、乏力半小时。体格检查：结膜苍白，血压 70/45 mmHg，脉搏 115 次 / 分，腹肌稍紧张，全腹压痛，以左上腹为主，轻度反跳痛。右下腹腔穿刺抽出不凝固血液。

问题与思考：

该病例的诊断及治疗原则是什么？

【诊断】

创伤主要是明确损伤的部位、性质、程度、全身改变及并发症，特别是原发损伤部位相邻或远处内脏器官是否受损及其损伤程度。与其他外科急症相似，首先应观察患者的生命体征，其次检查受伤部位和其他方面的变化，包括局部和全身反应，轻者仅有局部症状，重者可以出现全身反应。

（一）局部表现

1．疼痛　创伤局部均有疼痛，其疼痛的程度和性质与受伤的轻重、部位及个体差异有关。疼痛一般在伤后 3 天左右逐渐减轻。

2．瘀斑和肿胀 皮下出血可出现瘀斑和肿胀，多见于软组织挫伤及扭伤，是由于创伤局部无菌性炎症反应所致。深部创伤出血和肿胀较难发现。

3．功能障碍 功能障碍主要是由于疼痛或器官破坏引起的保护性反应。骨关节损伤后，运动功能发生障碍，可出现异常活动。

4．伤口和出血 锐器伤均有伤口和出血，一般伤口整齐，如伤口较深，则易伤及内脏和大血管。钝器伤和撕裂伤，伤口不整齐，但软组织损伤较重，淤血重，外出血少。火器伤所致非贯通伤，致伤物存留在体内；所致贯通伤，异物容易被带入伤口内造成污染。污染较重，时间较长的伤口，可能发生感染，出现异味和脓性分泌物。

（二）全身表现

伤情较轻者，全身表现不明显。

1．一般症状 精神不振、烦躁、食欲缺乏、尿少、体重减轻。

2．体温变化 轻度创伤者，体温可无变化，创伤较重时可出现体温逐渐上升，一般不超过38.5℃，为伤后坏死组织分解和血肿吸收所致，称为吸收热。如果体温继续升高，则须注意继发感染。

3．循环变化 严重创伤和失血可导致脉搏快而细弱，血压下降、脉压变小，面色苍白，四肢发冷等现象，严重者可导致休克。

4．呼吸变化 严重创伤可引起呼吸深快，以利于排出二氧化碳和增加氧的吸入，代偿组织低灌注和减轻酸中毒。如有胸部外伤，则呼吸变化更为明显，如创伤性湿肺、多发性肋骨骨折等。

5．肾功能改变 严重挤压伤时，患者可出现血红蛋白尿等急性肾衰竭表现。

（三）创伤并发症

并发症可延长创伤治愈时间和影响患者预后，甚至直接危及患者生命

1．感染 化脓性感染最为常见。开放性伤口一般都有污染。伤口内渗液、坏死组织、积血等都是细菌生长繁殖的条件。其致病菌多数为金黄色葡萄球菌，深部的伤口（如火器伤）易引起厌氧菌的生长，如破伤风、气性坏疽等致病菌生长。当有内脏损伤时，可引起胸腔和腹腔感染。一旦感染发生，就会出现明显的全身炎症反应，如体温增高，疼痛加重，创伤部位可出现潮红，产生脓性分泌物。严重者可出现中毒性休克。如为破伤风或气性坏疽等特殊致病菌所致的感染，则出现特殊的临床表现，严重感染可使多系统器官衰竭的发生率增高。

2．创伤性休克 主要由于剧烈的疼痛和失血所致。主要表现为意识障碍、面色苍白、手足发凉、脉搏细弱，血压下降。如不及时处理，可致死亡。

（四）创伤部位以外的系统器官衰竭

严重创伤的全身反应，可有休克和继发其他器官功能衰竭，发生两个以上的器官系统受累时，称为多器官功能障碍综合征，死亡率很高。

1．急性肾衰竭 多见于以下几种情况：①挤压综合征；②创伤性休克；③大量输血或血型不匹配；④过量使用血管收缩药；⑤不当使用肾毒性抗生素等。其主要表现为少尿或无尿。

2．成人型呼吸窘迫综合征（adult respiratory distress syndrome，ARDS）原因有：①重度休克（休克肺）；②大量输血、输液后（灌注肺）；③用呼吸机和高浓度氧正压通气后（呼吸机肺和氧中毒）；④肺脂肪栓塞综合征；⑤创伤后湿肺。临床表现为呼吸加快、呼吸困难或呼吸窘迫感，常伴有脑缺氧而出现意识障碍。

3．应激性溃疡 多见于严重创伤、颅脑损伤后，主要有消化道急性糜烂和溃疡，消化道出血和穿孔等表现。

4．中枢神经系统衰竭 主要由脑缺氧所致，多见于心肺复苏后期、急性呼吸衰竭等，可表现为不同程度的意识障碍。

5．凝血功能障碍 由于凝血物质的消耗、缺乏，抗凝系统活跃等，从而易造成出血倾向。

（四）辅助检查

对诊断有一定价值，但应针对性选择检查项目，切不可面面俱到，贻误抢救时间。

1．实验室检查　血、尿常规是必要的，对判断失血量、肾功能状态是重要指标。血糖和电解质检查对治疗有指导意义。

2．穿刺和导管检查　胸腔、腹腔、心包腔的穿刺简便、易行，可用于迅速、客观、明确地诊断。导尿管的插入和冲洗，可以明确尿道及膀胱损伤的情况，保留导尿管，观测尿量，对休克和肾衰竭的治疗非常重要。置管测中心静脉压，已成为危重症救治中重要的监测指标，可用于判断血容量和心功能。

3．影像学检查　X 线检查对骨关节损伤，胸部的气胸、血胸、创伤性湿肺等，以及腹部空腔脏器损伤造成的膈下游离气体均有诊断意义。CT 检查可用于对颅脑损伤、腹部实质性脏器的损伤作出诊断。超声检查可对实质性脏器损伤，体腔的积血、积液，血管损伤提供诊断帮助。近年来，介入手段对血管损伤的诊断提供了重要依据。

【诊断注意事项】

一般情况下，根据病史和临床表现，正确诊断并不困难，但受伤机制复杂，损伤部位较多，尤其是合并有内脏损伤时，往往需要仔细观察，结合必要的实验室检查和体格检查，才能做出完整的诊断。在诊断中应注意以下几点：

1．认真询问病史　要了解致伤物的性质、受力的方向、受伤的部位及患者受伤时的姿势，还要了解伤后病情的变化和处理过程，以及从受伤到救治的时间。

2．全面系统检查　对患者的诊断要有整体观。对严重的多发伤，尤其是危及生命的内脏器官损伤，应认真检查，以防漏诊。

3．严密观察病情变化　要注意呼吸、循环和意识状态的变化。创伤的临床表现有时不能立刻显现，而是有一个逐渐变化的过程。尤其是有颅内出血、内脏损伤时，应严密观察病情变化，尽早明确诊断，以防延误治疗。

4．正确运用各种检查设备　可帮助及时明确诊断，但是，不能忽视物理检查，要结合临床表现综合分析。

手术探查仍然是诊断闭合性创伤的重要手段之一。尽管辅助检查手段日益增多，但是，为了争取抢救的时间和进一步治疗，外科医生仍应重视手术探察，但要严格掌握手术探查指征。

【治疗原则】

创伤的致残率和死亡率很高，加速急救步骤和争取完善的处理，对创伤患者，特别是危及生命者极为重要。

（一）现场急救

1．抢救生命　如有窒息和心搏骤停，则先通畅呼吸道，再进行心肺复苏。

➤考点：急救与治疗。

对开放性气胸患者，用无菌或清洁织物在伤员呼气末封闭伤口，使开放性气胸转为闭合性气胸。若为张力性气胸，则可在锁骨中线第二肋间插入一粗针头接水封瓶或接胶皮指套排气。若为连枷胸，则可用加垫压迫法制止反常呼吸，以防止纵隔扑动。

2．及时止血　如有活动性出血，应及时止血。常用的方法是：

（1）填塞压迫止血法：于伤口局部填塞无菌敷料或用清洁织物加压包扎。

（2）止血带止血法：是最有效的临时止血法，但是必须防止压力过高或止血时间过长，导致急性肾衰竭和神经、血管损伤。所以止血带应每小时松解一次，每次 1 ～ 2 min，使用时止血带压力要超过动脉压。止血带放置的位置要正确，上肢要放置在上臂的中上 1/3 处。下肢要放置在股部中上段。

(3)指压动脉止血法：主要用于头面部止血。

3．简易固定骨折和伤肢，以减少合并伤和疼痛，防止休克。其中开放性骨折在没有清创之前不能复位，以免将污染物带入伤口深处。怀疑有脊柱骨折时，应用木板搬运，以防止脊髓损伤。

（二）及时转诊

及时转运到有条件的医院，进一步完善抢救和治疗。运送过程中要继续抢救，保持呼吸道通畅，维持生命体征。

（三）后续治疗

1．全身治疗　医疗单位接受患者后，应根据患者病情进一步检查、诊断和治疗，包括复苏后期治疗，抗休克，调节水、电解质平衡。根据不同的创伤类型，给予及时的局部治疗。

2．闭合性创伤治疗　具体治疗方法应根据创伤部位、程度而定。如对四肢软组织闭合伤患者可给予适当制动，抬高患肢。对骨折脱位患者给予复位、固定、功能锻炼。如果出现骨筋膜室综合征，应密切观察，尽早切开减压。对于头、胸、腹部闭合伤，应注意有无内部组织器官创伤。

3．浅部伤口的处理，可分三种情况。

(1)清洁伤口：细菌数量极少，机体自身能将其清除，只需要用过氧化氢溶液和生理盐水冲洗伤口，不用清创即可缝合伤口。伤口较深时，要注意消灭无效腔。

(2)污染伤口：伤口存在污染，已有相当数量的细菌进入，但尚未形成感染。其处理原则是将污染伤口变为清洁伤口，即行清创术。

(3)感染伤口：已化脓的伤口，一般要经过引流和肉芽形成，逐渐达到瘢痕愈合。

【清创术】

➤考点：清创术。

清创术的目的是清除伤口内的污物、异物、无生机的坏死组织，彻底止血，使伤口顺利愈合。清创术适用于开放性创伤，清创时间越早越好，一般在 8 h 内效果好，此时段尚未发生明显感染的伤口可以留置生理盐水纱条引流，皮肤缝线暂不结扎，对 24 ～ 48 h 无明显感染者可结扎缝线。而一般伤口超过 12 h，污染严重时，应按感染伤口处理，清创后不缝合，3 天内无感染征象者，再给予缝合。

（一）清创步骤

1．麻醉　根据创伤部位、伤口大小和估计手术所需时间，选用安全、有效的麻醉方法，如局部麻醉、臂丛阻滞麻醉或硬膜外麻醉。

2．放置止血带

3．清洗

(1)创伤周围皮肤的处理：暂用无菌纱布填充伤口。剃去创伤周围毛发，并用肥皂水刷洗伤口周围的皮肤，然后用清水冲洗，直到伤口周围皮肤清洁为止。如有油垢，可先用汽油清除后再刷洗。

(2)伤口内冲洗：除去伤口内的纱布，用 3% 过氧化氢溶液冲洗，并用生理盐水反复冲洗。

4．伤口周围常规消毒，置无菌巾。

5．伤口组织的处理（器械清创）　根据伤口内污染和组织破坏情况，彻底清除异物、血块、坏死组织。必要时扩大伤口，充分显露潜在的无效腔，切除坏死组织，直至可见渗血为止。切除伤口周缘皮肤 1 ～ 2 mm，伤口边缘整齐时可以不必修剪。手掌皮肤应尽力保留。

清创时应注意以下几点：①按一定顺序进行，由一侧开始，依次清创。②清创时应由浅至深。③注意消灭无效腔。④注意保护神经、血管。⑤尽量保证骨的完整性，污染骨应予以去除。⑥充分止血。

6．再次消毒铺单　创面彻底止血后，用 3% 过氧化氢溶液冲洗伤口。用生理盐水冲洗后，皮肤及创面再次用 0.1% 苯扎溴铵或聚维酮碘盐溶液浸泡消毒 5 ~ 10 min，重新铺无菌单，更换手术器械、手套。

7．组织修复和创口缝合　骨折、神经、肌腱、肌肉应尽量一期修复。按组织层次缝合伤口。如果皮肤缺损较多，可行减张缝合、植皮或转移皮瓣，争取早期闭合伤口。放置引流条或引流管 24 ~ 48 h。

（二）术后处理

1．创伤部位给予适当制动。

2．肌内注射破伤风抗毒素（TAT）。应用抗生素预防感染。

3．定时检查伤口，观察有无感染征象。如有感染征象，应及时拆除感染部位的缝线，以利于引流。

4．纠正水、电解质和酸碱平衡紊乱。

自测题

一、选择题

1．下列创伤中，属于闭合性损伤的是
　A．擦伤
　B．撕裂伤
　C．刺伤
　D．挫伤
　E．火器伤

2．各种组织和器官损伤的基本病理变化是
　A．局部发热
　B．局部充血
　C．局部感染
　D．局部出血
　E．局部炎症反应

3．下列因素中，有利于创伤修复和伤口愈合的是
　A．细菌感染
　B．血液循环障碍
　C．异物存留
　D．局部制动
　E．应用糖皮质激素

4．下列可使患者发生急性肾衰竭的损伤是
　A．扭伤
　B．裂伤
　C．刺伤
　D．挫伤
　E．挤压伤

5．下列处理中，不属于现场急救措施的是
　A．判断伤者的意识情况
　B．伤口清创缝合
　C．保持呼吸道通畅
　D．制动骨折部位
　E．迅速将伤者送往附近医院

二、名词解释

创伤

三、问答题

创伤现场急救措施有哪些？

（柳晓咏）

第八章

肿　瘤

第八章数字资源

思政之光

学习目标

通过本章内容的学习，学生应能够：

识记：

1．知道良性肿瘤和恶性肿瘤的临床特点。

2．说出良性肿瘤和恶性肿瘤的检查方法。

理解：

1．领会恶性肿瘤的检查、诊断步骤和治疗原则。

2．分析恶性肿瘤的分期。

运用：

1．为恶性肿瘤患者提供诊断与治疗方案。

2．为社区人群提供肿瘤疾病健康教育。

3．培养学生对疾病深入探索的科学精神。

第一节　概　述

肿瘤是指机体细胞在内、外致瘤因素长期协同作用下导致其基因水平的突变和功能调控异常，从而促使细胞持续过度增殖并发生转化而形成新生物。新生物一旦形成后，不因病因消除而停止增生。其生长不受机体生理调节，反而可破坏正常组织与器官。

随着人类平均寿命延长，恶性肿瘤对人类生命的威胁日益突出。在传染病得到基本控制的国家，恶性肿瘤死因位居第二位，仅次于心脑血管疾病。据 2018 年全国肿瘤登记中心收集的恶性肿瘤登记资料显示，2014 年全国恶性肿瘤估计新发病例数为 380.4 万例（男性 211.4 万例，女性 169.0 万例）。按发病例数排位，肺癌位居全国发病首位，其后依次为胃癌、结直肠癌、肝癌和乳腺癌。肺癌和乳腺癌分别位居男女性发病率的第 1 位。

知识链接

肿瘤是组织细胞在各种致瘤因子作用下产生的过度增生和异常分化所形成的新生物。依据细胞分化程度、对人体危害程度、转移和复发情况，可分为良性肿瘤和恶性肿瘤。良性肿瘤分化程度高、异型程度小、无核分裂象、呈膨胀性生长、不发生转移、有完整包膜和手术完整切除后不复发等特征，对人体危害较小；而恶性肿瘤分化程度较低、异型程度明显、核分裂象常很明显、呈浸润性生长、可发生转移、无完整包膜或无包膜，以及手术完整切除后仍易复发等，对人体危害较大。

恶性肿瘤依据组织来源可分为来自上皮组织的癌和来自间叶组织的肉瘤。

恶性肿瘤有直接扩散、淋巴道转移、血行转移和种植性转移四种转移途径。其中淋巴道转移是癌最常见的转移方式，血行转移是肉瘤最常见的转移方式。

【病因】

肿瘤的病因尚未完全明确，通过流行病学调查研究及实验与临床观察，普遍认同肿瘤的发生是多因素、多步骤协同作用的结果，综合病因的观念更符合肿瘤形成的实际情况。80%以上的恶性肿瘤与环境因素有关；机体的内在因素对肿瘤的发生、发展起着重要作用。

（一）内在因素

1．遗传因素　越来越多的证据表明肿瘤有遗传倾向性，如家族性结肠息肉病、乳腺癌、胃癌等。相当数量的食管癌、肝癌、鼻咽癌患者也有家族史。癌基因和抗癌基因的发现，证实了癌的发生在细胞水平上存在遗传物质的异常。

2．免疫因素　免疫缺陷或免疫功能下降者均易发生恶性肿瘤。如器官移植后，长期使用免疫抑制剂者，肿瘤发生率较高。

3．内分泌因素　不少肿瘤的发生与内分泌有关。如雌激素和催乳素与乳腺癌有关；雌激素与子宫内膜癌有关。

（二）外在因素

1．化学因素　化学致癌物种类繁多。①烷化剂：如芥子气、氯乙烯、致癌烷化药物等。理论上可致基因和染色体突变。常与造血器官肿瘤、肺癌和膀胱癌有关。②多环芳香烃类化合物：有苯并芘、二甲基苯蒽、3- 甲基胆蒽等。这类物质可致人类皮肤癌、阴囊癌及肺癌。③亚硝胺类：这是很强的动物致癌剂，与胃癌、食管癌、肝癌关系密切。它除可通过细胞突变诱发肿瘤外，还能活化许多原癌基因，产生致癌作用。④真菌及植物毒素类：其中毒性与致癌性最强的代表化合物为黄曲霉毒素 B_1，摄入黄曲霉毒素与肝癌死亡率之间有明确关系。⑤其他：主要为一些职业性致癌物，如砷、铬、镍及其化合物可致肺癌等。

2．物理因素　主要是电离辐射。目前已肯定接触电离辐射能增高肿瘤发病率。肿瘤是受射线作用后远期最严重的病理变化。辐射所致的肿瘤包括白血病、乳腺癌、甲状腺癌、肺癌、骨肿瘤、皮肤癌、多发性骨髓瘤和淋巴瘤等。

3．生物因素　主要为病毒。病毒按其所含核酸不同可分为两大类：DNA 病毒和 RNA 病毒。目前已知与肿瘤形成有关的病毒有：EB 病毒与 Burkitt 淋巴瘤、鼻咽癌有关；人乳头状瘤病毒与宫颈癌有关；乙肝病毒与原发性肝癌有关；C 型 RNA 病毒主要与白血病、霍奇金病有关。此外，寄生虫病与肿瘤有关，如埃及血吸虫病可致膀胱癌，华支睾吸虫病与肝癌有关，日本血吸虫病对结直肠癌有促进作用。

【临床表现】

肿瘤的临床表现与肿瘤的性质，肿瘤发生的组织和部位，发展程度以及有无特定的功能等相关。尽管临床表现差异巨大，但有其共同点。

（一）局部表现

1．肿块　多为肿瘤的首发症状。位于体表或浅在的肿瘤更为明显。一旦发现肿块，就要明确肿块的部位、大小、数目、形态、质地、移动度及有无压痛等。位于深部组织或内脏器官的肿块常发现较晚，可能以肿块产生压迫或梗阻症状被发现。有些恶性肿瘤还可以转移性肿块为首发表现。

2．疼痛 恶性肿瘤晚期，患者常有持续的疼痛。肿瘤的压迫、破溃、感染、梗阻均可引起难以忍受的疼痛，尤以夜间明显。

3．溃疡 进展期肿瘤，因生长迅速，血供不足常继发坏死，产生溃疡，同时伴有恶臭及血性分泌物，多不能愈合。

4．出血 肿瘤本身的破溃可致出血，但常为隐性出血。肿瘤侵破血管，可致大出血，危及生命。长期隐性失血可导致贫血、乏力等。

5．梗阻 空腔脏器的肿瘤可产生梗阻症状，因肿瘤生长为进行性，梗阻多为无痛性，与其他疾病所致的急性梗阻有显著区别。

6．转移症状 如区域淋巴结肿大，静脉回流受阻致静脉曲张，骨转移致病理性骨折等。

（二）全身症状

随着肿瘤的进展，可产生一系列非特异性全身症状，如贫血、发热、乏力、消瘦等，直至出现恶病质。某些肿瘤除具有上述表现外，还可伴有内分泌功能失调的表现，如嗜铬细胞瘤引起高血压，甲状旁腺瘤引起骨质疏松等。不少肿瘤患者则以全身症状就医。对年龄偏大、病因不明而有全身症状的患者，必须重视和深入检查。

【分期】

国际抗癌联盟根据原发肿瘤的大小及范围（T），局部淋巴结受累情况（N）以及肿瘤转移情况（M）对肿瘤进行临床病理分期。

原发肿瘤

T_{is} 原位癌

T_0 未见原发肿瘤

$T_{1\sim4}$ 原发肿瘤逐级增大

T_x 无法判断肿瘤体积

局部淋巴结

N_0 未见局部淋巴结转移

$N_{1\sim3}$ 局部淋巴结转移逐级增加

N_x 淋巴结转移情况不清

远处转移

M_0 无远处转移

M_1 有远处转移

M_x 不能确定有无远处转移

【诊断】

肿瘤的诊断包括确定肿瘤的部位和病变的性质，对恶性肿瘤还应包括确定病变的恶性程度以及分期，有助于制订合理的治疗方案，正确地评价疗效，判断预后。

（一）病史与体格检查

1．病史 首先根据患者的年龄进行分析。如胚胎肿瘤多发于儿童，白血病多见于青少年，而大多数肿瘤常见于老年人等。

病程的长短与肿瘤的生物学行为有关。一般情况下，短期内生长迅速的肿瘤可能为恶性肿瘤，且多易转移，预后较差。要仔细询问既往史，包括肿瘤的家族史；有无癌前病变及相关疾病；个人史中行为与环境相关的情况。

2．体格检查

(1) 局部检查：根据对肿瘤的部位、性状、大小和区域淋巴结及转移灶的检查，可以明确肿瘤的组织来源及性质、生物学行为，并可进行临床病理分期。

（2）全身检查：除了解是否存在肿瘤伴随的贫血、消瘦、腹水等全身表现外，还可检查是否有远处淋巴结转移及是否同时有癌或转移癌的存在，对决定治疗有重要指导意义。

（二）实验室检查

1．常规检查　包括血、尿、粪便常规检查。常规检查结果异常不能作为恶性肿瘤诊断的直接证据，但常可提供诊断线索，可作为初筛检查。如粪便隐血试验检查对结直肠肿瘤的初筛，尿潜血检查对泌尿系肿瘤的初筛等。

2．生化检查　用生化方法检测体内与肿瘤相关的分泌物、血液等成分中的酶、激素、糖蛋白和代谢产物。它们作为肿瘤标志物，对肿瘤的诊断有一定价值。

（1）酶学检查：①碱性磷酸酶（alkaline phosphatase，AKP），正常人血清 AKP 主要是肝型和骨型，AKP 升高对于肝癌及骨肉瘤、梗阻性黄疸的诊断可提供帮助。②酸性磷酸酶（acid phosphatase，ACP），存在于血细胞及其他细胞的溶酶体和前列腺中。前列腺癌患者约 70% ACP 升高，且 ACP 的含量还与癌的扩散程度呈正相关。③乳酸脱氢酶（lactate dehydrogenase，LDH），有 5 种同工酶，在恶性肿瘤中，一般是 LDH 4、LDH 5 增多。LDH 可用于鉴别原发性或继发性肝癌，前者 LDH 5 > LDH 4，后者 LDH 4 > LDH 5。

（2）激素类：不同激素相关的器官肿瘤患者可出现不同激素分泌增加，出现内分泌 - 肿瘤综合征。人绒毛膜促性腺激素已被广泛应用于绒毛膜上皮癌的诊断及治疗。另外，如垂体肿瘤患者出现抗利尿激素伴低钠血症或生长激素过高；胰岛细胞瘤患者出现伴胰岛素分泌过多的低血糖症；甲状旁腺肿瘤患者可出现高钙血症。

（3）鞘糖脂类：① CA19-9，胰腺癌、肝胆系癌、胃癌和结直肠癌患者 CA19-9 明显升高，CA19-9 尤其对胰腺癌诊断、监测术后复发有重要价值。② CA50：与 CA19-9 相仿，在胰腺癌、肝胆系统癌患者中的阳性率较高。③ SLEX：为唾液酸化的 LewisX-1 糖脂抗原，对肝癌、结直肠癌、乳腺癌的诊断有重要的参考价值。

（4）肿瘤标志物：近年来免疫定量技术的发展使免疫学检查成为不少肿瘤诊断中的重要组成部分。①甲胎蛋白（α-fetoprotein，AFP），在我国已用于肝癌普查，效果良好。②癌胚抗原（carcinoembryonic antigen，CEA），对结直肠癌的预后判断、疗效观察有较大的临床价值。③ CA15-3 抗原，对乳腺癌的诊断灵敏度高，但特异性低，可用于乳腺癌的预后判断和疗效观察。④血清前列腺特异性抗原（prostate specific antigen，PSA），对前列腺癌的诊断、疗效和预后判断均有意义。

3．流式细胞术　是用于了解细胞分化的一种方法，可分析染色体倍体特性、DNA 倍体类型、DNA 指数等，结合肿瘤病理类型可用以判断肿瘤恶性程度及推测其预后。

4．基因诊断　肿瘤的发生是由于体细胞中基因改变积累的结果。核酸中的碱基排列具有极严格的特异序列，基因诊断即利用此特征，根据有无特定序列以确定是否有肿瘤或癌变的特定基因存在，从而做出诊断。

（三）影像学检查

肿瘤影像学在肿瘤的诊断和治疗中起了非常重要作用，尤其在早期发现和介入治疗方面的作用更为明显。

1．X 线检查

（1）X 线平片：是最基本的 X 线检查方法，诊断价值相对有限，但对肺肿瘤及骨肿瘤可见特定阴影。在具有良好自然对比的人体部位（如胸部、骨骼系统），临床意义较大。

（2）造影检查：脑、脊髓、消化系统和泌尿系统的器官本身与这些器官的肿瘤之间缺乏自然对比，只有通过造影检查才可显示肿瘤的部位、形态、大小以及鉴别肿瘤的良、恶性。空腔脏器的造影检查，如胃肠造影和尿路造影，通过显示其内腔和黏膜情况，可对这些脏器的肿瘤做出诊断。血管造影可显示肿瘤的供血情况，发现较小的肿瘤并为肿瘤的血管内介入治疗提供依据，如肝、脾、脑和胰腺等，当其肿瘤引起器官内管道变化时，也可通过胰胆管造影或血管造影显示肿瘤。

(3) 特殊 X 线显影术：主要是指体层摄影。体层摄影可清楚显示肿瘤病灶的层面，从而明确病灶的详细情况，对于胸部和骨骼系统肿瘤的诊断和鉴别诊断有一定价值。此外，软线摄影用于乳腺肿瘤的普查和诊断也很有价值。

2．计算机断层扫描（computed tomography，CT）CT 在肿瘤的诊断中占有极其重要的地位，主要应用于肿瘤的诊断、分期、预后判断、治疗后随访以及协助肿瘤放疗计划的制订等。注射造影剂后扫描可提高肿瘤的发现率和确诊率。但 CT 也存在一定不足，如对于空腔脏器肿瘤发现困难。对与正常组织等密度的肿瘤，难以诊断。

3．超声显像　超声检查是一项安全、简便、迅速、无创、可反复使用的诊断方法。临床上常用 B 超诊断仪。它通过不同的探测方式对人体肿瘤进行诊断，尤其适用于囊性和实性脏器肿瘤的诊断。近年来，介入超声、腔内超声、术中超声的应用，使超声应用的范围不断拓展，已成为各项检查的首选方法。

4．放射性核素显像　是指向人体注射放射性药物，药物有选择地聚集于某一脏器或肿瘤，通过体外探测方法显示放射性药物分布情况，以判断病变情况。常用的放射性核素有 ^{131}I、^{32}P、^{99m}Tc、^{111}In 等。临床上对甲状腺肿瘤、肝肿瘤、骨肿瘤、脑肿瘤等常用此法检查，一般可显示 2 cm 以上病灶，但易有假阳性，且胃肠道肿瘤阳性检出率低。

5．磁共振成像（magnetic resonance imaging，MRI）MRI 有优良的软组织对比度、多平面直接成像的优点，且对人体无损害，对肿瘤的定位、定性、手术方案的制订和预后估计都有重要意义。但其费用昂贵，成像时间长，对某些恶性肿瘤的鉴别也存在困难，在使用上有一定限制。

6．正电子发射断层成像（positron emission tomography，PET）-CT　PET 是一种能够反映活体生化代谢特点的功能型显像技术，而 PET-CT 则将形态学的 CT 图像和功能型的 PET 图像相结合，形成两种技术的优势互补，既克服了 PET 在定位方面的不足，又克服了 CT 不能进行功能显像的不足，因此，PET-CT 优于单纯的 CT 和 PET，在肿瘤的诊断及复发转移的监测方面发挥着越来越大的作用。

（四）内镜检查

内镜检查是应用金属（硬管）或纤维光导（软管）内镜直接观察空腔器官、胸腔、腹腔以及纵隔的肿瘤或其他病变，并可取细胞或组织行病理学检查及诊断，还能对小的病变（如息肉）行摘除治疗，又可向输尿管、胆总管或胰管内插入导管做 X 线造影检查。常用的内镜有食管镜、胃镜、纤维肠镜、直肠镜、气管镜、腹腔镜、纵隔镜、膀胱镜、阴道镜及子宫镜等。

（五）病理学检查

病理学检查为目前确定肿瘤直接而可靠的依据，包括细胞学与组织学两部分。

1．细胞学检查　该方法具有简便、安全、准确、迅速和经济等特点，是宫颈癌、食管癌普查的主要诊断方法之一，常包括以下方法：

(1) 体液自然脱落细胞检查：如取胸腔积液、腹水脱落细胞涂片。

(2) 黏膜细胞检查：食管拉网、黏膜刷检等。

(3) 细针穿刺细胞学检查：对于体表肿物进行针吸细胞学检查，明确诊断。

2．组织学检查　通过手术切取等方法，直接取得可疑组织做组织切片检查，包括常规石蜡切片和快速冰冻切片等。对于可疑肿块，应避免做切取活检，而应行切除活检，以避免血行转移。

【预防】

尽管肿瘤的发病原因复杂不明，目前也无单一的有效预防措施，然而当今医学研究普遍认为 1/3 的癌症是可以预防的，1/3 的癌症如能早期发现是可以治愈的，另外 1/3 癌症是可以减轻痛苦、延长患者生命的，并提出了恶性肿瘤三级预防的概念。

（一）一级预防

一级预防即控制或消除肿瘤的发病因素。一级预防的主要措施包括保护及净化生活环境，控制污染（大气、水源和土壤污染）；改善工作环境，加强劳动防护（防日晒、放射线、粉尘），避免接触致癌物质（不吃霉变食物、避免病毒感染）；讲究个人卫生，改善生活方式（戒烟、改善饮食中营养结构、锻炼身体）；讲究心理卫生（保持心情舒畅、情绪乐观，培养良好的适应能力）等。

（二）二级预防

二级预防即早发现、早诊断、早治疗。二级预防的主要措施包括对高发地区和高危人群定期进行相关检查，及时、正确处理癌前病变等。如 40 岁以上每年做一次胸部 X 线检查和直肠检查；成年妇女每年做一次阴道分泌物涂片；30 岁以上妇女，每个月做一次乳房自检。及时治疗消化道息肉、子宫颈慢性炎症伴不典型增生、胃溃疡、经久不愈的皮肤溃疡、乳管内乳头状瘤等癌前病变。

（三）三级预防

三级预防即对症处理，减少并发症，减轻痛苦，改善生活质量和延长生命，也包括癌性疼痛的三阶梯治疗。三级预防的主要措施包括：①告知患者加强营养，注意休息，避免劳累，保持心情平静、情绪乐观；②根据手术的性质和部位，帮助患者制订切实可行的锻炼计划，包括肢体功能锻炼、重建器官（如人工喉）功能训练等；③教会患者进行出院后自我护理（如人工肛门）的方法；④指导患者正确对待和逐步适应治疗后体像、角色和生活方式的改变，采取措施（如脱发后戴假发、乳腺癌术后佩戴胸罩）弥补身体缺陷，并鼓励他们积极走向社会，参加社会活动；⑤解释出院后继续治疗的方法，预防肿瘤复发的方法（如乳腺癌术后 5 年内避免妊娠），随访的重要性、随访的时间和地点等。

【治疗】

肿瘤的治疗包括手术治疗、放射治疗、化学治疗、生物治疗和中医中药治疗。具体治疗方法的选择，应根据肿瘤的性质、分期及全身情况而定。肿瘤作为一种全身性疾病，应合理应用各种真正有效的治疗手段，在循证医学指导下进行综合治疗。治疗原则以及具体治疗方法的选择大多来源于大规模临床随机对照试验结果。

1．手术治疗　目前仍是对某些肿瘤最有效的治疗方法。手术切除肿瘤只有在肿瘤尚限于原发部位及区域淋巴结时才有效。因此，选择手术治疗时应注意正确选择手术患者。考虑手术治疗与功能损伤的关系，还要制订正确的综合治疗方案。常用的手术方法包括：①根治性手术，是包括原发癌所在器官的部分或全部连同周围正常组织和区域淋巴结整块切除。②扩大根治术，是在根治手术基础上，扩大切除附近器官、组织及区域淋巴结。③姑息手术是以手术解除症状，改善生活质量。④其他，如冷冻外科、激光外科等。

2．化学治疗（简称化疗）　在肿瘤治疗中，化疗药物主要用于：①治疗晚期肿瘤；②手术或放疗的辅助治疗；③手术前的辅助化疗，即所谓新辅助化疗，可以降低肿瘤的分期，使一些不能手术的患者重新获得手术机会；④单独应用治疗的疾病有绒毛膜癌、睾丸精原细胞瘤、Burkitt 淋巴瘤、急性淋巴细胞白血病等。

常用的化疗药物包括：①细胞毒素类，如烷化剂类；②抗代谢类，如 5-FU、甲氨蝶呤；③抗生素类，如丝裂霉素、多柔比星（阿霉素）等；④生物碱类，如长春新碱、羟喜树碱；⑤激素类，如甲地孕酮、他莫昔芬、丙酸睾酮等。

每一药物都有特定的给药方式、剂量和给药时间。联合用药为应用不同类别的药物，产生协同或相加作用，提高疗效，减轻不良反应。

化疗常见的不良反应包括：①骨髓抑制；②胃肠道反应；③脱发；④局部刺激；⑤过敏反应。此外，某些化疗药物还有其独特的不良反应，如多柔比星对心脏的毒性反应等，应用时须严密观察，及时纠正。

近年来开展的介入治疗为经动脉定位插管单纯灌注或栓塞加化疗，亦可同时于皮下留置微泵。在肝癌、肺癌的治疗中应用较多。

3．放射治疗　放射治疗简称放疗，是利用各种放射线照射肿瘤，使其生长受到抑制而死亡的治疗方法。各种肿瘤对放射线的敏感度不同，分为：①高度敏感类，如淋巴系统肿瘤、性腺肿瘤、多发性骨髓瘤、肾母细胞瘤等；②中度敏感类，鳞癌及某些未分化癌，如宫颈鳞癌、鼻咽癌、乳腺癌、食管癌、肺癌等；③低度敏感类，如胃肠道腺癌、软组织肉瘤及骨肉瘤等。

放疗的不良反应与化疗基本相似，但程度较轻，主要表现为局部反应。术前放疗可以降低肿瘤的分期，使一部分无法手术的患者获得手术机会，只要规范化应用，术前放疗就不会给手术造成困难。

4．免疫治疗　利用人体免疫系统来对抗肿瘤，是近年来肿瘤研究最活跃的领域之一，也是进展最快的领域。主要包括三大类：①细胞免疫治疗；②抗体免疫检查点抑制剂；③肿瘤治疗性疫苗。

5．中医中药治疗　中医中药在肿瘤的治疗中处于辅助地位，合理应用可以减轻化疗和放疗引起的不适。

【随访】

恶性肿瘤在综合治疗后可能近期疗效良好，但并不表明已经治愈，定期随访和复查是整体治疗的一部分。主要目的是在发现复发或转移后仍要积极治疗，从而提高整体疗效。随访的基本原则是：恶性肿瘤在综合治疗后最初 2 年内，每 3 个月至少随访一次，以后 6 个月随访一次；超过 5 年后每年随访一次至终身。

第二节　常见体表肿瘤与肿块

一、皮肤癌

皮肤癌常见有基底细胞癌与鳞状细胞癌，多发生于头面部及下肢。

1．基底细胞癌　为皮肤癌中最常见的类型，可分为表浅溃疡型、表皮下型及基底鳞形基底细胞癌。早期为淡黄色或粉红色，为略高于皮面的小结，表面光滑，质硬，常无疼痛，发展缓慢，发生溃疡后边缘呈鼠咬状，很少发生转移。治疗可采用手术、放疗、冷冻及激光治疗，预后较好。5 年生存率可达 90% 以上。

2．鳞状细胞癌　多见于老年男性或继发于慢性溃疡和窦道，边缘隆起不规则，表面呈菜花状，易出血，分泌物有恶臭，易发生区域淋巴结转移。血行转移以肺转移多见。以手术治疗为主，区域淋巴结应清扫。鳞状细胞癌对放疗敏感。

二、恶性黑色素瘤

恶性黑色素瘤好发于白种人，可发生于皮肤、口腔、消化道、呼吸道、生殖系统的黏膜及眼球。对于恶性黑色素瘤，可通过其迅速长大，色素突然加深，边缘不规则，表面粗糙，病灶周围皮肤水肿及局部痒、痛来判断此病。但需与普通痣相鉴别。痣多为棕黄色，呈圆形隆起，边界清楚，表面光滑，直径 <5 mm，数目较多，常见于暴露部位，青年期发病者多见。恶性黑色素瘤主要以淋巴转移和血行转移为主。治疗方面，以手术根治为主，辅以免疫治疗、化疗和放疗。

三、脂肪瘤

脂肪瘤通常好发于脂肪组织较多的皮下，也可发生于肌肉和肌间隙中，多见于项背、臀部及大腿。肿瘤多为单发，基底较广，略向外突，扪之柔软，可呈分叶状。对于影响功能和外观及可疑恶变的较大脂肪瘤，以手术彻底切除为宜，少有复发。

四、血管瘤

1．毛细血管瘤　多见于女婴，出生时或出生后早期可见皮肤有红点或小红斑，逐渐增大，局部稍隆起且红色加深。瘤体边界清楚，压之褪色，放手后可恢复红色。毛细血管瘤一般为错构瘤，1 年内可停止生长或消退。如肿瘤增大速度比婴儿发育速度更快，则为真性肿瘤。

早期瘤体小时治疗较容易，可行手术切除或选择液氮冷冻治疗，也可用 ^{32}P 敷贴、X 线照射或激光治疗，愈后一般不留痕迹，效果良好。瘤体增大后再治疗，易留下痕迹。

2．海绵状血管瘤　海绵状血管瘤一般由小静脉和脂肪组织构成。多数生长在皮下组织内，也可在肌肉内，少数可在骨或内脏等部位。位于皮下者，局部稍隆起，但皮肤正常，或可见毛细血管扩张，或呈青紫色。瘤体质地较软，边界不清，按压时有压缩性，可有钙化结节，可有触痛。位于肌肉内者，局部肌肉肥厚、下垂，位于下肢者长时间站立或行走后有发胀感。

治疗应及早手术切除，术前须充分估计病变范围，必要时可做血管造影，术中要注意控制出血、尽可能切除瘤体组织。局部注射血管硬化剂可作为辅助治疗

3．蔓状血管瘤　蔓状血管瘤由较粗的迂曲血管构成，大多数为静脉，也可有动脉或动静脉瘘。常发生在皮下组织、肌肉或侵入骨组织，范围较大，甚至可超过一个肢体。体表常可见蜿蜒的血管，部分病变可闻及血管杂音，或可触到硬结。病变在下肢者，皮肤可因营养障碍而变薄、着色、破溃、出血。病灶累及较多肌群者可影响运动能力。青少年患者病变累及骨组织时，肢体可增长、增粗。

治疗可行手术切除。术前必须做血管造影，详细了解瘤体范围，并准备足够血源，制订好术中止血的措施。

五、神经纤维瘤

神经纤维瘤可分为神经鞘瘤和神经纤维瘤病。

1．神经鞘瘤　多发生于头颈部，其次是四肢神经干的分布部位。恶性者除上述部位外，还可发生于腹膜后间隙。良性神经鞘瘤体积不大，边界清楚。恶性者体积较大，易破溃出血。神经鞘瘤触之在远段大多有触电感。治疗以手术为主，应沿神经走向切开并去除肿瘤，避免损伤神经。

2．神经纤维瘤病　是皮肤咖啡色斑与多发性神经纤维瘤的总称，病变广泛，遍及体表各部位。肿瘤大小不等，均高出皮面，与皮肤粘连，有的边界不清呈弥散性组织增厚，故称为神经性象皮瘤。病变部位有明显触痛，因肿瘤无明显边界，手术治疗不易彻底，只能部分切除，改善症状。

六、纤维瘤

纤维瘤种类较多，其好发部位各不相同。一般纤维瘤好发于皮内、皮下及浅筋膜等处。弹性纤维瘤大多数位于肩胛下角附近深部组织内。带状纤维瘤多发于女性腹壁肌肉及腱膜组织内。隆突性皮纤维肉瘤来自皮内纤维组织，生长在体表、躯干部。纤维瘤多有包膜，边界清楚，体积小，呈球形，无皮肤粘连，质地较硬，多无疼痛。手术切除须彻底，否则极易复发。

七、囊肿

1．皮样囊肿　是胚胎遗留的外胚叶所形成的囊肿，发展缓慢，好发于面部及颅骨，与皮下粘连，与皮肤无粘连。皮样囊肿可与颅内交通，切除时应予考虑。

2．皮脂腺囊肿　为皮脂腺排泄受阻所致，多见于皮脂腺分泌旺盛处，如头面部、背部。囊肿表面可见皮脂腺开口处的小黑点，与皮肤紧密粘连。囊内皮脂呈油脂样豆渣物，极易伴发感染，因此需控制感染后方能手术。手术时勿使囊肿破裂，否则易复发。

3．表皮样囊肿　多因外伤时表皮基底细胞层植入皮下生长而成，与皮肤及皮下均无粘连，活动度大，可手术治疗。

4．腱鞘囊肿　为非真性肿瘤，由表浅滑囊经慢性劳损粘连而成，多见于活动较多的腕背、足背等关节处。囊肿较硬呈圆形，光滑，有弹性感或波动感，有一定活动度，无痛。可行加压挤破自行吸收或手术切除，但治疗后较易复发。

自测题

一、选择题

1．恶性肿瘤的诊断，最重要的依据是
A．病理学检查
B．血清酶学及免疫学检查
C．病程短，发展快
D．肿块质硬，固定
E．疼痛剧烈，消瘦

2．在种植性转移中最多见的是
A．卵巢癌种植到盆腔
B．肺癌种植到胸腔
C．胃癌种植到盆腔
D．肝癌种植到大网膜
E．胆管癌种植到盆腔

3．在各种化学性致癌物中，致癌谱广，致癌力又强的是
A．烷化剂
B．亚硝胺类
C．真菌毒素
D．芳香胺类
E．氨基偶氮类

4．癌和肉瘤的主要不同点在于
A．患者年龄
B．肿块质地
C．组织来源
D．转移途径
E．生长方式

5．下列属于三级癌症预防的是
A．减少暴露于致癌物
B．消除暴露于致癌物
C．早期诊断癌症
D．早期治疗癌症
E．诊断和治疗后康复

6．肿瘤的主要表现是
A．肿块
B．疼痛
C．溃疡
D．炎症
E．畸形

7．下列肿瘤中，癌胚抗原阳性检出率最高的是
A．结肠癌
B．淋巴癌
C．肝癌
D．骨肉瘤
E．胃癌

8．目前提高恶性肿瘤疗效的关键环节是
A．手术切除肿瘤
B．综合治疗
C．免疫和基因治疗
D．中西医结合治疗
E．早期诊断和治疗

二、名词解释

肿瘤

三、问答题

简述 TNM 分期法。

（王　英）

第九章

移 植

第九章数字资源

思政之光

学习目标

通过本章内容的学习，学生应能够：

识记：

1．说出移植、器官移植的定义。

2．列举移植的分类。

理解：

1．解释供者选择的临床意义。

2．分析移植术后排斥反应的特点。

运用：

1．为患者选择合适的供者。

2．为移植术后的排斥反应提供适合的治疗方案。

3．培养学生不断探索新技术的科学精神。

第一节 概 述

将一个体的细胞、组织或器官用手术或其他方法，导入自体或另一个体的某一部位，统称为移植。移植的细胞、组织或器官称为移植物，提供移植物的个体称为供者或供体，接受移植物的个体称为受者或受体。18 世纪开始的输全血是最早的细胞移植。19 世纪，皮肤和角膜移植开始应用于临床。目前，除可对骨、软骨、大网膜、筋膜、肌肉、肌腱、神经、血管等组织进行移植外，多数实质性器官（如肾、肝、心、肺、胰腺）移植及各类联合器官移植也已获得成功并正在迅速开展。随着对植入器官排斥反应和器官缺血、保存与再灌注损伤的进一步认识和技术改进，器官移植作为综合性现代医学的新成就，有着广阔的应用前景。

【分类和概念】

（一）根据移植物的来源分类

1．自体移植　供者和受者为同一个体，不会出现排斥反应。如肾动脉狭窄时，将肾自肾区切除，肾血管与髂血管吻合，将肾移植至髂窝。如移植物重新移植到其原解剖位置，则称为再植术，如断肢再植术。

2．同质移植　又称同基因移植。供者和受者为同卵双生，两者的抗原结构完全相同，移植后能永久存活而不产生排斥反应。

3．同种异体移植　供者和受者为同一种属，如人与人之间的移植。由于供、受者的组织相容性抗原不同，移植后会发生排斥反应。同种异体移植是研究最多、临床应用最广泛的移植。

4．异种移植　供受者为不同种属，如人与狒狒之间的移植。移植后会引起强烈的排斥反应，目前仅限于动物实验和少数情况下，如以猪皮移植于人烧伤创面，起暂时性覆盖作用。

（二）根据移植方法分类

1．游离移植　从供者将移植物完全离断后取下，移植到受者后重新建立血液供应，如游离皮片移植、骨移植。

2．带蒂移植　从供者将移植物取下时，尚有一带血管、淋巴和神经的蒂与供者保持有效联系，待移植物在受体上建立血液循环后，再将蒂切断。如带蒂皮瓣移植、带蒂大网膜移植，这种移植均为自体移植。

3．吻合移植　从供者将移植物完全离断，移植到受者后将移植物的血管与受者的血管相吻合，建立新的有效血液循环，如断肢再植，肝、肾移植。

4．输注移植　将有活力的细胞群悬液输注到受者的血管、体腔或组织器官内，如输全血、同种异体胰岛细胞移植。

（三）根据移植物是否保持活力分类

1．活体移植　移植物保持着活力，在移植后能恢复其原来的功能，如自体皮肤移植，同种异体肝、肾移植。

2．结构移植　又称支架移植。移植物已失去活力或有意识地灭活后再行移植，以利用移植物的机械解剖结构，使来自受者的同类细胞附着生长。如同种异体骨移植，因移植物已经灭活，不会出现排斥反应。

（四）根据植入部位不同分类

1．原位移植　如原位肝移植。

2．异位移植　如肾移植。

第二节　器官移植

器官移植是通过手术将一有活力的器官移植到自体其他部位或另一个体内。器官移植一般需进行血管吻合，使移植器官迅速恢复血液供应，并迅速恢复功能，以替代功能衰竭的器官。器官移植包括自体移植、同种移植和异种移植三类。

将供者器官移植到受者体内原解剖位置，称为原位移植，原位移植必须将受者原脏器切除，如原位肝移植。将供者器官移植到受者另一部位，称为异位移植。异位移植可能切除受者原器官，也可保留。移植器官可来自活体和尸体。活体捐献多为患者亲属，亦称亲属移植，献出器官限于成对器官（如肾）中的一个或单一器官（如肝）的一部分。尸体供者可切取一个或同时切取多个器官进行联合器官移植。

随着对植入器官缺血、保存和再灌注损伤的进一步认识，新型免疫抑制药和器官保存液的问世，以及移植技术的改进，使得器官移植迅速发展，接受移植的患者数量不断增加，治疗效果稳步提高。器官移植作为一种多学科渗透的高技术性综合治疗方法，已成为新的专业学科。

一、供者与受者的选择

（一）供者的选择

一般来说，供者以同卵孪生最佳，然后依次为同胞兄弟姐妹、父母及血缘相近的亲属，最后再考虑无血缘关系的尸体供者。供者的选择包括免疫学和非免疫学两方面。

1．免疫学选择

（1）血型：同种异体间的移植必须血型相同，或至少要符合输血原则。

（2）淋巴细胞毒交叉配合试验：指受者的血清与供者淋巴细胞之间的配合，是临床移植前常需进行的。如肾移植，一般淋巴细胞毒交叉配合试验必须< 10% 或阴性，才能施行。

(3) 人类白细胞抗原（human leucocyte antigen，HLA）配型：测定供者和受者 HLA-A、B 和 DR 等位点，尽量选择与受者 HLA 各位点抗原相同数较多的供者。

2．非免疫学选择 心、肾、肝的供者年龄分别不超过 60 岁、65 岁、70 岁，肺及胰腺供者年龄不超过 55 岁，心、肝、肾等重要脏器和供移植用的器官功能良好，没有血液病、高血压、肝炎、恶性肿瘤、血管性疾病以及全身和局部感染性疾病。

（二）受者的选择

首先应符合器官移植适应证；其次是年龄不宜超过 60 岁，除需移植的器官外，其他重要器官功能良好，一般情况可耐受移植手术，无全身或局部感染性疾病。

二、器官的切取和保存

移植的器官不同，切取与保存的方法不相同。切取器官的步骤包括切开、探查、游离器官、原位灌注、切取器官、缝合切口、保存器官并运往移植中心。从同一供者可以获取多个器官，移植于多个受者。器官移植要求移植一个有活力的器官，但用手术切取的失去血供的器官，35 ~ 37℃的常温下（称为热缺血）短期内即趋向失去活力。因此，为延长供移植器官的存活时间，器官保存应遵循的原则是：低温，预防细胞肿胀，避免生化损伤。目前采用的方法是用特制的器官灌洗液（0 ~ 4℃）快速灌洗器官，尽可能将血液冲洗干净。然后将器官保存于盛有 2 ~ 4℃保存液的容器中，直至移植（称为冷缺血）。UW 液、HTK 液作为新型的器官保存液，已在国际上广泛应用。

三、器官的移植

移植物在移植过程中须保持活力，常通过血管吻合建立移植器官和受者之间的血液循环。

四、移植术后排斥反应

同种异体器官移植术后必然会发生排斥反应，临床上根据其发生时间、机制、临床表现及组织学表现分为三类：超急性排斥反应、急性排斥反应和慢性排斥反应。

（一）超急性排斥反应

超急性排斥反应发生在移植术后 24 h 内，甚至几分钟、几小时内。临床上移植器官功能迅速衰竭，如移植肾立即终止排尿。超急性排斥反应发生的原因在于受体预先存在抗供体抗原的抗体（如 ABO 血型不符或妊娠、输血和曾有器官移植而致敏）。术中可发现植入的移植物肿胀，变成暗红色，血流量减少而变软，无弹性，器官功能迅速衰竭。一旦发生超急性排斥反应，只能切除移植物，重新移植。肾、心、肺和胰腺的同种异体移植都可能发生超急性排斥反应，而肝对超急性排斥具有良好的耐受性，即使受体、供体血型不符，也可能不发生超急性排斥反应。

急性血管排斥反应通常发生在移植术后 3 ~ 5 天内，通常是由于受体体内预存抗供体抗原的低浓度抗体所致，是以体液免疫为主的排斥反应，有免疫球蛋白、补体和纤维蛋白沉积，可导致移植物功能迅速减退和衰竭。其特点是：小动脉纤维蛋白样坏死，伴有明显的血管内血栓形成；细胞浸润相对较少；由新一代抗供体抗体引起的交叉配型为阳性。组织病理学检查已证实有血管内皮损伤，且伴有血管内凝血。

（二）急性排斥反应

急性排斥反应在临床上最常见，常发生在移植器官功能恢复后，往往在移植术后数日、数周首次发作，并可在术后 1 年内重复出现。细胞免疫和体液免疫因素均参与排斥反应。

临床表现为突发寒战、高热，移植物肿胀致局部胀痛，一般情况随之变差。移植器官功能减退，如肾移植出现排尿骤停，血肌酐、尿素氮增高。主要组织学表现为弥漫性间质性水肿和圆细胞（包括浆细胞、小淋巴细胞、巨噬细胞、单核细胞和中性粒细胞等）浸润，移植物的小动脉和毛细血管内有纤维蛋白和血小板沉淀而引起梗死。诊断主要依靠病理学检查。

（三）慢性排斥反应

慢性排斥反应发生在移植术后几年内，是移植物功能丧失的常见原因。其发生机制尚不完全明确。主要表现为移植器官的功能进行性减退，直至丧失。如肾移植患者逐渐出现肾功能减退、高血压、水肿、蛋白尿，甚至肾衰竭。慢性排斥反应的机制尚不明确，亦无可靠的预防和治疗措施。慢性排斥反应致移植器官功能丧失的唯一有效疗法是再次移植。

五、排斥反应的治疗

同种异体器官移植后，需用免疫抑制措施来防治排斥反应。目前临床所用的主要是免疫抑制药，其他尚有抗血清、外科手术和放射等措施，但均不能最终消除免疫排斥反应，且对受者的抗感染能力有一定影响。

目前常用的免疫抑制药物有以下几种。

1．糖皮质激素　用于治疗急性排斥反应，对单核 - 巨噬细胞、中性粒细胞、T 细胞和 B 细胞均有较强的抑制作用。

2．细胞增殖抑制剂　包括硫唑嘌呤和吗替麦考酚酯（霉酚酸酯），可抑制 T 细胞增殖和抗体生成。常用口服制剂，一般在移植前 2 ～ 3 天给药，需终身服用。

3．钙调磷酸酶抑制药　有环孢素 A 和他克莫司（FK506），为新一代强有力的免疫抑制剂，主要抑制 T 细胞活化和增殖，临床应用于肾、心、肝、胰、心肺联合移植等多种移植，效果满意。

4．抗淋巴细胞球蛋白制剂　包括多克隆抗体和单克隆抗体，如抗淋巴细胞球蛋白，可直接对淋巴细胞产生细胞毒作用，主要用于诱导治疗。mTOR 抑制剂（如西罗莫司等）可推迟首次急性排斥反应发作时间，减少中度至重度排斥反应发作的次数。

5．其他新型免疫抑制药　如来氟米特、CD52 抗体、芬戈莫德（FTY720）等，对预防和逆转慢性排斥反应可能有帮助。

六、肾移植

肾移植是临床各类器官移植中疗效最稳定和最显著的。肾移植的主要适应证是慢性肾小球肾炎，其次是慢性肾盂肾炎、多囊肾、糖尿病肾病、间质性肾炎和自身免疫性肾病等进展到慢性肾衰竭尿毒症期。肾移植手术是将移植肾放在腹膜后的髂窝，将肾动、静脉分别与髂动、静脉吻合，将输尿管与膀胱吻合（图 9-1）。

知识链接

我国肾移植的发展

我国器官移植的发展始于 20 世纪 50 年代末，1960 年著名泌尿外科专家吴阶平院士进行了我国首例尸体供肾的肾移植术。由于在术后没有有效的免疫抑制措施，患者未能长期存活。1972 年，中山医学院梅骅教授完成了我国第一例亲属肾移植手术，患者存活超过了 1 年，在我国医学界引起了较大的影响。从 20 世纪 70 年代中期开始，肾移植作为治疗慢性肾衰竭——尿毒症的有效方法，在我国大城市开始被推广。肾移植目前在我国已有 29 个省、市、自治区开展了这项工作。至 2001 年底，我国肾移植的累积总数达 40 393 例，有 3 例肾移植患者已健康存活 26 年。其中，2001 年全国已登记的 106 个单位共施行肾移植 5561 例，年移植数量在世界上仅次于美国。我国年度移植数超过 100 例的单位已经超过 18 个。

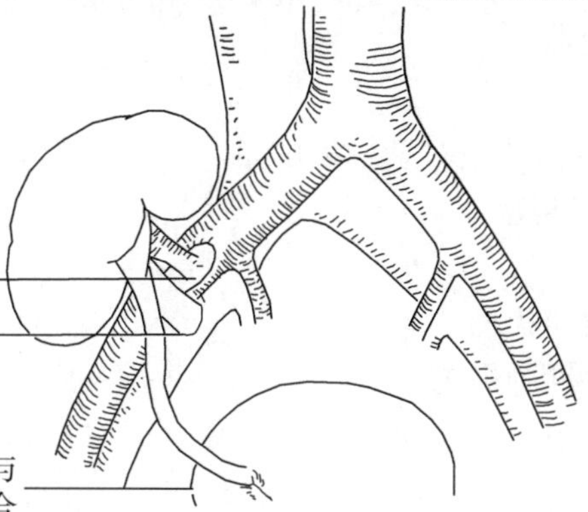

图 9-1 肾移植

七、肝移植

肝移植的适应证为进行性、不可逆性和致死性终末期肝病，缺乏其他有效的治疗方法，如先天性胆道闭锁、某些先天性肝代谢障碍、成人终末期肝硬化、暴发性肝衰竭及肝肿瘤等。肝移植的标准术式是原位肝移植（图 9-2）和背驮式肝移植。为充分利用供者肝，还有减体积肝移植、劈裂式肝移植、活体部分肝移植等。国际统计学资料显示，首次肝移植手术存活率超过 95%，5 年存活率已超过 75%。

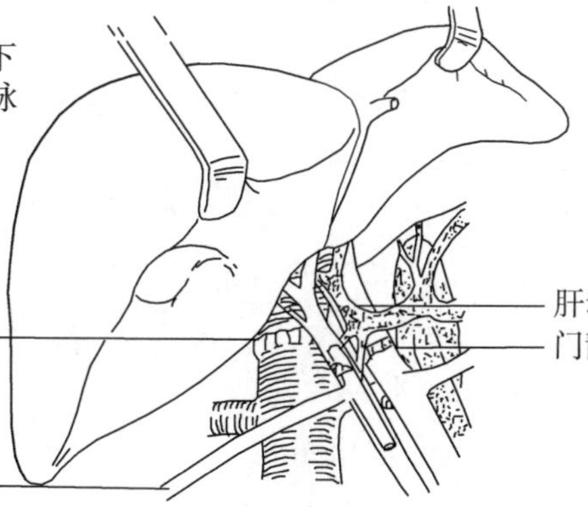

图 9-2 原位肝移植

自测题

一、选择题

1．器官移植的最佳供者是
   A．同卵双生
   B．异卵双生
   C．同胞兄妹
   D．父母子女间
   E．血缘相关的亲属

2．肾移植术后超急性排斥反应一般发生在
A．术后 24 小时内
B．术后 48 小时内
C．术后 3 ~ 5 天内
D．术后即刻发生
E．术后半年

3．不属于器官移植的绝对禁忌证的是
A．传染病活动期
B．恶病质
C．有精神病症状者
D．近期患恶性肿瘤者
E．急性肺栓塞

4．临床各类器官移植中疗效最稳定、最显著的是
A．心脏移植
B．肝移植
C．肾移植
D．脾移植
E．肺移植

5．组织配型方法错误的是
A．HLA 配型
B．补体结合试验
C．混合淋巴细胞培养
D．单纯匹配血型
E．年龄不超过 55 岁

二、名词解释

1．移植　2．同质移植　3．自体移植

三、问答题

1．移植排斥反应的类型有哪些？
2．简述供者的免疫学选择。

（文兆峰）

第十章

麻 醉

第十章数字资源

思政之光

学习目标

通过本章内容的学习，学生应能够：

识记：

1．麻醉前用药的目的和用药原则。麻醉前评估及准备的基本要求。

2．各种麻醉方法的适应证、禁忌证；麻醉药物的不良反应。

3．麻醉意外和麻醉并发症的监测及处理。

理解：

1．麻醉的概念及分类。

2．各种麻醉方式实施机制。

运用：

1．对手术前麻醉患者进行准确评估，并根据病情选择适宜的麻醉方式。

2．具备准确判断手术后麻醉并发症并进行正确、有效处理的能力。

3．注意保护患者隐私，建立良好医患关系的能力。

第一节 概 述

麻醉的原意是感觉丧失，即应用药物或其他方法使患者整个机体或机体的一部分暂时失去感觉，以达到无痛的目的，为临床手术或其他医疗检查和治疗提供条件。为了适应手术的需要和为手术操作创造条件，在手术麻醉期间掌握如何调控患者的生理功能，不仅是临床麻醉的重要内容，而且其难度和所需知识的深度及广度都比单纯消除手术疼痛更为困难和复杂。正确认识和合理应用麻醉药，改善麻醉技术和提高麻醉管理水平，是提高麻醉质量和安全性的重要环节。在现代麻醉工作中，消除手术疼痛已不是麻醉的全部内容，麻醉学的理论和技术也不仅用于手术治疗，而且在手术室以外的医疗工作中发挥了积极作用。

麻醉学是临床医学中一个独立学科，其范畴包含有临床麻醉学、急救和复苏医学、重症监测治疗学、疼痛治疗学及其机制研究，以及其他有关业务范畴。

临床麻醉是麻醉学的主要内容之一，其基本内容是消除手术疼痛，保障患者安全，并为手术创造条件。麻醉作用是利用药物使中枢神经系统或神经系统中的某些部位受到抑制。根据麻醉作用的部位和所用药物的不同，可将临床麻醉方法进行分类（表 10-1）。

表 10-1 临床麻醉方法分类

1．全身麻醉	2．局部麻醉	3．椎管内麻醉
吸入全身麻醉	表面麻醉	蛛网膜下腔阻滞
静脉全身麻醉	局部浸润麻醉	硬脊膜外阻滞
	区域麻醉	蛛网膜下腔阻滞 - 硬脊膜阻滞联合麻醉
	神经阻滞麻醉	
4．复合麻醉　药物的复合；不同方法的复合；特殊方法复合，如全身麻醉复合低温麻醉		

第二节　麻醉前准备和药物的应用

案例 10-1

患者，男性，25 岁，体重 60 kg。因“右手被玻璃划伤疼痛、流血半小时”急诊入院。患者半小时前右手不慎被玻璃划伤，致右手疼痛、流血不止。病程中无畏寒、发热，无乏力、心悸、烦渴，无胸闷、气促。患者右手划伤前有进食史。患者既往健康状况良好，否认特殊既往史。体格检查：体温 37.0℃，心率 90 次 / 分，呼吸 16 次 / 分，血压 125/78 mmHg。外科检查示：右手掌小鱼际正中见一横行裂口，肌层完全断裂，深至骨面，可见多处肌腱及神经断裂。X 线检查示：未见骨折情况。决定急诊行右手清创缝合，肌腱、神经吻合术。

问题与思考：

如何完善术前访视及评估？

麻醉前准备，其目的在于：使患者在体格和精神两方面均处于可能达到的最佳状态，以增强患者对麻醉和手术的耐受力，提高患者在麻醉中的安全性，避免麻醉意外，减少麻醉后并发症。

知识链接

麻醉前评估

欧洲麻醉学会（European Society of Anaesthesiology，ESA）成人非心脏手术术前评估指南强调主要评估：心血管疾病、呼吸系统疾病、吸烟和阻塞性睡眠呼吸暂停综合征、肾病、糖尿病、肥胖、凝血异常、贫血和术前血液保护策略、老年、乙醇误用与成瘾、过敏。

一、麻醉前病情评价

影响麻醉风险性的因素是多样的，麻醉方法和药物对患者的生理功能有一定的影响，其他如外科疾病本身所引起的病理生理改变，以及并存的非外科疾病所导致的器官功能改变等。麻醉的风险性与手术大小并非完全一致，手术复杂程度可使麻醉的风险增加，而有时手术并非复杂，但患者的病情却为麻醉带来更多困难。为了提高麻醉的安全性，需要做到：

1．麻醉前访视患者，仔细阅读病历，详细了解临床诊断、相关病史记录及与麻醉有关的检查，应详细询问患者手术麻醉史、吸烟史、药物过敏史及药物治疗情况，平时体力活动能力及目前的变化。

2．检查生命体征，呼吸、循环系统，脊柱及神经系统，评估并存病对机体的影响程度。

3．根据访视和检查结果，对病情和患者对麻醉及手术的耐受能力做出全面评价。目前多采用美国麻醉医师协会（American Society of Anesthesiologists，ASA）的分级标准，将病情分为 6 级（表 10-2），对病情的判断有重要参考价值。

表 10-2　ASA 病情分级标准及麻醉耐受力

分级	标准	耐受能力
Ⅰ级	正常健康	良好
Ⅱ级	重要器官功能轻度病变，但代偿完全	较好
Ⅲ级	重要器官功能病变严重，器官功能受损在代偿范围内	较差
Ⅳ级	重要器官功能病变严重，器官功能失代偿	弱
Ⅴ级	濒死患者，难以存活 24 小时	无
Ⅵ级	确诊为脑死亡，其器官拟用于器官移植手术	—

注：如为急诊手术，在分级后加“急”（或“E”）标识，以表示麻醉风险大于平诊手术

二、麻醉前准备事项

（一）纠正或改善病理生理状态

术前应改善营养不良状况，使血红蛋白达 80 g/L 以上，血浆白蛋白达 30 g/L 以上。应纠正脱水、电解质紊乱和酸碱平衡失调，以免麻醉期间发生严重低血压和心律失常。对合并心脏病者，应重视改善心脏功能。对心力衰竭、心房颤动或心脏明显扩大者，应以洋地黄类药物治疗，但对于以洋地黄维持治疗者，手术当天应停药。长期服用 β 受体阻断药，最好术前停药 24 ~ 48 h，如因停药致症状加重，可恢复用药直至手术当天。对合并高血压者应经过内科系统治疗以维持血压稳定，对舒张压超过 110 mmHg 者，抗高血压药治疗必须延续到手术日晨，以防术中因血压剧烈波动而诱发心力衰竭或脑血管意外等。在选择抗高血压药时，应避免用中枢性抗高血压药或酶抑制药，以免麻醉期间发生顽固性低血压和心动过缓。对合并呼吸系统疾病者，术前应进行肺功能测定、血气分析和肺部 X 线检查，停止吸烟至少 2 周；行雾化吸入和胸部物理治疗，以促进排痰；应用有效抗生素 3 ~ 5 天，以控制急、慢性肺部感染。对合并糖尿病者，择期手术应控制空腹血糖不高于 8.3 mmol/L，尿糖低于（++），尿酮体呈阴性。对急诊伴酮症酸中毒者，应静脉滴注胰岛素，待消除酮体、纠正酸中毒后再行手术。

（二）心理方面的准备

医务人员需与患者及家属进行良好的沟通，充分尊重患者权利，保护患者隐私，用通俗易懂的话语介绍麻醉风险，减轻患者焦虑心理，取得患者信任。对于过度紧张而难以自控者，应以药物治疗；对有心理障碍者，应请心理学专家协助处理。需主要交代麻醉中或麻醉后可能出现的风险与意外，以及术后镇痛风险、益处和其他可供选择的方案。可利用一些宣传画册简单描述麻醉方法，征得患者及家属同意、签署《麻醉知情同意书》并存档至病历中。

（三）胃肠道的准备

手术前，除浅表局部浸润麻醉小手术外，其他任何麻醉方式均应使胃处于排空状态，以避免围术期发生胃内容物反流、呕吐或误吸。成人术前应禁食 8 h，禁饮 4 h。小儿术前应禁母乳 4 h，禁易消化固体食物及非母乳配方奶 6 h，禁水 2 ~ 3 h。对急症患者也应充分考虑胃排空问题。

（四）麻醉用具及药品的准备

麻醉前必须对麻醉机、监测仪、麻醉用具及药品进行准备和检查。无论实施何种麻醉，都必须准备麻醉机、急救设备和药品。麻醉期间除必须监测血压、呼吸、心电图（ECG）、脉搏和体温外，还应根据病情，选择适当的监测项目，如脉搏氧饱和度（SpO_2）、呼气末 CO_2 分压（$ETCO_2$）、有创动脉压、中心静脉压（central venous pressure，CVP）等。在实施麻醉前对已准备好的设备、用具和药品等，应再一次检查和核对。术中所用药品，经过核对后方可使用。

三、麻醉前用药

（一）麻醉前用药的目的

1．稳定患者情绪，减轻紧张、焦虑及恐惧等心理反应，使之能充分合作。

2．降低自主神经应激性，降低副交感神经反射兴奋性，减少儿茶酚胺释放，拮抗组胺，减弱腺体分泌活动，保证呼吸道通畅、循环系统功能稳定。

3．减少随意肌活动，降低氧耗量，降低基础代谢率，使麻醉药用量减少、麻醉药不良反应减少、麻醉过程平稳。

4．提高痛阈，减轻原发疾病或麻醉前有创操作引起的疼痛，并能增强麻醉镇痛效果。

（二）麻醉前用药选择

麻醉前用药的种类、剂量、给药途径和时间应根据麻醉方法和麻醉药的药理特点以及患者情况来选择。一般来说，对全身麻醉患者以镇静药和抗胆碱药为主，对有剧痛者应加用麻醉性镇痛药。对蛛网膜下腔阻滞患者以镇静药为主。硬膜外麻醉应给予镇静药和镇痛药。对于准备选用丙泊酚或硫喷妥钠行全身麻醉者、椎管内麻醉者、术前心动过缓者、行上腹部或盆腔手术者，除有使用阿托品的禁忌证外，均应选用阿托品。冠心病及高血压患者的镇静药剂量应增加，而心脏瓣膜病、心功能差及病情严重者，镇静及镇痛药的剂量应适当减少，抗胆碱药以东莨菪碱为宜。一般状况差、年老体弱者，恶病质及甲状腺功能低下者，对催眠镇静药及镇痛药都较敏感，用药量应减少；而年轻体壮或甲状腺功能亢进症患者，用药量应适当增加。麻醉前用药一般在麻醉前 30 ～ 60 min 肌内注射。

（三）常用药物

麻醉前常用药物见表 10-3。

表 10-3　麻醉前常用药物

药名	作用	用法和用量（成人）
地西泮	安定、镇静、催眠	肌内注射，5 ～ 10 mg
咪达唑仑	抗焦虑、抗惊厥	肌内注射，0.04 ～ 0.08 mg/kg
苯巴比妥	镇静、催眠、抗惊厥	肌内注射，0.1 ～ 0.2 g
吗啡	镇痛、镇静	肌内注射，0.1 mg/kg
哌替啶	镇痛、镇静	肌内注射，1 mg/kg
阿托品	抑制腺体分泌	肌内注射，0.01 ～ 0.02 mg/kg

四、麻醉方式的选择

首先，要充分估计患者的病情和身体情况，对于病情重、精神紧张或小儿患者多选用全身麻醉；其次，还需要结合手术部位、手术方式、手术大小、手术时间以及麻醉药物和麻醉方法本身的特点去规避麻醉风险；同时，还要考虑麻醉者的技术能力和经验，减少麻醉意外和并发症的发生；最后，选择最适合患者情况与手术治疗，并能最大限度地保证患者权益的麻醉方式。

第三节 局部麻醉

用局部麻醉药（简称局麻药）可逆地阻断神经末梢或神经干（丛）的传导，使该神经所支配的相应区域无痛，称为局部麻醉。从广义上讲，对脊神经以及脊神经根远端的神经干、神经丛和神经末梢的阻滞均属于局部麻醉的范畴。因此，局部麻醉包括椎管内麻醉、外周神经阻滞、表面麻醉、局部浸润麻醉、区域阻滞麻醉等。椎管内麻醉在相关解剖、生理、麻醉操作和管理上有其特殊性，将在本章第四节介绍。局部麻醉的优点为患者清醒，操作简便、安全，并发症少，对患者生理功能影响小，可阻断各种不良神经反应，减轻手术创伤所引发的应激反应，恢复快。局部麻醉适用于较表浅、局限的手术。局部麻醉之前一定要掌握局部麻醉药的药理特点，熟悉外周神经解剖，了解手术范围及其神经支配，否则容易使并发症的发生率及麻醉失败率增高。

一、局部麻醉药的理化性质

常用局部麻醉药的化学结构都由三个基本部分组成，分别是芳香族环、胺基团和将二者连接起来的中间链。根据中间链是酯链还是酰胺链而将局部麻醉药分为酯类和酰胺类两大类。常用的酯类局部麻醉药有普鲁卡因、氯普鲁卡因和丁卡因，酰胺类局部麻醉药有利多卡因、布比卡因和罗哌卡因。局部麻醉药的理化性质可以影响神经阻滞的起效速度、作用强度和作用时间，从而影响局部麻醉药的麻醉性能。

1．解离常数 局部麻醉药在水溶液中会发生解离，一部分成为非离子状态的碱基，另一部分成为离子状态的阳离子。两者的浓度取决于溶液的 pH 值。当溶液中药物离子浓度和非离子浓度完全相等，即各占 50%时，溶液的 pH 称为该药的解离常数，用 p*K*a 表示。普鲁卡因、丁卡因、布比卡因和利多卡因的 p*K*a 分别为 9.0、8.5、8.1、7.9。当它们进入组织后，由于组织液的 pH 接近 7.4，故药物的 p*K*a 越大，非离子部分越小。非离子部分具有亲脂性，易透过神经鞘膜等组织，其含量越高，麻醉药起效越快，弥散性能越好。

2．脂溶性 局部麻醉药的脂溶性是决定麻醉强度的重要因素。布比卡因和丁卡因的脂溶性强，故麻醉强度大；利多卡因脂溶性和麻醉强度适中；普鲁卡因脂溶性最小，麻醉强度弱。

3．血浆蛋白结合率 局部麻醉药被吸收入血后一部分与血浆蛋白结合，暂时失去其药理活性。局部麻醉药与血浆蛋白结合率低，血中游离型局部麻醉药浓度高，易出现毒性反应。低蛋白血症患者血浆蛋白与局部麻醉药结合少，故较易发生局部麻醉药毒性反应。血浆蛋白结合率高的局部麻醉药（如布比卡因）不易透过胎盘屏障。

根据局部麻醉药的麻醉性能，常用局部麻醉药中的普鲁卡因麻醉强度弱，作用时间短。利多卡因麻醉性能和作用时间为中等。布比卡因、罗哌卡因和丁卡因的麻醉强度强，作用时间长。

二、常用局部麻醉药

常用局部麻醉药见表 10-4。

表 10-4　常用局部麻醉药

药名	特点	作用时间	一次限量	临床应用
普鲁卡因	毒性小，起效快，穿透能力弱	45 ~ 60 min	1 g	局部浸润麻醉，不适用于表面麻醉
氯普鲁卡因	毒性小，起效快，穿透能力弱	30 ~ 60 min	800 mg	1% 局部浸润麻醉，2% ~ 3% 硬膜外阻滞和其他神经阻滞；严禁注入蛛网膜下腔，不适用于表面麻醉
丁卡因	毒性大，起效缓慢	120 ~ 180 min	60 mg	0.5% 眼部表面麻醉，1% 其他部位表面麻醉，0.15% ~ 0.3% 神经阻滞
利多卡因	起效较快，弥散范围广，穿透性强	60 ~ 90 min	400 mg	1.5% ~ 2%神经阻滞 0.25% ~ 0.5% 局部浸润，2% ~ 4% 表面麻醉
布比卡因	穿透性差，起效慢，毒性大	150 ~ 210 min	150 mg	0.25% ~ 0.5%神经阻滞、硬膜外阻滞和蛛网膜下腔阻滞麻醉
罗哌卡因	起效慢，中枢神经和心脏毒性较小，不影响子宫、胎盘血流，低浓度时产生运动与感觉阻滞分离	200 ~ 300 min	200 mg	0.5% ~ 1%神经阻滞和硬膜外阻滞麻醉；更适用于产科麻醉及术后镇痛

三、局部麻醉药的毒性反应

血液中局部麻醉药的浓度超过一定水平而引起中枢神经系统（central nervous system，CNS）和心血管系统（cardiovascular system，CVS）的异常反应，称为毒性反应。

1．发生原因　局部麻醉药被意外注入血管内，局部麻醉药使用过量，局部麻醉药注入血流丰富的组织使药物吸收过快，在肝功能严重异常、低蛋白血症患者中，游离局部麻醉药含量增高等。

2．临床表现　在 CNS 方面，轻度毒性反应时，患者常有嗜睡、眩晕、多语、唇舌麻木、寒战、耳鸣、惊恐不定、定向障碍、躁动等症状。也有患者无上述症状而意识突然丧失，相继出现面部和四肢肌肉震颤，继而发生抽搐或惊厥，心率增快、血压上升，同时可因呼吸肌痉挛、缺氧导致呼吸、心搏停止而致死。心血管系统抑制严重程度与局部麻醉药的血药浓度、局部麻醉药的种类、患者的全身状况等因素密切相关。在 CVS 方面，毒性反应为对心脏和外周血管的直接抑制作用表现为心脏快传导组织浦肯野纤维和心肌组织的去极化速率减慢，心肌收缩力减弱，使心排血量减少，血压下降；当血药浓度极高时，可使外周血管舒张，房室传导阻滞，心率缓慢甚至心搏骤停。强效局部麻醉药布比卡因比利多卡因的心脏毒性大，表现为不可逆性心血管虚脱和中枢神经系统毒性反应，室性心律失常和致命性心室颤动也时有发生，孕妇较非孕妇对布比卡因的心血管毒性更为敏感，新型长效局部麻醉药罗哌卡因的 CVS 毒性明显低于布比卡因。

3．预防及治疗　对局部麻醉药的毒性反应必须积极预防，并早期发现、及时处理。

（1）预防措施包括：①一次用药不能超过限量。②注药前必须回抽无血液。③根据患者具体情况和注药部位酌减剂量。④如无禁忌证，则向局部麻醉药液中加 1：（20 万 ~ 40 万）单位肾上腺素。⑤注入局部麻醉前给予适量的神经安定药，提高中枢神经系统发生毒性反应的阈值。

（2）治疗原则：①发生毒性反应后，应立即停止使用局部麻醉药，吸入氧气。②轻者可肌内注射，也可静脉注射地西泮或咪达唑仑。③如已发生抽搐或惊厥，则给予起效快的硫喷妥钠（1 ~ 2 mg/kg）静脉缓慢注射。若抽搐仍不能制止，则在有气管插管条件及麻醉机的前提下，可考虑给予肌肉松弛药，如琥珀酰胆碱。④如出现低血压，则可用麻黄碱或间羟胺等药物维持血压稳定。如出现心动过缓，则静脉注射阿托品。一旦呼吸、心搏停止，应立即进行心肺复苏。

四、局部麻醉方法

（一）表面麻醉

利用局部麻醉药透过黏膜或皮肤而阻滞浅表的神经末梢，称为表面麻醉。进行眼、鼻、咽喉和尿道等处的浅表手术或内镜检查时常用此法。近年有经皮肤透入的贴膜剂型用于穿刺注射等技术操作的局部皮肤麻醉。眼部用0.5%～1%丁卡因或2%利多卡因点滴。鼻、咽喉和气管可用1%～2%丁卡因或2%丁卡因或2%～4%利多卡因涂敷或喷雾。尿道则可用上述药物做保留灌注。黏膜对局部麻醉药的吸收迅速，特别是在黏膜有损伤时，其吸收速度接近静脉注射，故用药剂量应减少。

（二）局部浸润麻醉

沿手术切口线分层注射局部麻醉药，使组织中神经末梢的神经传导被阻滞，称为局部浸润麻醉。进针时可将针头的斜面紧贴皮肤，斜面向上刺入皮内即可注药。在皮肤表面呈橘皮样隆起，称为皮丘，然后从皮丘向皮内和皮下分层注射。穿刺针应仅从已浸润过的部位刺入，以减轻穿刺时的疼痛。

（三）区域阻滞麻醉

围绕手术区组织，在其周围和基底部注射局部麻醉药，以阻滞进入手术区的神经干和末梢，称为区域阻滞麻醉。区域阻滞麻醉可避免穿刺肿瘤组织或一些小肿块因注射药液后难以扪及而增加手术难度，也不会因局部麻醉药浸润而影响对局部解剖层次的辨认，常用于切除囊肿、肿块组织等。

局部浸润麻醉和区域阻滞麻醉时，常用利多卡因和罗哌卡因。每次局部麻醉的药量均应严格掌握，不可超过极量。每次注药前都要回抽注射器，无回血方可注药，以防止局部麻醉药误入血管内而导致毒性反应。

（四）神经阻滞麻醉

在神经干（丛）周围注射局部麻醉药，使其所支配的区域失去痛觉，称为神经干（丛）阻滞麻醉。此法能以少量的局部麻醉药产生较大区域的无痛感，效果好而安全。常用的方法有颈神经丛阻滞麻醉、臂神经丛阻滞麻醉、半月神经节阻滞麻醉，还有上肢神经阻滞（包括尺神经阻滞、正中神经阻滞、桡神经阻滞和肌皮神经阻滞、指根神经阻滞）、下肢神经阻滞（包括股神经阻滞、坐骨神经阻滞、腰神经丛阻滞和骶神经阻滞等）、躯干神经阻滞（包括肋间神经阻滞、椎旁神经节阻滞和会阴神经阻滞）、交感神经阻滞（包括星状神经节阻滞和胸交感神经阻滞、腰交感神经阻滞）。准确的神经定位和足够剂量的局部麻醉药是保障阻滞完善的基础。近年来，由于外周神经刺激器的引进和应用，显著提高了神经定位的准确性和麻醉满意度。

1．臂神经丛阻滞

解剖：臂丛神经由第5～8颈神经根（C_5～C_8）及第1胸神经根（T_1）的前支组成，支配上肢的运动和感觉。但上臂内侧的皮肤不受臂丛神经支配，而由T_1和T_2支配，在臂丛神经阻滞时该区痛觉不消失。每一脊神经前支从椎动脉后方穿出椎间孔后，经前、中斜角肌间沟向第一肋骨方向走行，在锁骨上方的第一肋骨面上横过而进入腋窝。脊神经在前、中斜角肌间隙走行时已经合并成三条主要的神经干，而且由筋膜形成一鞘膜包绕神经形成神经丛，在第一肋骨水平与锁骨下动脉共同包于一个鞘中，再向下延伸则与腋动、静脉包绕形成腋鞘。臂丛神经在腋窝内延续为正中神经、桡神经、尺神经和肌皮神经。因此，只要将局部麻醉药注入上述鞘膜中，就能阻滞臂丛神经。

常用的阻滞方法：肌间沟径路阻滞法、锁骨上径路阻滞法和腋径路阻滞法（图10-1）。

(1) 肌间沟径路阻滞法：患者仰卧，头偏向对侧，肩和手臂尽量下垂。嘱患者略抬头，以显露胸锁乳突肌，然后在平环状软骨水平（C_6），胸锁乳突肌后缘深部摸到前斜角肌，再向后便是中斜角肌，两肌之间即为肌间沟。肌间沟呈上小下大的三角形，其下端为锁骨下动脉，有时可摸到动脉搏动。用6号或7号针头由此肌间隙向背部、骶尾方向进针，进针2～3 cm，有刺破鞘膜的感觉，患者主诉有异感出现，回抽无血液或脑脊液后，即可注射局部麻醉药（图10-2）。一般成人应用利多卡因或利多卡因与布比卡因的混合液20 ml，局部麻醉药的浓度、用量依患者体重和病情而定。主要适用于肩部、上臂手术。

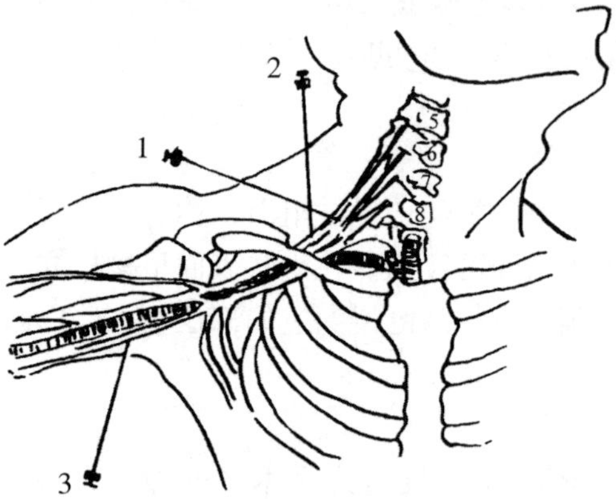

图 10-1　臂丛神经阻滞

1. 肌间沟径路；2. 锁骨上径路；3. 腋径路

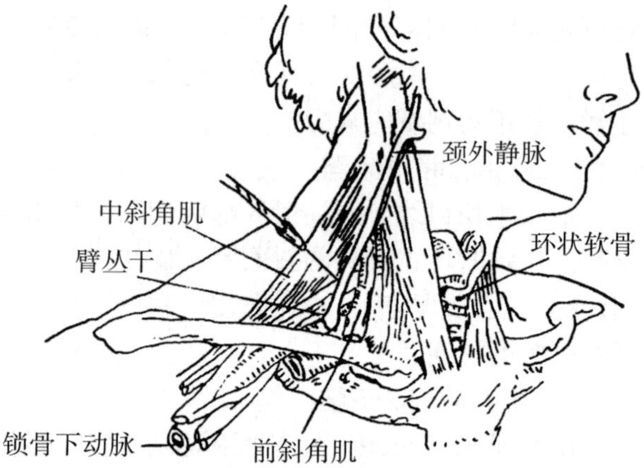

图 10-2　肌间沟臂丛阻滞法

优点：①易于掌握，对肥胖或不合作小儿也适用；②上臂、肩部及桡侧阻滞效果好；③高位阻滞不会引起气胸。

缺点：①尺神经阻滞起效慢，有时需要增加药物容量才能被阻滞；②有误入蛛网膜下腔或硬膜外隙的危险；③有损伤椎动脉的可能；④不宜同时双侧阻滞，以免造成双侧膈神经或喉返神经阻滞。

（2）锁骨上径路阻滞法：患者体位同肌间沟阻滞法，肩下垫一薄枕，麻醉医师站在患者头侧。确定锁骨中点，在锁骨上窝深处可触到锁骨下动脉搏动，臂丛神经即在其外侧。在锁骨中点上1 cm，锁骨下动脉外侧进针，并向后、内、下方向推进，当患者主诉有上肢异感时，固定针头，注射器回抽无血液或空气，即可注药。如无异感出现，进针1～2 cm深度时可能触及第一肋骨，可沿第一肋骨寻找异感。此法适用于上臂、前臂和手部的手术。

优点：可以较小剂量局部麻醉药取得较高水平臂丛阻滞效果；对有上肢外展困难者，穿刺过程中不必移动上肢；误注入血管可能性小；不致发生误入硬膜外隙或蛛网膜下腔。

缺点：该方法仍有导致气胸的可能，不能同时进行双侧阻滞。穿刺时若无异感，失败率可高达15%。

（3）腋径路阻滞法：臂丛神经分支在腋窝的解剖位置和穿刺方法如图10-3所示。

穿刺时患者取仰卧位，上肢呈行举手礼状。用手触摸腋动脉，在腋窝顶部可扪及腋动脉的最高点。左手示指、中指固定腋动脉，右手持6号针头自腋动脉上方刺入，并向前推进。当刺破腋鞘时有明显突破感，有的患者可同时出现异感。松开手指，针头可随动脉搏动而上下跳动。在注射器回抽无血液后注入局部麻醉药。注药后，在注射部位沿腋动脉出现梭状隆起，拔除注射器时有药液自穿刺针孔外溢表示注药位置正确。此法适用于前臂和手部手术，特别适用于儿童臂丛神经阻滞。

优点：①位置表浅，动脉搏动明显，易于阻滞；②不会引起气胸；③不会阻滞膈神经、迷走神经、喉返神经；④无误入硬膜外隙或蛛网膜下腔的危险；⑤三角肌以下手术阻滞效果较好；⑥可放置留置针或导管行连续阻滞。

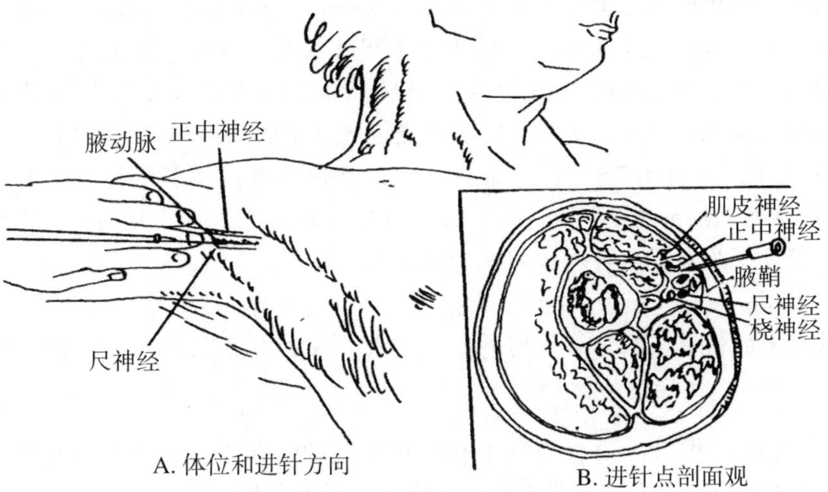

图 10-3　腋径路臂丛阻滞法

缺点：①对上肢不能外展、骨折无法移动或腋窝有感染、肿瘤的患者不能应用本法；②局部麻醉毒性反应发生率较其他麻醉方法高，可达 1%～10%；③不能同时进行双侧阻滞；④个别病例可产生动静脉瘘。

2．颈神经丛阻滞

解剖：颈丛神经由 C_1 ～ C_4 的前支组成。C_1 前支主要是运动神经纤维，支配枕下三角的肌肉运动。C_2 ～ C_4 为感觉神经，出椎间孔后分为上升支和下降支，这些上下相邻的分支连接形成一系列的环，构成颈丛神经。颈丛神经又分为深丛和浅丛。深丛神经分支支配肌肉和其他深部组织，并与舌咽神经、迷走神经、颈部交感神经节的节后纤维等相吻合。浅丛神经沿胸锁乳突肌后缘中点通过筋膜，向前分出颈前神经，向下分出锁骨上神经。向后上分出耳大神经、枕小神经，分布于颌下、锁骨、整个颈部及枕部区域的皮肤组织，呈披肩状。

穿刺方法：患者取仰卧位，头向对侧偏转。自胸锁乳突肌后缘中点进针，在与皮肤垂直方向推进 1 ～ 3 cm 处遇到骨质，为第 4 颈椎横突。回抽无血液及脑脊液后注入利多卡因或利多卡因与布比卡因的混合液 5 ～ 10 ml，阻滞颈丛神经深丛。在胸锁乳突肌后缘中点进针达皮下遇有轻微阻力时，相当于胸锁乳突肌筋膜部，即颈丛神经浅丛穿出处。于该处注入局部麻醉药，即可阻滞颈浅神经丛。颈部手术多需双侧颈神经阻滞，颈部血运丰富，对局部麻醉药的用量必须严格掌握。

适应证：颈丛神经阻滞适用于颈部手术，如甲状腺腺瘤摘除术、甲状旁腺摘除术和气管切开术等。

并发症：局部麻醉药毒性反应；高位硬膜外阻滞或全脊椎麻醉；膈神经阻滞；喉返神经阻滞；Horner 综合征及椎动脉刺伤后引起出血，血肿形成。

第四节　椎管内麻醉

案例 10-2

患者，男性，25 岁，身高 178 cm，体重约 70 kg，ASA Ⅰ级，主诉“转移性右下腹痛 6 小时”入院。患者自述既往身体健康，无肝、肾病史，无结核及疫水接触史，无药物过敏史。体格检查：体温 38.7℃，心率 110 次 / 分，窦性心律，心律齐，血压

115/70 mmHg。全身皮肤无黄染，无出血点及皮疹，浅表淋巴结不大，巩膜无黄染，颈软，甲状腺不大。心界大小正常，心脏听诊未闻及杂音。双肺叩诊呈清音，未闻干、湿啰音。腹平软，肝、脾未触及，无包块。全腹压痛，以右下腹麦氏点周围为著，无明显肌紧张，肠鸣音 10 ~ 15 次 / 分。辅助检查　血常规：白细胞计数 $24.6\times10^9/L$，中性粒细胞 86%，血红蛋白 162 g/L；尿常规（-）；粪便常规：稀水样便，镜检白细胞 3 ~ 5 个 / 高倍镜视野，红细胞 0 ~ 2 个 / 高倍镜视野；肝功能正常。腹部 CT 提示：阑尾增粗及阑尾周围炎性改变。拟行急诊阑尾切除手术。

问题与思考：

针对该患者的情况，应当给予何种麻醉方式？该方法的适应证及禁忌证有哪些？

从解剖学角度看，椎管内含有与脊椎麻醉相关联的蛛网膜下腔和与硬脊膜外麻醉相关的硬脊膜外隙。将麻醉药物注入蛛网膜下腔，使脊神经前后根阻滞的麻醉方法，称为蛛网膜下腔阻滞（又称腰麻）；将麻醉药物注入硬脊膜外隙，使脊神经根阻滞的麻醉方法，称为硬膜外隙阻滞麻醉（又称硬膜外阻滞）。大量临床研究已表明，蛛网膜下腔阻滞和硬膜外阻滞可延迟手术应激反应，减少术中出血，降低术后血栓栓塞发生率，从而降低高危患者术后并发症的发生率。另外，硬膜外阻滞还可用于术后镇痛，是目前胸、腹部手术后和分娩镇痛的主要镇痛方法。熟悉椎管的解剖结构，掌握椎管内麻醉对生理功能可能产生的影响及其与手术操作之间的关系，是提高穿刺成功率，取得良好麻醉效果，减少并发症的根本保障。

一、解剖

1．椎管　脊椎由椎体和椎弓组成，椎体和椎弓之间围成的间隙为椎孔。由 33 块脊椎的椎孔上下相连而成的管状结构为椎管。椎管起于枕骨大孔，止于骶骨裂孔。位于骶骨内的椎管称为骶管。脊柱由脊椎连接而成，正常脊柱有四个生理弯曲，即颈曲、胸曲、腰曲和骶曲。椎管内有脊髓、脊神经及其被膜。

2．韧带　连接椎弓的韧带自外向内有棘上韧带、棘间韧带和黄韧带。穿刺针经皮肤至蛛网膜下腔或硬膜外隙时，须经过上述三个韧带组织。棘上韧带连接脊椎棘突尖端，质地较坚韧。棘间韧带连接上、下两棘突，质地较疏松。黄韧带连接上下椎板，覆盖着椎间孔，组织致密厚实，穿刺时穿刺针触及黄韧带的坚韧感和穿透黄韧带的落空感，是穿刺针到达硬脊膜外隙的重要标志。中老年患者棘上韧带可因钙化而坚硬，造成穿刺困难。因此可避开棘上韧带和棘间韧带，采用旁正中入路穿刺，穿刺针经皮肤、皮下组织后直达黄韧带。

3．脊膜　脊髓有三层被膜：内层为软膜，有丰富的血管，为脊髓提供营养；中层为蛛网膜，薄而透明；外层为硬脊膜，厚而坚韧。硬脊膜是硬脑膜的延续。

4．硬脊膜外隙　硬脊膜和椎管内壁（即黄韧带和骨膜）之间的潜在腔隙为硬（脊）膜外隙，上端起自枕骨大孔，下端止于骶管裂孔。腔内有脂肪、疏松结缔组织、血管和淋巴管。31 对脊神经在此经过，是硬膜外麻醉的主要注药部位。

5．蛛网膜下腔　为蛛网膜与软膜间的腔隙，其内充满脑脊液。蛛网膜下腔上与脑室相通，下端止于第 2 骶椎平面，最宽处位于 $L_{3\sim4}$，称为终池，为蛛网膜下腔阻滞穿刺的最佳穿刺点。

6．脊髓　脊髓上端与延髓相连，下端成人止于第 1、2 腰椎之间，儿童终止位置较低，新生儿在第 3 腰椎下缘。脊髓发出的 31 对脊神经有颈神经 8 对、胸神经 12 对、腰神经 5 对、骶神经 5 对和尾神经 1 对。每条脊神经由前、后根合并而成。前根从脊髓前角发出，由运动神经纤维和交感神经传出纤维（骶段为副交感神经传出纤维）组成。后根由感觉神经纤维和交感神经传入纤维（骶段为副交感神经传入纤维）组成，进入脊髓后角。

7．与椎管内麻醉有关的脊神经体表分布范围的解剖标志 锁骨下由第 2 胸神经支配；乳头连线由第 4 胸神经支配；剑突由第 6 胸神经支配；肋缘连线由第 8 胸神经支配；脐部由第 10 胸神经支配；耻骨联合由第 12 胸神经支配；大腿前面由第 1 ～ 3 腰神经支配。如果痛觉消失区域上界平乳头水平，下界平脐水平，则麻醉平面上界为 T_4，下界为 T_{10}。

8．与椎管内麻醉穿刺点选择有关的体表骨性标志 侧卧屈曲体位，颈段棘突最大突起的棘突为第 7 颈椎（C_7）棘突；两侧肩胛冈连线水平为第 3 胸椎（T_3）棘突；两侧肩胛角连线为第 7 胸椎（T_7）棘突；两侧髂嵴最高点连线为第 4 腰椎（L_4）棘突或 $L_{3\sim4}$ 棘突间隙。临床上常以上述标志确定选择椎管内麻醉的棘突穿刺点。

二、椎管内麻醉对生理功能的影响

（一）椎管内麻醉的作用部位

椎管内麻醉时药物的主要作用部位是脊神经根，从而阻滞交感、感觉、运动神经纤维。施行蛛网膜下腔阻滞时，局部麻醉药经脑脊液稀释和扩散后直接作用于脊神经根和脊髓表面，主要作用部位是脊神经根。硬膜外阻滞的作用机制较复杂，目前仍有一些临床现象不易解释清楚。多数意见认为，药物是通过多种途径发挥作用的。主要作用方式有：①椎旁阻滞，药物由硬膜外隙经椎间孔渗出，在椎旁阻滞脊神经；②经蛛网膜绒毛阻滞脊神经根；③局部麻醉药直接弥散通过硬膜进入蛛网膜下腔，直接作用于脊神经根和脊髓表面。

蛛网膜下腔阻滞时，局部麻醉药物经脑脊液稀释及扩散后直接作用于脊神经和脊髓表面，而硬膜外阻滞时，药物首先是在硬膜外隙扩散，进而通过不同途径产生麻醉作用。因此，蛛网膜下腔阻滞所用药物容积小而浓度高（经脑脊液稀释后又远较硬膜外阻滞药物浓度低）；硬膜外阻滞所用药物容积大，药物总剂量可以是蛛网膜下腔阻滞的 4 ～ 5 倍。局部麻醉药浓度是决定硬膜外阻滞的重要因素，高浓度局部麻醉药可使神经阻滞更完善，包括运动神经、感觉神经和自主神经；相反，稀释后局部麻醉药获得分离阻滞，适用于手术后镇痛，即仅阻滞感觉神经而保留运动神经功能。

脊神经阻滞后，相应的支配区域出现麻醉现象，感觉神经阻滞后感觉和痛感消失，运动神经阻滞后产生肌肉松弛效应，交感神经阻滞后使内脏牵拉反应减轻。但不同类型的神经对局部麻醉药的敏感性不同，如交感神经纤维最先且最易被阻滞，感觉纤维次之，运动神经纤维最晚被阻滞。因此，在临床上出现神经阻滞在空间上的差异，即交感神经纤维阻滞较感觉神经阻滞高 2 ～ 4 个神经节段，运动神经阻滞较感觉神经阻滞低 1 ～ 4 个节段。

（二）心血管系统

椎管内麻醉时，由于交感神经被阻滞，使阻滞神经支配区域的小动脉扩张而致外周血管阻力降低；静脉扩张而使静脉系统容量增加，故出现回心血量减少，心排血量下降，导致血压降低。但是，低血压的发生和血压下降的幅度则与阻滞范围的大小、患者的全身状况和机体的代偿能力密切相关。如麻醉平面不高（T_{10} 以下），麻醉范围不广，患者循环系统代偿能力健全，则可借助于未被麻醉区域的血管收缩来代偿而不出现上述反应。若麻醉平面超过 T_4，心脏交感神经也同时被阻滞，则更容易出现心动过缓和血压下降。如果患者麻醉前就有低血容量现象，动脉粥样硬化或心功能代偿不全等表现，则发生血压下降的可能性增大。阻滞平面高、麻醉范围广和患者循环系统代偿能力不足是阻滞后发生血压下降的主要原因。

（三）呼吸系统

椎管内麻醉对呼吸功能的影响主要取决于支配肋间肌和膈肌运动功能的脊神经被阻滞的范围和程度。当肋间肌大部或全部麻痹时，胸式呼吸会减弱或消失，患者只能依靠腹式呼吸以保持肺通气功能，这对肺通气功能有不同程度的影响。一旦膈神经（$C_{3\sim5}$ 脊神经）也被阻滞，则可能导致严重通气不足或呼吸停止。但运动神经纤维较粗，使用浓度较低的局部麻醉药难以使其完全阻滞，对呼吸功能的影响也较轻。

（四）消化系统

椎管内麻醉时交感神经被阻滞，迷走神经功能相对亢进，胃肠道蠕动增强，有引起恶心、呕吐的可能。手术牵拉腹腔内脏时也容易引起呕吐。如果阻滞平面较广，血压下降迅速且下降幅度较大，中枢神经系统缺血、缺氧，可兴奋呕吐中枢，亦会引起恶心、呕吐。

（五）泌尿系统

肾功能有较好的生理储备，椎管内麻醉时虽然肾血流量减少，但没有临床意义。腰骶段的交感神经阻滞后，尿道括约肌收缩，而逼尿肌松弛，可导致尿潴留。

三、蛛网膜下腔阻滞

根据所给局部麻醉药液比重与脑脊液比重的关系，可将蛛网膜下腔阻滞分为重比重蛛网膜下腔阻滞（临床常用）、轻比重蛛网膜下腔阻滞（临床少用）和等比重蛛网膜下腔阻滞。临床上常将感觉神经阻滞平面超过 T_4 者称为高位脊椎麻醉，T_{10} 平面以下者称为低位脊椎麻醉，阻滞平面仅限于会阴及臀部，称为鞍区阻滞。

（一）蛛网膜下腔阻滞穿刺技术

1．体位　通常采用侧卧位或坐位。

2．穿刺点　由于蛛网膜下腔在终池部位最宽，因此首选穿刺点为 $L_{3\sim4}$ 棘间隙（图 10-4），其次为 $L_{4\sim5}$、$L_{2\sim3}$ 棘间隙。另外，成人脊髓终止于 $L_{1\sim2}$ 水平，小儿位置更低。为防止损伤脊髓，应尽可能避免在 L_2 以上穿刺。

3．穿刺方法　正中入路法是经棘间隙正中点进针，进针方向与皮肤垂直，通过棘上韧带、棘间韧带，抵达黄韧带时阻力稍大，用力突破黄韧带和蛛网膜时有“减压感”。此时拔出针芯，应能见到清亮的脑脊液流出，将配备好的局部麻醉药液缓慢注入蛛网膜下腔，一般以每 5 s 注入 1 ml 为宜。

（二）常用局部麻醉药配方（表 10-5）

罗哌卡因局部麻醉药液配制同布比卡因。成人一次用量为 10 ～ 25 mg。左旋布比卡因局部麻醉药液配制同布比卡因。成人一次用量为 10 ～ 15 mg。

表 10-5　成人常用局部麻醉药及配制

	普鲁卡因	利多卡因	布比卡因
常用量	100 ～ 150 mg	100 mg	8 ～ 12 mg
最大剂量	200 mg	120 mg	20 mg
常用浓度	5%	2%～ 3%	0.5%～ 0.75%
起效时间	1 ～ 5 min	1 ～ 3 min	5 ～ 10 min
维持时间	45 ～ 90 min	75 ～ 150 min	120 ～ 150 min
重比重液的配制	150 mg 溶解于 5% 葡萄糖溶液 2.7 ml，再加入 0.1%肾上腺素 0.3 ml	2% 利多卡因 60 ～ 100 mg 加入 5% 葡萄糖溶液 0.5 ml 及 0.1%肾上腺素 0.25 ml	0.5%或 0.75% 布比卡因 2 ml 加入 10%葡萄糖溶液 0.8 ml 及 0.1%肾上腺素 0.2 ml

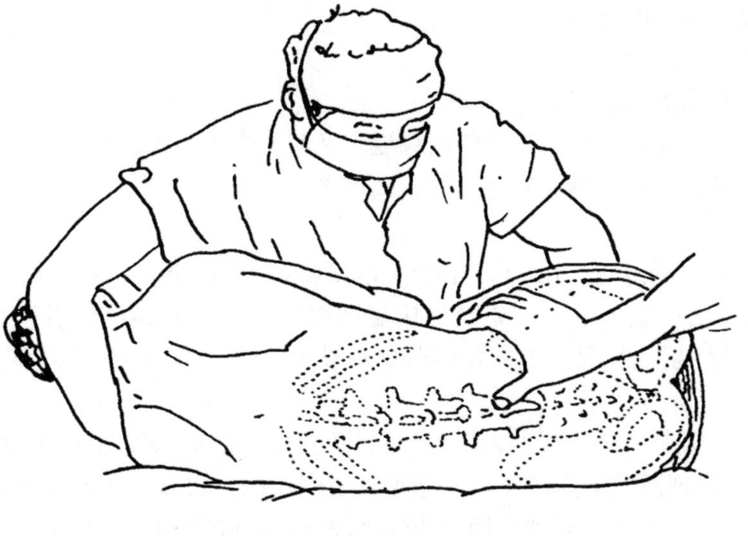

图 10-4 腰椎间隙定位示意图

知识链接

阻滞平面的确认

根据脊神经在体表的分布，可以判断阻滞平面的高低：骶部、股内侧及会阴部为骶神经分布；耻骨联合处为 T_{12}、L_1 分布；脐部相当于 T_{10} 分布；季肋部为 T_8 分布；剑突为 T_6 分布；乳头连线为 T_4 分布；锁骨下部位为 T_2 分布；甲状软骨部位为 C_2 分布。

（三）蛛网膜下腔阻滞平面的调节

局部麻醉药的剂量、比重和患者体位是影响蛛网膜下腔阻滞平面的主要因素。

1．剂量 局部麻醉药剂量的大小是影响蛛网膜下腔阻滞麻醉平面最重要的因素。剂量越大，麻醉平面越广，作用时间也越长。

2．药液比重 蛛网膜下腔内充满脑脊液，其比重为 1.003 ~ 1.008。重比重药液在脑脊液中易向低处扩散，轻比重药液在脑脊液中易向高处扩散，等比重液即停留在注射点附近。

3．体位 由于不同比重的局部麻醉药液在蛛网膜下腔内扩散的方向不同，因此，在患者注药仰卧后，通过调整患者的体位可获得满意的麻醉平面。例如，临床上希望麻醉平面向胸部扩散广一些，在应用重比重药液时，可将患者体位置于头低足高位；而应用轻比重药液时，可将患者体位置于头高足低位。如手术仅局限于肛门和会阴部，可使患者取坐位，注入少量重比重局部麻醉药液（约为一般用量的 1/2），则局部麻醉药仅阻滞骶神经。一般调节麻醉平面应在注药后 5 ~ 10 min 内完成，否则超过这一时限，局部麻醉药已与神经组织结合，即使改变体位，也很难改变阻滞范围。

4．其他 穿刺间隙、腹腔内压力和注药速度亦可影响麻醉平面。

（四）适应证

1．下腹部手术 如阑尾切除术、疝修补术。

2．肛门及会阴部手术 如痔切除术、前庭大腺囊肿摘除术、阴茎及睾丸切除术等。

3．下肢手术 包括下肢骨、血管、皮肤等手术。

（五）禁忌证

1．精神病、严重神经官能症以及小儿等不能合作的患者。

2．严重低血容量的患者。

3．凝血功能异常的患者。

4．穿刺部位有感染的患者。

5．中枢神经系统疾病，特别是椎管内病变者及疑有颅内压增高的患者。

6．脊椎外伤或有严重腰背痛病史、脊椎畸形者。

（六）并发症

1．血压下降和心动过缓　由于短时间内交感神经广泛阻滞，机体代偿不足，可出现血压下降和心动过缓。处理血压下降首先是加快静脉输液，无效时静脉注射麻黄碱 10 ～ 15 mg。心动过缓时，静脉注射阿托品 0.3 ～ 0.5 mg。血压和心率未恢复时，应暂停手术牵拉并用面罩吸氧。

2．呼吸抑制　阻滞平面过高，表现为胸闷、气促，烦躁不安，说话无力，甚至呼吸停止。阻滞平面过高时如出现严重低血压，可引起呼吸中枢缺血、缺氧，导致呼吸抑制。如果并用镇静药或麻醉性镇痛药，更易引起呼吸抑制或呼吸停止。如呼吸抑制未及时发现，长时间缺氧或二氧化碳潴留可引起呼吸停止和心搏骤停，其复苏成功率较低，预后也较差。因此，应密切观察患者的呼吸状态。一旦出现呼吸抑制，应立即以面罩给氧或同时辅助呼吸，必要时予以气管内插管进行人工呼吸。

3．蛛网膜下腔阻滞后头痛　一般在蛛网膜下腔阻滞后 72 h 内发生。特点是抬头和坐起时头痛较剧烈，平卧时减轻或消失。轻者 1 ～ 2 天内自愈，重者可持续 1 周以上。多发生在年轻女性患者。主要与脑脊液自穿刺针眼漏出而造成颅内压降低有关。选用细针穿刺，可降低发生率。术中应积极补液，术后嘱患者平卧 6 h，或有预防作用。对顽固的头痛，可在原穿刺部位的硬膜外隙内注入中分子右旋糖酐 30 ml 或自体血 10 ml，以增加颅内压并减缓脑脊液的外漏。

4．尿潴留　骶神经被阻滞后，恢复较慢，导致自主排尿困难和尿潴留。阻滞作用消除后排尿功能可立即恢复，但有的可持续 1 ～ 2 天，可能与不习惯于病房内床上排尿和手术切口疼痛不适（特别是肛门、会阴部手术）等有关。发生后可用针灸治疗或对膀胱区腹部进行按摩、热敷，必要时应予导尿。

5．恶心、呕吐　原因：①迷走神经功能亢进，使胃肠道蠕动增强；②手术牵拉腹腔内脏器；③低血压、呼吸抑制造成脑缺血、缺氧而兴奋呕吐中枢等。要分析原因，对症处理。

6．其他　蛛网膜下腔阻滞引起的感染极为罕见，可导致脑膜炎、蛛网膜炎或硬膜外脓肿。其病因可能与化学药物污染、病毒或细菌感染有关。脊神经根或脊髓损伤可引起下肢感觉异常、腱反射失常或大小便失禁，可能与刺针直接损伤或其他化学刺激有关。因局部麻醉药液不纯，产生化学性刺激，可引起假性脑膜炎或粘连性蛛网膜炎。因此，蛛网膜下腔阻滞时必须严格遵守无菌操作和不接触原则（即任何时候不用手触摸穿刺针的前 1/2 部位），操作规范，以减少麻醉并发症的发生。

四、硬膜外阻滞

硬膜外阻滞有单次法和连续法两种，一般都采用连续法。单次法是将预定的局部麻醉药全部注入硬脊膜外隙以产生麻醉作用。连续法是在硬膜外隙置入导管，根据病情、手术范围和时间，分次给药，使麻醉时间得以延长，并发症明显减少，可进行硬膜外术后镇痛。目前临床一般都采用连续法。

（一）硬膜外穿刺置管

硬膜外穿刺术和蛛网膜下腔阻滞穿刺术相似，也有直入法和侧入法两种。除穿刺间隙的选择不同外，体位、进针部位和穿刺针所经过的层次均相同。但进行硬膜外穿刺时，针尖穿过黄韧带后即到达硬膜外隙。硬膜外穿刺针较粗，其尖端呈勺状，便于将特制导管置入硬膜外隙。硬膜外穿刺成功的关键是保证穿刺针尖端在硬膜外隙，且不刺破硬脊膜。确定穿刺针的针尖已在硬膜外隙后，通过穿刺针置入硬膜外导管顺畅（图 10-5），一般硬膜外隙内留置导管 3 ～ 5 cm。按需要定时经导管注入局部麻醉药。须注意，导管在穿刺针内只允许推进，不允许后退，否则导管有被针刃割断、残留在硬膜外隙内的危险。

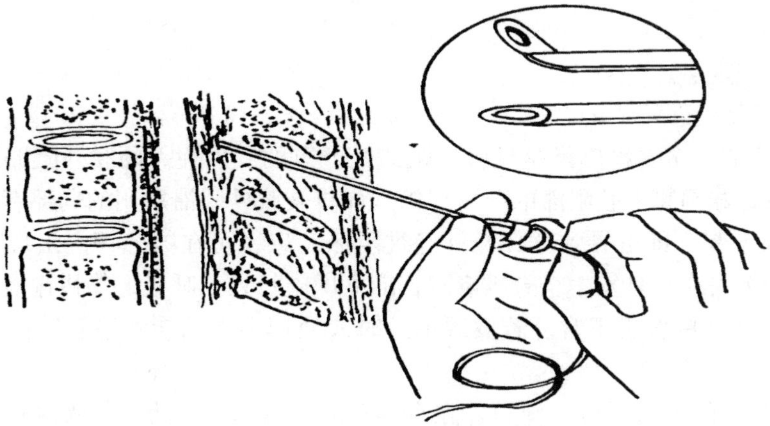

图 10-5 硬膜外间隙内置入导管

（二）常用局部麻醉药及注药

1．常用局部麻醉药（表 10-6） 对于无高血压的患者，可在局部麻醉药液内加 1∶20 万单位肾上腺素，以延缓局部麻醉药的吸收，延长作用时间。也可将长效和短效局部麻醉药配成混合液，达到起效快、维持时间长的目的。

表 10-6 常用局部麻醉药

	利多卡因	丁卡因	布比卡因	罗哌卡因
常用浓度	1%～2%	0.25%～0.33%	0.5%～0.75%	0.5%～1%
起效时间	5 ～ 12 min	10 ～ 15 min	4 ～ 10 min	10 ～ 20 min
作用时间	1.5 ～ 2 h	3 ～ 4 h	4 ～ 6 h	4 ～ 6 h

2．注药 回抽注射器无血液和脑脊液后注入试验量的局部麻醉药 3 ～ 5 ml，观察 5～10 min。排除误入蛛网膜下腔后，根据试验量注入后麻醉平面出现的范围及血压变化情况，决定追加量，一般为 3 ～ 15 ml，一次或分次给予，使阻滞范围满足手术要求。之后，如果需要延长麻醉时间，可每 40 ～ 60 min 一次，追加剂量为首次剂量的 1/2 ～ 1/3，直至手术结束。

（三）影响硬膜外麻醉阻滞效果的因素

1．药物容量和注射速度 容量越大，注药速度越快，阻滞范围越广；反之，则阻滞范围越窄，但临床实践证明，快速注药对扩大阻滞范围的作用有限。

2．导管的位置和方向 导管向头侧时，药物易向头侧扩散；向尾侧时，则可多向尾侧扩散 1 ～ 2 个节段，但仍以向头侧扩散为主。如果导管偏向一侧，则可出现单侧麻醉。偶尔导管进入椎间孔，则只能阻滞几个脊神经根。

3．患者的情况 婴幼儿、老年人硬膜外隙小，用药量须减少。妊娠后期，由于下腔静脉受压，间隙相对变小，药物容易扩散，用药量也须减少。某些病理因素（如脱水、血容量不足等）可加速药物扩散，用药应慎重。

（四）适应证

一般来说，横膈以下的各种腹部、腰部、盆腔和下肢的手术，均可在硬膜外阻滞下完成，且不受手术时间的限制。颈部、上肢和胸壁浅表手术，有时也可以选择硬膜外阻滞，但操作和管理技术都较复杂，应慎重对待。硬膜外阻滞也用于镇痛，包括产科镇痛、术后镇痛、晚期癌症患者镇痛。

（五）禁忌证

同蛛网膜下腔阻滞。

（六）并发症及处理

1. 全脊椎麻醉　全脊椎麻醉是硬膜外阻滞最严重的并发症。硬膜外阻滞所用的局部麻醉药的容积和剂量是蛛网膜下腔阻滞的 3 ～ 5 倍。如将硬膜外阻滞所用的局部麻醉药全部或大部分误注入蛛网膜下腔，即可导致全部脊神经被阻滞。患者可在数分钟内出现呼吸停止、血压下降，甚至意识丧失。一旦发生全脊椎麻醉，应立即施行人工呼吸，加快输液速度，并静脉注射血管收缩药，以维持血压正常。若发现不及时或处理不当而导致患者心搏骤停，则应立即进行心肺复苏。

2. 局部麻醉药的毒性反应　硬膜外隙有丰富的静脉丛，对药物的吸收较快；硬膜外导管有可能误入血管丛内，经导管注药实际上是将局部麻醉药直接注入血管内；也可能损伤血管，使注射的局部麻醉药吸收过快。以上因素均可引起程度不同的局部麻醉药毒性反应。出现局部麻醉药毒性反应后，应立即解痉镇静，维持呼吸和循环的稳定，减少局部麻醉药对重要脏器的毒性作用。

3. 硬脊膜穿破后头痛　由于硬膜外穿刺针较粗，当穿刺不慎或硬膜外隙有粘连时，可能会出现硬脊膜和蛛网膜刺破，脑脊液外漏，造成术后头痛。症状和治疗同蛛网膜下腔阻滞后头痛。

4. 神经损伤　因穿刺困难或不慎，或导管质地过硬，可损伤脊神经根。患者当时即可出现电击样异感，向一侧肢体放射。麻醉作用完全消退后出现该神经根支配区域感觉异常、缺失或运动障碍。治疗可给予地塞米松 10 ～ 30 mg/d，连续 3 天，联合使用大量维生素 B_{12} 及局部理疗。轻者一般在数周或数月内自愈。

5. 硬膜外血肿　硬膜外隙有丰富的静脉丛，穿刺和置管时有可能损伤出血，但一般出血都能很快停止。如患者有凝血机制障碍，或接受抗凝治疗，则可形成血肿，压迫脊髓而致截瘫。麻醉作用持久不消退，或消退后又复出现，同时腰背部剧痛，都是血肿形成的征兆。应及早做出诊断，进行 X 线、磁共振检查对明确诊断有帮助。应在血肿形成 8h 内行椎板切开减压术，清除血肿。如血肿形成超过 24 h，神经功能一般难以恢复。

6. 感染　硬膜外隙及蛛网膜下隙感染是严重的并发症，穿刺过程重要严格执行无菌操作。

知识链接

蛛网膜下腔阻滞－硬膜外阻滞联合麻醉的指征

蛛网膜下腔阻滞 - 硬膜外阻滞（简称腰硬联合麻醉）目前广泛应用于临床下腹部及下肢手术，以小剂量的蛛网膜下腔阻滞和合适的硬膜外阻滞相配合。只要阻滞平面控制在 T_{10} 以下，血流动力学稳定，对老年人同时合并其他系统疾病患者以及高危产妇安全性高，尤其对有较严重并发症的高龄老年患者进行髋关节或下肢手术特别有利，较其他麻醉方法具有明显优势。

五、蛛网膜下腔阻滞－硬膜外阻滞联合麻醉

蛛网膜下腔阻滞 - 硬膜外阻滞联合麻醉方式是将两种技术结合并相互取长补短，既有麻醉起效快、肌肉松弛及镇痛效果确切等蛛网膜下腔阻滞的优点，又有硬膜外阻滞可满足长时间手术需要的长处。另外，局部麻醉药的血药浓度比单纯硬膜外阻滞低，硬膜外导管还可以留置用于手术后持续镇痛等优点。根据穿刺位置的不同，蛛网膜下腔阻滞 - 硬膜外阻滞联合麻醉可分为一点法和两点法。

一点法即蛛网膜下腔阻滞和硬膜外隙阻滞均在同一点穿刺。穿刺点选在 $L_{2\sim3}$ 或 $L_{3\sim4}$。患者准备同硬膜外阻滞。当硬膜外阻滞穿刺成功后，取一根长蛛网膜下腔阻滞穿刺针（24 G，120 mm）经硬膜外穿刺针内向前缓缓推进，直至有硬脊膜穿破感，并可见有清亮脑脊液顺畅流出，即可将蛛网膜下腔阻滞药注入蛛网膜下腔。随后退出蛛网膜下腔阻滞穿刺针，并按硬膜外阻滞麻醉方法将硬膜外导管置入硬膜外隙。妥善固定硬膜外导管后使患者平卧。按蛛网膜下腔阻滞管理方法调节麻醉平面。若手术时间较长，则可以在蛛网膜下腔阻滞平面消退，不能满足手术麻醉要求时，经硬膜外导管酌情追加局部麻醉药来维持麻醉。硬膜外导管可以用于术后持续镇痛。

两点穿刺法指蛛网膜下腔阻滞和硬膜外阻滞分别在不同点穿刺。按外科手术需要，可在下胸段或上腰段棘突间隙先行硬膜外隙阻滞麻醉穿刺置入导管备用，然后在 $L_{3\sim4}$ 间隙用蛛网膜下腔阻滞穿刺针穿刺直达蛛网膜下腔，注入蛛网膜下腔阻滞药。两点穿刺法管理办法与一点法相同。

六、骶管阻滞

骶管阻滞是硬膜外阻滞的一种，经骶管裂孔将局部麻醉药注入骶管腔内，阻滞骶部脊神经，常用于肛门、会阴部手术。骶骨是由五个骶椎融合而成的三角形骨块，上连腰椎，下接尾骨。各骶椎的椎孔上下融合而成骶管。骶管是硬膜外隙的下段，上与腰段硬膜外隙相通。成人骶管长 9 ～ 12 cm，容积为 15 ～ 20 ml。左右椎板未在中线融合而形成骶管的下口，称为骶管裂孔，为骶管麻醉穿刺进针点。穿刺时患者取侧卧或俯卧位，腰背向后屈曲呈弓状，双膝向腹部靠拢。自尾骨向上摸清骶管裂孔后，在其上用 7 号针头垂直于皮肤进针，穿过骶尾韧带可有阻力消失感。此时将穿刺针向尾侧倾斜，与皮肤呈 30° ～ 45° 顺势推进 2 cm 即可达到骶管腔。回抽无脑脊液或血液，即可注药。注药时应无阻力，不应出现局部皮下肿胀。应先注入试验量 5 ml，观察 5 min 无任何不良反应后，再注入 15 ml 局部麻醉药液。骶管阻滞所用局部麻醉药液种类与浓度和硬膜外阻滞相同。骶管内静脉丛丰富，骶管阻滞时局部麻醉药毒性反应发生率略高于硬膜外阻滞。如穿刺针进入过深达硬膜囊内，局部麻醉药液可注入蛛网膜下腔，引起全脊椎麻醉。

第五节 全身麻醉

麻醉药经呼吸道吸入或静脉、肌内注射进入人体内，产生中枢神经系统的可逆性抑制作用，临床表现为神志消失、全身痛觉丧失、遗忘、反射抑制和一定程度的肌肉松弛，这种方法称为全身麻醉，临床常简称为全麻。对中枢神经系统抑制的程度与血液内的药物浓度有关，并且可以调控。这种抑制是完全可逆的，当药物被代谢或从体内排出后，患者的神志可逐渐恢复。

一、全身麻醉药

（一）吸入麻醉药

吸入麻醉药是指经呼吸道进入人体内并产生全身麻醉作用的药物，一般用于全身麻醉的维持，有时也用于麻醉诱导。

1．理化性质与药理性能　常用吸入麻醉药多为卤素类，经呼吸道吸入后，作用于脑细胞膜产生全身麻醉作用。吸入麻醉药的油 / 气分配系数（即脂溶性）和血 / 气分配系数，对其药理性能有明显影响。吸入麻醉药的强度以最低肺泡有效浓度（minimum alveolar concentration，MAC）来衡量。MAC 是指某种吸入麻醉药在一个大气压下与纯氧同时吸入时，能使 50%患者在切皮时不发生摇头、四肢运动等反应时的最低麻醉药肺泡浓度。因为 MAC 是不同麻醉药的等效价浓度，所以能反映该麻醉药的效能。MAC 越小，麻醉效能越强。由表 10-7 可见，吸入麻醉药的强度与油 / 气分配系数呈正比关系，油 / 气分配系数越高，麻醉强度越大，MAC 越小。麻醉深度与脑内吸入麻醉药的分压相关，当肺泡、血液和脑组织的吸入麻醉药分压达到平衡状态时，肺泡浓度（FA）可反映吸入麻醉药在脑内的分布情况。因此，MAC 也可以作为衡量麻醉深度的指标。吸入麻醉药的可控性与其血 / 气分配系数相关。血 / 气分配系数越低的吸入麻醉药，其在肺泡、血液和脑组织中的分压越容易达到平衡状态，因而在中枢神经系统内的浓度越容易得到控制。由表 10-7 可见，地氟烷和七氟烷的血 / 气分配系数较低，因此其诱导和恢复速度都较快。

表 10-7　吸入麻醉药的理化性质

药物	分子量	油 / 气分配系数	血 / 气分配系数	代谢率（%）	MAC（%）
乙醚	74	65	12	2.1 ~ 3.6	1.9
氧化亚氮	44	1.4	0.47	0.004	105
氟烷	197	224	2.4	15 ~ 20	0.75
恩氟烷	184	98	1.9	2 ~ 5	1.7
异氟烷	184	98	1.4	0.2	1.15
七氟烷	200	53.4	0.6	2.3	2.0
地氟烷	168	18.7	0.42	0.02	6.0

2．影响肺泡药物浓度的因素　肺泡浓度（FA）是指吸入麻醉药在肺泡内的浓度，而吸入浓度（FI）是指从环路进入呼吸道的药物浓度。临床上常以 FA/FI 来比较不同药物肺泡浓度上升的速度。FA 和 FA/FI 的上升速度取决于麻醉药的输送和由肺循环摄取的速度，影响因素有：

（1）通气效应：肺泡通气量增加，可将更多的药物输送到肺泡以补偿肺循环对药物的摄取，结果是加速 FA 升高和 FA/FI 上升的速度。药物的血 / 气分配系数越大，被血液摄取也越多。因此，对于血 / 气分配系数大的药物来说，通气量增加对 FA/FI 升高的影响更明显。

（2）浓度效应：FI 不仅可影响 FA 的高低，而且可影响 FA 上升的速度，即 FI 越高，FA 上升速度越快，称为“浓度效应”。假如吸入浓度为 100%，则 FA 上升非常快。因为这时 FA 只取决于肺通气时向肺内输送气体的速度，肺循环对药物的摄取已不能限制 FA/FI 的上升速度。

（3）心排血量（cardiac output，CO）：麻醉药是以扩散方式由肺泡向血液转移的。在肺通气量不变时，CO 增加，通过肺循环的血流量也增加，被血液摄取并移走的麻醉药也增加，结果 FA 上升速度减慢。CO 对肺泡药物浓度的影响还与药物的血 / 气分配系数有关。药物的血 /

气分配系数越大，CO 增加引起的血液摄取量也越多，肺泡药物浓度降低也越明显。

(4) 血 / 气分配系数：指麻醉药气体与血液达到平衡时，单位容积血液中该气体的溶解量。血 / 气分配系数越高，被血液摄取麻醉药越多，肺泡中麻醉药浓度上升减慢，麻醉诱导期延长，麻醉恢复也较慢。从临床角度讲，血 / 气分配系数越低，表示麻醉诱导期 FA 上升速度越快，麻醉恢复期 FA 降低速度也越快，肺泡、血液和脑组织之间容易达到平衡状态，麻醉深度容易控制。吸入麻醉药的可控性与血 / 气分配系数呈反比关系。

(5) 麻醉药在肺泡和静脉血中的浓度差（FA-V）：FA-V 越大，肺循环摄取的药量越多，即肺血从肺泡带走的麻醉药越多。在诱导早期，混合静脉血中的麻醉药接近零，FA-V 很大，可促进血液对麻醉药的摄取。随着麻醉的加深和时间的延长，静脉血中麻醉药浓度增加，使 FA-V 降低，血液对麻醉药的摄取速度减慢，摄取量亦减少，最终达到相对稳定状态。

3．代谢和毒性 吸入麻醉药的脂溶性较大，很难以原型经肾排出，绝大部分由呼吸道排出，仅小部分在体内代谢后随尿液排出。主要代谢场所是肝，细胞色素 P450 是重要的药物氧化代谢酶，能加速药物的氧化代谢过程。此外，有些药物具有药物代谢酶诱导作用，可加速其自身代谢速度。由于药物的代谢过程及其代谢产物对肝功能和肾功能都有不同程度的影响，因此，衡量药物的毒性涉及其代谢率、代谢中间产物及最终产物的毒性。

4．常用吸入麻醉药 常用吸入麻醉药的作用特点见表 10-8。

表 10-8 常用吸入麻醉药的作用特点

	神经系统	心血管系统	呼吸系统	优、缺点
氧化亚氮	血流量↑↑ 颅内压↑	肺血管阻力↑↑ 心肌收缩力↓↓	无刺激，无损害，呼吸↓	与其他麻醉药复合麻醉维持，肠梗阻患者浓度不宜＞3%
恩氟烷	脑血流量↑↑ 颅内压↑↑	心肌收缩力↓↓ 外周血管阻力↓	无刺激，呼吸↓↓↓	脑电图癫痫样棘波和爆发性抑制，癫痫病史者应慎用
异氟烷	脑血流量↑ 颅内压↑	心肌收缩力↓ 外周血管阻力↓↓↓ 冠状动脉扩张，冠状动脉盗血	有刺激性，舒张支气管平滑肌	可用于控制性降压，可增强非去极化类肌松药的作用
七氟烷	脑血流量↑↑ 颅内压↑↑	心肌收缩力↓ 外周血管阻力↓↓	无刺激性，呼吸↓↓↓，舒张支气管平滑肌	可增强非去极化类肌松药的作用，不宜使用钠石灰的全封闭麻醉
地氟烷	高浓度时脑血流量↑↑，其自身调节能力↓↓	心肌收缩力↓ 高浓度外周血管阻力↓↓	有刺激性，呼吸↓	可增强肌松药的作用；适用于心脏手术、心脏病患者，非心脏手术、门诊手术患者的麻醉；需要特殊的蒸发器

注：“↑”表示轻度增加 / 升高，“↑↑”表示增加 / 升高，“↓”表示轻度抑制 / 降低，“↓↓”表示抑制 / 降低，“↓↓↓”表示明显抑制 / 降低

（二）静脉麻醉药

经静脉注射进入体内，通过血液循环作用于中枢神经系统而产生全身麻醉作用的药物，称为静脉麻醉药。其优点为诱导快，对呼吸道无刺激，无环境污染，使用时无需特殊设备。常用静脉麻醉药见表 10-9。

表 10-9 常用静脉麻醉药的特点

	神经系统	心血管系统	呼吸系统	优、缺点
硫喷妥钠	脑血流量↓↓ 颅内压↓↓ 脑代谢率↓↓ 氧耗量↓↓	心肌收缩力↓↓ 外周血管阻力↓↓	有刺激，中枢呼吸↓↓↓	诱导易致喉痉挛，控制惊厥
氯胺酮	脑血流量↑↑ 颅内压↑↑ 脑代谢率↑↑	心率↑↑，外周血管和肺血管阻力↑↑，休克、交感神经高度兴奋时心肌收缩力↓↓	气道分泌物↑↑，量大、快速注射时呼吸↓↓↓	镇痛作用显著，用于小儿基础麻醉，加强阻滞麻醉作用，一过性呼吸暂停，幻觉、噩梦及精神症状，眼压和颅内压升高
依托咪酯	脑血流量↓↓ 颅内压↓↓ 脑代谢率↓↓	冠状动脉扩张↑	量大时呼吸↓	年老体弱和危重患者及心血管疾病患者麻醉诱导，肌阵挛，对静脉有刺激性，恶心、呕吐，反复、持续用药可抑制肾上腺皮质功能
丙泊酚	脑血流量↓↓ 颅内压↓↓ 脑代谢率↓↓	心肌收缩力↓↓↓ 外周血管阻力↓↓↓	呼吸↓↓↓	轻微镇痛，插管反应较轻，用于门诊手术的麻醉和阻滞麻醉的辅助药，用于ICU患者，对静脉有刺激
γ-羟丁酸钠	中枢神经活动↓	循环轻度兴奋	量大时呼吸↓↓↓	镇痛作用很弱，适用于小儿、老年及体弱者。毒性低，不良反应较少，但可引起锥体外系不良反应

注：“↑”表示轻度增加/升高，“↑↑”表示增加/升高，“↓”表示轻度抑制/降低，“↓↓”表示抑制/降低，“↓↓↓”表示明显抑制/降低

（三）肌肉松弛药

肌肉松弛药简称肌松药，这类药选择性地作用于神经肌肉接头，可暂时干扰正常神经肌肉的兴奋传递，从而使肌肉松弛。

1．肌松药的作用机制和分类　神经肌肉接头包括突触前膜、突触后膜和介于前、后膜之间的突触间隙。在生理状态下，当神经兴奋传至运动神经末梢时，引起位于突触前膜的囊泡破裂，将递质乙酰胆碱向突触间隙释放，并与突触后膜的乙酰胆碱受体相结合，引起肌纤维去极化而诱发肌肉收缩。肌松药主要在神经肌肉接头处干扰神经冲动的传导。根据干扰方式的不同，主要将肌松药分为去极化类肌松药和非去极化类肌松药两类。

（1）去极化类肌松药：以琥珀胆碱为代表。琥珀胆碱的分子结构与乙酰胆碱相似，与乙酰胆碱受体结合后可产生与乙酰胆碱相同的作用，引起突触后膜去极化和肌纤维成束收缩。琥珀胆碱与受体的亲和力较强，而且在神经肌肉接头处不易被胆碱酯酶分解，因而作用时间较长，使突触后膜不能复极化而处于持续的去极化状态，对神经冲动释放的乙酰胆碱不再发生反应，结果产生肌肉松弛作用。当琥珀胆碱在神经肌肉接头处的浓度逐渐降低，突触后膜复极化，神经肌肉传导功能才恢复正常。

（2）非去极化类肌松药：以筒箭毒碱为代表。这类肌松药与突触后膜的乙酰胆碱受体结合能力较强，但缺乏内在活性，不引起突触后膜去极化。肌松药和乙酰胆碱与受体竞争性结合，具有明显的剂量依赖性。应用胆碱酯酶抑制药（如新斯的明）后，使乙酰胆碱的分解减慢，可反复与肌松药竞争性结合受体。一旦乙酰胆碱与受体结合的数量达到阈值，即可引起肌肉收缩。因此，非去极化类肌松药的作用可被胆碱酯酶抑制药所拮抗。

2．常用肌松药　常用肌松药见表 10-10。

表 10-10 常用肌松药

	琥珀胆碱	泮库溴铵	维库溴铵	阿曲库铵	罗库溴铵
首次剂量（mg）	1 ~ 1.5	0.1 ~ 0.12	0.1 ~ 0.2	0.5 ~ 0.6	0.6 ~ 1.0
起效时间	30 ~ 60 s	2 ~ 3 min	2 ~ 3 min	2 ~ 3 min	50 ~ 90 s ~ 90 s
作用时间	10 ~ 15 min	60 ~ 120 min	30 ~ 45 min	30 ~ 45 min	45 ~ 60 min
循环系统	心动过缓或心律失常，血清钾升高	心率增快，心动过速，血压升高	影响小	影响轻微	无心血管作用
优、缺点	禁用于高血钾、穿透性眼损伤及青光眼患者；血浆胆碱酯酶水解	心动过速和高血压患者慎用；肝代谢，经肾排出	适用于心肌缺血和心脏病患者。肝代谢，经胆汁、肾排出。通过胎盘浓度为维库溴铵的 1/2	轻度组胺释放；Hoffman 降解；用于肝、肾衰竭患者；对新生儿呼吸影响小	肝代谢，经胆汁排出；用于琥珀胆碱禁用时行气管插管

二、气管内插管

气管内插管是将特制的气管导管，经口腔或鼻腔插入患者气管内，是麻醉医师必须熟练掌握的基本操作技能，也是临床麻醉的重要组成部分。其目的在于：①麻醉期间保持患者的呼吸道通畅，防止异物进入呼吸道，及时吸出气管内分泌物或血液；②进行有效的人工或机械通气，防止患者缺氧和二氧化碳蓄积；③便于吸入麻醉药的应用。气管内插管在危重患者的抢救中发挥了重要作用。常用插管方法有经口或鼻明视插管和经鼻盲探气管内插管。

（一）经口明视插管

借助喉镜在直视下暴露声门后，将导管经口腔插入气管内。

1．将患者头向后仰，双手将下颌向前、向下托起，以使口张开。

2．左手持喉镜由右口角放入口腔，将舌推向左侧后缓慢推进，可见到悬雍垂。将镜片垂直提起前进，直到看见会厌。

3．挑起会厌以显露声门。如采用弯镜片插管，则将镜片置于会厌与舌根交界处（会厌谷），用力向前上方提起，使舌骨会厌韧带紧张，会厌翘起紧贴喉镜片，即显露声门（图 10-6）。如用直镜片插管，则应直接挑起会厌，即显露声门（图 10-7）。

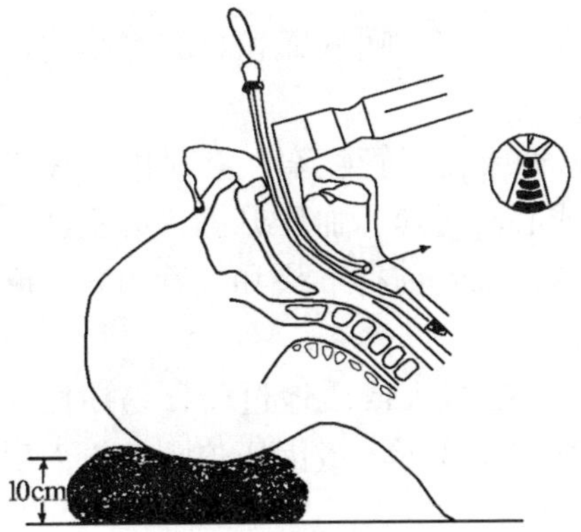

图 10-6 用弯喉镜显露

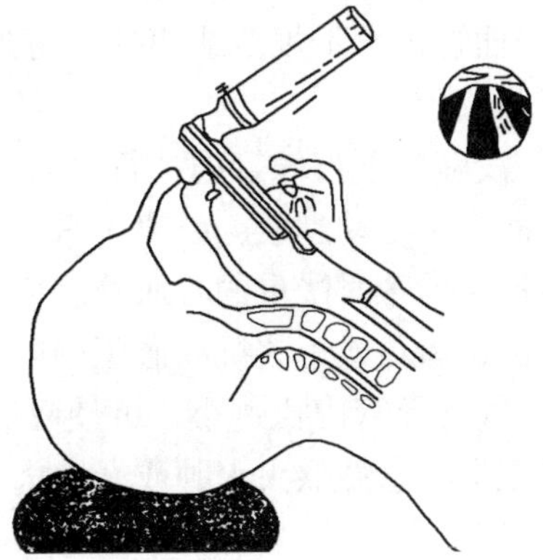
图 10-7 用直喉镜显露

4．右手持导管的中上段，将其前端由右口角进入口腔，接近并插入声门。导管插入气管内的深度成人为 4 ~ 5 cm，导管尖端至中切牙的距离为 18 ~ 22 cm。

5．确认导管已进入气管内方可固定。确认导管进入气管内的方法有：①按压胸部，导管口有气流；②人工通气可见双侧胸廓对称起伏，听诊双肺可闻及清晰的肺泡呼吸音；③如用透明导管，则吸气时管壁清亮，呼气时可见明显的“白雾”样变化；④患者如有自主呼吸，接麻醉机后可见呼吸囊随患者呼吸而扩张和收缩；⑤如监测呼气末 CO_2 分压（$ETCO_2$）有显示，则可确认无误。

（二）经鼻盲探气管内插管

1．以 1%丁卡因做鼻咽腔内表面麻醉，并滴入 3%麻黄碱溶液使鼻腔黏膜血管收缩，以减少出血。

2．经环甲膜穿刺气管内注入局部麻醉药，行气管表面麻醉。

3．插管时必须保留自主呼吸，以便根据呼出气流的强弱来判断导管前进的方向。

4．导管插入过程中注意听诊呼出气流的强弱，同时左手调整患者头部位置，以寻找呼出气流最强的位置（图 10-8）。

5．于呼气（声门张开）时将导管迅速插入。如进入声门，则感到推进阻力减小，导管口呼出气流非常明显，接麻醉机后可见呼吸囊随患者呼吸而扩张和收缩，清醒患者无法发声表明导管插入气管内（图 10-9）。

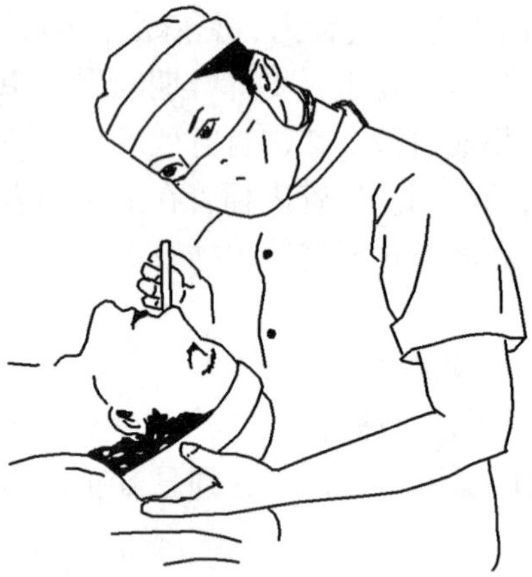

图 10-8　经鼻腔盲探插管方法

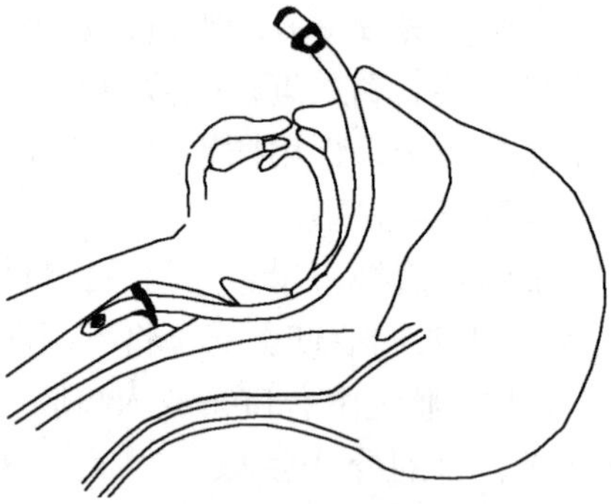

图 10-9　导管经鼻腔插入气管内

（三）气管内插管的并发症

1．插管技术不规范或粗暴，可致牙齿损伤或脱落，口腔、咽喉部和鼻腔黏膜出血，颞下颌关节脱位。

2．浅麻醉下行气管内插管，可引起剧烈咳嗽、憋气或支气管痉挛，有时由于迷走神经过度兴奋而产生心动过缓、心律失常，甚至心搏骤停，或心动过速、血压升高、心室颤动。应采取措施预防插管时严重的心血管反应，如适当加深麻醉，插管前行喉头和气管内表面麻醉，应用麻醉性镇痛药或短效抗高血压药以及肌肉松弛药等。

3．气管导管内径过小，可使呼吸阻力增加。导管内径过大或质地过硬，易损伤呼吸道黏膜，甚至引起急性喉头水肿或慢性肉芽肿。导管过软则容易变形，或因压迫、扭折而引起呼吸道梗阻。

4．导管插入过深可误入一侧支气管内，引起通气不足、缺氧或术后肺不张。插入过浅可因患者体位改变而意外脱出，导致严重意外发生。因此，插管后及体位改变时应仔细检查导管插入深度，听诊双肺呼吸音是否对称。

三、全身麻醉的实施

（一）全身麻醉诱导

全身麻醉诱导是指患者接受全身麻醉药后，由清醒状态到神志丧失，进行气管内插管的阶段，方法包括吸入诱导法、静脉诱导法。

1. 吸入诱导法 将面罩置于患者口鼻部，右手轻握气囊，吸氧去氮后开启麻醉药蒸发器并逐渐增加吸入浓度，待患者意识消失，静脉注射肌松药后行气管内插管。吸入麻醉诱导必须保持自主呼吸，现较少使用，主要用于小儿麻醉或某些特殊患者，如重症肌无力患者。

2. 静脉诱导法 优点在于诱导迅速，患者舒适，无环境污染，但麻醉深度的分期不明显，对循环的干扰较大。开始诱导时，先以面罩吸入纯氧 2 ~ 3 min，增加氧储备并排出肺及组织内的氮气。根据病情选择合适的静脉麻醉药及剂量，从静脉缓慢注入并严密监测患者的意识、循环和呼吸变化。待患者神志丧失后再注入肌松药，人工控制呼吸，行气管内插管。插管成功后，立即与麻醉机相连接并行人工呼吸或机械通气。

（二）全身麻醉维持

全身麻醉维持期的主要任务是维持适当的麻醉深度以满足手术的要求，同时加强对患者的管理，保证循环和呼吸等生理功能的稳定。

1. 吸入麻醉药维持 经呼吸道吸入一定浓度的气体麻醉药，以维持适当的麻醉深度。目前，吸入的气体麻醉药为氧化亚氮，挥发性麻醉药为氟化类麻醉药，如恩氟烷、异氟烷等。临床上常将 N_2O-O_2 挥发性麻醉药合用，N_2O 的吸入浓度为 50% ~ 70%，对挥发性麻醉药的吸入浓度可根据需要进行调节，需要肌肉松弛时可加用肌松药。挥发性麻醉药应采用专用蒸发器以控制其吸入浓度。

2. 静脉麻醉药维持 为全身麻醉诱导后经静脉给药维持适当麻醉深度的方法。静脉给药方法有单次、分次和连续注入法三种，应根据手术需要和不同静脉全身麻醉药的药理特点选择给药方法。单一的静脉全身麻醉药仅适用于全身麻醉诱导和短小手术，而对复杂或时间较长的手术，应连续注入、泵入或靶控输注维持麻醉。

3. 复合麻醉 是指两种或两种以上的麻醉药和（或）方法复合应用，彼此取长补短，以达到最佳临床麻醉效果。随着静脉和吸入全身麻醉药品种的日益增多，麻醉技术的不断完善，应用单一麻醉药（如乙醚）达到所有全身麻醉作用的方法，基本上不再应用，而复合麻醉在临床上得到越来越广泛的应用。根据给药的途径不同，复合麻醉可大致分为全静脉复合麻醉、静脉与吸入麻醉药复合的静吸复合麻醉、全身麻醉与局部麻醉复合麻醉等。

四、全身麻醉的并发症及处理

（一）呼吸系统并发症

1. 呕吐与窒息 饱腹患者及上消化道出血和肠梗阻的患者，全身麻醉时易发生呕吐，并因误吸呕吐物而造成窒息或吸入性肺炎。呕吐可发生在麻醉诱导期、术中或麻醉苏醒期。患者在呕吐前常有恶心、唾液分泌增加、吞咽动作及痉挛性呼吸等先兆症状。患者一旦出现呕吐，应将其置于头低位，头偏向一侧，使呕吐物容易引出，避免进入呼吸道，同时应用纱布及吸引器将口、鼻腔内的食物残渣清除干净。必要时进行气管插管或支气管镜检查，清除呼吸道内的呕吐物。如大量（$>$ 25 ml）低 pH（pH $<$ 2.5）胃液误吸入下呼吸道，将迅速引起小支气管周围渗出性反应，间质出血和水肿，出现哮喘、咳嗽和发绀等化学性肺炎的症状。对化学性肺炎的治疗，除给予氨茶碱和抗生素外，还可经气管导管或支气管镜以 5 ~ 10 ml 生理盐水做支气管反复冲洗，2 ~ 3 天内给予大剂量糖皮质激素，以抑制支气管周围的渗出反应。必要时，行呼吸治疗以维持机体氧合正常。

2．呼吸道梗阻　以声门为界，分为上呼吸道梗阻和下呼吸道梗阻或两者兼有。

（1）上呼吸道梗阻：最常见的原因是舌后坠（图 10-10）及咽喉部积存分泌物。舌后坠时可听到鼾声，咽喉部有分泌物则呼吸时有水泡音。上呼吸道梗阻时常出现以吸气困难为主的症状，处理应将下颌托起（图 10-11），放入口咽通气道（图 10-12）或鼻咽通气道（图 10-13），及时吸净咽喉部分泌物。

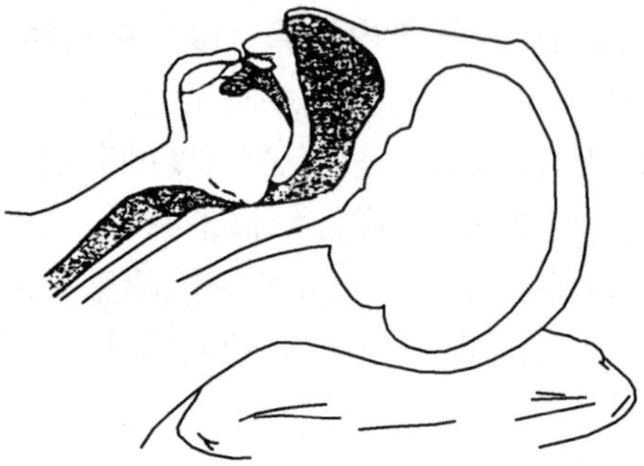

图 10-10　舌后坠引起呼吸道梗阻

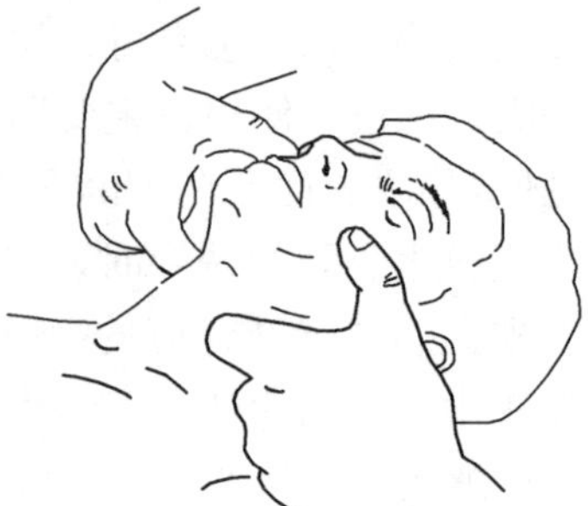

图 10-11　托起下颌

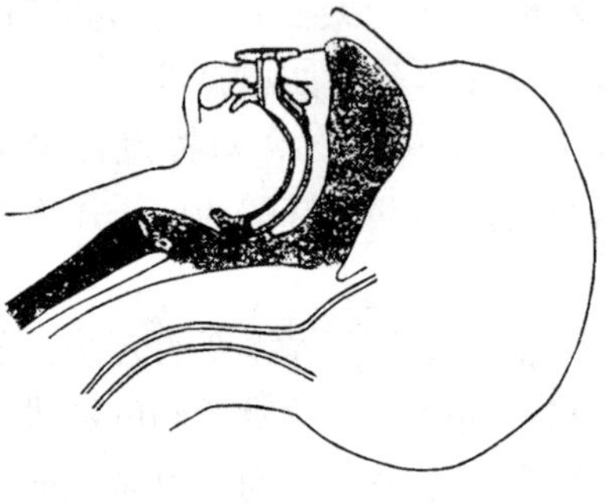

图 10-12　放置口咽通气道

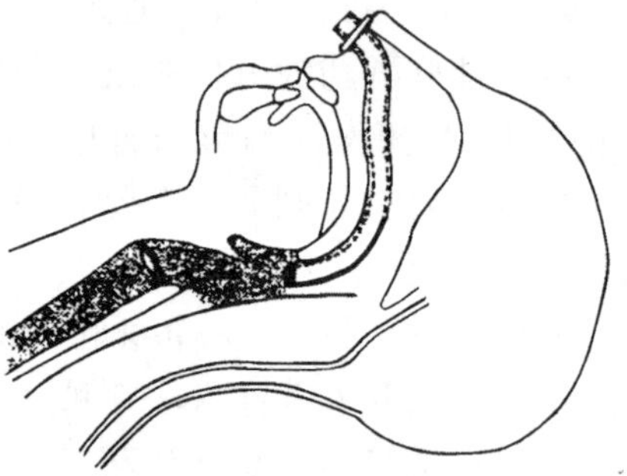

图 10-13　放置鼻咽通气道

（2）下呼吸道梗阻：常因气管、支气管内分泌物或支气管痉挛而引起。行气管插管的患者，可发生导管扭曲、受压，导管插入过深误入一侧支气管，导管被黏稠痰液阻塞等情况。梗阻严重者可出现缺氧、二氧化碳蓄积、心动过速和血压下降。因此，全身麻醉时应及时吸净呼吸道内分泌物。支气管痉挛时，可用氨茶碱 250 mg 静脉注射或吸入支气管扩张药，并增加吸入氧浓度，防止缺氧。

3．急性肺不张　呼吸道梗阻是肺不张最常见的原因。弥散性肺泡萎陷或肺段、肺叶甚至一侧肺完全萎陷，可使患者失去通气功能。分泌物较多且黏稠度增加，咳痰无效，阻塞支气管，远端肺泡内气体被吸收，可导致肺泡萎陷。此外，全身麻醉期间间歇正压通气，潮气量比较恒定，吸入气体大多仅到达一定肺区，长时间作用使某些未被膨胀的肺泡内气体被吸收后，也可导致肺泡萎陷。因此，对于多痰的患者术前应充分准备，术中应及时吸除呼吸道内分泌物。施行机械通气应采用大潮气量（10 ~ 15 ml/kg）低频率（8 ~ 12 次 / 分），并定时扩张肺。对于开胸患者，在关闭胸腔前应吸痰后彻底扩张所有肺组织。吸入气体应保持一定的温度和湿度。术后经常变动患者体位，施行完善的术后镇痛，鼓励咳嗽，早期离床活动。发生肺不张时，小片散在肺不张患者可无明显症状，大片肺不张可导致咳嗽、呼吸急促和发绀。如咳嗽、吸痰无效，则应行支气管镜吸痰，并给予抗生素治疗。

（二）循环系统并发症

1．低血压　麻醉过深，术中失血过多、血容量不足，手术直接或反射性刺激迷走神经的心脏支，均可引起血压明显下降。出现低血压时应降低麻醉深度，及时补充血容量，必要时暂停手术操作，待麻醉深度调整适宜，血压平稳后再继续手术。

2．高血压　麻醉过浅、镇痛不足、低氧血症与高碳酸血症、术中补液超负荷和升压药应用不当、吸痰刺激、术中寒战，以及膀胱高度膨胀等均可引起高血压。首先要发现和了解高血压的原因，并给予相应的处理，减少不必要的刺激，适当应用药物治疗。

3．心律失常　麻醉深度不当、手术刺激、低血压、二氧化碳蓄积及缺氧均可引起心律失常。原有心功能不全，特别是心律失常的患者，麻醉过程中更易发生心律失常，应特别注意维持患者血流动力学稳定及心肌氧供需平衡，并针对不同原因进行处理。

4．心搏骤停与心室颤动　是麻醉和手术过程中最严重的意外事件，两者都使心脏失去排血功能，全身血液循环陷入停顿状态。心搏骤停的原因较为复杂，但多发生在已有心肌缺氧、休克、电解质紊乱、体温过低的患者。麻醉深度不当、呼吸道梗阻、强烈的手术刺激、血流动力学急剧变化等，都可以成为触发因素。心搏骤停须及时诊断，积极处理，尽快行心肺复苏，方能使患者转危为安。

（三）中枢神经系统并发症

1．高热、抽搐和惊厥　常见于小儿麻醉，由于婴幼儿的体温调节中枢尚未发育健全所致。如高热时不立即予以处理，可以引起抽搐甚至惊厥。当发现体温升高时，应积极控制体温，抽搐后需立即提高吸入氧浓度，静脉注射少量硫喷妥钠，同时积极进行物理降温，特别是头部降温。此外，还应注意除外麻醉药引起的恶性高热所导致的代谢亢进。

2．苏醒延迟　现代麻醉方法使患者在手术结束不久即可清醒。若全身麻醉后超过 2 h 意识仍不恢复，可认为麻醉苏醒延迟。其原因可能是麻醉药用量过大，也可能是循环或呼吸功能恶化以及严重的水、电解质紊乱，贫血或糖代谢异常，应针对不同原因进行处理。

第六节　麻醉期间和麻醉恢复期的监测与处理

要切实做到保障手术患者的生命安全，关键在于加强麻醉期间和麻醉恢复期患者的监测。良好和周密的监测，能快速、准确地发现问题并把信息反馈给麻醉医生来进行及时处理，从而避免严重的麻醉意外和并发症的发生。

1．呼吸功能　围麻醉期对患者呼吸的观察主要包括呼吸频率、幅度和呼吸道通畅程度，应善于识别呼吸异常情况。最简单的措施是将听诊器置于胸背部，仔细听呼吸音的变化。浅而快的呼吸是呼吸功能不全的表现，常使潮气量锐减，引起低氧血症。麻醉恢复期容易发生呼吸道梗阻，表现为呼吸困难、吸气时胸廓软组织凹陷、辅助呼吸肌用力、鼻翼扇动，甚至全身皮肤发绀。潮气量减低可能因麻醉过深使呼吸中枢受抑制，或肌松药的残余影响，或椎管内麻醉平面过高所致。麻醉、手术中除进行上述观察外，还可应用呼吸流量计确切测量潮气量、每分通气量、气道阻力和肺顺应性。监测呼气末 CO_2 浓度可以了解患者的通气情况。使用气体浓度测定仪还可监测呼吸回路内吸入性麻醉药和吸入气中的氧浓度。对于危重患者，可做动脉血气分析，测定血液酸碱度及氧和二氧化碳分压，以明确患者体内氧合情况。

缺氧和二氧化碳蓄积，对呼吸和循环的影响很大，处理不及时可引起严重后果。许多麻醉意外都直接或间接与缺氧或二氧化碳蓄积有关。缺氧时，因血红蛋白未充分氧合，皮肤或黏膜有发绀表现，但在缺氧的早期或严重贫血患者，发绀现象难以觉察。二氧化碳蓄积的早期，血压升高，脉搏增快，呼吸加深、加快，肌肉紧张度增加。由于毛细血管扩张，表现为面部潮红。在二氧化碳迅速排出后，血压可能突然下降或偶有呼吸暂停的现象。严重缺氧与二氧化碳蓄积的患者，可表现为呼吸不规则，血压下降，脉搏减慢，心律失常，最终可导致呼吸、心搏骤停。贫血和术中失血较多的患者，面部和结膜颜色苍白，应及时输血。麻醉过程中患者的甲床和黏膜出现发绀或苍白，四肢厥冷而出汗，说明患者微循环灌注不良，病情严重，应立即寻找原因，积极进行处理。脉搏血氧饱和度（SpO_2）由于能无创伤连续经皮监测血氧饱和度，且在一定范围内与 PaO_2 呈线性相关，已广泛应用于临床麻醉，尤其在麻醉恢复阶段，对于判断即将拔除气管导管的患者的氧合状态非常重要。

2．循环功能　对患者循环功能的了解，一般可通过监测心电图、血压、脉搏、脉压以及每小时尿量的变化来判断。通过心电图监测可以观察心脏的电生理活动情况，及时发现心律失常或心脏传导异常，了解心肌供血情况及是否存在心肌缺血，评价麻醉药物对心肌的影响，在提示电解质异常方面也有一定参考意义。血流动力学监测是重症监测和治疗的重要手段，可分为无创和有创监测两大类。前者是应用对机体组织没有机械损害的方法，经皮肤或黏膜等途径间接取得有关资料。后者是指经体表插入各种导管或监测探头到心脏或血管腔内，利用各种监测仪或监测装置直接测定各项生理参数。通过对所测得的数据进行分析和演算获得相关信息，从而及时、准确地监测心血管系统的功能，以估计病情、明确诊断和指导治疗。对于心功能较差者、危重患者以及行大手术患者，可插入肺动脉导管（Swan-Ganz），以测定肺毛细血管楔压（pulmonary capillary wedge pressure，PCWP），了解左心功能。如能同时测定心排血量，则可计算体循环和肺循环的血流动力学状态。

3．神经肌肉功能　在麻醉期间和术后监测肌松药作用的起效、维持和消退，目的是能做到在术中合理地使用肌松药，减少不良反应，术后及时、正确地使用拮抗药，逆转肌松药的残余作用。目前，临床监测肌松药的最佳方法是使用神经刺激器，即通过其刺激周围神经干，诱发该神经支配肌群的收缩。根据肌肉收缩效应，评价肌松药的作用程度、时效与阻滞性质。使用单次刺激方式，肌震颤抑制 90%以上可顺利完成气管插管，腹部手术要求肌震颤保持被抑制 90%左右。使用四个成串刺激方式时，$T4/T1 > 0.75$ 提示临床肌张力已完全恢复。麻醉恢复期可通过抬头和压舌板对抗等简单检测方法判断神经肌肉恢复情况。

4．定期测量体温　监测体温可减少高热和围术期低温的发生，特别是小儿，其体温易受周围环境温度的影响，随室温上升或下降。因此，小儿麻醉中连续监测体温尤为重要。在监测体温时，应观察体核温度而非体表温度，将温度计的探头插入直肠或食管内进行测定。观察眼球和瞳孔的变化，除有助于对麻醉深度进行判断外，还可了解有无缺氧。眼球固定和瞳孔散大以及对光反应迟钝甚至消失，均为中枢深度抑制或缺氧的表现。

5．其他　对患者情况的观察除应注意呼吸、循环、神经系统变化外，还应注意评估患者的疼痛程度，恶心、呕吐情况，评估术后的补液情况以及患者的尿量和排尿情况，各种引流和出血情况。

现代麻醉学的发展使越来越多的监测仪器和设备应用于临床，显著地提高了麻醉的安全性。但是过多的监测可能会令人陷入假安全感，过分依赖监测仪也会使麻醉医师疏远患者。所以麻醉期间对各项生理指标的观察依然非常重要。通过密切而细致地观察患者，常能及早发现一些先兆，及时予以处理。

自测题

一、选择题

1．麻醉前常见的用药不包括

A．镇静药

B．催眠药

C．麻醉性镇痛药

D．抗胆碱药

E．止吐药

2．手法解除舌后坠方法最有效的是

A．抬颈法

B．提颏法

C．托下颌法

D．偏头法
E．排痰法
3．关于局部麻醉药中加入肾上腺素的问题，下列正确的是
A．在末梢动脉部位（如手指、足趾、阴茎等处），不能加入肾上腺素，以防引起组织坏死
B．气管内表面麻醉的局部麻醉药液要加入肾上腺素，因为肾上腺素可引起气管平滑肌扩张，加速局部麻醉药的起效
C．对老年患者、糖尿病以及外周血管痉挛性疾病患者，局部麻醉药中可加入正常剂量的肾上腺素
D．对于采用氟烷进行全身麻醉的患者，辅以局部麻醉药时可加入肾上腺素，以防发生严重心律失常
E．对甲状腺功能亢进症患者使用的局部麻醉药中可加入正常剂量的肾上腺素
4．下列不是局部麻醉药毒性反应的常见原因的是
A．一次超量
B．超敏反应
C．作用部位血供丰富，吸收过快
D．患者体质衰弱，耐受能力降低
E．误注入血管
5．成人脊髓终止于
A．第 1 腰椎下缘
B．第 2 腰椎下缘
C．第 3 腰椎下缘
D．第 4 腰椎下缘
E．第 12 胸椎下缘
6．硬膜外阻滞最危险的并发症是
A．异常广泛阻滞
B．麻醉药物中毒
C．穿破胸膜
D．全脊椎麻醉
E．脊髓损伤
7．蛛网膜下腔阻滞时血压下降的主要原因是
A．术前脱水
B．心动过缓
C．交感神经节纤维阻滞
D．肌张力下降
E．肾上腺素能神经纤维阻滞
8．全身麻醉患者术后早期低血压的主要原因是
A．血容量不足
B．心律失常
C．心肌功能受抑制
D．麻醉药的抑制作用
E．外周阻力下降

二、名词解释

1．吸入麻醉 2．局部麻醉药过敏反应 3．全脊椎麻醉 4．苏醒延迟

三、问答题

1．简述局部麻醉药中毒的临床表现及防治原则。
2．引起苏醒延迟的主要原因有哪些？

（陈 磊）

第十一章

疼痛治疗

第十一章数字资源

思政之光

学习目标

通过本章内容的学习，学生应能够：

识记：

1. 说出疼痛的评估方法。
2. 说出慢性疼痛的治疗药物。

理解：

1. 分析慢性疼痛的治疗方法。
2. 解释手术后镇痛方法。

运用：

1. 对各种慢性疼痛进行有效治疗。
2. 爱护、体贴患者，对不同病情的手术后患者选择合适的术后镇痛方法。

第一节 概 述

疼痛是一种与组织损伤有关的，令人不愉快的感觉和情绪上的体验。不同个体对疼痛的感受可有明显差异，同一个体在不同时期对疼痛的反应也可不同。

一、疼痛引起的生理变化

（一）呼吸系统

疼痛可使氧耗和二氧化碳生成增加，对于合并肺部疾病的患者，可使呼吸做功明显增加。特别是胸部和腹部的疼痛，由于被动制动，胸、腹部活动减弱，使潮气量和功能残气量下降，从而促进肺不张发生、通气血流灌流比值下降和低氧血症。另外，由于患者恐惧疼痛，不愿咳嗽和活动，导致排痰不利，妨碍肺功能恢复。

（二）心血管系统

主要表现为血压增高、心率增快、外周阻力增加。心功能正常时，疼痛可使心排血量增加，而对于左心室功能减弱的患者，可使心排血量下降。另外，由于疼痛使心肌耗氧量增加，可加重心肌缺血。

（三）消化系统

疼痛引起交感神经张力增加，使胃肠道蠕动减弱，导致肠麻痹。疼痛也可引起恶心、呕吐和便秘。肠胀气还可使肺活量降低，对肺功能恢复造成不利影响。

（四）泌尿系统

疼痛导致膀胱平滑肌张力下降，排尿困难，引起尿潴留，增加泌尿系统感染等并发症的发生率。

（五）凝血系统

术后疼痛是一种应激反应，可使血小板凝聚功能增强，纤溶降低，使术后患者的血液处于高凝状态。

（六）内分泌系统

应激可使分解代谢的激素分泌增加，合成代谢的激素分泌减少，导致患者出现负氮平衡，脂肪和蛋白质分解增加。皮质醇以及肾素、血管紧张素和抗利尿激素的增加还会导致水、钠潴留和继发细胞外间隙扩张。

（七）免疫系统

应激对患者的细胞免疫和网状内皮系统有抑制作用，是术后容易感染的原因之一。

（八）精神心理

对急性疼痛的最常见反应是焦虑和睡眠不良，长期疼痛还会导致焦虑和（或）抑郁。

二、疼痛的分类

（一）按病程分类

1．急性疼痛　与损伤相关的短时间疼痛。

2．慢性疼痛　持续时间超过 6 个月的疼痛。

（二）按病理生理机制分类

1．伤害性疼痛　因有害刺激作用于躯体或脏器组织，使该结构受损而导致的疼痛，如术后伤口急性疼痛、软组织损伤疼痛等。

2．神经性疼痛　由于躯体感觉系统的损伤或疾病所引起的疼痛，如带状疱疹后遗神经痛、幻肢痛等。

第二节　疼痛的评估与诊断

案例 11-1

患者，男性，75 岁。因“腰腿疼痛 4 个月”来我院就诊。患者 2 年前曾患膀胱癌行手术治疗。5 个月前出现肉眼血尿再次就诊，膀胱镜和病理学检查提示膀胱癌复发，行姑息性化疗中。患者近 4 个月出现腰腿疼痛再次入院，骨扫描提示 $L_{3\sim5}$ 椎体骨转移灶，服用氨酚羟考酮片 1 片 / 次、3 次 / 日，连续使用 4 个月，因疼痛难以控制来我院就诊。体格检查：生命体征平稳，神志清楚，$L_{3\sim5}$ 椎体压痛明显，四肢肌力正常。诊断：癌性疼痛综合征。

问题与思考：

如何对该患者的疼痛进行评估？

疼痛的评估包括患者病因的评估，疼痛类型的评估，发病部位的评估，重要脏器功能的评估，发病的时间、诱因及疼痛缓解因素的评估，静息和运动时疼痛强度的评估，治疗效果和不良反应的评估以及治疗费用和患者满意度的评估。除详细询问病史、进行标准和全面的体格检查外，还应注意进行实验室检查和影像学检查。熟练掌握疼痛的评估与诊断方法，有利于在临床上采取正确的治疗措施减轻患者的痛苦。

一、评估方法

（一）视觉模拟评分法（visual analogue scale，VAS）

该量表使用一条游动标尺，正面是无刻度 10 cm 长的滑道，“0”端和“10”端之间一个可以滑动的标定物，“0”分表示无痛，“10”分代表难以忍受的最剧烈的疼痛，背面有“0 ~ 10”的刻度。使用时，将有刻度的一面背向患者，患者根据疼痛强度在无刻度一面标定相应的位置，再根据背面的具体刻度定出疼痛评分。VAS 简单有效、客观准确，但因为文化背景和患者理解的原因，使用时需向患者进行解释和说明。

（二）Wong-Baker 面部表情疼痛评定量表（Wong-Baker faces pain rating scale）

该量表由六张从微笑或幸福直至流泪的不同表情的面部图像组成，适用于交流困难者，如儿童（3 ~ 5 岁）、老年人、意识不清或不能用言语表达的患者。

（三）疼痛强度简易描述量表

该量表是将疼痛测量尺与口述评分法相结合而成，将疼痛分为五级：无痛、轻度痛、中度痛、重度痛、剧痛。轻度痛是指患者疼痛完全不影响睡眠；中度痛是指疼痛影响睡眠，但仍可自然入睡；重度痛是指疼痛导致不能睡眠或睡眠过程中痛醒，需用药物或其他手段辅助睡眠；剧痛是指痛不欲生、生不如死的感觉。

二、疼痛诊断

对于任何疾病，诊断都是治疗的前提和基础。疼痛是主观感觉，没有任何仪器可以评估疼痛的强度和性质，主要靠患者的描述。诊断疼痛性疾病时，其程序和内容应包括采集病史、临床检查、实验室检查和影像学检查，最后作出诊断和鉴别诊断。

（一）病史采集

1．明确疼痛的原因　根据可靠的病史和体格检查，加上日益完善的实验室检查和影像学检查，一般可明确疼痛的具体原因，但要注意阳性的实验室检查和影像学检查结果可能与实际疼痛并无关联。例如，患者的磁共振检查结果发现有多间隙腰椎间盘退行性变，但并没有神经受压的症状、体征，仅凭此就盲目行手术或微创治疗，可能达不到治疗效果。

2．明确发病的缓急　病程的长短以及同一部位的损伤时间长短不同，则治疗方法和结果也不一样，如急性肩部肌肉拉伤和慢性肩周炎的治疗方法完全不同。

3．明确疼痛的部位　局部痛和牵涉痛的意义不一样。牵涉痛可作为内脏伤害性感受器受刺激的表现。要注意神经损伤引起的放射痛应与其相应的皮肤、肌肉、骨骼神经分布节段相一致。另外，还要明确实际病变的组织层次，只有对病变进行准确的立体定位，才能使治疗真正在病变组织发挥作用而不损伤健康组织。

4．明确引起疼痛的组织和器官改变的性质　如椎间盘是突出、膨出、脱出，还是纤维环断裂。疼痛的治疗方法或药物对合并重要脏器功能损害的患者可能有一定影响，必须明确患者重要脏器功能，再决定用药的方法、剂量或决定治疗方法。

5．了解疼痛的缓解和加重因素　不但有利于治疗疼痛，而且有助于正确诊断。如类风湿性关节炎患者晨僵持续时间有助于判断炎症的活动性和对治疗的反应。

6．了解既往的诊治经过及患者对治疗的反应　包括患者是否有精神疾病及其接受治疗的原因和结果。用药史也是需要重点采集的病史。患者对医嘱的依从性及有无违禁药物服用史也是重点询问部分。

（二）体格检查

体格检查包括基本的视诊、触诊、叩诊、听诊，在肌肉、四肢部位还包括动态测量诊断。

疼痛患者的神经学检查与一般体格检查类似，要注意进行自主神经检查。根据损伤部位，分别按照头面部、颈部、肩部、上肢（肘部、腕部、手部）、胸背部、腹部、腰骶髋臀部、下肢（膝部、踝部、足部）的顺序进行检查。

（三）影像学检查

影像学检查是明确病因性质和程度的重要手段，应结合临床作出分析。X线平片检查是疼痛科检查骨关节最常用和经济的影像学方法，但对各部位的软组织结构和椎管内结构显像常不清晰，必须采用磁共振成像检查（MRI）。通过计算机断层摄影（CT）可以很好地观察骨和其他组织的结构，指导治疗和判断治疗效果，方法简单，患者无痛苦。肌电图（electromyogram，EMG）可以通过描记神经肌肉单位活动的生物电流来判断神经肌肉的功能状态。发射型计算机断层成像（emission computerized tomography，ECT）、红外热成像等都能为疼痛的诊断提供有效的指导。

第三节 慢性疼痛的治疗

由于疼痛的发生、发展原因和机制较复杂，因此疼痛治疗需要采用多种方法、多种途径和多学科联合治疗。

一、药物治疗

（一）非甾体抗炎药

非甾体抗炎药（nonsteroidal anti-inflammatory drug，NSAID）有较强的消炎、镇痛作用，对伴有炎症反应的疼痛有效，同时可协同阿片类的镇痛作用。选择性环氧化酶-2抑制剂能提供与传统的非选择性NSAID一样的镇痛和抗炎作用，与抑制环氧化酶-1相关的胃肠道并发症较低。

临床上常用的非选择性NSAID，包括布洛芬、双氯芬酸、吲哚美辛等。选择性环氧化酶-2抑制剂的代表性药物为塞来昔布、帕瑞考昔。

NSAID常见的不良反应有：消化性溃疡、消化道出血、血小板功能障碍、肾功能损伤、肝功能损伤等。其不良反应的发生与用药剂量及使用持续时间相关。NSAID用药剂量达到一定水平，增加用药剂量并不能增强其止痛效果，但药物毒性反应将明显增加。

（二）阿片类镇痛药

阿片类镇痛药主要作用在位于脊髓和脊髓上中枢神经元的阿片受体。一般用于中度以上的急性疼痛和癌性疼痛。

阿片受体激动药包括吗啡、芬太尼、哌替啶和可待因。阿片受体激动-拮抗药有喷他佐辛、丁丙诺啡等。由于哌替啶的镇痛时间短、代谢产物具有神经毒性，且在肾功能不全的患者容易产生蓄积，因此不宜用于慢性疼痛患者。

阿片类镇痛药的不良反应主要包括呼吸抑制、皮肤瘙痒、便秘、头晕、嗜睡和尿潴留等。不良反应的发生率和严重程度与药量和给药途径有关。近年来，由于制剂技术水平的提高，不断有缓释片、控释片和皮肤贴剂问世，如羟考酮缓释片、吗啡缓释片、丁丙诺啡贴剂和芬太尼透皮贴剂等，可用于慢性疼痛和癌性疼痛的治疗。

（三）曲马多

曲马多为中枢性镇痛药，其作用机制为部分激动μ-阿片受体以及阻断去甲肾上腺素和5-羟色胺的再摄取。曲马多常见的不良反应包括恶心、呕吐、头晕、疲倦等。肝、肾功能不全者，心脏病患者，孕妇及哺乳妇女应慎用。

（四）局部麻醉药

局部麻醉药主要作用在神经膜上的钠通道，可减少伤害性刺激引起的神经兴奋性传导，缓解疼痛。通过局部浸润对神经末梢阻滞或注射入椎管内阻滞神经根产生镇痛作用。术后镇痛常用局部麻醉药有布比卡因和罗哌卡因两种长效药。局部麻醉药用于镇痛时的不良反应和禁忌证与椎管内麻醉相同。

（五）抗惊厥药和抗抑郁药

抗惊厥药和抗抑郁药是英国英国国家健康与临床优化研究所（National Institute for Health and Care Excellence，NICE）指南、欧洲神经病学学会联盟（European Federation of Neurological Societies，EFNS）指南等推荐的治疗神经性疼痛的一线用药，用于治疗神经性疼痛的药物主要为 $\alpha_2\gamma$ 钙通道阻滞药，包括加巴喷丁和普瑞巴林。抗抑郁药包括三环类抗抑郁药（如阿米替林、多塞平）、5- 羟色胺和去甲肾上腺素再摄取抑制剂（如文拉法辛、度洛西汀等）。此类药物的主要不良反应有口干、多汗、视物模糊、头晕、排尿困难和嗜睡等。

目前的药物治疗，多主张联合应用两种或两种以上作用机制不同的药物，使镇痛作用相互协同的同时减少每种药物的药量，从而降低不良的发生率和严重程度。可采用阿片类药物与 NSAID 合用，如硬膜外阿片类药物复合局部麻醉药同时加用口服 NSAID 等。

二、注射治疗

（一）神经阻滞

在神经干、神经丛和神经节的周围注射局部麻醉药，阻滞其冲动传导，使其支配的区域产生麻醉或镇痛作用，称为神经阻滞。神经阻滞治疗疼痛的机制为阻断疼痛的传导通道、阻断疼痛的恶性循环、改善血液循环和抗炎症作用。对癌性疼痛及顽固性疼痛患者可以采用无水乙醇或苯酚或采用物理方法如射频消融或冷冻等。

常用药物：局部麻醉药，包括利多卡因、布比卡因、罗哌卡因等；糖皮质激素，包括曲安奈德、倍他米松等。

常用神经阻滞：椎旁神经节阻滞适用于腰椎间盘突出症和颈椎间盘突出症。星状神经节阻滞适用于上肢复杂区域疼痛综合征、偏头痛等疾病。枕大神经阻滞适用于枕大神经痛。颈神经后支阻滞适用于颈源性头痛。肩胛上神经阻滞适用于肩周炎。肋间神经阻滞用于治疗肋间神经痛。

（二）痛点注射

痛点是患者疼痛最剧烈的部位，有明显压痛并可能向周围放射，多为肌肉、筋膜或结缔组织内最敏感的部位，局部往往有无菌性炎症存在。痛点注射是将药物注射到痛点部位，以达到治疗疼痛的目的。

常用药物：局部麻醉药，包括利多卡因、布比卡因、罗哌卡因等；糖皮质激素，包括曲安奈德、倍他米松等。

（三）关节腔注射

关节腔注射是将药物注射入关节腔内，以达到治疗关节疼痛的目的。适用于骨性关节炎、滑囊炎、类风湿性关节炎、痛风等疾病。

常用关节腔注射：膝关节腔注射、髋关节腔注射、肩关节腔注射、腰椎小关节注射和颈椎小关节注射等。

常用药物：局部麻醉药，包括利多卡因、布比卡因、罗哌卡因等；透明质酸钠；糖皮质激素，包括曲安奈德、倍他米松等。需要注意的是，长期关节腔内注射糖皮质激素可能导致关节软骨破坏，因此需严格掌握适应证，每年使用不超过 3 次。

注射治疗的禁忌证：局部皮肤破损或感染、败血症、凝血功能障碍、严重心脑血管合并症、精神障碍不能配合治疗的患者。

三、其他治疗

（一）针灸、理疗

针灸和理疗作为中国传统医学的重要组成部分，对慢性疼痛有辅助治疗作用。研究显示，针灸可促进内源性阿片样肽的释放而产生镇痛作用，还可加强外源性阿片类药物的镇痛作用。

（二）神经电刺激

神经电刺激采用闸门学说的理论。通过刺激粗大的传导非伤害性刺激的神经（Aβ 纤维），竞争细小的传导疼痛神经（C 纤维）的冲动，达到减缓疼痛的目的。此方法可用于急性和慢性疼痛的治疗。刺激电极可置于皮肤、脊髓上或颅内。镇痛效果可随治疗时间延长而减弱。

（三）神经毁损

对于药物治疗无效，或因明显不良反应无法耐受药物治疗的患者，可考虑进行神经毁损。神经毁损适用于特定感觉神经或内脏神经丛支配区域的疼痛。例如，肋骨骨转移癌导致的肋间神经痛可以行肋间神经毁损，三叉神经痛可以行三叉神经射频热凝术。物理性神经毁损包括神经射频热凝术等。化学性神经毁损使用的药物有乙醇、酚甘油和多柔比星等。神经毁损可能出现的并发症有神经炎、麻木、感觉异常等。

（四）神经外科手术

对于药物治疗无效，或因明显不良反应无法接受药物治疗的患者，可采用神经外科手术，切断某一传导通路，以达到镇痛目的。常用的手术包括神经根切断术、脊髓前角切断术和脊髓背索切断术。脊髓背索切断术可较长时间缓解恶性肿瘤引起的难治性内脏疼痛，减少吗啡用量。

（五）精神心理疗法

患者的心理因素，如对手术的恐惧和焦虑、对疾病（特别是肿瘤）的担忧，以及生活质量不佳、不同的生活态度和以往有关疼痛的不良刺激，均会对创伤后疼痛的程度和疼痛治疗效果产生很大的影响。辅以积极的心理治疗，争取患者的合作，对缓解疼痛有明显益处。

第四节　术后镇痛

手术后镇痛方法多种多样，包括硬膜外镇痛、静脉镇痛、连续神经阻滞、肋间神经阻滞、椎旁神经节阻滞以及口服药物等。应遵循多模式镇痛的原则，使不良反应降低到最少，同时尽量做到超前镇痛，阻止中枢敏化，获得更好的镇痛效果。

患者自控镇痛（patient controlled analgesia，PCA）是指患者使用医师预设安装的自控镇痛装置，根据自身的疼痛情况自我控制给药，最大限度地减小血药浓度波动，达到个体化镇痛的目的。PCA 是目前术后镇痛常用的方法。根据给药途径的不同可分为：静脉 PCA、硬膜外 PCA、皮下 PCA 和神经丛（干）阻滞 PCA 等。

PCA 的主要优点包括：①可提供更恒定的血药浓度，达到较好的镇痛效果；②患者自己确定最终所需阿片类药物的剂量，用药剂量个体化，避免药物使用过量；③采用连续输注联合患者自控注药方式给药，可改善夜间睡眠质量；④用 PCA 法测得患者动脉血气和呼吸机械力学参数与肌内注射用药无差别；⑤医护人员和患者满意率高；⑥有利于患者术后全身状况的恢复。如为严重疼痛，可以增加负荷量；若镇痛效果不满意，则应增加剂量或缩短锁定时间。

PCA 的主要缺点：①对具体患者很难确定最适当的输注速度，有可能造成用药过量；②睡眠过程中持续给药有不安全性，若仅为单次用药，则突发剧烈疼痛时单次用药量不足；③对高龄、低血容量和一般情况差的患者，剂量过大将增高呼吸抑制的发生率；④儿童和老年患者对

PCA 用药的理解程度及合作会有一定的困难。

一、硬膜外镇痛

硬膜外镇痛的优点：镇痛效果确切、可降低应激、明显减少术后室上性心律失常、改善冠状动脉循环、降低术后慢性疼痛发生率、加速伤口愈合、促进肠功能恢复、降低肺部感染、改善最大通气量。

硬膜外镇痛的局限性：对硬膜外穿刺操作技术要求较高，术后需要严密观察，防止出现呼吸抑制、硬膜外感染和硬膜外血肿等并发症，具有一定的操作禁忌证。

硬膜外镇痛常用药物：硬膜外镇痛常选择局部麻醉药与阿片类药物合用，可降低不良反应发生率，达到理想的镇痛效果。

阿片类药物可选择吗啡、芬太尼或舒芬太尼；局部麻醉药可选用罗哌卡因或布比卡因。一般镇痛时间为 48 ～ 72 h。

二、静脉镇痛

对于硬膜外穿刺困难或有硬膜外镇痛禁忌证的患者可选用静脉镇痛。由于静脉阿片类药物个体差异较大，需要及时随访，制订个体化镇痛方案。静脉镇痛静息效果良好，但在翻身、咳嗽、深吸气时常有疼痛。

静脉镇痛泵常用药物为强效中枢镇痛药（主要有吗啡、芬太尼、舒芬太尼或曲马多）和非甾体抗炎药（酮洛酸、氯诺昔康、氟比洛芬酯）。

阿片类药物静脉镇痛的不良反应发生率较高，并且全身作用明显，可能出现头晕、嗜睡、呼吸抑制等，需要术后严密观察。与单次神经阻滞（如肋间神经阻滞、颈丛阻滞、臂丛阻滞、髂筋膜间隙阻滞、腹横肌筋膜下阻滞等）或局部伤口浸润联合应用，可提高镇痛效果并降低阿片类药物剂量。

三、连续神经阻滞镇痛

神经阻滞导管置入技术使连续神经阻滞镇痛成为可能，术后镇痛效果满意，并且可减弱术后阿片类镇痛药的使用，减少相应并发症的发生。

常用连续神经丛阻滞镇痛包括：臂丛阻滞镇痛、股神经阻滞镇痛、腰神经丛阻滞镇痛、椎旁神经节阻滞镇痛等。

四、口服药物

术后对胃肠道功能影响小的手术患者可采用口服给药的镇痛方式。主要药物有缓释的中、强效镇痛药，如吗啡缓释片、羟考酮控释片、曲马多缓释片，同时联合应用非甾体抗炎药。也可以选择复合制剂氨酚羟考酮 1 ～ 2 片 / 次，每天服用 3 次。口服镇痛药也是停用 PCA 镇痛泵后序贯镇痛的主要方法，对重大手术后持续镇痛非常重要。

自测题

一、选择题

【A1 型题】

1．下列不是疼痛评估要点的是

A．患者病因

B．疼痛类型

C．发病的时间、诱因及疼痛缓解因素

D．治疗效果和不良反应

E．患者的经济基础

2．术后镇痛的方法不包括
A．硬膜外镇痛
B．静脉镇痛
C．神经阻滞镇痛
D．口服药物镇痛
E．心理安慰

3．脊柱畸形的患者不适用的术后镇痛方法是
A．硬膜外镇痛
B．静脉镇痛
C．神经阻滞镇痛
D．口服药物镇痛
E．皮肤贴剂镇痛

【X 型题】

4．临床上疼痛的评估包括
A．病因的评估
B．疼痛类型和部位的评估
C．重要脏器功能的评估
D．发病的时间、诱因及疼痛缓解因素的评估
E．治疗效果和不良反应的评估

5．治疗疼痛的药物包括
A．非甾体抗炎药
B．阿片类药物
C．抗生素
D．局部麻醉药
E．抗惊厥药与抗抑郁药

二、名词解释

1．痛点　2．患者自控镇痛

三、问答题

1．患者自控镇痛的优、缺点有哪些？
2．疼痛的临床治疗方法主要有哪些？

（陈　磊）

第十二章

重症监护治疗和复苏

第十二章数字资源

学习目标

通过本章内容的学习，学生应能够：

识记：

1．说出 ICU 中感染控制的要求和患者转运的要求。

2．列举心肺脑复苏中基础生命支持和高级生命支持的方法。

理解：

解释心搏骤停、心肺脑复苏和生存链的概念。

运用：

1．勇于担当，合理、正确地为患者实施心肺脑复苏。

第一节　重症监护治疗病房

知识链接

ICU 的雏形

20 世纪 50 年代早期，欧美多国发生了脊髓灰质炎的暴发流行，在一定程度上促进了重症医学的发展。直至 1952 年，采用“铁肺”进行的负压机械通气仍然是提供长期呼吸功能支持的主要手段。在丹麦哥本哈根的疫情期间，对大量合并呼吸肌麻痹的脊髓灰质炎患者通过气管切开实施手动通气，使得此类患者的病死率从流行初期的 80%降低至后期的 23%，这也成为现代重症监护治疗病房（intensive care unit，ICU）的雏形。1958 年，正压呼吸机首先在美国麻省总医院用于临床，显著降低了急性呼吸衰竭患者的病死率。

问题与思考：

ICU 最大的特点是什么？

一、概述

重症监护治疗病房（intensive care unit，ICU）是由受过专业培训的医务人员，利用现代化的技术和设备，集中监护和救治重症患者的单元。ICU 应用先进的诊断、监护和治疗设备与技术，对病情进行连续、动态的定性和定量观察，并通过有效的干预措施，为重症患者提供规范的、高质量的生命支持，改善生活质量。重症患者的生命支持技术水平，直接反映医院的综合救治能力，体现医院整体医疗实力，是现代化医院的重要标志。

2009 年，中华人民共和国原卫生部将重症医学（critical care medicine，CCM）正式纳入国家医学学科管理体系，使其成为独立的二级学科，制订了《中国重症监护治疗病房（ICU）建设与管理指南》，开始了中国重症医学专科资质培训（Chinese Critical Care Certified Course，5C），要求综合医院必须设置重症医学科，同时应根据医院实际情况设置专科加强监护病房，如外科监护病房，其建设亦参照上述《指南》执行。

（一）ICU 的设置

三级医院和有条件的二级医院均应设立重症医学科。ICU 是重症医学学科的临床基地。ICU 的病床数量根据医院等级和实际收治患者的需要，一般以该 ICU 服务病床数或医院病床总数的 2%～8% 为宜，可根据实际需要适当增加。从医疗运作角度考虑，每个 ICU 管理单元有 8 ～ 12 张床位为宜；床位使用率以 65% ～ 75% 为宜，超过 80% 则表明 ICU 的床位数不能满足医院的临床需要，应该扩大规模。

（二）建筑的要求

ICU 应该有特殊的地理位置，设置于方便患者转运、检查和治疗的区域并考虑以下因素：接近主要服务对象病区、手术室、影像学科、检验科和血库等，在横向无法实现“接近”时，应该考虑楼上楼下的纵向“接近”。ICU 开放式病床每床的占地面积为 15 ～ 18 m^2；每个 ICU 最少配备一个单间病房，面积为 18 ～ 25 m^2。同时，辅助用房面积与病房面积之比应达到 1.5∶1 以上。

（三）设备的要求

ICU 要求每床配备完善的功能设备带或功能架，装配足够的电源插座、氧气接口、压缩空气接口和负压吸引接口。医疗用电和生活照明用电线路应分开。每个 ICU 床位的电源应该是独立的反馈电路供应。每床配备床旁监护系统，进行心电、血压、脉搏、血氧饱和度、有创压力监测等基本生命体征监护。配备足够数量的呼吸机，以便于安全转运患者。每个 ICU 单元应配备便携式监护仪及便携式呼吸机。每床配备简易呼吸器。每床均应配备输液泵和微量注射泵。配备一定数量的肠内营养输注泵。其他设备，如心电图仪、除颤仪、血液净化仪、连续血流动力学监测仪、纤维支气管镜等，可选配。

（四）专业人员的要求

ICU 专科医师的固定编制人数与床位数之比为 0.8 ～ 1∶1 以上。ICU 日常工作中可有部分轮科、进修医师。ICU 医师的组成应包括高级、中级和初级医师，每个管理单元必须至少配备一名具有高级职称的医师全面负责医疗工作。ICU 专科护士的固定编制人数与床位数之比为 2.5 ～ 3∶1 以上，ICU 护士必须经过严格的专业培训。另外，ICU 可以根据需要配备适当数量的医疗辅助人员，有条件的医院可配备相关的技术与维修人员。

（五）感染控制的要求

ICU 应具备良好的通风条件，最好装配气流方向从上到下的空气净化系统，能独立控制室内的温度和湿度。医疗区域内的温度应维持在（24 ± 1.5）℃左右。每个单间的空气调节系统应该独立控制。根据需要可配备负压隔离病房 1 ～ 2 间。安装足够的感应式洗手设施和手部消毒装置，单间每床 1 套，开放式病床至少每 2 床 1 套。要有合理的包括人员流动和物流在内的医疗流向，最好通过不同的进出通道实现，以最大限度地减少各种干扰和交叉感染。

（六）ICU 患者的转运

对需要转运的 ICU 患者，应严格掌握转运的指征。转运前要进行充分的利益和风险评估，仔细做好患者、随行人员、设备和药品的准备，单位间进行充分的联络和协调。转运中应严密监测病情变化，正确实施各项生命支持手段。转达后应与后续治疗单位进行详细的交接。

二、ICU 的工作内容

ICU 的主要工作内容是对重症患者的各器官功能进行严密监测和恰当支持，及时发现和预测重症患者的病情变化和发展趋势。对发生损伤的器官，应及时干预，防止器官损伤进展为器官功能衰竭。对已经衰竭的器官，应进行积极的支持治疗，以恢复器官功能，并为原发病的治疗赢得时间。要对各器官功能进行动态和严密的监测，对监测结果进行综合分析和判断，根据判断结果进行各项“滴定式”治疗。治疗过程中要关注整体，关注全身，关注各系统之间、各器官之间功能的匹配和平衡。

（一）血流动力学监测

血流动力学监测（hemodynamic monitoring）主要反映心血管系统的功能状况，包括心脏、血管、组织氧的供应与消耗以及心脏电生理等方面的功能指标，为临床危重症患者的病情观察、临床救治与护理工作提供重要依据。血流动力学监测对循环系统中血液运动的规律进行定量、动态、连续的测量和分析，为危重症患者提供诊断并能及时反映患者的治疗效果。血流动力学监测手段一般分为无创和有创两类方法。

1．无创血流动力学监测

（1）心率监测

1）判断心排血量：心率对心排血量影响最大，通过心率监测可判断心排血量。心排血量＝每搏输出量 × 心率。

2）计算休克指数：失血性休克时，心率的改变最为敏感，早期监测心率的动态变化对发现失血极为重要。休克指数＝心率（HR）/ 收缩压（SBP）。血容量正常时，休克指数为 0.5；休克指数等于 1 时，提示失血量占血容量的 20%～30%；休克指数大于 1 时，提示失血量占血容量的 30%～50%。

3）估计心肌耗氧量：心肌耗氧量＝心率 × 收缩压。正常值应小于 12 000，若大于 12 000，则提示心肌耗氧量增加。

（2）无创血压监测：血压是指血管内血液对单位面积血管壁产生的侧压力，可反映心排血量和外周血管阻力。平均动脉压（mean arterial pressure，MAP）是个心动周期内血压的平均值，是反映脏器灌注的良好指标之一，MAP= 舒张压 +1/3 脉压，成人正常值为 60～100 mmHg。

（3）无创心排血量监测

（4）周围循环监测：毛细血管充盈时间正常为 2～3 s；皮肤与体核温度差，连续监测皮肤温度和体核温度（如肛温），可间接反映外周组织血流灌注情况。正常情况下，足趾温度与体核温度差＜ 2 ℃，＞ 3 ℃则提示微循环处于严重衰竭状态；尿量，在肾功能无异常的情况下，尿量减少提示血容量减少，心排血量降低，肾及周围组织血流灌注减少；经皮氧监测（transcutaneous oxygen pressure monitor），经完整皮肤表面监测动脉血氧分压，用于反映动脉血氧变化。

2．有创血流动力学监测

（1）有创心血管系统功能监测主要包括直接动脉压（arterial blood pressure，ABP）、中心静脉压（CVP）、心排血量（CO）、肺动脉压（pulmonary artery pressure，PAP）、肺动脉楔压（pulmonary artery wedge pressure，PAWP）、右心房压（right atrial pressure，RAP）等指标的监测，以及动脉血气分析、组织灌注等。

（2）根据心率和血压（BP）指导治疗：在循环功能不稳定时，心率和血压的改变是较早出现的，也是最容易监测到的。用血压和心率改变的关系结合临床，可以分析当前的循环状况，为治疗提供指导。

（3）根据 BP 和 CVP 指导治疗：BP 和 CVP 易于获得，在临床中应用广泛，结合 BP 和 CVP 之间的变化关系，可较好地判断患者的循环状况（表 12-1）。但应注意，CVP 并不直接反映血容量的多少，仅表示右心室对回心血量的泵出能力，且容易受到胸腔内压等较多因素的干扰，应密切结合临床表现动态观察，防止误判。

（二）心电监测

心电监测的意义是及时发现和识别心律失常，指导抗心律失常治疗；及时发现心肌缺血或心肌梗死；监测和处理电解质紊乱危重症患者；观察起搏器的功能，安装临时或永久起搏器；进行手术监护。

表 12-1　CVP 与血压关系的临床意义

CVP	BP	临床意义
低	低	血容量不足
低	正常	血容量轻度不足
高	低	心功能不全，血容量相对过多，容量血管收缩，肺循环阻力高

CVP 高时，BP 正常提示容量血管过度收缩，应扩张血管。当 CVP 正常而 BP 低时，提示心功能不全或血容量不足，应行补液试验。

（三）呼吸系统功能监测

1．呼吸运动的观察

（1）呼吸频率（respiratory rate，RR）：是指每分钟的呼吸次数，反映患者通气功能及呼吸中枢的兴奋性，是呼吸功能监测中最简单、最基本的项目。如成人 RR ＜ 6 次 / 分或＞ 35 次 / 分均提示呼吸功能障碍。

（2）呼吸幅度：是指呼吸运动时患者的胸腹部起伏程度。胸式呼吸不对称时常提示一侧胸腔积液、气胸、血胸或肺不张等。胸式呼吸增强常因腹部病变或疼痛限制膈肌运动而引起。胸式呼吸减弱或消失可见于两侧胸部均有损伤或病变，亦可见于高位截瘫或由肌松药作用所致。胸式呼吸与腹式呼吸不能同步常提示有肋间肌麻痹。

（3）呼吸节律：是指呼吸的规律性，可以及时发现异常呼吸类型，提示病变部位，如伴有喘鸣和呼气延长的呼吸状态多由慢性阻塞性肺疾病所致；呼吸频率快、潮气量小、无气道狭窄和阻塞却有呼吸急促表现者可见于肺胸廓限制性通气障碍、急性呼吸窘迫综合征以及心、肺疾病和其他心、肺以外疾病。

（4）吸呼气时间比：简称吸呼比，是指一个呼吸周期中吸气时间与呼气时间之比。正常吸呼比为 1：（1.5 ～ 2），吸呼比的变化反映肺的通气与换气功能。可通过直接目测或使用人工呼吸机（非控制呼吸时）呼吸活瓣的运动情况进行评估，精确测量时常通过呼吸功能监测仪来测定。

2．呼吸功能监测

（1）通气功能监测：包括监测潮气量（tidal volume，VT）、每分通气量（minute ventilation volume）、肺泡通气量（alveolar ventilation volume，AVV）、生理无效腔量、肺活量（vital lung capacity，VC）、用力肺活量（forced vital capacity，FVC）、功能残气量（functional residual capacity，FRC）、最大通气量（maximal voluntary ventilation，MVV）和最大呼气压（maximal expiratory pressure，MEP），MVV 和 MEP 反映呼吸肌力量，MVV ＜ −30 cmH_2O，预示脱离呼吸机可成功。

（2）换气功能监测：包括监测弥散量；通气血流比值（VQ）；氧合指数（PaO_2/FiO_2），正常值为 400 ~ 500 mmHg。当肺弥散功能正常时，PaO_2 随 FiO_2 升高相应地升高，如 FO_2 升高，PaO_2 不能相应地升高，提示患者存在肺弥散功能障碍、肺内分流所致低氧血症。急性肺损伤患者 PaO_2/FiO_2 低于 300 mmHg，ARDS 患者 PaO_2/FiO_2 低于 200 mmHg。

（3）动脉血氧饱和度监测：SpO_2 的正常值为 96% ~ 100%，SpO_2 < 90%时提示有低氧血症。

（4）呼气末二氧化碳分压（$PetCO_2$）监测：$PetCO_2$ 的正常值是 30 ~ 45 mmHg。其监测的临床意义：判断通气功能；反映循环系统功能，$PetCO_2$ 可在一定程度上反映循环系统功能；判断人工气道的位置与通畅情况，通过 $PetCO_2$ 监测可以帮助判断气管插管及气管的位置及通畅情况。

（5）呼吸力学监测

（6）动脉血气分析：通过对动脉血气分析结果进行分析判断，可评估呼吸功能状况和机体内环境的酸碱平衡状况。

1）评估呼吸功能状况：根据机体氧合情况判断有无呼吸衰竭，PaO_2 < 80 mmHg 或 SaO_2 < 90%为低氧血症。PaO_2 < 80 mmHg 为轻度低氧血症；PaO_2 < 60 mmHg 为中度低氧血症，可诊断为呼吸衰竭；PaO_2 < 40 mmHg 为重度低氧血症，提示细胞代谢缺氧，严重威胁患者生命。PaO_2 < 20 mmHg，提示脑细胞不能从血液摄氧，有氧代谢停止，生命难以维持。判断呼吸衰竭类型：PaO_2 < 60 mmHg，$PaCO_2$ ≤ 45 mmHg 为Ⅰ型呼吸衰竭；PaO_2 < 60 mmHg，同时 $PaCO_2$ > 45 mmHg 为Ⅱ型呼吸衰竭。

2）判断体内酸碱平衡状态：单纯型代谢性酸中毒，可发生于 H^+ 产生过多和（或）H^+ 排出减少，如休克、缺氧、肾功能不全等情况，亦可发生于 HCO_3^- 丢失过多，如肠瘘、急性腹泻等。主要表现为 HCO_3^- 浓度和 BE 降低。单纯型代谢性碱中毒，可发生于丢失过多，如呕吐，亦可发生于为 HCO_3^- 增多，如摄入大量碳酸氢钠等。主要表现为 AB 和 BE 增高，可因呼吸代偿使 pH 升高的幅度减轻，PB、SB 均上升，AB > SB。单纯型呼吸性酸中毒，肺泡有效通气不足引起，主要表现为 $PaCO_2$ 增高，从而导致 HCO_3^- 增高；单纯型呼吸性碱中毒，由于肺泡过度通气、体内排出 CO_2 增多所致，主要表现为 $PaCO_2$ 下降。对酸碱平衡失调的判断应根据病因、病程、治疗措施、血气分析结果及临床表现等进行动态的综合分析。

（四）体温监测

（五）肾功能监测

通过对肾功能严密监测可以及时发现急性肾损伤（acute kidney injury，AKI）或急性肾衰竭（acute renal failure，ARF）。对 ARF 患者可以采用血液透析或血液滤过等肾替代治疗。

（六）中枢神经系统监测

中枢神经系统监测包括监测意识、瞳孔、神经反射、体位与肌张力、格拉斯哥评分。

（七）出、凝血功能监测

通过对凝血功能的监测可及时发现并纠正凝血功能障碍。

（八）其他

对肝功能的严密监测可以及时发现急性肝损伤（acute hepatic injury，AHI）或急性肝衰竭（acute hepatic failure，AHF），对 AHF 患者可以采用人工肝技术进行支持治疗。通过对胃肠道功能的严密监测，可以及时发现应激性溃疡或急性胃损伤（acute gastric injury，AGI），通过药物及营养治疗可及时纠正胃肠道功能。

第二节　心肺脑复苏

案例 12-1

患者，男性，51 岁，体重 65 kg，既往早晨或者下午偶发胸腹部不适。患者因近期工作劳累，感疲劳和腹部不适 2 天，到医院就趁，初步诊断为胆囊炎。在急诊室输液治疗，停止输液后患者感到腹部症状好转，突发胸闷、头晕和心悸，在此过程中突发倒地，神志丧失。

问题与思考：

患者为什么神志丧失？怎样处理？

心搏骤停（sudden cardiac arrest）是指心脏有效收缩和射血功能突然停止，导致循环中断。

【病因】

1．意外事故　电击、溺水窒息、严重创伤、药物过量、一氧化碳中毒、手术麻醉意外等均可导致机体缺氧而引起心搏骤停。

2．心脏疾病

（1）心肌收缩力减弱：由心脏创伤、心肌炎、心肌病、心肌梗死、心肌负性变力作用药物引起。

（2）冠状动脉血流减少：冠状动脉痉挛、栓塞。

（3）心律失常。

（4）心包压塞及心瓣膜疾病导致血流动力学剧烈改变。

3．酸碱失衡、电解质紊乱、自主神经反射异常

4．血流动力学剧烈改变　如各种休克，包括过敏性休克。

5．呼吸系统疾病

【病理生理变化】

一旦出现心搏骤停，患者即发生一系列病理生理变化：

10 秒——意识丧失，突然倒地。

30 秒——全身抽搐。

60 秒——自主呼吸逐渐停止。

3 分钟——开始出现脑细胞功能障碍。

4 ~ 6 分钟——脑细胞不可逆性损害。

【复苏】

心肺复苏（cardiopulmonary resuscitation，CPR）是对心搏骤停患者尽可能短的时间内，建立辅助循环，重新保障心、肺、脑等重要脏器的供血供氧的抢救措施。心肺脑复苏（cardiopulmonary cerebral resuscitation，CPCR）是心肺复苏基础加上脑复苏，是对心搏骤停患者所采取的一系列及时、连续、规范的抢救措施。

复苏的成功率与开始 CPR 的时间密切相关（表 12-1）。

表 12-2　复苏的成功率与开始 CPR 的时间

心搏骤停后 CPR 开始的时间	CPR 成功率
1 分钟内	＞ 90%
4 分钟内	60%
6 分钟内	40%
8 分钟内	20%
10 分钟或以上	0

为提高 CPCR 抢救成功率所采取的一套环环相扣，相互衔接的抢救步骤称为“生存链”，包括早期识别与呼叫、早期基础生命支持（basic life support，BLS）、早期电除颤、高级生命支持（advanced life support，ALS）和心搏骤停后综合管理五个环节。

（一）早期复苏

早期复苏包括早期识别与呼叫、早期基础生命支持、早期电除颤。

1．早期识别与呼叫　判断心搏骤停。

（1）意识的判断：轻拍并大声呼唤患者的名字，询问：“你怎么了？”

（2）大动脉搏动停止：单侧触摸颈动脉或股动脉，颈动脉在喉结旁 2 ～ 3 cm。触摸力度适中、时间 $<$ 10 秒。心搏骤停者可触及颈动脉或股动脉无搏动（图 12-1）。

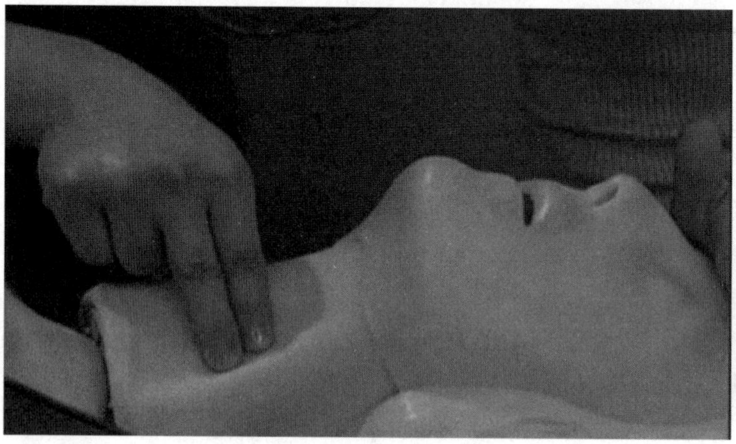

图 12-1　触摸颈动脉搏动

急救人员一旦发现患者无意识、无脉搏，则可判定发生心搏骤停。须立即高声呼唤其他人员来帮助，并尽快拨打急救电话，启动紧急救援系统（emergency medical service，EMS）。如现场只有一个抢救者，则先进行 1 分钟的现场心肺复苏，再联系求救。

2．早期基础生命支持

（1）胸外按压：一旦判断心搏骤停，应立即进行胸外按压。

1）患者体位：使患者仰卧于硬板之上，头颈躯干保持直立（翻身时保护颈部及脊柱）。

2）要求：解开衣扣裤带，袒露胸部，有利于呼吸，便于正确找出按压点和判断按压深度。

3）按压部位：胸骨中下 1/3 交界处（双乳头中点）。老年女性为剑突上 2 指（为按压部位的下缘）。

4）按压深度：成人按压幅度至少 5 cm；婴儿和儿童的按压幅度至少为胸廓前后径的 1/3，压下后应使胸廓充分回弹，掌根不离开胸壁，压下与松开的时间基本相等。

5）按压频率：$>$ 100 次 / 分，尽可能减少胸外按压的中断。

6）按压要点：一手掌根部置于按压点，另一手掌根部重叠于前者之上，两臂伸直，以髋关节为轴，借助上半身的重力垂直向下按压（图 12-2）。

7）注意事项：①不能冲击式地猛压或跳跃式按压。②放松时定位的手掌根部不要离开胸部按压部位，但应尽量放松，使胸骨不受任何压力。③对幼儿按压时应一手手掌下压。④对婴儿采用环抱法，双手拇指重叠下压（图 12-3），或一手示指、中指并拢下压。⑤平均动脉压可影响组织的灌注和按压有效性，MAP=1/3 脉压 + 舒张压，MAP $<$ 70 mmHg 提示脑灌注不足；MAP $<$ 60 mmHg 提示心脏灌注不足；MAP $<$ 50 mmHg 提示皮肤灌注不足。

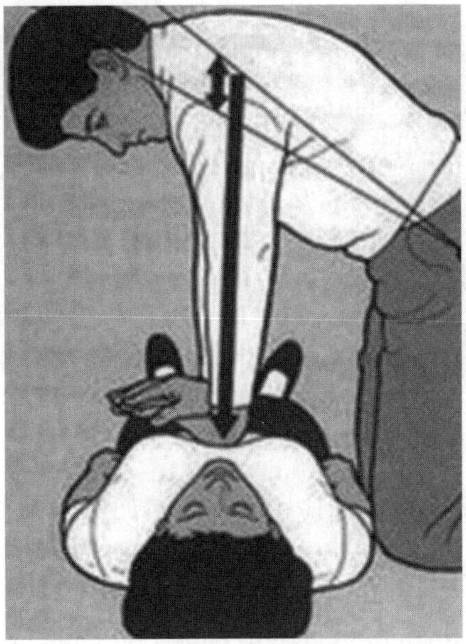

图 12-2　胸外按压

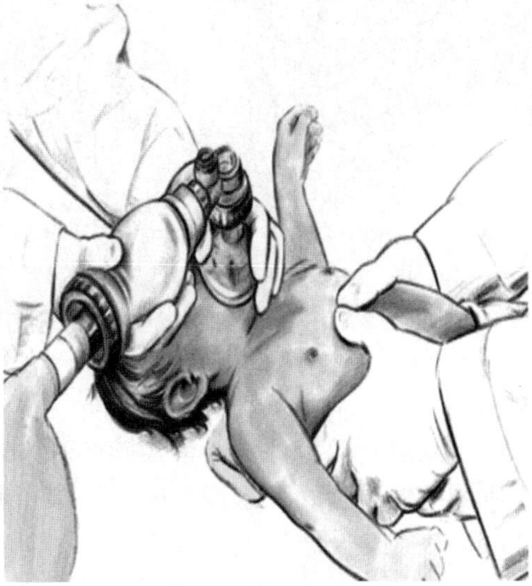

图 12-3　婴儿胸外按压

（2）开放气道：人工呼吸前首先要去除气道内异物或分泌物，利用仰头抬颏法（图 12-4）或托下颌法解除由舌后坠引起的呼吸道梗阻。颈椎损伤时用双手提颏法（图 12-5）。

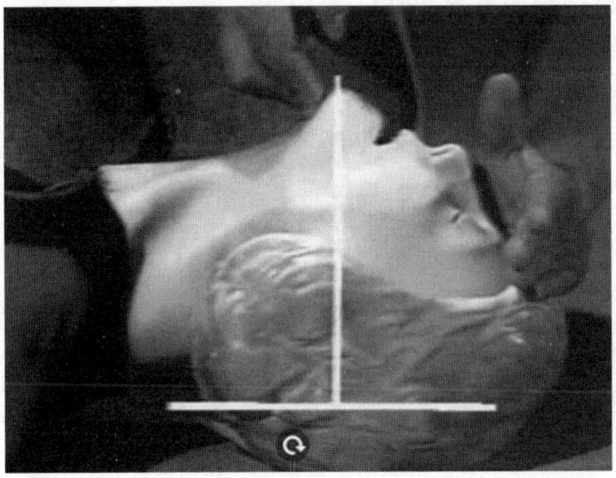

图 12-4　仰头抬颏法

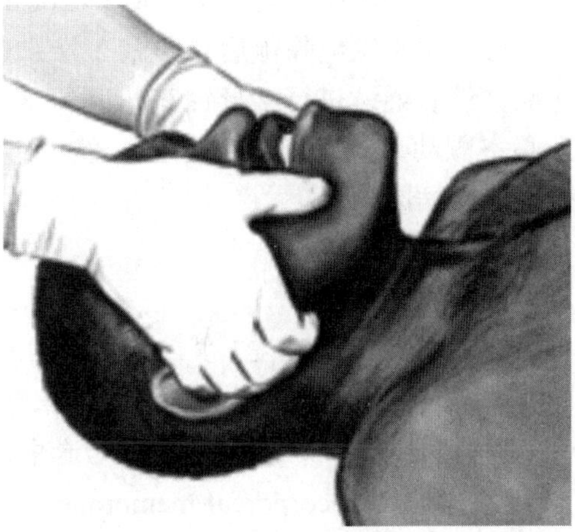

图 12-5　双手提颏法

（3）人工呼吸

1）在保持呼吸道通畅的位置下进行。

2）用按于前额之手的拇指和示指，捏住患者的鼻翼下端。

3）连吹 2 次，每次吹气量为 500 ～ 600 ml，1 次吹气完毕，开放捏鼻 1 次。使患者呼出气体。

4）每分钟向患者口内吹气 10 ～ 12 次，每次持续 1 秒以上，直至患者胸廓向上抬起。

5）每次吹气后将口移开，患者凭借胸部弹性被动地完成呼气。

人工呼吸频率为 8 ～ 10 次 / 分，应避免过度通气。按压与通气比率为 30：2。一个按压 / 通气周期即每次 30：2，用时约 2 分钟（图 12-6）。

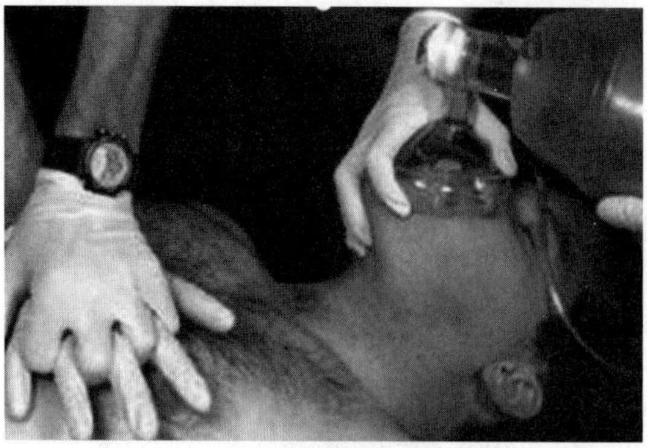

图 12-6　两人按压法

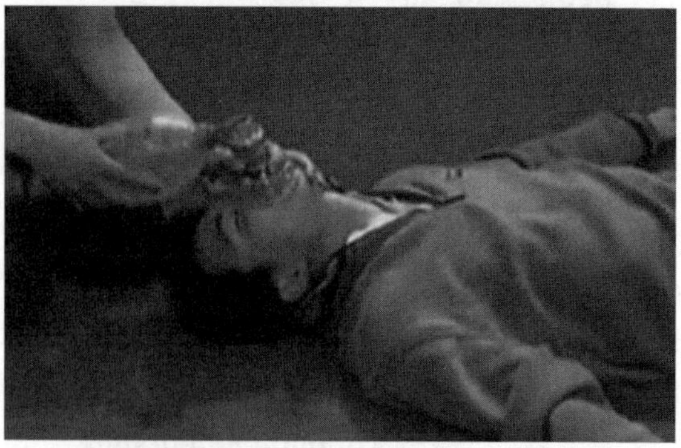

图 12-7　单人按压法

应反复进行效果评价，单人操作时，5 个按压 / 通气周期后应进行评价。如患者无自主循环，则须继续进行。两人操作时，一人行胸部按压，另一人行人工通气，同时评价按压效果，每 2 min 更换按压职责（图 12-7）。

3．早期电除颤　80%～90% 成人非创伤性心搏骤停的心律为心室颤动，心室颤动常在数分钟内转变为心脏停搏，除颤成功概率随时间的推移迅速下降。早期电除颤是提高存活率的关键，要求院内在 3 分钟内完成，院前在 5 分钟内完成，在等待电除颤时应进行心肺复苏。

胸外电除颤方法：

（1）将一电极板放在胸骨右缘的第 2 肋间，另一电极板置于左侧胸壁心尖部，两个电极的距离至少在 10 cm 以上。

（2）双向波推荐能量为 150 ～ 200 J；单向波推荐能量为 360 J。

（3）第 1 次电除颤后立即做 2 分钟 CPR 并建立静脉通道，如仍为心室颤动，则进行第 2 次除颤，然后继续进行 2 分钟 CPR。每 3 ～ 5 分钟应用肾上腺素 1 mg 并考虑行气管插管，如仍为心室颤动，进行第 3 次除颤，然后继续进行 2 分钟 CPR，之后可开始考虑使用胺碘酮或治疗可逆性病因。

案例 12-2

患者，女性，27 岁，以“急性心肌炎，阵发性室性心动过速”入院。入院当天晚 7 时 50 分，患者出现心脏停搏，立即实施 CPR。CPR 实施 2 h 后患者仍无自主循环，决定转院治疗。在 12 min 的转院途中，继续实施 CPR。到达接收医院后，成功实施体外膜氧合（extracorporeal membrane oxygenation，ECMO），CPR 总时间为 280 min。患者经心脏移植等治疗后出院。这是截至目前国际上报道时间最长、脑功能恢复良好的 CPR 世界纪录。

问题与思考：

CPR 成功的关键是什么？

（二）高级生命支持

高级生命支持是在 BLS 的基础上，为使自主循环恢复或稳定已经恢复的自主循环而采取的进一步救治措施。

1．建立人工气道的方法　仰头抬颏法虽可保持呼吸道通畅，但往往难以持久。

（1）放置口咽（图 12-6）或鼻咽管（图 12-7）导气管，可保持呼吸道通畅，适用于自主呼吸已恢复者。

口咽导气管的作用：防止舌和咽部软组织松弛引起的呼吸道梗阻，预防患者咬伤舌。放置长度为口角到下颌关节或口角到耳垂，成人约为 9 cm。放置口咽导气管的方法如图 12-8、图 12-9 所示。

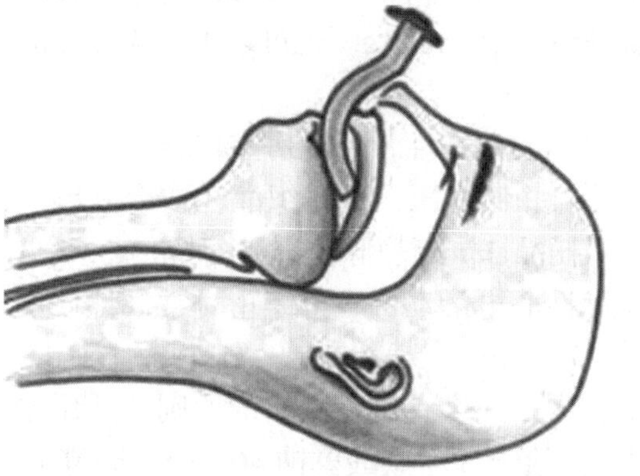

图 12-8　放置口咽导气管

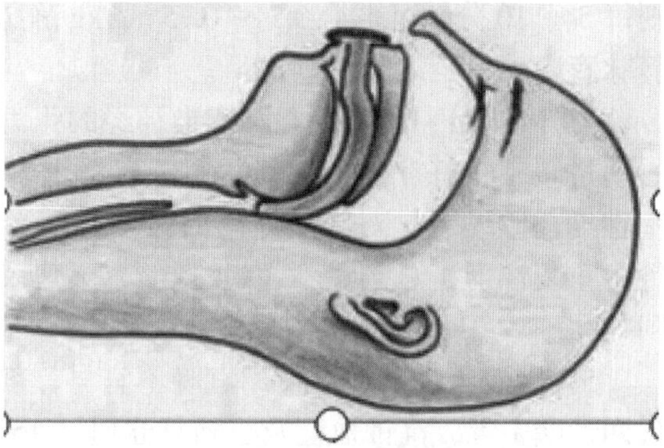

图 12-9　放置口咽导气管

（2）行喉罩、气管内插管（图 12-10）：可保持呼吸道通畅，可防止呕吐物误吸，便于呼吸道分泌物的清除，也可连接呼吸机进行通气或供氧。气管插管是最有效、最可靠的开放气道方法。

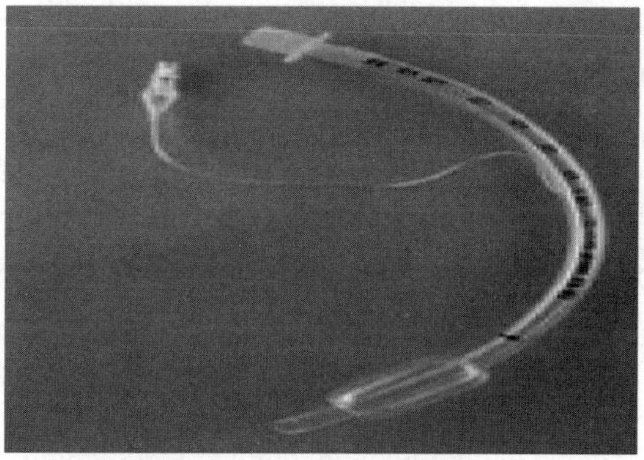

图 12-10　气管内插管

2．呼吸器的应用

（1）简易呼吸器：可通过面罩或通过与人工气道连接进行人工呼吸，还能与氧气源连接以提高吸入氧浓度。通气频率为 8 ～ 10 次 / 分，每次通气 1 s 以上，一次通气 500 ～ 1000 ml，通气时不需停止胸外按压。

（2）多功能呼吸机：是性能完善、结构精细的自动机械装置，配有监测和报警系统，可按要求调节多项呼吸参数。

3．药物治疗　在心肺复苏过程中，基本心肺复苏和电除颤是最重要的，药物治疗是次要的。经过初始心肺复苏和除颤后无效，可考虑应用药物治疗。

（1）给药途径

1）静脉内给药：包括外周静脉和中心静脉。

2）经气管给药：因气管插管比开放静脉快，故早期插管十分有利。可将必要的药物适当稀释 10 ml 左右，注入气管中。

3）骨髓腔内给药：最常用的穿刺部位为胫骨近端。最适用于 1 岁以内的婴儿。

（2）常用药物

1）肾上腺素：为 CPR 的主要用药。首次剂量为 1 mg，避免与碳酸氢钠、氯化钙同时应用，每 3 ～ 5 分钟可重复使用。不提倡大剂量（0.1 ～ 0.2 mg/kg）使用，因其较常规剂量使用者复苏后合并症（顽固性高血压和心律失常）发生率高，对提高救治成功率无明显益处。对 β 受体阻滞剂使用过量的患者，可考虑用较大剂量的肾上腺素。

2）胺碘酮：对于序贯应用 CPR—电除颤—CPR—肾上腺素治疗无效的心室颤动或无脉性室性心动过速患者应首选胺碘酮，初始量为 300 mg 快速静脉注射，随后电除颤 1 次，如仍未恢复，则 10 ～ 15 分钟后可再注射 150 mg。如有需要，可以重复使用 6 ～ 8 次。在首个 24 h 内使用维持剂量，先以 1 mg/min 持续使用 6 h，之后以 0.5 mg/min 持续使用 18 h。每日最大剂量不超过 2 g。

3）利多卡因：如果没有胺碘酮，可以使用利多卡因。其显效快，时效短，对心肌和血压影响小。初始剂量为 1 ~ 1.5 mg/kg 静脉注射，如果心室颤动 / 无脉性室性心动过速仍然持续，则每 5 ~ 10 分钟可再给 0.5 ~ 0.75 mg/kg 静脉注射，直到最大量 3 mg/kg。也可以 1 ~ 4 mg/min 静脉滴注。

4）阿托品：能降低心肌迷走神经的张力，提高窦房结的兴奋性，促进房室传导，对窦性心动过缓有较好疗效，尤其适用于有严重窦性心动过缓合并低血压、低组织灌注或合并频发室性期前收缩者。对将要停搏的缓慢心率者，可给予阿托品 1 mg 静脉注射，每隔 3 ~ 5 分钟可重复注射，总剂量不超过 3 mg。不建议在治疗无脉性心电活动 / 心搏停止时常规性使用阿托品。

5）碳酸氢钠：遵循使用宜晚不宜早，剂量宜小不宜大，速度宜慢不宜快的原则。适用于代谢性酸中毒、高钾血症及心肺复苏超过 15 min 等情况。给予 5% 碳酸氢钠 40 ~ 60 ml 静脉滴注，最好根据动脉血气分析结果决定用量。

6）镁剂：只用于低镁血症和尖端扭转型室性心动过速。对于尖端扭转型室性心动过速，紧急情况下可用硫酸镁 1 ~ 2 g 稀释后静脉注射或将硫酸镁 1 ~ 2 g 加入 50 ~ 100 ml 液体中静脉滴注。

（三）心脏停搏后管理

自主循环恢复后的患者，各器官功能可能存在不同程度的损伤，尤以脑损伤最为复杂。应当积极进行脑复苏，稳定呼吸、循环功能以满足组织器官的灌注，实施综合的脑保护措施，稳定水、电解质、酸碱平衡及血糖等内环境参数，及时确定并治疗诱因，预防心搏骤停的复发。

1．维持良好的呼吸功能　低氧血症可导致心、脑等重要器官的损伤，直接影响 CPCR 的预后。对自主呼吸未恢复、通气功能障碍或氧合功能障碍者应进行机械通气治疗。

持续监测动脉血氧饱和度（SpO_2），早期吸入高浓度氧以确保氧输送，当 $SpO_2 \geq 94\%$ 时，应及时下调吸入氧浓度，防止氧中毒。维持监测动脉二氧化碳分压（$PaCO_2$）在 40 ~ 45 mmHg 或呼气末二氧化碳分压（$PETCO_2$）在 30 ~ 40 mmHg，既要避免高碳酸血症，也不提倡“过度通气”。当低氧血症难以纠正时，应判断有无肋骨骨折、血气胸、肺栓塞及肺水肿等因素。

2．确保循环功能的稳定　自主循环恢复后，应努力纠正低血压，保证重要组织器官的灌注。严密进行心电、尿量、中心静脉压、中心静脉血氧饱和度、动脉血氧饱和度、动脉血乳酸等参数的监测，必要时进行肺动脉导管、超声心动图、连续心排血量等进一步的监测。需要时可以应用液体治疗及肾上腺素、多巴胺、去甲肾上腺素等血管活性药，逐步调整剂量，使收缩压≥ 90 mmHg，或平均动脉压≥ 65 mmHg。当低血压难以纠正时，应判断有无低血容量、低钾血症、大面积心肌梗死、大面积肺栓塞、张力性气胸及心包压塞等情况。

3．脑复苏　防治心脏停搏后缺血缺氧性脑损伤所采取的措施称为脑复苏。维持良好的呼吸功能、确保循环功能的稳定是保证脑灌注的基础。临床上应用镇静药及抗癫痫药控制抽搐 / 肌痉挛，通过抬高床头、脱水、利尿等手段减轻脑水肿。轻度低温治疗可改善存活率及促进神经系统恢复。

临床治疗性轻度低温包括低温诱导、低温维持和复温。

（1）低温诱导：是在降温之前给予镇静药物以防止降温时的寒战反应。

（2）低温维持：包括使用冰块外敷、冰毯、冰帽、冷空气降温、低温液体输注、血管内热交换、体外循环降温等，将体核温度降至 32 ~ 34℃，持续 12 ~ 24 h。

（3）复温：可通过自然复温或控制性复温使体温逐渐恢复，以每小时恢复 0.25 ~ 0.5 ℃为宜。

治疗性轻度低温可能导致低钾血症、高血糖、凝血功能障碍、心律失常、肺感染等并发症，应做相应处理。

4．病因治疗　尽快发现引起心搏骤停的病因，在进行 CPCR 的同时针对病因进行治疗。

（1）对急性心肌梗死患者应立即行经皮冠状动脉介入治疗。

（2）对酸中毒、高钾 / 低钾血症患者应积极纠正电解质及酸碱平衡紊乱。

（3）对低血容量者应及时进行输血、输液或手术止血治疗。

（4）对张力性气胸患者应及时实施胸腔闭式引流。

总之，CPCR 是各科医生必须熟练掌握的技术之一。同时，在外科的临床工作中应高度重视心搏骤停的预防，尤其对于老年患者或有基础疾病患者，如在围术期要预防因液体补充不足而导致的急性冠脉综合征，防止因活动减少或抗凝不规范而发生的血栓栓塞性疾病等。

自测题

一、选择题

1．CVP 是指
A．颈内静脉内的压力
B．锁骨下静脉内的压力
C．肺静脉与左心房交界处的压力
D．腔静脉与右心房交界处的压力
E．肺动脉与右心室交界处的压力

2．简单而迅速地确定心搏骤停的指标是
A．呼吸停止
B．血压下降
C．瞳孔散大
D．意识消失，无大动脉搏动
E．呼之不应

3．胸外心脏按压的位置是
A．剑突下
B．左胸骨旁线第四肋间
C．左锁骨中线第四肋间
D．胸骨中下 1/3 交界处
E．胸骨中上 1/3 交界处

4．成人按压频率应是
A．60 次 / 分
B．80 次 / 分
C．100 次 / 分
D．≥ 100 次 / 分
E．120 次 / 分

5．患者心肺复苏后，脑复苏的主要措施是
A．维持有效的循环
B．确保呼吸道通畅
C．降温和脱水疗法
D．加强基础护理
E．治疗原发疾病

6．心肺复苏中处理心室颤动最有效的措施是
A．静脉注射肾上腺素
B．静脉注射利多卡因
C．电击除颤
D．心脏按压
E．立即安放心脏起搏器

7．常温下心脏停搏导致脑细胞不可逆损伤的脑细胞耐受缺血、缺氧时间是
A．8 ～ 10 min
B．4 ～ 6 min
C．10 ～ 20 min
D．4 ～ 5 s
E．15 ～ 20 min

8．抢救成人心搏骤停，按压胸骨深度是
A．3 cm
B．4 cm
C．5 cm
D．5 cm 以上
E．6 cm 以上

9．怀疑患者颈椎脊髓损伤时，专业救护者打开患者气道应使用的方法是
A．仰头抬颏法
B．举头抬颈法
C．双手推举（托）下颌法
D．头部前屈法
E．仰头（面）抬颈法

二、名词解释

1．心搏骤停　2．生存链

三、问答题

应用何种血流动力学监测指标如何判断血容量及循环功能状态？

（谢炯辉）

第十三章

围术期处理

第十三章数字资源

思政之光

学习目标

通过本章内容的学习，学生应能够：

识记：

1. 说出术前准备的内容。
2. 列举外科手术的分类。

理解：

解释术后早期病情监测和常见并发症的防治。

运用：

为围术期患者制订合理的术前准备措施。

第一节　术前准备

手术是治疗外科疾病的重要手段，可治愈疾病，但手术和麻醉具有创伤性，甚至引起新陈代谢的应激反应，所以手术也能产生并发症、后遗症等不良后果。为了确保手术成功，做好手术前的充分准备，妥善处理好手术后的各种不适症状及并发症，尽快地恢复生理功能，是保障手术达到预期目的的关键。围术期处理（perioperative management）指为取得手术治疗的最佳效果，对接受手术治疗的患者在术前、术中和术后不同的阶段中配合手术所必需的一系列处理，包括术前准备，术中处理和术后处理。做好围术期处理，可提高手术的安全性，减少术后并发症，缩短术后恢复期，降低手术死亡率。而且，随着围术期处理的进展，使外科手术范围扩大，手术复杂性逐渐增高，从而促进外科学的发展。按照手术的时限性，外科手术可分为三种：①急症手术，病情紧急，做好必要的准备即手术，如胸、腹腔大血管破裂手术；②限期手术，在短时间内做好术前准备的手术，如各种恶性肿瘤切除术；③择期手术，术前充分准备，选择适当时机进行的手术，如疝修补术。

➢考点：手术时限的分类。

一、一般准备

➢考点：术前一般准备。

1．心理准备　多数患者术前有恐惧、紧张及焦虑等情绪，或对手术及预后有多种顾虑。

医护人员应和家属、亲友一起共同做过细的思想工作，有针对性地解除患者的各种忧虑，增强患者与疾病斗争的决心。同时，医生和护士要通过优质服务和满腔热忱，无微不至的关怀，使患者对手术充满信心，让患者从医护人员的言行中，建立起对手术的安全感和必胜的信念。应履行书面知情同意手续，包括手术同意书，麻醉同意书等，由本人（或委托家属）签署。

2．全身状况　贫血、营养不良将影响机体代谢和伤口的愈合，且易并发严重脓毒性感染，术前应加以纠正，使血红蛋白达 100 g/L 左右，血白蛋白达到 30 g/L 以上。估计术中失血较多或有贫血者，术前应抽血做好交叉配血试验和输血准备。

3．纠正水、电解质及酸碱平衡失调。

4．适应手术后变化的准备　术前 2 周停止吸烟，教会患者做深呼吸运动和术后正确咳痰方法。多数患者术后不习惯在床上排尿、排便，故应在术前训练，以减少尿潴留和便秘的发生。

5．预防性应用抗生素　适用于：①肠道、尿路手术；②大型复杂手术；③污染伤口；④复杂外伤或严重烧伤；⑤需要植入人工制品的手术；⑥器官移植手术。

6．胃肠道准备　术前 12 小时开始禁食、4 小时开始禁止饮水，以防止麻醉或手术过程中的呕吐而引起窒息或吸入性肺炎。涉及胃肠道手术患者，术前 1 ～ 2 天开始进流食。对一般手术，术前 1 天应行肥皂水灌肠。对结肠、直肠手术术前要进行肠道准备，包括饮食控制、清洁灌肠、口服泻剂及肠道抑制细菌药物等。

7．手术前夜如患者发热，月经来潮，除急症手术外，应延期手术。

8．手术当日及入手术室前的准备　①排空膀胱或留置尿管；②胃肠道手术需留置胃管；③麻醉前给药；④病历、X 线片、CT 片应带入手术室。

二、特殊准备

➢考点：术前特殊准备。

各主要脏器手术前的准备，将在有关章节详细介绍，现仅举例予以说明。

1．高血压　患者血压在 160/100 mmHg 以下，可不必做特殊准备。对血压过高者，术前选用合适的抗高血压药物，应使血压控制在 180/100 mmHg 以下，方可考虑手术。抗高血压药一般主张应用到手术日晨，因停药后的反跳现象更难处理。

2．糖尿病　糖尿病患者在整个围术期都处于应激状态，手术耐受性差，其并发症发生率和死亡率较无糖尿病患者高。故术前应做相应处理：①仅以饮食控制病情者，术前不需要特殊准备。②口服降糖血药的患者，应继续服用至手术的前一天晚。如果服长效降血糖药，应在术前 2 ～ 3 天停药。禁食患者需静脉输注葡萄糖加胰岛素维持血糖轻度升高状态（5.6 ～ 11.2 mmol/L）为宜。③平时用胰岛素者，术前应以葡萄糖和胰岛素维持正常糖代谢。在手术日晨停用胰岛素。④伴有酮症酸中毒的患者，需要接受急症手术，应当尽可能纠正酸中毒、血容量不足、电解质紊乱。

3．心脏疾病　长期应用利尿药或低盐饮食的患者，常有低钠和低钾血症，术中易发生心律失常和休克，术前应予纠正。同时要注意控制心律失常。对心力衰竭患者，最好在心力衰竭控制 3 ～ 4 周后再施手术。心肌梗死后半年无明显症状，无显著心律异常才适宜手术。

4．肝病　术前改善患者营养状况，给予高糖类化合物、高蛋白质饮食，补充多种维生素，特别是维生素 K，提高血浆蛋白量，避免使用可能损害肝功能的药物。对肝功能损害较重的患者，加强保肝治疗。

5．慢性呼吸系统疾病　术后肺部并发症和相关的死亡率仅次于心血管系统居第二位。术前应高度重视治疗呼吸系统炎症，减轻呼吸道阻塞与感染，可选用有效抗生素控制感染，口服祛痰药物，应用麻黄碱、氨茶碱等支气管扩张药，蒸气或雾化吸入，体位引流排痰等。

6．肾病　改善肾功能状况，避免使用血管收缩药和对肾功能有明显损害的药物等。对慢性肾功能不全患者应多学科配合，如果需要透析，应在计划手术 24 h 内进行。

7．凝血功能障碍　常规凝血试验阳性率低，所以仔细询问病史（患者或家族有无出血和血栓栓塞史）和体格检查（有无各种出血倾向的表现）显得尤为重要。

第二节　术后处理

一、手术后常规处理

➢考点：术后常规处理与监测。

1．体位　应根据麻醉及患者全身状况、术式、疾病性质等选择卧位。全身麻醉尚未清醒时，应去枕平卧，头偏向一侧，以防口腔内呕吐物或分泌物吸入呼吸道。椎管内麻醉患者，应去枕平卧 6 ~ 12 小时，以防头痛。颈、胸部手术后，多采用高半坐卧位，以便于呼吸及有效引流。腹部手术后，多取低半坐卧位，以降低腹壁张力。任何体位都应以患者感到舒适，有利于内脏生理活动为原则。

2．生命体征观察　对大、中型手术或有可能发生内出血、气管压迫者，必须定时测定血压、脉搏、呼吸，每 15 ~ 30 分钟一次，直至病情稳定后视病情减少测定次数。

3．饮食和输液　何时进何种食物与手术大小及是否涉及胃肠道有关。局部麻醉术后饮食一般可不限制，全身麻醉非胃肠道手术患者，术后 6 小时无恶心、呕吐者，可给流质饮食，以后改为半流质饮食或普通饮食。胃肠道手术患者，一般禁食 1 ~ 2 天，第 3 天肠功能恢复，肛门排气后方可进食。禁食期间需由静脉输液来供给水、电解质和营养成分。

4．早期下床活动　术后若无禁忌，患者应及早开始活动。术后早期下床活动有利于：①增加肺活量，使呼吸道分泌物易于咳出，减少肺部并发症；②促进血液循环，防止静脉血栓形成；③有助于肠道和膀胱功能的恢复，减少腹胀和尿潴留的发生。但是，休克、心力衰竭、严重感染、出血、极度衰弱患者，以及整形、骨关节手术后需要固定时，不宜过早下床活动。

二、各种管道的处理

由于治疗上的需要，手术后的患者常带有各种管道，因放置管的目的不同，各管道拔出的时间不尽相同，个别管道可能是永久性的。因此，必需严格管理，既要发挥各管道的治疗作用，又要防止因管道所产生的并发症。

1．胃肠减压管　上腹部手术前常规经鼻腔向胃内放置一减压用的橡胶管或硅胶管，术后接在胃肠减压器上，并需保留管道一段时间。留管期间应保持该管的通畅，取保起到减压作用，同时每日准确记录引流物的总量，并观察其性质有无异常。胃肠减压的目的是防止术后胃肠道过度膨胀，减少对呼吸的影响和有利于胃肠道吻合口愈合。留管时间在非胃肠道手术为 24 ~ 48 小时，胃肠道手术则为 3 ~ 7 天，待患者能自行排气或已排便，即可拔出。

2．导尿管　肛门和盆腔手术后，常留置导尿管，留管时间长短不等，少数可长达 1 ~ 2 周。留管期间应记录每日尿量，定时更换外接管和引流瓶，须防止尿管过早脱出。留管时间较长者，应用呋喃西林溶液冲洗膀胱，拔管前数日可先试夹闭导尿管，每 4 小时开放一次，以促进膀胱功能的恢复。

3．营养性造瘘管　对于不能切除的晚期食管癌或胃癌患者伴有梗阻时，需行胃或空肠造瘘，留置一较粗的软橡胶管。通过永久性造瘘灌注营养物质（如混合奶或要素饮食），延长患者的生存期。应防止造瘘管的脱出，灌注营养液后，要适当冲洗管腔，保持造瘘管的通畅和清洁。

4．体腔与内脏的引流管　手术后的胸腔引流管、膈下引流管和胆总管内的“T”形引流管等，在治疗上有重要意义。术后应仔细观察引流装置数量和性质方面的变化，定时更换外接管及引流瓶，保持清洁，防止脱出。引流管留置的时间差异较大，确定达到治疗目的后，才能考虑拔管。

5．深静脉营养管　严防硅胶管的脱出和阻塞，及时更换营养液，预防空气栓塞的发生。每晚更换输液附件，导管和输液针头连接处要用无菌纱布包好，减少污染。导管的皮肤入口处应定期消毒，涂以抗生素软膏。如穿刺部位出现明显的炎症迹象，或是导管已完全阻塞，应提前拔出导管。

三、手术切口的处理

1．无感染的缝合切口　对缝合切口无感染者，应按时拆除缝线，并根据切口愈合情况，按统一要求进行准确的记录。

（1）拆线的时间：经临床观察无任何感染迹象的切口，不应随意更换敷料。结合患者的年龄、营养状况、手术部位和切口大小等情况，决定缝线拆除的时间。头面部和颈部血运丰富，切口愈合较快，术后 4 ～ 5 天即可拆线；胸腹部切口需 7 ～ 10 天；下肢、腰背部切口需 10 ～ 14 天；腹部减张缝合的拆线时间不得少于 2 周。较长的腹部切口，可分次拆线，或拆除缝线后继续用腹带包扎 1 ～ 2 天。切口一旦发生感染，则拆线的时间应该提前。

（2）切口的分类和愈合的记录：根据手术中的无菌程度，通常将缝合的切口分为三类，分别用罗马数字Ⅰ、Ⅱ和Ⅲ来表示。将切口愈合的情况也分为三级，分别用甲、乙和丙来表示。每一个患者出院时都要对切口的愈合等级进行正确的记录，如Ⅰ·甲、Ⅰ·乙、Ⅱ·甲或Ⅲ·丙等。有关分类和分级条件的归纳见表 13-1 及表 13-2。

表 13-1　缝合切口的分类

切口类型	基本条件	手术举例	表示法
无菌切口	手术基本上在无菌情况下进行	疝修补术及甲状腺瘤摘除术	Ⅰ类
污染切口	术野与消化道、泌尿道及呼吸道相通	胃次全切除术及食管切除术	Ⅱ类
感染切口	内脏化脓、坏死的手术	肠坏死的肠切除术	Ⅲ类

表 13-2　切口愈合等级

愈合等级	愈合特点	表示法
甲级愈合	切口愈合良好，无不良反应	甲
乙级愈合	切口愈合欠佳，如有硬结、积液等，但未化脓	乙
丙级愈合	切口化脓感染及切口裂开	丙

2．引流切口的处理　部分手术为了防止术后切口内积血或积液，术毕于切口内留置橡皮条或细橡皮管作为引流用，一般 24 ～ 48 小时后拔出。手术创面较大，渗出物较多时，可适当延长时间，但要经常更换已被浸透的敷料，防止切口的污染。腹腔内的香烟引流，从 24 小时后，可逐日转动并拔出少许，直到全部拔出。

3．感染切口的处理　切口一旦发生感染，应及时拆除缝线，敞开伤口并充分引流。交换敷料时，要仔细清除异物和坏死组织，脓性分泌物应做需氧菌和厌氧菌的培养及药物敏感试验，以便能准确地选用有效抗生素。若感染逐渐控制，肉芽组织迅速生长，可争取二期缝合，以缩短病程。

四、手术后的对症处理

➤考点：术后不适及处理。

1．切口疼痛　麻醉作用消失后，切口即开始疼痛，24 小时内达到高峰，可持续 48 ～ 72 小时。疼痛的程度与手术的大小、部位和患者的耐受性有关。疼痛不仅会影响患者的休息，不利于疾病的恢复，而且可能诱发一些并发症的发生。为了减轻切口疼痛，腹部手术后的患者常不敢深呼吸及咳嗽，使肺膨胀受到影响，从而增加肺部并发症的机会；会阴和肛门部手术后疼痛较为剧烈，可导致排尿困难。解除切口疼痛的方法很多，一般手术后口服止痛药即可，大手术后 1 ～ 2 天，可肌内注射哌替啶 50 ～ 100 mg 1 ～ 2 次，肛门手术后，应 4 ～ 6 小时服用止痛药一次。手术后 4 ～ 5 天，切口疼痛逐渐加重时，应考虑切口感染的可能性。

2．恶心、呕吐　手术后恶心、呕吐是麻醉恢复过程中常见的反应，也可能是吗啡类镇痛药的不良反应。待麻醉作用消失后即可停止。如持续不止，应注意有无水和电解质紊乱、酸中毒、急性胃扩张、肠梗阻和腹膜炎存在。如无明显原因，可应用阿托品、甲氧氯普胺（灭吐灵）或氯丙嗪，疗效较好。

3．腹胀　腹部手术后胃肠道蠕动功能暂时处于抑制状态，手术创伤越大，持续时间越长。胃肠道蠕动功能在术后 48 ～ 72 小时逐渐恢复，大致经过“无蠕动期—不规律蠕动期—规律蠕动期”三个阶段。胃肠道蠕动功能恢复之前，随着每一次呼吸所咽下的空气，在消化道内大量积存是引起腹胀的主要原因。严重的胃肠胀气可压迫膈肌，影响肺膨胀，压迫下腔静脉，使下肢血液回流受阻，从而增加深静脉血栓形成的机会。同时，胃肠胀气也使胃肠道本身的吻合口局部张力增大，对愈合有一定的影响。防治术后腹胀的主要措施是持续而有效的胃肠减压，非胃肠道本身的手术，可肌内注射新斯的明 0.5 mg，每 4 小时一次，能促进肠蠕动的恢复。有经验的医生，也可指导患者内服中药（大承气汤），有助于较早排气和排便。

4．呃逆　手术后发生呃逆多为暂时性，大多数患者可自行停止，但也有病情非常顽固者。连续不断的呃逆，不仅影响患者休息，对切口的愈合也极为不利。呃逆的主要原因是膈肌受到机械性或炎症性刺激，个别患者也可由于进食不当而诱发。顽固的呃逆可能是膈下感染的一个症状，应进一步检查。关于呃逆的处理，可首先试用针刺天突、鸠尾、内关及足三里等穴位，或压迫眶上神经或压迫眼球，有时可以奏效。也可给予催眠药、镇静药和解痉药，对极个别患者需封闭膈神经后才能控制。

5．排尿困难　多发生于肛门、直肠和盆腔手术后的患者，全身麻醉或椎管内麻醉后也可引起，前者是由于切口疼痛反射性引起膀胱括约肌痉挛，后者是由于排尿反射受到抑制的结果。少数患者由于不习惯于卧床排尿，下腹膨胀有排尿感，但无法排出。处理方法：病情允许时，可协助患者改变姿势（或侧卧或立位）后排尿，也可于膀胱区进行理疗、热敷和按摩，以促进排尿。还可使用卡巴胆碱，每次肌内注射 0.25 mg。一般治疗措施无效时，应在无菌操作下予以导尿，并留置导尿管 2 ～ 3 天后拔除。

第三节　术后并发症的防治

➢考点：术后并发症的治疗与预防。

随着现代医疗水平的提高，各个学科的不断发展促使外科技术日臻完善，大多数疾病患者手术后都可顺利康复，重返各自的岗位，但仍有少数患者在手术后可能发生各种并发症。应当掌握其发生原因及临床表现及预防措施。发生并发症后应采取的治疗措施，是术后处理的一个重要组成部分。

1．发热　是术后最常见的并发症。术后由于机体对手术创伤的反应，体温可略升高达38℃，临床上称为术后吸收热或外科热，1～2天后可逐渐恢复正常，无需特殊处理。如术后3～4天发热持续不退，应检查有无伤口感染或其他并发症。体温超过38.5℃时，一般应采取降温措施，如乙醇擦浴、冰袋降温或药物降温。

2．术后出血　术后出血可发生于术后24小时内（称为原发性出血）和术后7～10天（称为继发性出血）。术中止血不彻底、不完善，如结扎血管的缝线松脱；小血管断端的痉挛及血凝块的覆盖，使创面出血暂时停止而致部分出血点被遗漏，这些是原发性出血的主要原因。由于后期术野感染和消化液外渗等因素，使部分血管壁发生坏死、破裂，可导致术后继发性出血。对于腹部手术患者，特别是没有放置引流者，须密切观察病情，必要时做B超检查或腹腔穿刺，才能明确诊断。胸腔手术后出血较易发现，如胸腔闭式引流管持续流出血液达数小时，每小时引流血液超过100ml，则表明胸腔内有出血。胸部X线检查可显示胸腔积液。凡诊断为术后出血者，需及时输血，如保守措施治疗无效，应尽早手术探查并止血。再次止血后仍应严密观察，防止再度出血。病情较为严重时，需紧急手术止血。

3．切口感染和裂开　切口感染是指清洁切口或可能污染的切口并发感染。切口感染的原因除细菌侵入外，还有切口血肿、异物、局部组织血供不良、全身抵抗力下降等，常发生在术后3～5天。感染初期有切口局部红肿、压痛或体温升高等表现，可给予有效抗生素或抗生素局部封闭、理疗等，应当争取使其不发展为脓肿。对于已形成脓肿的切口，应拆线敞开引流。预防切口感染极为重要，应严格遵守无菌操作规程，在伤口内尽量减少异物（线结）和坏死组织的遗留，以及各层组织应缝合严密、不留无效腔等。切口裂开多见于腹部及肢体邻近关节部位的手术，常发生在年老体弱、营养不良以及由于缝合技术欠佳，腹腔内压力突然升高的患者。表现为从伤口流出较多的血性液体，有肠管或网膜脱出。切口完全裂开可见切口全层张开，有肠管或网膜脱出切口外。切口部分裂开者皮肤愈合尚好，但皮下松软，有肿物隆起，有时可见肠蠕动波。切口完全裂开时应立即用无菌生理盐水纱布覆盖，以腹带包扎后送手术室，用粗丝线或合金线行腹壁全层间断缝合。切口部分裂开，如范围较小，腹胀不严重，又无肠梗阻，则可用蝶形胶布和腹带加压保护伤口，促进愈合。之后形成切口疝者，再做择期修补。针对切口裂开的原因，术前应重点纠正贫血和低蛋白血症，补充维生素C，防治呼吸道感染，术后用腹带加压保护伤口等。

4．肺部感染和肺不张　是胸部和上腹部大手术后常见的并发症，多见于老年人、长期吸烟和慢性支气管炎患者。这些患者术后支气管内分泌物增多，加之手术后患者因伤口疼痛，或因胸、腹部包扎过紧限制了深呼吸和咳嗽动作，影响痰液排出，加重支气管阻塞，造成肺不张。表现为呼吸困难、发绀、呼吸音减弱或消失等。如继发感染，则形成肺炎，可有体温升高和白细胞增多等炎症表现。根据手术后发生肺不张的原因，预防的重点是：

（1）有吸烟习惯的患者术前2周应停止吸烟。

（2）术前练习深呼吸，胸部手术患者练习腹式呼吸，腹部手术患者练习胸式呼吸，以增加肺的通气功能。

（3）对已有呼吸道感染的患者，待感染有效控制后再行手术。

（4）术后积极鼓励患者咳嗽和多做深呼吸。对腹部手术后患者，医护人员可用两手压住腹部切口两侧，协助患者咳痰，或拍击背部鼓励患者有效咳痰。

（5）术后帮助患者翻身和尽早离床活动，对咳痰有较好的帮助。治疗上除应用有效抗生素外，还应着重排出气管和支气管分泌物。可协助患者咳痰，对痰液黏稠不易咳出者，可用蒸汽吸入、超声雾化吸入或口服氯化铵等祛痰药，使痰液变稀薄，易于咳出。如患者无力咳嗽或痰液持续过多排出不理想，则可用导管插入气管吸痰，或做支气管镜吸痰，或行气管切开吸痰。

5．下肢深静脉血栓形成与肺血栓栓塞症　下肢深静脉血栓形成多见于老年患者，与术后患者长期卧床，造成下肢血流缓慢、静脉回流不畅有关。另外，脱水、血液浓缩、多次下肢静脉穿刺、输注高渗液体或刺激性药物等也可引发血栓形成。主要的临床表现是肢体肿胀、胀痛、浅静脉扩张。预防上强调术后早期离床活动，卧床期间要加强踝关节的伸屈活动或行腓肠肌电刺激法，以加速静脉回流，防止血液淤滞。药物预防措施包括小剂量肝素皮下注射和服用华法林等抗凝血药。治疗的目的是防止血栓蔓延。患者应卧床休息，抬高患肢，适当使用利尿药，以减轻肢体肿胀。禁止按摩，以防栓子脱落。对血栓形成 3 天之内者，行溶栓治疗，3 天后行抗凝治疗。血栓形成早期亦可以手术取出血栓。肺血栓栓塞症的血栓可以来自下腔静脉径路、上腔静脉径路或右心室，其中大部分来源于下肢深静脉。手术后由于血管内皮损伤、凝血机制变化、肢体制动等因素，可增加发生肺栓塞的风险。临床表现与栓塞的范围和程度有关，轻者表现为胸闷、胸痛、气促、咯血等；重者出现呼吸困难、口唇发绀、低氧血症或呼吸衰竭。术后肺血栓栓塞症发病率虽不高，但发生者病死率较高，应格外注意。术后预防措施主要是针对下肢深静脉血栓形成的各种因素。治疗方面以溶栓、抗凝疗法和呼吸与循环支持为主。

6．尿路感染　长期留置导尿管、尿潴留是术后并发尿路感染的基本原因，感染可上行引起急性膀胱炎和急性肾盂肾炎。急性膀胱炎主要表现为尿频、尿急、尿痛，有时尚有排尿困难。患者一般无全身症状，尿液检查有较多红细胞和脓细胞。急性肾盂肾炎主要表现为全身发冷、发热，肾区叩击痛，血白细胞计数增高，尿液检查可见大量白细胞和细菌。通过尿液细菌培养不仅可以明确菌种，而且能为选择有效抗生素提供依据。预防尤为重要。留置导尿管一定要按无菌要求操作，留置时间不宜过长。术后指导患者自主排尿，防止尿潴留。尿路感染的治疗主要是应用有效抗生素，维持充分尿量以及保持排尿通畅。

自测题

一、选择题

1．关于术后 24 小时内发热的常见原因，以下**不正确**的是

A．代谢异常

B．低血压

C．肺不张

D．输血反应

E．切口感染

2．下列高血压患者的术前处理中，正确的是

A．术前 2 周停用抗高血压药

B．如果进入手术室血压骤升，则应果断手术

C．血压降至正常后再手术

D．血压 160/100 mmHg 以下则不予处理

E．无需考虑高血压问题

3．一般情况下，头、面、颈部手术切口拆线的时间应为

A．术后 4 ～ 5 天

B．术后 6 ～ 7 天

C．术后7～9天
D．术后10～12天
E．术后14天

4．引起术后腹胀原因不包括
A．咽下空气在肠内积聚
B．食物残渣在肠腔内发酵产气
C．低钾血症
D．肠粘连
E．术后早期运动

5．属于Ⅰ类切口的手术是
A．小肠切除吻合术
B．化脓性阑尾炎手术
C．腹腔镜疝修补术
D．胃后壁穿孔修补术
E．结肠脾曲癌引起的急性肠梗阻手术

6．手术患者术前12小时禁食，4小时禁水是为了
A．减少术后感染
B．防止术后腹胀
C．防止吻合口瘘
D．防止术后切口裂开
E．防止麻醉或手术中呕吐

7．按手术期限，下列属于限期手术的是
A．慢性阑尾炎切除术
B．直肠癌根治术
C．完全性肠梗阻造瘘术
D．可复性股疝修补术
E．急性上消化道穿孔修补术

8．属于Ⅱ类切口的手术是
A．甲状腺大部切除术
B．化脓性阑尾炎手术
C．腹腔镜疝修补术
D．胃后壁穿孔手术
E．乳腺肿物切除术

9．拟应用抗生素预防手术后感染，一般原则是
A．术前应用3天，术后继续用3天
B．术前应用1天，术后继续用1周
C．术前和术中各给1次，术后继续用1～2天
D．术前不用，术后应用3天
E．术前不用，术后应用至伤口拆线

10．腹部手术后，原则上鼓励患者早期活动，其理由不包括
A．促进切口愈合
B．改善全身血液循环
C．减少深静脉血栓形成
D．减少肺部并发症
E．减少腹腔感染

11．近期有脑卒中史者，择期手术最好应推迟
A．1周
B．2周
C．3周
D．6周
E．6个月

12．患者术后的处理中，不正确的是
A．胃肠道手术患者肛门排气后，可开始进食
B．腹部的减张缝合一般在术后2周左右拆线
C．伤口的乳胶片引流一般在术后4～7天拔除
D．对一般性手术后的患者，应鼓励早期活动
E．对术后尿潴留导尿量超过500 ml者，应留置导尿管1～2天

13．行颈、胸部手术后，患者应采取的体位是
A．平卧位
B．侧卧位
C．高坡卧位
D．低半坐卧位
E．15°～30°头高足低斜坡卧位

14．蛛网膜下腔阻滞后12小时内应采取的体位是
A．半卧位
B．俯卧位
C．头高足低位
D．去枕平卧位
E．侧卧位

15．关于各种引流管的处理，不正确的是
A．要注意观察各种引流管是否通畅
B．仔细记录引流液的色泽和量

C．留置在胆管内的“T”形管可在术后 1 周拔出

D．胃肠道功能恢复后可将胃肠减压管除去

E．腹腔烟卷引流一般在术后 24 ~ 72 小时拔出

二、名词解释

切口感染

三、问答题

1．术后常见的并发症有哪些？

2．简述人体不同部位皮肤手术后需要的拆线时间。

（邱爱华）

第十四章

无 菌 术

第十四章数字资源

思政之光

学习目标

通过本章内容的学习，学生应能够：

识记：

1. 说出无菌术的概念。
2. 列举各种灭菌法。

理解：

1. 解释常用的灭菌法和消毒法（抗菌法）。
2. 分析手术进行中的无菌原则。

运用：

1. 正确进行患者手术区的消毒和铺无菌巾。
2. 养成严谨的工作态度，正确进行手臂消毒、穿无菌手术衣和戴手套。

第一节　手术用品的灭菌和消毒法

微生物普遍存在于人体和周围环境。在手术、穿刺、注射、插管、换药等过程中，如不采取一定措施，微生物即可通过直接接触、飞沫和空气进入伤口，引起感染。无菌术就是针对可能引起感染的微生物源所采取的一系列预防措施。无菌术在临床具体实施中主要包括两种方法：一是消毒，即应用化学消毒剂消灭伤口、皮肤、物品、空气中的病原微生物和其他有害微生物；二是灭菌，即通过物理或化学方法将所有与手术区域伤口接触的物品预先彻底消灭其附着的一切活的微生物（如芽孢等）。灭菌法所用的物理方法有高温、紫外线、电离辐射等，而以高温的应用最为普遍。手术器械和应用物品（如手术衣、手术巾、纱布和盆、罐等）都可用高温来灭菌。电离辐射主要用于药物（如抗生素、激素、类固醇、维生素等）以及塑料注射器和缝线等的灭菌。紫外线可以杀灭悬浮在空气中、水中和附着于物体表面的细菌、真菌、支原体和病毒等，一般常用于室内空气的灭菌。大多数用于消毒的药物虽能杀灭细菌、芽孢、真菌等一切能引起感染的微生物，但要充分考虑药物对人体正常组织的损害。只有几种毒性很小的消毒药物才适用于手术人员及患者皮肤的消毒。

一、灭菌法

（一）高压蒸汽灭菌法

高压蒸汽灭菌法应用最普遍，效果可靠，是目前常用的有效灭菌方法。凡能耐受高温的物品，如金属器械、玻璃搪瓷制品、敷料、药液及橡胶类制品等，均可用此法灭菌。高压蒸汽灭菌器可分为下排气式和预真空式两类。目前在国内广泛应用的为下排气式灭菌器，灭菌时间较长。这种灭菌器的式样很多，有手提式、立式和卧式等多种。但其基本结构和作用原理相同，由一个具有两层壁的能耐高压的锅炉所构成（图 14-1），蒸汽进入消毒室内，积聚而产生压力。蒸汽的压力增高，温度也随之增高。蒸汽压力为 104.0 ~ 137.3 kPa（15 ~ 20 lbf/in^2）时，温度可达 121 ~ 126℃，维持 30 分钟，即能杀死包括具有顽强抵抗力的细菌芽孢在内的一切细菌，达到灭菌目的。各类物品灭菌所需压力、温度和时间如表 14-1 所示。

表 14-1　灭菌所需时间、温度和压力

	灭菌所需时间（min）	蒸汽压力（kPa）	蒸汽表压（lbf/in^2）	饱和蒸汽相对温度（℃）
橡胶类	15	104.0 ~ 107.9	15 ~ 16	121
敷料类	15 ~ 45	104.0 ~ 137.3	15 ~ 20	121 ~ 126
器械类	10	104.0 ~ 137.0	15 ~ 20	121 ~ 126
器皿类	15	104.0 ~ 137.0	15 ~ 20	121 ~ 126
瓶装溶液类	20 ~ 40	104.0 ~ 137.0	15 ~ 20	121 ~ 126

高压蒸汽灭菌器（图 14-1）的使用方法：将需要灭菌的物品放入消毒室内，紧闭灭菌器门。先使蒸汽进入夹套，当达到所需的控制压力后，将冷凝水泄出器前面的冷凝阀旋开少许，再将总阀开放，使蒸汽进入消毒室。冷凝阀的开放是使冷凝水和空气从消毒室内排出，以确保消毒室所需的温度。此时，可看到夹套的蒸汽压力下降，消毒室的蒸汽压力上升。在消毒室温度表达到预选温度时，开始计算灭菌时间。灭菌结束，使消毒室内的蒸汽自然冷却或予以排气。在消毒室压力表下降到“0”位 1 ~ 2 分钟后，将灭菌器门打开，再等 10 ~ 15 分钟后取出已灭菌的物品。由于余热的作用和蒸发，包裹即能干燥。物品灭菌后，一般可保留 2 周。

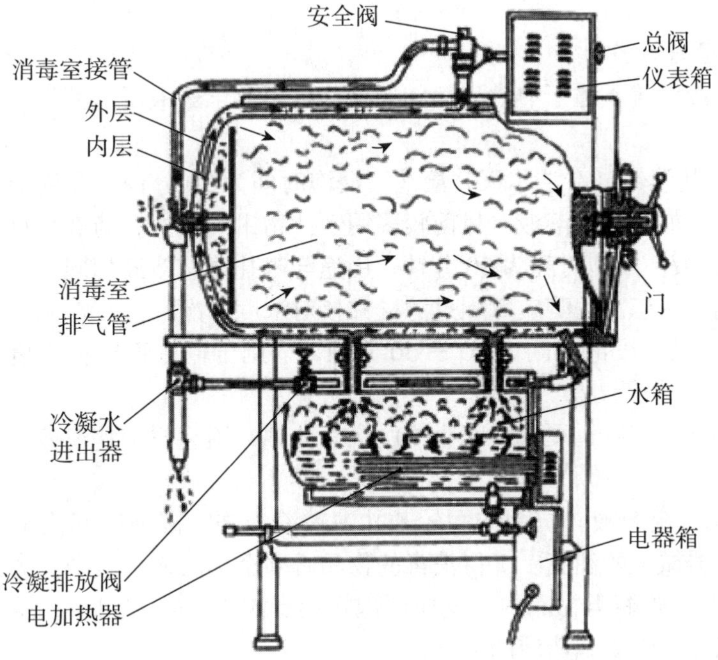

图 14-1　卧式高压蒸汽灭菌器

注意事项：①需要灭菌的各种包裹不应过大、过紧，一般应小于 55 cm×33 cm×22 cm 或 40 cm×30 cm×30 cm。②放入灭菌器内的包裹，不要排得太密，以免妨碍蒸汽透入，影响灭菌效果。③包内和包外各贴一条灭菌指示带（长 6 ~ 8 cm），如压力持续 15 分钟，指示纸带上即出现黑色条纹，表示已达灭菌要求。包内放入用纸包好的升华硫磺粉检测温度的方法，因为所用的硫磺品种不同，多数熔点为 114 ~ 116℃，结果有时并不可靠。④易燃和易爆炸物品（如碘仿、苯类等），禁用高压蒸汽灭菌法；锐利器械（如刀、剪等）不宜用此法灭菌，以免变钝。⑤对瓶装液体灭菌时，要用玻璃纸和纱布包扎瓶口，对使用用橡皮塞者，应插入针头排气。⑥对已灭菌的物品应做记号，以便识别，并需与未灭菌的物品分开放置，以免弄错。⑦要有专人负责，每次灭菌前，应检查安全阀的性能是否良好，以防锅内压力过高而发生爆炸。

（二）煮沸灭菌法

在正常气压下，煮沸的水温为 100℃，一般生长期细菌在 10 ~ 15 分钟后即可被杀灭，带芽孢的细菌则需 1 小时以上。如在水中加碳酸氢钠使之成为 2%碱性溶液，则可将沸点提高至 105℃，煮沸时间可缩短至 10 分钟，并能避免金属器械生锈。对能耐热、耐湿的用品，如金属器械、搪瓷、玻璃制品、橡胶和塑料制品以及丝线等均可用此法灭菌。

注意事项：①物品必须完全浸没在水中，才能达到灭菌目的。②橡胶和丝线类应于水煮沸后放入，持续煮沸 15 分钟即可取出，以免煮沸时间过久影响质量。③玻璃类物品要用纱布包好，放入冷水中煮沸，以免骤热而破裂；如为注射器，应拔出其内芯，用纱布包好针筒、内芯。④灭菌时间应从水煮沸后算起，如果中途加入其他物品，应重新计算时间。⑤煮沸器的锅盖应严密关闭，以保持沸水温度。

（三）火烧法

在紧急情况下，金属器械的灭菌可用此法。将器械放置于搪瓷或金属盆中，倒入 95%乙醇少许，点火使其直接燃烧。但此法常使锐利器械变钝，又能使器械失去光泽，故一般不宜应用。

二、消毒法

（一）药液浸泡消毒法

锐利器械、内腔镜等不适于热力灭菌的器械，可用化学药液浸泡消毒法。常用的化学消毒剂有下列几种：

1．1：1000 苯扎溴铵（新洁尔灭）溶液　浸泡时间为 30 分钟，亦用于刀片、剪刀、缝针的消毒。因其效果不如戊二醛溶液，目前较多用于持物钳的浸泡。药液宜每周更换 1 次。

2．70%乙醇溶液　浸泡时间为 30 分钟，用途与苯扎溴铵溶液相同。常用于已消毒过的物品浸泡，以维持消毒状态。乙醇应每周过滤，并核对浓度 1 次。

3．10%甲醛溶液　浸泡时间为 20 ~ 30 分钟，适用于输尿管导管、塑料类、有机玻璃的消毒。

4．2%中性戊二醛溶液　浸泡时间为 10 ~ 30 分钟，用途与苯扎溴铵溶液相同，但灭菌效果更好。

5．1：1000 氯己定溶液　抗菌作用较苯扎溴铵溶液强，浸泡时间为 30 分钟。注意事项：①浸泡前，要擦净器械上的油脂。②待消毒的物品必须全部浸入溶液中。③有轴节的器械（如剪刀），轴节应张开；管瓶类物品内外均应浸泡在消毒液中。④使用前，需用灭菌生理盐水将药液冲洗干净，以免组织受到药液的损害。

（二）甲醛蒸汽熏蒸法

用带有蒸格的容器，格下放一量杯，杯中放入 40%甲醛（福尔马林）溶液。其上放置被消毒物品，熏蒸 1 小时可达消毒目的，但灭菌需 6 ~ 12 小时。

清洁、保管和处理：一切器械、敷料和用具在使用后，都必须经过一定的处理，才能重新进行消毒，供下次手术使用。其处理方法因物品种类、污染性质和程度而不同。凡金属器械、玻璃、搪瓷等物品，在使用后都需用清水洗净，特别需注意沟、槽、轴节等处的去污，金属器械还须擦油防锈，各种橡胶管还需注意冲洗内腔，然后擦干。曾接触过脓液或 HbsAg 阳性，尤其是 HBsAg 阳性患者血液的手术用品，应另做特殊处理。然后用清水冲洗干净，擦干或晾干。

第二节　手术人员和患者手术区域的准备

一、手术人员的术前准备

（一）一般准备

进手术室要换穿手术室准备的清洁鞋和衣裤，戴好口罩及帽子。口罩要盖住鼻孔，帽子要盖住全部头发。剪短指甲，并除去甲缘下积垢。手臂皮肤破损有化脓感染时，不能参加手术。

（二）手臂消毒法

在皮肤皱褶内和皮肤深层（如毛囊、皮脂腺等）都藏有细菌。手臂消毒法仅能清除皮肤表面的细菌，并不能完全消灭藏在皮肤深处的细菌。在手术过程中，这些细菌会逐渐移到皮肤表面，故在手臂消毒后，还要戴消毒橡胶手套和穿手术衣，以防止这些细菌污染手术伤口。常用的方法有：

1．肥皂刷手法

(1) 参加手术者先用肥皂进行一般的洗手后，再用无菌毛刷蘸煮过的肥皂水刷洗手和手臂，从手指尖到肘上 10 cm 处，两臂交替刷洗，特别注意甲缘、甲沟、指间等处的刷洗。一次刷完后，手指朝上肘部朝下，用清水冲洗手臂上的肥皂水。反复刷洗 3 遍，共约 10 分钟。用无菌毛巾从手到肘部擦干手臂，擦过肘部的毛巾不可再擦手部。

(2) 将手和前臂浸泡在 70% 乙醇溶液内 5 分钟。浸泡范围到肘上 6 cm 处。

(3) 如用苯扎溴铵代替乙醇，则刷手时间可减为 5 分钟。手臂在彻底冲净肥皂水和擦干后，浸入 1∶1000 苯扎溴铵溶液中，用桶内的小毛巾轻轻擦洗 5 分钟后取出，待其自然晾干。手臂上的肥皂水必须冲净，因苯扎溴铵是一种阳离子除污剂，肥皂水是阴离子除污剂，带入肥皂水将明显影响苯扎溴铵的杀菌效力。配制的 1∶1000 苯扎溴铵溶液一般在使用 40 次后，不再继续使用。

(4) 洗手消毒完毕，保持拱手姿势，手臂不应下垂，也不可再接触未经消毒的物品。否则即应重新洗手。

2．碘尔康刷手法　用肥皂水擦洗双手、前臂至肘上 10 cm 3 分钟，然后以清水冲净，用无菌纱布擦干。用浸透 0.5% 碘尔康（氯己定和碘的螯合物）的纱布棉球涂擦手和前臂 1 遍，稍干后穿无菌手术衣和戴无菌手套。

3．灭菌王刷手法　灭菌王是不含碘的高效复合型消毒液。用清水洗净双手、前臂至肘上 10 cm 后，用无菌刷蘸取灭菌王 3 ~ 5 ml 刷手和前臂 3 分钟。用流水冲净，用无菌纱布擦干，再取蘸有灭菌王的纱布棉球涂擦手和前臂。待皮肤干后穿无菌手术衣和戴无菌手套。

以往常用的肥皂刷手法已逐渐被新型灭菌剂的刷手法所代替。后者刷洗手时间短，灭菌效果好，能保持较长时间的灭菌作用。洗手用的灭菌剂有含碘与不含碘两大类。

如果手术完毕，手套未破，则连续施行另一手术时，可不用重新刷手，仅需浸泡乙醇或苯扎溴铵溶液 5 分钟，也可用碘尔康或灭菌王溶液涂擦手和前臂，再穿无菌手术衣和戴无菌手套。但应采用下列更衣方法：先将无菌手术衣自背部向前反折脱去，使无菌手套的腕部随之翻转于手上，然后用右手扯下左手手套至手掌部，再以左手指脱去右手手套，最后用右手指在左手掌部推下左手手套。脱手套时，手套的外面不能接触皮肤。若前一次手术为污染手术，则连接施行手术前应重新洗手。

（三）穿无菌手术衣和戴无菌手套的方法

多数医院目前都采用经高压蒸气灭菌的干手套，仅少数使用消毒液浸泡的湿手套。如用干手套，应先穿无菌手术衣，后戴无菌手套；如用湿手套，则应先戴无菌手套，后穿无菌手术衣。

1．穿无菌手术衣　将手术衣轻轻抖开，提起衣领两角，注意勿将衣服外面对向自己或触碰到其他物品或地面。将两手插入衣袖内，两臂前伸，让别人协助穿上。最后双臂交叉提起腰带向后递，仍由别人在身后将带系紧。(图 14-2)。

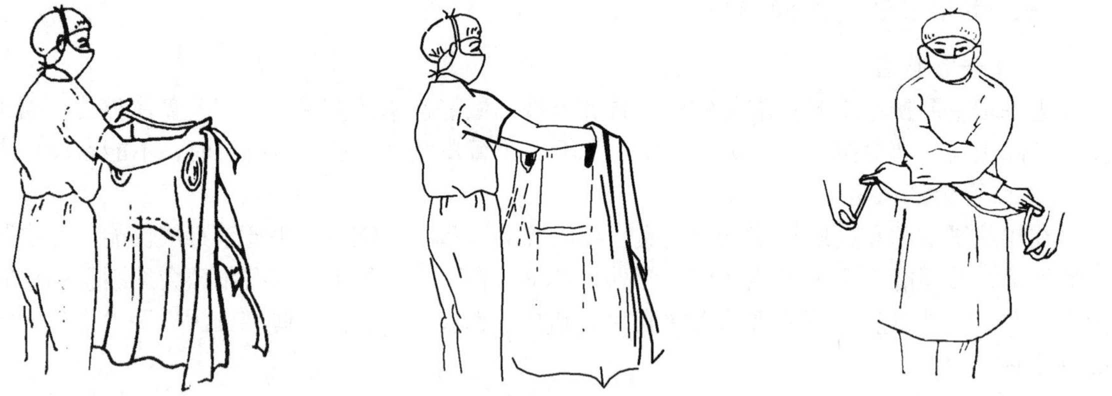

（1）手提衣领两端抖开手术衣　（2）二手伸入衣袖中　（3）提起腰带，由他人系带

图 14-2　穿手术衣步骤

2．戴无菌手套　没有戴无菌手套的手，只允许接触手套套口的向外翻折部分，不应碰到手套外面。

（1）戴干手套法：取出手套夹内的无菌滑石粉包，轻轻敷擦双手，使之干燥、光滑。用左手自手套夹内捏住手套套口翻折部，将手套取出。先用右手插入右手手套内，注意勿触及手套外面；再用已戴好手套的右手指插入左手手套的翻折部，帮助左手插入手套内。

已戴手套的右手不可触碰左手皮肤。将手套套口翻折部翻回盖住手术衣袖口（图 14-3）。然后用无菌生理盐水冲净手套外面的滑石粉。

（2）戴湿手套法：手套内要先盛放适量的无菌水，使手套撑开，便于戴上。戴好手套后，将手腕部向上举起，使无菌水顺前臂沿肘部流下，再穿无菌手术衣。

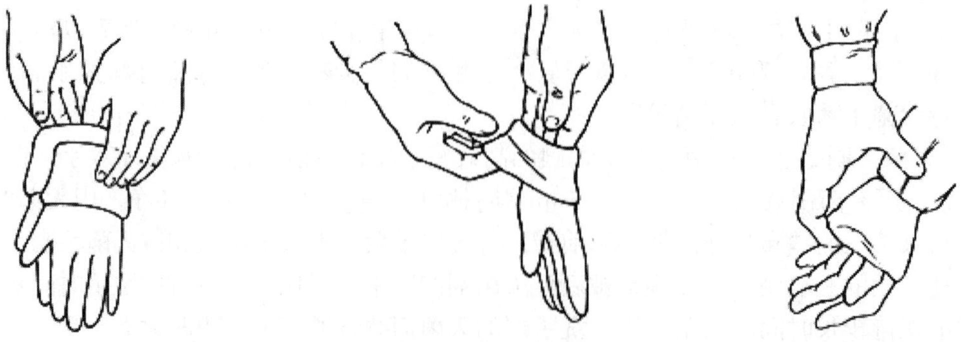

（1）先将右手插入手套内　（2）已戴好手套的右手指插入左手套的翻折部，帮助左手插入手套内　（3）将手套翻折部翻回盖住手术衣袖口

图 14-3　戴手套步骤

二、患者手术区域的准备

目的是消灭拟做切口处及其周围皮肤上的细菌。如皮肤上有较多油脂或胶布粘贴的残迹，可先用汽油或乙醚拭去，然后用2.5%～3%碘酊涂擦皮肤。待碘酊干后，以70%乙醇将碘酊擦净2次。另一种消毒方法是用1∶1000苯扎溴铵溶液涂擦2遍。对婴儿、面部皮肤，口腔、肛门、外生殖器，一般用1∶1000苯扎溴铵溶液或1∶1000氯己定溶液涂擦2次消毒。也可用0.75%聚维酮碘溶液消毒，此药刺激性小，作用持久。在植皮时，供皮区的消毒可用乙醇溶液涂擦2～3次。

注意事项：①涂擦上述药物时，应由手术区中心部向四周涂擦。如为感染伤口或肛门等处手术，则应自手术区外周涂向感染伤口或会阴、肛门处。已经接触污染部位的药液纱布，不应再涂擦清洁处。②手术区皮肤消毒范围要包括手术切口周围15 cm的区域。如手术时有延长切口的可能，则应适当扩大消毒范围。不同手术部位的皮肤消毒范围及消毒顺序不同。现将不同手术部位的皮肤消毒范围，用图14-4～图14-11说明。

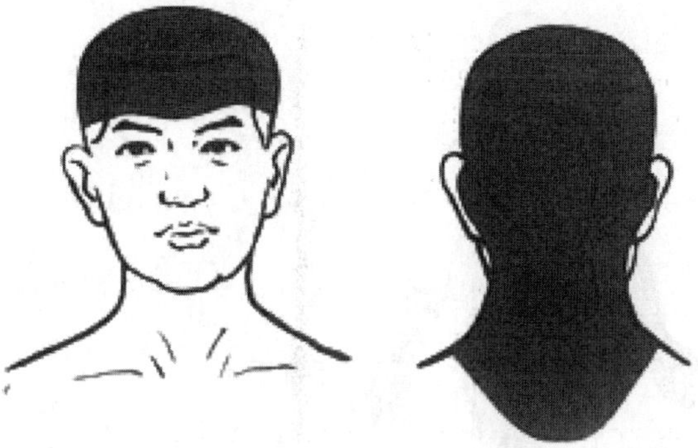

图 14-4 颅脑手术皮肤消毒范围

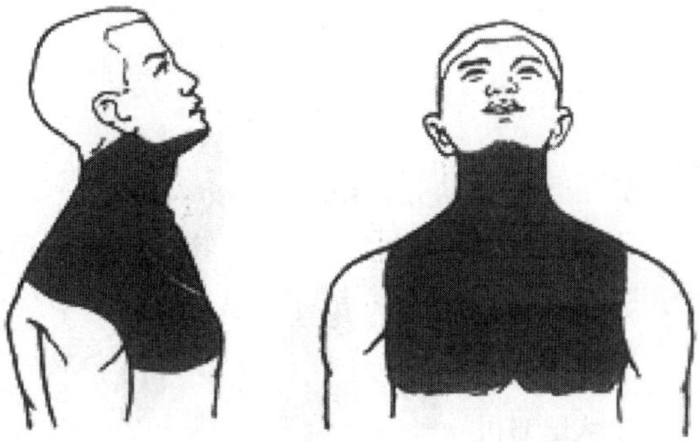

图 14-5 颈部手术皮肤消毒范围

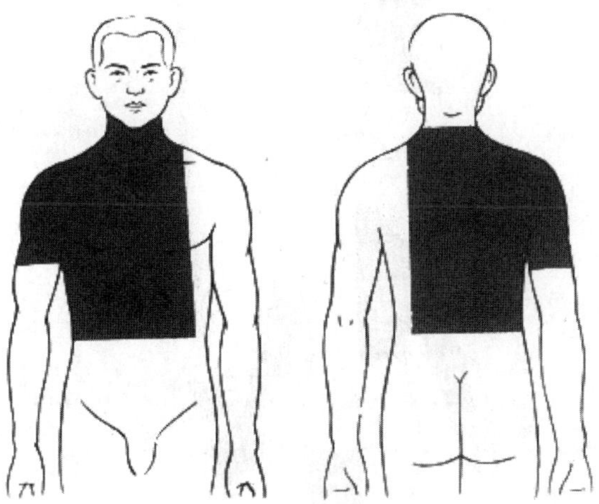

图 14-6 胸部手术皮肤消毒范围

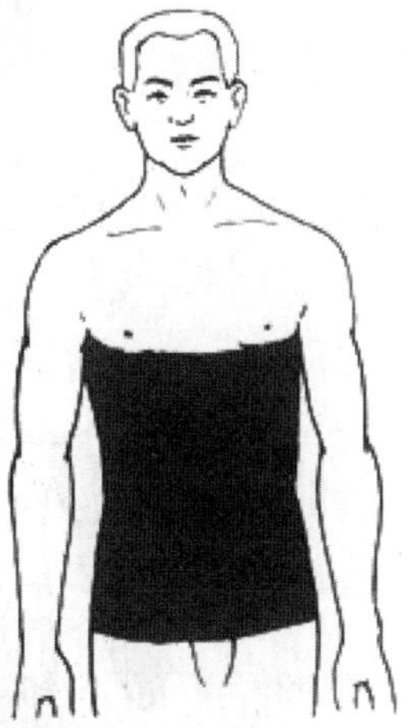

图 14-7 腹部手术皮肤消毒范围

手术区消毒后，铺无菌布单。铺无菌布单的目的是将手术切口与其他部位隔离，以避免和尽量减少手术中的污染。也可在手术区的皮肤上粘贴无菌塑料薄膜，切开后薄膜仍黏附在伤口边缘，可防止皮肤残存细菌在术中进入伤口。小手术仅铺盖一块孔巾即可。对较大手术，须铺盖无菌巾和其他必要的布单等。原则是除术野外，至少要有两层无菌布单遮盖。一般的铺巾方法是：用四块无菌巾，每块的一边双折少许，掩盖手术切口周围，每侧铺盖一块无菌巾。通常

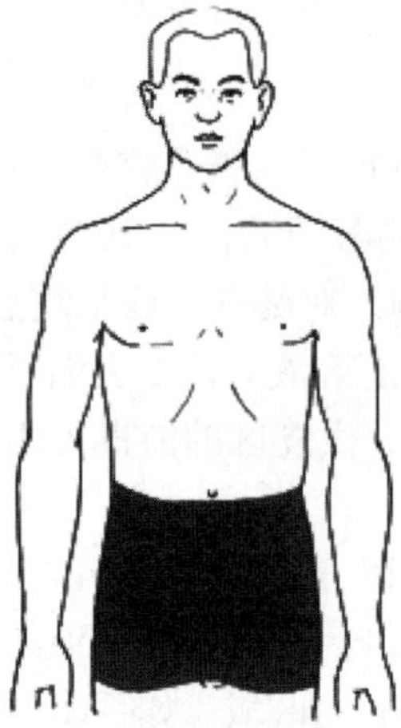

图 14-8　腹股沟和阴囊部手术皮肤消毒范围

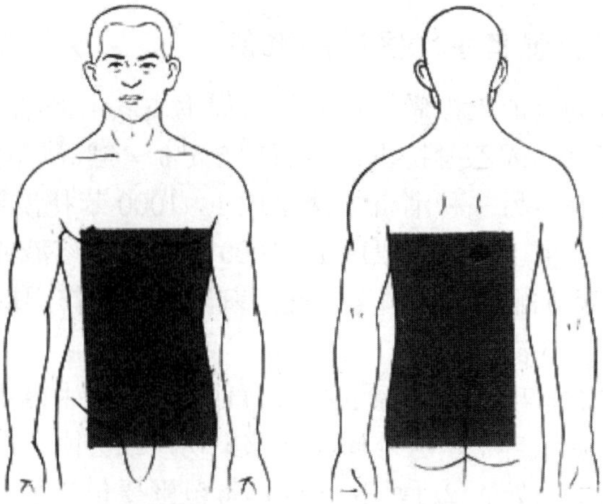

图 14-9　肾部手术皮肤消毒范围

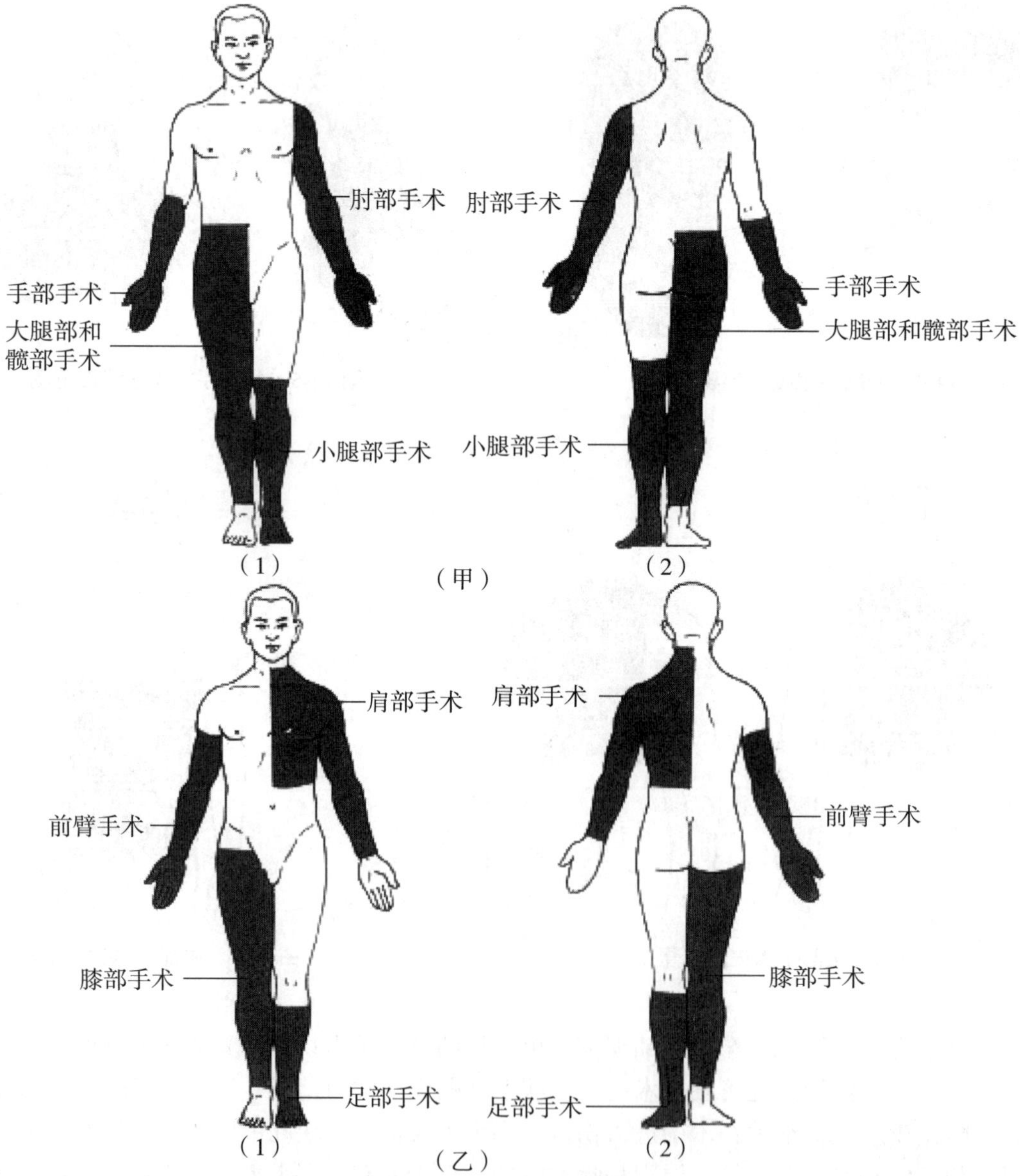

图 14-10　四肢手术皮肤消毒范围

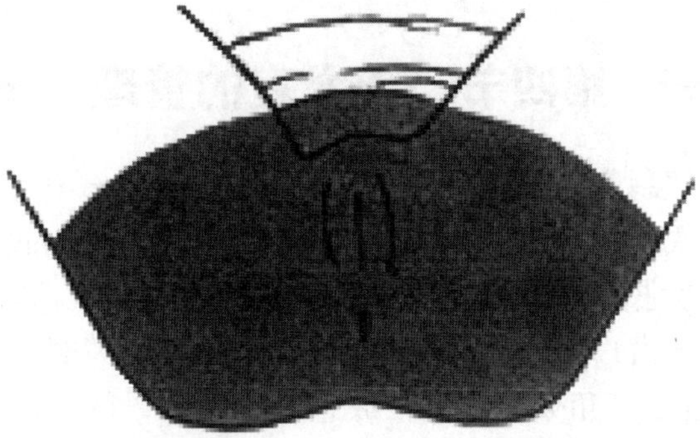

图 14-11　会阴部和肛门部手术皮肤消毒范围

先铺盖操作者的对面，或铺盖相对不洁区（如会阴部、下腹部），最后铺盖靠近操作者的一侧，并用布巾钳夹住交角处，以防止移动。无菌巾铺盖后，不可随便移动，如位置不准确，只能由手术区向外移，而不应向内移动。然后，根据情况再铺中单、大单。大单的头端应盖过麻醉架，两侧和足端部应垂下超过手术台边 30 cm。

第三节　手术进行中的无菌原则

在手术过程中，虽然器械和物品都已灭菌、消毒，手术人员也已洗手、消毒、穿无菌手术衣和戴无菌手套，手术区又已消毒和铺盖无菌布单，为手术提供了一个无菌操作环境。但是，在手术进行中，如果没有一定的规章来保持这种无菌环境，则已经灭菌和消毒的物品或手术区域仍有受到污染，引起伤口感染的可能，有时可能使手术失败，甚至危及患者的生命。在手术进行过程中，所有手术人员都必须严格执行无菌操作原则，如有违反，必须立即纠正。

无菌操作原则包括：

1．手术人员一经“洗手”，手臂即不允许再接触未经消毒的物品。穿无菌手术衣和戴无菌手套后，背部、腰部以下和肩部以上都应认为是有菌区域，不能接触。同样，手术台边缘以下的布单，也不可接触。

2．不可在手术人员的背后传递器械及手术用品。坠落到无菌巾或手术台边以外的器械物品，不允许拾回再用。

3．手术过程中如手套破损或接触到有菌区域，则应更换无菌手套。前臂或肘部如碰触到有菌区域，则应更换无菌手术衣或加套无菌袖套。无菌巾、布单等物，如已被湿透，则其无菌隔离作用不再完整，应加盖干的无菌单。

4．在手术过程中，同侧手术人员如需调换位置，应先退后一步，转过身，背对背地转到另一位置，以防止污染。

5．手术开始前要清点器械、敷料，手术结束时，应检查胸腔、腹腔等体腔，核对器械、敷料数无误后，才能关闭切口，以免将异物遗留在腔内，产生严重后果。

6．切口边缘应以大纱布垫或手术巾遮盖，并用布巾钳或缝线固定，仅显露手术切口。做皮肤切口以及缝合皮肤之前，需用 70%乙醇或 0.1%苯扎溴铵溶液，再涂擦消毒皮肤一次。切开空腔脏器前，要先用纱布垫保护周围组织，以防止或减少污染。

7．参观手术人员应与手术人员及无菌器械台保持 30 cm 以上，不可太靠近手术人员或站得太高，也不可经常在室内走动，以减少污染的机会。

第四节 手术室的管理

手术室需要严格的管理制度。在同一日内，若一个手术室需要做数个手术，则应先做无菌手术，后做感染手术。每次手术完毕后和每日工作结束时，都应彻底洗刷地面，清除污物、敷料和杂物等。每周应彻底大扫除1次。手术室内应定期进行空气消毒。通常采用乳酸消毒法。在一般清洁工作后，应打开窗户通风1小时。以100 cm^3 空间为例，用80%乳酸12 ml倒入锅内（或再加等量的水），置于三角架上，架下放置一酒精灯，待蒸发完后将火熄灭，紧闭门窗30分钟后再打开通风。在铜绿假单胞菌感染手术后，则先用乳酸进行空气消毒，1 ~ 2小时后进行大扫除，用1∶1000苯扎溴铵溶液擦洗室内物品后，再开窗通风1小时。在破伤风、气性坏疽手术后，可用40%甲醛溶液消毒手术室。按每立方米空间用甲醛溶液2 ml和高锰酸钾1 g计算，将甲醛溶液倒入高锰酸钾内，即能产生蒸气，12小时后打开窗户通风。在HBsAg阳性，尤其是HBsAg阳性患者手术后，地面和手术台等可喷洒0.1%次氯酸钠溶液，30分钟后清扫和擦拭。也有采用紫外线消毒手术室空气的方法。通常以每平方米地面面积使用紫外线灯功率1 ~ 2 W计算，照射2小时，照射距离不超过2 m。

凡进入手术室的人员，必须更换手术室的清洁鞋帽、衣裤和口罩。参加手术人员的不宜超过2人。患有急性感染性疾病，尤其是上呼吸道感染者，不得进入手术室。

自测题

一、选择题

1．有关外科无菌术，下列**不恰当**的是
   A．针对微生物及感染途径所采取的一系列预防措施
   B．外科手术必须做到绝对无菌
   C．内容包括灭菌法、消毒法
   D．遵守一定的操作规程及管理制度
   E．防止病原微生物在手术、换药、穿刺等过程中通过接触、空气或飞沫进入伤口

2．在进行戴无菌手套练习时，方法**错误**的是
   A．戴手套前先戴口罩、帽子和洗手
   B．核对外包装的手套号码和灭菌日期
   C．戴上手套的右手持另一手套的内面戴上左手
   D．戴上手套的双手置腰部水平以上
   E．把手术衣的袖口包在手套内

3．煮沸法杀灭带芽孢细菌的时间是
   A．15分钟
   B．20分钟
   C．30分钟
   D．45分钟
   E．60分钟

4．穿无菌手术衣和戴无菌手套后，必须保持的无菌区域除双上肢外，还需包括
   A．整个胸、腹、背部
   B．整个颈、胸、腹、背、肩部
   C．腰部以上的前胸和背部
   D．腰部以上的前胸和侧胸部
   E．腰部以上的所有位置

5．预防手术切口感染最重要的措施是
   A．严格遵守无菌技术
   B．缝合切口前冲洗伤口
   C．预防性使用抗生素
   D．纠正贫血和低蛋白血症
   E．放置引流

6．肥皂刷手法是从指尖刷到肘上
   A．10 cm
   B．5 cm
   C．3 cm
   D．6 cm
   E．4 cm

7．手术者穿好无菌手术衣、戴好无菌手

套后，属于无菌区域的是
A. 腰部以下
B. 肩部以上
C. 胸前部
D. 腋下部
E. 背部

8. 手术时对患者手术区皮肤消毒，以下正确的是
A. 常用消毒剂是碘酊和过氧化氢溶液
B. 消毒范围应包括手术切口周围 10 cm 的区域
C. 对婴儿、口腔、肛门、外生殖器、面部皮肤等处可以使用碘酊消毒
D. 对感染伤口或肛门等处手术，应自手术区外周逐渐涂向感染伤口或会阴、肛门处消毒
E. 正常皮肤切口的消毒步骤应该自上而下，自外周向切口中心

9. 腹部手术的铺巾原则是
A. 先上后下，先近后远
B. 先下后上，先近后远
C. 先下后上，先远后近
D. 先上后下，先远后近
E. 先下后近，先远后上

10. 消毒是消灭并清除停留在环境中的
A. 细菌
B. 芽孢
C. 细菌和病毒
D. 病原体
E. 所有生物

11. 灭菌后的手术器械，一般可保留的时间是
A. 14 天
B. 7 天
C. 1 天
D. 12 天
E. 21 天

12. 关于手术中的无菌操作原则，下列错误的是
A. 手术人员的手臂可高举过肩，或交叉放于腋下
B. 手术人员的手臂应肘部内收，靠近身体
C. 手术床边缘以下的布单不可以接触
D. 凡下坠超过手术床边缘以下的器械、缝针等物品不可再取回使用
E. 手术人员的手不能触碰腰部以下部位

13. 杀灭细菌芽孢所需的温度和时间是
A. 温度为 95℃，持续 10 分钟
B. 温度为 100℃，持续 20 分钟
C. 温度为 125℃，持续 25 分钟
D. 温度为 125℃，持续 30 分钟
E. 温度为 125℃，持续 15 分钟

14. 应用最为普遍，效果可靠的高温消毒灭菌方法是
A. 高压蒸汽灭菌法
B. 煮沸法
C. 燃烧法
D. 烤箱烘烤
E. 化学气体灭菌法

15. 戴无菌手套时，未戴手套的手只能接触手套的
A. 外面
B. 背面
C. 掌面
D. 指尖部
E. 翻折面

二、名词解释

1. 无菌术 2. 灭菌法

三、问答题

1．常用的灭菌法有哪些？

2．患者手术区准备的目的是什么？如行胃大部分切除术，其消毒范围如何？

（邱爱华）

第十五章

微创外科技术

第十五章数字资源

思政之光

学习目标

通过本章内容的学习，学生应能够：

识记：

1．说出微创的基本概念、基本要素。

2．列举内镜手术的应用范围及特点，腔镜手术操作所需的设备、仪器和器械。

理解：

解释内镜、腔镜技术的基本原理和介入技术的工作原理。

运用：

培养不断探索新技术的科学精神，利用腔镜外科技术开展临床诊疗。

第一节 概 述

手术是治疗外科疾病的重要方法，而同时又会对机体的局部或全身造成不同程度的损伤或破坏，甚至造成严重并发症而导致死亡。因此，要降低或减少手术操作对机体造成的损伤与不良后果。微创一直是外科医生所努力追求的目标。

1. 基本概念　目前，对微创仍缺乏统一的定义和标准。理论上是指把手术对人体局部或全身的损伤控制到最低限度，而又能取得最好的治疗效果。实际上，不同时期对微创的理解和要求是不同的。随着时代的进步及科学技术的发展，各种先进医疗设备和器械的开发及应用促进了微创外科的进步和发展，但是手术方法的改进与变革并不一定就是“微创”，因为手术是一把双刃剑，手术医生必须充分发挥其技术和智慧才能取得手术的成功并达到预期的效果，否则，微创技术临床应用一旦失败，其后果可能更加严重。如腹腔镜胆囊切除术并发胆管损伤就是典型的例子，应引起重视。

2．基本要素　微创包括微创医学（micro-invasive medicine，MIM）与微创外科技术（technique of micro-invasive surgery，MIS）。微创医学是将社会人文思想与医学微创理念融为一体的现代医学观念。微创医学强调医学要以人为本，患者至上，治病过程中要从人文关怀出发，在不违背医疗原则的基础上，确立以患者为中心的医疗方案，促进其心身全面康复；微创外科技术强调在诊断与治疗疾病的过程中，尽可能减轻或不损害机体内环境稳定。

显微外科技术是在手术显微镜或手术放大镜下，应用显微器械和材料，主要是对微小组织、器官进行精细操作的一项技术。镜下的精细操作技术开辟了微观领域的手术，使组织器官的修复、重建、替代等达到了一个更高水平，极大地促进了外科学的发展。显微外科技术的很多方面属于微创外科技术的范畴。目前，显微外科技术已经广泛应用于手术学科的各个专业，如骨外科、整形外科、神经外科、泌尿外科、眼科、妇科、产科、耳鼻喉科、口腔颌面外科等。

微创外科技术（MIS）包括内镜外科技术、腔镜外科技术、介入超声技术和介入放射学技术，目前这些技术已应用于外科各个领域。微创外科技术的实施需要大量先进的医疗器械和设备的应用，如超声、CT、MRI、DSA、PET/CT 等影像学检查；各种腔镜和内镜、机器人手术系统；经导管血管灌注术、经导管动脉内化疗栓塞术等介入放射学技术的应用，使微创技术更广泛地应用于更多外科领域，开创更多的手术方式，使更多的患者获益。

内镜是指能够进入体内，具有照明装置，可以进行诊断或治疗作用的器械或仪器。内镜的种类有很多，习惯上将通过身体自然通道体外开口进入体内者称为内镜，而把需要穿孔进入体腔或潜在腔隙者命名为腔镜。但是，两者在结构、功能上又不能完全分开。

第二节　内镜技术

一、内镜的种类及基本原理

随着制造技术的发展，目前内镜多采用电子内镜系统原理，即借助内镜顶端的电荷耦合器件（charge-coupled device，CCD）将光信号转换成电信号，经视频系统处理后转换为监视器上的图像。根据镜身是否可弯曲，将内镜分为硬质内镜和软质内镜两种。

1．硬质内镜　内镜多由镜身和显像及光源系统两部分组成。常用的硬质内镜有：膀胱镜、宫腔镜（子宫镜）、食管镜、气管镜、肛管直肠镜等。

2．软质内镜　软质内镜的镜身柔软、细长、可弯曲。内镜前部装有摄像头，通过光导纤维与体外的冷光源、显示器连接。根据内镜内部结构的不同，分为纤维内镜和电子内镜两种。镜身腔内有小口径的通道，可置入器械进行操作。目前使用的内镜多为电子内镜，其图像更为清晰。常用的软质内镜有：食管镜、胃镜、十二指肠镜、结肠镜、支气管镜、输尿管镜等。

二、内镜治疗常用的器械

1．激光　具有亮度高、单色性好、方向性强等特点，可用于组织的切割、凝固、止血、气化等。此外，正常组织与肿瘤等病变组织在激光激发后可产生不同波长的荧光，这一特性有助于早期肿瘤的诊断。

2．高频电刀　是一种取代机械手术刀进行组织切割的电外科器械。它在与机体接触时，可通过电极尖端产生的高频高压电流使组织瞬时加热，实现对机体组织的分离和凝固，达到切割和止血的目的。

3．微波　是一种频率为 300 ～ 300 000 MHz 的电磁波。在微波的作用下，生物组织中的极性分子（如水和蛋白质等），随外加电场的交变频率变化发生高速转动，从而产生热效应和非热效应，可用于理疗、热疗或者手术。

4．氩氦刀　是一种冷冻治疗仪，可使靶区组织的温度在 10 ～ 20 s 内迅速降到 –140℃以下，然后快速升温至 30 ～ 35℃，从而使病变组织毁损。

5．射频　是一种高频交流变化的电磁波。高于 10 kHz 的高变电流通过活体组织时，组织内离子随高变电流产生振动，在电极周围产生 90 ～ 100℃的高温，通过热传导使局部组织毁损。

三、内镜手术的应用范围及特点

与外界相通可进入体内的自然通道有：①消化系统（双向）；②泌尿系统；③女性生殖系

统；④呼吸系统等。通过这些通道进入体内进行操作，具有手术创伤小、体表无切口、出血少、恢复快、并发症少等优点，但操作的能力和范围有限，主要是采取咬除、套扎、电凝、扩张、切割等方法来处理病变。

1．硬质内镜手术　手术通过内镜本身的通道进入器械进行操作，手术的方法有：①活检钳咬除、圈套套除或网袋套除病变等，适用于带蒂息肉、黏膜层肿瘤、增生、结石等；②采用激光、电凝、冷冻、微波热凝等方法，造成病变坏死、脱落；③切除病变，如对前列腺进行旋切、分割切除等；④球囊扩张、支架置入，适用于管腔狭窄的病变。⑤镜下观察、协助置入放射源物质，实行对恶性肿瘤的内照射。

2．软质内镜手术　软质内镜与硬质内镜的操作方法和范围相似，由于镜身可弯曲，达到体内的部位比硬质内镜更深入。软质内镜是诊断体内疾病的重要工具，经自然通道进入体内可直接观察病变、咬取组织做病理学检查。近年来，由于内镜功能的改进和高性能器械的研发使用，使治疗的范围也得以扩展。软质内镜手术还可与介入治疗相结合，在 X 线观察下，对病变进行处理。如借助十二指肠镜将导丝经十二指肠乳头置入胆总管内，然后通过导丝将带球囊的导管置于结石上方，充气后将结石拉出。

第三节　腔镜外科技术

自从 1910 年瑞典医生 Jacobaeus 首次将腔镜用于观察腹腔以来，随着腔镜图像清晰度增加，相关设备、仪器和器械的发展，使腔镜手术逐步开展起来。20 世纪 60—70 年代，德国医生 Semm 使用自己设计的自动气腹机、冷光源、内镜热凝装置及许多腹腔镜的专用器械施行了大量的妇科腹腔镜手术。1987 年法国医生 Mouret 使用腹腔镜为一名女性患者治疗妇科疾病，同时切除了病变的胆囊。从此，开启了以腔镜手术为代表的微创外科时代。

进入 21 世纪，腔镜手术已在外科各个专科领域开展。而且随着经验的积累与设备的进步，使得腔镜手术向更加微创化、美容化的方向发展。

一、腔镜手术的基本设备

腔镜手术的广泛开展，除了腔镜本身的发展外，还与配套设备和手术仪器、器械的发展密切相关。腔镜的组成，根据结构不同可分为两种：

1．镜身无通道腔镜　镜身深入体内的末端装有摄像头，光源反射镜面分为 0°、30° 和 45° 等，其视野广、图像清晰，几乎不出现失真。摄像及光源系统与内镜基本相同。常用的有腹腔镜、胸腔镜、关节镜等。上述几种腔镜结构大致相同，根据使用部位的不同，设计的镜身长短、粗细不一，常用的腔镜外径为 4 ～ 10 mm。

2．镜身有通道腔镜　与新型的内镜完全一样，镜身内留有操作通道。只是手术时需要在体表戳孔，穿过组织达到病变部位后进行操作。常用的有肾镜、脑室镜、椎间孔镜等。

二、腔镜手术操作所需的设备、仪器和器械

（一）腹腔镜图像显示与存储系统

该系统由腹腔镜镜头、高清晰度微型摄像头、数模转换器、高分辨率显示器、全自动冷光源和图像存储系统等组成。

1．腹腔镜镜头　腹腔镜是用 Hopking 技术制造的光学系统，光线通过组合的石英玻璃柱束传导并经空气透镜组折射而产生极其明亮清晰的图像，几乎不出现失真。

2．显示器　目前已有全数字显示器，光信号通过电荷耦合器件（CCD）转换成数字信号，经逐行扫描直接在显示器上显示出来，其图像的水平解析度可达 1250 线。目前应用最普

遍的是模拟显示器。

3．微型摄像头及数模转换器 腹腔镜接上摄像头，其图像通过电荷耦合器件（CCD）将光信号转换成数字信号，再通过数模转换器将信号输送到显示器上将图像显示出来。

4．冷光源 冷光源通过光导纤维与腹腔镜相连以照亮术野，其灯泡有氙灯、金属卤素灯、氩灯、金属弧光灯等。灯泡的热量通过机器内的强力排风扇排出及光导纤维的传导散热，以防烫伤腹腔内器官。

5．录像机与图像存储系统 手术图像的存储，可用专业的图像捕捉卡及相应的软件，将手术录像实时捕捉并存储在电脑硬盘上，可进行录像或图像的编辑与处理，并可刻录成光盘保存。

（二）CO_2 气腹系统

整个系统由全自动大流量气腹机、二氧化碳钢瓶、带保护装置的穿刺套管鞘、弹簧安全气腹针组成。建立 CO_2 气腹的目的是为手术提供足够的空间和视野，是避免意外损伤其他脏器的必要条件。

（三）手术设备与器械设备

手术设备与器械设备主要有高频电凝装置、激光器、超声刀、腹腔镜超声、冲洗吸引器等。手术器械主要有电钩、分离钳、抓钳、持钳、肠钳、吸引管、穿刺针、扇形牵拉钳、持针钳、术中胆道造影钳、打结器、施夹器以及各类腔内切割缝合器与吻合器等。

（四）基本技术

基本技术包括：①建立气腹，常用闭合法和开放法。②腹腔镜下止血，电凝止血是腹腔镜手术中的主要止血方式，有单极和双极电凝两种。③腹腔镜下组织分离与切开，组织分离是腹腔镜手术中重要的步骤，分离得好，解剖结构就清晰，手术中出血就少。④腹腔镜下缝合，是腹腔镜手术中难度较高的操作技术，是手术者必须掌握的手术技巧，需经过一定时间的体外训练和手术实践。⑤标本取出，小于或略大于套管鞘的标本可以直接用标本袋从套管鞘内取出。如标本较大，则可将操作孔扩大或另做一小切口用标本袋取出。

三、腔镜技术

胜任腔镜手术的医师应具备两方面能力：①熟练地掌握腔镜操作技术；②直视下能够完成该手术。尽管腔镜手术的术式、基本技术与直视手术相似，但是，通过显示器上的图像进行操作则相差很多。对于初学者来说，切开、分离、止血的每一次操作，都要做到准确、到位，需要经过专门训练，才能逐步达到使用器械随心应手的程度。另外，助手协助操作，调节腔镜保证良好视野的能力等也需要经过训练。

目前，国内已经建立很多腔镜手术技术训练中心。使用与手术相同的腔镜和器械进行模拟训练，如在暗箱中进行夹纸片、拾豆粒、剥葡萄皮等基本功训练，进一步在动物活体上练习，完成某项手术。最后，逐步从人体手术的助手过渡到术者。

四、机器人外科技术

20 世纪 80 年代腹腔镜的问世使微创技术取得了长足的进步，在此基础上，手术机器人的研发与应用开启了微创外科的新纪元。达・芬奇机器人是目前世界上最具有代表性的可以在腹腔手术中使用的手术机器人系统，也是目前世界上最复杂、最昂贵的手术系统之一。

机器人系统的组成包括：①医师操作台，该操作台是系统的控制中心，由计算机系统、监视器、操作手柄及输出设备等组成。②床旁机械臂手术系统，包括 2 ～ 3 只工作臂及 1 只持镜臂，持镜臂用于手术中握持腹腔镜物镜，工作臂用于完成手术中的各种操作。③ 3D 成像系统，内装 Da Vinic 系统的图像处理设备，并配有监视器，还可放置辅助手术设备（如二氧化碳充气系统)、一个双高强光源系统和一个 CCD 摄像系统。

第四节　介入治疗技术

介入放射学技术（interventional radiology technique）是以影像学为基础，在 X 线、超声、CT、MRI 等影像诊断设备的引导下，利用穿刺针、导管、导丝及其他介入器材，对疾病进行诊断或治疗的微创技术。这种方法具有创伤小、定位准确、并发症少等优点，是外科微创技术的重要组成部分。介入治疗是一项能够在多学科应用的技术，多数由内科心血管医生、放射介入医生进行操作，少数由手术科室医生来完成。

根据介入途径不同，可将介入治疗分为血管内和血管外介入治疗两种。

1．血管内介入治疗　具有两个特征：一是采用可达远距离的导管进行诊疗性操作；二是在 X 线或 MRI 等成像系统监控下完成。临床上一般所指的介入治疗是血管内介入治疗。通过进入血管、心脏内的器械，对病变部位进行扩张、疏通、封堵等治疗。几乎所有的病例都是通过进入循环系统的导丝 - 导管对病变进行处理，极少数病例在纤维血管镜下直接进行检查与治疗。进入血管内的途径多采用经皮穿刺，亦可以在术中直接穿入动脉或静脉。

目前用于治疗的手术有：①血管手术，如取栓术、栓塞止血术、血管扩张成形术、血管内支架置入术、血管腔内放置血管移植术、注射化疗药物等。②心脏手术，如房间隔、室间隔缺损封堵术，心脏射频消融术，心脏起搏器安置术等。

2．血管外介入治疗　在 X 线、B 超引导下，采用穿刺针刺入体内，对深部组织、器官进行诊断或治疗，分为穿刺针和导丝 - 导管两种方法。

（1）穿刺针：在影像可视下将穿刺针穿入体内，准确定位后通过进入的穿刺针取组织标本进行诊断，或采用特殊的穿刺针直接完成射频、微波、电凝、冷冻等治疗，也可直接注入药物、乙醇、骨水泥、放射性粒子等进行治疗。B 超与 CT 或 MRI 的引导下穿刺的方法和对象有所不同。① B 超：适用于肝、胰、肾等体内实质性脏器病变，以及腹膜后肿物等。这些组织、器官在 B 超下显像清楚，操作时可连续观察穿刺针进入的位置。② CT、MRI：适用于肺、肝、胰、肾、骨骼等组织器官，将穿刺针进入合适位置，停止操作后再扫描观察位置是否合适。

（2）导丝 - 导管：应用范围有限。①经皮穿刺：穿刺进入管腔、通道，在 X 线监视下置入导丝 - 导管进行治疗。如经皮肝、胆囊穿刺置管引流术，方法是经皮穿刺入肝内胆管后，置入导丝 - 导管，留置引流管等。②内镜与介入治疗相结合：首先插入内镜，然后在 X 线监视下置入导丝 - 导管，进行扩张、取石、置入支架等治疗。如十二指肠镜与 X 线配合下的胆道内取石术，膀胱镜与 X 线配合下的输尿管狭窄置管术等。

自测题

一、名词解释

1．微创医学　2．氩氦刀

二、问答题

1．腹股沟疝修补术涉及哪些相关的知识和技能?

2．怎样才能成为一名合格的术者或助手?

（周毕军）

第十六章

烧伤、冷伤和咬螯伤

第十六章数字资源

思政之光

学习目标

通过本章内容的学习，学生应能够：

识记：

1. 说出烧伤面积的计算方法（中国新九分法）、创面深度的判断方法（三四分法）。
2. 列举烧伤严重程度的划分方法，烧伤休克的急救原则及液体复苏公式。

理解：

1. 解释烧伤的病因、创面加深因素及病理生理改变。
2. 分析冻疮的病因、临床表现和各种咬螯伤的临床特点。

运用：

1. 根据患者的伤情正确计算烧伤面积和进行烧伤深度识别。
2. 合理地处理烧伤创面。
3. 正确地使用烧伤患者的液体疗法。
4. 形成爱伤观念，争分夺秒处理危重烧伤患者。

第一节 热力烧伤

案例 16-1

患者，女，8 岁，双上肢烫伤 2 小时就诊，因倒开水时不慎摔倒。检查时女孩哭闹不止，见创面渗出明显，创面底部肿胀发红，有疼痛，触之温度较高。

问题与思考：

1. 该患儿九分法计算的烫伤面积是多少？小儿与成人烧伤面积计算有何区别？
2. 该患儿属于几度烫伤？简述深Ⅱ度烫伤的特点。

广义的烧伤是指由热力、电能、化学物质、激光、放射线等所致的组织损害。临床以热力烧伤最为常见，即由高温的液体、气体、火焰、热金属等引起的组织损害，即热力烧伤。其他因素所致的烧伤有电烧伤、化学烧伤等。

一、病理生理和临床分期

根据烧伤的病理生理特点，一般将烧伤的临床发展过程分为渗出期、急性感染期、创面修复期和康复期，各期之间相互交错，烧伤越重，其关系越密切。各期有不同的特点，各期之间紧密联系而有重叠，并非截然分开。

（一）渗出期

烧伤休克发生的主要原因与烧伤创面的液体渗出有很大关系，无论烧伤深浅或面积大小，伤后因毛细血管通透性增加，都会迅速发生体液渗出。烧伤后创面立即发生体液渗出，局部水肿，通常在伤后 2 ～ 3 h 已非常明显，6 ～ 8 h 达峰值，随后逐渐缓解，一般持续 36 ～ 48 h。大面积烧伤后的急性体液渗出造成循环血量下降，加之其他血流动力学的变化，烧伤患者可迅速发生休克，故临床又称该期为“休克期”。48 h 后渗出于组织间隙的水肿液开始被重吸收，临床表现为动脉血压趋向稳定，尿液增多，表明患者已度过休克期。

（二）急性感染期

感染可与休克同时发生，也可发生于休克期之后。严重烧伤易发生全身性感染的原因有：①皮肤、黏膜屏障功能受损，创面大量坏死组织和渗出物，为细菌入侵创造了条件；②由于创伤导致机体免疫功能受抑制、抵抗力降低。烧伤后 3 ～ 10 天处于水肿重吸收期，重吸收过程中带入的“毒素”（细菌、内毒素等）增加了感染的概率；③严重烧伤时，肠黏膜发生应激性损伤，使肠道微生物、内毒素等发生移位，成为内源性感染的来源。

全身感染的致病菌除主要来源于创面外，大面积烧伤后由于早期缺氧性损害，肠道黏膜屏障功能损害，肠道菌群微生态平衡紊乱，定居于肠道的细菌侵入体内，还可发生肠源性感染。此外，呼吸道、泌尿道等处的感染、烧伤或长时间血管内插管引起的化脓性血栓性静脉炎、气管插管、导尿管所致的医源性感染均是细菌入侵的重要途径。

（三）创面修复期

伤后第 5 ～ 8 天开始，直到创面痊愈称为修复期。在烧伤创面出现炎症改变的同时即进入修复期。Ⅰ度烧伤 3 ～ 7 天痊愈，不留瘢痕，可有色素沉着。浅Ⅱ度烧伤，由于生发层仅部分被损毁，如无感染，2 周左右可痊愈，不遗留瘢痕。深Ⅱ度烧伤，如无严重感染，3 ～ 4 周后可依靠残存皮肤附件的上皮再生将创面覆盖愈合，有时亦可“痂下愈合”，多遗留有不同程度的瘢痕。溶痂时是又一全身性感染高峰期，由于皮肤附件完全被损毁，创面只能由创缘的上皮向内生长覆盖，多需植皮愈合。

（四）康复期

深度创面愈合后形成的瘢痕，严重者影响外观和功能，需要康复锻炼、体疗、工疗和整形以期恢复。某些器官功能损害及心理异常也需要一个恢复过程。深Ⅱ度和Ⅲ度烧伤创面愈合后，常有瘙痒或疼痛，反复出现水疱，甚至破溃，并发感染，形成“残余创面”，这种现象的终止往往需要较长时间。严重大面积深度烧伤愈合后，由于大部分汗腺被损毁，机体散热调节体温能力下降，在盛夏季节，这类伤员多感全身不适，常需 2 ～ 3 年的调整适应过程。

二、伤情评估

根据烧伤史、烧伤面积与深度以及局部和全身情况，对伤情予以综合判断和评估。

➢考点：伤情判断，烧伤面积和深度判断。

（一）烧伤面积的计算

1．中国新九分法　是根据我国人体体表面积而获得的估计方法，将全身体表面积划分为

11个9%，另加1%构成100%的体表面积（图16-1）。成人头颈部占9%；双上肢各占9%；躯干前、后（各占13%）及会阴部（占1%）占3×9%（27%）；臀部及双下肢占5×9%+1%（46%）。具体体表面积所占比例见图16-1。临床上诊断烧伤面积，只计算Ⅱ度～Ⅲ度，Ⅰ度不计算在内。

2．手掌法　以患者的一个手掌（手指并拢）为体表面积1%估计，此法用于测定小面积烧伤比较方便。

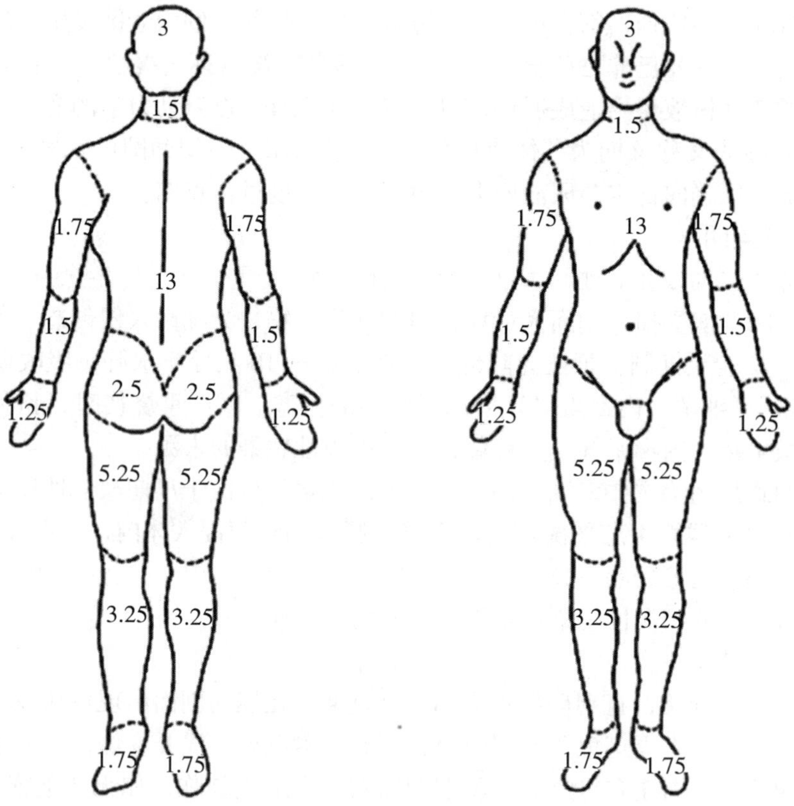

图16-1　成人体表各部所占百分比示意图

（二）烧伤深度的估计

根据烧伤的深度分为Ⅰ度、浅Ⅱ度、深Ⅱ度、Ⅲ度（图16-2），称三度四分法。一般将Ⅰ度和浅Ⅱ度烧伤称为浅度烧伤，深Ⅱ度和Ⅲ度烧伤称为深度烧伤。

Ⅰ度烧伤：仅伤及表皮。局部出现红肿，无水疱，故又称红斑性烧伤。创面有疼痛和烧灼感，皮温稍增高。3～5天可好转痊愈，脱屑而不留瘢痕。

浅Ⅱ度烧伤：仅伤及表皮生发层、真皮乳头层。因渗出较多，水疱多而饱满，破裂后创面渗液明显，创面底部肿胀发红，有剧痛和感觉过敏，皮温增高。若无感染，约2周可愈合，不留瘢痕，短期内可有色素沉着，皮肤功能良好。

深Ⅱ度烧伤：伤及真皮深层，尚残留皮肤附件。变质的表层组织稍厚，水疱较小或较扁薄，感觉稍迟钝，皮温可稍低。去除表皮后创面呈浅红色或红白相间，可见网状栓塞血管；表面渗液少，但底部肿胀明显。若无感染等并发症，3～4周可愈合，可留轻度瘢痕。

Ⅲ度烧伤：伤及皮肤全层，甚至可深达皮下、肌肉、骨等。皮肤坏死、脱水后形成焦痂，故又称焦痂性烧伤。创面无水疱，呈蜡白或焦黄色，或可见树枝状栓塞血管，硬如皮革，感觉消失，皮温低。待焦痂脱落，肉芽组织生长后形成瘢痕。

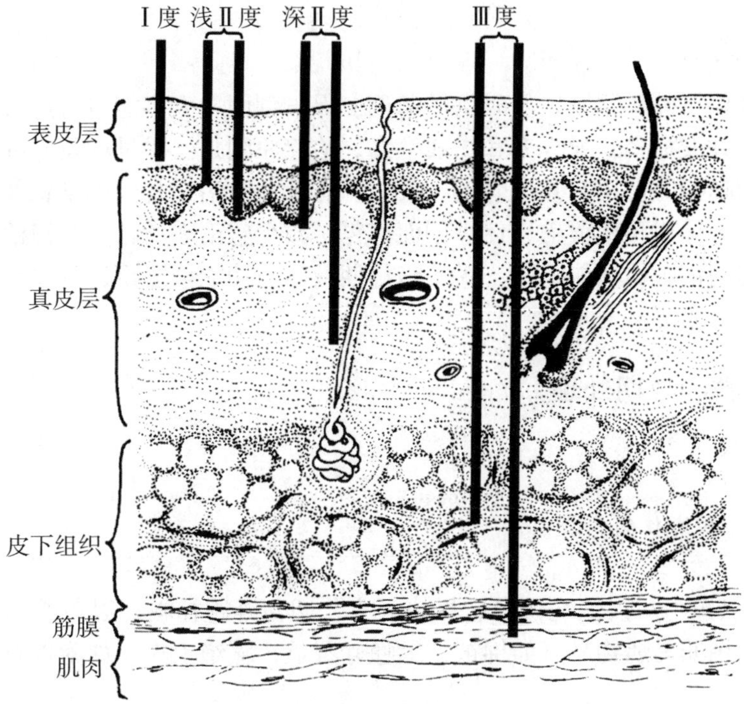

图 16-2　热烧伤深度分度示意图

对烧伤深度的估计，目前也有“四度五分法”，与三度四分法的不同之处在于将三度四分法Ⅲ度烧伤中损伤达深筋膜以下的烧伤，称为Ⅳ度烧伤。

（三）烧伤严重程度分度

关于烧伤的严重程度分度，我国常用分度法见表 16-1。

表 16-1　烧伤严重程度分度

	深度	轻度	中度	重度	特重
成人	Ⅱ度	≤ 9%	10%～29%	30%～49%	＞ 50%
	Ⅲ度	＜ 10%	10%～19%	＞ 20%	
小儿	Ⅱ度	≤ 5%	6%～15%	16%～25%	＞ 25%
	Ⅲ度	＜ 5%	6%～10%	＞ 10%	

（四）吸入性损伤

吸入性损伤又称“呼吸道烧伤”，之所以改称为“吸入性损伤”，是因其致伤因素除热力外，燃烧时烟雾中还含有大量的化学物质（如 CO 中毒、氰化物等），被吸入至下呼吸道，引起局部腐蚀或全身中毒。合并重度吸入性损伤可使烧伤死亡率增高 20%～ 40%。

吸入性损伤的诊断依据包括：①于密闭环境发生的烧伤；②面、颈和前胸部烧伤，特别口、鼻周围深度烧伤；③鼻毛烧焦，口唇肿胀，咽部红肿有水疱或黏膜发白；④刺激性咳嗽，痰中有炭屑；⑤声音嘶哑、吞咽困难或疼痛；⑥呼吸困难和（或）出现哮鸣音；⑦纤维支气管镜检查发现气道黏膜充血、水肿，黏膜苍白、坏死、剥脱等，是诊断吸入性损伤最直接和准确的方法。

三、治疗原则

小面积浅度烧伤按外科原则，及时给予清创、保护创面，大多能自行愈合。大面积深度烧伤的全身反应重、并发症多、死亡率和伤残率高。治疗原则是：①早期及时补液，迅速纠正休克，维持呼吸道通畅；②使用有效抗生素，及时、有效地防治全身性感染；③尽早切除深度烧伤组织，用自体、异体皮移植覆盖，促进创面修复，减少感染来源；④积极治疗严重吸入性损伤，采取有效措施防治脏器功能障碍；⑤实施早期救治与功能恢复重建一体化理念，早期重视心理、外观和功能的康复。

四、现场急救和早期处理

（一）现场急救

➢考点：大面积烧伤的急救。

1．迅速脱离热源　对火焰烧伤者应尽快灭火，切勿奔跑扑救，以免助燃和导致吸入性损伤。施救者可就近用非易燃物品（如棉被、毛毯）覆盖，隔绝灭火，如附近有凉水，可冲淋或浸浴以降低局部温度。

2．维护呼吸道通畅　要随时注意面、颈部烧伤和疑有吸入性损伤患者的呼吸状况。对出现呼吸困难者要及时行环甲膜切开，给予氧气。合并 CO 中毒者应移至通风处，必要时应吸入氧气。

3．积极处理危及生命的创伤　对合并有大出血、开放性气胸、严重中毒者等，应迅速进行处理与抢救。

4．保护受伤部位　为避免进一步污染和受伤，使用烧伤湿性药膏（如美宝湿润烧伤膏等）迅速涂抹保护创面后应用消毒敷料包裹烧伤创面。如无此条件，可用清洁被单或毛毯覆盖后送救治。

5．防治休克和感染　高度口渴、烦躁不安者常提示休克严重，应建立静脉输液通道，加快输液，只可少量口服生理盐水。对疼痛剧烈者可酌情使用地西泮、哌替啶（度冷丁）等。中、重度烧伤伤员应口服或注射广谱抗生素。

6．转送　严重大面积烧伤早期应避免长途转送。对烧伤面积较大者，如不能在伤后 1 ～ 2 小时内送到附近医院，应在原单位积极抗休克治疗或加行气管切开，待休克被控制后再转送。对必须转送者应建立静脉输液通道，途中继续输液，保证呼吸道通畅，途中最好有医护人员陪同。

（二）早期处理

主要工作是防治休克和进行必要的清创。应迅速了解伤情，包括扼要的病史询问、烧伤面积和深度的估计，必要的体格检查等，并确定有无休克、吸入性损伤和其他合并伤或中毒。然后根据情况进行早期处理，如实施紧急气管切开，行静脉穿刺或切开，留置导尿管，记录每小时尿量、比重、酸碱度，制订补液及其他治疗计划。对Ⅱ度以上的烧伤创面进行清创，选用包扎疗法或暴露疗法。

五、烧伤休克的防治

烧伤面积大而深者，早期由于体液的大量丢失和其他血流动力学变化，可急剧发生休克。由于血液灌流不足所致的缺氧性损害，是以后并发感染、内脏功能不全等的重要诱因。因此，应尽早开展休克的防治，确保患者平稳度过休克期。主要措施是及时、快速补充液体，同时应注意维持良好的呼吸功能，镇静、镇痛药物的应用可作为防治休克的辅助措施。

1．临床表现与诊断　主要表现为：①血压的变化，早期脉压变小，随后血压下降；②心率增快、脉搏细弱，听诊心音低弱；③呼吸浅、快；④口渴难忍，在小儿特别明显；⑤尿量减少，是低血容量休克的一个重要标志，成人每小时尿量低于 20 ml 常提示血容量不足；⑥烦躁不安，是脑组织缺血、缺氧的一种表现；⑦外周静脉充盈不良，肢端凉，畏寒；⑧血液检测，常出现血液浓缩（血细胞比容升高）、低钠血症、低蛋白血症、酸中毒。

2．休克的监测　由于患者伤情和个体的差异，抗休克治疗时应严密观察。根据患者对治疗的反应，随时调整输液的速度和成分。简便的几项观察指标是：①每小时尿量每千克体重不低于 1 ml；②无明显口渴；③脉搏、心搏有力，脉率在 120 次 / 分以下；④收缩压维持在 90 mmHg 以上，脉压维持在 20 mmHg 以上；⑤患者安静，无烦躁不安；⑥呼吸平稳；⑦有条件者可检测中心静脉压、血气、血乳酸等。如出现血压低、尿量少、烦躁不安等现象，则应加快输液速度。同时，特别应注意保持呼吸道的通畅。

3．烧伤补液预算方法　烧伤后第 1 个 24 h 的补液量、按每 1% 面积，每千克体重补给胶体液和晶体液共 1.5 ml（成人）、1.8 ml（小儿）或 2.0 ml（婴儿）。晶体液与胶体液比例为 2∶1，广泛深度烧伤者与小儿烧伤者胶体及电解质比例可调整为 1∶1。另外，补给每日需水量，成人以 5%～10% 葡萄糖溶液 2000 ml 计算（小儿依年龄或体重计算）。补液速度与量的要求，伤后第 1 个 8h 输入第 1 个 24 h 总量的一半，其余半量在伤后 16 h 平均输入。第二个 24 h，胶体液和电解质液输入量为第一个 24 h 的一半。水分补充仍为 2000 ml，第三个 24 h 可酌情补液。例如，一个Ⅱ度、Ⅲ度烧伤面积为 80%，体重 60 kg 的患者，第 1 个 24 h 补液总量为 $80 \times 60 \times 1.5 + 2000 = 9200$（ml），其中胶体液为 $80 \times 60 \times 0.75 = 3600$（ml），晶体液为 $80 \times 60 \times 0.75 = 3600$（ml），每日需补充 5% 葡萄糖溶液 2000 ml。伤后前 8 h 输入 4600 ml，后 16 h 平均输入 4600 ml。伤后第 2 个 24 h 的补液，胶体液及晶体液皆为第 1 个 24 h 的一半，每日需水量不变。

对平稳度过休克期的患者，要及时转诊到有烧伤专科的医疗卫生机构进行进一步诊治。基层卫生机构仅对散在小面积（小于 10%）烧伤且Ⅲ度烧伤面积很小或无Ⅲ度烧伤面积的轻度烧伤患者进行治疗。主要是创面局部处理和感染控制。

第二节　电烧伤和化学烧伤

一、电烧伤

电烧伤（electric burn）主要包括电弧烧伤和电接触烧伤，为电能转化为热能引起组织损伤。电弧烧伤的临床特点及救治与火焰烧伤基本相同。电接触烧伤为电流进入机体后转化为热能造成深部组织损伤。

（一）致伤机制

电流对组织细胞损伤的程度取决于电流强度和性质、电压、接触部位的电阻、电流的径路等。电流强度大、电压高、接触时间长，对组织损伤重。电流转化为热能的大小取决于电阻大小。电流进入电阻大的组织，局部产生热能也大。人体组织电阻大小依次为：骨骼、脂肪、肌腱、皮肤、肌肉、血液和神经。当电流导入人体时，电流穿过皮肤后，即迅速沿电阻低的体液和血管运行，不仅导致全身性损伤，而且局部邻近的血管壁发生变形和血栓形成。在人体关节屈面常形成电路短路，引起关节屈面烧伤。

（二）临床表现

1．全身性损害（电损伤）　轻者有恶心、心悸、头晕或短暂的意识障碍；重者昏迷，呼吸、心搏骤停，但如及时抢救，多可恢复。电休克恢复后，患者在短期内尚可遗留头晕、心悸、耳鸣、眼花、听觉或视力障碍等，但多能自行恢复。少数患者以后可发生白内障，多见于电流通过头部者。

2．局部损害（电烧伤） 电流通过人体有“入口”和“出口”，入口处较出口处重。入口处常炭化，形成裂口或洞穴，烧伤常深达肌肉、肌腱和骨骼。损伤范围常外小内大。没有明显的坏死层面。局部渗出较一般烧伤重，包括筋膜腔内水肿。由于邻近血管的损害，经常出现进行性坏死，伤后坏死范围可扩大数倍。

（三）救治

1．急救 应立即用不导电的物体（如干木棒等）将电源拔开，或关闭电闸等，使患者脱离电源。对心搏和（或）呼吸停止者立即进行心肺复苏。复苏后患者可能再发生或持续存在心律失常，应进行心电监护 2 ~ 3 天。

2．液体治疗 电烧伤除损伤皮肤外，深层组织损伤也常十分严重，加之广泛肌肉与红细胞破坏，释放大量血（肌）红蛋白，产生严重的血（肌）红蛋白尿，在酸血症的情况，易沉积于肾小管，促使发生急性肾衰竭。补液量要高于依据体表烧伤面积的计算量，并且要适当增加碱性溶液以碱化尿液，应用甘露醇利尿，以保护肾功能。

3．创面处理 行筋膜和焦痂切开减压术，有助于减轻电烧伤时筋膜下水肿，改善压力增高所致的血液循环障碍，减少组织坏死。应在伤后 10 天内尽早清创，彻底切除失活组织。电烧伤坏死皮肤和深Ⅱ度烧伤皮肤切除后，应立即移植游离皮瓣，但对肌腱、神经、血管等深层组织暴露者，应用皮瓣覆盖可防止组织继续坏死。部分广泛电烧伤，或因故未能彻底清创的创面，应分次清创，行延迟植皮或二期皮瓣覆盖术。平时床旁应备止血带，以便大出血时紧急止血应用。紧急出血时应结扎破裂血管近心端的血管健康部位。

电烧伤为开放性损伤，且伴有深层组织广泛坏死。为防治感染，应常规注射破伤风抗毒素和有效抗生素。

二、化学烧伤

化学烧伤（chemical burn）除发生化学反应释放的热能造成组织损伤外，尚有某些特异的致伤机制，如强碱引起的液化、坏死，石油类制品造成的脱脂等。化学烧伤程度取决于化学物质的性质、剂量、浓度和接触时间的长短。

化学烧伤急救时应立即脱下被污染和浸渍的衣服，迅速清除残余化学物质，用大量清水冲洗，冲洗时间不少于 15 min，一般需冲洗 1 ~ 2 h。若已明确引起烧伤的化学物品，则可选择相应的解毒药或行对抗治疗。要注意烧伤患者全身状况，早期补液要偏多，并加用利尿药，促使化学物质排出。

（一）酸烧伤

硫酸、盐酸、硝酸等无机酸造成的烧伤较常见。高浓度酸可使组织蛋白质凝固性坏死、组织脱水，伤后迅速成痂，因而限制继续向深部侵蚀，一般不起水疱。急救时可用大量清水冲洗伤处，其他处理同热力烧伤。氢氟酸是氟化氢的水溶液，有溶解脂肪和脱钙作用，可侵入深层引起软组织和骨骼坏死，患者感觉剧烈疼痛。处理氢氟酸烧伤除用大量清水冲洗外，还可用氧化镁甘油软膏涂布，氯化钙或硫酸镁湿敷，也可创周浸润注射加入 1% 普鲁卡因的 5%～ 10% 葡萄糖酸钙溶液（0.5 ml/cm^2），使氟氢酸化合成氟化钙和氟化镁。

（二）碱烧伤

氢氧化钠（钾）、氨水等强碱作用于组织使组织脱水，与组织蛋白形成碱性蛋白复合物，被脂肪组织皂化可能产生热量，继续损伤组织。碱离子可向深层组织穿透，因此伤后创面继续扩大和加深。强碱烧伤创面呈黏滑或皂状焦痂，颜色潮红，有小水疱，一般均较深。焦痂或坏死组织脱落后，创面凹陷，边缘潜行，往往经久不愈。碱烧伤后应用清水长时间冲洗创面，一般不用中和剂。

（三）磷烧伤

白磷与空气接触后自燃，可引起热力烧伤。磷氧化产生的 P_2O_3 和 P_2O_5 为强氧化剂，遇水形成磷酸与次磷酸，可引起酸烧伤，经创面吸收或经气道吸入，能引起广泛的肝、肾、脾、肺等脏器损害与全身中毒。现场急救时应除去污染衣服，用大量水冲洗，以浸湿敷料覆盖，防止残留磷颗粒自燃，尽快移除创面上的磷及化合物磷酸。清创时可用 1% 硫酸铜涂抹已大量冲洗后的创面，残余的磷颗粒形成不再燃烧、无毒的黑色磷化铜，便于识别、清除。伤口切忌用油纱敷料，因磷易溶于油脂而被吸收，可用 3%～5% 磷酸氢钠湿敷料包扎。采用葡萄糖酸钙静脉滴注，加大输液量，联合利尿治疗可减轻全身磷中毒。

第三节　冷　伤

人体遭受低温侵袭所引起的损伤为冷伤。冷伤有两类：一类为非冻结性冷伤，由 10℃以下至冰点以上的低温加以潮湿条件所造成，如冻疮。另一类为冻结性冷伤，由冰点以下的低温造成，又分为局部冻伤和全身冻伤（又称冻僵）。

一、非冻结性冷伤

【病理】

暴露于 10℃以下冰点以上低温的机体局部皮肤发生血管收缩和血流滞缓，影响细胞代谢。待局部复温后，血管扩张、充血且有渗出，表皮下形成水疱，有的毛细血管甚至小动、静脉受损后发生血栓，引起组织坏死。

【临床表现】

发病往往不自觉，起初足、手等部位出现红肿，复温时有痒感或刺痛和水疱。水疱去表皮后创面发红，有渗液。若并发感染，可形成糜烂或溃疡。冻疮易复发，可能与患病后局部皮肤抵抗力降低有关。

【预防与治疗】

做好防冻的宣传教育工作，在寒冷条件下，工作人员应穿防寒、防水服装。患过冻疮者，特别是儿童，在寒冷季节要注意手、足、耳等部位的保温，并可涂擦某些防冻疮霜剂。发生冻疮后，局部表皮存在者可涂冻疮膏，每日湿敷数次。有糜烂或溃疡者可用含抗生素类药物的软膏及冻疮膏。

二、冻结性冷伤

局部冻伤和全身冻伤（冻僵）大多发生于意外事故或战时，人体接触冰点以下的低温，如在野外遇到暴风雪陷入冰雪中，或工作时不慎受制冷剂（如液氮、固体 CO_2 等）损伤。

【病理】

人体局部接触冰点以下的低温时，发生强烈的血管收缩反应。若时间较久或温度很低，细胞外液和细胞内液可形成冰晶。复温后局部血管扩张、充血、渗出以及血栓形成等。组织内冰晶可使细胞外液渗透压增高或直接破坏组织细胞结构，发生坏死，引起邻近组织炎症反应。全身受低温侵袭时，除外周血管强烈收缩和寒战（肌肉收缩）反应外，还可使体温降低，导致心血管、脑和其他器官均受损害。如不及时抢救，可直接致死。

【临床表现】

局部冻伤按其损伤深度可分四度。在冻融以前，伤处皮肤苍白，温度低，有麻木刺痛，不易区分其深度。复温后不同深度的创面表现有所不同。

Ⅰ度（红斑性冻伤） 损伤在表皮质。受冻皮肤红肿、充血，自觉热、痒或灼痛。症状多在数日后消失。愈合后除表皮脱落外，不留瘢痕。

Ⅱ度（水疱性冻伤） 损伤达真皮质。除上述症状外，红肿更显著，伴有水疱。水疱内为血清样液体，有时可为血性。局部疼痛较剧烈，但感觉迟钝，对针刺、冷、热感觉消失。1 ～ 2 天后疱内液体吸收，形成痂皮。如无感染，2 ～ 3 周后脱痂痊愈，一般少有瘢痕。

Ⅲ度（焦痂性冻伤） 损伤达全皮质，严重者可深至皮下组织、肌肉、骨骼，甚至使整个肢体坏死。开始复温后，可表现为Ⅱ度冻伤，但水疱为血性，随后皮肤逐渐变褐、变黑，以至坏死。有的一开始皮肤即变白，逐渐坏死。一般多为干性坏死，但有广泛血栓形成、水肿和感染时，也可为湿性坏死。

Ⅳ度（坏疽性冻伤） 损伤深达肌肉、骨骼，甚至可致肢体坏死，表面呈死灰色，无水疱。坏死组织与健康组织的分界在 20 天左右明显，通常呈干性坏死，也可并发感染而成为湿性坏疽。局部表现类似Ⅲ度冻伤，治愈后多留有功能障碍或致残。

【治疗】

1．急救和复温措施 ①迅速使患者脱离低温环境。对衣服、鞋袜等连同肢体冻结者，切勿勉强卸脱。②复温用温水（40℃左右）使冰冻融化后脱下或剪开衣裤。应即刻施行局部或全身快速复温，切忌用火炉烘烤。用 38 ～ 42℃温水浸泡伤肢或浸浴全身，水量要足够，水温要稳定，使局部在 20 min，全身在半小时内复温。温水浸泡至肢端转为红润，皮温达 36℃左右为度。浸泡时可按摩未损伤的部位，帮助改善血液循环。如患者疼痛，可用镇静药或止痛药。③对心搏、呼吸骤停者要施行心脏按压和人工呼吸。

2．局部冻伤的治疗 ①Ⅰ度冻伤创面保持清洁、干燥，数日后可痊愈。②Ⅱ度冻伤经过复温、消毒后，对创面干燥者可加干纱布包扎；对于有较大水疱者，可将疱内液体吸出后，再用纱布包扎，或涂冻伤膏后暴露；对创面已感染者，先用抗菌药液纱布湿敷，然后再用冻伤膏。③Ⅲ度和Ⅳ度冻伤多用暴露疗法，保持创面清洁、干燥；待坏死组织边界清楚时予以切除。若出现感染，则应充分引流；对并发湿性坏疽者常需截肢。

3．Ⅲ度以上冻伤的全身治疗 ①注射破伤风抗毒素；②对肢体冻伤者，可选用改善血液循环的药物，如低分子右旋糖酐、罂粟碱等，也可选用活血化瘀中药，并可施行交感神经阻滞术；③应用抗生素；④对Ⅲ度、Ⅳ度冻伤患者需要加强营养，包括高热量、高蛋白质和高维生素等饮食。

4．全身冻伤的治疗 ①复温后首先要防治休克和维持呼吸功能。防治休克主要是补液、选用血管活性药、除颤等。②须考虑到脑水肿和肾功能不全，故又需选用利尿药及碱性药物。③维持呼吸功能主要是保持呼吸道通畅，给氧和使用呼吸兴奋药，防治肺部感染等。④纠正酸碱失衡和电解质平衡失调、维持营养等。全身冻伤常合并局部损伤，故不可忽视创面处理。⑤选用抗生素预防感染。⑥注射破伤风抗毒素。

【预防】

在寒冷条件下的工作人员，要注意防寒。注意防潮湿，保持鞋、袜、服装的干燥，勤洗勤晒，潮湿时及时更换。注意防静，在户外寒冷条件下工作，要加强活动，促进血液循环。增强机体抗寒能力，低温下作业，要保证足够热量的饮食和充足的睡眠，避免过度劳累，不宜饮酒，因为饮酒后常不注意防寒，而且增加机体的热量丢失。普及防冻知识，重视防冻措施，加强耐寒锻炼，以便即使进入高寒地区和环境，也能预防冻伤的发生。

第四节 咬 螫 伤

案例 16-2

患者，女，14岁，10分钟前被犬咬伤左小腿外侧，检查见左腿外侧部有2个伤破口，深度不明，局部有血浆外渗和鲜血流出。

问题与思考：

1. 该如何处理患者的伤口？
2. 还需要其他处理吗？

一、兽、畜类咬伤

兽咬伤是一种常见的外伤。在农村多为犬、猪、马、猫、鼠等咬伤，在城市因养宠物者增多而以犬、猫等动物咬伤多见。

兽咬伤者伤口污染重，伤口污染细菌主要来自动物的口腔和爪甲，致病菌有需氧菌和厌氧菌，如金黄色葡萄球菌、溶血性链球菌、大肠埃希菌、梭状芽孢杆菌，狂犬病毒也可能被带入体内。咬伤后应立即清创，清除一切失活组织和异物，用生理盐水反复冲洗伤口以去除污染物和细菌，有条件时可用超声波冲洗治疗仪、脉冲冲洗机冲洗伤口。较深伤口者需用0.5%聚维酮碘冲洗及消毒伤口和周围皮肤。清创伤口不予缝合。必须在伤后12 h内注射破伤风抗毒素，早期应用青霉素、甲硝唑等抗菌药物。同时兽咬伤还可传播一些疾病，如狂犬病、鼠咬热、猫抓病等，以狂犬病最常见。狂犬病由动物唾液中的狂犬病病毒引起。对不能排除是狂犬病的动物咬伤者，应进行狂犬病的预防。用肥皂水清洗、0.5%聚维酮碘冲洗、消毒伤口和周围皮肤后敞开伤口，主要给予狂犬病主动免疫。主动免疫国内常用地鼠肾细胞疫苗，共接种5次，每次2 ml，肌内注射，于受伤当天和伤后3天、7天、14天和30天完成。

二、蛇咬伤

蛇分为无毒蛇和毒蛇两类。无毒蛇咬伤常无需特殊处理，可按常规损伤治疗原则进行。毒蛇咬伤可通过毒牙将蛇毒注入局部组织。蛇毒被吸收进入血液循环可引起严重后果，常需紧急救治。

【分类与临床表现】

蛇毒是由多种酶和多肽组成的混合物，通常分为三类：

1．神经毒　主要作用于延髓和脊神经节细胞，也可阻断神经肌肉接头，见于金环蛇、银环蛇和海蛇等。局部症状较轻，但可出现麻木感并向肢体近侧蔓延。全身症状约在伤后2 h出现，表现为头晕、恶心、呕吐、吞咽困难、疲乏无力、肌肉酸痛、上睑下垂、步态不稳等。重者出现视物模糊、言语不清、呼吸困难、发绀、肢体瘫痪、惊厥、昏迷、休克、呼吸麻痹和心力衰竭等。若能度过1～2天的危险期，则可很快痊愈，不留后遗症。

2．血循毒　有凝血、抗凝、血管损害和心脏损害等作用，见于尖吻蝮蛇、竹叶青蛇、蝰蛇。局部症状明显，伤处剧痛，出血较多，肿胀明显并很快向肢体近侧蔓延，伴有皮肤水疱、血疱、瘀斑和渗血不止。附近淋巴结肿大、疼痛。全身症状可迅速出现，通常有头晕、恶心、腹痛、腹泻、发热、谵妄，可有结膜下出血、咯血、呕血、血尿等，重者出现DIC、循环衰竭和肾衰竭。血循毒所致病程和危险期较长，伤后5～7天还有死亡的可能，常留有局部坏死和内脏功能障碍。

3．混合毒　兼有以上两种蛇毒，见于蝮蛇、眼镜蛇、眼镜王蛇等蛇毒。上述两种蛇毒的表现均可出现，但侧重不同。

【急救】

1．原则　阻止毒素吸收和尽快排出毒素，以减少局部和全身损害。

2．措施　①绑扎伤肢：在现场立即用条带绑扎伤口近侧 5 ～ 10 cm 处，以阻断静脉及淋巴回流，阻止毒素的吸收。每 10 ～ 20 min 松绑 1 次，每次 1 ～ 2 min。②冲洗、逆行挤压伤口周围排出毒液：用大量清水或自来水反复冲洗的同时逆行挤压伤口周围，促使毒液排出。③切开排毒：在咬伤现场即可用锋利的剃须刀片或水果刀以牙痕为中心呈十字形切开咬伤处，然后在继续用大量清水或自来水冲洗的同时逆行挤压伤口周围，促使毒液排出，以赢得抢救时间。急救处理越早越果断，被吸收入血液中的蛇毒就越少，局部和全身损害就越少、程度越轻，后续抢救和治疗就越容易。

【治疗】

1．原则　①仍然要阻止毒素的吸收和尽快排出毒素；②破坏及中和蛇毒；③保护组织器官功能、防治并发症、降低死亡率和减少伤残。

2．措施　①继续急救措施。②彻底处理伤口：蛇毒未完全清除或吸收的患者，到达医疗单位后，局部消毒后用过氧化氢溶液或 0.05%高锰酸钾溶液反复冲洗伤口，拔除残留毒牙；以牙痕为中心或在两牙痕间切开伤口，深达皮下组织，从周围向中心反复挤捏，接着在伤口处用吸乳器抽吸或用拔火罐，以促进毒素的排出。③胰蛋白酶能直接破坏毒素，可用胰蛋白酶 2000 U 加入 0.5%普鲁卡因 10 ～ 20 ml 在伤口内及伤口周围注射，深达肌层，必要时 12 h 后可重复。④抗蛇毒血清：毒蛇咬伤的特效解毒药，分为单价和多价两类。如能确定毒蛇的类别和蛇毒的性质，则单价抗毒血清效果最好。使用前必须做皮肤试验，对结果呈阳性者应使用脱敏疗法。⑤中草药疗法：常用的蛇药有南通（季德胜）蛇药，广州（何晓生）蛇药和上海蛇药等，均可口服和外敷。另外，还有一些草药对毒蛇咬伤有效，如半边莲、七叶一枝花、八角莲等。⑥其他：支持及对症处理；防治感染；对出现感染性休克、呼吸功能和肾功能不全的患者进行相应的处理等。

三、虫螫伤

（一）蜂螫伤

单个蜂螫伤后，一般局部红肿、疼痛、瘙痒，少数有水疱、化脓和坏死，数小时可自愈，很少出现全身中毒症状。但黄蜂螫伤者局部症状较重。如被蜂群螫伤，则症状严重，除有多处红肿外，还有发热、头痛、恶心、呕吐、烦躁不安等，重者可出现休克、昏迷或迅速死亡，有的可出现血红蛋白尿，以致引发急性肾衰竭。对蜂毒过敏者，即使是单个蜂螫伤也可出现荨麻疹、黏膜水肿、哮喘或过敏性休克。

对蜜蜂螫伤者以尖镊取出尾刺，伤口用 5%碳酸氢钠溶液、肥皂水或 3%浓氨溶液外敷。黄蜂螫伤时，伤口则敷以食醋，伤口周围也可涂敷南通蛇药。对肿痛较重者可局部冷敷或用利多卡因封闭。对有全身性危重症状者须采取相应的急救措施。

（二）蜈蚣螫伤

蜈蚣第一对足咬 / 刺人后，其毒液自其出口进入体内。其毒液呈酸性，含有组胺样物质、溶血性蛋白质和乙酸等。伤处红肿、灼痛、瘙痒，重者可发生坏死、淋巴管炎和淋巴结炎、头痛、眩晕、恶心、呕吐、发热，甚至抽搐和昏迷。

咬伤后立即用 5%碳酸氢钠溶液或肥皂水清洗伤口。对肿痛明显者可局部冷敷或用利多卡因封闭，必要时可肌内注射哌替啶。重者可用南通蛇药内服和局部外敷。对局部坏死感染或有急性淋巴管炎者给予抗菌药物。

（三）蝎螫伤

蝎毒的主要成分为神经毒素、溶血毒素和出血毒素等。螫伤后，局部有大片红肿、剧痛、发麻。全身症状多见于儿童，表现为头痛、头晕、恶心、呕吐、寒战、发热、流涎、肌肉强直，重者可出现心律失常、低血压、内出血、肺水肿、胰腺炎、抽搐或昏迷。

处理原则基本与毒蛇咬伤相同。伤后立即进行伤肢近心端绑扎，局部冷敷，切开皮肤伤口吸出毒液，取出毒刺，用 0.05%高锰酸钾溶液或弱碱性溶液冲洗，伤口周围可用 0.5%普鲁卡因环状封闭，口服或局部应用蛇药片。有条件时可应用抗蝎毒血清。重者可用地塞米松静脉滴注或葡萄糖酸钙溶液静脉注射，加强支持对症处理。

（四）毒蜘蛛螫伤

毒蜘蛛有一对角质螯，可分泌少量毒液，含有神经毒素和组织溶解毒素。一般蜘蛛无剧毒，也并不伤人，伤人后也仅有局部症状。毒蜘蛛意外咬伤后可有寒战发热、头痛、头晕、恶心、呕吐、肢体麻木、视力障碍和全身肌肉痉挛等；重者可发生溶血、急性肾衰竭、DIC，甚至死亡。

伤后立即进行伤肢近心端绑扎，呈十字形切开伤口，抽吸毒液后用 0.5%普鲁卡因做环状封闭，患处周围外敷蛇药。有条件时可静脉注射抗毒素。对肌肉痉挛明显者静脉注射 10%葡萄糖酸钙溶液。应用肾上腺皮质激素可减轻局部症状和全身反应。应用抗菌药物预防感染。积极防治急性肾衰竭和 DIC。

自测题

一、选择题

1．某患者右上肢与左手烧伤，其烧伤面积是

A．11.5%

B．10%

C．14%

D．12.5%

E．9%

2．双足烫伤，有水疱，基底红润肿胀、剧痛，估计烧伤面积及深度为

A．7%，浅Ⅱ度

B．14%，浅Ⅱ度

C．14%，深Ⅱ度

D．7%，深Ⅱ度

E．5%，浅Ⅱ度

3．大面积烧伤液体渗出达高峰的时间是伤后

A．8 小时内

B．48 小时

C．72 小时

D．36 小时

E．12 小时内

4．烧伤休克期造成休克的主要原因是

A．大量红细胞丧失

B．大量水分蒸发

C．大量液体渗出

D．细菌感染中毒

E．强烈疼痛刺激

5．烧伤 3 天后患者最常见的死亡原因是

A．脓毒症

B．败血症

C．低血容量休克

D．急性肾衰竭

E．心功能不全

6．烧伤后败血症的致病菌主要来源于

A．呼吸道

B．肠道

C．泌尿道

D．创面

E．交叉感染

二、名词解释

1．热力烧伤　2．深Ⅱ度烧伤　3．冷伤

三、问答题

1．从哪些方面可以迅速、有效地判断烧伤患者的病情？

2．简述犬咬伤患者的处理原则。

（周毕军）

第十七章

颅内压增高及脑疝

第十七章数字资源

思政之光

学习目标

通过本章内容的学习，学生应能够：

识记：

1. 说出颅内压增高的临床表现。
2. 说出脑疝的临床表现。

理解：

1. 解释颅内压增高的病理生理。
2. 解释脑疝的形成机制。

运用：

养成严谨的工作态度，根据颅内压增高患者的伤情提供准确的治疗方案。

第一节　颅内压增高

案例 17-1

患者，男性，43 岁，体重 65 kg。因“车祸致神志障碍 6 小时”来院急诊。患者既往身体健康，无高血压、冠心病史。

急诊室体格检查：体温 37.3℃，血压 178/105 mmHg，呼吸 26 次 / 分，心率 112 次 / 分，血氧饱和度 99%（鼻导管给氧）。患者昏迷，GCS 评分 = $E_2V_1M_3$ = 6 分。患者为自主呼吸，呼吸浅快，双瞳孔等大、等圆，直径 2 mm，对光反射迟钝，双肺呼吸音粗。根据病史、症状和辅助检查，患者诊断为重型颅脑外伤，急性硬膜下血肿（右额叶、右颞叶），蛛网膜下腔出血，头皮血肿（左额部、顶部）。由于患者昏迷程度加深，舌根后坠，呼吸不规则，被送入 ICU。ICU 体格检查：患者昏迷，双瞳孔等大、等圆，直径 1.5 mm，对光反射迟钝，GCS 评分 = $E_1V_1M_1$ = 3 分，气管插管机械通气（SIMV，PEE 5 mmHg，PSV 10 mmHg，FO_2 40%）。生命体征：血压 165/100 mmHg，呼吸 23 次 / 分，心率 103 次 / 分，动脉血氧饱和度 100%，连续监测颅内压 260 mmH_2O。同时应用亚低温、保护脑细胞、防止癫痫等处理。2 小时后，患者病情无改善，出现瞳孔改变，右侧瞳孔 4 mm 大小，对光反射消失，左侧瞳孔 2 mm 大小，对光反射消失。患者昏迷，GCS 评分 = $E_1V_1M_1$ = 3 分，血压 213/128 mmHg，机械辅助通气后自主呼吸 6 次 / 分，心率 78 次 / 分。血气分析示：pH 7.38，PCO_2 35 mmHg，PO_2 105 mmHg，

$[Na^+]$ 140 mmol/L，ICP 持续上升至 370 mmH_2O。

问题与思考：

该患者的诊断是什么？

颅内压是颅内容物对颅腔壁产生的压力。正常成人颅内压为 70 ~ 200 mmH_2O，儿童的颅内压为 50 ~ 100 mmH_2O。颅腔内容物包括脑组织、脑脊液、血液，三者体积与颅腔容积相适应，使颅内保持一定的压力。颅内压可通过侧卧位腰椎穿刺或脑室穿刺测得的脑脊液压力来表示。当某些原因使颅内容物体积增加，颅内压持续超过 200 mmH_2O 时，称为颅内压增高。

知识链接

腰椎穿刺

腰椎穿刺（lumbar puncture）是将腰椎穿刺针通过腰椎间隙刺入蛛网膜下腔进行抽取和注射的一种临床诊疗技术。常用于测定颅内压、检查脑脊液的性质及椎管有无阻塞，协助中枢神经系统疾病的病因诊断，还可以向鞘内注射药物或放脑脊液治疗中枢神经系统感染、恶性肿瘤等。腰椎穿刺时，患者取侧卧位，背部与床面垂直，头向前胸部屈曲，双手抱膝紧贴腹部，使躯干呈弓形。或由助手立于术者对面，用一手搂住患者头部，另一手搂住双下肢腘窝处并用力抱紧，使脊柱尽量后凸，以增加椎间隙宽度，便于进针。以髂嵴最高点连线与后正中线交会处为穿刺点，通常取第 3 ~ 4 腰椎棘突间隙，也可在上一个或下一个椎间隙进行。

一、正常颅内压的生理调节

正常成人颅腔内容积为 1400 ~ 1500 ml，脑脊液总量占 10%，血液依据血流量不同占 2% ~ 11%。生理状态下，颅内压调节主要依靠脑脊液量的增减来调节。颅内压增高时，脑脊液分泌减少，吸收增加，使脑脊液量减少，可降低颅内压；反之，颅内压降低时，脑脊液分泌增多，吸收减少，使脑脊液量增加，可升高颅内压。颅内压还可通过脑血流量的增减来调节，脑血流量受呼吸、血压影响，使颅内压可有小范围波动，但当颅腔内容物体积增大或颅腔容积缩减超过 8%~ 10% 时，即可能产生严重的颅内压增高。

二、病因

颅内压增高的病因包括两大类：正常颅腔内容物体积的增加和颅内占位性病变。

1．正常颅腔内容物体积的增加　使脑组织体积增加的常见因素有脑水肿、脑血容量增加和脑脊液积聚。

（1）脑水肿：为脑实质聚积过量液体。脑水肿病因分类：①血管源性脑水肿，由血脑屏障受损所致，大量液体和血管内蛋白质积聚于脑白质细胞间隙，常见于脑创伤、脑出血、脑缺血的第二阶段。②细胞毒性脑水肿，见于多种原因导致的脑细胞代谢功能障碍，如 ATP 失功能、细胞内外 Na^+ 转运失衡所致细胞内 Na^+ 淤积，水肿液分布于脑细胞内，细胞间隙不但不扩大，反而缩小，常见于脑缺血和肝衰竭，各种降解酶（如 MMP-9）的激活，导致血管基底膜降解，可观察到炎症介质增加及巨噬细胞浸润。③渗透压性脑水肿，细胞外液渗透压降低引起的细胞内水肿（图 17-1）。

（2）脑血容量增加：发生高碳酸血症时，脑血管扩张可引起脑血容量增加；高血压时引起

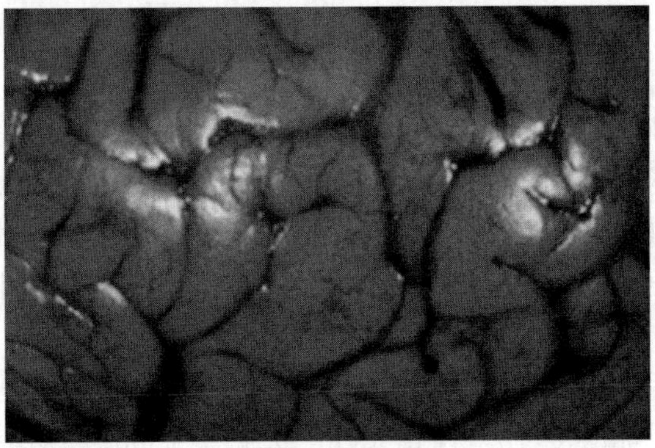

图 17-1　脑水肿

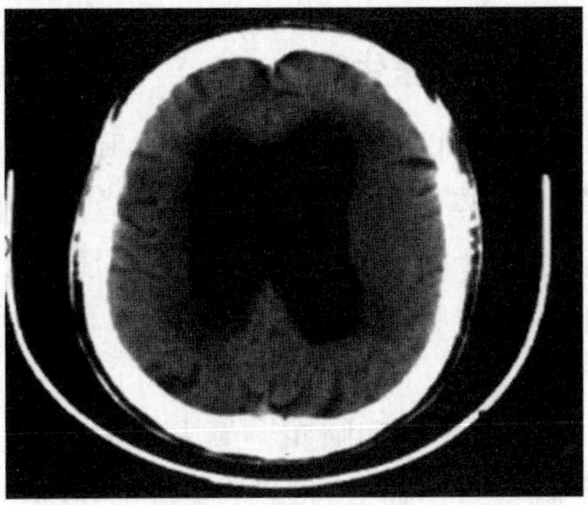

图 17-2　脑积水

脑血管被动扩张也可使脑血容量增加；当颅内静脉回流障碍时，颅腔内可有血液积聚。

（3）脑脊液积聚：侧脑室脉络丛产生的脑脊液，经室间孔流至第三脑室，与第三脑室脉络丛产生的脑脊液一起，经中脑水管流入第四脑室，再汇合第四脑室脉络丛产生的脑脊液一起经第四脑室正中孔和两个外侧孔流入蛛网膜下腔，然后脑脊液再沿此隙流向大脑背面的蛛网膜下腔，经蛛网膜粒渗透到硬脑膜窦内，再回流入血液中。当任何一环节出现障碍时都会发生脑脊液积聚（脑积水）（图 17-2）。

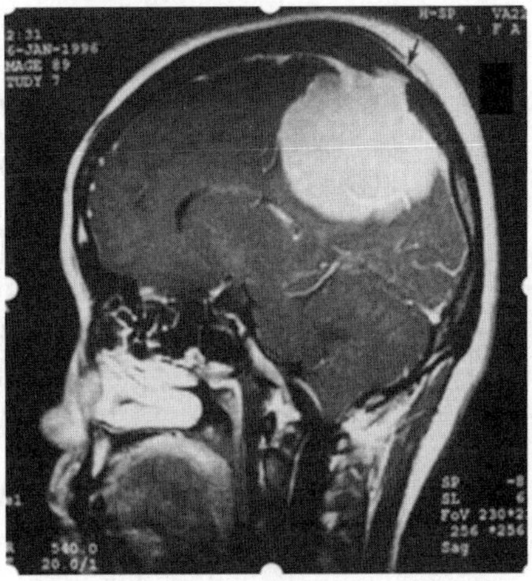

图 17-3　脑肿瘤

2．颅内占位性病变　颅内占位性病变是在颅腔内占据一定空间位置的一组疾病的总称。颅脑损伤引起的各类颅脑血肿；自发性颅内出血的血肿；颅内各种原发和转移性肿瘤；脑脓肿；颅内各种寄生虫病；其他颅内占位性病变。其中以颅内肿瘤、颅内血肿和脑脓肿等为常见。临床上以颅内压增高和局灶性神经损害为特征（图 17-3）。

三、分类

（一）根据压强的均衡性分类

根据压强的均衡性，可将颅内压增高分为弥漫性颅内压增高和局灶性颅内压增高两种。

1．弥漫性颅内压增高　多见于脑膜炎、脑炎、弥漫性脑水肿、蛛网膜下腔出血。患者耐压程度较高，很少发生脑疝。压力缓解后神经功能恢复较快。

2．局灶性颅内压增高　多见于颅内占位性病变，颅内各分腔间存在着压力差，引起脑组织向压力低的部位移动。患者耐受高压的程度较差，容易发生脑疝。

（二）根据病变进展的快慢分类

根据病变进展的快慢，可将颅内压增高分为三类。

1．急性颅内压增高　见于急性颅脑损伤所致的颅内血肿、高血压脑出血等。病情发展快，颅内压增高所引起的症状和体征严重。血压、呼吸、脉搏等生命体征反应剧烈。

2．亚急性颅内压增高　见于颅内恶性肿瘤、转移瘤及各种颅内炎症等。病情发展较快，颅内压增高所引起的反应较轻。

3．慢性颅内压增高　见于颅内生长缓慢的良性肿瘤。病情进展较慢，可长期不出现或较迟出现颅内压增高的症状。

四、病理生理

1．脑血流量降低、脑缺血和脑死亡　颅内压增高会使脑灌注压（平均动脉压减去颅内压）下降，机体可通过扩张血管，降低血管阻力实现自动调节，维持脑血流量稳定。脑血流量＝脑灌注压 / 脑血管阻力。脑灌注压低于 40 mmHg 时，脑血管自动调节功能失代偿，脑血流量降低，造成脑缺血。当颅内压升高至平均动脉压水平时，脑灌注压为 0，脑血流停止，则出现脑死亡。

2．脑移位和脑疝　颅内某分腔压力高于邻近分腔压力，脑组织从高压力区向低压力移位，导致脑组织、血管及脑神经等重要结构被挤入小脑幕裂孔、枕骨大孔、大脑镰下间隙等处，出现一系列严重临床症状，称为脑疝（brain hernia）。根据脑疝发生的部位和所疝出组织的不同，可分为小脑幕切迹疝、枕骨大孔疝、大脑镰下疝、小脑幕切迹上疝、蝶骨嵴疝等（图 17-4）。颅内压增高引致动眼神经麻痹者可出现瞳孔散大、大脑后动脉受压而致枕叶脑梗死等。

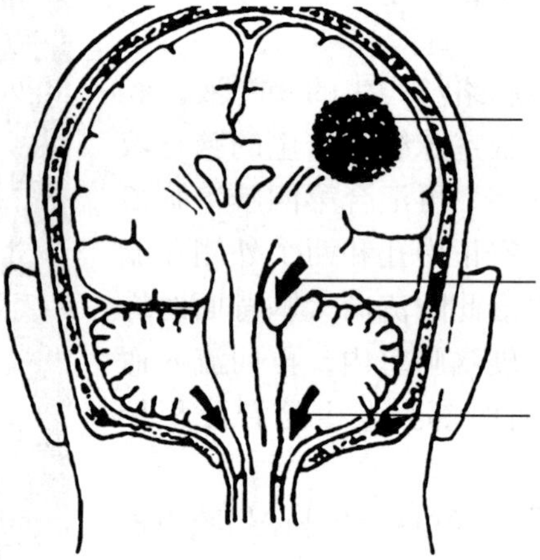

图 17-4　脑肿瘤

3．胃肠道功能障碍及消化道出血　颅内压增高致下丘脑自主神经中枢紊乱，可引起呕吐、胃酸分泌过多、胃溃疡、胃出血等胃肠道功能障碍。

4．神经源性肺水肿　颅内压增高可使下丘脑、延髓受压，导致 α 肾上腺素能神经元活性增强，血压反应性升高，左心负荷过重，肺毛细血管压力增高，液体外渗，造成肺水肿。

5．库欣（Cushing）反应　即呼吸频率减慢、心搏和脉搏缓慢及血压升高（两慢一高），是颅内压急剧增高的表现，提示患者即将出现颅内压增高危象或脑疝。

五、临床表现

颅内压增高的典型表现为头痛、呕吐、视神经盘水肿，称为颅内压增高“三主征”。在颅内压增高时，可以其中一项为首发症状，即三个症状各自出现的时间并不一致。

1．头痛　为颅内压增高最常见的症状，多为胀痛和撕裂痛，晨起或晚间较重，多位于额部及颞部，也可从后枕部向前放射至眼部。其疼痛程度随颅内压增高而进行性加重，咳嗽、打喷嚏等用力动作或低头活动可加剧头痛。

2．呕吐　颅内压增高致头痛剧烈时可出现呕吐，典型表现为喷射性呕吐。可伴有恶心。

3．视神经盘水肿　视神经盘（图 17-5）水肿是颅内压增高的重要客观体征。典型表现为视神经盘充血，边缘模糊不清，中央凹陷消失。视神经盘隆起，静脉怒张（图 17-6）。长期视神经盘水肿会导致视神经盘苍白，视力减退，视野向心性缩小，造成继发性视神经萎缩，继续发展可导致失明。

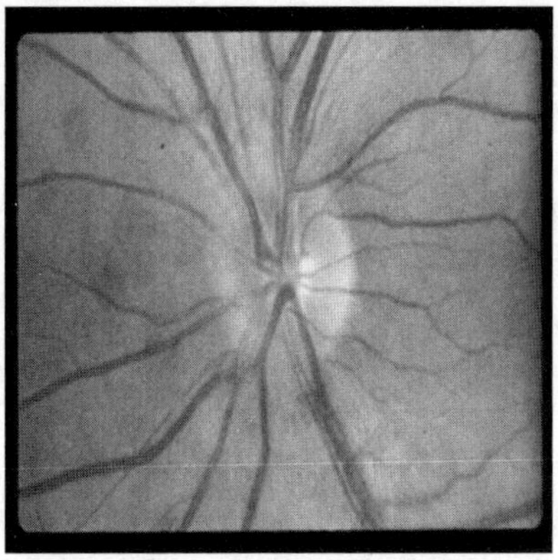

图 17-5　正常视神经盘

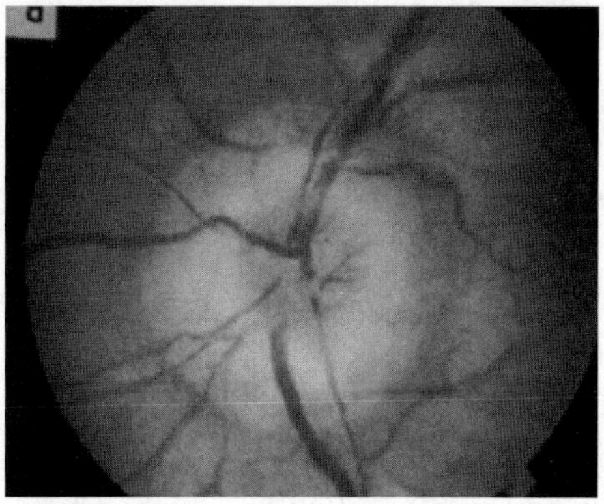

图 17-6　视神经盘水肿

4．意识障碍和生命体征变化　颅内压增高早期可出现嗜睡，继续发展可出现昏睡、昏迷。中重度颅内压增高时，呼吸、脉搏减慢，血压升高，体温升高，即出现库欣综合征。若颅内压增高得不到有效控制，患者可出现潮式呼吸、脉搏细速、血压下降，最终呼吸停止。

儿童颅内压增高可有头颅增大、颅缝增宽、前囟饱满、头皮浅静脉怒张等症状（图 17-7）。叩诊头颅时呈破罐音（Macewen 征）。

5．并发症　脑疝、神经源性肺水肿、枕叶坏死、脑内脏综合征。

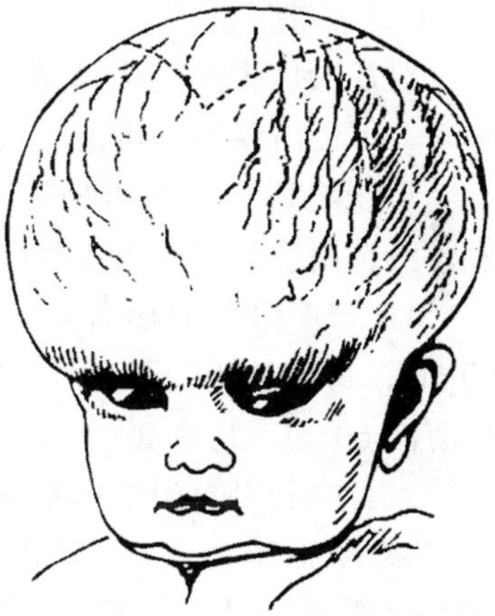

图 17-7　颅内压增高

六、诊断

（一）诊断步骤

第一步确定有无颅内压增高；第二步定位诊断——主要根据体征和辅助检查手段（CT、MRI）；第三步定性诊断——主要根据检查手段综合分析［神经元特异性烯醇化酶（neuron specific enolase，NSE）］。

通过详细询问病史和认真、全面的神经系统检查，根据有无头痛、呕吐、视神经盘水肿、神经系统局灶性症状和体征，可做出颅内压增高的诊断。对于疑诊病例，应及时选择适当的辅助检查。

（二）辅助检查

1．计算机断层扫描（CT）　CT 快速、无创、精确，是目前诊断各种颅内病变的首选辅助检查。对绝大多数病变的定位、定性诊断均有意义。

2．磁共振成像（MRI）　MRI 具有无创、无辐射、无骨伪迹和分辨率高的优点。

3．数字减影血管造影（digital subtraction angiography，DSA）　是诊断脑动脉瘤、脑血管畸形等血管性疾病的金标准，对血运丰富的颅脑肿瘤的诊断也有帮助。

4．腰椎穿刺　目的是测定脑脊液压力，判断有无颅内压增高。同时检测脑脊液，对确定颅内病变的性质有一定价值。腰椎穿刺有诱发脑疝的可能，应慎重进行。

七、治疗

颅内压增高的治疗主要包括一般处理、病因治疗、对症治疗、亚低温冬眠疗法、辅助过度通气和脑脊液体外引流等。

（一）一般处理

1．观察生命体征，掌握病情发展动态。

2．保持有效给氧。

3．补液　保持内环境稳定。补液量应维持出入量平衡，过多补液可促使颅内压增高恶化。

4．保持排便通畅，避免用力及高位灌肠。

5．饮食　频繁呕吐者暂禁食，以防吸入性肺炎或呼吸道梗阻。

6．检查病因。

（二）病因治疗

病因治疗是治疗颅内压增高的关键，包括手术治疗和非手术治疗。根据病变的性质可采取肿瘤全切除术或部分切除术、血肿清除术、减压术、脑脊液分流术等。对位于手术易达部位的良性病变，应争取行根治性切除。对恶性肿瘤未能全切者，术后应进行放射治疗和化学药物治疗。颅内压增高已引起脑疝时，应分秒必争地进行紧急抢救或手术处理。

（三）对症治疗

对症治疗主要为药物降低颅内压治疗，适用于颅内压增高，且病因暂未明确、或虽已明确病因，但仍需要非手术治疗者。

意识清楚、颅内压轻度增高者，可先口服药物降低颅内压。若意识不清、颅内压增高明显，应选用静脉或肌内注射药物降低颅内压。

1．口服降颅内压脱水药　①呋塞米（速尿）20 ~ 40 mg，每日 3 次；②氢氯噻嗪 25 ~ 50 mg，每日 3 次；③氨苯蝶啶 50 mg，每日 3 次；④乙酰唑胺 250 mg，每日 3 次；50% 甘油盐溶液 60 ml，每日 2 ~ 4 次。

2．注射剂降颅内压药物　① 20% 甘露醇，1 ~ 2 g/kg，快速静脉滴注，每日 2 ~ 4 次；②呋塞米 20 ~ 40 mg，肌内或静脉注射，每日 1 ~ 2 次；③ 20% 尿素转化糖或尿素山梨醇 200 ml 静脉滴注，每日 2 ~ 4 次；④ 20% 人血白蛋白 20 ~ 40 ml、浓缩 2 倍的血浆 100 ~ 200 ml 静脉注射，对减轻脑水肿、降低颅内压有效。

3．激素类药物　常用的有：①地塞米松 5 ~ 10 mg 静脉或肌内注射，每日 2 ~ 3 次；②氢化可的松 100 mg，静脉注射，每日 1 ~ 2 次；③泼尼松 5 ~ 10 mg，口服，每日 1 ~ 3 次。激素能稳定细胞膜、降低毛细血管通透性，从而减轻脑水肿、缓解颅内压增高。

4．镇痛、镇静药　疼痛、烦躁会增加脑代谢和脑耗氧量，适度镇痛、镇静能降低脑代谢率和耗氧量，保护脑细胞、减轻脑水肿、降低颅内压。常用药物有罗通定、地西泮（安定）、异戊巴比妥钠、硫喷妥钠等。忌用吗啡、哌替啶等药物，防止呼吸中枢受到抑制。注意过度镇痛、镇静会影响对患者意识状态的判断及掩盖病情进展。

（四）亚低温冬眠疗法

采用冬眠药物和物理降温使机体处于亚低温状态，可降低脑代谢率，减少脑组织的耗氧量，防止脑水肿的发生与发展，对降低颅内压有一定作用。

（五）辅助过度通气

目的是排出体内 CO_2，动脉血 CO_2 分压每下降 1 mmHg，可使脑血流量减少 2%，颅内压亦有相应下降。

（六）脑脊液体外引流

如有颅内压监测装置，可经脑室慢速放出部分脑脊液，缓解颅内压增高。

第二节　脑　疝

脑疝（brain hernia）是指在颅内压增高时，颅内各分腔间存在压力梯度，脑组织从压力高的分腔向压力低的分腔移位，造成对邻近其他结构（如脑干、脑神经、脑动脉）的压迫而产生的一组临床综合征。病因形成取决于两个因素：脑组织移位的程度和脑组织移位的速度。最常见的病因是颅内急性及亚急性占位性病变，如颅内血肿、脓肿和发展迅速的脑肿瘤。

脑疝的分类：①大脑镰下疝，又称扣带回疝，一侧半球的扣带回经镰下孔被挤入对侧分腔。②小脑幕切迹疝，又称颞叶疝，为颞叶的海马回、钩回通过小脑幕切迹被推移至幕下。③枕骨大孔疝，又称小脑扁桃体疝，为小脑扁桃体及延髓经枕骨大孔推挤向椎管内（图17-8）。

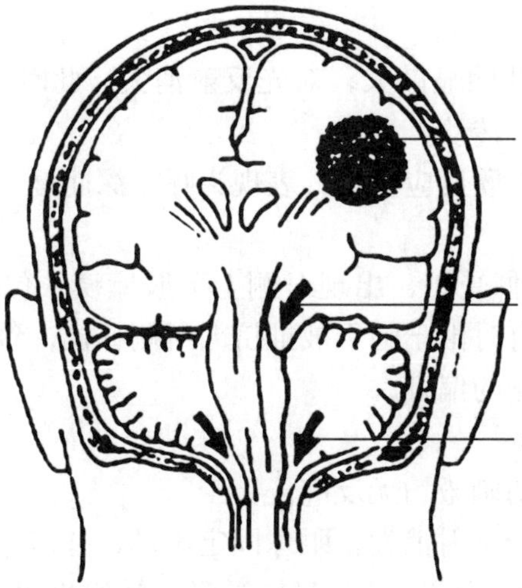

图 17-8　脑疝

一、小脑幕切迹疝

小脑幕切迹疝是最常见的一种脑疝。颞叶的钩回、海马回和邻近的舌回受到颞叶或大脑半球占位的压迫，向内下移位疝入小脑幕裂孔，压迫中脑、动眼神经和后交通动脉等（图 17-9）。

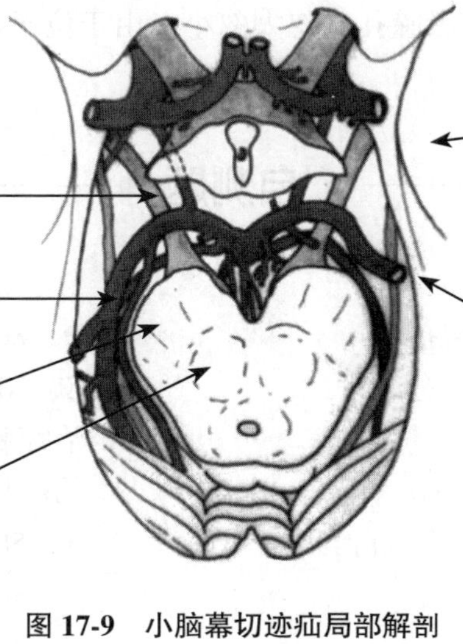

图 17-9　小脑幕切迹疝局部解剖

【临床表现】

1. 早期

（1）颅内压增高：患者在原有病变基础上，出现头痛加剧、呕吐频繁、躁动不安等颅内压增高加重的表现。

(2) 意识障碍：患者由意识清醒逐渐转为嗜睡或意识模糊。

(3) 瞳孔变化：最初动眼神经受刺激，兴奋性增高，这一过程可能为时较短，只有在早期，注意观察才可见短暂瞳孔缩小。之后患侧瞳孔即逐渐开始散大，对光反射迟钝。

(4) 锥体束征：一般表现为轻度对侧上下肢肌力稍弱和肌张力增高等。

(5) 生命体征改变：可有轻微脉搏、呼吸减慢。

2．中期

(1) 意识障碍进行性加重：患者由嗜睡转入半昏迷状态，眼球内斜，对呼唤已无反应，但对强刺激尚有反应。

(2) 瞳孔改变：脑疝同侧的瞳孔明显散大，对光反射消失。此时对侧瞳孔大小仍可正常，但对光反射多已减弱，眼球尚能左右转动。

(3) 生命体征：患者出现明显库欣反应变化，表现为呼吸深而慢，脉搏慢而有力，血压升高，体温稍上升。

(4) 锥体束征：由于同侧大脑脚受压，出现对侧上下肢瘫痪，包括中枢性面瘫、肌张力高、腱反射亢进和病理反射阳性。有时由于脑干被推挤向对侧移位，致使对侧大脑脚与对侧小脑幕游离缘相互挤压，造成脑疝同侧的偏瘫。

3．晚期　又称中枢衰竭期。

(1) 患者呈深昏迷状态，对一切刺激均无反应。

(2) 两侧瞳孔均明显散大，对光反射消失，眼球固定不动，并多呈去大脑强直状态。

(3) 生命中枢开始衰竭，出现潮式呼吸或叹息样呼吸，脉搏快而微弱，血压和体温下降，最后呼吸先停止。此时进行心脏按压使之复搏，辅助呼吸和给予升压药物，则心搏与血压仍可维持一段时间。

二、枕骨大孔疝

枕骨大孔疝是由颅后窝占位或幕上占位引起的严重颅内压增高→导致小脑扁桃体下移进入枕骨大孔和椎管→使延髓受压，延髓轴向和偏向移位→神经受到牵张。其主要的临床表现为颅内压增高的表现，患者可出现频繁呕吐，颈项强直，强迫头位。生命体征紊乱出现较早，意识障碍出现较晚。因脑干缺氧，患者瞳孔可忽大忽小。由于位于延髓的呼吸中枢受损严重，患者早期可突发呼吸骤停而死亡。

自测题

一、选择题

1．颅内压增高“三主征”包括

A．偏瘫，偏盲，偏身感觉障碍

B．头痛，呕吐，偏瘫

C．头痛，抽搐，意识障碍

D．头痛，呕吐，视神经盘水肿

E．头痛，呕吐，血压增高

2．正常成人的颅内压为

A．50 ~ 100 mmH_2O

B．70 ~ 200 mmH_2O

C．100 ~ 150 mmH_2O

D．80 ~ 210 mmH_2O

E．100 ~ 250 mmH_2O

3．治疗脑水肿，下列效果较好且最常用的药物是

A．50%葡萄糖

B．30%尿素

C．25%山梨醇

D．20%甘露醇

E．浓缩血白蛋白

4．颅内压增高重要的客观体征是

A．视神经麻痹
B．视力减退
C．视野缩小
D．双侧视神经盘水肿
E．头皮静脉怒张

5．急性颅内压增高的典型表现是
A．剧烈头痛，频繁呕吐
B．Cushing 征
C．意识障碍加深
D．去大脑强直发作
E．X 线检查示脑回压迹加深

6．处理颅内压增高，以下错误的是
A．频繁呕吐时宜禁食
B．限制输液量及速度
C．对便秘 4 天者以上给予高位高压灌肠
D．静脉滴注地塞米松
E．早期行病因治疗

7．颅内压增高引起最严重的后果是
A．血管源性脑水肿
B．胃肠道功能紊乱
C．Cushing 反应
D．脑疝
E．细胞毒性脑水肿

8．有明显颅内压增高症状和体征的患者应慎重进行的检查是
A．头颅 X 线
B．腰椎穿刺
C．头颅 CT 扫描
D．MRI
E．放射性核素扫描

9．关于颅内压增高，下列错误的是
A．喷射性呕吐多见
B．后期常伴视力障碍
C．阵发性头痛是主要症状之一
D．某些病例可始终不出现“三主征”
E．在婴幼儿头痛出现较早且较重

10．诊断颅内占位性病变，无痛、安全、准确的方法是
A．头颅 CT
B．头颅 X 线
C．脑电图
D．脑血管造影
E．正气脑造影

11．排除颅内占位性病变，以下准确的是
A．无视神经盘水肿
B．头颅 X 线检查无颅内压增高表现
C．叩诊小儿头颅无破壶音
D．脑超声检查中线无移位
E．CT 扫描无异常改变

12．颅内压增高导致容易出现麻痹的脑神经是
A．动眼神经
B．滑车神经
C．展神经
D．面神经
E．前庭蜗神经

二、名词解释

脑脊液循环

三、问答题

简述枕骨大孔疝的临床特点。

（谢炯辉）

第十八章

颅脑损伤

第十八章数字资源

思政之光

学习目标

通过本章内容的学习，学生应能够：

识记：

1．列举颅脑损伤的损伤方式及分类（GCS 评分）。

2．说出脑震荡和脑挫裂伤的临床表现。

理解：

1．比较各种头皮血肿、颅骨骨折的临床特点。

2．归纳硬膜外血肿患者意识障碍的特点。

运用：

1．做好颅脑损伤患者的评估并为其制订治疗计划。

2．发扬救死扶伤的职业精神，具有对颅脑损伤患者的初步救治能力。

案例 18-1

患者，男性，30 岁，头部被人用砖块打伤 3 h，呕吐 5 次，呕吐物为内容物，急诊就医。受伤当时患者已昏迷约 20 min。患者既往身体健康。体格检查：T 37.8 ℃，P 90 次 / 分，R 19 次 / 分，BP 148/91 mmHg。患者经呼唤可睁眼，但胡言乱语，对刺痛能躲避，躁动。双侧瞳孔等大、等圆，直径为 2.5 mm，对光反射迟钝。右额颞部有一长 5.0 cm 的头皮裂伤。四肢可活动，左侧 Babinski 征（±）。头颅 X 线检查示右颞部线形骨折。头颅 CT 示左额颞部可见“双凸透镜”形密度增高影，左侧脑室轻度受压，中线结构无明显移位。

问题与思考：

1．在急诊室应做哪些处理？

2．患者格拉斯哥昏迷评分（Glasgow coma score，GCS）为多少分？

3．根据病史考虑患者有哪种疾病？应注意哪些问题？

4．入院 6 h，患者意识障碍加重，呈浅昏迷，右侧瞳孔直径为 4.0 mm，对光反射消失，左侧瞳孔直径为 3.0 mm，对光反射迟钝，左侧肢体偏瘫，左侧巴宾斯基征（+）。此时应做何处理？

第一节　概　述

颅脑损伤（craniocerebral injury）在平时和战时均为常见。平时主要以交通事故、跌倒和坠落伤为多见，战时多因火器伤所致。随着社会发展，颅脑损伤的发生率也不断增高，仅次于四肢伤居第二位。但其死亡率、致残率高居身体各部位损伤之首。

一、损伤方式

外界暴力造成颅脑损伤一般通过两种方式：

1．直接损伤　暴力直接作用于头部引起的损伤。

（1）加速性损伤：指相对静止的头部被运动的物体撞击后，头部沿外力作用方向呈加速运动而造成的损伤。其特点是脑损伤多发生在着力点的部位，即着力伤。如钝器击伤即属此类。

（2）减速性损伤：指运动的头部突然撞于静止的物体而造成的损伤。此类损伤不仅发生于着力部位，也经常出现于着力点对侧，即对冲伤。对冲伤的形成是由于颅骨和脑组织在同时运动中，当颅骨突然受到阻力停止运动，而脑组织因惯性继续向前运动，与颅壁相撞、与颅底摩擦而导致损伤（图 18-1）。如坠落或跌倒时头部着地引起减速性损伤。

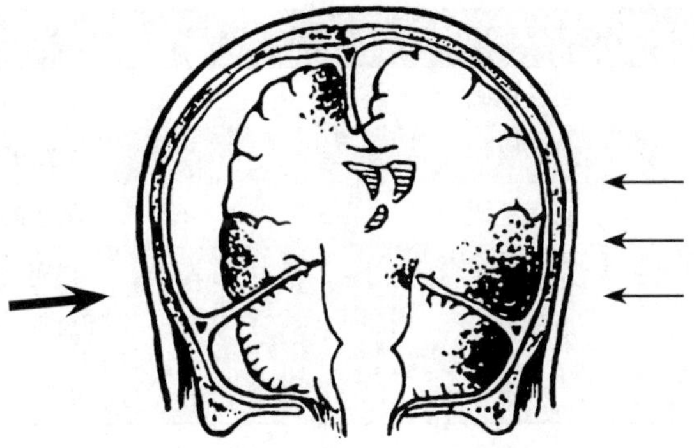

图 18-1　头部做减速运动时脑损伤机制

粗箭头表示头部运动方向，细箭头表示头部受到外界物体的阻止，黑色区域表示伤灶

（3）挤压性损伤：两个或两个以上不同方向的外力同时作用于头部，导致颅骨变形而造成的损伤。如车轮碾压伤、新生儿产伤等。

2．间接损伤　暴力作用于身体其他部位，经传导至头部造成的损伤。

（1）坠落时臀部或双足着地，外力沿脊柱传导至颅底，造成颅底骨折和脑损伤。

（2）躯干受到外力作用突然加速或减速运动，此时头部因惯性作用，运动往往落后于躯干，于是在颅颈之间发生过伸或过屈，犹如挥鞭样的动作，造成颅颈交界处脊髓和延髓连接处的损伤，即挥鞭伤。

（3）胸部受到突然挤压时，胸膜腔内压骤然上升，经上腔静脉逆行传递，引起胸部、肩颈、头面皮肤和黏膜及脑内弥散点状出血，称为创伤性窒息（traumatic asphyxia）。

颅脑损伤的原因很多，在平时大多因意外事故造成。因单一方式所致者固然较多，但几种不同损伤相继发生者也并不少见。因此，必须对每个伤员的受伤方式进行分析，方能作出正确判断。另外，严格执行安全防护措施，加强交通管理，可以预防和减少颅脑损伤的发生。

二、分类

（一）按损伤组织层次分类

按损伤组织层次，可将颅脑损伤分为：①头皮损伤；②颅骨损伤；③脑损伤。伤者可仅有一种损伤，也可能同时发生两种或三部损伤。

（二）按颅腔是否与外界沟通分类

按颅腔是否与外界沟通，可将颅脑损伤分为：①开放性颅脑损伤，指头皮、颅骨和硬脑膜三层均已破损，颅腔与外界直接沟通（颅底骨折伴发脑脊液耳鼻漏者亦属此类）。②闭合性颅脑损伤，指前述三层组织结构中至少有一层尚未破损，颅腔没有与外界沟通。

颅脑损伤的伤情轻重不一，治疗措施也不同。目前，国际通用的颅脑损伤分类法是依据格拉斯哥昏迷评分（Glasgow coma scale，GCS）制订的伤情分类法。1974 年英国格拉斯哥颅脑损伤研究所 Teasdale 和 Jennett 提出，分别对伤者睁眼、言语和运动反应评分（表 18-1），以总分作为判断伤情的依据。轻型：13 ～ 15 分，伤后昏迷时间＜ 20 min；中型：9 ～ 12 分，伤后昏迷 20 min ～ 6 h；重型：3 ～ 8 分，伤后昏迷时间＞ 6 h，或在伤后 24 h 内意识障碍加重并出现昏迷＞ 6 h；有学者将总分为 3 ～ 5 分列出，为特重型颅脑损伤。

表 18-1　格拉斯哥昏迷评分（GCS）

睁眼反应	计分	言语反应	计分	运动反应	计分
自动睁眼	4	回答正确	5	按吩咐动作	6
呼唤睁眼	3	回答错误	4	刺痛能定位	5
刺痛睁眼	2	胡言乱语	3	刺痛能躲避	4
不睁眼	1	只能发声	2	刺痛肢体屈曲	3
		不能发声	1	刺痛肢体过伸	2
				无反应	1

第二节　头皮损伤

头皮损伤在颅脑损伤中最为常见，均由直接外力造成，损伤类型与致伤物种类密切相关。除头皮本身损伤外，还应着重考虑到合并颅骨骨折和脑损伤的可能。

一、头皮血肿

头皮遭受钝性打击或碰撞后，可使血管破裂，而头皮仍保持完整，形成血肿。据出血所在头皮质次，头皮血肿可分为三类：

1．皮下血肿（subcutaneous hematoma）　一般体积小，较局限，无波动，有时因血肿周围组织肿胀可致周边较中心质地更硬，易被误诊为凹陷骨折，必要时可行颅骨 X 线检查相鉴别。皮下血肿一般无需处理，数日后可自行吸收。

2．帽状腱膜下血肿（subgaleal hematoma）　血肿较大，因位于疏松的帽状腱膜下层，可延至全头，不受骨缝限制，有明显波动，触之较软。小儿及体弱者可引起贫血或休克。血肿较大时可穿刺抽吸并加压包扎，但要注意严格执行无菌操作。

3．骨膜下血肿（subperiosteal hematoma）　出血局限于某一颅骨范围内，不超越骨缝，可有波动，张力较高，可伴有颅骨骨折。常见于颅骨受损之后，如产伤等。血肿较大时可穿刺加压包扎，但对伴有颅骨骨折者，不宜过度加压包扎，否则会使血肿经骨折线进入颅内，导致硬膜外血肿。

二、头皮裂伤

头皮裂伤（scalp laceration）可由锐器或钝器伤所致。锐器伤切口平直，创缘整齐，大多仅限于头皮；钝器伤伤口不规则，创缘常有挫伤痕迹，常伴有颅骨骨折或脑损伤。帽状腱膜完好时，伤口多呈线性，较浅；反之，伤口裂开呈唇形，较深。无论伤口大小，出血都十分活跃，应尽早清创缝合。由于头皮血供丰富，即使伤后超过 24 h，如无明显感染征象，也可彻底清创后一期缝合。术中注意清除伤口内头发、泥土等异物；注意检查伤口深处有无骨折或碎骨片；如有脑脊液、脑组织外溢，需按开放性颅脑损伤处理，并给予有效抗生素防治感染，皮下或肌内注射破伤风抗毒素预防破伤风。

三、头皮撕脱伤

头皮撕脱伤（scalp avulsion）是最严重的头皮损伤，多因发辫被转动的机器卷入，使头皮自帽状腱膜下间隙或连同骨膜一并撕脱所致。患者可因失血过多和疼痛而致休克。伤后应立即压迫止血，及早清创。依据撕脱是否完全、撕脱头皮状况、伤后时间、创面有无感染、颅骨外露与否等采取不同方法处理：①如皮瓣未完全脱离且血供好，可清创后原位缝合。②若皮瓣完全脱落，但头皮状况良好，血管断端整齐，无明显污染，伤后未超过 6 h，可试行清创后血管吻合，再缝合头皮。③若皮瓣污染或挫伤严重，但骨膜未撕脱，可用大腿或腹部中厚皮片做植皮；如骨膜破坏严重，颅骨外露，可先局部筋膜转移，再移植皮肤。④若创面感染严重、伤后时间长或颅骨外露，可先清创，必要时颅骨多处钻孔至板障，待肉芽组织生长后再植皮。

第三节　颅骨骨折

颅骨骨折（skull fracture）是指颅骨受暴力作用所致颅骨骨质结构改变，占闭合性颅脑损伤的 15%～20%。按颅骨骨折的部位，可分为颅盖骨折和颅底骨折；根据骨折形态，分为线形骨折、凹陷骨折、粉碎性骨折及穿透性骨折等；按骨折与外界是否相通，分为闭合性骨折和开放性骨折，颅底骨折伴外伤性气颅或脑脊液漏者，又称为内开放性骨折。颅骨骨折的重要性常常并不在于骨折本身，而在于可能同时并发的脑膜、脑、颅内血管和脑神经的损伤。

一、颅盖骨折

颅盖骨折可分为线形骨折、凹陷骨折两种，前者包括颅缝分离，后者包括粉碎性骨折，其中以线形骨折发生率为最高。骨折部位以顶骨和额骨多见，颞骨和枕骨次之。

【临床表现与诊断】

线形骨折有单发线状和多发线状两种，骨折处皮肤肿胀、压痛或伴有头皮血肿。骨折本身仅靠触诊很难发现，X 线摄片或 CT 骨窗相有助于确诊。但纤细的骨折线有时仍可被遗漏。

颅骨凹陷骨折多为全层陷入，个别仅为内板凹陷。范围较大和明显的凹陷骨折，通过触诊多可确定。但小的凹陷骨折易与边缘较硬的头皮下血肿混淆，需行 X 线平片或 CT 骨窗相鉴别。成人凹陷骨折常为粉碎性骨折，婴幼儿骨质软，可呈“乒乓球样凹陷”。凹陷骨折可压迫或刺伤脑组织，发生在功能区时，可引起癫痫、瘫痪、失语等症状。陷入颅内的骨折片可刺破静脉窦，造成大出血，危及生命。骨折处切线位 X 线检查可显示凹陷的深度，通过 CT 扫描则不仅可了解骨折情况，还可了解有无合并脑损伤。

【治疗】

线形骨折本身不需特殊治疗，但应注意其是否跨越脑膜中动脉或静脉窦，警惕硬脑膜外血肿的发生。

对于凹陷骨折，一般认为以下几种情况可考虑手术治疗：①凹陷深度超过 1 cm（小儿 0.5 cm）；②骨折片刺入脑内；③骨折片压迫脑重要功能区；④骨折引起瘫痪、失语、癫痫等神经功能障碍；⑤凹陷骨折合并脑损伤或损伤面积大，易引起颅内压增高和脑疝。不宜手术的情况：①非功能区轻度凹陷骨折；②静脉窦处凹陷骨折，无神经体征或颅内压增高。

凹陷骨折的处理：①对开放性骨折，须彻底清创，撬起骨折片复位或清除碎骨片后颅骨成形，修补破裂的硬膜，应用抗生素，防治感染。②对静脉窦处凹陷骨折必须手术者，术前应备血并做好处理大出血准备。

二、颅底骨折

颅底骨折（skull base fracture）大多为线形骨折，常由颅盖骨折延伸至颅底所致，也可由间接暴力所致。骨折线常累及颞骨岩部、鼻旁窦或乳突气房，使颅腔与外界相通，易引起颅内感染。

【临床表现】

临床表现主要有：①耳、鼻出血或脑脊液漏；②脑神经损伤；③皮下或黏膜下瘀斑。

1．颅前窝骨折　骨折部位为眶顶时，出血可浸入眼眶，在球结膜下和眼睑形成瘀斑，即“熊猫眼”征；骨折部位为筛板时，空气可由骨折处进入颅内，形成颅内积气；若合并脑膜撕裂，脑脊液和血液可经骨折处流入鼻腔，出现脑脊液鼻漏，常伴发嗅神经损伤。骨折部位为视神经管时，可损伤视神经，出现视力障碍。

2．颅中窝骨折　骨折部位为蝶骨时，脑脊液和血液可经蝶窦流入鼻腔，形成鼻漏；颞骨岩部骨折时，脑脊液和血液可经中耳及破裂鼓膜自外耳道流出，形成耳漏；若鼓膜未破，则可经咽鼓管流入鼻腔，形成鼻漏；动眼神经、滑车神经、三叉神经、展神经、面听神经损伤时可出现眼球运动障碍、周围性面瘫、听力障碍等相应脑神经损伤表现。

3．颅后窝骨折　骨折部位多在颞骨乳突部和岩部及枕骨基底部。在乳突和枕骨下部可见皮下瘀斑（Battle 征），或咽后壁可见黏膜下淤血。骨折线居内侧者可损伤舌咽神经、迷走神经、副神经和舌下神经，出现吞咽困难、声音嘶哑、耸肩无力、舌歪斜等症状。

颅底骨折偶尔可伤及颈内动脉，造成颈内动脉 - 海绵窦瘘或大量鼻出血。

【诊断】

颅底骨折主要依据临床表现来诊断，X 线检查不易显示颅底骨折，但 CT 扫描骨窗相多能显示骨折部位及颅内积气。对脑脊液漏（cerebrospinal fluid leakage，CSFL）有疑问时，可收集流出液做葡萄糖定量检测来确定。

【治疗】

颅底骨折一般无需特殊治疗，对合并脑脊液漏者，应预防颅内感染，不可堵塞和冲洗耳道及鼻腔，避免打喷嚏、擤鼻涕、用力咳嗽等动作，不做腰椎穿刺，取头高位卧床休息。漏口多在 1 ~ 2 周内愈合，若超过 1 个月仍未愈合，则可考虑手术修补漏口。对合并视力减退，考虑视神经受血肿压迫或碎骨片挫伤者，应在 12 h 内尽快行视神经探查减压术。

第四节　脑损伤

脑损伤按发生的时间和机制不同分为原发性脑损伤和继发性脑损伤。原发性脑损伤是指致伤因素直接作用于脑组织而致伤，于伤后立即出现，包括脑震荡、脑挫裂伤、弥漫性轴索损伤、脑干损伤、下丘脑损伤等；继发性脑损伤是指受伤一定时间后出现的脑损伤，为伤后继发性改变作用于脑组织而致，包括脑水肿、脑肿胀、颅内血肿等。脑损伤按是否与外界相通可分为开放性颅脑损伤和闭合性颅脑损伤。

一、脑震荡

头部外伤后即刻发生的短暂性意识障碍和近事遗忘称为脑震荡（cerebral concussion），是最轻的脑损伤。其特点是伤后即刻发生的短暂意识障碍和近事遗忘。一般认为脑震荡引起意识障碍的原因主要是脑干网状结构受损。

【病理】

肉眼无可见的神经病理改变，显微镜下可见神经组织结构紊乱，电子显微镜下可见受力处神经元线粒体、轴突肿胀和间质水肿等。

【临床表现与诊断】

1．意识障碍　伤后立即出现短暂性意识障碍，可持续数分钟至数十分钟，一般不超过半小时。有的仅有瞬间意识混乱或恍惚，不出现昏迷。

2．近事遗忘　亦称逆行性遗忘，即患者对受伤当时甚至伤前一段时间的记忆缺失。

3．头痛、头晕、恶心、乏力等症状　短期内可自行消失，少数患者持续时间较长。

4．自主神经功能紊乱　表现为心悸、气促、失眠、畏光、情绪不稳、记忆力减退等。

5．其他　神经系统检查多无阳性体征。腰椎穿刺测颅内压及脑脊液常规检测结果均正常，CT 检查结果阴性。

【治疗与预后】

脑震荡无需特殊处理，可卧床休息 5 ～ 7 天，酌情给予镇静、止痛药。做好解释工作，调整好患者心态。患者一般在 2 周内恢复，预后良好。

二、脑挫裂伤

脑挫裂伤（cerebral contusion）是脑挫伤和脑裂伤的总称，是外伤后立即发生的脑器质性损害，着力部位和对冲部位均可发生。

【病理】

脑挫伤是指脑组织损伤较轻，软脑膜完整；脑裂伤是指软脑膜、血管和脑组织有破裂，伴有外伤性蛛网膜下腔出血。二者常合并存在，脑表面或深层可见散在点状出血，脑皮质及白质广泛挫碎、破裂、水肿，甚至形成血肿。显微镜下可见神经元尼氏体消失，核固缩、碎裂、溶解；轴突肿胀、断裂；胶质细胞肿胀。

【临床表现】

由于致伤因素及损伤部位、范围、程度不同，脑挫裂伤临床表现也存在很大差异。

1．意识障碍　伤后即刻出现，持续时间长短不一，多在半小时以上，重者可持续昏迷，与脑损伤轻重相关。

2．头痛、恶心、呕吐　头痛为局限性（多为着力处）或全头性疼痛，呈间断或持续性，伤后 1 ～ 2 周最明显，之后逐渐减轻。恶心、呕吐早期为呕吐中枢或前庭系统受刺激所致，晚期多为颅内压变化所造成。如伤后头痛持续加重、呕吐频繁，应注意是否有颅内血肿。

3．生命体征改变　轻度和中度脑挫裂伤患者生命体征一般无明显变化；重度脑挫裂伤患者可因出血和水肿引起颅内压明显增高，从而出现血压升高、脉搏徐缓、呼吸深慢，严重时可出现病理性呼吸和持续高热。

4．局灶症状和体征　伤后即刻出现与脑挫裂伤部位相应的神经功能障碍和体征。脑功能区损伤时，可出现相对应的感觉障碍、瘫痪、失语、视野缺损、局灶性癫痫等。“哑区”脑组织损伤时，可无明显局灶症状和体征。

【诊断】

根据外伤史及上述临床表现，结合相关辅助检查（如头颅 X 线、CT、MRI 及腰椎穿刺结果等）可明确诊断。X 线检查可了解着力和骨折部位。头颅 CT 检查不仅可了解脑挫裂伤的具体部位、范围（病灶表现为低密度区内有散在点状或片状高密度出血灶影）及周围脑水肿的程度（低密度影范围），还可了解脑室受压及中线结构移位等情况。头颅 MRI 对轻度脑挫裂伤病灶的显示优于 CT。腰椎穿刺测脑脊液压力高、含血，提示有蛛网膜下腔出血，可与脑震荡相鉴别。

【治疗】

脑挫裂伤的处理以非手术治疗为主，包括监测生命体征、抬高床头 15° ~ 30°、保持呼吸道通畅、降温、脱水降低颅内压、营养支持、脑保护、促醒、适度镇静、镇痛治疗等。必要时可行腰椎穿刺或腰大池置管，引流血性脑脊液。下列情况下应考虑手术：① 脑水肿严重，颅内压增高明显，脱水治疗无效，病情日趋恶化；②颅内血肿清除后颅内压无明显缓解，脑挫裂伤区又继续膨出，而又除外颅内其他部位血肿；③脑挫裂伤灶或血肿清除后，伤情一度好转，之后又恶化出现脑疝。手术方法包括脑挫裂伤灶清除、额极和颞极切除、颞肌下减压、去骨瓣减压等。

【预后】

脑挫裂伤预后与损伤的部位、范围、程度，患者年龄，是否有脑干或下丘脑损伤、合并其他脏器损伤，以及诊治是否及时、恰当有密切关系。

三、弥漫性轴索损伤

弥漫性轴索损伤（diffuse axonal injury，DAI）是头部受加速性旋转外力作用时，脑内神经轴索因剪切应力作用出现肿胀和断裂，在重型颅脑损伤中占 28% ~ 50%，诊断与治疗困难，预后差。

【病理】

肉眼可见损伤区组织间裂隙和血管撕裂性出血。镜下发现“轴缩球”为确诊 DAI 的主要依据，即轴索断裂后，近断端轴浆溢出膨大的结果，为圆形或卵圆形小体，直径为 5 ~ 20 μm，伤后 12 h 出现，可持续 2 个月。

【临床表现】

1．意识障碍　伤后患者大多即刻昏迷，昏迷程度深，持续时间长，很少出现中间清醒期，这是 DAI 的典型临床表现。

2．体征　无明确神经系统定位体征，部分患者可有一侧或双侧瞳孔散大，对光反射消失，眼球分离、同向凝视或强迫下视等。

【诊断】

仅凭借意识障碍，难以确诊，必须依靠影像学检查。CT 扫描可见大脑皮质与髓质交界处、胼胝体、脑干、内囊区域或第三脑室周围有多个点状或小片状出血灶。MRI 能提高小出血灶的检出率。目前公认的诊断标准：①伤后持续昏迷（> 6h）；② CT 示脑组织撕裂出血或正常；③颅内压正常但临床状况差；④无明确脑结构异常的伤后持续性植物状态；⑤创伤期弥漫性脑萎缩；⑥尸检见特征性病理改变。

【治疗】

弥漫性轴索损伤治疗目前主要采用传统方法，即通畅呼吸道、吸氧、亚低温、激素、脱水、巴比妥类药物等。若病情加重，及时复查 CT，如有颅内血肿或脑水肿严重时，可考虑手术清除血肿或行减压术。

【预后】

弥漫性轴索损伤致死率、致残率很高，这与脑干受损引起中枢功能衰竭及长期意识障碍导致的多系统并发症有关。近年来不少人认为原发性脑干损伤实际上就是最严重的弥漫性轴索损伤。

知识链接

亚低温治疗

亚低温治疗是一种以物理方法将患者的体温降低到 30 ～ 35℃水平而达到治疗疾病目的的方法。其原理为：亚低温治疗可降低脑组织氧耗量，减少脑组织乳酸堆积；保护血脑屏障；抑制内源性毒性产物对脑细胞的损伤作用；减少钙离子内流，阻断细胞内钙超载对神经元的毒性作用；减少脑细胞结构蛋白的破坏，促进脑细胞结构和功能恢复；减轻弥漫性轴索损伤。

亚低温治疗的适应证：①重型和特重型颅脑损伤、广泛性脑挫裂伤致脑水肿；②原发性和继发性脑干损伤；③难以控制的颅内压增高；④中枢性高热；⑤各种原因所致的心搏骤停。

亚低温治疗包括全身降温和局部降温。头部局部降温通常难以使脑部温度降至亚低温水平，而全身降温方法比较可靠。患者躺在冰毯上，通过体表散热使体核体温和脑部温度降至所需温度，通常为 30 ～ 35℃。根据病情需要维持 2 ～ 14 天。

四、颅内血肿

颅内血肿是颅脑损伤中最常见、最严重的继发病变。其发生率约占闭合性颅脑损伤的10%和重型颅脑损伤的40%～ 50%。其严重性在于可引起颅内压增高而致脑疝，危及生命，须早期诊断和处理。

按血肿在颅内部位不同，可将颅内血肿分为：①硬脑膜外血肿，血肿位于颅骨与硬脑膜之间；②硬脑膜下血肿，血肿位于硬脑膜下腔；③脑内血肿，血肿位于脑实质内（图 18-2）。按症状出现早晚，可将颅内血肿分为：①急性血肿，伤后 3 天内出现症状；②亚急性血肿，伤后 3 天至 3 周出现症状。③慢性血肿，伤后 3 周以上出现症状。

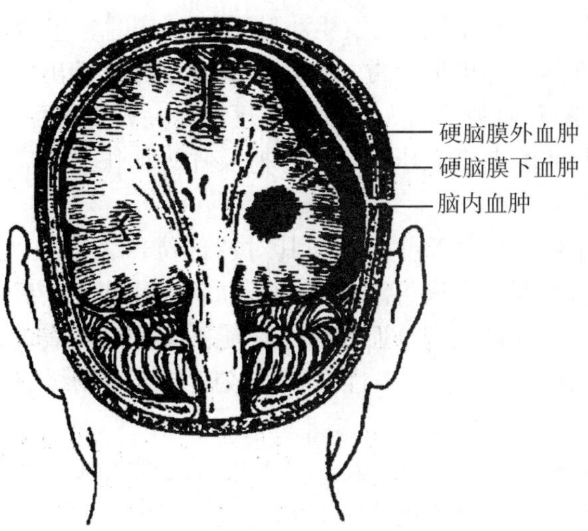

图 18-2 颅内血肿

【发病机制】

（一）硬脑膜外血肿

硬脑膜外血肿（epidural hematoma）约占外伤性颅内血肿的30%，大多属于急性型，多数与颅骨骨折关系密切。血肿主要来源于脑膜中动脉，此外，颅内静脉窦、板障静脉、导血管、脑膜中静脉等血管在骨折或外力作用下撕裂也可造成硬脑膜外血肿。以颞部、额顶部、颞顶部最多，多数为单发，少数为多发。

（二）硬脑膜下血肿

硬脑膜下血肿（subdural hematoma）约占外伤性颅内血肿的40%，多属于急性或亚急性型。血肿按是否合并脑挫裂伤分为复合型硬脑膜下血肿和单纯型硬脑膜下血肿。前者是脑挫裂伤致脑皮质动、静脉出血，血液积聚在硬脑膜与脑皮质之间，病情进展较快。后者是脑静脉断裂出血，血液积聚在硬脑膜与蛛网膜之间，病情进展呈慢性。

（三）脑内血肿

脑内血肿（intracerebral hematoma）比较少见，在闭合性颅脑损伤中，发生率为0.5%～1.0%。脑内血肿是脑实质内出血形成的血肿，血肿主要来源于挫裂的皮质血管或脑深部血管，常继发于脑挫裂伤、颅骨凹陷骨折或脑穿通伤。脑内血肿可发生在脑组织的任何部位，但大多数位于额叶及颞叶。

【临床表现】

（一）硬脑膜外血肿

1．意识改变　患者的意识障碍与脑损伤的程度和血肿发展的速度、部位有直接关系。其典型的意识障碍形式表现为受伤后立即出现意识障碍（原发性昏迷），之后逐渐清醒或好转（中间清醒期或中间好转期），随着血肿逐渐增大，脑组织受压，患者可有头痛、恶心、呕吐、躁动不安，意识逐渐模糊或嗜睡，不久再度出现昏迷（继发性昏迷）。此过程可概括为昏迷→清醒（或好转）→再昏迷，即硬膜外血肿的典型表现。但部分患者因原发性损伤较重或出血速度快，伤后昏迷进行性加重或持续昏迷而不出现中间清醒期；也可因原发性损伤较轻，无原发性昏迷，待血肿形成后才出现意识障碍，此类患者容易被误诊，必须特别注意。

2．瞳孔改变　伤后早期患者瞳孔轻度缩小，对光反射迟钝，进而瞳孔迅速扩大，对光反射消失，最后双侧瞳孔散大、固定。瞳孔改变是硬膜外血肿患者发生脑疝时的重要体征，但应与原发性动眼神经损伤、视神经损伤相鉴别。

3．颅内压增高　患者在昏迷前或中间清醒（好转）期可出现剧烈头痛、恶心和频繁呕吐。

4．锥体束征　血肿压迫脑功能区或发生小脑幕切迹疝时，患者可出现对侧肢体瘫痪、腱反射亢进、病理反射阳性等锥体束征。常在伤后稍晚出现或早期出现而有进行性加重。

5．生命体征变化　随着血肿的增大，颅内压逐渐增高，患者可出现脉搏减慢、呼吸深慢、血压升高和体温升高。脑疝晚期则血压下降，脉搏及呼吸加快，最后呼吸、心搏停止。

（二）硬脑膜下血肿

1．急性硬脑膜下血肿　好发于着力点与其对冲部位，多数患者伴有脑挫裂伤及脑水肿，病情较重，很少有中间清醒期，很快可出现脑受压和脑疝症状。伤后立即出现的偏瘫等征象常因脑挫裂伤所致，逐渐出现的体征则是血肿压迫功能区或脑疝的表现。

2．亚急性硬脑膜下血肿　患者原发性脑损伤较轻，出血较缓慢，症状出现较晚，但病情可逐渐加重。

3．慢性硬脑膜下血肿　好发于老年人。患者仅有轻微头部外伤史或没有外伤史。血肿可发生于一侧或双侧，多位于额顶部大脑表面，常有包膜形成。起病隐匿，进展缓慢，临床表现差异较大，大致归纳为三种类型：①以慢性颅内压增高症状为主，缺乏定位症状；②以血肿压迫所致的局灶症状和体征为主，如偏瘫、失语和局限性癫痫等；③以智力和精神症状为主，表现为头晕、耳鸣、记忆力减退、智力下降、精神迟钝或失常等。本病易被误诊为神经官能症、老年性痴呆、高血压脑病、脑血管意外或颅内肿瘤等。对于中老年人，无论有无头部外伤史，出现上述临床表现时，都应想到本病的可能。

（三）脑内血肿

以进行性意识障碍加重为主，与急性硬脑膜下血肿非常相似，事实上两者常同时存在。其意识障碍过程受原发性脑损伤程度和血肿形成的速度影响，由凹陷骨折所致者，可能有中间清醒期。

【诊断】

根据头部外伤史及上述临床表现，结合 X 线、CT 扫描、MRI 等影像学检查，一般可以早期诊断。

1．X 线检查　可显示有无骨折，尤其是跨越脑膜中动脉沟及静脉窦的骨折，有助于硬膜外血肿的诊断。

2．CT 检查　有助于鉴别血肿类型：硬膜外血肿的典型表现是在颅骨内板与硬脑膜之间有“双凸透镜”形密度增高影；硬膜下血肿的典型表现是脑表面新月形或半月形高密度、等密度、低密度或混杂密度影；脑内血肿表现为脑挫裂伤区附近或脑深部白质内类圆形或不规则高密度影。此外，CT 检查还可明确血肿部位、大小、数量，脑室受压及中线移位情况，以及是否伴有脑挫裂伤、脑水肿等，是目前最常用、最有价值的检查手段（图 18-3）。

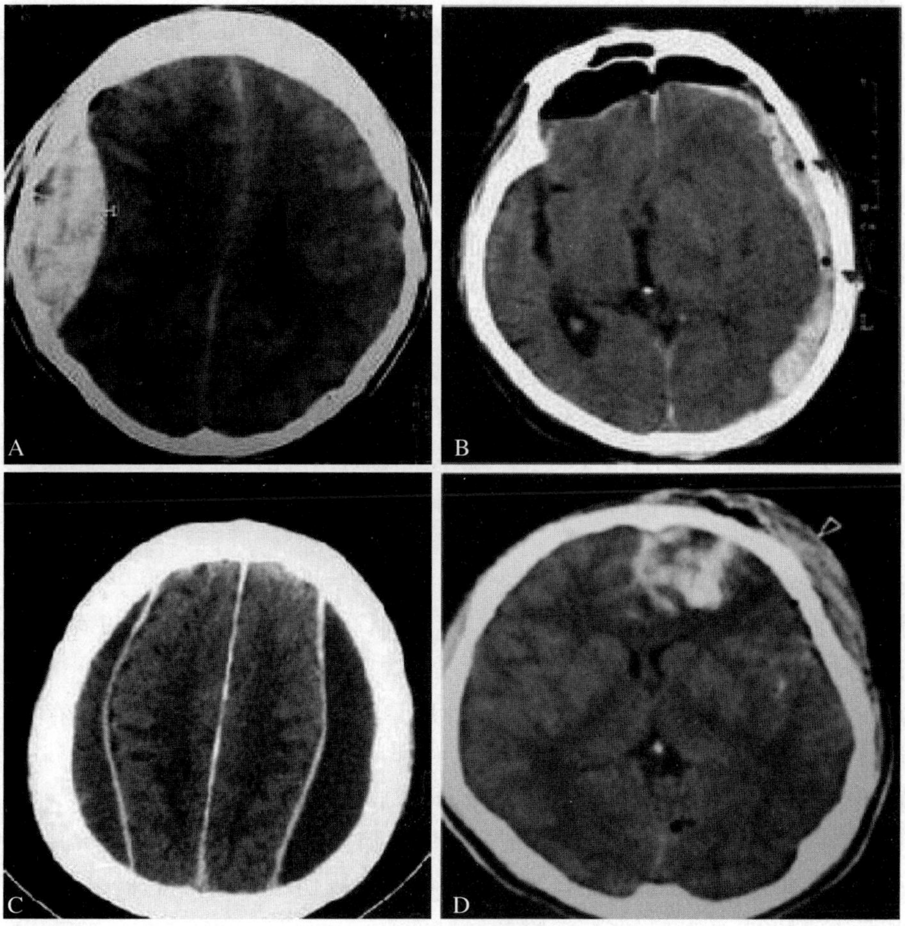

图 18-3　颅内血肿的 CT 表现

A．急性硬膜外血肿（右颞顶部）；B．急性硬膜下血肿（左颞顶部）合并颅内积气
C．慢性硬膜下血肿（双颞顶部）；D．额叶脑挫裂伤、脑内血肿合并头皮血肿

3．MRI 检查　对慢性血肿的诊断优于 CT，显示慢性硬膜下血肿为短 T1、长 T2 信号影。

【治疗与预后】

（一）硬脑膜外血肿

1．非手术治疗　患者伤后无明显意识障碍，病情稳定，CT 扫描所示幕上血肿量 < 30 ml，颞部血肿量 < 20 ml，幕下血肿量 < 10 ml，中线结构移位 < 1 cm，可在密切观察病情变化的前提下，采用非手术治疗。一旦病情恶化，出现脑受压的症状和体征或 CT 显示血肿增大，应立即手术。

2．手术治疗　适应证：伤后颅内压增高症状和体征明显；CT 扫描示幕上血肿量 > 30 ml、颞部血肿量 > 20 ml、幕下血肿量 > 10 ml，中线结构移位 > 1 cm。手术方法：根据 CT 扫描结果开颅清除硬膜外血肿；血肿清除后，若硬脑膜张力高，或疑有硬膜下血肿时，可切开硬脑膜探查。

硬膜外血肿在颅内血肿中的治疗效果和预后最好，目前死亡率已降至 10%左右。

（二）硬脑膜下血肿

1．急性和亚急性硬膜下血肿　治疗原则与硬膜外血肿相似，多以手术清除血肿为主。但要注意，硬膜外血肿多见于着力处，而硬膜下血肿除可见于着力处外，也可见于对冲部位，且此类血肿患者常伴有脑挫裂伤，术后应注意给予相应处理。

2．慢性硬膜下血肿　患者临床症状明显时，应手术钻孔置管引流，术中彻底冲洗，术后引流 2 ~ 3 天。

急性和亚急性硬膜下血肿的预后不及硬膜外血肿；慢性硬膜下血肿手术后多可获得满意效果。

（三）脑内血肿

脑内血肿的治疗与硬膜下血肿相同，手术可采用骨瓣或骨窗开颅清除血肿和明显挫碎、糜烂的脑组织，如颅内压增高明显，脑组织肿胀严重，可考虑去骨瓣减压和内减压术。脑内血肿患者预后较差，病情发展较快者死亡率高，可达 50%左右。

五、开放性颅脑损伤

由于头部外伤引起头皮、颅骨、硬脑膜破裂，脑组织与外界相通，称为开放性颅脑损伤。颅底骨折合并脑脊液漏者亦属此类。开放性颅脑损伤包括非火器伤和火器伤两大类。与闭合性颅脑损伤比较，除损伤原因不同，有创口、可存在失血性休克，易导致颅内感染，须清创、修复硬脑膜使之成为闭合性颅脑损伤以外，其余脑损伤的临床表现、诊断与处理原则与闭合性颅脑损伤无明显区别。

【临床表现】

开放性颅脑损伤由于致伤物不同，受伤情况不同，临床表现不一，但也有其共同特点：

1．伤口开放，出血较多，可引起休克。

2．伤口及颅腔内有异物（如金属片、碎骨片、玻璃片、泥土、毛发等）存留，伤口感染及颅内感染的发生率较高，可引起脑脓肿。

3．癫痫发生率较高，多由受损皮质脑细胞异常放电所致。

4．颅脑火器伤患者除具有非火器所致开放性颅脑损伤的特点外，还有弹片或弹头所形成的伤道（切线伤、非贯通伤、贯通伤、反跳伤）特点。因伤道病理学特殊性以及全身多发伤发生率高，患者伤情复杂、严重，死亡率较高。

【诊断】

开放性颅脑损伤患者头部有伤口，可有脑脊液和脑组织外溢，诊断不难。但应注意伤口的部位、大小、形状和污染程度，并注意有无复合伤。头颅 X 线及 CT 检查有助于了解损伤的部位和范围，异物的数目、大小和位置，有无继发性颅内血肿、脑水肿或脑肿胀等。对于贯通伤，应辨别入口和出口。

【治疗】

开放性颅脑损伤的治疗与闭合性颅脑损伤有共同点，如保持呼吸道通畅，防治脑水肿和脑肿胀等。但也有其特点：

1．防治休克　开放性颅脑损伤患者出血较多，易发生失血性休克，应迅速控制出血，补充血容量，纠正休克。

2．插入颅腔的致伤物处理　不可贸然拔出或移动插入颅腔的致伤物，以免颅内大出血。应在做好充分准备的前提下，行手术将致伤物小心取出，控制创口出血，防治创口再污染。

3．清创手术　应争取在伤后 6 ~ 8 h 内实施清创术，在无明显感染并使用抗生素的前提下可延长到 72 h，目的是将污染、出血、内有破碎脑组织和异物的开放性损伤变为洁净、止血彻底、无异物的闭合性损伤。但对小而分散，位置深或重要功能区的异物，不宜强行摘除，以免过多地损伤脑组织而加重病情。清创应当由浅而深，逐层进行。如患者无明显颅内渗血，也无明显脑水肿或感染征象存在，清创结束后应争取严密缝合或修复硬脑膜。术后加强抗感染和预防癫痫治疗，伤后 24 h 内注射破伤风抗毒素（TAT）。

自测题

一、选择题

1．关于颅骨骨折的叙述，下列不正确的是

A．骨折线跨过脑膜中动脉沟时须防止硬膜外血肿的发生

B．运动区部位的凹陷骨折禁忌手术复位

C．颅底骨折有脑脊液耳漏、鼻漏时，禁堵塞患侧耳道、鼻腔

D．颅底骨折属开放性颅脑损伤

E．颅盖骨折的诊断主要依靠 X 线检查

2．关于头皮裂伤，下列错误的是

A．伤口有脑组织外溢，须立即缝合头皮，将开放性损伤变为闭合性损伤

B．处理时着重检查有无颅骨和脑损伤

C．尽早清创缝合

D．清创时限可放宽至 24 h

E．即使伤口不大，出血也较多

3．一名外伤后脑疝患者，右侧瞳孔散大，紧急处置首选

A．气管切开

B．20%甘露醇 250 ml 快速静脉滴注

C．尽快行脑疝侧去骨瓣减压

D．快速行脑室穿刺外引流

E．以上均不是

4．枕骨大孔疝与小脑幕切迹疝的主要区别是

A．剧烈头痛

B．频繁呕吐

C．意识障碍发生较早

D．呼吸骤停发生较早

E．血压、脉搏、呼吸改变

5．脑外伤患者，CT 示右额颞顶新月状高密度影像，其诊断是

A．急性硬膜外血肿

B．急性硬膜下血肿

C．慢性硬膜下血肿

D．脑内血肿

E．硬膜下积液

6．以下不是脑挫裂伤的诊断依据的是

A．脑脊液内含红细胞

B．意识障碍超过 30 min

C．出现局灶脑损伤体征

D．脑脊液鼻漏

E．CT 有额部点状高密度影

7．颅底骨折合并脑脊液鼻漏，错误的治疗方法是

A．肾上腺素纱条填塞鼻腔

B．抗生素治疗

C．安静卧床
D．防止便秘及上呼吸道感染
E．禁止行腰椎穿刺

8．诊断颅底骨折通常依据
A．头颅 X 线检查
B．受伤机制
C．剧烈头痛伴呕吐
D．临床体征
E．意识障碍

9．一名女性患者头部受伤后立即昏迷，10 min 后清醒，有呕吐，对受伤情况不能回忆，诊断是
A．脑震荡
B．脑挫裂伤
C．颅内血肿
D．脑干损伤
E．脑供血不足

10．急性硬膜外血肿患者，中间清醒期的长短主要取决于
A．原发性脑损伤的程度
B．出血的来源
C．血肿的部位
D．血肿形成的速度
E．血肿的大小

二、名词解释

1．脑震荡　2．减速性损伤

三、问答题

1．简述脑震荡的诊断依据。
2．列举颅骨凹陷骨折的手术适应证。
3．硬膜外血肿的临床表现及手术适应证有哪些？

（张　伦）

第十九章

颅脑和脊髓先天性畸形

第十九章数字资源

学习目标

通过本章内容的学习，学生应能够：

识记：

1．说出先天性脑积水的病因。

2．列举颅脑和脊髓先天性畸形的临床表现。

理解：

比较颅裂和脊柱裂分类、临床表现和治疗。

运用：

识别颅脑和脊髓先天性畸形并制订正确的治疗方案。

颅脑和脊髓先天性畸形多发生在原始神经管形成、脊索形成、中胚叶分离等时期。这一类畸形通常称为闭锁畸形。先天性畸形发生的确切原因尚不十分明确，多认为与以下两个方面有关：一是个体遗传因素，常可见到有家族性发病的现象；其次是妊娠初期，母体的某些疾病（如感染、中毒、外伤等）或某些药物的使用等，均可以引起胎儿在发育过程中出现中枢神经的畸形性改变。中枢神经的先天性畸形约占全部畸形的20%。常见的颅脑和脊髓先天性畸形有先天性脑积水、颅裂、脊柱裂。中枢神经先天性畸形的治疗目的，主要是防止由于畸形造成二次病变和改善由于畸形引起的一系列功能障碍，但对畸形本身的改善作用不大，其功能障碍的恢复也难以达到百分之百。

第一节　先天性脑积水

由于各种原因，脑脊液循环障碍，致使颅腔内脑脊液大量潴留，脑室及蛛网膜下腔不断扩张，脑脊液不断增多便形成脑积水。先天性脑积水又称婴儿脑积水，是指婴儿时期由先天性因素、炎症或产伤引起脑脊液循环通路梗阻、吸收障碍或分泌过多而形成脑积水。因颅缝未闭，头颅随积水增多而增大。脑积水可分交通性脑积水、非交通性脑积水、吸收障碍性脑积水和分泌过剩性脑积水。

【病因】

1．蛛网膜下腔、蛛网膜颗粒等发育不全　先天性脑积水的病因多在母体内形成。出生时症状不明显，不易被注意，1岁以后才逐渐出现症状。交通性脑积水者，虽可有蛛网膜下腔、蛛网膜颗粒等发育不全原因，但一般尚难确定病变的具体部位和原因。

2．脑脊液循环通路出现梗阻　非交通性脑积水者，一般都在脑脊液循环通路出现梗阻，其最常见的原因是先天性大脑导水管狭窄，形成隔膜或闭塞等发育异常，占50%左右；部分为小脑扁桃体下疝畸形（Arnold-Chiari malformation）伴小脑蚓部、脑桥、延髓、第四脑室下部等下降，易使脑脊液通过导水管时受阻。

3．颅脑外伤或炎症　如脑膜炎症、导水管的慢性炎性粘连，或外伤性蛛网膜下腔出血、血肿等，均可引起脑脊液通路阻塞。先天性颅内占位性病变，尤其颅后窝占位性病变，都可以直接或间接（脑水肿或肿胀）地压迫脑脊液通路，形成梗阻性脑积水。

【临床表现】

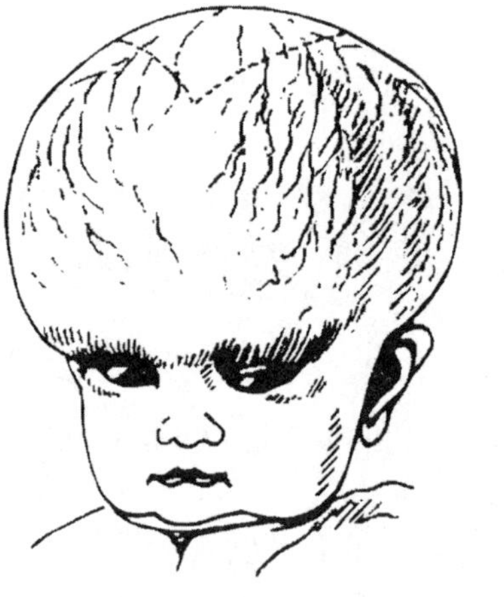

图 19-1　落日征

先天性脑积水多见于 2 岁以内，出生后不久头围开始明显增大，有的在出生时即大于正常。前囟扩大，张力增高，骨缝裂开，颅骨变薄，透光试验阳性，叩诊有“破罐音”。由于眶顶下陷，致使双眼向下翻转，而上部巩膜外露，称“落日征”（图 19-1）。脑颅异常增大，面颅相对瘦小，躯干和肢体的发育一般尚好。坐、爬、讲话，对外界的认知以及体力和智能发育，均较正常同龄儿童延迟。因头颅发生代偿性扩大，颅内压增高症状多不明显，但有时脑积水进展较快，亦出现反复呕吐。可出现视神经萎缩和视力减退，甚至失明。晚期可出现锥体束征、痉挛性瘫痪、去大脑强直等。有些患儿尚合并脊柱裂等其他先天性畸形。

【诊断】

根据上述典型临床表现，诊断并不困难。对早期可疑的患儿，定期测量头颅的大小，包括周径、前后径及耳间径。一般婴儿出生后 6 个月内后囟即闭合，前囟于 12 ～ 18 个月闭合。正常情况下新生儿的头围为 33 ～ 35 cm，前半年增加 8 cm，后半年增加 3 cm，第二年增加 2 cm，第三、第四年共增加 2 cm。如头围明显超出正常范围，前后囟扩大、饱满，且长期不闭合，即应高度怀疑脑积水的可能。为了进一步明确诊断，判断脑积水的性质和程度，可进行头颅 X 线摄片、CT 扫描或 MRI 检查。

【治疗】

据统计，如不做任何治疗，可有半数先天性脑积水患儿因发生某些并发症而导致死亡。另外半数患儿由于脑室扩大，脑脊液吸收增加，以及脑脊液潴留使脉络丛出现萎缩等，使脑脊液的产生逐渐减少，但患儿的智力低下和神经系统功能障碍也都不见有好转。多数患儿需手术治疗。

常用的手术方法包括：

1．脑室 - 心房分流术　多用于交通性脑积水，疗效尚好。此法是将分流管的脑室端插入侧脑室内，另一端经耳后至颈部，经颈内静脉送入右心房。

2．脑室 - 腹腔分流术　可用于交通性脑积水或非交通性脑积水。此法是将分流管的脑室端经枕角或额角放入侧脑室内，另一端则通过头皮、颈部、胸部以及腹部皮下，放入腹腔。将脑脊液引流到腹腔后，主要靠腹膜吸收。目前国内外大多应用此法。术后常见的并发症为分流管堵塞、感染等，应注意预防。

3．脑室 - 小脑延髓池分流术　适用于非交通性脑积水。此法是将硅胶管一端放入侧脑室的枕角，另一端通过头皮放入小脑延髓池中，以沟通脑脊液循环通路。

4．终板造瘘术　适用于非交通性脑积水，即在终板上打开一瘘口，使脑脊液由第三脑室直接进入蛛网膜下腔。

第二节　颅裂和脊柱裂

若妊娠早期胎儿发育障碍，则多出现头颅、脊柱中线处闭锁不全，严重者可出现部分组织器官的缺如，常见颅裂和脊柱裂。

一、颅裂

颅裂发生率低于脊柱裂。以发生在枕部者为最常见，有时发生在鼻根部、前额部，也可见在鼻咽部、眼窝内等处。轻症颅裂者，外观可无明显异常，也无明显的临床表现，仅有局部颅骨愈合不全。重症者，可出现程度不等的颅骨局部缺损，脑膜及蛛网膜下腔或伴有部分脑组织，在正常头皮覆盖下脱出到颅外，形成囊状膨出。发育障碍更严重者，可出现大脑缺如的无脑儿。一般最多见的为脑膜及蛛网膜下腔或少数伴有部分脑组织在头皮的覆盖下，自颅骨的缺损处呈囊状膨出到颅外。

【分类】

隐性颅裂是只有颅骨局部缺损而没有颅腔内容物鼓出。头颅表面无外观上改变和特征，临床上也无任何症状，多在头颅X线检查时偶然发现，多见顶部、额部、枕部极少出现。隐性颅裂无需要特殊治疗。

显性颅裂又称囊性颅裂或囊性脑膜膨出，多发于颅骨的中线部位，少数偏于一侧，枕部最多，其次为鼻根部，偶见于额部、顶部或鼻咽部。根据其膨出内容物的不同可分为：

1．脑膜膨出　内容物为脑膜和脑脊液。

2．脑膜和脑膨出　内容物为脑膜和脑实质。

3．脑膜脑室膨出　内容物为脑膜、脑组织及部分脑室（图19-2）。

【临床表现】

多数患儿在出生后，根据头部的外观，便容易得到初步印象，如多在头颅的中线部出现指头到鸡卵大小扁平状，呈半球状或短颈的球形。囊内的脑脊液与颅内蛛网膜下腔通畅良好者，可触及有搏动感。当患儿哭泣时，可触及囊内压力增加，安静时又可有压缩感。经头颅透光试验检查，可有明显的透光性。除随身体发育和增长，患者智力发育显得比同龄正常儿童稍迟延外，其余无明显的神经系统障碍。只有通过头颅X线或CT、MRI脑扫描检查，方可明确颅裂的存在及其部位、形态，并推断其膨出的内容。位于鼻根部者（图19-3）可使两侧眼球向外移开，眼距增宽或眼球突出等。亦可有脑神经损害及邻近器官受压的表现。

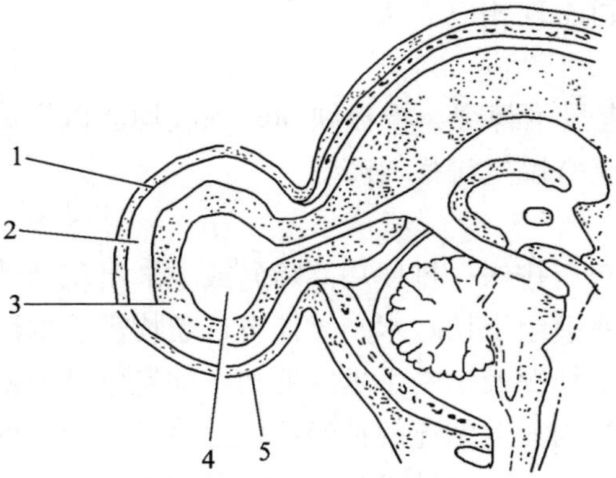

图19-2　脑膜脑室膨出

1．脑膜　2．脑脊液　3．脑组织　4．部分脑室　5．头皮

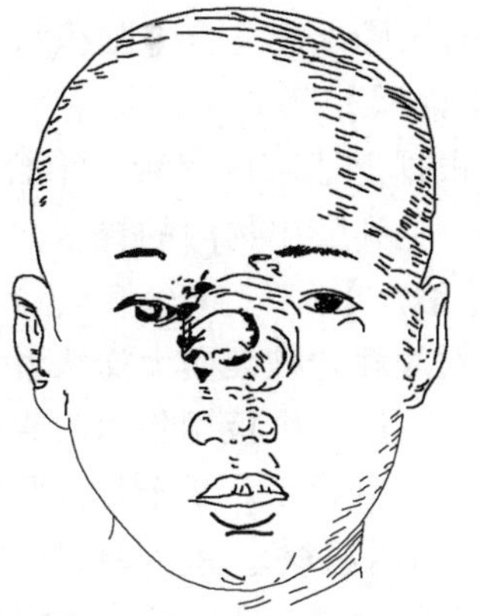

图19-3　鼻根部脑膜膨出

【诊断】

根据病史和临床表现，一般容易诊断。亦可进行头颅 X 线检查、CT 扫描等协助诊断。MRI 检查可更清晰地显示脑部畸形和膨出物的各种内容。需与皮样囊肿、头皮血肿、脓肿、血管瘤、脂肪瘤等相鉴别。

【治疗】

一般需手术治疗，手术时机最好在出生后 6 ～ 12 个月，如膨出的囊壁菲薄欲破，或已破裂有脑脊液溢出而无感染，则需行急症手术。手术目的是切除膨出囊，还纳膨出的脑组织，修复不同层次的缺损。对巨型脑膜脑膨出或脑膜脑室膨出，合并脑发育不全神经系统症状，智力低下及明显脑积水者，不考虑手术治疗。

二、脊柱裂

胎儿发育正常，妊娠 4 周末神经管完全闭合，脊髓将受到严密的椎管保护。若妊娠早期胎儿发育障碍，则椎管背侧中线部位易发生椎板闭锁不全或缺如，称为脊柱裂。脊柱裂可发生在任何脊椎段，以腰骶部最为多见，颈部次之，其他部位则甚少；多发生于脊柱背面的中线部位，多为单发，有时与先天性脑积水并存。

【分类】

脊柱裂分隐性脊柱裂和囊性脊柱裂两大类。

隐性脊柱裂为椎板有各种程度的闭合不全，但无任何组织向椎管外突出，故患者多无神经系统症状和体征改变。

囊性脊柱裂包括三种类型：脊膜膨出，脊膜呈囊样膨出，含脑脊液，不含脊神经组织；脊髓脊膜膨出，膨出物含有脊神经组织；脊髓膨出，少见，椎管与硬脊膜广泛敞开，脊髓有一段呈平板似的暴露于外界或仅有一层透明薄膜覆盖。

【临床表现】

1．局部包块　婴儿出生时，背部中线，颈、胸或腰骶部可见一囊性肿物，大小不等。有的基底宽阔，有的为一细颈样蒂。肿块表面的皮肤可正常，也可有稀疏或浓密的长毛及异常色素沉着，或皮下脂肪组织局限性增厚。婴儿哭闹时包块膨大，压迫包块则前囟门膨隆。检查显示膨出包块与蛛网膜下腔相通。若囊壁较薄，囊腔较大，透光试验可为阳性。

2．神经系统损害症状　单纯脊膜膨出时，可以无神经系统症状。脊髓脊膜膨出本身构成脊髓栓系，随年龄、身高的增长，脊髓受到牵拉，表现为下肢完全性和不完全性单瘫或截瘫，肌张力低下，肌肉萎缩、腱反射减弱或消失。严重时出现排尿、排便失禁等。

3．其他症状　少数脊膜膨出向胸腔、腹腔、盆腔内伸长，出现包块压迫内脏的症状。一部分脊膜膨出患儿合并脑积水和其他畸形，可出现相应症状。

【诊断】

根据上述临床表现，结合脊柱 X 线检查显示棘突、椎板缺损，一般均能做出诊断。MRI 检查可见到膨出物内的脊髓、神经，并可见到脊髓空洞症等畸形。

【治疗】

对隐性脊柱裂而无症状者无需治疗。但对有排尿、排便功能障碍或逐渐出现运动、感觉障碍者，可进行椎板切除术，或进行纤维带及瘢痕组织切除术。显性脊柱裂均需手术治疗，手术时机在出生后 1 ～ 3 个月，要结合患儿的全身情况及承受手术的能力。如囊壁已破或极薄，需紧急或提早手术。手术时尽可能地分离、松解与囊壁粘连的神经组织并将其回纳入椎管内，切除多余的囊壁，严密缝合硬脊膜的开口，并将裂孔两旁筋膜翻转重叠覆盖加以修补，以避免发生脑脊液漏。对有脊髓粘连综合征的患者，可行椎管探查，松解粘连及切断终丝等。

自测题

一、选择题

1．有“落日征”的疾病是
A．先天性脑积水
B．脊柱裂
C．颅裂
D．脑挫裂伤
E．脑血肿

2．下列不需要治疗的疾病是
A．隐性颅裂
B．脑膜膨出性颅裂
C．脑膜和脑膨出性颅裂
D．脑膜脑室膨出性颅裂
E．先天性脑积水

3．脊柱裂多发生在
A．颈部
B．背部
C．腰骶部
D．胸部
E．枕部

二、名词解释

先天性脑积水

三、问答题

试述先天性脑积水常用的手术方法。

（谢炯辉）

第二十章

颅内及椎管内占位性病变

第二十章数字资源

学习目标

通过本章内容的学习，学生应能够：

识记：

1．说出颅内肿瘤的生长及起病方式。

2．列举颅内肿瘤和椎管内肿瘤的分类。

理解：

1．归纳颅内和椎管内肿瘤的临床表现。

2．阐明颅内和椎管内肿瘤的治疗方法和预后。

运用：

1．对颅内及椎管内肿瘤的诊断选用合适的检查方法。

2．培养医者仁心，人文关怀，为晚期肿瘤患者提供帮助。

第一节　颅内占位性病变

案例 20-1

患者，女性，60 岁，间断头痛伴双眼视物模糊 1 个月，加重 1 周。患者既往身体健康，近 5 年体重平均每年增加 2.5 kg。体格检查：T 36.8℃，P 70 次 / 分，R 15 次 / 分，BP 135/68 mmHg。体重 80 kg，体型肥胖，呈“满月脸”“水牛背”，神志清楚，语言流畅，双眼颞侧偏盲，四肢活动好。

问题与思考：

1．根据患者病史和体征，目前诊断可能为何种疾病？

2．应做哪些检查？

3．如何与患者沟通检查和治疗的配合要求？

占据颅内空间的局灶性病变称为颅内占位性病变，包括颅内肿瘤、脑脓肿、脑寄生虫病及颅内血肿等。

一、颅内肿瘤

颅内肿瘤（intracranial tumor）可分为原发性和转移性肿瘤两大类。原发性颅内肿瘤发生于脑组织、脑膜、脑神经、垂体、血管及残余胚胎组织等；而转移性肿瘤则是指身体其他部位恶性肿瘤转移或侵入颅内的肿瘤。原发中枢神经系统肿瘤的年发病率16.5/10万，其中近半数为恶性肿瘤，约占全身恶性肿瘤的1.5%，以胶质瘤最常见。

【病因】

颅内肿瘤的发病原因目前尚不完全清楚。大量研究表明，细胞染色体上存在着癌基因，加上各种后天诱因，可使其发生。诱发脑肿瘤的可能因素有遗传因素、物理和化学因素以及生物因素等。

【分类】

2016年WHO中枢神经系统（CNS）肿瘤分类打破了基于组织形态学分类的原则，引入分子学特征对肿瘤进行分类，建立了分子时代CNS肿瘤诊断的新概念，其诊断术语包括组织病理特征与分子基因特征，如弥漫性星形细胞瘤-IDH突变型、髓母细胞瘤-WNT激活型等。

根据肿瘤的生物学特性及临床经过，可将颅内肿瘤分为良性与恶性两类：

1．良性肿瘤　常见有脑膜瘤、垂体腺瘤、神经鞘瘤、皮样囊肿、上皮样囊肿等。

2．恶性肿瘤　常见有星形细胞瘤、多形性胶质母细胞瘤、室管膜瘤、少突胶质细胞瘤、髓母细胞瘤及各种转移癌等。一般将胶质细胞瘤分为四级，Ⅰ～Ⅱ级为低度恶性，Ⅲ～Ⅳ级恶性程度较高。

一般颅内良性肿瘤生长较慢，病程长。若能手术全切除，则复发率较低，预后较好；恶性肿瘤生长较快，病程较短，手术切除后易复发，不易根治，预后较差。

【发病部位】

大脑半球发生脑肿瘤机会最多，其次为蝶鞍、鞍区周围、脑桥小脑角、小脑、脑室及脑干。不同性质的肿瘤各有其好发部位：多形性胶质母细胞瘤、星形细胞瘤、少突胶质细胞瘤等以额叶颞叶多见，顶叶次之，枕叶少见；血管网状细胞瘤好发于小脑半球；髓母细胞瘤多好发于小脑蚓部；室管膜瘤好发于脑室壁；神经鞘瘤、胆脂瘤好发于脑桥小脑角；脊索瘤好发于鞍背及斜坡；颅咽管瘤好发于鞍上区；脑膜瘤好发于大脑凸面、蝶骨嵴、矢状窦旁及鞍结节等处。

【肿瘤生长方式】

1．扩张性生长　肿瘤呈球状或块状，与周围脑组织分界较清楚，以脑组织受压为主要表现。

2．浸润性生长　肿瘤细胞破坏性较强，浸润邻近脑组织，引起脑的破坏性症状。

3．多灶性生长　肿瘤在多处同时或先后生长，以多灶性症状为主要表现。

【起病方式】

1．急性起病　以突发的脑疝或卒中样起病，多见于肿瘤发生出血、坏死、囊性变等。

2．缓慢起病　表现为逐渐进展的神经功能障碍，如进行性肢体肌力减弱、躯体感觉障碍、视力减退、神经性聋等。

3．以反复发作的抽搐、癫痫起病。

【好发年龄】

颅内肿瘤可发生于任何年龄，以20～50岁年龄组多见，40岁左右为发病高峰期，此后随年龄增长，发病率降低。发病年龄与肿瘤好发部位及病理性质有一定关系。

1．儿童　肿瘤多发生于小脑幕下，常见为髓母细胞瘤、星形细胞瘤和室管膜瘤。儿童幕上肿瘤多见于颅咽管瘤、松果体瘤及视神经胶质瘤等。

2．成年人　多数肿瘤发生在小脑幕上，位于大脑半球、脑室等处，常见的肿瘤为胶质细胞瘤、脑膜瘤、垂体瘤等。成年人幕下肿瘤多发生在小脑半球、脑桥小脑角、第四脑室等处。

3．老年人　多发生在大脑半球，以多形性胶质母细胞瘤及转移瘤为多见。

【临床表现】

1．颅内压增高的症状　典型表现为头痛、呕吐和视神经盘水肿，但因肿瘤的类型、部位和生长速度不同，颅内压增高在发生时间和程度上亦有不同。

2．局灶体征　是肿瘤刺激、压迫和破坏脑神经组织使其功能遭受损害的结果。不同部位的肿瘤局灶体征也不同。中央前回肿瘤患者可出现癫痫发作或中枢性瘫痪，额叶肿瘤者常有精神障碍，颞叶肿瘤者易出现某些幻觉，枕叶肿瘤易引起视力障碍、视野缺损，语言运动中枢受损害时则出现运动性失语，听神经瘤者可出现听力和前庭功能障碍，鞍区肿瘤易引起视力改变和垂体功能异常，松果体区肿瘤者可出现性早熟，小脑肿瘤可引起共济失调等。

【诊断】

颅内肿瘤的诊断包括：定位诊断，根据肿瘤部位和周围结构的关系；定性诊断，根据肿瘤性质及其生物学特性。需要与脑部炎症、变性或脑血管病变等鉴别。对不明原因的头痛、呕吐或有视力障碍者，要引起重视，除详细询问病史和进行体格检查外，还应通过多种辅助检查明确诊断。

【辅助检查】

1．头颅 X 线检查　垂体腺瘤者蝶鞍扩大，颅咽管瘤者鞍上有斑点状或蛋壳形钙化、听神经瘤患者有内耳道扩大。颅骨破坏或骨质增生多见于脑膜瘤、脊索瘤和颅骨骨瘤。儿童颅内压增高可见颅缝分离、脑回压迹增多。

2．颅脑计算机断层扫描（CT）　是目前应用最广的颅脑成像技术，对诊断颅内肿瘤有很高的应用价值。CT 诊断颅内肿瘤主要通过肿瘤组织形成的异常密度区（直接征象）及脑室、脑池的变形移位（间接征象）来判断。肿瘤组织密度与周围正常脑组织对比，有低、等、高三种密度。低密度代表脑水肿、缺血或某些低密度病变（如上皮样囊肿等），肿瘤有出血或钙化时为高密度。CT 增强扫描和血管成像（需注入造影增强剂）可对某些等密度病变的鉴别和了解肿瘤血供情况具有较高的诊断价值。

3．磁共振成像（MRI）　对不同神经组织和结构的细微分辨能力远胜于 CT，具有无 X 线辐射，对比度高，可多层面、多角度（矢状位、冠状位、轴位）扫描重建等优点，而且其成像脉冲序列丰富，可满足许多特殊组织成像扫描。

4．正电子发射断层成像（PET）　正电子发射断层成像所提供的信息基于组织代谢变化，即关于组织和细胞的功能成像，可以了解肿瘤的恶性程度，评估手术、放疗、化疗的效果，动态监测肿瘤的恶变与复发。PET/CT 可实现肿瘤解剖成像和功能成像的融合，对明确肿瘤部位、性质及肿瘤代谢情况提供诊断依据。全身 PET/CT 对明确颅内转移瘤原发灶和继发灶有较高的诊断价值。

5．活检　对通过立体定向或神经导航等微创技术获得的标本进行组织学检查，可确定肿瘤性质，为选择治疗方法提供病理学依据。

【治疗】

1．内科治疗　①降低颅内压；②预防和控制癫痫。

2．外科治疗　手术是治疗颅内肿瘤最直接、最有效的方法。手术切除原则是在保留正常脑组织的基础上，尽可能彻底切除肿瘤。神经导航、神经内镜、立体定向、显微镜等微创神经外科技术的应用，使手术更加精细，疗效得以提高。对晚期肿瘤患者，亦可采取姑息手术治疗，如脑室引流、去骨瓣减压，以缓解颅内高压，延长患者生存时间。

3．放射治疗　①普通放射治疗：可以作为恶性肿瘤切除术后辅助治疗，对全身情况不允许手术切除及对放射治疗较敏感的颅内肿瘤患者，可采用放射治疗以推迟肿瘤复发或抑制肿瘤生长，延长患者生命。②瘤内放射治疗：将电离辐射范围小的放射性核素植入瘤体内杀伤肿瘤细胞。③立体定向放射治疗（X 刀、γ 刀）。

4．化学药物治疗　可采用卡莫司汀（BCNU）、洛莫司汀（CCNU）和丙卡巴肼，或顺铂、VP26 和 VP16 等。替莫唑胺可用于治疗低级别星形细胞瘤、复发的间变型星形细胞瘤和胶质母细胞瘤。根据患者体质情况，可选择放疗、化疗或放疗与化疗同时进行。

5．颅内肿瘤的免疫治疗、基因治疗、光疗、中药治疗等治疗方法均在探索中。

知识链接

神经内镜

神经内镜是一种用于神经外科手术的内镜。整套神经内镜设备包括摄像系统、光源系统、冲洗系统、各种专用神经内镜（包括硬镜和软镜）以及配套器械和设备。神经内镜技术是微创神经外科理念的突出代表，具有创伤小、安全性高、恢复快和费用低等优点。

神经内镜技术可以治疗的疾病有垂体瘤、颅咽管瘤、脊索瘤、前颅底脑膜瘤、脑脊液鼻漏、视神经损伤、脑积水、脑室内病变等。

二、其他种类的颅内占位性病变

（一）脑脓肿

化脓性细菌侵入脑组织引起化脓性炎症，并形成局限性积脓，称为脑脓肿。

1．分类　可分为耳源性、鼻源性、血源性、外伤性等。耳源性脑脓肿多见于慢性胆脂瘤、慢性中耳炎及乳突炎，多发生在同侧颞叶及同侧小脑半球。血源性脑脓肿多继发于肺化脓性疾病、脓毒症等，可发生于脑的任何部位，但以额叶、顶叶为多见。

2．病因　脑脓肿的致病菌以金黄色葡萄球菌最多见，其次为变形杆菌、副大肠埃希菌、溶血性链球菌等。

3．临床表现　①全身感染性症状：发热、头痛、乏力、肌肉酸痛等；②颅内压增高症状；③局灶性神经功能障碍：因脓肿部位不同，可表现为肢体瘫痪、失语、偏盲、共济失调、精神症状等。脑疝和脓肿破溃是脑脓肿的两种危象。

4．诊断　可通过病史、临床表现和相关辅助检查来明确诊断，如检查脑脊液、血液中白细胞含量。通过头颅 X 线检查可了解乳突、颞骨岩部、鼻窦骨质炎性破坏情况。CT 检查可显示脓肿低密度区和包膜环状增强影。MRI 扫描可显示脓肿周围 T1 低信号、T2 高信号水肿区，脓肿中央等信号或低信号、T2 等信号或略高信号区，T1 等信号或略高信号包膜环、T2 低信号包膜环。

5．治疗　原则上脓肿尚未完全局限时，先采用抗生素治疗，部分脓肿可治愈；脓肿形成后可给予脓肿穿刺或脓肿切除术。

（二）脑寄生虫病

常见的脑寄生虫病有脑囊尾蚴病、脑型血吸虫病、脑棘球蚴病、脑肺吸虫病等。脑寄生虫病常呈弥散性，分布范围较广，但也有少数病变集结成团。病变周围脑水肿明显，且常伴有炎症反应。脑寄生虫病的主要症状为颅内压增高、局灶性神经功能障碍、癫痫等。诊断可通过实验室检查痰液、血液、粪便，寻找病原体，通过影像学检查进行病灶定位。治疗可先用药物驱虫，必要时可手术切除。预防主要注意个人卫生和饮食卫生，消灭传染源和切断传播途径。

第二节　椎管内占位性病变

椎管内占位性病变多指在椎管内发生肿瘤、脓肿、寄生虫囊肿、血肿以及脊柱骨折等局灶性占位病变，使脊髓受到压迫而出现运动、感觉和自主神经功能障碍。此类疾病又称为脊髓压迫症，常见者为椎管内肿瘤。

椎管内肿瘤（intraspinal tumor）是指发生于脊髓、神经根、硬脊膜和椎管壁组织的原发性和继发性肿瘤，约占原发性中枢神经系统肿瘤的 15%，良性肿瘤为多。肿瘤的分布以胸段最多，约占 1/2，颈段次之，约占 1/4，其余分布于腰骶部及马尾部。发病高峰为 20 ~ 50 岁。除脊膜瘤外，其他椎管内肿瘤发生率男性稍高于女性。

【病理与分类】

根据肿瘤与脊髓、硬脊膜的关系，可将椎管内肿瘤分为三类：

1．硬脊膜外肿瘤　约占 25%，多为恶性肿瘤，如肉瘤、转移癌，少数为血管瘤、脂肪瘤及软骨瘤等。

2．髓外硬膜下肿瘤　约占 51%，绝大部分为良性肿瘤，主要有脊膜瘤、神经鞘瘤、神经纤维瘤等，少数为畸胎瘤、脂肪瘤、皮样和表皮样囊肿等。

3．髓内肿瘤　约占 24%，多数为胶质瘤，少数为海绵状血管畸形、皮样和表皮样囊肿、畸胎瘤等。

【临床表现】

由于肿瘤进行性压迫而损害脊髓和神经根，椎管内肿瘤的病程可分为刺激期、脊髓部分受压期、脊髓瘫痪期三个阶段。主要表现为以下症状：

1．感觉障碍　常为本病的首发症状。

（1）根性痛：多由于肿瘤刺激脊神经后根，在该神经的分布区内产生“刀割样”或“针刺样”疼痛，尤其咳嗽或用力排便时为著，呈持续性疼痛，可有间歇性缓解。

（2）感觉异常：如麻木、蚁走感、束带感等，有时可出现感觉错乱。

（3）感觉缺失：当相邻两条神经根受损害时，可在相应的皮肤节段出现部分或完全感觉缺失；若脊髓受压严重，可引起横贯性损害，损害平面以下感觉完全丧失。

2．运动障碍和反射异常　肿瘤压迫前根或前角时可出现下运动神经元性瘫痪，表现为肌张力低，腱反射减弱或消失，肌萎缩，病理反射呈阴性；如皮质脊髓束受累，则在此节段以下出现上运动神经元性瘫痪，表现为肌张力高，腱反射亢进，无肌萎缩，病理反射呈阳性；脊髓半侧受压时，表现为肿瘤平面以下同侧肢体瘫痪，深感觉障碍，对侧肢体痛、温觉缺失，即脊髓半切综合征。

3．自主神经功能障碍　临床表现为：①膀胱和直肠功能障碍，如大小便失禁、排尿困难、尿潴留、便秘；②肿瘤平面以下少汗或无汗，T_2 以上脊髓中枢受损可引起同侧霍纳综合征（Horner syndrome）。

4．其他　肿瘤所在部位的棘突有压迫和叩击痛，具有定位意义。

【诊断】

首先根据病史及临床表现做出初步的定位诊断，然后再结合体征及各种辅助检查做出定位、定性诊断。常用的辅助检查包括：

1．X 线检查　一半病例可见椎弓根变薄、间距增宽，椎间孔扩大。如为硬脊膜外肿瘤，特别是恶性肿瘤，常可造成椎骨破坏。

2．CT 扫描　可见病变部位椎管扩大、椎体后缘受压破坏、椎管内软组织填充。

3．MRI 检查　可清晰显示肿瘤、脑脊液和神经组织，可清楚地观察到脊髓受压迫和脊髓本身病变的变化，对定性及定位诊断更为有利，是目前检查椎管内占位性病变的最好手段。

4．脊髓血管造影检查 脊髓血管畸形表现为粗细迂回或成团状的血管影。

5．腰椎穿刺和脑脊液检查 如脊髓蛛网膜下腔受肿瘤压迫有梗阻，脑脊液常呈黄色，蛋白质含量增加，脑脊液中的细胞数多为正常，此现象常称为蛋白细胞分离。

【鉴别诊断】

椎管内肿瘤需与颈椎病、腰椎间盘突出症、脊髓空洞症和脊柱结核等鉴别，MRI 对鉴别上述疾病有帮助。

【治疗与预后】

椎管内肿瘤大多为良性肿瘤，早期手术切除，效果良好；晚期则由于脊髓受压严重且时间过长，脊髓变细、变扁，严重者萎缩、变性，临床症状不易恢复。因此，应早期诊断、早期治疗。对于脊髓内肿瘤，目前多应用显微手术，大部分可一期将肿瘤全部切除。脊髓硬膜外肿瘤中，恶性肿瘤较多，手术后常需配合放疗或化疗。

自测题

一、选择题

1．关于脑胶质瘤病的叙述，不正确的是

A．组织起源尚不明确

B．常需要与多发硬化及急性脱髓鞘鉴别

C．确诊需要活检

D．病理级别常较高

E．缺乏有效治疗，患者存活期短

2．在脑胶质瘤中，发病率情况正确的是

A．室管膜瘤发病率最高，星形细胞瘤次之，多形性胶质母细胞瘤为第三位

B．多形性胶质母细胞瘤发病率最高，星形细胞瘤次之，室管膜瘤为第三位

C．室管膜瘤发病率最高，多形性胶质母细胞瘤次之，星形细胞瘤为第三位

D．多形性胶质母细胞瘤发病率最高，室管膜瘤次之，星形细胞瘤为第三位

E．星形细胞瘤发病率最高，多形性胶质母细胞瘤次之，室管膜瘤为第三位

3．儿童中最不常见的颅内肿瘤是

A．星形细胞瘤

B．髓母细胞瘤

C．室管膜瘤

D．胶质母细胞瘤

E．颅咽管瘤

4．脊髓半切综合征常见于

A．急性脊髓炎

B．脊髓空洞症

C．急性硬膜外脓肿

D．脊髓髓外硬膜内肿瘤

E．脊髓亚急性联合变性

5．大脑凸面脑膜瘤增强 MRI 的影像学特征表现是

A．钙化

B．瘤周脑水肿

C．混杂密度

D．颅骨地图样缺损

E．脑膜尾征

6．椎管内肿瘤最常见的是

A．脊膜瘤

B．胶质瘤

C．神经鞘瘤

D．转移瘤

E．皮样囊肿

二、名词解释

脊髓半切综合征

三、问答题

1. 简述颅内肿瘤的临床表现。
2. 颅内肿瘤的主要检查方法有哪些？

（张　伦）

第二十一章

颅内和椎管内血管病变

第二十一章数字资源

学习目标

通过本章内容的学习，学生应能够：

识记：

1．列举颅内动脉瘤和脑卒中的病因与分类。

2．简述颅内动脉瘤、脑血管畸形和脑卒中的临床表现与诊断。

理解：

1．归纳颅内动脉瘤、脑血管畸形和脑卒中的治疗方法。

2．概述 Hunt-Hess 蛛网膜下腔出血评分。

运用：

讨论出血性脑血管疾病的鉴别。

脑血管疾病的发病率和死亡率都很高，与恶性肿瘤和心血管疾病一起构成严重威胁人类健康的三大疾病。有些颅内和椎管内血管疾病（如颅内动脉瘤、血管畸形、脑卒中）需外科手术治疗。

第一节　颅内动脉瘤

案例 21-1

患者，男性，55 岁，突发头痛 3 小时，伴恶心、呕吐 2 次，急诊入院。患者既往原发性高血压 10 年，口服抗高血压药尚可控制病情。体格检查：T 38.0℃，P 100 次 / 分，R 19 次 / 分，BP 145/75 mmHg。患者嗜睡，双瞳孔等大、等圆，对光反应灵敏，颈抵抗（+），四肢肌力、肌张力正常，腱反射（++），左侧巴宾斯基征（±），右侧（-）。头颅 CT 检查示：侧裂池、环池高密度影。

问题与思考：

1．根据患者病史和体征，目前可能诊断为何种疾病？

2．应做哪些检查？

3．如何处理该患者？

颅内动脉瘤（intracranial aneurysm）是指颅内动脉壁的囊性膨出，在脑血管意外中，仅次于脑血栓形成和高血压脑出血，是引起自发性蛛网膜下腔出血（subarachnoid hemorrhage，SAH）的首位原因。任何年龄均可发病，以 40 ～ 60 岁最常见。

【病因】

动脉瘤发病原因尚不十分清楚，可能与以下因素密切相关：①先天性 Willis 环处动脉壁平滑肌缺失；②高血压、高脂血症导致动脉硬化，动脉壁内弹性纤维破坏；③感染栓子侵袭脑动脉壁，形成感染性动脉瘤；④创伤造成外伤性动脉瘤；⑤遗传因素等。

【病理与分类】

颅内动脉瘤多为单囊或多囊突起状，呈紫红色或暗红色，瘤壁薄，尤其以瘤顶部壁最薄弱，出血常在此处。组织学检查见动脉瘤瘤壁仅有一层内膜，缺乏中层的平滑肌，弹性纤维断裂、破坏或消失，炎症细胞浸润，大的动脉瘤还存在血栓和钙化。

按动脉瘤的位置分类：①颈内动脉系统动脉瘤，约占颅内动脉瘤的 90%，包括颈内动脉 - 后交通动脉动脉瘤，大脑前动脉 - 前交通动脉动脉瘤，大脑中动脉瘤；②椎 - 基底动脉系统动脉瘤，约占颅内动脉瘤的 10%，包括大脑后动脉瘤、基底动脉瘤、小脑上动脉动脉瘤，椎动脉 - 小脑下动脉动脉瘤。

按动脉瘤的直径大小分类：①小动脉瘤，直径＜ 0.5 cm；②一般动脉瘤，直径为 0.6 ～ 1.5 cm；③大型动脉瘤，直径为 1.6 ～ 2.5 cm；④巨大型动脉瘤，直径＞ 2.5 cm。一般动脉瘤出血概率最高。颅内多发动脉瘤出血概率约占 20%，两枚动脉瘤出血者多见。

【临床表现】

1．出血症状　中、小型未破裂动脉瘤可无任何临床症状。动脉瘤一旦破裂出血，多表现为严重的蛛网膜下腔出血，发病急。患者多有劳累、情绪激动等诱因，头痛剧烈，形容“头痛欲裂”，频繁呕吐，大汗淋漓，体温可升高；颈强直，病理征阳性。出血严重时可出现意识障碍，甚至昏迷。多数动脉瘤破裂出血后，破口很快被凝血封闭而使出血停止，病情逐步稳定。随着动脉瘤破口外周血块溶解，动脉瘤可能再次破溃出血，多发生在第一次出血后 2 周内。约 1/3 的患者动脉瘤破裂后因未及时诊治而死亡。

2．局灶性症状　由动脉瘤本身对邻近神经、血管的压迫而致，多与动脉瘤的体积和部位有关。①颈内 - 后交通动脉瘤常引起患侧动眼神经麻痹，上睑下垂，瞳孔扩大，眼球外斜，甚至视力减退，直接、间接对光反射消失；②前交通动脉瘤常引起下丘脑功能紊乱，尤见于出血时，患者可有意识障碍、智力障碍、消化道出血等表现；③大脑中动脉瘤有时可引起癫痫、轻偏瘫；④椎 - 基底动脉瘤患者可出现肢体不对称的瘫痪，锥体束征，甚至可出现吞咽困难、声音嘶哑等症状。

3．脑缺血症状　多数蛛网膜下腔出血后，红细胞破坏产生 5- 羟色胺、儿茶酚胺等多种血管活性物质作用于脑血管使之痉挛，多发生在出血后 3 ～ 15 天。局部血管痉挛患者症状不明显，只在脑血管造影时显示动脉瘤附近动脉纤细；广泛脑血管痉挛可导致脑梗死，患者意识障碍加重，出现偏瘫，甚至死亡。

4．脑积水　动脉瘤出血后因凝血块阻塞室间孔或导水管，可引起急性脑积水，导致意识障碍。动脉瘤合并急性脑积水者占 15%。基底池粘连也会引起慢性脑积水。

【临床分级】

动脉瘤破裂出血后，患者病情轻重不一。为便于判断病情，选择造影和手术时机，评价疗效，国际常采用 Hunt-Hess 分级法（表 21-1）。

表 21-1　蛛网膜下腔出血 Hunt-Hess 分级法

级别	病情
0 级	动脉瘤未破裂
Ⅰ级	无症状，或轻度头痛，轻度颈项强直
ⅠA 级	无急性脑膜 / 脑反应，但有固定的神经功能缺失
Ⅱ级	中度至重度头痛，颈项强直，或脑神经（如第Ⅲ、Ⅳ对脑神经）麻痹
Ⅲ级	嗜睡或意识模糊，轻度神经功能障碍
Ⅳ级	昏迷，中度至重度偏瘫
Ⅴ级	深昏迷，去大脑强直，濒死状态

* 对于严重的全身性疾病（如高血压、糖尿病、严重动脉硬化、慢性阻塞性肺疾病）或血管造影发现严重血管痉挛者，相应级别要加一级

【诊断】

1．确定有无蛛网膜下腔出血　出血急性期 CT 确诊 SAH 阳性率极高，根据出血的部位可以初步诊断破裂动脉瘤的位置，安全、快速、可靠。出血 1 周后，CT 不易诊断。腰椎穿刺可能诱发动脉瘤破裂出血，一般不再作为确诊 SAH 的首选检查方法。CT 还可以发现脑积水。

2．确定是否为动脉瘤出血　直径小于 1.0 cm 的动脉 CT 不易检出，增强 CT 扫描可检出大于 1.0 cm 的动脉瘤。MRI 扫描优于 CT，动脉瘤内可见流空。脑 CT 血管成像（CT angiography，CTA）和磁共振血管成像（magnetic resonance angiography，MRA）可提示动脉瘤的位置，用于颅内动脉瘤的筛查。全脑数字减影血管造影（digital substraction angiography，DSA）是确诊颅内动脉瘤的金标准。

3．确定动脉瘤的部位和形态　上述各种检查具有互补作用，CTA 和 MRA 无创、便捷，但分辨率逊于 DSA。经股动脉插管全脑血管造影对判明动脉瘤的位置、形态、内径、数目、有无血管痉挛和确定手术方案都非常重要。

对于 Hunt-Hess 分级在Ⅲ级以下患者，脑血管造影应及早进行；对Ⅲ级和Ⅲ级以上患者可待病情稳定后，再行造影检查。及早进行造影明确诊断，尽快行手术夹闭或介入栓塞动脉瘤，可以防止动脉瘤再次破裂出血。首次造影检查呈阴性，可能因脑血管痉挛而动脉瘤未显影。对高度怀疑动脉瘤者，应在 3 个月后重复造影。

【治疗】

颅内动脉瘤一经确诊，即应及早行手术夹闭或栓塞处理。采取保守治疗约 70%患者会死于动脉瘤再出血。

1．非手术治疗　主要目的在于防止再出血和控制血管痉挛等，适用于下述情况：①患者病情不适合手术或全身情况不能耐受开颅，如 Hunt-Hess 分级在Ⅳ～Ⅴ级的危重患者；②诊断不明确，需进一步检查者；③患者拒绝手术；④作为围术期的辅助治疗手段。主要措施为绝对卧床，减少不良声、光刺激，维持正常血压，适度镇静、镇痛治疗。对便秘者给予缓泻药，对脑血管痉挛者给予钙通道阻滞药，预防再出血可使用抗纤维蛋白溶解剂，如氨基已酸等。

2．显微镜下动脉瘤夹闭术　对 Hunt-Hess 分级在Ⅰ～Ⅱ级的患者，应争取急诊手术（出血后 3 天内）。Ⅲ级及以上的患者，病情重，可能有脑血管痉挛和脑积水，此时手术危险性较大，须待病情好转后再进行手术。动脉瘤夹闭可彻底消除动脉瘤，在动脉瘤瘤颈部夹闭动脉瘤，保留载瘤动脉的通畅。对于无法夹闭的动脉瘤，还可选择动脉瘤孤立术或动脉瘤包裹术。显微手术使动脉瘤患者手术死亡率已降至 2%以下。

3．血管内治疗　经股动脉穿刺行颅内动脉瘤介入栓塞治疗，将可脱卸的球囊或弹簧圈置于瘤内，栓塞动脉瘤，保留载瘤动脉的通畅。随着介入技术提高和栓塞材料的不断改进，颅内

动脉瘤栓塞成功率明显提高。术后应行血管造影检查，明确动脉瘤栓塞情况。

知识链接

脑数字减影血管造影

脑数字减影血管造影（DSA）是20世纪90年代以来广泛应用于临床的一种X线检查技术，是将含碘造影剂注入动脉，使血管显影，通过快速连续摄片，根据血管显影的形态和部位来诊断脑血管疾病的方法。

全脑血管造影一般经股动脉插管，通过股动脉放置一动脉鞘，根据该动脉鞘管选用不同导管，在透视下将不同型号的导管运用抽插、捻转等手法送进两侧颈总动脉、颈内动脉、颈外动脉及椎动脉内，分别注射药物造影，既可显示血管本身的形态改变（如扩张、畸形、痉挛、狭窄、梗死、出血等），又可根据血管位置的变化，确定有无占位。对于脑出血、蛛网膜下腔出血患者行DSA检查，可进一步查明导致出血的病因，如动脉瘤、动静脉畸形、动静脉瘘等，不仅能判定病变的确切部位，而且对病变的范围及严重程度亦可清楚地了解，为手术提供较可靠的客观依据。对于缺血性脑血管疾病患者，DSA可清楚地显示动脉管腔狭窄、闭塞、侧支循环建立情况等。因此，它对诊断颅内血管本身的病变具有特殊意义和价值。

第二节　颅内和椎管内动静脉畸形

颅内和椎管内血管畸形（vascular malformations）是先天性中枢神经系统血管发育异常，可分为五种类型：①动静脉畸形（arteriovenous malformation，AVM）；②海绵状血管畸形；③毛细血管扩张；④静脉畸形；⑤静脉扩张。其中以动静脉畸形最常见（占颅内幕上血管畸形的62.7%，占幕下血管畸形的42.7%），其次是海绵状血管畸形。

一、颅内动静脉畸形

【概述】

颅内动静脉畸形是一团发育异常的病态脑血管，常由一支或几支弯曲扩张的供血动脉和引流静脉组成，其体积可随人体发育而生长，小的直径不及1 cm，大的可达10 cm。畸形血管团周围脑组织因缺血而萎缩，呈胶质增生带，有时伴陈旧性出血。畸形血管表面的蛛网膜色白且厚。颅内AVM可位于大脑半球的任何部位，多呈楔形，其尖端指向侧脑室。

【临床表现】

1．出血　30%～65%的患者首发症状是出血，出血的好发年龄为20～40岁。出血表现为意识障碍，头痛、呕吐等颅内压增高症状，但小的出血临床症状不明显。出血多发生在脑内，有1/3引起蛛网膜下腔出血，约占蛛网膜下腔出血的9%，次于颅内动脉瘤。

2．癫痫　额颞部AVM的青年患者多以癫痫为首发症状。额颞部AVM患者多有癫痫大发作，顶部AVM以局限性发作为主。抽搐可能与局部脑缺血、胶质增生，以及出血后含铁血黄素的刺激有关。早期癫痫可服药控制发作，但最终药物治疗无效。由于长期顽固性癫痫发作，脑组织缺氧不断加重，可致患者智力减退。

3．头痛　头痛可呈单侧局部发作，也可为全头痛、间断性或迁移性。头痛可能与供血动脉、引流静脉以及窦的扩张有关，有时与AVM小量出血、脑积水和颅内压增高有关。

4．神经功能缺损　由于 AVM 盗血、脑内出血或合并脑积水，患者神经功能缺损呈进行性加重，表现为运动、感觉、视野以及语言功能障碍。个别患者可有头颅杂音或三叉神经痛。

5．儿童大脑大静脉畸形　也称大脑大静脉动脉瘤，可以导致心力衰竭和脑积水。

【诊断】

1．头颅 CT 扫描　未出血脑内动静脉畸形者 CT 平扫多无异常，个别表现为畸形血管团局部低密度区，在出血急性期可以确定出血的部位、程度及脑积水。CT 增强扫描动静脉畸形血管团表现为混杂密度区。

2．头颅 MRI 扫描　因脑动静脉畸形病灶内血流速度高，MRI 表现为流空现象，并能良好地显示畸形血管团与脑的解剖关系，可为切除病灶制订手术方案提供依据。

3．全脑数字减影血管造影（DSA）　是确诊本病的金标准。通过全脑数字减影血管造影可以了解畸形血管团大小和范围、供血动脉、引流静脉以及血流速度，有时还可见由对侧颈内动脉或椎 - 基底动脉系统的盗血现象。

4．脑电图　大脑半球病灶区及其周围可出现慢波或棘波。对有抽搐的患者术中进行脑电图监测，切除癫痫病灶，可减少术后抽搐发作。

【治疗】

1．外科手术治疗　手术切除是治疗颅内 AVM 的最佳方法，只要病变位于手术可切除部位，均应进行开颅切除。手术不仅能杜绝病变再出血，阻止畸形血管盗血现象，而且能清除局部血肿。应用显微外科技术，手术切除效果满意。对位于脑深部重要功能区（如脑干、间脑等部位）的 AVM，不适宜手术切除。

2．介入栓塞或放射治疗　将微导管置入 AVM 的供血动脉，再进入畸形团，注入生物胶、弹簧圈等栓塞材料使其闭塞。栓塞巨大动静脉畸形可使其体积缩小，便于手术切除。对直径小于 3 cm 或手术后残存的 AVM，可考虑 γ 刀或 X 刀治疗，使畸形血管内皮缓慢增生，血管壁增厚，形成血栓而闭塞。

各种治疗后都应复查脑血管造影，了解畸形血管是否消失。对残存的畸形血管团还需辅以其他治疗，避免再出血。手术中进行造影，能随时了解 AVM 的切除情况。

二、脊髓血管畸形

【概述】

脊髓血管畸形比较少见，多在 20 ～ 40 岁发病，以男性多见，病理类型主要为动静脉畸形，其次为脊髓内海绵状血管畸形。本病可位于髓内和（或）髓外，亦可在硬脊膜外形成动静脉瘘。由于脊髓各节段供血来源不同，按动静脉畸形所在部位可分为三组：颈段、上胸段和下胸 - 腰 - 骶段，以后者最常见。

【临床表现】

1．脊髓受压　因动脉血不经毛细血管网直接进入静脉引起静脉压增高，远侧静脉血流淤滞，血管扩张、迂曲，压迫脊髓或神经根。患者出现病灶所在节段躯体感觉和运动功能障碍。

2．出血症状　病变血管破裂引起脊髓蛛网膜下腔出血或脊髓内血肿。患者以急性疼痛发病，疼痛部位与畸形所在脊髓节段相符，改变体位可诱发疼痛。

3．其他　患者可有间歇性跛行、四肢肌力弱甚至瘫痪，括约肌功能障碍等症状临床也常见。

【诊断】

脊髓血管畸形 MRI 检查表现为流空的血管信号影，有时为异常条索状 T2 等信号。合并出血时，病变中混有不规则点片状短 T1 高强度信号。脊髓血管造影（DSA）可清楚地显示畸形血管的位置、节段及血流情况，为手术切除提供依据。

【治疗】

本病以手术切除为主。显微外科手术切除表浅局限的脊髓 AVM 和髓内海绵状血管瘤效果满意。对无症状的髓内病变，手术需慎重。AVM 范围广泛，可介入治疗后再行手术切除。

第三节 脑卒中

脑卒中又称急性脑血管意外，可分为缺血性和出血性脑卒中两类。

一、缺血性脑卒中

【概述】

脑的供应动脉狭窄或闭塞可引起缺血性脑卒中，占脑卒中总数的 60%～70%，发病年龄多在 40 岁以上，男性较女性多见，颈内动脉和椎动脉均可发生，严重者可导致死亡。动脉粥样硬化是缺血性脑卒中的主要病因，颈椎病骨质增生或颅底陷入压迫椎动脉，也可造成椎动脉缺血。

【临床分类】

根据脑动脉狭窄和闭塞后，神经功能障碍的轻重和症状持续时间，分为三种类型：

1．短暂性脑缺血发作（transient ischemic attack，TIA） 颈内动脉缺血表现为突发肢体运动和感觉功能障碍、失语、单眼短暂失明等，少有意识障碍；椎动脉缺血表现为眩晕、耳鸣、听力障碍、复视、步态不稳和吞咽困难等。症状持续时间短，可反复发作，也可自行缓解，不留后遗症。脑内无明显梗死灶。

2．可逆性缺血性神经功能障碍 与 TIA 基本相同，但神经功能障碍持续时间超过 24 小时，最后逐渐完全恢复。脑部可有小的梗死灶，大部分为可逆性病变。

3．进展性卒中（progressive stroke，PS）或完全性卒中（complete stroke，CS） 症状较 TIA 和 RIND 严重，病情不断恶化，患者常有意识障碍。脑部可出现明显的梗死灶。神经功能障碍长期不能恢复。

【诊断】

1．脑血管造影 可显示不同部位脑动脉狭窄、闭塞或扭曲。颈动脉起始段狭窄时，造影检查时应将颈部包含在内。

2．颈动脉 B 超和经颅多普勒超声探测 为无创检查，可作为诊断颈内动脉起始段和颅内动脉狭窄、闭塞的筛查手段。

3．CT 扫描 脑卒中 24～48 小时 CT 检查可显示脑梗死区，CTA 重建三维立体图像可以旋转，从不同层面、不同角度观察颈内动脉通畅情况。

4．磁共振成像 弥散加权成像（diffusion weighted imaging，DWI）可在卒中后数小时内显示缺血区，磁共振血管造影（MRA）可以显示颈动脉全程，高分辨磁共振成像（HRMRI）对粥样斑块病理成分的分析更有帮助。

5．脑血流量测定 通过 ^{133}氙（^{133}Xe）清除法局部脑血流测定，可显示不对称性脑灌注，提示局部脑缺血病变。

【治疗】

1．颈动脉内膜切除术 适用于颈内动脉颅外段严重狭窄（狭窄程度超过 50%），狭窄部位在下颌角以下，手术可及者。颈内动脉完全性闭塞 24 h 以内亦可考虑手术治疗。对闭塞超过 24～48 h，已发生脑软化者，不宜行手术治疗。

2．颅外 - 颅内动脉吻合术 对预防 TIA 发作效果较好。可选用颞浅动脉 - 大脑中动脉吻合、枕动脉 - 小脑后下动脉吻合、枕动脉 - 大脑后动脉吻合术等。

3．去大骨瓣减压术 大脑半球大面积梗死可行去大骨瓣减压术，降低颅内压，避免脑疝形成而危及生命。

二、出血性脑卒中

【概述】

出血性脑卒中多见于50岁以上高血压动脉硬化患者，男性多于女性，是高血压死亡的主要原因，因粟粒状微动脉瘤破裂所致，多位于基底节区。随着出血量增多而形成血肿，破坏脑组织，血肿及周围脑组织水肿压迫，直至发生脑疝。近年经手术证实，自发性脑出血患者中14.29%与脑淀粉样血管病（cerebral amyloid angiopathy，CAA）相关。

【临床表现与诊断】

患者既往多有高血压病史，突发意识障碍，恶心、呕吐，偏瘫，伴或不伴尿失禁、排便失禁。头颅CT可显示脑内高密度影，出血可破入脑室。

出血性脑卒中根据病情轻重可分为三级：Ⅰ级，轻偏瘫，神志尚清楚或浅昏迷；Ⅱ级，肢体完全偏瘫，呈中度昏迷；Ⅲ级，深昏迷，脑疝形成，去大脑强直，呈濒死状态。

【治疗】

根据患者的年龄、病情严重程度、出血部位、出血量，以及患者家属对治疗结果的期望值选择是否进行手术。手术治疗的目的是清除血肿，降低颅内压，解除脑疝，降低病死率和病残率。对症状轻微，神志清楚，GCS评分＞10分，病情无进行性恶化者，可观察治疗。对年龄过大，有系统性疾病，如心、肺、肝、肾功能严重不全者，不宜进行手术治疗。此外，对于Ⅲ级病例，手术效果不佳。手术方法有开颅脑内血肿清除术、神经内镜下血肿清除术、钻孔穿刺血肿抽吸、碎吸引流术等。

自测题

一、选择题

1．引起蛛网膜下腔出血最常见的病因是
A．脑动静脉畸形
B．脑动脉硬化
C．颅内动脉瘤
D．高血压脑出血
E．颅脑外伤

2．诊断颅内动脉瘤和动静脉畸形最可靠的检查方法是
A．CT
B．MRI
C．经颅多普勒超声（TCD）
D．脑血管造影
E．腰椎穿刺

3．左侧颈内动脉-后交通动脉瘤破裂出血后最常见的神经系统定位体征是
A．头痛
B．眼眶痛
C．对侧肢体偏瘫
D．运动或感觉性失语
E．患侧动眼神经麻痹

4．患者男性，58岁，突然头痛、呕吐，伴意识丧失30分钟。体格检查：患者神志清楚，颈部抵抗，凯尔尼格征阳性。右侧上睑下垂，右侧瞳孔4 mm，对光反射消失。最可能的诊断是
A．脑梗死
B．蛛网膜下腔出血
C．高血压脑出血
D．颅内动静脉畸形出血
E．颅脑肿瘤

5．对于颅内动脉瘤患者，下列措施错误的是
A．手术夹闭动脉瘤
B．动脉瘤孤立手术
C．介入治疗
D．放射治疗

E．不需要治疗

6．疑为颅内动脉瘤破裂出血引起的蛛网膜下腔出血（SAH）的哪一级病情（Hunt分级法）应选择尽快行造影和手术

A．Ⅰ级

B．Ⅰ～Ⅱ级

C．Ⅲ～Ⅳ级

D．Ⅴ级

E．Ⅰ～Ⅴ级

二、名词解释

颅内动脉瘤

二、问答题

1．动脉瘤的临床表现有哪些？

2．试述出血性脑卒中的病情分级和手术方法。

（张　伦）

第二十二章

颈部疾病

第二十二章数字资源

思政之光

学习目标

通过本章内容的学习，学生应能够：

识记：

1．说出单纯性甲状腺肿、甲状腺功能亢进症等颈部疾病的定义。

2．列举单纯性甲状腺肿、甲状腺功能亢进症、甲状腺炎、甲状腺腺瘤和甲状腺癌的病因、病理、临床表现及治疗原则。

理解：

1．解释颈部疾病手术指征的临床意义。

2．分析常见颈部疾病的鉴别。

运用：

1．结合辅助检查对常见颈部疾病作出诊断。

2．以患者为中心，根据颈部疾病患者的病情制订适合的治疗方案。

3．正确处理颈部疾病的术中、术后并发症。

第一节　甲状腺疾病

案例 22-1

患者，女性，37 岁，颈前区肿块 9 年，近年来易出汗、心悸，逐渐感呼吸困难。患者来院就医时紧张、焦虑，易激动。体格检查：晨起心率 106 次 / 分，BP 122/62 mmHg；无突眼，甲状腺Ⅲ度肿大，呈结节状。心电图示：窦性心律不齐。

问题与思考：

1．初步诊断最可能是什么？诊断依据是什么？

2．最佳的治疗方法是什么？

3．如何与患者沟通配合治疗？

【解剖生理概要】

甲状腺位于甲状软骨下方，由左、右两侧叶和连接两叶的峡部构成。两侧叶位于喉与气管两侧，下极多数位于第 5 ～ 6 气管软骨环之间，两侧叶背面一般共有 4 个甲状旁腺，峡部多位于第 2 ～ 4 气管软骨环的前面，有时向上伸出一锥状叶与舌骨相连。甲状腺有内、外两层被膜。内层很薄，紧贴腺体，称为甲状腺固有被膜。外层包绕并固定甲状腺于气管和环状软骨上，又称甲状腺外科被膜，还借左、右两叶上极内侧的悬韧带悬于环状软骨上，因此，做吞咽动作时腺体随之上、下移动。两层被膜间有甲状旁腺、喉返神经和疏松的结缔组织，手术分离甲状腺时应在此两层被膜间紧贴固有被膜进行。甲状腺血供十分丰富，主要由来自颈外动脉的甲状腺上动脉和来自甲状颈干的甲状腺下动脉供应，偶有甲状腺最下动脉，有广泛吻合支交通。甲状腺静脉有甲状腺上、中、下静脉，分别汇入颈内静脉和无名静脉（图 22-1）。甲状腺的淋巴液汇入沿颈内静脉排列的颈深淋巴结。

喉返神经来自迷走神经，走行于甲状腺后内侧，支配声带运动。喉上神经亦起自迷走神经，在甲状腺上极与甲状腺上动脉交叉后，分为内、外两支。内支为感觉支，支配声门上方的咽部感觉；外支为运动支，支配环甲肌，使声带紧张（图 22-2）。甲状腺有合成、贮存和分泌甲状腺激素的功能。甲状腺素有四碘甲腺原氨酸（thyroxine，T_4）和三碘甲腺原氨酸（triiodothyronine，T_3）两种，合成完毕后与甲状腺球蛋白结合，贮存在甲状腺滤泡中。T_3 和 T_4 被释放到血液中与血清蛋白结合。甲状腺素对能量代谢和物质代谢都有重要影响。主要调节机制包括下丘脑 - 垂体 - 甲状腺轴控制系统和甲状腺腺体内的自身调节系统。

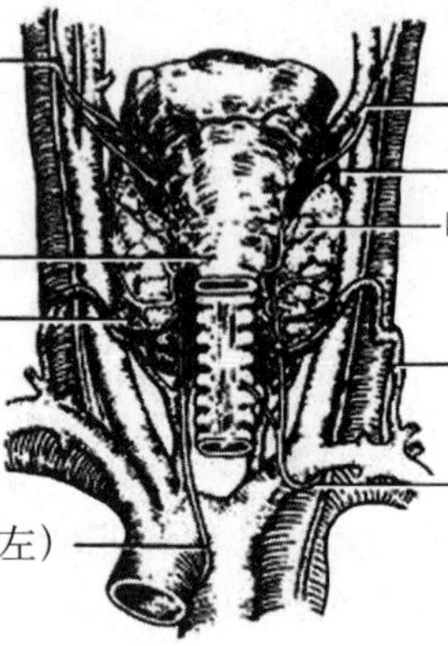

图 22-1　甲状腺解剖（背面观）

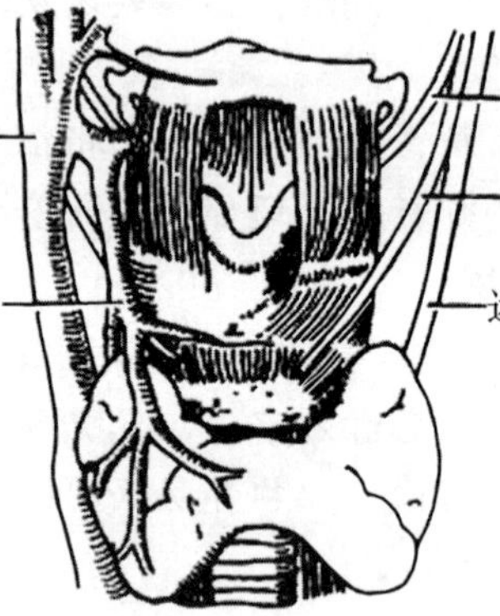

图 22-2　甲状腺上动脉与喉上神经的解剖关系

➢考点：喉返神经、喉上神经与甲状腺的解剖关系。

一、单纯性甲状腺肿

【病因】

1．甲状腺素合成原料（碘）缺乏　碘是合成甲状腺素的主要原料，而在高原、山区等本病流行的地区饮水和食物中碘含量明显低于非流行区，长期碘摄入量减少，使甲状腺因缺碘合成和分泌甲状腺素减少，通过反馈作用，使腺垂体分泌过多的促甲状腺素（thyrotropin，thyroid stimulating hormone，TSH），导致甲状腺代偿性增生肿大，故称“地方性甲状腺肿”（缺碘性甲状腺肿）。

2．甲状腺素需要量增多　青春发育期、妊娠期或绝经期等因素，使机体对甲状腺激素的生理需要量增加，造成甲状腺激素相对不足，使甲状腺出现代偿性增生，这种增生称为生理性甲状腺肿，常在成年或妊娠哺乳期后自行缩小。

3．甲状腺素合成和分泌障碍　如先天缺乏合成甲状腺素的酶或久食含有硫脲的萝卜、白菜等，可阻止甲状腺素的合成，因而引起甲状腺肿大。

➢考点：单纯性甲状腺肿的主要病因。

单纯性甲状腺肿可分为弥漫型和结节型两种类型，实际上是甲状腺肿发病过程中的两个不同阶段。轻度缺碘时呈弥漫性肿大，若病情继续发展，扩张的滤泡集成大小不等的结节，则形成结节性甲状腺肿。

【临床表现】

女性多见，一般无全身症状。表现为甲状腺不同程度肿大，能随吞咽动作上、下移动。甲状腺早期呈弥漫性肿大、质软、对称、表面光滑，久之可出现结节和双侧不对称。结节广泛钙化时，质地较硬，但活动仍良好，增长缓慢。当发生囊肿样变的结节并发囊内出血时，可迅速增大。肿大的甲状腺可压迫气管、食管出现而呼吸困难或吞咽困难；颈静脉和上腔静脉受压时，可出现头面部及上肢淤血、水肿；喉返神经受压时可引起声音嘶哑等；颈交感干受压时可出现霍纳综合征。少数结节性甲状腺肿可继发甲状腺功能亢进症，也可发生恶变。

【诊断】

仔细收集病史，认真进行体格检查和必要的辅助检查，对居住于缺碘地带的甲状腺肿患者或家属中有类似病情者常能及时作出诊断。

【治疗】

1．生理性甲状腺肿　一般不需特殊治疗。应多食含碘丰富的海带、紫菜等食物。

2．单纯弥漫性甲状腺肿　无需治疗，需长期观察。仅在小结节甲状腺肿的年轻人可使用左甲状腺素抑制治疗，使 TSH 部分抑制。

3．有以下情况时，应及时行手术治疗：①压迫气管、食管、喉返神经引起症状者；②胸骨后甲状腺肿患者；③结节性甲状腺肿继发甲状腺功能亢进症或疑有恶变者；④巨大甲状腺肿影响生活和工作者；⑤因美观或思想顾虑过重而影响正常生活者，可作为手术相对适应证。

4．手术方式　多采用甲状腺次全切除术。

➢考点：单纯性甲状腺肿的手术指征及常用术式。

【预防】

我国是碘缺乏较严重的国家之一，党和政府十分关心和重视本病的全国普查和防治工作。在甲状腺肿多发地区采用加碘盐集体预防极为重要，已使发病率显著降低。

二、甲状腺功能亢进症

甲状腺功能亢进症（简称甲亢）是由各种原因引起血液循环中甲状腺素异常增多而出现以全身代谢亢进为主要特征的疾病的总称。

【病因与分类】

按引起甲状腺功能亢进症的原因，可将甲状腺功能亢进症分为原发性、继发性甲状腺功能亢进症和高功能腺瘤三类。

1．原发性甲状腺功能亢进症　最常见，是指在甲状腺弥漫性肿大的同时，出现功能亢进症状，发病年龄多在 20 ～ 40 岁，常伴眼球突出，故又称“突眼性甲状腺肿”。

2．继发性甲状腺功能亢进症　较少见，是指在结节性甲状腺肿的基础上出现甲状腺功能亢进症，发病年龄多在 40 岁以上，一般无突眼。

3．高功能腺瘤　少见，患者甲状腺腺体内有自主性高功能结节，无突眼。

➢考点：甲状腺功能亢进症的病因与分类。

【临床表现与诊断】

临床表现主要有甲状腺肿大、性情急躁、易激动、失眠、食欲亢进却消瘦、体重减轻、心悸、脉搏快而有力、脉压增大、怕热、多汗和颜面潮红、双手震颤、内分泌紊乱及肢体近端肌萎缩等。原发性甲状腺功能亢进症则可表现为眼球突出和眼裂开大。

➢考点：甲状腺功能亢进症的典型症状和体征。

甲状腺功能亢进症的特殊检查方法中，较重要的有：

1．基础代谢率（basal metabolic rate，BMR）测定　可根据脉压和脉率计算，或用基础代谢率测定器测定。前者简便，后者较可靠。常用公式为：基础代谢率 =（脉率 + 脉压）−111。正常值为 ±10%，增高至 +20% ~ 30% 为轻度甲状腺功能亢进症，+30% ~ 60% 为中度甲状腺功能亢进症，+60% 以上为重度甲状腺功能亢进症。

➢考点：BMR 的计算及甲状腺功能亢进症分度。

2．甲状腺摄 ^{131}I 率测定　正常甲状腺 24 小时内摄取人体总碘量的 30% ~ 40%，如果在 2 小时内甲状腺摄碘量超过人体总量的 25%，或在 24 h 小时内超过人体总量的 50%，且吸收碘高峰提前出现，都表示有甲状腺功能亢进症。

知识链接

甲状腺摄 ^{131}I 试验

甲状腺摄 ^{131}I 试验（thyroid ^{131}I uptake test）的原理：碘是甲状腺合成甲状腺激素的原料之一，放射性 ^{131}I 也能被摄取并参与甲状腺激素的合成，其被摄取的量和速度与甲状腺功能密切相关。将 ^{131}I 引入受检者体内，利用体外探测仪测定甲状腺部位放射性计数的变化，可以了解 ^{131}I 被甲状腺摄取的情况，从而判断甲状腺的功能。

方法：（1）停用含碘丰富的食物和药物以及其他影响甲状腺摄碘功能的物质（如海产品、碘制剂、甲状腺激素、抗甲状腺药物等）2 ~ 4 周。

（2）空腹口服 ^{131}I 溶液或胶囊 74 ~ 185 kBq（2 ~ 5 μCi），另取等量的 ^{131}I 放入颈部模型中作为标准源。于服药后 2 h、4 h 和 24 h 分别测定甲状腺部位、标准源以及本底的计数率。

（3）测量仪器：甲状腺功能测定仪。

3．血清甲状腺激素测定　甲状腺功能亢进症患者血清 T_3 升高比 T_4 明显，故 T_3 对甲状腺功能亢进症的诊断具有较高的敏感性。

【手术治疗适应证及禁忌证】

手术仍是主要的治疗方法之一。

1．手术适应证

（1）药物治疗效果不佳或多次复发者。

（2）继发性甲状腺功能亢进症或高功能腺瘤者。

（3）中度以上的原发性甲状腺功能亢进症者。

（4）腺体较大、伴压迫症状或胸骨后甲状腺肿者。

（5）对妊娠早期、中期具有上述指征者，也应行手术治疗。

2．手术禁忌证

（1）病情较轻者。

（2）青少年患者。

（3）年龄较大或有严重器质性疾病不能耐受手术者。

➢考点：甲状腺功能亢进症的手术适应证和禁忌证。

【术前准备】

充分而完善的术前准备是保证手术顺利完成和预防并发症的关键。

1．一般准备　对精神过度紧张或失眠者可给予镇静催眠药；心率过快者，可口服普萘洛尔；对心力衰竭者，应予洋地黄制剂。

2．术前检查　除全面的体格检查和必要的实验室检查外，还应进行下列检查：

（1）心电图和胸部X线检查：以了解心、肺功能情况。

（2）喉镜检查：可确定声带功能。

（3）颈部X线检查：以了解有无气管受压或移位。

（4）基础代谢率测定：可了解甲状腺功能亢进症的程度和选择手术时机。

3．术前药物治疗　是术前准备的重要环节。

（1）抗甲状腺药物加碘剂：先用硫脲类药物治疗2～4个月，待甲状腺功能亢进症症状基本控制后，改服2周碘剂。硫脲类药物可导致甲状腺肿大和动脉性充血，且手术时易发生出血，使手术的难度和危险增加，必须加用碘剂待腺体缩小变硬、血管数减少，方可施行手术。

（2）单用碘剂：适用于症状不重者、继发性甲状腺功能亢进症和高功能腺瘤患者。常用的是复方碘化钾溶液。每次10滴，每天3次，治疗2周左右。如果症状不缓解，可以加用硫氧嘧啶类药物，直到症状控制后停用，再单独服用碘剂1～2周。由于碘剂只能抑制甲状腺激素的释放，而不能抑制其合成，故一旦停服碘剂，贮存于甲状腺滤泡内的甲状腺球蛋白可大量分解。甲状腺激素大量释放入血，使甲状腺功能亢进症患者症状复发，甚至较原先更为严重。因此，凡未确定施行手术治疗的患者，不要服用碘剂。

（3）普萘洛尔：对应用上述药物不能耐受或无效者，可单用普萘洛尔或与碘剂合用做术前准备。对哮喘及心脏传导阻滞的患者忌用普萘洛尔做术前准备。应注意术前、术后均不能使用阿托品，以免引起心动过速。

【手术时机的选择】

经过术前药物准备，达到以下条件者，便可进行手术：

1．患者情绪稳定，睡眠好转，体重增加。

2．脉率＜90次/分。

3．基础代谢率＜+20%。

4．腺体变硬缩小。

➢考点：甲状腺功能亢进症的术前准备和手术时机。

【术后处理】

1．一般处理　术后48小时内应严密观察呼吸、脉搏、体温和血压变化，以防发生甲状腺功能亢进症危象。半卧位有利于呼吸及伤口渗出物的引流。术后继续服用复方碘溶液，每天3次，每次10滴，共1周左右。

2．术后并发症及处理

（1）术后呼吸困难和窒息：是最危急的并发症，多发生于术后 48 小时内。常见原因为：①血肿压迫，手术时止血不完善或血管结扎线脱落引起伤口内出血。②喉头水肿，由于气管插管或手术创伤所致。③气管塌陷，明显肿大的甲状腺长期压迫气管，发生软化，术后可导致气管塌陷、呼吸障碍。④双侧喉返神经损伤，声门关闭。如为出血引起，应立即敞开伤口，去除血肿，解除压迫，然后送手术室进一步进行检查、止血等处理。术后近期出现呼吸困难，宜先试行气管插管，插管失败时应果断施行气管切开。

➢ 考点：术后呼吸困难和窒息的预防和急救处理。

（2）甲状旁腺功能减退：多因术中甲状旁腺被误切、挫伤或使其供血受损，引起甲状旁腺调节钙、磷代谢的功能低下，出现低钙血症，引发手足抽搐。多在术后 1 ～ 3 天出现。轻者仅有面部、唇部或手足的针刺、麻木或强直感。严重者可有面肌和手足伴有疼痛的持续性痉挛，甚至发生喉痉挛和膈肌痉挛，引起窒息死亡。治疗措施：①抽搐发作时，可即刻静脉注射 10% 葡萄糖酸钙溶液 10 ～ 20 ml。②可加服维生素 D，增加钙吸收。③口服二氢速固醇（DT10）可升高血钙，降低神经肌肉的应激性。④对永久性甲状旁腺功能减退者，可用同种异体甲状旁腺移植。⑤应多食高钙食品、限制高磷食品（肉类、乳品和蛋类）。

➢ 考点：术后抽搐的原因和治疗措施。

（3）喉上神经损伤：常见于处理甲状腺上极时将神经和周围组织大束结扎损伤或结扎所引起。损伤喉上神经外支（运动支），可导致环甲肌麻痹、声带松弛、音调降低。损伤喉上神经内支（感觉支），可使患者黏膜的感觉丧失，饮水、进食时可发生误吸及呛咳。一般经理疗等治疗后可自行恢复。

➢ 考点：喉上神经损伤的表现。

（4）喉返神经损伤：主要是手术操作处理甲状腺下极时所引起。绝大多数为单侧喉返神经损伤，主要症状为声音嘶哑。如为术中牵拉、挫夹所致的暂时性损伤，经理疗等及时处理，一般 3 ～ 6 个月内可逐渐恢复。如一侧切断造成永久性损伤，可由健侧声带逐渐代偿而好转。双侧喉返神经损伤除引起失声外，还可造成严重呼吸困难，甚至窒息，应行气管切开术。

➢ 考点：喉返神经损伤的表现。

（5）甲状腺危象：是甲状腺功能亢进症的严重并发症，是因甲状腺素过量释放引起的肾上腺素能危象，多与术前准备不足、甲状腺功能亢进症的症状未能很好地控制及手术应激有关。充分准备和轻柔操作是预防的关键。临床表现为术后 12 ～ 36 小时内出现高热（体温 > 39℃）、脉搏快而弱（> 120 次 / 分）、烦躁、大汗、谵妄，伴有恶心、呕吐、腹泻。如处理不及时或不当，可出现昏迷、虚脱、休克，甚至死亡。术后甲状腺危象的治疗原则为降低血液循环中的甲状腺素水平和降低周围组织对儿茶酚胺的反应。具体措施为：①碘剂，口服复方碘化钾溶液 3 ～ 5 ml，情况紧急时可用碘化钠 1 g 溶于 10%葡萄糖溶液 500 ml 中静脉滴注，24 小时内可用 2 ～ 3 g。②氢化可的松 200 ～ 400 mg，或地塞米松 10 ～ 20 mg 静脉滴注，每天 1 ～ 2 次。③使用交感神经抑制药，如利血平 1 ～ 2 mg 肌内注射，每 8 小时 1 次；普萘洛尔

20 mg 口服，每 4 小时 1 次。情况紧急时，可用 5 mg 普萘洛尔溶于葡萄糖溶液 100 ml 中静脉滴注。④给予镇静药（地西泮或冬眠合剂）、补充能量、吸氧、退热、维持水和电解质平衡等。

➤考点：甲状腺危象的表现、预防和急救处理。

三、甲状腺炎

甲状腺炎分为急性甲状腺炎、亚急性甲状腺炎和慢性甲状腺炎三类。临床上以亚急性和慢性淋巴细胞性甲状腺炎比较常见。

亚急性甲状腺炎常继发于上呼吸道感染，一般认为是由病毒感染或变态反应所致，30 ～ 40 岁女性多见。主要表现为甲状腺肿痛，常波及耳根、枕部，吞咽时明显。可伴发热，病程一般持续 2 ～ 3 个月。发病后 1 周内因部分滤泡破坏可出现血清 T_3、T_4 浓度升高，但甲状腺摄碘率显著降低（分离现象）。抗生素治疗无效，泼尼松治疗有效，同时可加用少量甲状腺素。若复发，则使用放射治疗，效果较持久。

慢性淋巴细胞性甲状腺炎又称桥本甲状腺炎，是一种自身免疫性疾病，多见于 30 ～ 50 岁女性。临床上甲状腺多呈无痛性弥漫性肿大，对称，表面光滑或有结节，质坚硬有弹性，呈橡皮样。常见甲状腺功能不足症状，同时可伴颈前压迫症状。血清中可检出甲状腺过氧化物酶抗体（thyroid peroxidase antibody，TPO-Ab）和甲状腺球蛋白抗体（thyroglobulin antibody，TgAb）等多种抗体。最可靠的诊断依据是组织学检查，可显示甲状腺滤泡广泛被淋巴细胞和浆细胞浸润，并形成淋巴滤泡及生发中心。可长期口服左甲状腺素钠片。对有气管压迫、疑有恶变者，可考虑手术。

四、甲状腺腺瘤

甲状腺腺瘤是临床最常见的甲状腺良性肿瘤。病理上可将其分为滤泡状和乳头状两种。

【临床表现】

本病多见于 40 岁以下女性。腺瘤呈圆形或椭圆形，多为单发，表面光滑、稍硬、边界清楚，随吞咽动作上、下移动，借此可鉴别颈部肿块是否与甲状腺有关。

➤考点：鉴别颈部肿块与甲状腺的关系。

肿物生长缓慢，患者多无自觉症状，常在无意中发现颈前肿物。当乳头状腺瘤发生囊内出血时可突然增大，局部出现胀痛。腺瘤较大时可引起气管压迫和移位。若肿瘤迅速增大或硬度明显增加，肿瘤固定以及出现声音嘶哑、呼吸困难等压迫症状，应考虑发生恶变的可能。

【治疗】

因腺瘤有可能引起甲状腺功能亢进症和恶变。原则上应早期行手术切除。一般应行患侧甲状腺大部切除术，术中送冰冻切片行病理学检查，以判断有无恶变。

五、甲状腺癌

甲状腺癌是甲状腺最常见的恶性肿瘤，约占全身恶性肿瘤的 1%，发病率逐年上升。

【病理分类】

1．乳头状腺癌　是甲状腺癌中最常见的类型，约占 70%。儿童甲状腺癌都是乳头状癌。本病多发生于 30 ～ 45 岁女性。恶性程度低，生长缓慢，转移较早多在颈淋巴结，但预后好。

2．滤泡状腺癌　约占 15%，多发生于 50 岁左右的中年人。肿瘤生长较快，呈中等恶性，主要通过血行转移到肺、肝、骨骼和中枢神经系统。

3．髓样癌　少见，又称滤泡旁细胞癌，能分泌大量降钙素。肿瘤呈未分化状，中度恶性，可有淋巴及血行转移。

4．未分化癌　占 5% ～ 15%，多发生于老年人。肿瘤高度恶性，早期即可发生淋巴和血行转移，死亡率高。

➢考点：甲状腺癌的病理分类及特点。

【临床表现】

早期无明显症状。仅在甲状腺部位触及一无痛性肿物，质硬而不光滑。肿块逐渐增大，随吞咽动作上、下移动度减低。癌肿增大压迫气管或食管时可出现呼吸困难或吞咽困难；压迫颈神经丛时可出现耳部、枕部、肩部疼痛；侵及喉返神经时可出现声音嘶哑；压迫颈交感神经时可出现霍纳综合征。乳头状腺癌因分化良好，发展缓慢，患者可带瘤生存多年而无症状。未分化癌常以浸润表现为主。髓样癌者常有家族史，由于肿瘤可产生降钙素、前列腺素、5- 羟色胺等激素样活性物质，临床可出现面部潮红、腹泻、心悸和血钙降低等类癌综合征或其他内分泌失调的表现。

【诊断】

对甲状腺内有质硬肿块或结节突然增大伴压迫症状者，都应考虑甲状腺癌的可能，尤其是青少年男性患者甲状腺中如有单发结节发现，应首先考虑甲状腺癌。辅助检查可用超声检查、甲状腺扫描检查、细针抽吸细胞学检查等。对疑有甲状腺髓样癌者，可测定血清降钙素等来进一步明确诊断。

➢考点：甲状腺肿块在哪些情况下考虑为甲状腺癌？最有价值的确诊方法是什么？

【治疗】

应根据病理类型选择不同的手术治疗方法。对分化型甲状腺癌（乳头状癌和滤泡状癌）患者，可根据肿瘤大小、有无侵犯周围组织、有无淋巴结和远处转移、是单灶还是多灶、童年期有无放射线接触史、有无甲状腺癌或甲状腺癌综合征家族史、性别等危险因素，选择行甲状腺腺叶加峡部切除术或全甲状腺 / 次全甲状腺切除术，在保留甲状旁腺和喉返神经的情况下行病灶同侧中央区淋巴结清扫术，对颈部非中央区淋巴结转移的患者，行侧颈淋巴结清扫术。术后加用 TSH 抑制治疗。对未分化癌患者，以外放射治疗为主。对髓样癌患者，应在行手术切除的同时清除颈部淋巴结。对无法手术切除，但具备摄碘功能的分化型甲状腺癌转移灶，可行放射性碘治疗。

第二节　颈部肿块

【分类】

1．肿瘤　①原发性肿瘤：良性肿瘤有甲状腺腺瘤、血管瘤等。恶性肿瘤有甲状腺癌、恶性淋巴瘤、涎腺癌等。②转移性肿瘤：原发病灶多在口腔、鼻咽部、甲状腺、肺、纵隔、乳腺、胰腺或胃肠道等处。

2．炎症　急慢性淋巴结炎、淋巴结结核、涎腺炎、软组织感染等。

3．先天性畸形　甲状舌管囊肿、胸腺咽管囊肿、囊状淋巴管瘤、颏下皮样囊肿等。

【诊断】

颈部肿块容易发现，而要鉴别肿块的性质，则须首先了解常见颈部各分区常见的肿块（表

22-1，图 22-3），其次结合病史和体格检查，进行综合分析，选择适当的辅助检查，必要时可穿刺或切取活组织行病理学检查。

【几种常见的颈部肿块】

颈部各区常见肿块见表 22-1。

表 22-1　颈部各区常见肿块

部位	单发性肿块	多发性肿块
颌下、颏下区	颌下腺炎、颏下皮样囊肿	急、慢性淋巴结炎
颈前正中区	甲状舌管囊肿、甲状腺疾病	—
颈侧区	囊状淋巴管瘤、胸腺咽管囊肿	急、慢性淋巴结炎，淋巴结结核
	颈动脉瘤、血管瘤	转移性肿瘤、恶性淋巴瘤
锁骨上窝	—	转移性肿瘤、淋巴结结核
颈后区	纤维瘤、脂肪瘤	急、慢性淋巴结炎
腮腺区	腮腺炎、腮腺混合瘤	—

1．慢性淋巴结炎　常继发于头、面、颈、口腔的炎症病灶。病变处有多个肿大淋巴结，常位于颈侧区或颌下颏下区，一般不必做特殊处理。治疗的重点在于治疗原发炎症病灶。必要时可切除活检，以排除肿瘤或结核。

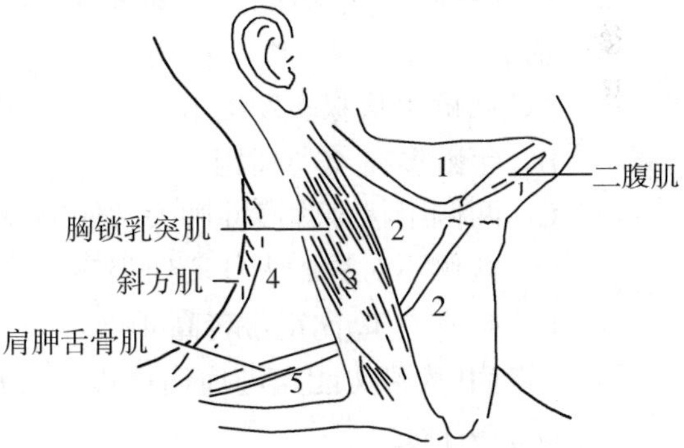

1. 颌下、颏下区　2. 颈前正中区　3. 胸锁乳突肌区
4. 肩胛舌骨肌斜方肌区　5. 锁骨上窝

图 22-3　颈部解剖分区

2．颈淋巴结结核　是结核分枝杆菌由口腔、鼻咽部侵入颈部淋巴结引起，少数继发于肺结核。临床上多发生于儿童和年轻人。少数患者可有结核全身中毒症状。多数患者仅有颈部一侧或双侧淋巴结肿大。初期，肿大淋巴结散在而活动，无痛。继续发展则融合成团或串珠状结节性肿块。晚期，淋巴结可发生干酪样坏死、液化、破溃，形成经久不愈的溃疡或窦道。常需做淋巴结穿刺或切除活检，以确诊。治疗：全身应用抗结核药；对较大而局限、活动的淋巴结，应手术切除；对已形成寒性脓肿者可采取穿刺抽脓注入抗结核药；已破溃形成溃疡或窦道者，如无继发感染，可将结核病灶刮除或切除，于创口内放置链霉素，缝合伤口，或病灶刮除后，用抗结核药外敷换药。预防：做好卫生宣传教育，接种卡介苗，注意口腔卫生。

3．甲状舌管囊肿　是一种先天性畸形。甲状腺舌管退化不全者可发生甲状舌管囊肿，囊肿溃破则形成甲状腺舌管瘘。本病多见于 15 岁以下，在颈前正中，舌骨下方有一圆形肿块，随吞咽和伸、缩舌而上下移动。如继发感染，局部可出现红、肿、热、痛及全身感染症状。囊肿破溃后，可形成经久不愈的瘘管。治疗：应全部切除囊肿或瘘管，并切除舌骨的一部分，以免术后复发。术中取组织做冰冻切片检查有无恶变。

4．恶性淋巴瘤　包括霍奇金病和非霍奇金淋巴瘤，是来源于淋巴组织恶性增生的实体瘤，多见于男性青壮年。肿大的淋巴结可为单个或多个，常先出现于一侧或两侧的颈侧区，生长较快，后期固定而硬、粘连成团。本病主要靠淋巴结病理学检查以明确诊断。治疗：以放疗及化疗为主。

5．转移性肿瘤　约占颈部恶性肿瘤的 3/4，发病率仅次于慢性淋巴结炎和甲状腺疾病。原发病灶绝大部分在头颈部，以鼻咽癌和甲状腺癌转移最为多见。锁骨上窝转移性淋巴结的原发病灶多在胸腹部，胃肠道、胰腺肿瘤多经胸导管转移至左侧锁骨上淋巴结。

自测题

一、选择题

【A1 型题】

1．甲状腺功能亢进症患者，下述情况为手术禁忌证的是
A．青少年高功能腺瘤
B．妊娠早期轻度原发性甲状腺功能亢进症
C．结节性甲状腺肿继发甲状腺功能亢进症
D．青少年，基础代谢率 +30%
E．甲状腺上极可闻及血管杂音

2．原发性甲状腺功能亢进症的临床表现是
A．两侧甲状腺多发结节
B．年龄多在 40 岁以上
C．两侧甲状腺弥漫性肿大常伴突眼
D．两侧不对称肿大伴心肌损害
E．血清中 T_4 比正常者高 4 倍

3．判断甲状腺功能亢进症病情程度最重要的指标是
A．甲状腺肿大程度
B．脉率与脉压变化
C．消瘦程度
D．怕热、多汗
E．急躁、双手颤动

4．下列不宜施行甲状腺大部分切除术的是
A．中度原发性甲状腺功能亢进症并发心律失常
B．甲状腺功能亢进症有气管压迫症状
C．青少年甲状腺功能亢进症
D．继发性甲状腺功能亢进症
E．妊娠早期甲状腺功能亢进症

5．原发性甲状腺功能亢进症行非手术治疗的是
A．高功能腺瘤患者
B．中度甲状腺功能亢进症患者
C．早期妊娠患者
D．青少年患者
E．中期妊娠患者

6．甲状腺功能亢进症手术治疗最危险的并发症是
A．喉返神经损伤
B．窒息
C．甲状腺危象
D．严重的缺钙抽搐
E．喉上神经损伤

7．下述哪项不是甲状腺手术后导致呼吸困难的原因
A．双侧喉上神经损伤
B．创口血肿压迫气管
C．双侧喉返神经损伤
D．气管软化
E．急性喉水肿

8．术中发现病变为实质性结节，最适宜的处理是
A．结节摘除术
B．腺体大部分切除术
C．全部腺体切除术
D．腺体大部分切除加冰冻切片检查
E．一侧颈部淋巴结扩大性清扫术

9．甲状腺大部分切除术后发生呼吸困难多见于术后
A．72 小时
B．48 小时
C．36 小时
D．24 小时
E．6 小时

10．下列甲状腺肿瘤，一般均应首先行手术治疗，除外
A．甲状腺滤泡状腺瘤
B．甲状腺乳头状腺瘤
C．甲状腺未分化癌
D．甲状腺髓样癌
E．甲状腺滤泡状腺癌

11．单纯性甲状腺肿的主要原因是
A．甲状腺素需要量增加
B．合成甲状腺素的原料碘缺乏

C．甲状腺素合成障碍
D．甲状腺素分泌障碍
E．应用甲状腺抑制剂

12．下述甲状腺疾病中，必须行手术治疗的是
A．结节性甲状腺肿，继发性甲状腺功能亢进症
B．轻度原发性甲状腺功能亢进症
C．青春期甲状腺肿
D．妊娠早期甲状腺肿
E．青少年甲状腺功能亢进症

13．甲状腺功能亢进症的诊断主要依靠
A．甲状腺扫描
B．基础代谢率测定
C．甲状腺摄 ^{131}I 试验
D．临床表现
E．PBI 测定（血清蛋白结合碘）

【A2 型题】

（14 ～ 25 题）

14．女性，23 岁，首次妊娠 3 个月并有甲状腺功能亢进症，心率 121 次 / 分，甲状腺Ⅱ度肿大，颈部有压迫感，宜采取的治疗是
A．抗甲状腺药治疗
B．终止妊娠后手术治疗
C．终止妊娠后抗甲状腺药治疗
D．终止妊娠后 ^{131}I 治疗
E．手术治疗

15．患者男性，40 岁，体检时发现颈部正中偏左有一肿物。门诊就诊进行体格检查时，最重要是确定肿物的
A．大小
B．硬度
C．边界
D．是否随吞咽上、下移动
E．是否压迫气管

16．患者女性，34 岁，因原发性甲状腺功能亢进症接受甲状腺双侧次全切除术。有关术中操作，正确的是
A．结扎切断甲状腺上动脉要远离甲状腺上极
B．结扎切断甲状腺下动脉要靠近甲状腺背面
C．切除腺体的 70%～ 80%
D．止血后不必放置引流
E．须保留腺体的背面部分

17．患者女性，36 岁，边远山区人，甲状腺肿大 9 多年，近来增大明显影响呼吸。检查见双侧甲状腺多发结节。首先考虑的诊断是
A．弥漫性甲状腺肿
B．甲状腺腺瘤
C．甲状腺髓样癌
D．甲状腺炎
E．结节性甲状腺肿

18．患者女性，32 岁，心悸、性格急躁，食欲亢进伴消瘦。检查发现甲状腺明显肿大，脉率 140 次 / 分，血 T_3 9.84 nmol/L，T_4 52.6 μmol/L，诊断为甲状腺功能亢进症，宜采用的治疗是
A．立即行甲状腺大部分切除术
B．予以放射性同位素治疗
C．充分术前准备后手术治疗
D．给予利血平加复方碘溶液
E．给予普萘洛尔加复方碘溶液

19．患者女性，20 岁，急躁、易饥饿已 3 个月。检查左侧甲状腺有一直径约 2 cm 的肿块，下列检查最有意义的是
A．心电图
B．T_4、T_3 测定
C．TGA、TMA 测定
D．喉镜检查
E．甲状腺 CT 增强检查

20．女性，26 岁，教师，写黑板字时手发抖，伴心悸、消瘦 1 年。检查见甲状腺弥漫性肿大，无突眼。甲状腺 ^{131}I 摄取率：2 小时 36%，24 小时 60%。脉率 95 次 / 分，甲状腺 ECT 检查无结节，最可能的诊断是
A．甲状腺功能减退症
B．甲状腺炎
C．甲状腺功能亢进症
D．甲状腺腺瘤
E．结节性甲状腺肿

二、名词解释

1．甲状腺功能亢进症　2．突眼性甲状腺肿　3．甲状腺危象

三、问答题

1．为什么甲状腺能随吞咽动作而上、下移动？
2．简述单纯性甲状腺肿的手术治疗适应证。
3．简述甲状腺手术治疗后最危急的并发症及其原因。
4．甲状腺功能亢进症的手术适应证是什么？术前准备是什么？
5．简述甲状腺癌的病理分型及特点。

（胡珍敏）

第二十三章

乳房疾病

第二十三章数字资源

思政之光

学习目标

通过本章内容的学习，学生应能够：

识记：

1．说出急性乳腺炎的病因、临床表现和预防方法。

2．说出乳腺癌的危险因素及内分泌治疗药物分类。

3．列举乳腺癌的临床特点。

4．列举乳腺良性肿瘤的临床表现和治疗原则。

理解：

1．分析乳腺癌的TNM分期和判断预后。

2．解释乳腺疾病淋巴转移途径的临床意义。

3．分析常见乳腺疾病的鉴别。

运用：

1．正确进行乳腺疾病的检查。

2．通过体格检查，结合影像学检查诊断乳腺疾病。

3．选择乳腺癌合适的治疗方法和术式。

4．形成大健康的理念，乳腺疾病进行正确的健康宣传教育。

【乳房的解剖】

成年女性乳房位于胸大肌浅面，第2～6肋骨水平浅筋膜浅、深层之间，由乳腺、皮下脂肪及结缔组织构成。乳腺腋尾部伸向腋窝，乳头自乳房前方中央突起，周围有色素沉着，称为乳晕。每侧乳房有15～20个腺叶，每个腺叶又由若干个乳腺小叶组成。各乳腺小叶内的腺管逐渐汇聚成乳管，共同开口于乳头。乳腺小叶之间有许多垂直走行的纤维束，附着于皮肤、乳腺与胸壁深筋膜之间，称为乳房悬韧带，又称库珀韧带（Cooper ligament），起支持和固定乳房的作用（图23-1）。

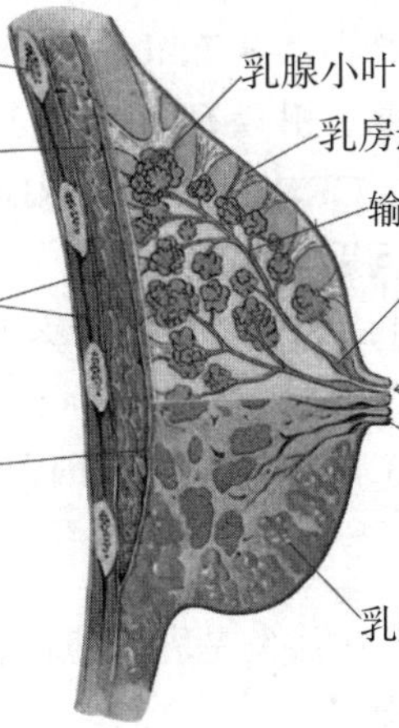

图23-1　乳房的矢状位解剖图

乳房的淋巴网较为丰富，其淋巴液的输出途径有（图23-2）：①乳房大部分淋巴液经胸大肌外缘的淋巴管流至腋窝淋巴结，再流向锁骨下淋巴结。一部分淋巴液可直达锁骨下淋巴结，继续向上引

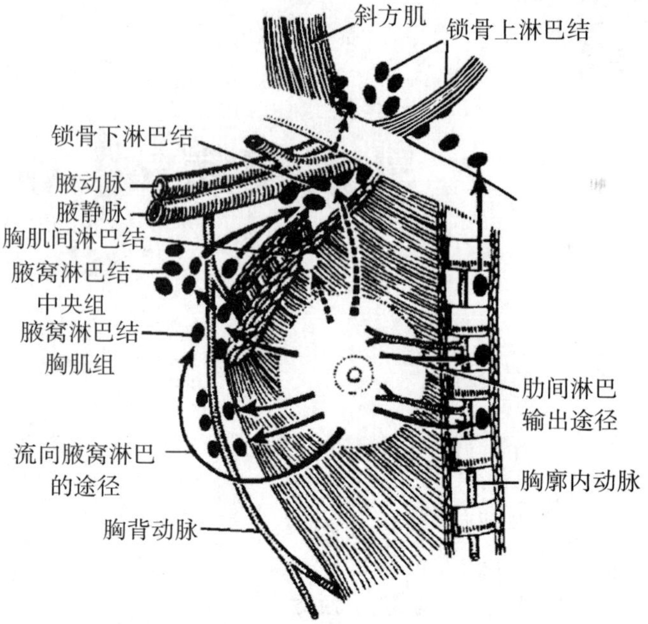

图 23-2　乳房淋巴输出途径

流到锁骨上淋巴结。②一部分乳房内侧的淋巴液，通过肋间淋巴管流向胸骨旁淋巴结，继而流至锁骨上淋巴结。③乳房皮肤的淋巴网，其淋巴液可沿皮下淋巴管至对侧乳房和对侧腋窝淋巴结。④乳房深部的淋巴网，与腹直肌鞘和肝镰状韧带的淋巴管相通，其淋巴液流向肝。

第一节　急性乳腺炎

案例 23-1

女性，26 岁，初产妇，哺乳期，左侧乳房肿痛 1 周，疼痛范围逐渐扩大，伴寒战、发热 3 小时，无恶心、呕吐、腹泻等。体格检查：T 39.2℃，P 103 次 / 分，R 23 次 / 分，BP 123/72 mmHg，神志清楚，全身皮肤及巩膜无黄染，全身浅表淋巴结无肿大。两肺呼吸音清晰，未闻及干、湿啰音。心率 103 次 / 分，心律齐，未闻及病理性杂音，腹部平软，肝、脾未触及，未触及腹部包块。左侧乳头内陷，左侧乳房外上象限皮温高，红肿有压痛，肿块约 4 cm × 5 cm 大小。中央区波动感明显。血常规：WBC 19.1×10^9/L，N 92%，CRP 23 mg/L，RBC 5.03×10^9/L，Hb 116 g/L。

问题与思考：

1．初步诊断是什么疾病？诊断依据是什么？如何进行鉴别诊断？

2．进一步确诊的主要手段是什么？主要治疗原则是什么？

3．此病早期应如何治疗？

急性乳腺炎是乳腺急性化脓性炎症，常发生于产后 3 ～ 4 周，初产妇多见。

【病因】

1．乳汁淤积　有利于细菌的生长繁殖，如乳汁分泌量过多或婴儿吸吮量少，每次哺乳后未能将乳房内残余乳汁排净；乳头发育不良不能哺乳导致乳汁淤积。

2．细菌经乳头破损或皲裂处入侵，使致病菌侵入淋巴管或乳管并大量繁殖。致病菌多为金黄色葡萄球菌。

➤考点：急性乳腺炎的好发人群和主要病因。

【临床表现】

发病初期，患者自觉乳房疼痛，一般为胀痛，并伴有乳房肿块，有压痛，肿块表面皮肤因充血而发红、温度增高、局部水肿，并可伴有全身发热等症状。随着病情进展，细菌入血，患者可出现寒战、高热、脉搏加快，疼痛呈搏动性，可并发脓毒症，出现患侧腋窝淋巴结肿大、压痛。白细胞增高和中性粒细胞百分比增高。发病数日后肿块变软，出现波动感，提示脓肿形成。浅在的脓肿一般皮肤发红和局部波动感明显，容易发现。脓肿可穿透皮肤，自行溃破；也可以破入乳管，出现乳头排脓现象；深部的脓肿早期局部表现常不明显，多数为局部肿块，进而肿块表面乳房皮肤发红，出现疼痛，穿刺可抽出脓液。深部脓肿可以向乳房后的疏松组织内溃破，形成乳房后脓肿（图 23-3）。脓肿破溃后，脓腔内压力变小，可能使疼痛一过性地减轻，但由于周围组织的炎症反应，仍有程度不同的疼痛存在。抽出脓液应做细菌培养加药物敏感试验。

➤考点：急性乳腺炎不同阶段的临床表现。

【治疗】

原则是消除感染、排空乳汁。

1．脓肿形成前　给予有效、足量抗生素，配合局部治疗。抗生素多选择青霉素或头孢类药物，对青霉素过敏者则用红霉素。四环素、氨基糖苷类、喹诺酮类、磺胺类药和甲硝唑等可通过乳汁影响婴儿健康，应避免使用。局部治疗一般采取排空乳汁、理疗、热敷或 25%硫酸镁湿敷等方法。

2．脓肿形成后　及时切开引流，保证引流通畅。为避免损伤乳管，应做放射状切开。乳晕下脓肿时沿乳晕边缘做弧形切口。深部脓肿或乳房后脓肿时可沿乳房下缘做弧形切口，经乳房后间隙引流（图 23-4）。

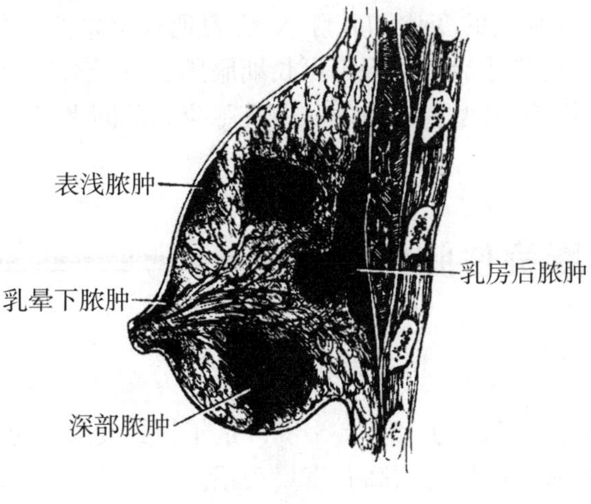

图 23-3　不同部位的乳房脓肿

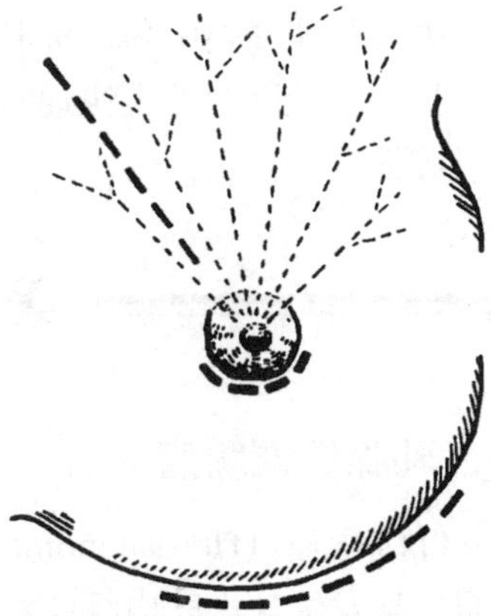

图 23-4　不同部位的乳房脓肿切开引流方法

【预防】

关键在于保持乳管通畅，避免乳汁淤积，保持乳头清洁并防止损伤。加强孕期宣传教育，养成良好的哺乳习惯，注意婴儿口腔清洁，不要让婴儿含乳头睡觉。对乳头内陷者，应在妊娠中期开始提拉乳头，矫正内陷。每次哺乳后用吸奶器吸出残留乳汁。对乳头已有破损或皲裂者要及时治疗。

➢考点：急性乳腺炎的预防和治疗。

第二节　乳腺囊性增生

乳腺囊性增生又称乳腺病，多见于中年女性，病理形态多样。增生可发生于腺管周围并伴有大小不等的囊肿形成，或腺管内不同程度的乳头状增生伴乳管囊性扩张，也有发生于小叶实质的，主要为乳管及腺泡上皮增生。本病易与乳腺癌混淆。

【病因】

主要是体内性激素比例失去平衡，使乳腺增生后复旧不全。部分乳腺实质成分中雌激素受体的质和量异常，引起乳腺组织各部分增生程度参差不齐，结构紊乱。

【临床表现】

乳房肿痛和乳房肿块是最主要的表现。部分患者表现为周期性胀痛，经期前明显，经期后减轻或消失，严重者整个月经周期都有疼痛。一侧或双侧乳房可有大小不等、质韧的单个或多个结节，可有触痛，与周围组织界限不清，但与皮肤和深部组织之间并无粘连，亦可呈弥漫性增厚。少数患者可有乳头溢液。

➢考点：乳腺囊性增生的主要表现。

【诊断】

主要依靠临床症状。虽然单纯性的囊性增生很少恶变，但可与乳腺癌同时存在，后者肿块更明确，质偏硬，可伴腋窝淋巴结肿大。嘱患者每隔 3 ～ 6 个月复查，超声、X 线检查有助于鉴别。

【治疗】

以对症治疗为主，保持心情舒畅，密切观察肿块的变化和乳腺 X 线表现有否恶性征象。可考虑服用疏肝理气类中药。症状较重者可用他莫昔芬治疗，但不可长期服用。对局部病灶有恶变可疑时，应予以切除送快速病理学检查。对有不典型上皮增生且有乳腺癌高危因素者可行单纯乳房切除术。

第三节　乳腺良性肿瘤

一、乳腺纤维腺瘤

乳腺纤维腺瘤（fibroadenoma of breast）的好发年龄为 18 ～ 35 岁，是年轻妇女最常见的良性肿瘤，其发生与小叶内纤维细胞对雌激素的敏感性异常增高有密切关系。

【临床表现】

本病多发于乳房的外上象限，75% 为单发，少数为多发。除肿块外，患者常无明显自觉症状。肿块生长缓慢，质韧、无压痛，呈圆形或椭圆形，表面光滑、活动度大、与周围组织分界清楚。肿块大小不受月经周期影响。

【治疗】

手术是治疗乳腺纤维腺瘤唯一有效的方法。对单发肿瘤、生长较快或巨大纤维腺瘤（> 7 cm）者，可考虑手术治疗。应将肿瘤连同包膜完整切除，切除标本应送病理学检查。

二、导管内乳头状瘤

导管内乳头状瘤多发生于 40 ~ 50 岁的经产妇。75% 发生在大乳管近乳头的壶腹部，肿瘤多较小，带蒂，有小绒毛及许多薄壁血管，易出血。发生在中、小乳管者常位于乳房周围区域。

【临床表现】

乳头血性溢液是本病的常见临床表现，患者往往因为内衣上的血污而就医。因肿瘤小，多数不易扪及，偶尔可在乳晕区附近扪及质软的小肿块。轻压乳晕区或挤压乳头时，可见血性、暗棕色或黄色溢液。通过乳腺导管造影以及乳管镜检查有助于诊断。

【治疗】

导管内乳头状瘤虽属良性疾病，但有一定的恶变率，为 6% ~ 8%，一旦发现，即应尽早手术。对于不可触及的肿瘤，手术时先确定溢液乳管的开口，用钝头细针或细软的探针插入该乳管作为引导，可注入少许亚甲蓝作为标记。切除该乳管及其周围的腺体组织。导管内乳头状瘤伴有重度非典型增生属癌前病变，当病变范围较为广泛时，可考虑行乳房切除术。起源于小乳管的乳头状瘤恶变率高，应予以注意。

第四节 乳 腺 癌

案例 23-2

患者，女性，50 岁，发现右侧乳房肿块 15 天，无明显症状。体格检查：视诊无异常，右侧乳房外上象限可扪及一 2 cm × 4 cm 大小的肿块，质硬，无触痛，边界不清，不宜推动。右侧腋窝可扪及一肿大的淋巴结，活动度尚可。左侧乳房、左侧腋窝未见异常。X 线检查发现患侧乳房有细小钙化点。患者及家属紧张、情绪低落。

问题与思考：

1. 先考虑哪种疾病？如何确诊？
2. 若已确诊，主要治疗原则是什么？
3. 怎样对患者进行心理疏导？

乳腺癌（breast cancer）是女性最常见的恶性肿瘤之一，部分城市报告乳腺癌发病率居女性恶性肿瘤的首位，死亡率仅次于肺癌。发病率呈逐年增高趋势。

【病因】

病因目前尚不明确，多发生于 40 ~ 60 岁女性，以绝经期前后妇女尤为多见。通常认为乳腺癌发病的易感因素有：月经初潮年龄早，绝经晚，未孕或初次生产年龄大于 35 岁，无哺乳史，一级亲属中有乳腺癌病史。对乳腺良性疾病与乳腺癌的关系尚有争论。另有人认为高脂肪饮食、肥胖、营养过剩等可增加发病机会。环境因素及生活方式与乳腺癌的发生也有关系。

➢考点：乳腺癌发病的易感因素。

【病理分类】

根据乳腺癌的不同发展阶段，国内乳腺癌的病理分类如下：

1．非浸润性癌　①小叶原位癌（癌细胞未突破末梢乳管或腺泡基底膜）；②导管原位癌（癌细胞未突破导管壁基底膜）；③湿疹样癌（Paget disease），以乳头湿疹样改变为主要临床表现，伴发浸润性癌者，不属于此类。

2．浸润性非特殊癌　是最常见的类型，占乳腺癌的80%，一般分化程度低，预后较差。此型可分为以下几类：①浸润性小叶癌；②浸润性导管癌；③硬癌；④单纯癌；⑤髓样癌（无大量淋巴细胞浸润）；⑥腺癌等。

3．浸润性特殊型癌　预后较好。此型可分为以下几类：①乳头状癌；②髓样癌（伴大量淋巴细胞增生）；③小管癌（高分化腺癌）；④腺样囊性癌；⑤黏液腺癌；⑥大汗腺样癌；⑦鳞状细胞癌等。

4．其他罕见癌。

【转移途径】

1．局部扩散　癌细胞可直接侵犯皮肤、Cooper 韧带、胸筋膜、胸肌、肋骨等周围组织。

2．淋巴转移　是最常见的转移途径。以沿胸大肌外侧向同侧腋窝淋巴结转移为主要的转移方向，进而侵入锁骨下及锁骨上淋巴结，可导致胸导管或右淋巴管侵入静脉血流而向远处转移；位于乳房内侧和中央部位的乳腺癌，主要转移到胸骨旁淋巴结。癌细胞还可经腹直肌鞘、通过肝镰状韧带转移至肝。部分癌细胞可以通过乳房之间皮肤内的淋巴交通向对侧乳房或淋巴结转移。癌细胞转移至锁骨下淋巴结，可继续向锁骨上淋巴结转移，经左胸导管和右淋巴管侵入血循环，形成远处转移。

3．血行转移　乳腺癌最常见的转移部位为骨、肺、肝、脑等处。

➢ 考点：乳腺癌的转移途径及常见的转移部位。

【临床表现】

乳腺癌好发于外上象限，其次是乳头、乳晕和内上象限。早期常表现为乳房内的无痛性肿块，质硬，表面不光滑，外形不规则，与周围组织分界不清，活动度差。进展期肿瘤若侵犯 Cooper 韧带，使其收缩，牵拉癌肿表面皮肤，可形成凹陷，称“酒窝征”。邻近乳头的肿瘤侵犯乳管，使乳管收缩，可向后方牵拉乳头，使乳头偏斜或凹陷，称为“漏斗征”。肿瘤侵犯皮内和皮下淋巴管，可致淋巴管阻塞，形成局部淋巴水肿，因毛囊处与皮下组织连接紧密，便在毛囊处出现很多点状凹陷，形成所谓的“橘皮样”改变。晚期可侵及胸肌筋膜、胸大肌，甚至肋骨，此时肿块活动度减少或固定，肿块不易推动。皮下淋巴管内的癌细胞不断生长，可在肿瘤周围的皮肤或皮下出现散在、多发的癌结节，即所谓“卫星结节”，这些结节可相互融合，甚至波及整个胸部形成“铠甲胸”。肿瘤向外生长，可见乳房局部隆起，肿瘤穿透皮肤形成“菜花样”溃疡，溃破后有恶臭，易出血。

乳腺癌淋巴结转移表现为患侧腋窝淋巴结肿大，起初散在，活动度好，质地硬，无痛。晚期淋巴结增多，彼此粘连、融合，形成团块，活动度差或固定而不易推动。转移融合严重时，可引起上肢水肿。臂丛神经受侵犯或受压时，可出现患侧上肢麻木、疼痛。少数患者可有乳头血性溢液。特殊类型的乳腺癌有：炎性乳腺癌并不多见，局部皮肤发红、水肿、粗糙、表面温度升高，呈炎症样表现，发展迅速、预后差。乳头乳晕湿疹样癌（Paget 病）少见，可表现为乳头刺痒、灼痛、脱屑和浆液性渗液，乳晕周围出现慢性湿疹样病变。部分乳晕区可扪及肿块，少数晚期患者可出现对侧腋窝淋巴结转移。

➤考点：乳腺癌及特殊类型乳腺癌的临床表现特点。

【临床检查】

1．病史询问　病史采集中除了要了解肿块发现的时间、生长速度、有无疼痛、与月经有无关系外，还需了解乳腺良性疾病史、月经史、生育史、哺乳史、乳腺癌家族史、雌性激素药物服用史、对侧乳腺癌手术史、饮食习惯等乳腺癌易感因素。

2．体格检查

（1）视诊：患者取端坐位或仰卧位，充分显露双侧乳房。注意乳房的对称情况，皮肤颜色是否正常，有无局部隆起、破溃，乳头近期有无内陷或抬高，乳房皮肤有无凹陷，浅静脉有无怒张，有无“橘皮样”改变或皮肤“卫星结节”，乳头、乳晕有无糜烂，上肢有无肿胀等。

（2）触诊：不可用手指抓捏，要用手指掌面轻柔触诊。应依次检查乳房外上（包括腋尾部）、外下、内下、内上象限及中央区。先触诊健侧，后触诊患侧。外上象限为乳腺癌的好发部位，故应重点检查。

若扪及肿块，则要注意其位置、大小、质地，检查边界是否清晰，表面是否光滑，与周围组织或皮肤是否有粘连。最后检查乳晕区，注意乳晕下方有无肿块、乳头有无溢液，明确并标记溢液来自哪一乳管。判断是否有胸大肌或肌筋膜受累时，可嘱患者双手叉腰，向后用力，尽可能使胸大肌紧绷，再检查肿块能否推动。

腋窝、锁骨下区和锁骨上区检查应安排在乳房检查之后。腋窝淋巴结分为四组（图23-5），检查腋窝淋巴结转移情况时，检查者应面对患者。检查左侧腋窝时，应嘱患者将其左前臂松弛地放在检查者左前臂上，由检查者轻轻将其托起，检查者的右手伸入腋窝顶部，然后贴着胸壁缓慢下滑扪查中央组淋巴结，再转向腋前方，在胸大肌深面扪查胸肌组。检查肩胛下组淋巴结时，检查者站在患者背后，扪查腋窝后壁。最后扪查锁骨下及锁骨上淋巴结。同样反过来检查右侧腋窝。若扪到淋巴结，应注意其位置、大小、数目、硬度、活动度以及有无压痛，是否有粘连、融合等。

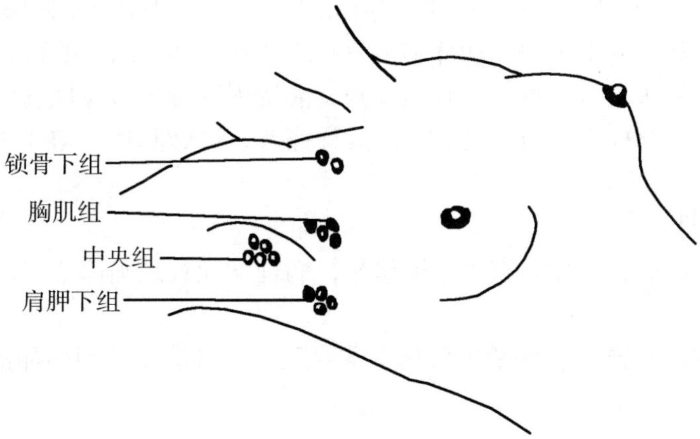

图 23-5　腋窝淋巴结分组

➤考点：乳腺的视诊、触诊。

3．影像学检查

（1）乳腺彩超：乳腺癌超声检查表现为低回声区，形状不规则，边界不清楚，无包膜，肿物后方回声常有衰减，肿瘤内部可探及血流信号。有时肿瘤内部可看到强回声光点，提示肿物内可能有钙化点。腋窝淋巴结出现转移时常表现为低回声区，淋巴结的正常结构消失。对肿瘤定位、囊性病变检出有优势。

（2）乳腺X线检查：是常用于乳腺癌普查的影像学检查，X线表现为密度增高的肿块影、边界不清或呈“毛刺征”，有时可出现微细的“砂粒样钙化”，钙化的数目每平方米＞15个常提示为恶性。

知识链接

乳腺数字X线摄影检查

乳腺数字X线摄影检查（简称“乳腺钼靶检查”）是目前诊断乳腺疾病的首选，是最可靠、最直接、最简便的无创性检测手段，痛苦相对较小，简便易行，且分辨率高，重复性好，留取的图像可供前后对比，目前已作为常规检查。该检查是一种低剂量乳腺X线摄影技术，能清晰显示乳腺各层组织，可以发现乳腺增生、各种良性肿瘤、恶性肿瘤以及乳腺组织结构紊乱，可观察到小于0.1 mm的微小钙化点及钙化块，这是普通X线及CT、MR、B超、红外线等检查手段难以做到的，尤其对于临床上难以发现的以微小钙化块为唯一表现的早期乳腺癌，具有特征性的诊断意义，特别是对于大乳房和脂肪型乳房，其诊断性可高达95%，对乳腺癌的诊断敏感性为82%～89%，特异性为87%～94%，是目前早期发现、诊断乳腺癌最有效、最可靠的方式之一。

➢考点：乳腺癌常用的普查方法。

（3）MRI：对微小病灶、多中心、多病灶的发现和判断病变范围有帮助。

4．病理学检查

（1）常用的方法有空心针穿刺活检、真空辅助旋切活检、细针针吸细胞学检查等。

（2）对开放活检疑为乳腺癌者，上述方法不能明确，可将肿块连同周围组织一并切除送病理学检查。目前，多数采取术中快速切片和术后石蜡切片检查相结合的检查方式。

（3）其他：对有乳头溢液者可行乳管镜检查，能发现乳管内占位性病变或乳管被挤压侵犯等。溢液可行涂片细胞学检查。对疑为乳头湿疹样癌者，可做刮片、印片细胞学检查或乳头区切取活检术。

【诊断与临床分期】

病史采集、体格检查、辅助检查可帮助诊断，病理学检查是确诊依据，注意与乳腺良性病变鉴别。

临床分期对确定治疗方案、判断预后具有重要意义。目前多采用国际抗癌协会的TNM分期法。

原发肿瘤（T）

Tx　原发肿瘤无法评估

T_0　没有原发肿瘤证据

Tis　原位癌

T_1　肿瘤最大直径≤2 cm

T_2　肿瘤最大直径＞2 cm，但≤5 cm

T_3　肿瘤最大直径＞5 cm

T_4　不论肿瘤大小如何，直接侵犯胸壁或皮肤，患侧乳腺皮肤水肿（包括“橘皮样”改

变)，溃破，或“卫星结节”，炎性乳腺癌

区域淋巴结（N）

Nx　区域淋巴结无法评估（如曾经切除）

N_0　无区域淋巴结转移

N_1　有同侧腋窝淋巴结转移，可活动

N_2　有同侧腋窝淋巴结转移，相互融合或固定

N_3　有同侧锁骨上淋巴结转移或同侧胸骨旁淋巴结转移

远处转移（M）

M_0：无远处转移

M_1：有远处转移

0期：$TisN_0M_0$

Ⅰ期：$T_1N_0M_0$

Ⅱ期：$T_{0\text{-}1}N_1M_0$；$T_2N_{0\text{-}1}M_0$；$T_3N_0M_0$

Ⅲ期：$T_{0\text{-}2}N_2M_0$；$T_3N_{1\text{-}2}M_0$；T_4任何NM_0；任何TN_3M_0

Ⅳ期：含M_1的任何TN

【预防与治疗】

重视卫生宣传教育和普查，以早期发现乳腺癌。早诊断可提高生存率。对有抑癌基因突变者可预防性切除乳房。有研究证实乳腺癌自发病起就是一个全身性疾病，所以治疗的总体趋势以减少手术范围为主，辅助其他综合治疗方法。

1．治疗原则

(1）Ⅰ期、Ⅱ期乳腺癌：以手术治疗为主，术后根据淋巴结的转移情况，决定是否需要辅助治疗等。

(2）Ⅲ期乳腺癌：以根治性手术为主，也可先行术前化疗（新辅助化疗）降低分期，然后再选择合适的手术。

(3）Ⅳ期乳腺癌及下列情况不适于首选手术治疗：①有锁骨上淋巴结转移。②癌肿与胸壁广泛固定。③皮肤“卫星结节”。④患侧上肢水肿。⑤乳房及其周围广泛皮肤水肿。⑥炎性乳腺癌。⑦已有远处转移者。

2．手术治疗　手术是治疗乳腺癌的主要手段，目前常用的手术方式有：

(1）乳腺癌根治术和扩大根治术：前者切除整个乳房、胸大肌、胸小肌加腋窝淋巴结清扫。后者扩大到切除胸廓内动、静脉及胸骨旁淋巴结。现已少用。

(2）改良根治术和保乳根治术：改良根治术是在根治术的基础上保留胸大肌或胸大、小肌。保乳根治术则是切除全部肿块及周围部分正常腺体，保留乳房大部分腺体和外形，并要求切缘无癌残留，术后需行化疗，是目前常用的术式。Ⅰ/Ⅱ期乳腺癌患者应用根治术与改良根治术的生存率无差异。

(3）全乳房切除术：切除整个乳房和胸大肌筋膜、腋尾部，适用于原位癌、微小癌及年老体弱不宜做根治术者。

(4）腋窝淋巴结清扫术和前哨淋巴结活检术：①腋窝淋巴结检查呈阳性，则行淋巴结清扫术。②腋窝淋巴结检查呈阴性时，可先行前哨淋巴结活检术，对于前哨淋巴结检查呈阴性的患者，可不再行腋窝淋巴结清扫术；对于前哨淋巴结检查呈阳性的患者，则行腋窝淋巴结清扫术。

➢考点：乳腺癌的主要手术方式及范围。

知识链接

前哨淋巴结

前哨淋巴结（sentinel lymph node，SLN）的提出是基于“乳腺癌腋窝淋巴结转移时逐站转移”的理论。前哨淋巴结不是解剖学上特殊位置的淋巴结，而是功能上乳腺癌转移所必须经过的第一站淋巴结。前哨淋巴结活检术（sentinel lymph node biopsy，SLNB）于 20 世纪 90 年代开始应用于乳腺癌的治疗。其优势在于腋窝创伤小，对血管、神经及淋巴管的破坏小，术后肩关节活动障碍、上肢水肿等并发症的发生率明显降低。

通常认为寻找到 3 个或以上前哨淋巴结时，其预测腋窝淋巴结是否转移的准确率可达 95% 左右。经典的前哨淋巴结的显影方式有三种：放射性核素法、荧光免疫法和染料法。其中放射性核素法是金标准。近年来，超声造影法等技术也相继应用于前哨淋巴结活检中。

3．放射治疗　放射治疗包括术前放疗、术后放疗及非手术放疗。

（1）术前放疗是为了减少术中癌细胞播散和术后局部复发，现已较少应用。

（2）术后放疗常用于改良根治术后有腋窝淋巴结转移的患者，或保留乳房的乳腺癌手术之后，可防止或延迟肿瘤复发与转移。

（3）非手术放疗针对炎性乳腺癌、Ⅳ期乳腺癌、锁骨上淋巴结转移者、术后局部复发结节等放疗亦有较好效果。

4．化学药物治疗　化疗是乳腺癌重要的全身治疗方法，目的在于杀死全身微小转移和残存的肿瘤细胞。对浸润性乳腺癌伴腋窝淋巴结阳性者可辅助化疗，对腋窝淋巴结阴性但有复发高危因素者也应术后辅助化疗。常用的化疗药物包括紫杉类药物、蒽环类药物等。术前化疗（新辅助化疗）用于局部晚期患者，可提高手术成功率、缩小肿块和测试药物对乳腺癌是否有效。

➢考点：乳腺癌的化疗指征。

5．内分泌治疗　对雌激素或孕激素受体阳性的患者均应行内分泌治疗，包括卵巢切除和应用内分泌药物治疗两种方法。前者可行双侧卵巢切除，或用放射线照射或药物去除卵巢功能，目的是消除体内雌激素的来源。内分泌治疗药物主要有他莫昔芬（三苯氧胺），可竞争性拮抗雌激素受体，从而阻断雌激素的作用，绝经前和绝经后患者均可应用。有研究证实，芳香化酶抑制剂可抑制雄激素转化为雌激素，应用于绝经后患者效果优于他莫昔芬，但发生骨相关并发症的概率高于后者。

➢考点：乳腺癌内分泌治疗的首选药物。

知识链接

内分泌治疗

女性绝经前雌激素主要来源于卵巢，因此，对绝经前女性行内分泌治疗可选择抑制卵巢功能（卵巢切除或药物去势），或阻断雌激素的作用。他莫昔芬是雌激素受体的竞争性拮抗剂，与雌激素受体结合后不产生雌激素样作用，从而阻断雌激素的作用。

绝经后女性卵巢功能衰竭，其体内雌激素主要由肾上腺分泌的少量雄激素转化而来。芳香化酶是雄激素转化为雌激素过程中的关键酶，故对绝经后女性采取内分泌治疗多选择芳香化酶抑制剂，通过阻断关键酶的作用，降低体内雌激素水平。

因此，对绝经前女性采取内分泌治疗不能选择芳香化酶抑制剂，而绝经后女性的内分泌治疗既可选择他莫昔芬，又可选择芳香化酶抑制剂。但已有大规模临床试验数据证实，绝经后女性应用芳香化酶抑制剂获益更多。

6．生物靶向治疗　曲妥珠单抗（trastuzumab）是治疗乳腺癌的第一个也是最常用的靶向药物，对人表皮生长因子受体 2（HER2/Cerb-B2）过度表达的患者效果好。近些年也有针对人表皮生长因子受体 1/2 的靶向药物（如拉帕替尼等）陆续上市，为乳腺癌的治疗带来了新的希望。

自测题

一、选择题

【A1 型题】

1．急性乳腺炎常见于
A．产后 1 周
B．小乳房者
C．初产哺乳妇女
D．妊娠妇女
E．多产哺乳妇女

2．急性乳腺炎常见的原因是
A．哺乳期过长
B．乳汁淤积
C．乳头内陷
D．产后无乳
E．产后哺乳过多

3．关于乳腺脓肿的治疗原则，下列错误的是
A．切开引流时，应避免切开脓肿隔膜
B．乳晕下脓肿应沿乳晕边缘做弧形切口
C．切开引流时取放射状切口
D．乳房后脓肿应沿乳房下缘做弧形切口
E．乳房深部脓肿需先穿刺后切开

4．乳腺囊性增生的疼痛特点是
A．疼痛无明显规律
B．月经前疼痛减轻
C．月经前疼痛加重
D．月经后疼痛加重
E．月经期疼痛较重

5．乳管内乳头状瘤的好发部位是
A．乳腺小叶
B．输乳窦
C．乳管近端开口
D．乳管远端开口
E．乳头

6．治疗乳房纤维腺瘤的有效方法是
A．维生素 C
B．维生素 B
C．逍遥散
D．他莫昔芬
E．手术治疗

7．乳腺癌的早期表现是
A．无痛小肿块
B．乳腺疼痛
C．乳头黄色溢液
D．乳头内陷
E．皮肤“橘皮样”改变

8．乳房发生乳腺癌最常见的部位是
A．乳头部位
B．内上象限
C．外上象限
D．内下象限

E．外下象限

9．乳腺癌预后的最主要影响因素是

A．手术方式

B．患者年龄大小

C．有无淋巴结转移

D．肿瘤大小

E．瘤细胞本身的生物学特性

10．恶性程度最高的乳腺癌类型是

A．浸润性导管癌

B．浸润性小叶癌

C．湿疹样癌

D．炎性乳腺癌

E．髓样癌

11．乳腺癌来源于

A．小叶间质

B．乳腺导管上皮及腺泡上皮

C．导管内乳头状瘤

D．乳腺囊肿

E．乳腺纤维腺瘤

12．乳腺癌所致皮下淋巴管堵塞，引起淋巴回流障碍的皮肤改变是

A．乳房皮肤红肿

B．乳头内陷

C．“酒窝”征

D．湿疹样皮炎

E．“橘皮样”改变

13．确定乳房肿块性质的最可靠方法是

A．数字化 X 线检查

B．彩色 B 超检查

C．红外线检查

D．组织学检查

E．热像图检查

14．Paget 病是

A．乳头湿疹样癌

B．髓样癌

C．大腺样癌

D．导管内癌

E．炎性乳腺癌

15．乳腺癌中预后最差的是

A．浸润性小叶癌

B．浸润性导管癌

C．炎性乳腺癌

D．Paget 病

E．导管内癌

16．乳房的 Cooper 韧带受累时可出现

A．皮肤红肿

B．皮肤水肿

C．皮肤凹陷

D．乳头内陷

E．“橘皮样”改变

【A2 型题】

17．患者女性，33 岁，发现左侧乳房肿块 12 天。检查肿物大小为 5 cm×3 cm，红肿明显，诊断为急性乳腺炎。最不易与其鉴别的是

A．Paget 病

B．乳房肉瘤

C．炎性乳腺癌

D．乳腺病

E．乳房结核

18．患者女性，28 岁，左侧乳房胀痛 5 天，可触及大小为 4.5 cm × 4 cm 的肿块，体温 38.2 ℃，诊断为急性乳腺炎。对该患者不合适的处理是

A．使用抗生素

B．穿刺检查

C．超声检查

D．手术切除

E．CT 检查

19．患者女性，47 岁，发现右侧乳房外上象限肿块，无痛单发，最可能的疾病是

A．纤维腺瘤

B．乳腺癌

C．乳管内乳头状瘤

D．乳腺结核

E．乳腺炎

20．患者女性，51 岁，乳腺癌，肿瘤直径 4 cm，腋下扪及 3 个淋巴结，其治疗原则是

A．乳腺单纯切除术

B．单纯切除术 + 放疗

C．仅用化疗

D．单纯切除术 + 化疗

E．乳腺癌根治术

二、名词解释

1．Cooper 韧带 2．“酒窝征” 3．“橘皮样”改变

三、问答题

1．急性乳腺炎的病因有哪些？
2．预防急性乳腺炎的关键是什么？
3．简述乳房脓肿形成后切开引流的注意事项。
4．简述进展期乳腺癌患者可能出现的临床表现。

（胡珍敏）

第二十四章

胸部疾病

第二十四章数字资源

思政之光

学习目标

通过本章内容的学习，学生应能够：

识记：

1. 说出胸部损伤的机制与分类。
2. 说出肺癌、食管癌、原发性纵隔肿瘤的预防、早期诊断及术后康复指导。

理解：

1. 列举肋骨骨折、气胸、血胸、心脏和膈肌损伤的诊断与治疗。
2. 分析胸壁结核、脓胸、肺大疱、肺癌、食管癌、原发性纵隔肿瘤的病因、临床特点、诊断与治疗。

运用：

1. 对各种常见胸部损伤患者进行急救操作。
2. 对肺结核、支气管扩张症、肺脓肿、食管良性肿瘤、食管腐蚀性灼伤患者提供适合的治疗方案。
3. 培养不怕脏，不怕累的工作态度，治疗肺结核、支气管扩张症、肺脓肿患者。

第一节　胸部损伤

一、概述

胸部损伤较为常见，战时多于平时，根据暴力性质不同和是否造成胸膜腔与外界沟通，可分为闭合性损伤和开放性损伤两大类（图 24-1）。

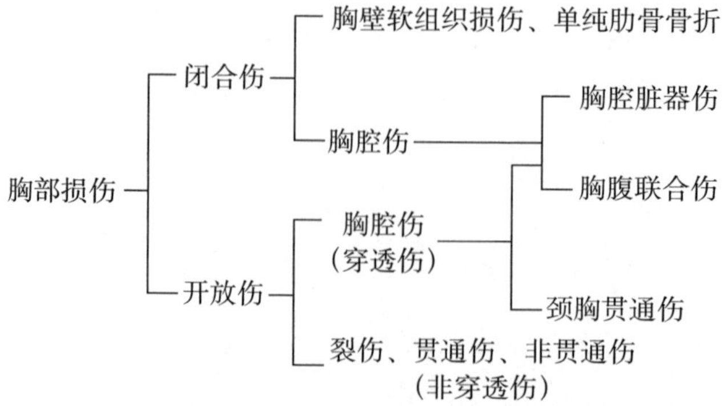

图 24-1　胸部损伤分类

闭合性损伤主要是钝性伤及冲击伤，两者的受伤机制有所不同。钝性伤多由于交通事故、高空坠落、建筑物倒塌、钝器等因直接打击、挤压、减速等暴力所致，致伤机制复杂，常可破坏胸廓的完整性。轻度损伤多导致胸壁软组织挫伤或伴有单发的肋骨骨折。重度损伤多发生胸腔内脏器损伤，肺及心脏容易受累，若出现广泛性挫裂伤，将严重地影响循环和呼吸功能，甚至死亡。大多数钝性伤患者不需要开胸手术治疗。冲击伤主要是由于爆炸时引起的高压高速冲击波对胸腔内脏器所致的原发性损害。

开放性损伤多由于各种火器、锐器（刃具、玻璃片、木桩、钢筋、牛角、尖石等）的切、砍、刺等外力所致。根据是否进入胸膜腔，分为穿透伤与非穿透伤两种。非穿透伤仅伤及胸壁，病情多较轻微，依据伤道类型又分为裂伤、贯通伤、非贯通伤。穿透伤多伤及胸腔内脏器，损伤范围直接与伤道有关，伤情多较严重。肺组织最易受损，伤后可引起开放性气胸和血胸。早期诊断较容易，器官组织裂伤所致的进行性出血是伤情进展快、患者死亡的主要原因，相当一部分穿透性损伤患者需要开胸手术治疗。

【临床表现】

胸部损伤的临床表现与受伤机制、受损组织器官的程度和范围等有关。单纯胸壁损伤的症状多较轻微，骨折时疼痛较剧烈。肺、心脏出现挫伤时，轻者一般表现为胸闷、气促、咳血痰等；重者则表现为呼吸困难、发绀、心律失常、休克等。肺组织裂伤常造成气胸、血胸；心脏、大血管裂伤时，出血多凶猛，表现为失血性休克或心脏压塞，前者往往来不及抢救而死于现场。开放性损伤可见到体表伤口，有气体或血液随呼吸喷出说明伤口与胸膜腔相通。

【诊断】

根据胸部外伤史、临床表现，可做出初步诊断。也常选用一些辅助检查来进一步确诊。① X 线：用于确定骨折、肺损伤、气胸、血胸等。② CT：显示内脏损伤更精准。对于重症或复合伤患者，需要同时进行头、腹等部位检查。③ B 超：用于确诊胸腔积液。④超声心动图：用于观察心脏损伤、心包积液、心脏结构变化等。⑤诊断性胸膜腔穿刺：对疑有血胸、气胸者，抽出不凝固血液或气体即可确诊。

【治疗】

严重的胸部损伤直接影响患者呼吸和循环功能，伤后需要紧急抢救。急救包括院前急救和院内急救两个时段。

院前急救主要是基本生命支持和胸部损伤的现场紧急处理。基本生命支持的要点是维护呼吸和循环功能，避免加重损伤。治疗原则为：保持呼吸道通畅、吸氧，控制外出血、补充血容量，固定长骨骨折、保护脊柱（尤其是颈椎），快速转运等。张力性气胸、开放性气胸、大范围的连枷胸等需要紧急处理。

院内急救是对送到医院的患者，需要继续进行抢救或维持稳定，并要注意排查潜在致命性胸部损伤。下列情况应行急诊开胸探查手术：①进行性血胸；②严重的肺及支气管损伤；③心脏、大血管裂伤和急性心脏压塞；④食管裂伤；⑤胸壁大块缺损；⑥胸腹联合伤；⑦胸腔内存留较大的异物。

【急诊开胸手术】

有些胸部损伤患者送到医院时已处于濒死状态，表现为意识丧失，叹息样呼吸，脉搏细弱，甚至血压测不到，仅心脏尚有电活动。对于濒死或重度失血性休克的患者，立即手术仍有可能挽救生命。所以，应争分夺秒行急诊开胸探查手术，否则延误时间，患者很难存活。适用于：①胸部穿透伤重度休克者；②胸部穿透伤濒死且高度怀疑心脏压塞者。手术抢救成功的关键是迅速缓解心脏压塞，控制出血，快速补充血容量和及时回输胸腔或心包内失血。

二、肋骨骨折

肋骨骨折在胸部损伤中最为常见。老年人骨质疏松，脆性大，容易发生骨折。儿童肋骨富有弹性，易弯曲但不易折断。第 1 ～ 3 对肋骨较短，受周围锁骨、肩胛骨和肌肉保护，不易骨折；第 4 ～ 7 对肋骨较长且两端固定，易发生骨折；第 8 ～ 10 对肋骨前段软骨相互连接，形成肋弓，弹性较大，骨折概率下降。第 11 ～ 12 对肋骨前端游离，不易骨折。肋骨出现肿瘤转移病灶、严重的骨质疏松时可发生病理性骨折。

【发病机制与病理】

因直接暴力撞击胸部，受力处肋骨向内弯曲折断；胸部受暴力挤压时，可因间接暴力使肋骨远侧向外弯曲折断。肋骨骨折断端若向内移位，常刺破胸膜壁层、肋间血管、肺而导致气胸、血胸等。

肋骨骨折可以为单根或多根，一处或多处。强大暴力致多根多处肋骨骨折时，常伴有严重的肺挫伤。相邻多根多处肋骨骨折时，局部胸壁因失去完整肋骨的支撑而软化，胸壁在自主呼吸时出现反常呼吸：即吸气时软化胸壁内陷；呼气时软化胸壁向外突出（图 24-1）。软化处的胸壁形如连枷，故称之为连枷胸。胸壁软化区较为广泛者，两侧胸膜腔压力不平衡，造成纵隔扑动，即纵隔随压力变化在胸腔内左右移动，导致缺氧和二氧化碳潴留，并影响静脉血液回流。

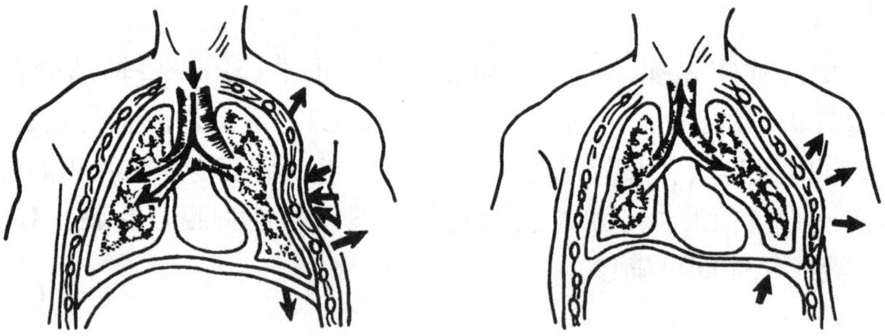

（1）吸气 （2）呼气

图 24-1 胸壁软化区反常呼吸运动

【临床表现与诊断】

受伤部位肋间神经受刺激，导致胸壁疼痛，常在深呼吸、咳嗽或体位改变时加重。支气管、肺破损时，可出现痰中带血或咯血。体格检查时，受伤胸壁明显肿胀、压痛。挤压胸部时出现间接压痛，甚至骨擦音，借此可以与软组织挫伤相鉴别。肋骨骨折断端刺破壁胸膜、肺、肋间血管，可出现皮下气肿、气胸、血胸等相应体征。损伤严重者出现呼吸困难，甚至发生呼吸和循环衰竭。

胸部 X 线检查不仅可以明确肋骨骨折的诊断，同时能够确定有无气胸、血胸。肋软骨骨折不能通过 X 线检查显像，但 CT 检查可观察到。

【治疗】

治疗原则是镇痛、防治肺部并发症、固定胸廓和早期活动。镇痛能有效改善肺功能，镇痛的方法有口服或肌内注射镇痛、镇静药，自控泵静脉持续给药等，多根多处肋骨骨折则需要持久、有效的镇痛治疗。防治肺部并发症的主要措施是鼓励和协助患者进行有效的咳嗽、排痰，早期下床活动。对咳嗽无力、不能有效排痰或呼吸衰竭者，应尽早做气管插管或气管切开，必要时需用呼吸机辅助呼吸。气管插管呼吸机正压通气可对浮动胸壁起到“内固定”作用。

固定胸廓的方法因骨折的范围、程度而异，可见于以下几种情况：

1．闭合性单处骨折　单根肋骨骨折时，由于骨折断端有相邻肋骨和肋间肌支撑，活动度较小，属于稳定骨折，可不必固定。采用弹性胸带或多头胸带固定，可起到咳嗽时限制胸廓过度扩张、减轻疼痛的作用。

2．闭合性多根多处肋骨骨折　胸壁软化的处理方法有：①包扎固定法，适用于软化区域较小或现场急救，即用厚敷料盖于软化区，用绷带或多头胸带包扎固定。②牵引固定法，适用于胸壁软化区域较大者。局部麻醉后用无菌巾钳夹住胸壁软化区中央游离肋骨段，以重物牵引固定。③内固定法，适用于大块胸壁软化、骨折移位明显、能够耐受手术者。对长期胸壁浮动且不能脱离呼吸机者，可行常规手术或电视胸腔镜下固定肋骨。骨折内固定可使胸廓最大限度地恢复容积，但手术对患者是二次打击，应严格掌握适应证和手术时机。可采用不锈钢丝固定，而环抱式接骨板、肋骨可吸收髓内钉固定的效果更好。

重症患者应用呼吸机辅助呼吸时，胸壁的矛盾运动基本消失，此时不必再进行外固定。

3．开放性骨折　应尽早清创，同时进行骨折内固定。但对于污染重的伤口，术后感染时，感染性的内固定物可能需要做二次手术取出。

知识链接

肋骨骨折康复指导

肋骨骨折愈合后应逐步加强胸部、上肢的康复训练。坚持锻炼可减少损伤部位的软组织粘连，减轻胸背部疼痛，预防肩关节周围炎的发生。对肋骨骨折患者在3个月后应复查胸部X线，以了解骨折愈合情况。

三、损伤性气胸

损伤后出现胸膜腔积气称为损伤性气胸。胸膜腔内正常为负压，空气多经肺、支气管、气管及食管裂口，或胸壁伤口进入胸膜腔，占据部分胸膜腔空间，使肺组织出现不同程度的受压萎缩。一般将损伤性气胸分为闭合性、开放性和张力性三类。

（一）闭合性气胸

闭合性气胸多为肋骨骨折断端刺破肺组织，空气进入胸膜腔所致。随着积气与肺萎陷程度增加，肺裂口缩小，直至吸气时也不开放，气胸趋于稳定并可缓慢吸收。

【临床表现与诊断】

小量气胸时，伤侧肺受压萎缩不超过30%，对呼吸和循环功能影响较小，多无明显症状与体征。大量气胸时，患者可出现胸闷、气促或呼吸困难。

体格检查时，伤侧胸廓饱满，呼吸活动度减弱，气管向健侧移位，叩诊呈鼓音，听诊呼吸音减弱或消失。胸部X线检查显示不同程度的胸膜腔积气与肺萎陷，有时可伴有少量胸腔积液。

【治疗】

小量气胸不需特殊治疗，积气一般在1～2周内自行吸收。大量气胸需行胸膜腔穿刺反复抽气，或行胸腔闭式引流术，促使肺尽早复张。

（二）开放性气胸

胸膜腔与外界相通，空气随呼吸经体表伤口可自由出入胸膜腔，称为开放性气胸。胸壁开放伤口小于气管口径时，空气出入量尚少，肺部分萎陷。大于气管口径时，胸膜腔内压力几乎等于大气压，伤侧肺完全萎陷。患侧胸膜腔内压力明显高于健侧，纵隔被推向健侧，健侧肺扩张也受到限制。肺萎陷造成严重缺氧可导致呼吸衰竭。吸气时大量气体进入患侧胸膜腔，两侧胸膜腔内压力差增大，纵隔移向健侧；呼气时空气由伤口排出体外，两侧面胸膜腔压力差缩小，纵隔向患侧移位。纵隔可随呼吸运动而左右移位，称为纵隔扑动（图 24-2）。纵隔扑动和移位影响腔静脉血液回流，可导致严重循环功能障碍。

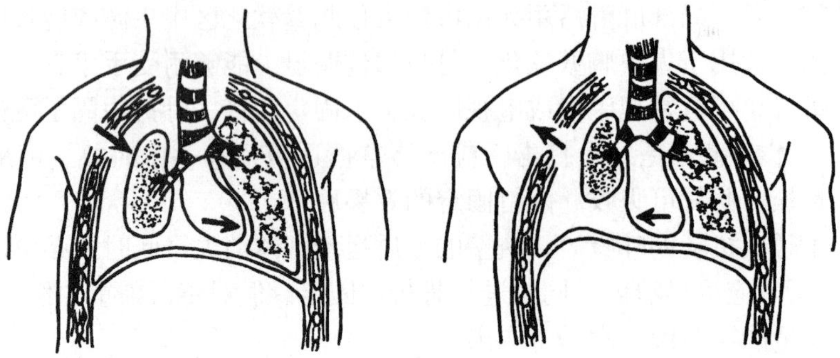

（1）吸气　　（2）呼气

图 24-2　开放性气胸时纵隔扑动

【临床表现与诊断】

伤情多较严重，患者有明显呼吸困难、鼻翼扇动、颈静脉怒张、口唇发绀，严重者伴有休克。体格检查时可听到气体随呼吸进出胸膜腔的响声。气管、心脏明显向健侧移位。伤侧胸部叩诊呈鼓音，听诊呼吸音减弱或消失。胸部 X 线检查显示伤侧胸膜腔大量积气，肺明显受压萎陷，纵隔向健侧明显移位。

【治疗】

开放性气胸需紧急处理。急救处理的要点是迅速封闭胸壁伤口，将开放性气胸变为闭合性气胸。在抢救现场用可获得的物品（如无菌敷料、棉垫、衣服等物品）在伤员用力呼气末封盖伤口并包扎。转运过程中患者呼吸困难加重或有张力性气胸表现，应在患者呼气时开放封闭的敷料，排出高压气体。送至医院后，进一步处理有：吸氧、补充血容量、纠正休克；清创，缝合伤口，并做胸腔闭式引流；应用抗生素预防感染。术后应鼓励患者咳嗽、排痰。如疑有胸腔脏器损伤或进行性出血，则应剖胸探查。

（三）张力性气胸

张力性气胸又称高压性气胸。由于气管、支气管或肺损伤处形成单向开放的活瓣，气体随每次吸气进入胸膜腔并积累增多，导致胸膜腔内压力超过大气压。患侧肺严重萎陷，纵隔显著向健侧移位，健侧肺也受压。同时，腔静脉血液回流受阻，回心血量减少，可导致呼吸和循环功能严重障碍。张力性气胸时，高压气体进入纵隔或胸壁皮下组织，并迅速蔓延，形成纵隔气肿，或在颈部、面部、胸部、腹部等处形成广泛的皮下气肿。

【临床表现与诊断】

患者表现为严重或极度呼吸困难、端坐呼吸、发绀、烦躁不安或意识障碍，如抢救不及时，可很快发生呼吸、循环衰竭而死亡。体格检查时，伤侧胸廓饱满，呼吸运动减弱，常出现明显、广泛的皮下气肿。肋间隙增宽，气管明显移向健侧。叩诊呈高度鼓音，听诊呼吸音消失。胸部 X 线检查可见患侧胸膜腔大量积气，肺完全萎陷，纵隔向健侧显著移位。胸膜腔穿刺有高压气体冲出。

【治疗】

张力性气胸可迅速致死，急救时需立即排气，迅速降低胸膜腔压力。简易操作是用粗针头在患侧锁骨中线第二肋间处刺入胸膜腔排气。在转送医院过程中，可在针尾处套扎一橡胶指套，其指端剪开长约 1 cm 的小口，起到活瓣作用。这个装置在呼气时，肺内压力高于外界大气压，使胸膜腔内气体能够排出，在吸气时外界气体不易进入。到达医院后行胸腔闭式引流术，同时应用抗生素预防感染。待漏气停止 24 小时后，且 X 线检查证实肺已复张，方可拔除引流管。如引流术后仍大量漏气、呼吸困难不见缓解，则提示肺、支气管有严重裂伤，需考虑开胸探查。

四、损伤性血胸

胸部损伤后胸膜腔内积血，称为损伤性血胸。若有气体同时存在，则称为损伤性血气胸。

胸膜腔积存的血液主要来源于损伤的胸壁、肺、心脏、大血管，以及膈肌、心包、食管等组织。其中以肺裂伤出血最为多见。由于肺循环压力低，出血量少且较缓慢，常可自行止血。肋间血管或胸廓动、静脉出血量较多且快，不易自行止血，常需开胸手术止血。心脏与大血管出血，出血速度快且量大，可很快导致失血性休克，甚至死亡。

血胸发生后不但因血容量丢失影响循环功能，而且积血使纵隔移位也影响静脉血液回流。胸膜腔大量积血使肺受压萎陷，造成呼吸功能障碍。胸膜腔内积血因肺、膈肌和心脏运动的去纤维蛋白（去极化）作用，多不凝固。出血快且量多，其去极化作用则不完全，积血则凝固成块，称为凝固性血胸。血块机化后，形成纤维组织覆盖在肺表面，限制了肺膨胀，使肺功能受损。血胸合并感染后形成脓胸。少数患者伤后因活动时骨折断端刺破肋间血管，或血管破裂处血凝块脱落等原因造成延迟性出血，这种血胸称为迟发性血胸。

【临床表现与诊断】

血胸的临床表现与出血量、速度和体质有关。普通成年人，少量血胸（500 ml 以下）时多无明显症状和体征。中等量血胸（500 ～ 1000 ml）、大量血胸（1000 ml 以上）时可出现不同程度的内出血和肺受压萎陷的表现，如面色苍白，脉搏细弱，呼吸急促，血压下降；患侧肋间隙饱满，叩诊呈浊音，心脏向健侧移位，听诊呼吸音减弱或消失。胸部 X 线检查，少量血胸时肋膈角失锐；中等量或大量血胸者患侧胸膜腔大片密度增高阴影，纵隔被推向健侧。合并气胸时可显示气 - 液平面。胸膜腔穿刺抽出血液即可明确诊断。

有下列征象提示存在进行性血胸：①脉搏持续加快、血压下降，或经输血补液后血压仍不稳定；②红细胞计数、血红蛋白、血细胞比容呈持续下降；③胸腔闭式引流量每小时超过 200 ml，连续 3 小时；④胸部 X 线追踪检查显示胸膜腔密度增高阴影不断增大。

血胸继发感染时常出现畏寒、高热、外周血白细胞计数增高等征象。胸膜腔穿刺抽出血性液有以下情况时，应考虑感染性血胸：①液体浑浊，有絮状物或有气味；②液体中白细胞明显增加，比例达 100：1 以上；③液体涂片和细菌培养发现致病菌。

【治疗】

1．非进行性血胸　少量血胸可采用胸膜腔穿刺及时排出积血。中等量或大量血胸，多采用胸腔闭式引流术排出积血，尽早使肺复张，改善呼吸功能。

2．进行性血胸　应尽早开胸探查，止血并清除积血，修复损伤的脏器。

3．凝固性血胸　应待伤员情况稳定后尽早手术，清除血块，剥除胸膜表面血凝块和机化形成的纤维包膜。

4．感染性血胸　按急性脓胸处理。对胸腔闭式引流治疗效果不佳或肺膨胀不良者，应尽早手术清理胸腔。

应用胸腔镜技术处理凝固性、感染性血胸，效果较满意，手术具有微创等优点。

五、心脏损伤

根据损伤是否造成心包腔与外界相通，将心脏损伤分为闭合性和穿透性两种。

（一）闭合性心脏损伤

损伤多因胸前区受撞击、挤压、减速等钝性暴力所致。损伤的程度与暴力的撞击速度、质量、时间以及心脏状态、受力面积等因素有关。常见有：①心脏挫伤，也称之为心肌挫伤。轻者仅引起心外膜或心内膜下心肌出血，少数心肌纤维断裂；重者可发生心肌广泛挫伤、大片心肌层出血、坏死等。后期修复可遗留瘢痕，甚至之后形成室壁瘤。②心脏破裂，心腔壁或腱索、瓣膜、间隔撕裂或断裂等。可发生在受伤当时或伤后一段时间内，常并存严重的心肌挫伤，伴有不同程度的心包积液。

【临床表现与诊断】

轻度挫伤可能无明显症状；重度挫伤可出现胸痛、心悸、气促，甚至心绞痛、心律失常、心力衰竭等。磷酸肌酸激酶及同工酶、乳酸脱氢酶明显升高具有诊断价值。心电图可显示ST段抬高、T波低平或倒置，常伴有心动过速、房性或室性期前收缩等。

心脏腱索、瓣膜、间隔裂伤等可听到相应的病理性杂音。超声心动图能清楚地显示心脏结构、功能改变，以及心包积液等。

【治疗】

心脏轻度挫伤主要的治疗措施是卧床休息。重度挫伤需要吸氧、镇痛、心电图监测，密切观察病情变化，积极预防。特殊治疗主要是针对心脏损伤的并发症，如心律失常、心力衰竭等。

心脏破裂者绝大多数死于受伤现场。对心脏内部结构被破坏者，除应进行上述治疗外，还应选择合适的时机进行手术，以获得较好的效果。

（二）穿透性心脏损伤

损伤多由锐器、弹片等穿透胸、腹壁，伤及心脏所致，可表现为心脏裂伤、贯通伤、非贯通伤、异物存留等。心脏介入诊断和治疗操作可导致医源性心脏穿透伤。穿透伤以右心室最常见，其次为左心室、右心房和左心房，也可同时伴发心室间隔和瓣膜损伤。如心包和心脏裂口大，血液喷涌到胸膜腔及体外，持续大量出血，则很快会导致休克、死亡；如心包与心脏裂口较小，则心包裂口易被血块堵塞，血液不易排出。心包内快速积聚少量血液，即可使压力急剧升高，形成急性心脏压塞，致使心脏突然失代偿而发生循环衰竭或心搏骤停。

【临床表现与诊断】

穿透性心脏损伤的表现以大量失血为主，患者可出现面色苍白、呼吸浅弱、脉搏细速、血压下降等，很快陷入休克，甚至死亡。心脏压塞表现为心前区闷胀、呼吸困难、烦躁不安。主要体征为Beck（贝克）三联征：①静脉压升高，颈静脉怒张；②动脉压下降，脉压小；③心脏搏动微弱及心音遥远。

对位于心脏体表投影区或附近的胸部穿透伤，首先应想到是否伤及心脏。心脏压塞根据伤口部位、损伤通道和Beck三联征等可初步做出诊断，而试图依靠其他辅助检查，甚至心包穿刺来确定诊断，往往会延误时机且准确度不高。

【治疗】

穿透性心脏损伤病情进展迅速，应果断抉择，多数伤员往往来不及得以抢救而死于受伤现场或转运途中。对于送到医院的患者，应争分夺秒，立即开胸探查，同时补充血容量。手术的主要内容是迅速解除心脏压塞、修补心脏或血管裂伤、取出异物等。

六、膈肌损伤

膈肌损伤主要是指膈肌裂伤。由于膈肌具有良好的柔韧性，常处于活动状态，活动范围大，单纯造成挫伤少见，而且挫伤后症状不明显，也不易被证实。

【病理】

膈肌裂伤可发生在膈肌全层或部分层面，后者少见，受伤时多不伴有膈疝，很难确诊。膈肌全层裂开时，裂口较大，腹腔组织、脏器及液体均可进入胸腔，并多随呼吸经膈肌裂口进出胸、腹腔。裂口小者，经裂口进入胸腔的组织少，易形成嵌顿。有时嵌顿的组织少或未影响其功能，如大网膜或部分肠管壁，受伤时可无明显症状。但一段时间后，由于持续或突然增加的胸、腹腔间的压力差，可使组织疝入增多、嵌顿而出现明显症状。根据损伤机制，可将膈肌裂伤分为穿透性裂伤和闭合性裂伤两种。

穿透性膈肌裂伤多为锐器伤或火器伤。下胸部或上腹部的穿透伤均可出现膈肌裂伤，创伤入口多位于胸部，亦可出现在腹部。膈肌裂伤多同时伤及胸腹腔组织、脏器，致伤入口位于胸部，称为胸腹联合伤；位于腹部者，称为腹胸联合伤。闭合性膈肌裂伤多见于交通伤或高空坠落伤。受伤时由于膈肌相邻的胸廓下部骤然变形，胸腹腔两侧压力差骤然增加，导致膈肌破裂。亦可因肋骨骨折端刺破膈肌所致。一般破裂口较大，常位于膈肌中心腱和膈肌附着部位。腹腔内脏器、血液通过破裂口很容易进入胸腔，且不易嵌顿。膈肌破裂90%以上发生在左侧，右侧较少，其机制与右上腹肝缓冲暴力的作用有关。

【临床表现与诊断】

膈肌裂伤的表现主要与损伤脏器、疝入胸腔内组织的多少、是否嵌顿或绞窄等有关。患者伤后可出现胸闷、气促、喘憋、咯血、腹胀、呕吐、呕血等症状。如果胃、肠组织疝入胸腔，在胸部可闻及胃、肠蠕动音。腹腔脏器损伤可出现压痛、肌紧张、移动性浊音等。穿透伤可查到伤口，偶尔见到外露的腹腔脏器，有的伤口探查可触及或观察到膈肌裂口。

穿透性膈肌裂伤根据体表伤口、伤道及外露的腹部脏器，可做出初步诊断。闭合性膈肌裂伤常与胸腹腔脏器损伤症状并存或相混淆，需要借助胸腹部X线、CT检查来进一步确诊。胸腹部X线检查可显示疝入的胃、结肠等，但若膈肌裂口较小，脏器疝入少，则不易发现。如确诊困难，口服稀钡剂或泛影葡胺能够观察到疝入胸腔的胃、小肠，但造影剂不宜多服，因有加重疝入肠袢梗阻的可能。

胃、肠疝入胸腔后需要与血气胸相鉴别。如果两种损伤未鉴别清楚就进行胸膜腔穿刺或闭式引流，则有可能伤及疝入的腹腔脏器。

【治疗】

对膈肌破裂者应尽早行手术探查和膈肌修补术。穿透伤多需立即手术探查；闭合性损伤术前应注意确定胸、腹腔内有哪些脏器损伤。膈肌裂伤时选择手术路径很重要，应根据受伤机制、胸腹部病情来决定。经胸路径手术修补膈肌裂口较方便；开腹路径探查及修复腹腔脏器也容易、方便。无论选择哪种手术径路，均应对胸、腹腔可能损伤的脏器进行探查，显露困难时，可能需要改行胸腹联合切口或另外增加切口。

第二节　胸壁疾病

一、肋软骨炎

肋软骨炎是一种非特异性、非化脓性肋软骨肿大，又称Tietze综合征。病因尚不明确。有的学者认为与慢性损伤、病毒感染、软骨营养障碍等因素有关。病理组织学检查肋软骨结构正常，可见到软骨膜纤维增厚或软骨组织增生。

【临床表现与诊断】

本病多见于青壮年女性，常发生在第2～4肋软骨，单侧较多。受累肋软骨膨隆、肿大，边缘界限清楚，表面皮肤正常。局部初期有压痛，不久之后受累软骨部位出现肿大、隆起，有压痛，疼痛在咳嗽、上肢活动时加重，有时向肩背部放射。病程长短不一，多数患者3～4周可自愈，但肿大、隆起的软骨多不消退。少数患者病情反复发作，疼痛可持续数月甚至数年，病情时轻时重。该病预后良好。由于肋软骨经X线检查不能显影，故胸部X线检查无异常发现，但有助于排除胸内病变、胸壁结核、肋骨骨髓炎。CT及MRI对本病有较好的诊断效果。

【治疗】

一般多采取对症处理。症状较重时可适当休息，减少患侧上肢及胸部活动。局部以利多卡因加氢化可的松封闭，有一定效果。若长期非手术治疗无效，且症状较重影响生活或怀疑有恶性肿瘤，则可考虑手术切除。病变的肋软骨切除后，局部疼痛可减轻或消失。

二、胸壁结核

胸壁结核多继发于肺结核或胸膜结核。胸内结核经淋巴系统、血行播散或直接累及胸壁淋巴结、软组织和骨骼。胸壁组织感染结核后发生干酪样坏死、液化，形成无痛、不红的脓肿，称为寒性脓肿。部分脓肿在肋间肌层里外各存在一个脓腔，中间则有孔道相通，呈哑铃状。本病好发于胸廓下部的侧后胸壁，少数见于胸骨旁区。位于前胸壁的脓肿还可向下延伸至上腹壁。

【临床表现与诊断】

胸壁结核以青少年和年老体弱者多见。一般没有明显的全身症状。若原发结核病灶尚有活动性病变，则可有乏力、低热、盗汗、虚弱等症状。多数患者胸部可出现不红、不热、无痛的寒性脓肿。若脓肿穿破皮肤，可流出干酪样物质，形成经久不愈的溃疡或窦道。若寒性脓肿继发化脓性感染，可出现红、肿、热、痛等急性炎症反应。

对于胸壁无痛性软块，按之有波动感，应首先考虑胸壁结核。胸部X线可显示隆起的软组织阴影，少数见肋骨破坏，尚可发现肺或胸膜结核病灶。脓肿穿刺抽出干酪样脓液，涂片及细菌培养阴性，多可确诊。穿刺部位应选在脓肿上方，避免垂直刺入而致脓液沿针道流出形成瘘管。必要时从溃疡、窦道中切取组织进行病理学检查，以明确诊断。胸壁结核需要与肋骨或胸骨化脓性骨髓炎、胸壁肿瘤、胸壁放线菌病相鉴别。

【治疗】

胸壁结核是全身结核的一部分，须应用抗结核药物治疗。有活动性结核时不宜手术。较小的结核性脓肿，在全身治疗的基础上，可抽出脓液后注入链霉素或异烟肼，局部加压包扎。每周1～2次，有些病例经4～6周后可获治愈。手术治疗要求彻底清除病变组织，包括受累的肋骨、淋巴结和有病变的胸膜、肋间肌，切开所有窦道，彻底刮除坏死组织和肉芽组织。用胸壁肌肉填塞残腔，腔内可放入链霉素或异烟肼。术后多留置引流，24小时后拔除引流再加压包扎，防止积液。术后继续抗结核治疗3～6个月。如脓肿继发化脓性感染，可先切开引流，待感染控制后再行结核病灶清除。

第三节 脓 胸

致病菌感染后脓性渗液积聚在胸膜腔内，称为脓胸。按致病菌种类可分为化脓性、结核性和特异病原性脓胸；根据病理进展过程可分为急性与慢性脓胸。支气管胸膜瘘等手术并发症也可导致脓胸。

脓胸的感染源主要是肺。常见的致病菌有肺炎球菌、链球菌；由于抗生素的应用，耐药性金黄色葡萄球菌致病增多；其次有大肠埃希菌、铜绿假单胞菌与真菌。厌氧菌会导致腐败性脓胸。

胸膜腔感染的常见途径有：①肺部化脓性病灶直接侵入或破溃至胸膜腔；②邻近组织、器官病变经淋巴或直接侵入胸膜腔，如肝脓肿、膈下脓肿、化脓性心包炎、纵隔淋巴结炎等；③脓毒症时致病菌经血液循环侵入胸膜腔；④开胸手术、开放性胸部损伤、异物存留等污染胸膜腔。

胸膜感染后，胸膜腔内有大量渗液。早期为浆液性且脓液稀薄，含有白细胞与纤维蛋白，可在胸膜腔内自由流动。此期若积极治疗，排出积液，肺仍可完全复张。随着炎症进展，渗液中脓细胞与纤维蛋白增多，渗液可由浆液性转为脓性。纤维蛋白沉积于脏、壁胸膜表面，形成纤维蛋白层。初期附着不坚固且易剥脱，随着纤维蛋白层不断增厚及韧性增强，与脏、壁胸膜粘连加重，限制肺膨胀，肺功能受到一定影响。以上病理变化尚属于临床急性期。当脓胸进入慢性期，其主要病理改变有：毛细血管及成纤维细胞由胸膜长入覆盖的纤维蛋白层，形成致密的纤维板。纤维板构成脓腔壁，腔内存有脓液沉积物和肉芽组织。纤维板固定紧束肺组织，牵拉胸廓内陷，使纵隔向患侧移位，膈肌上升，限制胸廓运动，降低呼吸功能。晚期肺本身也发生纤维化，造成功能减退。

脓液布满整个胸膜腔称为全脓胸。脓液局限于一定范围的胸膜腔内，称为局限性脓胸或包裹性脓胸。脓液被分隔成多个脓腔，称为多房性脓胸。脓胸向外可穿破胸壁，称为外穿性脓胸。

脓胸的病理改变可分为不同阶段，其中急性期与慢性期的临床特征与治疗方案的选择具有很大差异，临床表现也不一致，但两期之间无明显界限。

一、急性脓胸

【临床表现与诊断】

常先有急性肺炎，表现为高热、脉搏快、咳嗽、胸痛、呼吸急促、食欲缺乏、全身乏力、白细胞增高等，积液较多时呼吸困难加重、发绀，甚至休克。体格检查患侧呼吸运动减弱、肋间隙饱满、触觉语颤减弱，叩诊呈浊音，听诊呼吸音减弱或消失。局限性脓胸体征常不明显。

联合胸部 X 线、超声、CT 检查及胸腔穿刺有助于诊断脓胸。大量积液时，胸部 X 线检查显示大片浓密阴影。中等量积液时，患侧显示外高内低密度增高的弧形阴影。少量积液时，患侧肋膈角变钝。伴有气胸时，可出现气 - 液平面。B 超检查不仅可确定脓腔部位、大小，还可用于引导胸膜腔穿刺。胸膜腔抽出脓液送检，是主要的确诊方法。

【治疗】

急性脓胸的治疗主要包括三个方面：控制感染，尽早排净脓液，全身支持疗法。

1．控制感染　根据细菌培养及药物敏感试验选用有效抗生素。在未获得实验室检查结果之前，一般可根据脓液性状、感染的致病菌、涂片检查结果选用抗生素。

2．尽早排净脓液　排出脓液的方法有胸膜腔穿刺与胸腔闭式引流。

（1）胸膜腔穿刺：适应于急性脓胸早期，脓液稀薄。根据体征、超声或胸部 X 线检查可确定穿刺部位，多需要反复穿刺，并向胸膜腔内注入抗生素。

（2）胸腔闭式引流：有利于排净脓液，促进肺复张。适用于下列情况：①大量脓胸；②经胸膜腔穿刺脓液量不见减少，症状无明显改善；③脓液黏稠，难以抽出；④食管气管瘘并发脓气胸，或确定为腐败性脓胸。

胸腔闭式引流有两种方法：①肋间插管法；②经肋床插管法。后者是在脓腔相应部位切除一段 3 ～ 4 cm 肋骨，经肋床将插管送入胸膜腔，既可以解决肋间狭窄引流不畅，术中又可穿通一定范围内的脓腔分隔。

（3）脓胸扩大清除术：适用于引流不通畅、脓液黏稠、脓腔多发或包裹等。上述情况在小儿脓胸较常见。手术可有效地清除胸腔内黏稠的脓液、脓苔，分离粘连，剥除肺表面的纤维蛋白层，使肺得以充分复张。若肺内脓肿较大不能吸收，则可同时行肺叶切除术。

3．全身支持疗法　补充营养，给予高蛋白质、高热量、高维生素饮食，注意维持水和电解质平衡，纠正贫血等。

二、慢性脓胸

【病因与病理】

慢性脓胸发生的原因有：①急性脓胸治疗不及时或治疗不当，如未能应用有效抗生素，引流不及时，引流管位置不当，引流管过细，或拔管过早。②合并食管瘘、气管瘘，细菌经瘘口不断进入胸膜腔。③脓胸内残存的异物未能及时取出，如弹片、死骨、衣物碎片等。④胸膜腔邻近的慢性感染病灶，未能得到彻底控制及清除，如膈下脓肿、肝脓肿、肋骨骨髓炎等。⑤特殊病原菌存在，如结核分枝杆菌、放线菌等。

慢性脓胸的特征是脏、壁胸膜纤维性增厚，脓腔不再缩小，肺不能膨胀，脓腔内脓液长期积存，感染不能控制。壁胸膜增厚还可使肋间隙变窄，胸廓塌陷。这些变化均会严重影响呼吸功能。

【临床表现与诊断】

慢性脓胸因长期感染与慢性消耗，表现为长期低热、咳嗽、胸闷、乏力、食欲减退、消瘦、贫血和低蛋白血症等。体格检查患者呈慢性消耗病容，患侧胸廓塌陷，肋间隙变窄，呼吸运动减弱，叩诊呈实音，听诊呼吸音减弱或消失。患者可有杵状指（趾）。胸部X线检查患侧胸膜肥厚，肋间隙变窄，纵隔向患侧移位。经胸壁外瘘口注入少量亚甲蓝，若咳出蓝色痰液，即可证实存在支气管胸膜瘘。慢性脓胸根据病史、体征和胸部CT扫描可明确诊断。

【治疗】

慢性脓胸的治疗原则：加强营养，改善全身情况；消除致病因素，手术消灭脓腔；促进肺复张，恢复肺通气功能。

常用的方法包括：

1．改进胸腔引流　如因引流管位置不当、口径过细，则应予以调整，使脓液易于排出，临床症状减轻，脓腔缩小，为根治性手术创造条件。对少数患者，改进引流后，脓腔可逐渐缩小、闭合。

2．胸膜纤维板剥脱术　剥除脏胸膜与壁胸膜上的纤维板，解除纤维板对肺与胸壁的束缚，使肺得以复张，改善肺功能和胸廓运动，并且消除脓腔。这是治疗慢性脓胸较为理想的术式，能够最大限度地恢复肺功能。手术的关键是剥除脏胸膜上的纤维板，使肺得以复张。以往多采用开胸手术，目前常用胸腔镜手术，创伤小。对于病期不长、纤维板与肺粘连不甚紧密的患者，手术效果较好。而对于发病时间长，肺组织已纤维化，不能复张者，或肺内有广泛且严重病变、空洞性肺结核、支气管扩张症等，则不宜行胸膜纤维板剥脱术（图24-3）。

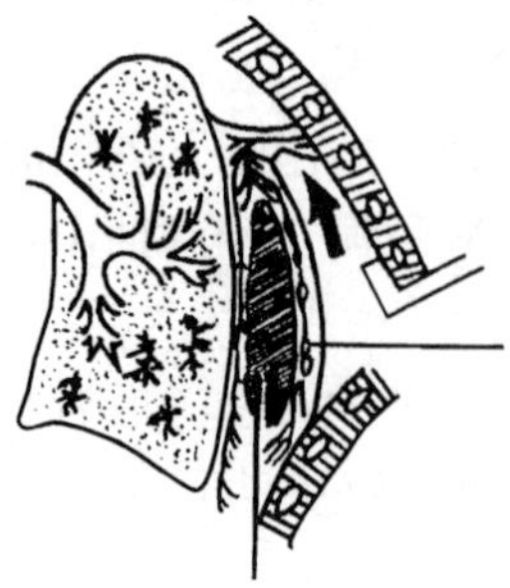
（1）剥开壁层纤维板

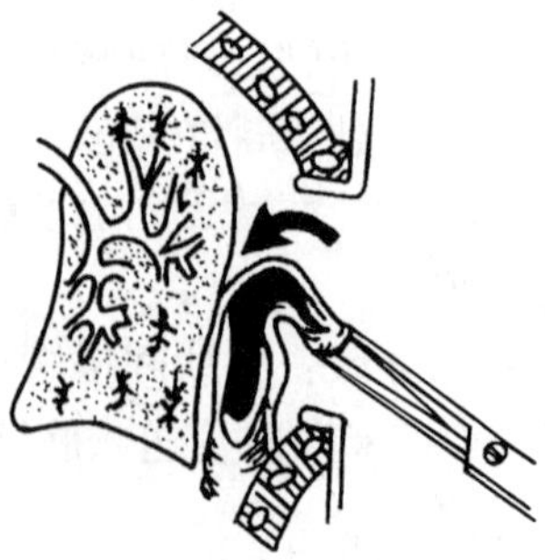
（2）剥开脏层纤维板

图24-3　胸膜纤维板剥除术

3．胸廓成形术　适用于慢性脓胸晚期，肺组织严重纤维化、已不能复张，或肺内病变广泛，不宜使肺复张者。手术要点：切除脓腔外侧壁及相应肋骨，使胸壁内陷，消灭脓腔。肺表面纤维板的脓性肉芽组织，应刮除干净，然后将保留的肋间肌、肋骨骨膜、肋间神经、血管及胸壁软组织，充填脓腔底部或堵塞支气管胸膜瘘。若脓腔较大还可利用背阔肌、前锯肌做成带蒂肌瓣充填。术后应排列放置引流管，并加压包扎。此手术对患者创伤打击较大，目前已很少使用。

4．胸膜全肺切除术　手术要点是将脓腔与患肺一并切除，而全肺切除应慎重。适用于慢性脓胸合并肺内严重病变者，如结核性空洞、支气管扩张症、支气管胸膜瘘等患者。此手术创伤大、出血多、技术要求高，应严格掌握适应证。

【康复指导】

胸膜纤维板剥脱术后无肺漏气时，即应进行肺膨胀训练。可采取吹气球、肺活量锻炼仪等进行训练，以增加肺活量。术后需要注意采取直立、坐位姿势，以避免或减轻脊柱侧弯。坚持胸部、上肢锻炼，可改善胸部肌肉粘连、减轻慢性疼痛。

第四节　肺大疱

肺大疱是因肺泡内的压力升高，肺泡壁破裂并相互融合，逐渐形成直径大于 1 cm 的含气囊泡。

【病因与病理】

多由于肺、支气管炎症或先天性发育障碍，使小支气管水肿或部分阻塞，产生活瓣作用，空气不断在肺泡内累积，造成肺泡内压力增高而破裂，并融合形成大的含气囊腔。囊腔体积大者，可压迫周围正常肺组织，影响肺功能。理论上，肺大疱在导致肺内外压力差增大的情况下都可发生破裂，如潜水、乘飞机、登高山、剧烈咳嗽、运动等。但很多时候也可并无明显的诱因而发生破裂，导致自发性气胸。根据囊腔的形态，可将肺大疱分为三种类型：Ⅰ型，突出肺表面的窄基底肺大疱；Ⅱ型，位于肺表面的宽颈肺大疱；Ⅲ型，基底部宽、部位较深的肺大疱。

【临床表现与诊断】

青少年患者以男性、身材瘦高、胸廓扁平者多见。该类大疱常位于肺尖部，多为单发，其余的肺组织无病变。患者平时多无任何不适，并发气胸时，突感胸闷、气促、患侧胸痛，出现胸膜腔积气体征。肺大疱常为多发。患者可有肺结核病史，或支气管炎、阻塞性肺疾病的症状。并发气胸时，既往咳喘症状加重，甚至可出现喘憋、发绀、呼吸困难等。

X 线及 CT 检查是诊断肺大疱的主要方法。胸部 X 线检查可显示肺大疱呈圆形或椭圆形的透亮区，周围为薄层、完整的疱壁，疱内无肺纹理，且多无液体。胸部 CT 检查能够显示肺大疱的数量、体积及肺内其他病变。需要与自发性气胸、先天性肺囊肿相鉴别，通过胸部 CT 检查即容易分辨。

【治疗】

肺大疱是肺部不可逆转的损伤，药物治疗一般无效。对于体积较小的肺大疱，多采取非手术治疗。手术适用于：①肺大疱反复感染者；②体积巨大的肺大疱者；③并发气胸或血气胸者。手术的目的是防止并发气胸和解除巨大肺大疱对正常肺组织的压迫。对来自于阻塞性肺疾病等的巨大肺大疱，宜尽早手术，否则肺功能严重低下时将失去手术机会。

手术方式有以下几种：

1．肺大疱切除术　是治疗肺大疱的基本术式。对较小的肺大疱，可行缝合结扎或单纯结扎，更适用于胸腔镜手术。对较大的肺大疱，在切开大疱壁后，应仔细缝合漏气的小支气管、肺组织，剪除多余的大疱壁，缝合边缘。处理肺大疱后用促使肺与胸壁粘连的方法，对于防止气胸的复发具有一定意义。

2．肺叶切除术　如果肺大疱切除后的正常肺组织所剩无几，则可考虑切除该肺叶。

3．肺大疱引流术　仅适用于肺功能差，手术危险极大的位于胸膜下、紧贴胸壁的肺大疱。其作用是减轻肺大疱对肺组织的压迫，改善肺功能。方法是做小切口，将壁胸膜与肺大疱壁做荷包缝合，向大疱内插入引流管，行闭式引流。该手术多需要长期引流才能自行停止漏气。

第五节　肺感染性疾病的外科治疗

一、肺结核的外科治疗

由于有效抗结核药物的应用，需要手术治疗的肺结核在逐渐减少。对于肺内结核病变已不可逆转，内科治疗无效者，则需要手术治疗。手术的目的是切除病变严重的结核病灶，或促进肺内病变愈合。需要特别强调的是，如果保留的肺叶存在活动性的结核病灶，术后可能会出现结核播散或复燃。因此，手术前后要进行有效的抗结核治疗，保证充分的休息和加强营养，以提高治愈率。手术分为两大类，常用的是肺切除术，其次是胸廓成形术。

（一）肺切除术

手术方式包括肺段切除术、肺叶切除术、一侧全肺切除术。

1．适应证

（1）空洞性肺结：经系统药物治疗 1 年以上，空洞未愈合，或经 3 ～ 6 个月治疗，痰菌仍呈阳性者；厚壁空洞、张力空洞、直径 3 cm 以上的巨大空洞者。

（2）结核球：直径 2 cm 以上，经内科正规治疗不见好转者，以及难以与肿瘤鉴别的结核球。因这种结核球有结核重新活动，形成空洞和播散的危险。

（3）毁损肺：一个肺叶或一侧全肺有广泛而不可修复的病灶，如结核性支气管扩张，狭窄性支气管内膜结核，或有数个空洞，痰菌呈阳性，且肺叶或全肺功能丧失者。

（4）结核性支气管狭窄与支气管扩张：瘢痕狭窄可造成肺段或肺叶不张。结核病灶、肺纤维化可并发支气管扩张，继发感染，引起反复咳痰、咯血。

（5）肺结核合并脓胸：宜在切除患肺的同时，行胸膜纤维板剥脱术。

（6）胸廓成形术失败者：对空洞未能闭合、持续咯血、痰菌呈阳性者，应考虑肺切除术。

2．禁忌证

（1）肺结核正在进展或处于活动期。

（2）其他脏器有结核病灶未能控制。

3．手术注意事项

（1）术前应充分准备，争取使病情稳定，痰菌转为阴性。合适的手术时间是正规抗结核治疗后 6 ～ 8 个月，但不宜拖延，以免形成耐药菌株。

（2）手术应尽量保留健康的肺组织。

4．术后并发症

（1）支气管胸膜瘘：肺结核肺切除术后支气管胸膜瘘发生率远高于非结核性肺切除术。主要原因与支气管残端内膜结核、残端处理不当、余肺膨胀不全等因素有关。若患者术后咳嗽加重，咳出大量酱油样、血性痰液，胸部 X 线检查见气 - 液平面，说明可能已并发支气管胸膜瘘。向胸腔内注入亚甲蓝 1 ～ 2 ml，咳出蓝色痰液，即可确诊。早期采取胸腔闭式引流，保持肺膨胀，等待瘘口自行愈合。也可再次行手术修补瘘口。后期对于瘘仍不能闭合者，应行胸廓成形术。

（2）结核播散与复燃：主要因为术前未能有效地控制活动性肺结核或术后发生支气管胸膜瘘。

（3）脓胸：肺切除术后残腔继发感染的发生率高于非结核手术。

（二）胸廓成形术

胸廓成形术是萎陷疗法的一种。通过分期切除多根肋骨，引起胸廓塌陷，使患侧肺膨胀受限。患侧肺血流和淋巴液循环减慢，病变部位氧含量降低，不利于细菌繁殖，可促进病灶愈合。

1．适应证

（1）一侧上叶纤维空洞结核，痰菌呈阳性，对侧无明显病变或病变已稳定，不宜做肺叶切除者。

（2）一侧肺结核病变广泛，症状明显，痰菌呈阳性。药物治疗无效，身体状况差，不宜行肺切除者。

（3）肺切除术后，合并感染性残腔或支气管胸膜瘘者。

胸廓成形术应分期完成，每期间隔 2 ～ 3 周，自上而下进行。每次手术切除不超过 4 根肋骨。

2．禁忌证

（1）有支气管内膜结核的张力空洞、厚壁空洞、下叶或靠近肺门的空洞。

（2）以渗出性或浸润性为主的肺结核。

（3）结核球。

（4）青少年患者（术后可造成严重的胸廓与脊柱畸形）。

二、支气管扩张症的外科治疗

支气管扩张症是肺与支气管的慢性化脓性疾病，以小儿和青少年多见。由于支气管及周围组织的反复感染，慢性炎症和阻塞，支气管管壁被破坏，支撑力被削弱，管腔内液体引流不畅，可造成支气管不可逆转的变形改变。受累气管呈圆柱状或囊状扩张，并有黏液、脓性分泌物滞留，相应肺段或肺叶收缩并呈纤维化或瘢痕样改变。部分患者痰中带血或大量咯血，主要是由于毛细血管扩张或者支气管动脉与肺动脉终末支扩张导致。咯血量与病情严重程度有时不一致。支气管扩张症常发生于肺段以下较小的支气管。多见于下叶基底段、中叶或舌叶，左侧多于右侧。有的支气管闭塞，可引起肺不张。抗感染治疗可使支气管肺炎得到改善，但不能逆转支气管已发生的病理改变。所以，中度以上扩张的支气管需要手术治疗。

手术方式有肺段、肺叶和全肺切除术等。手术原则是切除所有受累的肺组织，消除肺部感染和出血病灶。

1．适应证

（1）病变局限于一个肺段、肺叶或一叶多个肺段者，可行肺段或肺叶切除术。

（2）单侧病变，超过一个肺叶者，可行肺叶加肺段切除术或双肺叶切除术。

（3）单侧病变，病变累及全肺，健侧肺功能良好，可行全肺切除术。

（4）双侧病变，病变范围不超过肺容积的 50%，肺功能良好者，可考虑同期或分期手术，先选择切除病变严重侧。

（5）对支气管扩张症合并大咯血，药物治疗无效，危及生命，能明确出血部位者，可紧急行手术切除病变肺叶。

2．禁忌证

（1）病变范围广泛，切除患侧肺后可能严重影响呼吸功能者。

（2）合并阻塞性肺疾病、哮喘或肺源性心脏病，不能耐受手术者。

（3）双肺弥漫性病变者。

3．术前注意事项　指导患者体位引流排痰，超声雾化吸入。训练患者学会有效咳嗽。使痰量控制在 50 ml/d 以下。根据痰菌培养及药物敏感试验，选用有效抗生素控制感染。采取支持治疗，纠正营养不良和贫血。

三、肺脓肿的外科治疗

急性肺脓肿由于治疗不当、不及时、不彻底，或脓肿呈多囊状改变，脓液排出不畅等因素，病程超过 3 个月，病灶未能治愈，则进入慢性期。慢性肺脓肿者脓腔壁增厚，周围肺组织纤维化，脓腔不能自行闭合。脓肿可超越叶间裂，波及邻近的肺段。若脓肿靠近胸膜，破溃到胸膜腔，则可形成脓胸。

对肺脓肿经内科规律治疗，病程超过 3 个月，病灶未能治愈或反复发作者，应行手术治疗。一般采取肺叶切除术。肺脓肿的肺叶切除术手术难度大、术中渗血多，术后支气管胸膜瘘发生率也较高。所以，术中应妥善处理肺部分切除的断面。另外，要求痰量减少至 50 ml/d 以下再行手术治疗，以减少残余肺感染的发生。

对于一般情况较差，不能耐受肺切除术者，若肺脓肿与胸壁已经大范围粘连，可试行经胸壁脓肿切开引流，术后处理同体表脓肿。

第六节 肺 癌

案例 24-1

患者，男性，51 岁，咳嗽、咳痰带血 4 个月，既往吸烟史 30 年，胸部正位 X 线检查可见右下肺野有一约 3 cm × 3 cm 大小的肿块，边缘不光滑，有毛刺，痰液检查未见癌细胞。

问题与思考：

1．为明确诊断，还需做何种检查？

2．假设患者确诊为肺癌，应建议给予何种治疗，以及选择何种治疗方式？

肺癌大多数起源于支气管黏膜上皮，亦称支气管肺癌。目前在我国，肺癌是发病率和增长率最快的恶性肿瘤之一，近年来肺癌也是国内发病人数和死亡人数占比最高的恶性肿瘤。发病年龄大多在 40 岁以上，男性多于女性，发病比例为 3 ～ 5∶1。近年来，青年肺癌、女性肺癌发病率明显增高。

【病因】

肺癌的病因至今尚不明确。经多年临床流行病学调查和实验研究，认为与下列因素有关：

1．烟草　长期大量吸烟是肺癌最重要的致病因素。烟草燃烧时可释放苯并芘等多种致癌物质。多年每日吸纸烟 40 支以上者，肺鳞癌和未分化癌的发病率比不吸烟者高 4 ～ 10 倍。开始吸烟的年龄越早，吸烟年限越长，患肺癌的危险性越高。

2．职业接触　经常与石棉接触的工人，肺癌发病率高。长期接触铀、镭等放射性物质或其他致癌性物质，如砷、铬、镍、铜、沥青等亦可诱发肺癌。

3．大气污染　肺癌发病率城市高于农村，工矿区高于居民区，这可能与大气污染和烟尘中的致癌物质增多有关。

4．肺内病灶　慢性肺结核、纤维瘢痕病灶的部分病例可发展为癌肿。

5．体内因素　免疫状态、代谢活动、遗传因素等是影响肺癌发生的自身因素。

【病理】

肺癌起源于支气管黏膜上皮或肺泡上皮，早期局限于基底膜内者称为原位癌。癌肿可向支气管腔内生长，引起不同程度阻塞，亦可向腔外生长，侵犯邻近组织，并可通过淋巴、血行或经支气管转移扩散。癌肿的生长、转移和扩散与癌肿的组织学类型、分化程度等生物学特性有一定关系。肺癌分布于右肺多于左肺，上叶多于下叶。起源于主支气管、肺叶支气管的肺癌，位置靠近肺门，称为中心型肺癌；源于肺段支气管以下的肺癌，位于肺的周围部分，称为周围型肺癌。

（一）分类

目前肺癌病理学分类采用的是2015年世界卫生组织（WHO）修订的病理分型标准，其中较为常见的肺癌病理类型有以下几种：

1．鳞状上皮细胞癌（简称鳞癌）　患者多为50岁以上男性，与吸烟关系密切。多是中心型肺癌。虽然鳞癌分化程度不一，但一般生长较为缓慢，病程长，对放射和化学疗法较敏感，发生转移较晚，早期经淋巴转移，血行转移发生较晚。

2．腺癌　近年来发病率上升明显，已超越鳞癌成为最常见的肺癌。发病年龄较轻。多数为周围型肺癌。早期多无明显临床症状，常在胸部X线检查时发现，表现为圆形或椭圆形肿块。一般生长较缓慢，但有时在原发灶很小时即发生淋巴和血行转移。对放射和化学疗法不敏感。

细支气管肺泡癌（肺泡细胞癌），是腺癌的一种类型，发病率较低。癌肿起源于肺泡上皮与细支气管上皮细胞，常位于肺的周围部分，一般分化程度较高，生长缓慢。形态上可分为结节型和弥漫型，前者可有单个或多个结节，后者病变广泛。

3．小细胞癌　发病年龄较轻，多见于男性，与吸烟密切相关，多为中心型。因细胞小、排列呈燕麦状，又称燕麦细胞癌。恶性程度高，病变生长迅速，较早出现淋巴和血行转移。对化学药物及放射治疗较为敏感，但可迅速耐药，预后最差。

（二）扩散与转移

1．直接扩散　癌肿沿支气管可向支气管腔内生长，阻塞部分或全部支气管腔，亦可侵犯邻近肺组织。中央型肺癌可侵犯肺门及纵隔组织、器官；周围型肺癌晚期可侵犯胸膜与胸壁。

2．淋巴转移　是肺癌常见的转移途径。未分化型肺癌发生淋巴转移较早，鳞癌与腺癌亦常有发生。癌细胞经支气管和肺血管周围的淋巴管道，先侵入邻近肺段、肺叶的支气管旁淋巴结，然后向肺门、隆突下、气管旁、纵隔淋巴结侵犯，最后侵犯锁骨上及颈部淋巴结。经淋巴扩散一般都发生在原发病灶同侧，但也有发生在对侧，称为交叉转移。肺癌侵及胸壁或膈肌后，可向腋下或腹主动脉旁淋巴结转移。

3．血行转移　血行转移是晚期肺癌的表现。小细胞癌和腺癌更为常见。癌细胞侵入肺静脉，经左心房随血流转移到全身，常见的转移部位是肝、骨骼、脑、肾上腺及对侧肺等。

【临床表现】

肺癌的临床表现取决于癌肿的大小、生长部位，以及是否压迫、阻塞或侵犯邻近组织、器官等。

1．早期周围型肺癌，患者往往没有任何症状，多数是在进行胸部X线、CT检查时发现。早期中心型肺癌，患者可有刺激性咳嗽，偶有痰中带血丝，此时进行纤维支气管镜检查可发现病变。当癌肿在较大的支气管内长大后，常出现刺激性咳嗽，极易被误认为上呼吸道感染，但抗感染、止咳治疗往往效果不佳或好转后易复发。当癌肿长大影响引流，继发肺部感染时，可有脓性痰液。另一常见症状是血痰，常见于中心型肺癌。通常为痰中带血丝或少量咯血，大量咯血者少见。癌肿阻塞较大支气管，可引起肺不张，患者出现胸闷、气促、发热、胸痛和喘鸣等症状。周围型肺癌当体积较大时，患者仍然可无明显症状。

2．晚期癌肿压迫、侵犯邻近组织、器官或发生远处转移时，可产生下列征象：①膈神经，可引起同侧膈肌麻痹；②喉返神经，可引起声带麻痹，声音嘶哑；③上腔静脉，可引起面部、颈部、上肢及上胸部静脉怒张及皮下组织水肿；④胸膜，可引起胸膜腔积液，往往为血性液体，量较多；⑤食管，压迫食管时可引起咽下困难；⑥胸壁，可有持续性胸痛。侵犯胸腔顶部胸壁的上叶顶部肺癌，亦称肺上沟瘤，可累及第1肋骨、锁骨下动脉与静脉、臂丛神经、颈交感神经等，引起剧烈颈肩痛、上肢静脉怒张与运动障碍、颈交感神经综合征等。

少数病例由于癌肿产生内分泌物质，可导致非转移的全身症状，如骨关节综合征（骨、关节肿痛）、库欣综合征、重症肌无力、男性乳腺增大等。这些症状可出现于肺癌的不同阶段，切除肿瘤病灶后，有的患者症状可消失。

【诊断】

1．胸部X线检查　是诊断肺癌的常用方法。常见表现有：①中心型肺癌，早期癌肿局限于支气管内，可无异常影像。当癌肿阻塞支气管时，远端的肺段或肺叶显示肺炎征象或肺不张。靠近肺门处可见边缘不整或分叶状肿块。不张的上叶肺与肺门肿块联合可形成反“S”征影像。②周围型肺癌，可见肺野内孤立的圆形或椭圆形块状阴影，边缘不规则或模糊毛糙，常有小的分叶或切迹。癌中心部分坏死液化时，出现偏心性厚壁空洞，空洞内壁凹凸不平。③肺泡型细胞癌，弥漫型肺泡细胞癌表现为两肺内弥散的小结节或浸润性病变。结节大小不等，可相互融合。

2．CT与MRI检查

（1）CT：对肺癌的早期诊断很有帮助，低剂量胸部CT是目前肺癌筛查最有效的手段，可以发现肺内的早期病变。与X线检查相比，CT具有以下优点：①分辨率高，可清楚地显示肺野内0.5 cm以上的肿块；②可显示早期的纵隔或支气管旁淋巴结肿大；③可显示是否侵犯胸膜、胸壁及其他脏器；④可显示少量胸腔积液；⑤容易发现隐蔽区域（肺尖、膈上、脊柱旁、心脏后、纵隔旁等处）的病变。

（2）MRI：在明确肿瘤与大血管之间的关系上具有优越性，但对于发现肺内小病灶（<0.5 mm），则不如CT敏感。

3．痰细胞学检查　取痰液查到癌细胞，可明确诊断。中心型肺癌的癌肿向腔内突出，特别是伴有血痰者，支气管镜检查痰液阳性率较高。

4．支气管镜检查　可观察到4、5级以内支气管黏膜上的早期病变，对中心型肺癌诊断率较高，能够准确定位病灶，对确定手术切除范围、手术方式有重要意义。

5．放射性核素扫描检查　①单光子发射计算机断层显像（SPECT）：采用对肺癌有较强亲和力的放射性核素，进行肿瘤定位及骨转移诊断，其阳性率较高，但特异性差。②正电子发射计算机断层显像（PET）：是利用正常细胞和肿瘤细胞对放射性核素标记的脱氧葡萄糖的摄取不同而显像，恶性肿瘤的糖代谢高于正常细胞，表现为局部放射性浓聚。对肺癌的敏感性、特异性、远处转移病灶均优于SPECT，但该项检查的费用昂贵。

6．经胸壁肺穿刺组织学检查　是鉴别肺周围区域肿块的重要方法。对于靠近胸壁的周围型肺癌，阳性率较高。此项操作有引起气胸和出血的可能，通常只用于无手术指征的肺癌患者病理取材，以协助指导放疗、化疗方案的制订。

7．胸腔积液检查　抽取胸腔积液离心沉淀制涂片查找癌细胞，确定是否有胸膜转移。

8．转移病灶活组织检查　已出现锁骨上、颈部、腋下淋巴结转移或皮下结节的晚期肺癌，为明确诊断，应切取转移病灶组织做病理学检查。

9．纵隔镜检查　主要用于确定肺门、纵隔淋巴结有无转移。纵隔镜取材量大，诊断准确率高，如临床需要，应积极采用。

10．胸腔镜检查　肺部肿块经多种检查，仍不能排除肺癌者，如全身情况允许，应开胸取肺组织活检，可选择胸腔镜手术。

【鉴别诊断】

肺结核、肺炎是肺癌诊断中常需要鉴别的疾病。

1．肺结核　①肺结核球易与周围型肺癌相混淆。肺结核球多见于年轻患者，病程长。病变多位于上叶尖后段及下叶背段。病灶密集不均匀，常有钙化点，周围多有卫星病灶，肺内可见散在性结核病灶。②粟粒型肺结核易与某些腺癌相混淆。粟粒型肺结核常见于青少年，患者常高热，痰中易发现结核分枝杆菌，胸部 X 线检查显示双肺内弥漫、均匀的肺部炎症。

2．肺炎症　①肺癌引起的阻塞性肺炎需要与肺炎相鉴别。肺炎起病急，发热、寒战等感染症状明显，经抗感染治疗后临床症状与肺部阴影迅速消失，如炎症反复出现，肺部阴影仍在原位出现，应高度怀疑肺癌，需做进一步检查。②肺癌中央部坏死液化形成空洞，表现为偏心，厚壁，内壁不规则。注意与肺脓肿相鉴别。肺脓肿发病急，患者发热，咳大量脓臭痰。肺脓肿 X 线检查显示空洞壁较薄，内壁光滑，常有液平面，空洞周围伴有炎症反应。

【治疗】

肺癌的治疗方法主要有手术治疗、放射治疗、药物治疗及免疫治疗等。

（一）手术治疗

手术的目的是彻底切除肺部原发肿瘤和清扫区域淋巴结，并尽可能地保留健康肺组织。肺切除范围取决于病变的部位。周围型肺癌一般行肺叶切除术；中心型肺癌多行全肺切除术。有的癌肿主要位于一个肺叶内，但已侵及局部主支气管或中间支气管，为了保留正常的邻近肺叶，避免做一侧全肺切除术，可以切除有病变肺叶及一段受累的支气管，再吻合支气管上下切端，即袖式肺叶切除术。手术同时应行系统的肺门与纵隔淋巴结清扫。

目前常用的手术方法有开胸直视手术和胸腔镜手术。其中胸腔镜手术创口小，恢复快，已经是目前外科手术的主要方法。

手术禁忌证：①有远处转移；②有胸外淋巴结（锁骨上、腋下）转移；③有广泛肺门、纵隔淋巴结转移；④严重侵犯周围组织、器官，切除困难。

（二）放射治疗

未分化小细胞癌对放射治疗最敏感，其次为鳞癌，腺癌敏感性最低。一般多将放射治疗与手术、化学药物治疗联合应用。对术中癌肿未能全部切除者，局部可做标记，术后再行放射治疗，可提高生存率。晚期肺癌并发肺炎、肺不张、上腔静脉受压、骨转移可引起剧烈疼痛，进行姑息性放射治疗可减轻症状。

禁忌证：①恶病质；②已有全身、肺或胸膜广泛转移；③癌变范围广泛；④癌性空洞或巨大肿瘤；⑤高度肺气肿、肺功能不全。

（三）药物治疗

药物可分为以下几种：①细胞毒性药物，临床上应用该类药物的治疗称为化学药物治疗，简称“化疗”。药物对分化程度低的肿瘤，特别是小细胞未分化癌，效果较好。可以单独用于晚期肺癌病例，或与手术及放射治疗联合应用。根据肿瘤类型和患者的全身情况选择化疗方案，一般采取联合用药。此外，也可以局部应用，如胸膜腔转移腔内注射等。②靶向药物，能够对肿瘤细胞生长、转移相关的特异性分子结构（靶点或靶标分子）起到特异性的抑制作用，选择性地杀伤肿瘤细胞的药物。该类药不同于细胞毒性药物，具有靶向性，对正常细胞损伤较低或无损伤，而且能够起到调节和稳定细胞的作用，但价格昂贵。③中草药，根据祖国医学理论对患者进行辨证论治，使用中草药对肺癌的治疗起一定作用。

（四）免疫治疗

免疫治疗可以分为两方面：①特异性免疫治疗，取自体肿瘤细胞经处理后提取抗原或制成疫苗，用于皮下注射。尚可应用各种白细胞介素、肿瘤坏死因子、肿瘤核糖核酸等生物制剂。②非特异性免疫治疗，卡介苗、转移因子、短小棒状杆菌、干扰素等生物制品。

目前肺癌的疗效尚不令人满意，治疗上常采取各种疗法联合应用。手术治疗仍然是肺癌最重要和最有效的治疗手段。通常按照非小细胞与小细胞两大类肺癌来选择治疗方案。Ⅰ期非小细胞肺癌手术治疗，Ⅱ期、Ⅲ期术前化疗，术后再辅助化疗；小细胞肺癌常在早期阶段就有远处转移，以化疗、放疗为主，对于肺内病灶局限，未确定远处转移者，可采用术前化疗，术后化疗与放疗结合的方案。

第七节　食管良性疾病

一、食管良性肿瘤

食管的各种组织均可发生良性肿瘤，但发生率明显低于食管癌。按组织发生来源，可将良性肿瘤分为三种类型：①腔内型，息肉及乳头状瘤；②黏膜下型，血管瘤及颗粒细胞成肌细胞瘤等，③壁间型：食管平滑肌瘤、囊肿等。平滑肌瘤约占全部食管良性肿瘤的3/4。

【临床表现与诊断】

食管良性肿瘤患者的症状主要与肿瘤发生部位和大小有关。患者表现为进食障碍，严重者出现吞咽困难、呕吐、消瘦等。腔内型与黏膜下型肿瘤可较早引起食管梗阻症状；而壁间型肿瘤原发于黏膜外，肿瘤向食管外发展，当生长到体积较大时才引起梗阻症状。患者可有胸骨后压迫感或疼痛感。血管瘤患者可发生呕血。

食管镜检查能够观察肿瘤的形状、大小和部位等。大的腔内型、黏膜下型肿瘤X线钡餐造影检查显示"半月状"压痕。食管平滑肌瘤镜下可见肿物表面黏膜完整、光滑，此时，不主张进行食管黏膜活检，因活检后肿瘤与黏膜粘连，手术时不易与黏膜分离。

【治疗】

手术是治疗食管良性肿瘤的唯一方法。带蒂的腔内型小肿瘤可在内镜下摘除。黏膜下型、壁间型肿瘤，一般采用开胸或胸腔镜手术摘除，术中应尽可能保持黏膜完整，以免术后发生食管瘘。食管良性肿瘤的手术效果满意，预后良好。

二、食管腐蚀性灼伤

食管腐蚀性灼伤多因误服强酸或强碱等化学腐蚀剂引起，其他少见的原因有长期反流性食管炎、长期进食浓醋等。

【病理】

食管化学性灼伤的严重程度与吞服化学腐蚀剂的类型、浓度、剂量，食管解剖特点，伴随的呕吐情况，以及腐蚀剂与组织接触的时间等有关。吞服化学腐蚀剂后灼伤不仅出现在食管，还可发生在口咽部、喉部、胃或十二指肠部。一般腐蚀剂在食管三个生理狭窄段接触的时间最长，因此这些部位常发生较广泛的灼伤。

根据损伤深度，一般将灼伤分为三度：①Ⅰ度，食管黏膜表浅层充血、水肿，经过脱屑期，7～8天后可痊愈，一般不留瘢痕。②Ⅱ度，灼伤累及食管肌层。在急性期可见组织充血、水肿、渗出，坏死脱落后形成溃疡。3～6周内有肉芽组织增生，随之形成瘢痕而导致狭窄。③Ⅲ度，食管全层及其周围组织凝固性坏死，可导致食管穿孔和纵隔炎。

灼伤的愈合过程大致分为三个阶段。①第一阶段：为伤后最初几天，灼伤组织发生炎症、水肿或坏死。此阶段常出现梗阻现象。②第二阶段：伤后1～2周，坏死组织开始脱落，出现肉芽组织，梗阻症状减轻。此时食管壁最为薄弱，易穿孔，可持续3～4周。③第三阶段：瘢痕及狭窄形成，梗阻再现并逐渐加重。病理演变过程可持续数周至数月，但超过1年再发生狭窄者少见。瘢痕狭窄的好发部位常在食管的生理狭窄处。

【临床表现与诊断】

误服腐蚀剂后立即出现唇、口腔、咽部、胸骨后、上腹部剧烈疼痛，随即出现反射性呕吐，吐出物常带血液。若伤及会厌、喉及呼吸道，则可出现咳嗽、声音嘶哑、呼吸困难，严重者可昏迷。伤后可出现发热、白细胞计数升高等中毒症状。伤后看出现梗阻症状，然后经历一个减轻到再加重的过程，严重者完全梗阻，甚至唾液也难以咽下。后期可出现营养不良、消瘦、贫血等。若患者为小儿，则可影响生长发育。

根据吞食腐蚀剂病史及临床表现即可确诊。出现胸骨后、背部或腹部疼痛时，应观察是否发生食管或胃穿孔。晚期可吞服稀钡剂观察狭窄的部位与狭窄程度。

【治疗】

1．急诊处理　包括以下几方面：①迅速了解服入腐蚀剂的种类、时间、浓度和量。尽早服用植物油和蛋白液，以保护食管和胃黏膜。无条件时可吞服生理盐水或清水稀释。②保持呼吸道通畅，尽快建立静脉通道。③积极处理并发症，包括喉头水肿、休克、胃穿孔、纵隔炎等。④减轻食管狭窄，早期应用肾上腺皮质激素和抗生素，以减轻炎症反应、预防感染和减缓纤维组织增生及瘢痕的形成。

2．扩张疗法　灼伤2~3周后，食管急性炎症、水肿消退时进行。食管扩张应定期重复进行。

3．手术治疗　适用于严重长段狭窄及扩张疗法失败者。手术时应根据具体情况，用胃、结肠或空肠代食管，将狭窄段食管切除。

第八节　食管癌

食管癌是发生于食管黏膜上皮或腺上皮的恶性肿瘤。我国是世界上食管癌的高发地区之一，无论是新发病例还是死亡病例，均居世界之首。北方地区发病多于南方，以太行山南段的河南、河北、山西三省交界地区的发病率最高，可达32/10万。男性发病多于女性，发病年龄多在40岁以上。

【病因】

病因至今尚不明确。研究显示发病与下列因素有关：①亚硝胺及其前体是一种强致癌物，分布很广，它们可在体内或体外形成。高发区的膳食、饮水中亚硝胺盐含量明显高于低发区。②食管慢性炎症刺激、创伤（如进食过快，食物过热、过硬等）、饮烈性酒、口腔不洁等原因，致食管黏膜上皮增生而发生癌变。吸烟和重度饮酒已证明是食管鳞癌的重要致病原因。③疾病高发区的粮食、患者食管或食管癌标本上可分离出多种真菌，其中有些真菌可以直接致癌，有些可促使亚硝胺及其前体形成而间接致癌。④饮食中缺乏某些微量元素及维生素。⑤食管癌遗传易感因素。

【病理】

食管分为颈部、胸部、腹部三部分。临床上又将食管胸部分为上、中、下三段。上段自胸廓上口至气管杈平面；气管杈平面至贲门部全长分为二等分，上1/2为中段食管，下1/2为下段食管。食管腹部通常包括在下段食管内（图24-4）。食管癌以中段发病率最高，下段次之，上段、颈段发病率较低。

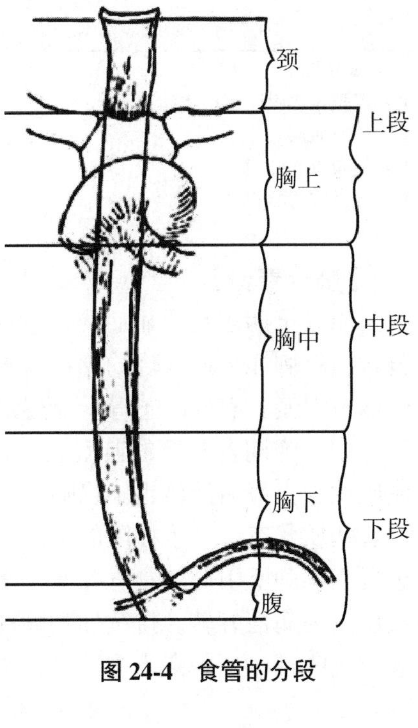

图24-4　食管的分段

早期食管癌病变多数限于黏膜表面，未见明显肿块。

肉眼可见病变局部黏膜充血、糜烂、隆起，呈斑块状或乳头状。

中晚期食管癌按病理形态，分为四种类型：①髓质型，癌肿浸润食管壁全层，病变食管呈管状肥厚，伴有轻、中度食管梗阻，恶性程度高，切面为灰白色均匀致密的实体肿块。②溃疡型，癌肿侵入肌层，形成凹陷溃疡，大小和外形不一，梗阻症状较轻。③蕈伞型，癌肿主要向腔内凸出，似蘑菇状突起，边缘清楚。④缩窄型，癌肿呈环状生长，累积全周，造成管腔狭窄，较早出现梗阻症状。

癌肿最先向黏膜下扩散，逐渐向食管远端、近端及全周与全层发展，并很容易穿透疏松的食管外膜，侵犯邻近组织或器官。转移主要经淋巴途径。癌细胞沿黏膜下层淋巴管，向上、向下扩展，通过肌层汇入淋巴结。食管颈部癌多转移到颈区淋巴结。食管胸部癌转移到食管旁淋巴结后，可向上转移至胸顶部纵隔、颈区淋巴结；向下转移到贲门、膈下及胃周围淋巴结；亦可沿气管、支气管至肺门及隆突下。血行转移发生较晚。

目前，我国的食管癌中鳞癌约占80%以上，其余是腺癌。贲门部腺癌也可向上延及食管下段。食管黏膜上皮重度不典型增生，一般被认为是癌前病变。来自食管癌高发区的临床流行病学调查资料显示，部分重度不典型增生可发展为食管癌。临床病理分期对临床工作具有重要的指导意义（表24-2）。

表 24-2 国际抗癌联盟食管癌 TNM 分期标准

TNM 分期	分期标准		
0	Tis	N_0	M_0
Ⅰ	T_1	N_0	M_0
Ⅱa	T_2	N_0	M_0
	T_3	N_0	M_0
Ⅱb	T_1	N_1	M_0
	T_2	N_1	M_0
Ⅲ	T_3	N_1	M_0
	T_4	任何 N	M_0
Ⅳ	任何 T	任何 N	M_1

Tis：原位癌

T_1：仅侵及黏膜固有层或黏膜下层

T_2：侵及肌层

T_3：侵及食管外膜

T_4：侵及邻近器官

N_1：无区域淋巴结转移

N_2：有区域淋巴结转移

M_0：无远处转移

M_1：有远处转移

【临床表现】

患者早期多无明显症状，但吞咽粗硬食物时可能有不适感，如咽下食物梗阻感；进食时有胸骨后针刺样疼痛或烧灼感；食管内或咽部有异物感，咽部有干燥紧缩感；食物在食管某一部位通过缓慢、有停滞感等。上述症状时轻时重，进展缓慢。

中、晚期食管癌的典型症状为进行性吞咽困难。起初难以咽下干硬食物，继而是半流质、流质饮食，最后液体也难以咽下。患者多表现为消瘦、脱水、乏力、营养不良、贫血等，晚期呈恶病质状态。严重梗阻的患者口腔分泌物及食物可反流入气管，引起呛咳及肺内感染。少数患者当癌肿所引起的食管痉挛、水肿及炎症消退，或部分肿瘤脱落，梗阻症状可暂时缓解，常被误认为病情好转。持续性胸背部疼痛多提示癌肿已侵犯食管外组织；如侵犯喉返神经，可出现声音嘶哑；癌肿穿入主动脉，可引起大呕血；侵入气管，可形成食管气管瘘；骨转移可引起局部剧烈疼痛；已有肺与胸膜转移者，可有胸腔积液等。

【诊断与鉴别诊断】

诊断食管癌的主要辅助方法包括：

1．纤维内镜　可清晰地观察食管腔内病变，容易发现起源于食管黏膜的早期癌灶，同时取病变组织做活检。纤维内镜是确诊早期食管癌的最有效方法。对于食管黏膜浅表性病变，可行碘染色检查法鉴别良、恶性病变。

2．X线钡餐　一般采用食管吞钡X线双重对比造影。早期食管癌可有下列X线征象：①局部黏膜皱襞增粗、中断；②有小的龛影；③有小的充盈缺损；④局限性管壁僵硬。中、晚期食管癌患者有明显的管腔狭窄、充盈缺损、管壁僵硬，严重者可见梗阻上段食管扩张。

3．CT　有助于了解食管癌向腔外扩展的范围，以及有无纵隔淋巴结及腹腔器官转移。

4．食管超声内镜（EUS）　观察肿瘤侵及食管的层面更清晰，可以确定食管癌的浸润深度以及有无纵隔淋巴结转移，并可进行术前T、N分期。

5．食管拉网　将带网的气囊导管置入胃内再充气拉出，将气囊冲洗后获得的脱落细胞做病理学检查。该方法由我国发明，曾在食管癌普查中发挥重要作用。

对无吞咽困难者，需要与食管下段静脉曲张、食管炎、食管憩室等相鉴别。对有吞咽困难者，需要注意与食管平滑肌瘤、贲门失弛缓症、食管瘢痕狭窄等鉴别。

【预防】

具体措施有：①病因学预防，改变不良生活习惯；②发病学预防，积极治疗食管上皮增生、处理癌前病变，如食管炎、息肉、憩室等；③大力开展防癌宣传教育，普及抗癌知识，在高发区人群中进行普查、筛检。

【治疗】

Ⅰ期食管癌多采用单纯手术治疗。Ⅱ期、Ⅲ期以手术治疗为主，配合放射治疗或化学治疗。Ⅳ期可选用放射治疗、化学治疗，或附加为解决进食困难的减症手术。原位癌、重度不典型增生也可以在食管镜下行食管黏膜切除术。

（一）手术治疗

适应证：①Ⅲ期以内的食管癌，术前估计能够切除病变者；②病变较大的鳞癌，估计切除可能性不大者，可采用术前放疗待瘤体缩小后手术；③放射治疗复发病例，病变较为局限，无远处转移者。

禁忌证：①病变已有远处转移；②明显侵犯邻近组织、器官，如出现喉返神经受累、食管气管瘘等；③恶病质。

手术方法：切除食管范围应距肿瘤5 cm以上。下段食管癌吻合口部位应在主动脉弓上；中段或上段食管癌吻合口多选择颈部；贲门癌吻合口在主动脉弓下。切除病变段食管后，常用的替代食管器官是胃，有时选用结肠或空肠。对于晚期食管癌不能进食的患者，可行食管胃转流术、胃造瘘术、内镜下置入支架等方法，以解决患者进食问题。

（二）放射治疗

1．配合手术　术前放疗主要用于肿瘤外侵严重，手术切除困难者。放射治疗能使癌肿及转移的淋巴结缩小，肿瘤周围小血管和淋巴管闭塞，可提高切除率，减少术中扩散。

2．单纯放射治疗　颈部、胸部上段食管癌因部位浅，放射治疗效果较好。禁忌证有：①癌肿侵犯食管周围组织、器官，如气管、支气管或纵隔瘘；②癌肿侵犯食管全周，伴有重度狭窄。

（三）化学治疗

抗癌药物可使晚期食管癌患者症状得以缓解，部分瘤体可缩小。常配合其他疗法来增加疗效。

【康复指导】

1．胃代食管手术后患者食量几乎均减少，应鼓励多进食，保证适量蛋白质摄入。由于术后易发生缺铁性贫血，故应注意进食富含铁的蔬菜、水果。

2．告知患者术后进干硬食物可出现轻微梗阻症状，该情况与吻合口扩张受限有关，应嘱患者坚持常规饮食。如进半流质饮食仍有咽下困难，则需来院复诊。

3．嘱患者加强口腔护理。结肠代食管术后，患者可闻到来自肠管的粪便气味，该情况与结肠逆蠕动有关，一般半年后气味逐渐消失。

4．术后患者几乎均会发生反流性食管炎。反流症状严重者，睡眠时取半卧位，并适当服用抑制胃酸分泌的药物。

第九节 原发性纵隔肿瘤

纵隔实际上是胸腔内的一个间隙范围，其界限前为胸骨，后为胸椎。把纵隔划分为若干区域，常采用四分法，以胸骨角与第 4 胸椎下缘的水平线为界，此线以上为上纵隔，以下为下纵隔。下纵隔内气管、心包前面的间隙为前纵隔，其后面的间隙为后纵隔。气管与心脏等重要器官占据的间隙为中纵隔（图 24-5）。

纵隔内含有许多重要器官、组织，如心脏、大血管、气管、食管、胸腺、神经、胸导管、丰富的淋巴与结缔组织。

纵隔内组织、器官较多，胎生结构来源复杂，故肿瘤种类繁多。前纵隔肿瘤常见的有胸腺瘤、畸胎瘤、皮样囊肿、淋巴瘤、胸骨后甲状腺瘤等；中纵隔肿瘤有支气管囊肿、心包囊肿等；后纵隔肿瘤以神经源性肿瘤多见（图 24-6）。原发性纵隔肿瘤以良性者占多数。

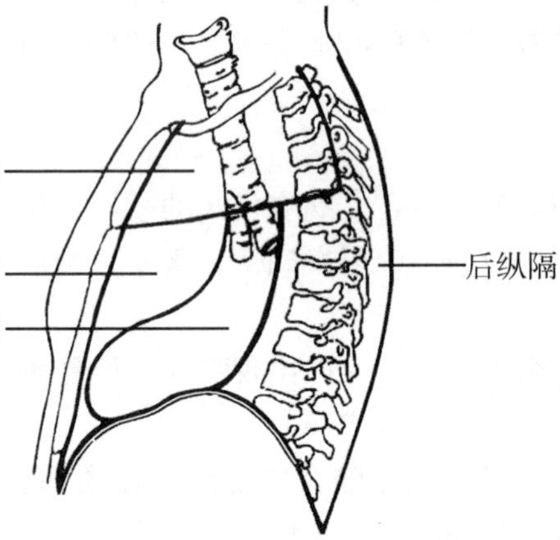

图 24-5 纵隔临床解剖划分四分法

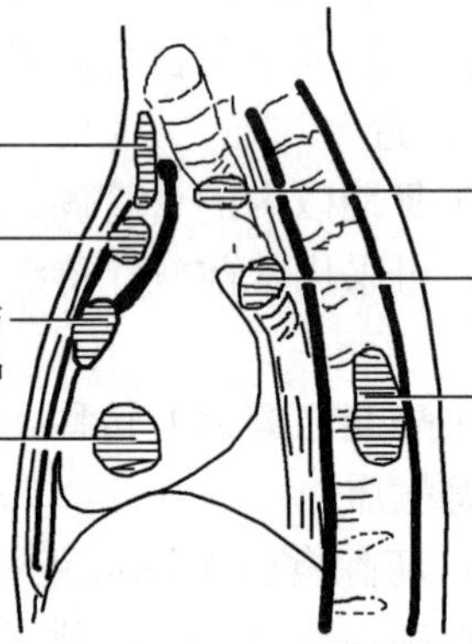

图 24-6 纵隔肿瘤好发部位

【临床表现】

纵隔肿瘤的表现与肿瘤的性质、生长部位、大小、生长速度等有关，多为肿瘤压迫或侵及周围所致。良性肿瘤生长缓慢，呈膨胀性生长，在胸腔内即使增长到相当大体积时也可无明显症状。恶性肿瘤增长快，临床症状出现较早。

1．胸闷或胸痛 胸骨后或患侧胸部闷胀、隐痛是常见的症状，剧烈疼痛少见。

2．呼吸道 肿瘤压迫或侵入气管、支气管，可引起剧烈咳嗽、气促，甚至咯血、呼吸困难。如阻塞支气管，可致肺不张或肺部感染。

3．食管 压迫食管可引起梗阻、吞咽困难等。

4．神经系统 ①累及喉返神经可出现声音嘶哑；②侵及交感干可出现 Horner 综合征；

③膈神经受累，可出现膈肌麻痹、呃逆；④压迫臂丛神经可出现上臂麻木、肩胛区疼痛及上肢放射痛；⑤神经源性肿瘤压迫脊髓可引起截瘫。

5．血管及心包　①压迫无名静脉可致单侧上肢及颈静脉压增高；②压迫上腔静脉可出现上腔静脉综合征，表现为头、颈、上胸部相关部位静脉怒张、水肿、发绀等；③恶性肿瘤心包转移时可出现心包积液，表现为心悸、气促，严重者出现呼吸困难、发绀、颈静脉怒张、肢体水肿。

6．特异性表现　有助于确诊。①肿瘤可随吞咽动作上下活动者为胸骨后甲状腺肿；②并发重症肌无力者为胸腺瘤；③咳出毛发或豆腐渣样皮脂者为畸胎瘤。

【诊断】

下列检查有助于临床诊断：

1．X线　是诊断纵隔肿瘤常用的重要手段。①正、侧位X线检查：可确定肿瘤的部位、形态、大小、密度以及与邻近器官的关系，有无钙化或骨质阴影等。②心脏、血管造影：能进一步明确肿瘤与大血管的关系。

2．CT与MRI　CT可清晰地显示肿瘤与邻近组织、器官的关系。MRI对于显示血管是否受累更清晰。

3．B超　可用于诊断靠近胸壁的肿瘤，鉴别实质性、血管性与囊性肿瘤。

4．放射性核素扫描　^{131}I扫描有助于诊断胸骨后甲状腺病变。

5．支气管镜及食管镜　主要用于观察肿瘤是否侵犯气管或食管。

【治疗】

对纵隔肿瘤，除恶性淋巴瘤适用于进行放射治疗外，其他一旦发现，均应主张尽早手术。良性肿瘤或囊肿，即使早期无异常表现，但增大后也会压迫邻近组织、器官，出现继发感染或恶变，不宜长期观察。对于恶性肿瘤已侵犯邻近组织、器官者，若无法切除或已发现远处转移者，可根据病理性质采取化学治疗或放射治疗。

自测题

一、选择题

【A1型题】

1．开放性胸部损伤诊断的主要依据是
　A．胸部皮肤裂伤
　B．气管或食管裂伤
　C．肋骨骨折刺破胸膜
　D．胸壁创口与胸膜腔相通
　E．开放性肋骨骨折

2．胸部损伤的外科治疗原则是
　A．纠正酸碱平衡失调
　B．纠正电解质紊乱
　C．给予脱水、利尿药
　D．给予止痛，输血
　E．纠正循环、呼吸功能障碍

3．能出现反常呼吸的肋骨骨折是
　A．两根肋骨骨折
　B．两根以上肋骨骨折
　C．双侧肋骨单根骨折
　D．多根多处肋骨骨折
　E．多发性肋软骨骨折

4．多根多处肋骨骨折的急救要点主要是
　A．输血补液，防治休克
　B．控制反常呼吸，保持呼吸道通畅
　C．立即行开胸探查术
　D．加压给氧
　E．镇静、镇痛

5．开放性气胸的病理生理改变，下述错误的是
　A．患侧负压消失
　B．患侧肺萎陷
　C．肺内部分气体对流
　D．纵隔扑动
　E．患侧有反常呼吸

6. 开放性气胸患者呼吸困难最主要的急救措施是
   A. 吸氧
   B. 输血补液
   C. 气管插管行辅助呼吸
   D. 立即剖胸探查
   E. 迅速封闭胸部伤口
7. 对纵隔的描述不正确的是
   A. 纵隔内有心脏、大血管、食管、气管、胸腺
   B. 以胸骨角与第4胸椎下缘的水平连线为界，将纵隔分成上、下两部分
   C. 在气管、心包前面的间隙为前纵隔
   D. 在气管、心包后面的间隙为后纵隔
   E. 原发性纵隔肿瘤以恶性多见
8. 神经源性肿瘤多见于
   A. 前纵隔
   B. 后纵隔
   C. 上纵隔
   D. 下纵隔
   E. 中纵隔
9. 关于胸腺瘤，不正确的是
   A. 好发于前上纵隔
   B. 可合并重症肌无力
   C. 多不采取手术治疗
   D. 多为良性
   E. 与自身免疫机制有关
10. 肺癌较常见的类型是
   A. 腺癌
   B. 未分化癌
   C. 肺泡细胞癌
   D. 鳞状细胞癌
   E. 小细胞肺癌
11. 下列对肺鳞癌的描述不正确的是
   A. 肺癌中最常见的类型
   B. 常为中心型
   C. 生长迅速，病程短
   D. 对放疗、化疗较敏感
   E. 血行转移发生晚

【A2 型题】

12. 患者胸部外伤2小时。体格检查：脉搏120次/分，血压90/60 mmHg，右胸可触到骨擦感和皮下气肿，叩诊呈鼓音，呼吸音消失，急救处理是
   A. 输血，补液，抗休克
   B. 立即胸腔排气
   C. 用胶布固定
   D. 应用升血压药
   E. 给予氧气吸入
13. 右侧血胸患者，急诊入院。体格检查：脉搏120次/分，血压80/50 mmHg，气管左移，输血的同时做右侧胸腔闭式引流，第1小时引流＞200 ml，第二小时为250 ml，第三小时为180 ml，血压虽经输血仍不见回升，此时最有效的处置是
   A. 继续输血、补液
   B. 给止血药
   C. 剖胸探查止血
   D. 闭式引流加负压吸引
   E. 给血管活性药
14. 患者胸部受伤，急诊入院，经吸氧，呼吸困难无好转，有发绀，休克。体格检查：左胸饱满，气管向右移位，左侧可闻及骨擦音，叩之呈鼓音，听诊呼吸音消失，皮下气肿明显，诊断首先考虑的是
   A. 肋骨骨折
   B. 张力性气胸
   C. 肋骨骨折并张力性气胸
   D. 血心包
   E. 闭合性气胸

二、名词解释

1. 损伤性气胸　2. 反常呼吸运动

三、问答题

1．急性脓胸的表现有哪些？

2．简述肺结核外科治疗时行肺切除术的手术禁忌证。

（杨 柯）

第二十五章数字资源

第二十五章

心脏及大血管疾病

学习目标

通过本章内容的学习，学生应能够：

识记：

1. 说出先天性心脏病、风湿性心脏病、冠状动脉粥样硬化性心脏病、动脉瘤和缩窄性心包炎的病因、临床表现、诊断和治疗原则。
2. 说出心脏疾病外科治疗进展概况。

理解：

1. 列举各类心脏疾病的手术方式。
2. 列举各类心脏疾病的病理生理特点。

运用：

1. 通过常规检查，确定初步诊断并提出合理的治疗方案。
2. 通过合理的方式使患者了解心脏疾病的保健知识，为患者提供术后用药指导和人文关怀。

第一节　先天性心血管疾病

一、动脉导管未闭

动脉导管是胎儿期连接主动脉峡部和左肺动脉根部的正常通道，出生后大多在2个月内闭合，如未闭锁则称为动脉导管未闭，是最常见的先天性心脏病之一。根据导管的长短、粗细和形态，分为管型、漏斗型和窗型三种常见类型。

【病理生理】

未闭合的动脉导管可使主动脉血液向压力较低的肺动脉内分流，形成左向右分流，分流量的大小取决于主动脉与肺动脉的压力阶差和导管的直径。分流导致肺循环血量增多，左心室容量负荷增加，导致左心室肥大；肺循环血量增多，肺小动脉发生反应性痉挛，肺动脉压增高，右心负荷增加，导致右心室肥大及右心衰竭；长期肺循环血量增多可导致肺小动脉管壁增厚、纤维化甚至闭塞，肺动脉压力会因此而持续升高。当肺动脉压等于或超过体循环压时，左向右分流消失，出现逆向分流，即肺动脉内未氧合血液通过动脉导管逆向进入主动脉，临床出现发绀和杵状指，形成艾森曼格综合征，患者最终可因右心衰竭而死亡。

知识链接

艾森曼格综合征

艾森曼格综合征是在左向右分流型心脏病的基础上，由于右心室前负荷逐渐增大，当右心内压力超过左心时，原本左向右的分流逆转形成右向左分流的一种病理状态。轻者，活动耐力下降，长此以往会出现心力衰竭等问题。严重者，全身循环迅速衰竭而死亡。此时最有效的治疗方法是肺移植或者心肺联合移植。近年来，国家对于14岁以下手术患儿有更高的医疗费用报销比例，旨在鼓励尽早治疗，以避免发展为艾森曼格综合征。

【临床表现与检查】

1．症状　较细的动脉导管未闭患者可无症状。动脉导管直径粗者多发育不良，活动后即出现心悸、乏力、呼吸困难，易有呼吸道感染，甚至出现左心力衰竭。在有肺动脉高压及右向左分流时，可出现发绀。

2．体征　胸骨左缘第2肋间多可扪及震颤，此处听诊可闻及粗糙的连续性机器样杂音，以收缩末期最为响亮，向颈背部传导。出现严重肺动脉高压时，可仅闻及收缩期杂音或杂音消失，肺动脉瓣区第二心音亢进。左向右分流量较大者，心尖部可闻及隆隆样舒张期杂音，常伴有外周血管征象。相对二尖瓣狭窄者，心尖部可闻及舒张中期隆隆样杂音。

3．X线检查　分流量小的动脉导管心影可正常，分流量大者可出现心影扩大，主动脉结突出。肺动脉高压严重时，可见心影较原来缩小，肺门血管增粗，肺门“舞蹈征”，肺野外带血管变细。

4．心电图　分流量小者可正常或有心电轴左偏，分流量大者示左心室高电压或左心室肥大。肺动脉高压者示左、右心室肥大。

5．超声心动图　可见左心房、左心室扩大，可见主动脉、肺动脉之间有交通及血流信号异常。

【诊断】

根据杂音的性质和部位、外周血管征，结合心电图、X线检查、超声心动图检查，一般均可确诊。对少数不典型病例，应进一步做右心导管或心血管造影予以鉴别。

【治疗】

动脉导管未闭原则上都应手术治疗。最适宜的手术年龄是学龄前。婴幼儿有心力衰竭者，或合并肺动脉高压者，应及早手术。对肺动脉高压明显，虽有轻度发绀，但仍以左向右分流为主者，仍可考虑手术。艾森曼格综合征是手术禁忌证。

手术方式可采用开胸动脉导管结扎或切断、胸腔镜下动脉导管夹闭。对重度肺动脉高压的成年患者如疑有动脉导管壁钙化或并发感染性心内膜炎者，应行胸骨正中切口，在体外循环下经肺动脉切口封闭动脉导管，对合并其他心内畸形的未闭合动脉导管，可在体外循环手术的同时纠正。

近年来，介入封堵术治疗动脉导管未闭也已日趋成熟。其优点是创伤小、恢复快。

二、肺动脉瓣狭窄

肺动脉瓣狭窄是肺动脉瓣先天发育不良所致的瓣膜狭窄，瓣叶交界融合、增厚，瓣口呈鱼嘴状突向肺动脉，肺动脉干多继发程度不同的狭窄后扩张。

【病理生理】

肺动脉瓣狭窄使右心室射血受阻，为完成泵血，右心室压力增高，长期右心室压力负荷增高可导致右心室肥厚，最终出现右心衰竭，甚至死亡。右心压力增高引起体循环静脉回心血流受阻和血液淤滞，可出现周围性发绀。右心室与肺动脉压力阶差反映肺动脉瓣狭窄程度，正常压力阶差不超过 5 mmHg，压力阶差＜ 40 mmHg 为轻度狭窄，40 ～ 100 mmHg 为中度狭窄，＞ 100 mmHg 为重度狭窄。

【临床表现与检查】

1．症状　症状轻重与肺动脉瓣狭窄程度相关。轻度狭窄者无明显症状。中、重度狭窄者可出现活动后心悸、胸闷、气促，甚至晕厥等，患者易疲劳，严重者还可出现颈静脉充盈、肝大、腹水、下肢水肿等右心衰竭征象。

2．体征　胸骨左缘第 2 肋间可触及明显的收缩期震颤，听诊可闻及响亮的喷射样收缩期杂音，肺动脉瓣区第二心音减弱或消失。

3．心电图　轻者可正常，中度以上狭窄时可出现心电轴右偏、右心室肥大、T 波倒置、P 波高尖等表现。

4．X 线检查　右心室、右心房扩大，肺动脉段突出，双肺血管纹理减少。

5．超声心动图　诊断准确性高，可显示肺动脉狭窄、肺动脉干增宽及右心室肥厚的程度，并可了解三尖瓣功能状态及右心室与肺动脉跨瓣压差。

【诊断】

根据临床表现，结合心电图、X 线检查及超声心动图可作出诊断，必要时可行右心导管测压和造影检查协助诊断。轻、中度肺动脉瓣狭窄需与房间隔缺损、室间隔缺损及动脉导管未闭相鉴别。重度狭窄伴发绀及三尖瓣关闭不全应与法洛四联症鉴别。

【治疗】

轻度狭窄而无明显临床症状者，不需手术治疗；对中度以上狭窄，有明显症状，心电图示右心室肥大，右心室与肺动脉压力阶差超过 50 mmHg 者，应行手术治疗。

手术在体外循环下，心脏停搏或搏动下直视切开瓣膜交界，通常外科治疗效果极佳，死亡率很低。

经皮肺动脉瓣球囊扩张术也是成熟的治疗方法，主要适用于年龄小、体重轻、狭窄严重的患儿，其优点是创伤小、恢复快，但有部分病例扩张效果不理想，并有可能发生肺动脉瓣关闭不全。

三、房间隔缺损

房间隔缺损是心房间隔先天性发育不全所致的左、右心房间异常交通，分为原发孔型缺损和继发孔型缺损两类，以后者为多见。根据最新的命名分类，原发孔型房间隔缺损被归入房室间隔缺损。原发孔型房间隔缺损位于冠状静脉窦前下方，缺损下缘即是房室瓣环，常伴有二尖瓣前瓣裂缺。继发孔型房间隔缺损位于冠状静脉窦后上方，根据缺损部位通常分为中央型、上腔型、下腔型和混合型。

【病理生理】

正常左心房压力（8 ～ 10 mmHg）高于右心房压力（3 ～ 5 mmHg），左心房血液经缺损处向右心房分流，左向右分流量的大小取决于左右心房压力阶差、缺损的大小、两侧心室充盈压和肺血管阻力。左向右分流使右心容量负荷增加，右心房、右心室和肺动脉扩张，肺循环血流量增多使肺动脉压力升高，引发肺小动脉反应性痉挛，长期痉挛可导致肺小动脉管壁增厚、纤维化，最终出现器质性肺动脉高压。当右心房压力高于左心房时，出现右向左分流，临床出现发绀，形成艾森曼格综合征，最终因右心衰竭而死亡。原发孔型房间隔缺损常伴有二尖瓣反流，其病理生理改变较继发孔房间隔缺损重，病程进展也较快。

【临床表现与检查】

1．症状　继发孔房间隔缺损一般到青年期出现症状，如劳累后心悸、气促、乏力等。原发孔型房间隔缺损症状出现较早、病情发展快，有器质性肺动脉高压者，甚至出现发绀及右心衰竭表现。

2．体征　胸骨左缘第2肋间可闻及Ⅱ～Ⅲ级吹风样收缩期杂音，肺动脉瓣区第二心音亢进伴分裂。原发孔型房间隔缺损伴二尖瓣裂者，可在心尖区闻及Ⅱ～Ⅲ级收缩期杂音。病程晚期可出现心房颤动和右心衰竭体征。

3．心电图　继发孔房间隔缺损表现为心电轴右偏，不完全性或完全性右束支传导阻滞，P波高大，右心室肥大。原发孔型房间隔缺损表现为心电轴左偏，P-R间期延长，可有左心室高电压和左心室肥大。房间隔缺损晚期常出现心房颤动和心房扑动。

4．X线检查　右心房及右心室增大，肺动脉段突出，主动脉结小，呈“梨形心”。原发孔型房间隔缺损可见左心室扩大。

5．超声心动图　可显示右心房、右心室扩大，准确显示缺损位置、大小及血液分流情况。原发孔型房间隔缺损可见右心房、右心室、左心室扩大，二尖瓣瓣裂及二尖瓣反流。

【诊断】

根据体征及超声心动图，结合心电图、X线表现，确诊并不困难。

【治疗】

对于无症状，但有右心房、右心室扩大的患者，应手术治疗；对合并肺动脉高压者，应尽早手术。对50岁以上成年人、合并心房颤动或内科治疗能控制的心力衰竭患者，也应考虑手术治疗。艾森曼格综合征是缺损修补手术禁忌证。

手术可在体外循环直视下直接缝合修补，或用自体心包或涤纶织片补片修补缺损，对其他合并畸形可一并处理。原发孔型房间隔缺损术中先修补二尖瓣裂，再用补片修补原发孔型缺损。

介入法封堵继发孔型房间隔缺损也是成熟的治疗方法，适用于直径小于30 mm的中央型缺损，具有创伤小、恢复快的优点。

四、室间隔缺损

案例 25-1

患儿3岁，1年多来哭闹严重时出现青紫。体格检查：心前区隆起，胸骨左缘第3～4肋间可闻及Ⅳ级收缩期杂音，可触及震颤。X线检查示：左、右心室及左心房增大，肺血管影增多，肺动脉段凸出。

问题与思考：

1．患儿最可能的诊断是什么？

2．对患儿最合适的治疗是什么？

室间隔缺损是胎儿期室间隔发育不全造成的心室间异常交通，可导致心室血液左向右分流。根据缺损解剖位置不同，可室间隔缺损分为膜部缺损、漏斗部缺损和肌部缺损三大类型及若干亚型，其中以膜部缺损最为多见，肌部缺损少见。绝大多数室间隔缺损为单个缺损，但有时肌部缺损可为多个。

【病理生理】

心室收缩期，左、右心室间压力阶差大，室间隔缺损处左向右分流主要发生在心室收缩期，缺损大小决定分流量大小和病程。小缺损者分流量小，对左心室容量负荷及肺循环影响较轻，可终身不出现明显症状，但感染性心内膜炎的发生率明显增高。大缺损者可引起大量血液左向右分流，肺循环血流量增加，左心室容量负荷增加，左心房、左心室逐渐扩大，导致肺小动脉痉挛，造成肺动脉高压，右心室阻力负荷增高，肺动脉压力持续升高，左向右分流逐渐减少，最后出现右向左分流，形成艾森曼格综合征。

【临床表现与检查】

1．症状　小的室间隔缺损者可无明显症状。大缺损分流量大者出生后即可出现症状，表现为反复呼吸道感染、充血性心力衰竭、喂养困难和发育迟缓。度过婴幼儿期的较大缺损患者则表现为活动耐量差，劳累后心悸、气促，并逐渐出现发绀和右心衰竭表现。

2．体征　胸骨左缘第 2 ~ 4 肋间可触及收缩期震颤，听诊可闻及Ⅲ级以上粗糙、响亮的全收缩期杂音，肺动脉瓣区第二心音亢进。肺动脉高压严重时，收缩期杂音和震颤可减弱，甚至消失，但肺动脉瓣第二心音亢进更明显。

3．心电图　小缺损者表现为正常心电图或心电轴左偏。缺损大者示左心室高电压或左心室肥大，合并肺动脉高压者表现为双心室肥大、右心室肥大或伴劳损。

4．X 线检查　小缺损者 X 线表现轻微。缺损大者可见心影增大，左心室扩大，肺血流量增多，肺动脉段突出。严重肺动脉高压者，肺动脉段突出更为明显，肺外周纹理减少，肺门血管呈“残根状”改变。

5．超声心动图　可见室间隔回声中断的征象，并可了解缺损部位、大小、分流方向以及有无合并畸形。左心房、左心室扩大或双心室扩大。

【诊断】

根据病史、体征，结合心电图、X 线表现及超声心动图检查，室间隔缺损的诊断并不困难。对重度肺动脉高压患者有时需行右心导管检查，测定肺动脉压力及肺血管阻力，帮助判断手术适应证。

【治疗】

小的室间隔缺损在 3 岁以内有自然闭合的可能。对缺损大、分流量大的婴幼儿，如有喂养困难、反复发作呼吸道感染、充血性心力衰竭或肺动脉高压，应尽早手术。对缺损较小但已有房室扩大者，应在学龄前进行手术治疗。对缺损较小、无症状，房室无扩大者，可长期随访观察，但要加强感染性心内膜炎的预防。艾森曼格综合征是室间隔缺损修补手术禁忌证。

手术在体外循环心搏骤停或搏动下进行直视修补术，对小的缺损者可直接缝合，对大的缺损者采用自体心包片或人工补片材料修补。介入法封堵室间隔缺损，适用于部分室间隔缺损大小、位置适宜的病例，有创伤小、恢复快的优势。

五、法洛四联症

法洛四联症是最常见的先天性心脏复杂畸形，在发绀型先天性心脏病中居首位。法洛四联症主要包括四种解剖畸形：肺动脉狭窄、室间隔缺损、主动脉骑跨和右心室肥厚。肺动脉狭窄可发生在右心室流出道，肺动脉瓣及瓣环，主动脉 - 肺动脉及左、右肺动脉。室间隔缺损通常较大，多位于主动脉瓣口下。主动脉根部向右前移位，起源于双心室，形成主动脉骑跨。右心室肥厚是右心室流出道梗阻及肺动脉狭窄引起的继发性改变。

【病理生理】

肺动脉口狭窄和室间隔缺损是引起法洛四联症病理生理改变的基础。肺动脉狭窄使右心室排血受阻，可致右心室压力升高，右心室肥大。右心室压力、室间隔缺损部位、大小及主动脉骑跨程度决定右向左分流量多少。肺血流量减少及右向左分流可导致动脉血氧饱和度降低和发绀。长期低氧血症可造成红细胞计数及血红蛋白含量代偿性升高。右心室流出道心肌强烈收缩导致梗阻加重及肺血流量骤减，可引起缺氧发作。

【临床表现与检查】

1．症状　患儿多数出生后即有呼吸困难，并逐渐出现发绀，且随年龄增长而加重。婴幼儿期常有喂养困难和发育迟缓，行走后体力及活动耐量差，喜蹲踞。病情严重者可突发呼吸困难，甚至晕厥或抽搐而死亡。

2．体征　患儿发育迟缓，口唇及四肢末梢发绀，有杵状指（趾）。胸骨左缘第 2 ～ 4 肋间可闻及喷射性收缩期杂音，肺动脉瓣区第二心音明显减弱甚至消失。

3．心电图　可显示心电轴右偏，右心室肥厚。

4．X 线检查　肺血管纹理纤细，肺血流量减少。肺动脉段凹陷，心尖圆钝，呈“靴状心”。升主动脉增宽。

5．超声心动图　可显示室间隔连续中断，右心室增大，右心室壁增厚。右心室流出道、肺动脉瓣或肺动脉主干狭窄。升主动脉内径增宽，骑跨在室间隔上方。多普勒超声示心室水平右向左分流。

6．实验室检查　患者红细胞计数、血红蛋白含量和血细胞比容升高，动脉血氧饱和度降低，重度发绀患者凝血时间和凝血酶原时间延长。

【诊断】

根据症状和体征，结合心电图、X 线检查、超声心动图及实验室检查，确诊并不困难。对诊断不能明确或畸形特别严重的患者，需行心血管造影检查，与其他复杂心脏畸形相鉴别，判断肺动脉狭窄程度、肺动脉分支发育情况、左心室发育情况，以帮助制订适宜的手术方案。法洛四联症常并发脑血栓形成、脑脓肿、细菌性心内膜炎和高血压。

【治疗】

法洛四联症的手术治疗分为矫治手术和姑息手术两大类。对左心室容量太小或两侧肺动脉发育太差的患者行姑息手术治疗，可增加肺动脉血流量，促进左心室和肺动脉发育，为矫治手术创造条件。常用术式有左锁骨下动脉与肺动脉吻合、升主动脉 - 肺动脉人工血管吻合行体肺分流及单纯行右心室流出道疏通或肺动脉拓宽。

第二节　后天性心血管疾病

一、风湿性二尖瓣狭窄

风湿性心脏瓣膜病是我国最常见的心脏瓣膜病，瓣膜病患者约占我国心脏外科患者的 30%。在风湿性心脏瓣膜病中，最常累及二尖瓣，主动脉瓣次之，累及三尖瓣多为继发性病变，累及肺动脉瓣则罕见。风湿性病变可以单独损害一个瓣膜区，也可以同时累及几个瓣膜区，常见的是二尖瓣合并主动脉瓣病变。风湿性病变累及二尖瓣瓣叶和瓣下结构，可使两瓣叶在交界处相互粘连融合，造成瓣口狭窄，瓣叶增厚、挛缩和钙化，进一步加重瓣口狭窄；瓣下腱索粘连、融合、缩短，乳头肌硬化短缩，可进一步限制瓣叶活动，使僵硬的瓣叶失去开启、闭合功能。

【病理生理】

正常二尖瓣瓣口的面积为 4 ～ 5 cm^2，当瓣口面积＜ 1.5 cm^2 时即可产生血流障碍，运动后血流量增大时更为明显。瓣口面积缩小至 1 cm^2 及以下时，血流障碍更加严重，左心房排血受阻，进而压力增高，左心房逐渐扩大，肺静脉和肺毛细血管扩张、淤血，肺泡换气功能下降，引发急性肺水肿。早期病例较易发生急性肺水肿，晚期病例毛细血管渗液不易进入肺泡，加之肺小动脉痉挛，血管壁增厚，管腔狭窄，可以阻止大量血液进入肺毛细血管床，并限制肺毛细血管压力的过度升高，从而降低肺水肿发生率。重度二尖瓣狭窄病例，肺动脉收缩压可明显升高，使右心室排血负担加重，右心室逐渐肥厚、扩大，最终发生右心衰竭。

【临床表现与检查】

1．症状　临床症状轻重主要取决于瓣口狭窄程度。二尖瓣狭窄的主要症状是呼吸困难，活动后明显，患者可出现阵发性呼吸困难，严重者可出现端坐呼吸或急性肺水肿，可出现咳嗽、咯血、发绀、心悸、乏力等症状。在合并关闭不全时，临床症状可加重。

2．体征　患者面颊部及口唇发绀，呈二尖瓣面容。心尖区可触及舒张期震颤，还可在心尖区闻及第一心音亢进和舒张中期隆隆样杂音，这是二尖瓣狭窄的典型杂音。单纯二尖瓣狭窄，瓣叶增厚、钙化不明显者，胸骨左缘第 3 ～ 4 肋间可闻及二尖瓣开瓣音。当伴有二尖瓣关闭不全时，心尖区可闻及全收缩期粗糙的吹风样杂音，心尖区第一音减弱或消失，无二尖瓣开瓣音。有心房颤动者则出现心律失常。右心功能不全者可有肝大及下肢水肿等。

3．心电图　可显示电轴右偏，P 波间期宽，呈双峰（二尖瓣型 P 波），右心室肥大。心房颤动常见。

4．X 线检查　可见肺淤血，右心缘可见左、右心房双房影，钡餐造影可见食管左心房压迹，主动脉结缩小，肺动脉段凸出，右心室可扩大。伴有二尖瓣关闭不全时，左心室可扩大。

5．超声心动图　可了解各心腔大小。二尖瓣狭窄时可见二尖瓣叶呈同向运动和“城墙垛”样改变，并可了解瓣口大小、瓣膜活动情况、瓣下结构形态、有无关闭不全及左心房血栓形成。

【诊断】

根据病史、体征、心电图、X 线检查和超声心动图检查即可确诊。

【治疗】

对无症状或心功能Ⅰ级者，不需要手术治疗；对心功能Ⅱ级以上者，均应行手术治疗。对单纯二尖瓣狭窄，瓣叶及交界无钙化、瓣下结构无明显异常者，可行经皮球囊导管二尖瓣交界扩张分离术或开胸闭式二尖瓣交界扩张分离术。对瓣膜病变严重或伴关闭不全者，在体外循环下行直视成形术或二尖瓣人工瓣膜替换术。对合并严重功能性三尖瓣关闭不全者，应同时予以三尖瓣瓣环成形术。如同时合并有主动脉瓣严重病变，应同时行主动脉瓣人工瓣膜替换术。

二、冠状动脉粥样硬化性心脏病

冠状动脉粥样硬化性心脏病简称冠心病，在我国的发病率和死亡率呈明显上升趋势，是成年人因心脏病死亡的主要原因，中老年人发病多。本病的主要病理改变是冠状动脉内膜脂质沉积，局部结缔组织增生、纤维化或钙化，形成粥样硬化斑块，导致管壁增厚、管腔狭窄或阻塞。

【病理生理】

正常人静息时冠状动脉血流量占心排血量的 5%，体力活动或情绪激动时，心脏搏动次数增多，心肌收缩力增强，心肌需氧量增大，冠状动脉血流量也相应增多，以满足心肌氧耗的增加。如存在冠状动脉管腔狭窄，在心肌需氧量增大时，冠状动脉供血量不能相应增多，临床上就会出现心肌缺血症状。长时间心肌严重缺血可导致心肌细胞坏死，出现心肌梗死。急性心肌梗死可引起严重的心律失常、心源性休克、心力衰竭或心室壁破裂，甚至发生猝死。

【临床表现】

1．症状　主要表现为心绞痛，多在劳累、活动、饱餐、情绪激动时诱发，经休息或口含硝酸甘油后可于数分钟内缓解。变异型心绞痛的发作常与活动、饱餐无关，而不稳定型心绞痛则发作频繁，静息状态下也可发作。在急性心肌梗死时，还可伴有恶心、呕吐、大汗淋漓、发绀、低血压、心律失常、休克等症状。

2．体征　一般患者无特殊体征。在急性心肌梗死时，心音常减弱，可有舒张期奔马律、心律失常，有时可闻及心包摩擦音。当发生室间隔穿孔、乳头肌功能不全时，则出现相应的体征。

【诊断】

选择性冠状动脉造影检查是确诊的“金标准”，可确定冠状动脉狭窄的部位、程度、范围和侧支循环的情况。结合病史、体格检查、心电图等检查，确诊一般不难。

【治疗】

目前，冠心病的治疗可分为内科药物治疗、介入治疗和外科治疗三类，应根据患者具体情况选择，而几种治疗相互配合可提高疗效。

外科治疗冠心病的主要手段是应用冠状动脉旁路移植术，为缺血心肌重建血运通道，改善心肌缺血、缺氧，增强心肌功能，延长生存期。

手术适应证为心绞痛内科治疗不能缓解，冠状动脉造影发现冠状动脉主干或主要分支血管管腔狭窄，狭窄远端血管血流通畅。对左冠状动脉主干狭窄和前降支狭窄者应及早手术，因这些病例容易发生猝死。冠状动脉如前降支近端狭窄，同时合并回旋支和右冠状动脉有两支以上明显狭窄者，功能性检查显示有心肌缺血征象，或者左心功能不全、合并有糖尿病等都是旁路移植术的首选适应证。

冠状动脉旁路移植术是利用自体血管，将其移植吻合于升主动脉和狭窄病变远侧的冠状动脉之间，一般自体移植血管多采用一侧或双侧大隐静脉。目前多用胸廓内动脉与狭窄远端的冠状动脉行端侧吻合，桡动脉、胃网膜右动脉也可作为冠状动脉旁路术的移植物，动脉移植物比自体大隐静脉有更高的远期通畅率，有更好的远期疗效。

冠状动脉旁路移植术以往多在体外循环下进行，目前多数旁路移植术可在非体外循环心脏搏动下完成。不用体外循环，借助特殊的心脏表面固定器等装置，在心脏搏动下进行冠状动脉旁路移植术也得到较广泛的应用。由于避免应用体外循环，不仅可减少对血液系统、肺和肾等器官的影响，还可以减少围术期输血，但是心脏搏动下手术可使旁路移植术难度增加，并影响远期疗效。

三、慢性缩窄性心包炎

慢性缩窄性心包炎是由于心包的慢性炎症性病变所致心包增厚、粘连，甚至钙化，使心脏的舒张功能受限，心脏功能逐渐减退，造成全身血液循环障碍的疾病。以往常见的病因多为结核性，目前结核性缩窄性心包炎发病减少，大部分患者病因不明。

【病理与病理生理】

心包脏层和壁层由于慢性炎症而增厚，逐渐形成坚硬的纤维瘢痕组织，甚至钙化。心脏表面形成钙质硬壳，可限制心脏舒张，使静脉血液回流受阻，静脉压增高，体静脉系统压力升高，肝淤血肿大，产生胸腔积液、腹腔积液及下肢水肿；心脏充盈量减少，心脏长期受束缚可导致心肌萎缩，心肌收缩力减弱，心排血量减少，各脏器供血不足；左心受束缚，使肺静脉血回流受阻，出现肺淤血、肺静脉及肺动脉压力升高。

【临床表现及检查】

1．症状　主要是重度右心功能不全的表现，常见症状为乏力、咳嗽、气促、食欲缺乏、腹部饱胀等。

2．体征　颈静脉怒张、肝大、腹水、下肢水肿；心脏搏动减弱或消失，心音遥远；收缩压较低，脉压小，脉搏细速，有奇脉；可有一侧或双侧胸腔积液体征。

3．心电图　各导联 QRS 波低电压，T 波平坦或倒置，部分患者有心房颤动。

4．X 线检查　心影大小接近正常，左、右心缘变直，主动脉弓缩小，有时斜位或侧位 X

线检查心包钙化影。

5．超声心动图　可显示心包增厚、粘连、钙化或积液，以及心房扩大、心室缩小和心功能减退。

6．CT 检查　可显示心包增厚及钙化的程度和范围，有助于鉴别诊断。

【诊断】

根据病史和体征，结合超声检查结果，确诊并不困难。但需与肝硬化门静脉高压、充血性心力衰竭和心肌病相鉴别。

【治疗】

诊断明确后应争取尽早行心包部分切除术。术前应充分准备，改善患者的营养状况，纠正电解质紊乱、低蛋白血症和贫血，给予低盐饮食及利尿药，抽除胸腔积液或腔积液，改善呼吸和循环功能，增加手术耐受性。心包切除范围：两侧膈神经前的大部分心包，上界达大血管基部，下方达心包膈面，并应解除上、下腔静脉入口处的瘢痕组织环。术中要控制输血、输液速度，避免缩窄解除后心室过度膨胀而发生急性心力衰竭，术后给予强心、利尿药物，并对心、肺、肾功能进行监测。

第三节　胸主动脉疾病

一、胸主动脉瘤

各种病因所致主动脉壁局部或弥漫性扩张膨出，达到正常管径的 1.5 倍以上，称为主动脉瘤。胸主动脉瘤按发生部位可分为升主动脉瘤、弓部动脉瘤、降主动脉瘤、胸腹主动脉瘤；按病理形态学可分为真性和假性动脉瘤，前者瘤壁具备全层动脉结构，后者瘤壁由动脉外膜、周围粘连组织和附壁血栓构成。

胸主动脉瘤常见于中老年人，遗传性、感染性或创伤性病因所致动脉瘤好发于青壮年。动脉瘤形成后不可逆转地持续增大，使左心室容量负荷增加并压迫周围组织。

【临床表现与检查】

1．症状　病程早期多无症状、体征，常在影像学检查时偶然发现。发生胸痛者多为前胸部或背部肩胛间区持续性钝痛，剧烈撕裂性疼痛多并发主动脉夹层。升主动脉瘤可压迫上腔静脉，导致上腔静脉梗阻综合征，主动脉窦与瓣环扩大，导致主动脉瓣关闭不全；弓部动脉瘤可压迫气管、支气管，导致咳嗽、呼吸困难、肺不张，压迫交感神经时可出现 Honer 综合征；弓降部动脉瘤可压迫喉返神经而致声音嘶哑，压迫食管可致吞咽困难。胸主动脉瘤自然病程进展快，预后不良，死亡原因主要为动脉瘤破裂。一般而言，病程进展和最终破裂与病因、瘤体大小、是否合并主动脉夹层有关，已确诊胸主动脉瘤未经治疗者破裂时间平均为 2 年，生存时间少于 3 年。

2．X 线检查　可见纵隔影增宽，升主动脉瘤体位于纵隔右前方，弓部动脉瘤与降主动脉瘤体位于左后方。

3．CT 及三维成像技术　可提供瘤体立体影像，对选择和制订手术方案具有指导意义。

4．MRI　可显示管壁结构对比情况，冠状面和矢状面扫描能提供瘤体及管腔纵切面的影像学信息，但费用高、检查时间长，血流动力学不稳定者应用受限。

5．超声心动图和食管超声心动图　可在床旁快速实施，能够观察主动脉瘤及血管腔内病变，并了解心脏内结构，适用于血流动力学不稳定者快速检查及围术期监测。

【诊断】

胸主动脉瘤的确诊主要依靠影像学检查。胸主动脉瘤需与纵隔肿瘤、中央型肺癌和主动脉夹层相鉴别。

【治疗】

胸主动脉瘤明确诊断后，应积极施行侵入性治疗，包括手术、介入和复合治疗三大类。

动脉瘤切除人工血管替换术是最有效的治疗方法。胸主动脉瘤直径大于 5 cm，如无手术禁忌，应及早进行手术治疗。

手术治疗置入人工血管替换病变的胸主动脉，手术方式和术后近、远期结果因胸主动脉瘤解剖部位而异，且需不同的心肺转流、深低温停止循环或选择性脑灌注等技术支持。手术主要并发症为出血、严重心律失常、冠状动脉供血不足、中枢神经系统并发症、乳糜胸，以及心、肺、肾功能不全等。

介入治疗采用血管腔内介入技术，置入带膜支架人工血管，隔绝胸主动脉腔，具有创伤小、康复快、并发症和禁忌证少的优点。术后并发症主要为内漏、带膜支架移位、截瘫等。

新近出现的复合手术治疗将手术技术与介入技术相结合，使用人工血管和带膜支架人工血管共同矫治胸主动脉瘤病变。“一站式”复合手术需要具备体外循环装置和数字减影血管造影设备的多功能手术室。远期疗效尚需进一步观察。

二、主动脉夹层

主动脉内膜和中层弹性膜发生撕裂，血液进入主动脉壁中层，顺行或逆行冲击形成壁间假腔，并通过一个或数个破口与主动脉真腔相交通，称为主动脉夹层。本病发病率呈快速上升趋势，在急诊收治的胸痛患者中居第二位，仅次于冠心病心绞痛，是一种致命性疾病，死亡率极高，未经治疗的急性夹层患者 6 小时内病死率超过 22.7%，24 小时内超过 50%，1 周内超过 68%。通常伴有高血压，表现为胸背部剧烈疼痛。男性发病率高于女性，中老年人发病居多，但近年来发病年龄有年轻化趋势。

【病理生理】

主动脉夹层管壁组织充血、水肿，炎症细胞浸润，组织疏松和脆弱，假腔体积与张力常阻碍大动脉远端和分支血流，导致相应器官和组织缺血。夹层累及主动脉瓣结构与冠状动脉开口可致主动脉瓣脱垂、关闭不全和缺血性心肌损伤。

根据主动脉夹层发生部位和累及范围分型，Stanford A 型累及升主动脉和弓部主动脉，夹层远端可终止于不同部位，占 60%～75%；B 型仅累及降主动脉起始以远的部位，占 25%～40%。根据病程时间进展分为发病后 2 周内的急性期，2 周至 2 个月的亚急性期，以及 2 个月以后的慢性期。

【临床表现】

急性期 90%的患者有前胸、后背或腹部突发性剧烈疼痛，疼痛可沿大动脉走行方向传导和转移，75%的患者伴有高血压和心动过速，患者多烦躁不安、大汗淋漓，需与心绞痛、心肌梗死相鉴别。随病程进展，主动脉夹层患者可能出现与主动脉破裂、主动脉瓣关闭不全和（或）重要脏器组织供血障碍相关的症状和体征。

【诊断】

诊断主要依靠影像学检查。需了解夹层类型、受累范围、破口位置、假腔内血栓、分支血管和主动脉瓣受累情况。急性主动脉夹层需与心绞痛、心肌梗死和肺动脉栓塞症相鉴别。

【治疗】

主动脉夹层急性期应迅速给予镇静、止痛、持续心电监护和支持治疗，使用药物控制血压、心率，防止夹层继续扩展和主动脉破裂。对急性和亚急性期 Stanford A 型主动脉夹层患者应积极地施行手术治疗。急性 Stanford B 型主动脉夹层手术治疗的截瘫发生率和死亡率高，手术治疗与内科药物治疗的效果大致相同，应首先选择内科治疗。经内科治疗高血压难以控制，疼痛无法缓解，出现夹层动脉瘤或主动脉破裂征象，则应采用介入治疗或杂交治疗。介入治疗临床成功的标准为完全封闭破口，无明显内漏和严重并发症，假腔消失或假腔内血栓形成，与外科手术相比，具有创伤小、成功率高、恢复快、并发症少等优点。

自测题

一、选择题

1．胸主动脉瘤最常见的病因是
   A．主动脉囊性中层坏死
   B．梅毒感染
   C．创伤
   D．动脉粥样硬化
   E．先天性主动脉窦瘤

2．冠状动脉旁路移植术的适应证不包括
   A．冠状动脉双支及双支以上的血管狭窄大于75%
   B．左主干狭窄
   C．左心室射血分数大于30%
   D．狭窄远端的冠状动脉血管通畅，供吻合处的冠状动脉分支直径在1.5 mm以上
   E．前降支狭窄20%

3．动脉导管未闭的病理解剖部位在
   A．主动脉弓部与肺动脉分叉处
   B．主动脉峡部与左肺动脉根部之间
   C．降主动脉与主肺动脉之间
   D．升主动脉与主肺动脉之间
   E．升主动脉与肺动脉分叉处

4．肺动脉口狭窄不需与下列先天性心脏病鉴别的是
   A．法洛四联症
   B．室间隔缺损
   C．房间隔缺损
   D．主动脉狭窄
   E．动脉导管未闭

5．风湿性心脏病最常累及的瓣膜为
   A．肺动脉瓣
   B．二尖瓣
   C．三尖瓣
   D．主动脉瓣
   E．三尖瓣和主动脉瓣

6．二尖瓣狭窄不需与下列心脏疾病进行鉴别的是
   A．房间隔缺损
   B．急性风湿性心脏病
   C．左房黏液瘤
   D．三尖瓣狭窄
   E．原发性肺动脉高压

7．缩窄性心包炎手术时，先剥除的心包面是
   A．心尖部
   B．右心房
   C．左心室前区
   D．左心房
   E．上、下腔静脉入口处的缩窄环

8．以下检查中，对诊断主动脉瓣狭窄最有价值的是
   A．心脏超声
   B．胸部X线检查
   C．心电图
   D．左心室造影
   E．心导管检查

9．有关胸主动脉瘤的描述不正确的是
   A．主动脉直径大于正常值的2倍即可诊断为胸主动脉瘤
   B．临床上主动脉直径大于5 cm可诊断为胸主动脉瘤
   C．无症状的胸主动脉瘤不应手术治疗
   D．对每年直径增加1 cm的胸主动脉瘤患者应尽快手术治疗
   E．介入治疗也是胸主动脉瘤的治疗方法之一

10．主动脉夹层最为凶险的并发症是
   A．夹层破裂
   B．压迫脏器
   C．夹层累及分支动脉开口影响血供
   D．假腔血栓形成
   E．主动脉急性水肿

二、名词解释

室间隔缺损

三、问答题

简述风湿性心脏病二尖瓣狭窄引起全心衰竭的病理生理过程。

（杨　柯）

第二十六章

腹外疝

第二十六章数字资源

思政之光

学习目标

通过本章内容的学习，学生应能够：

识记：

1. 说出腹股沟区的解剖特点。
2. 列举腹外疝的病因。
3. 列举常见的腹外疝临床类型。

理解：

1. 解释腹股沟疝的发病机制。
2. 比较斜疝与直疝的鉴别诊断。

运用：

对腹外疝患者进行正确诊断并制订治疗方案。

第一节　概　述

腹外疝是由腹腔内的脏器或组织连同腹膜壁层，经薄弱点（先天性或后天性缺损）或孔隙，向体表突出所形成肿块者。突出物必须在由腹膜壁层所构成的囊袋内，如无此囊袋，则称为内脏突出。

【病因】

1．腹壁强度降低（根本原因）

（1）先天性：如腹膜鞘状突未闭合，腹内斜肌下缘有高位、宽大的 Hesselbach 三角，脐环闭锁不全，腹白线缺损等。

（2）后天性：手术、外伤、感染、肌肉退化萎缩以及胶原代谢异常。

2．腹内压增高（诱发因素）　长期慢性咳嗽、排便费力、习惯性便秘、排尿困难、前列腺增生、小儿哭闹、妊娠、腹腔积液等。

【病理解剖】

典型的腹外疝由疝环、疝囊、疝内容物和疝外被盖四部分组成。

1．疝环（疝门）　为疝囊口所在处（腹壁薄弱或缺损处），腹外疝多以疝环所在部位命名（腹股沟疝、股疝、脐疝等）。

2．疝囊　是由腹膜壁层经疝环突出腹腔外形成的囊状结构，分为囊颈、囊体和囊底三部分。囊颈是疝囊的起始部，位于疝环处，较狭窄。由于疝内容物经常由此进出疝囊，故而使囊颈摩擦增厚。

3．疝内容物　进入疝囊的腹内脏器或组织，最常见为活动度大的小肠，其次为网膜，另外还有盲肠、阑尾、乙状结肠、横结肠、膀胱、卵巢、输卵管、Meckel 憩室等。

4．疝外被盖　疝囊以外的腹壁各层组织。

【临床类型】

1．易复性疝　当患者站立、行走、咳嗽或腹内压增加时，疝块膨大明显；平卧或用手推送时，内容物可回纳到腹腔，疝块可消失（时隐时现）。

2．难复性疝　疝内容物长期反复突出与疝囊壁发生粘连，使疝内容物不能完全回纳入腹腔，局部疝块不能完全消失。

3．嵌顿性疝　腹内压骤然增高时，疝内容物强行扩张疝囊颈而进入疝囊，随后因疝囊颈收缩，将疝内容物卡住而不能还纳。

4．绞窄性疝　嵌顿时间过久，导致疝内容物（肠管、大网膜）血运障碍时称为绞窄性疝。嵌顿性疝和绞窄性疝是一个病理过程的两个阶段，临床上很难截然区分。

5．几种特殊的腹外疝

（1）滑动性疝：指腹腔内脏器构成疝囊壁的一部分。

（2）Richter 疝（肠管壁疝）：指不包含肠系膜的部分肠管被嵌顿的疝。

（3）Littre 疝：嵌顿的疝内容物是小肠憩室。

（4）Waydl 疝（逆行性嵌顿疝）：当嵌顿的疝内容物是两个以上的肠袢时，嵌顿的肠管呈“W”形。

第二节　腹股沟疝

案例 26-1

患者，男性，65 岁，有慢性便秘史多年。近半年来发现，患者站立时右侧腹股沟区出现一肿块，可降入右侧阴囊内，呈梨形；平卧时该肿物可自行还纳。体检发现外环扩大，肿物还纳后按压外环口，嘱患者咳嗽时指尖有冲击感，平卧回纳肿块后，手指压迫内环处，站立咳嗽时，肿块不再出现。

问题与思考：

1．该患者的初步诊断是什么？

2．术前准备的关键是什么？

腹股沟疝是指腹腔内脏器或组织通过腹股沟区的缺损处向体表突出所形成的疝。腹股沟疝多发生于男性，右侧比左侧多见。根据腹股沟疝向体表突出途径（疝环与腹壁下动脉的关系）不同，分为腹股沟斜疝和腹股沟直疝两种。

腹股沟斜疝从位于腹壁下动脉外侧的腹股沟管深环突出，向内下、向前斜行经腹股沟管，再穿出腹股沟浅环，可进入阴囊中，占腹股沟疝的 95%。腹股沟斜疝有先天性（疝入未闭锁的鞘膜囊者）和后天性（鞘突已闭锁，腹腔内容物经腹股沟管全程疝出者）两种。

腹股沟直疝从腹壁下动脉内侧的腹股沟直疝三角区直接由后向前突出，不经过内环，仅占腹股沟疝的 5%。

【腹股沟区解剖】

1．腹股沟区　位于腹壁下部外侧左右对称的两个三角形区域。上界是髂前上棘至腹直肌外侧缘的一条水平线；下界是腹股沟韧带；内侧界是腹直肌外侧缘。腹股沟区的腹壁较其他部位而言相对薄弱，原因是在该区域内，腹内斜肌和腹横肌的弓状下缘与腹股沟韧带之间存在着一处腹壁的“天然薄弱区”，该区域没有肌肉保护，仅存在着一层腹外斜肌腱膜和一层腹横筋膜。另外，腹股沟区的位置较低，当人直立行走时该区域承受的腹内压是平卧时的3倍左右，在剧烈运动、重体力劳动、用力咳嗽或排便等情况下所承受的压力更大。由于外部条件与解剖学特点的共同影响，使腹股沟区成为腹外疝的高发区域。

2．腹股沟区体表解剖层次　由浅至深依次为皮肤、皮下组织和浅筋膜、腹外斜肌、腹内斜肌和腹横肌、腹横筋膜、腹膜外脂肪和壁腹膜。

3．腹股沟管解剖结构　是人为构想的一处类似管道的结构，位于腹内斜肌与腹横肌弓状下缘与腹股沟韧带之间，男性的精索（女性的子宫圆韧带）穿行其中。成年人腹股沟管长4～5 cm，腹股沟管的走向是由外至内、由上至下、由深至浅。腹股沟管有内、外两口及上、下、前、后四壁。内口为腹横筋膜上的卵圆形裂隙，体表位置在腹股沟韧带中点上方约1.5 cm处；外口为腹外斜肌腱膜内下方的三角形裂隙，位于耻骨结节外上方；上壁为腹内斜肌与腹横肌的弓状下缘；下壁为腹股沟韧带和腔隙韧带；前壁为皮肤、皮下组织、腹外斜肌腱膜和外1/3的腹内斜肌；后壁为腹横筋膜和腹膜。

4．直疝三角（Hesselbach三角）　又称海氏三角，是由腹直肌外侧缘、腹股沟韧带及腹壁下动脉构成的一个三角形区域。该区域内缺乏完整的腹肌覆盖，而且腹横筋膜比其他部位薄弱，腹腔内组织或脏器连同腹膜壁层由该区域突出于体表形成直疝。

【发病机制】

1．先天性腹股沟斜疝　由于胚胎期睾丸下降过程中带动腹膜，形成腹膜鞘状突。婴儿出生后，腹膜鞘状突未闭锁或闭锁不全，仍与腹腔相通，在小儿啼哭等腹内压增高因素作用下，腹腔内脏器即可进入鞘状突，形成先天性腹股沟斜疝。

2．后天性腹股沟斜疝　婴儿出生后，腹膜鞘状突已经闭锁，但腹股沟处腹横筋膜薄弱或缺损，腹内斜肌及腹横肌也薄弱。当腹内压增加时，内环处的腹膜向外突出形成疝囊，腹腔内脏器随之进入疝囊。

3．腹股沟直疝　老年人腹横筋膜及腹内斜肌退行性变引起腹壁薄弱，则是发病的根本原因。

【临床表现】

1．症状　腹股沟区出现可复性肿块，开始肿块较小，仅在患者站立、劳动、行走、跑步、剧烈咳嗽或婴儿啼哭时出现，可伴有局部坠胀感、消化不良和便秘等症状。

2．体征　患者站立时，可见腹股沟区肿块，用手压肿块时可使其回纳或部分不能回纳。随着疾病的进展，肿块可逐渐增大，导致患者行走不便，影响劳动。

【鉴别诊断】

腹股沟斜疝和直疝的鉴别见表26-1。

表26-1　腹股沟斜疝和直疝的鉴别要点

	斜疝	直疝
发病年龄	多见于儿童及青壮年	多见于年老体弱者
突出途径	经腹股沟管突出，可进入阴囊	由直疝三角突出，不进入阴囊
疝块外形	呈梨形，上部呈蒂柄状	呈半球形，基底较宽
回纳疝块后压住内环	疝块不再突出	疝块仍可突出
精索与疝囊的关系	精索在疝囊后方	精索在疝囊前外方
疝囊颈与腹壁下动脉的关系	疝囊颈在腹壁下动脉外侧	疝囊颈在腹壁下动脉内侧
外环指检	外环扩大，咳嗽时有冲击感	外环大小正常，无冲击感
嵌顿机会	较多	较少

1．睾丸鞘膜积液 肿块在阴囊内，孤立存在，有囊性感，透光试验呈阳性，触不到睾丸。

2．交通性鞘膜积液 见于小儿，阴囊内肿块在活动后逐渐增大，休息或挤压可使肿块逐渐减小，透光试验阳性。

3．精索鞘膜积液 肿块在精索内，不随体位变化，牵拉同侧睾丸可见肿块移动。

4．隐睾 肿块较小，边界清楚，挤压肿物有胀痛感，患侧阴囊皱缩，不能扪及睾丸。

【治疗】

（一）非手术治疗

1．若婴儿在 1 岁以内，则暂不手术。采用棉线束带或绷带压住腹股沟管内环，防止疝内容物突出，以后随婴儿生长发育，疝有自行消失的可能。

2．对年老体弱或伴有严重疾病而有手术禁忌证者不宜手术。可用疝带压住腹股沟管内环处，防止疝内容物向外突出。

（二）手术治疗

腹股沟疝的治疗重点是腹横筋膜的修复，包括单纯疝囊高位结扎术、传统的疝修补术、无张力疝修补术、腹腔镜疝修补术。

1．单纯疝囊高位结扎术 在内环处显露疝囊颈，予以高位结扎后切除疝囊。适用于婴幼儿斜疝或绞窄性斜疝致肠坏死且有局部感染者。

2．传统的疝修补术 手术是在疝囊高位结扎的基础上，加强或修补腹股沟管管壁。随着修补材料发展逐渐成熟，无张力疝修补术已代替其成为常规手术方式。

（1）加强腹股沟管前壁的方法：Fergusson 法是在疝囊高位结扎后，在精索前面将腹内斜肌和联合肌腱缝在腹股沟韧带上。适用于腹横筋膜无明显缺损，腹股沟管后壁健全的年轻人斜疝。

（2）加强腹股沟管后壁的方法：① Bassini 法是在疝囊高位结扎后，游离精索，在精索后方将腹内斜肌下缘和联合肌腱缝在腹股沟韧带上，精索位于腹内斜肌和腹外斜肌之间；② Halsted 法是在疝囊高位结扎后，游离精索，在精索后方将腹内斜肌下缘、联合肌腱和腹外斜肌腱膜缝在腹股沟韧带上，精索位于皮下；③ McVay 法是在疝囊高位结扎后，游离精索，在精索后方将腹内斜肌下缘和联合肌腱缝在耻骨梳韧带上；④ Shouldice 法是将腹横筋膜自耻骨结节处向上切开直至内环，然后将切开的两叶重叠缝合，并游离精索，在精索后方将腹内斜肌下缘和联合肌腱缝在腹股沟韧带上，精索位于腹内斜肌和腹外斜肌之间。

（3）术后处理：疝修补手术后，切口加沙袋压迫 24 h，以防手术区域渗血。术后卧床休息 3 ~ 5 天，不宜过早离床活动。用阴囊托或丁字带托起阴囊。保持排尿、排便通畅，预防腹内压增高。出院后 3 个月内避免重体力劳动。

3．无张力疝修补术 是利用各种人工材料制成的网片（如聚丙烯网片）在无张力的状态下对腹壁薄弱或缺损进行修补的手术方式，具有术后牵拉疼痛感轻、复发率低、并发症少及术后恢复快等优点。目前临床最常用的手术方式为李金斯坦无张力疝修补术。

4．腹腔镜疝修补术 腹腔镜疝修补术具有创伤小、术后疼痛轻、恢复快等特点，包括全腹膜外腹膜前修补、经腹腔腹膜前修补及腹腔内补片修补等手术方式。

5．嵌顿疝和绞窄疝的处理原则 嵌顿疝原则上需紧急手术，对绞窄疝的内容物已坏死者必须行手术治疗。

（1）嵌顿疝试行手法复位：适用于嵌顿时间短（3 ~ 4 小时内）局部压痛不明显，无腹部压痛和腹膜刺激征，年老体弱或伴其他较严重疾病（不宜手术的）而肠袢尚未绞窄坏死者。除上述情况外，嵌顿性疝原则上需要行紧急手术治疗，以防疝内容物坏死，并解除伴发的肠梗阻。复位方法为：使患者取头低足高卧位，注射吗啡或哌替啶，予以止痛、镇静并松弛腹肌。用一手托起阴囊，持续缓慢地将疝块推向腹腔，同时另一手轻轻按摩浅环，以协助疝内容物回纳。复位后，必须严密观察腹部体征，一旦出现腹膜炎或肠梗阻的表现，即应尽早手术探查。

（2）嵌顿疝、绞窄疝的手术治疗：术前应纠正脱水和电解质紊乱。术中切开疝环，解除疝环压迫，查看疝内容物特别是肠管有无坏死。如肠管无坏死，可将其送回腹腔，按一般易复性疝处理。对可疑坏死的肠管，可用0.25%普鲁卡因在其系膜根部注射40 ～ 60 ml，再用温热生理盐水纱布覆盖该段肠管，10 ～ 20 min后，再行观察。若肠壁颜色转红，仍有弹性，刺激后有蠕动，肠系膜内的动脉有搏动，则证明该段肠管仍有活力，可回纳入腹腔，然后行疝囊高位结扎术、疝修补术。如肠管呈紫黑色，失去光泽和弹性，刺激后无蠕动，相应肠系膜内无动脉搏动，表示肠管已经坏死，应在患者全身情况允许的前提下，切除该段肠管并进行一期吻合，行疝囊高位结扎术，不做疝修补术，以免因手术区污染（肠管坏死手术切除所致）而致修补失败。对病情危重者，可将坏死肠管外置造口减压，以解除梗阻，7 ～ 14天后，待病情稳定，再行肠切除吻合术。若绞窄的内容物为大网膜，则可切除。

第三节　股　疝

腹腔内脏器或组织经股环、股管自股部卵圆窝突出所形成的疝称为股疝，多见于40岁以上经产妇。因女性骨盆较宽阔，联合肌腱及陷窝韧带常发育不全或变薄，导致股环宽大松弛，加上腹内压增高的诱因，使下坠的腹腔内脏器经股环进入股管，自卵圆窝突出。疝内容物多为小肠和大网膜。

【股管的解剖】

股管是腹股沟韧带内侧下方的一个狭长形潜在间隙，呈漏斗状，长约1.5 cm，内部有脂肪、疏松结缔组织和淋巴结。股管分上、下两口，上口称为股环，直径约1.5 cm，有股环隔膜覆盖。前缘为腹股沟韧带，内缘为陷窝韧带，后缘为耻骨梳韧带，外缘为股静脉，其间有纤维隔。股管的下口为卵圆窝，位于腹股沟韧带内下方，是股部深筋膜上的薄弱部分，其上有一层薄膜覆盖，称为筛状板。

【临床表现】

1．易复性股疝　患者可无不适，尤其是肥胖者更易被疏忽和漏诊。部分患者在腹内压增高时感局部胀痛，股部卵圆窝处有半球形可复性肿块。

2．嵌顿性股疝　患者股部卵圆窝处明显疼痛，继之出现剧烈腹痛，伴急性机械性肠梗阻症状。临床上对急性肠梗阻患者，尤其是中年妇女，应注意检查有无股疝，以免漏诊。

【鉴别诊断】

1．腹股沟斜疝　腹股沟斜疝位于腹股沟韧带上内方，呈梨形，可伸向大阴唇。股疝位于腹股沟韧带下方，呈半球形，还纳疝块后指压内环，嘱患者用力咳嗽，股部卵圆窝仍有疝块突出。

2．大隐静脉曲张　股部卵圆窝处形成结节状膨大，常伴有小腿静脉曲张，平卧或抬高下肢后肿块消失。

3．淋巴结　肿大、局部红肿、有压痛，伴下肢感染。

【治疗】

股疝易发生嵌顿或绞窄，目前唯一有效的治疗方法为手术治疗。

1．经股部股疝修补术　在股部卵圆窝处做切口，分离疝囊，高位结扎疝囊颈，然后缝合腹股沟韧带、耻骨梳韧带和陷窝韧带。适用股疝较小和年老体弱者。

2．经腹股沟股疝修补术　经腹股沟斜疝修补入路至腹股沟管后壁，分离疝囊，闭锁疝囊颈，然后缝合耻骨梳韧带、陷窝韧带和腹股沟韧带。适用于股疝较大和嵌顿性股疝者。

3．McVay疝修补法。

4．无张力疝修补法。

第四节　其他腹外疝

一、切口疝

切口疝是指腹腔内脏器或组织自腹部手术切口处突出的疝，最常发生于腹部纵向切口。

【病因】

1．切口感染　切口感染是切口疝发生的最主要病因，感染后切口二期愈合，瘢痕组织多，腹壁有不同程度的缺损，切口部位腹壁强度明显降低。

2．手术操作不当　留置引流物过久、切口过长、切断肋间神经过多、缝合时腹壁各层组织未准确对合、术中麻醉效果不佳，以及张力缝合致组织撕裂等均可致切口疝。

3．术后情况　剧烈咳嗽、胃肠胀气、腹腔积液、营养不良等，均可致切口疝。

【临床表现】

1．症状　腹壁切口处有肿块逐渐膨出，较小的切口疝于站立或用力咳嗽等腹内压增高时疝块突出更明显，平卧后疝块消失或缩小。较大的切口疝可引起腹部不适、牵拉感、腹胀、腹部隐痛等表现，伴不完全性肠梗阻。

2．体征　检查时可见切口瘢痕处肿块，小者直径数厘米，大者可达 10 ~ 20 cm，甚至更大。有时疝内容物可达皮下，此时常可见到肠型或蠕动波，可感到肠管的咕噜声。肿块还纳复位后，嘱患者屏气可清楚地扪及腹壁裂开的疝环边缘。切口疝的疝环一般比较宽大，很少发生嵌顿。

【治疗】

以手术治疗为主，但对年老体弱和有使腹腔内压力增高的慢性疾病者，可不进行手术治疗，应用弹性腹带防止疝块突出。

1．较小的切口疝　在原切口边缘的正常腹壁处做梭形切口，分离粘连，回纳疝内容物，切除手术瘢痕和疝囊，逐层行无张力缝合。

2．较大的切口疝　用合成纤维网片或自体阔筋膜组织进行修补。

二、脐疝

腹腔内脏器或组织自脐环处突出形成的疝称为脐疝，分为婴儿脐疝（多见）和成人脐疝两种。

1．婴儿脐疝（先天性）　是由于脐环没有完全闭锁，或脐部的瘢痕组织薄弱，不够坚固，当婴儿啼哭、站立和用劲等使腹内压增加时，脐部膨胀出包块，无其他症状，往往在家长为其洗澡、换衣时无意中发现。疝内容物常为大网膜、小肠，易还纳，常因脐环自行闭锁而消失。

（1）对＜ 2 岁婴儿，将疝内容物还纳后，用一大于脐环的外包纱布的硬币压住脐环，以胶布或绷带固定。

（2）对＞ 2 岁婴儿且脐环直径＞ 1.5 cm 者，可予以手术治疗。

2．成人脐疝　较为少见，多发生于中年肥胖经产妇女，主要症状是脐部有半球形疝块，可回纳，常伴有消化不良、腹部不适和隐痛，易发生嵌顿和绞窄，须行手术治疗。

自测题

一、选择题

1．患者，男性，59 岁，因右腹股沟斜疝行手术治疗。术中发现疝囊壁的一部分由盲肠组成，此时的诊断为

A．Richter 疝

B．Littre 疝

C．滑动疝

D．难复性疝

E．易复性疝

2．临床上最易发生嵌顿的疝是

A．腹股沟直疝

B．小儿脐疝

C．腹股沟斜疝

D．白线疝

E．股疝

3．患者，男性，70 岁。左侧腹股沟区突出半球形包块，不降入阴囊，咳嗽冲击试验呈阴性，包块易还纳。初步诊断为

A．鞘膜积液

B．隐睾

C．股疝

D．斜疝

E．直疝

4．患者，男性，65 岁，15 小时前用力咳嗽后，突然出现右下腹剧烈疼痛。右侧腹股沟区可见一包块隆起，不能回纳。行急诊手术治疗，术中发现嵌顿的肠管已坏死，应采取的手术方法是坏死肠段切除和

A．无张力疝修补术

B．疝囊高位结扎术

C．Bassini 修补术

D．疝成形术

E．Ferguson 修补术

5．关于腹股沟疝的描述正确的是

A．斜疝疝块外形多呈半球形

B．斜疝疝囊颈在腹壁下动脉外侧

C．直疝精索在疝囊后方

D．直疝多见于儿童

E．直疝由直疝三角突出，可进入阴囊

6．患者，男性，70 岁，右腹股沟区肿块 3 年，平卧时消失。体格检查：右耻骨结节外上方有一半球形肿块，未进入阴囊，可用手回纳，压住腹股沟韧带中点上方 1.5 cm 处，嘱患者咳嗽时仍可见肿块突出。最可能的诊断是

A．股疝

B．腹股沟斜疝

C．腹股沟直疝

D．精索鞘膜积液

E．交通性鞘膜积液

二、名词解释

1．腹外疝　2．嵌顿疝　3．绞窄疝

三、问答题

1．简述腹股沟直疝与斜疝的鉴别要点。

2．简述嵌顿疝和绞窄疝的处理原则。

（殷　森）

第二十七章

急性腹膜炎

第二十七章数字资源

思政之光

学习目标

通过本章内容的学习，学生应能够：

识记：

1．说出急性腹膜炎的定义及分类。

2．列举常见的腹腔脓肿类型。

理解：

1．腹膜炎的常见临床表现及治疗原则。

2．常见腹腔脓肿的形成原因及临床表现。

运用：

1．培养严谨的科学态度，正确判断腹膜炎的病因。

2．为急性腹膜炎患者制订合理的治疗方案。

当腹膜受到物理性、化学性、细菌性刺激时发生的急性炎症反应称为急性腹膜炎，是腹部外科一种常见的严重并发症。按病因分为细菌性和非细菌性两类；按临床经过分为急性、亚急性、慢性三类；按发病机制分为原发性和继发性两类；按病变范围分为弥漫性和局限性两类。

第一节　急性弥漫性腹膜炎

累及整个腹膜的急性炎症称为急性弥漫性腹膜炎，累及腹腔 1/2 以下者称为局限性腹膜炎。

【病因】

1．继发性腹膜炎（最常见）　是由腹腔内脏器炎症、穿孔、损伤破裂或手术污染导致含有细菌和毒素的内容物流入腹腔所引起的腹膜炎症。常见的细菌是胃肠道常驻菌，以大肠埃希菌最多见，其次是厌氧拟杆菌、链球菌、变形杆菌等，多为混合感染，毒性强。

（1）空腔脏器穿孔、破裂是最常见的原因，如胃十二指肠溃疡穿孔、急性腹腔内器官穿孔、急性阑尾炎穿孔、宫外孕破裂。

（2）重症胆管炎、重症胰腺炎、绞窄性肠梗阻、女性生殖器官炎症等腹腔脏器炎症。腹前壁和腹后壁的感染也可引起腹膜炎。

（3）开放性腹部损伤、肝破裂、脾破裂、肠破裂等。

（4）腹腔手术污染、术后出血、吻合口漏。

（5）腹腔内脏器缺血或坏死：肠系膜动脉栓塞引起肠管缺血、坏死。

2．原发性腹膜炎　多发生在自身免疫力低下者，患者腹腔内无原发病灶。致病菌多为溶血性链球菌、肺炎双球菌。细菌进入腹腔的途径为：

（1）血行感染：来自呼吸道或泌尿系统的致病菌经血行感染，多见于婴儿和儿童。

（2）上行感染：来自女性生殖道的细菌（淋球菌），通过输卵管向上扩散至腹腔。

（4）透壁性感染：机体免疫力低下时，肠道菌群移位。肠内细菌通过肠壁进入腹腔。

【病理生理】

腹膜受细菌侵犯和消化液刺激，引发充血、水肿、大量浆液性渗出，出现大量吞噬细胞、中性粒细胞及微细颗粒，加之坏死组织、细菌和凝固的纤维蛋白，使渗出液变为混浊的脓液。致病菌以大肠埃希菌为主，常混有厌氧菌感染，脓液呈灰黄色、黏稠，并有粪臭味。

细菌及毒素刺激机体细胞防御机制，激活许多炎症介质，这些炎症介质不能得到清除，其终末介质 NO 可阻断三羧酸循环而致细胞缺氧窒息，导致多器官功能衰竭和死亡。此外，腹膜严重充血、水肿并渗出大量液体，可导致脱水和电解质紊乱，血浆蛋白减低和贫血，加之发热、呕吐，肠管麻痹，肠腔内大量积液，使血容量明显减少。肠管因麻痹而扩张、胀气，使膈肌抬高而影响心、肺功能，加重休克而导致死亡。

年轻、健壮患者抗病能力强，加之致病菌毒力弱，病变损害部位的邻近器官与大网膜发生粘连，将病灶包裹，可形成局限腹膜炎。部分患者腹膜将渗出物逐渐吸收，使炎症消散，腹膜病变自行修复而痊愈。如不能完全吸收而化脓，可形成局限性脓肿。

【临床表现】

1．腹痛　是腹膜炎最主要的症状。疼痛程度剧烈，呈持续性，患者不能忍受。深呼吸、咳嗽，转动身体时疼痛加剧。疼痛多自原发灶开始，炎症扩散后蔓延至全腹，但仍以原发病变部位最为显著。

2．恶心、呕吐　早期呕吐为反射性（阵发性），呕吐物为胃内容物；晚期多因肠麻痹而呕出肠内容物（呈粪样）。

3．全身症状　患者可出现全身炎症反应综合征（脉率加快，体温升高），病情进一步发展，则出现水、电解质紊乱，酸中毒，休克等表现。若脉率加快，体温降低，则说明病情恶化。

4．腹部体征　腹部压痛、反跳痛和腹肌紧张是腹膜炎的典型体征，尤其以原发病灶部位最明显。患者可出现腹式呼吸减弱或消失。胃十二指肠穿孔时有大量气体移至膈下，使肝浊音界缩小或消失。腹腔内积液多时，叩诊可有移动性浊音。如直肠指检发现直肠前窝饱满或触痛提示盆腔有感染或已形成盆腔脓肿。

【辅助检查】

1．实验室检查　白细胞计数增高，但病情严重或机体抵抗力低下时，白细胞计数并不高，仅有中性粒细胞比例升高或毒性颗粒出现。

2．影像学检查　影像学检查的目的主要是找到引起急性弥漫性腹膜炎的原因。如胃十二指肠穿孔时，立位 X 线检查示膈下游离气体，B 超示腹腔积液或某脏器肿大，CT 可显示实质器官病变及明确腹腔脓肿的大小和位置。

3．诊断性腹腔穿刺　是准确率较高的辅助检查措施。其操作方法是：嘱患者向穿刺侧侧卧 5 分钟，在脐与髂前上棘连线的中外 1/3 交界处或经脐水平线与腋前线交界处穿刺。根据抽出液的性状、气味、混浊度、涂片、细菌培养以及淀粉酶测定等来判断原发病变，明确病因。

4．腹腔镜检查　非典型腹膜炎诊断困难时，可用腹腔镜协助诊断及处理腹腔内病灶、进行灌洗或引流。

知识链接

诊断性腹腔穿刺的禁忌证

诊断性腹腔穿刺虽然是外科急腹症常用的可靠的确诊方法之一，但也不能滥用，其相对禁忌证有：严重腹胀或肠麻痹；广泛腹腔粘连；中、晚期妊娠；疑有卵巢囊肿或多房性包虫病；肝性脑病先兆、严重低蛋白血症、低钾血症等。如上述情况下确有必要进行腹腔穿刺，最好在超声引导下操作，以确保安全。

【治疗】

治疗原则为积极处理原发病灶，消除病因，清洗或引流腹腔，促使腹腔内炎症尽快局限和吸收消散。

1．非手术治疗

（1）无休克者宜取半卧位，可以使腹腔内液体流向盆腔，减少吸收，减轻中毒症状；休克患者取休克体位。

（2）禁食、胃肠减压，减轻胃肠内压力。

（3）静脉输液：防治水、电解质紊乱，纠正酸碱失衡。

（4）联合应用足量抗生素：重点针对大肠埃希菌、肠球菌、厌氧菌，因多数为混合性感染，故应选广谱抗生素。

（5）加强营养支持，必要时可行全胃肠外营养。

2．手术治疗

（1）适应证：经非手术治疗 6 ～ 8 h（一般不超过 12 h），腹膜炎症状及体征不缓解；腹腔内原发病严重；出现严重的肠麻痹或中毒症状；病因不明，腹膜炎无局限趋势。

（2）处理原发病：切除原发病灶及受损器官、修复破裂脏器。全身情况不能耐受手术时，只宜做应急处理，行腹腔引流。

（3）彻底清理腹腔：清理腹腔内的脓液及液体，清除食物残渣、粪便和异物等。

（4）充分引流：引流的目的是使腹腔内继续产生的渗液通过引流物排出体外，以便残存的炎症得到控制、局限和消失。放置引流管的指征：坏死组织未能切除或无法清除；胃肠吻合或穿孔修补后，预防发生渗漏；手术部位有较多渗血或渗液；已形成局限性脓肿。

第二节　腹腔脓肿

案例 27–1

患者，女性，23 岁，因阑尾炎穿孔行阑尾切除术。术后第 3 天，患者出现持续性发热伴寒战，有时呃逆及右上腹痛。体格检查：右肺底呼吸音弱，腹部 X 线检查显示右侧肠活动受限，肋膈角少量积液。白细胞计数为 20×10^9/L。

问题与思考：

1．该患者最可能的诊断是什么？

2．治疗措施有哪些？

急性腹膜炎局限后，脓液未被吸收，被腹壁、脏器、肠系膜或大网膜及其间的粘连所包围，则形成腹腔脓肿。膈下脓肿、盆腔脓肿、肠间脓肿较常见。

一、膈下脓肿

脓液积聚在膈肌以下、横结肠及其系膜以上区域的间隙者，称为膈下脓肿。膈下间隙被肝分为肝上间隙与肝下间隙，肝上间隙被纵行的肝镰状韧带分成左、右间隙；肝下间隙被肝圆韧带分成右下间隙和左下间隙。平卧时膈下部位最低，易形成膈下脓肿，以右膈下脓肿多见。

【诊断要点】

1．发作　发生于腹膜炎或腹部手术后。

2．全身症状　发热、心悸、乏力、盗汗、消瘦、衰弱等。

3．局部症状　上腹部持续性钝痛，深呼吸时加重。脓肿位于肝下后方者可有肾区痛，并放射到肩、颈部。脓肿刺激膈肌可引起呃逆。另外，还可有胸腔积液或脓胸。患侧胸部下方呼吸音减弱或消失。右膈下脓肿可使肝浊音界扩大。10%～25% 的脓腔内含有气体。

4．X 线检查

（1）X 线摄影可见膈肌抬高、肋膈角模糊、胸腔积液、膈下占位阴影。

（2）X 线透视可见患侧膈肌升高，随呼吸活动受限或消失，肋膈角模糊。

5．B 超或 CT 检查　对膈下脓肿的诊断很有帮助。

【治疗】

较小的膈下脓肿经非手术治疗可被吸收。较大的膈下脓肿需经穿刺引流或切开引流。

1．经皮穿刺引流术　适用于与体壁贴近、局限的单房脓肿。在 B 超或 CT 引导下穿刺抽吸脓液，并用生理盐水或抗生素冲洗。

2．切开引流术

（1）经前腹壁肋缘下切口（最常用）：适用于肝右叶上、肝右叶下位置靠前及膈左下靠前的脓肿。

（2）经后腰部切口：适用于肝右叶上下、膈左下靠后的脓肿。

二、盆腔脓肿

盆腔处于腹腔最低位，腹腔内的渗出液或脓液积聚于此则形成盆腔脓肿。盆腔腹膜面积小，吸收毒素能力低，患者全身中毒症状较轻。

【诊断要点】

1．发病　发生于腹膜炎或腹部手术或阑尾穿孔后。

2．症状　患者可出现里急后重，有下坠感，膀胱刺激征（尿急、尿频、尿痛）。

3．直肠指检（首选）　可触及肿物膨起，伴触痛，有波动感。

【治疗】

盆腔脓肿较小时，采取非手术治疗（应用抗生素，热水坐浴，温水灌肠等措施，小脓肿可自行吸收）。盆腔脓肿较大时，可经直肠前壁穿刺抽脓，或经阴道穹后部切开引流（已婚妇女）。

自测题

一、选择题

1．符合继发性腹膜炎腹痛特点的是

A．剧烈、持续性全腹痛

B．阵发性全腹绞痛

C．疼痛与进食有关

D．高热后全腹痛

E．逐渐加重的阵发性腹痛

2．腹膜炎典型的三联征是
　A．腹痛、腹泻、肌紧张
　B．压痛、反跳痛、腹肌紧张
　C．腹痛、腹泻与腹部包块
　D．压痛、反跳痛、腹部包块
　E．腹痛、腹泻、腹部包块

3．患者男性，44 岁，因急性继发性腹膜炎入院，行非手术治疗，观察 10 小时。若决定手术治疗，**不属于**其手术适应证的是
　A．呼吸性碱中毒
　B．出现休克
　C．腹痛进行性加重
　D．腹腔积液增多
　E．病因诊断不明

4．在多数情况下，继发性腹膜炎最主要的治疗方法是
　A．静脉注射抗生素
　B．胃肠减压
　C．营养支持
　D．手术治疗
　E．腹腔灌洗

5．患者男性，33 岁，急性坏疽性阑尾炎手术后 4 天，出现尿频、尿急、排便次数增多、里急后重、发热。其最可能的并发症是
　A．急性肾盂肾炎
　B．盆腔脓肿
　C．肛周脓肿
　D．阑尾残株炎
　E．急性膀胱炎

6．患者男性，30 岁，胃溃疡穿孔行胃大部切除术后 5 天，出现右上腹钝痛及发热，最高体温 38.5℃。腹部 X 线检查可见右侧膈肌升高，随呼吸活动受限，肋膈角模糊。最可能的诊断是
　A．胃排空障碍
　B．膈下脓肿
　C．急性细菌性肝脓肿
　D．吻合口漏
　E．急性胆囊炎

二、名词解释

1．急性弥漫性腹膜炎　2．膈下脓肿

三、问答题

1．简述引起继发性腹膜炎的常见疾病。
2．简述盆腔脓肿的诊断要点。

（殷　森）

第二十八章数字资源

第二十八章

腹部损伤

思政之光

学习目标

通过本章内容的学习，学生应能够：

识记：

1．列举腹部损伤的病因与分类。

2．说出常见腹腔脏器损伤的特点。

3．说出剖腹探查术的适应证。

理解：

1．归纳腹部损伤的诊断思路。

2．解释常见腹腔脏器损伤的诊治原则。

运用：

1．具备腹部损伤的判断能力。

2．具备常见腹内脏器损伤的诊治能力。

3．培养与患者及其家属沟通的能力，快速、准确判断病情，提高救治率、降低死亡率。

第一节 概 述

案例 28-1

患者，男性，38 岁，10 天前骑自行车上班时不慎跌倒，左侧下胸部被车把撞伤，伤后自觉左上腹疼痛，尚能忍受，休息后可缓解。今晨提重物时腹痛突然加剧，并感头晕、乏力、口渴、烦躁不安，急诊入院。体格检查：T 36 ℃，P 110 次 / 分，R 24 次 / 分，BP 80/55 mmHg。急性痛苦面容，表情淡漠，贫血貌，颈软，心、肺正常。左季肋部见 6 cm × 4 cm 大小的瘀斑、局部压痛明显，腹式呼吸减弱，全腹压痛、以左上腹为主，轻度肌紧张及反跳痛，肝、脾未触及，肝上界在右锁骨中线第 5 肋间，移动性浊音（+），听诊肠鸣音减弱。实验室检查：RBC 3×10^{12}/L，Hb 80 g/L，WBC 5×10^{9}/L。

问题与思考：

1．该患者可能的诊断是什么？有哪些诊断依据？

2．为明确诊断，还需要做哪些检查？其中哪一项最有临床意义？

3．该病的治疗原则是什么？术前需要与患者沟通哪些内容？

腹部损伤是外科常见病，平时占各种损伤的 0.4%～1.8%，战时可高达 50%。

【病因和分类】

根据受伤后腹壁的完整性，可将腹部损伤分为开放性和闭合性损伤。

1．开放性腹部损伤 受伤后腹壁皮肤破损者，主要由刀刺、火器等所致。根据腹膜破损与否，可将开放性损伤分为穿透伤（有腹膜破损，多伴内脏损伤）和非穿透伤（无腹膜破损，偶伴内脏损伤）。其中，伤道有入口、出口者为贯通伤；有入口无出口者为非贯通伤（非贯通伤）。常见的受损内脏依次是肝、小肠、胃、结肠、大血管等。

2．闭合性腹部损伤 受伤后腹部皮肤完整，主要由坠落、碰撞、挤压等所致。此损伤可能仅限于腹壁，也可同时伴内脏损伤。常见受损的内脏依次是脾、肾、小肠、肝、肠系膜等。

➢考点：腹部损伤的病因与分类。

【临床表现】

1．单纯性腹壁损伤 症状和体征较轻，可表现为受伤部位疼痛、局限性肿胀或皮下瘀斑、压痛。

2．实质性脏器和大血管损伤 肝、脾、胰、肾等实质器官或大血管破裂的主要表现是内出血，甚至休克。

3．空腔脏器损伤 胃肠道、胆道、膀胱等空腔脏器破裂主要以弥漫性腹膜炎的表现为主，患者出现剧烈腹痛，伴有恶心、呕吐、便血、呕血等胃肠道症状。

➢考点：腹部损伤的不同特点。

【诊断】

无论是开放性还是闭合性腹部损伤，诊断时都要首先确定是否有内脏损伤，其次要判断是何脏器损伤，以及是否为多发伤。

1．确定有无内脏损伤 多数受伤者临床表现典型，可以诊断明确。但早期临床表现不明显，或合并腹外脏器损伤时常掩盖病情。为防止漏诊，必须做到：

（1）详细询问受伤时间、地点、致伤条件、伤情、受伤至就诊的伤情变化和就诊前的急诊处理。受伤者不能回答时，应询问陪同者。

（2）注意生命体征（P、R、T、BP）的变化，注意有无休克。

（3）全面而有重点地检查腹部压痛、肌紧张、反跳痛的程度和范围，是否有肝浊音界改变和移动性浊音。注意有无肠鸣音。进行直肠指检。

（4）必要的辅助检查：红细胞、血红蛋白与血细胞比容下降明显，表明有大量失血。白细胞总数及中性粒细胞升高，不仅可见于腹部内脏器损伤，而且同时也是机体对创伤的一种应激反应，诊断意义并不大。血、尿淀粉酶升高，提示胰腺损伤或胃肠道穿孔，但胰腺损伤或胃肠道损伤者未必均伴有淀粉酶升高。血尿是泌尿系统损伤的重要标志，但其程度与伤情可能不呈正比。

根据病史和体格检查结果，有下列情况之一者应考虑腹内脏器损伤：①腹部剧烈疼痛，呈持续性，伴恶心、呕吐。②早期即出现休克，尤其是出血性休克。③有明显腹膜刺激征。④有气腹。⑤腹部出现移动性浊音。⑥有便血、呕血、尿血。⑦直肠指检指套染血，前壁有压痛或波动感。

2．确定为何种脏器损伤 根据损伤的部位和临床表现，对判断哪类脏器损伤有一定价值。

（1）有恶心、呕吐、便血、气腹者多为胃肠道损伤，根据受伤部位、腹膜刺激征最重处可确定为胃、空肠、回肠或结肠损伤。

（2）有血尿、排尿困难、外阴或会阴牵涉痛者提示泌尿系统损伤。

（3）有膈面腹膜刺激征（同侧肩部牵涉痛）者，提示上腹部脏器损伤（肝、脾）。

（4）有下胸部肋骨骨折者，警惕肝破裂或脾破裂的可能。

（5）有骨盆骨折者，提示直肠、膀胱、尿道损伤的可能。

3．明确是否为多发性损伤

（1）腹内某一脏器有多处损伤。

（2）腹内有一个以上脏器受到损伤。

（3）有腹部以外的合并损伤。

（4）腹部以外损伤累及腹内脏器。

4．诊断困难时的处理

（1）实验室检查：①实质性脏器破裂出血，RBC、Hb、血细胞比容（Hct）下降。②空腔脏器破裂，WBC 明显上升。③泌尿器官损伤：尿常规检查可见血尿。

（2）影像学检查

1）X 线检查：可显示膈下腹腔游离气体，腹膜后积气，腹膜后血肿，腹腔内积液，膈肌抬高，以及某些脏器大小、形态、位置的改变。

2）B 型超声检查：有快捷、无创、方便的优点，准确率在 80%以上，主要用于诊断肝、脾、肾等实质性脏器损伤。

3）CT 检查：对实质性脏器损伤及其范围、程度有重要的诊断价值，优于 B 型超声检查。对空腔脏器损伤的诊断也有一定价值。

（3）诊断性腹腔穿刺和诊断性腹腔灌洗：对于判断腹腔内有无脏器损伤以及是哪一类脏器损伤有很大帮助，诊断阳性率可达 90%以上。

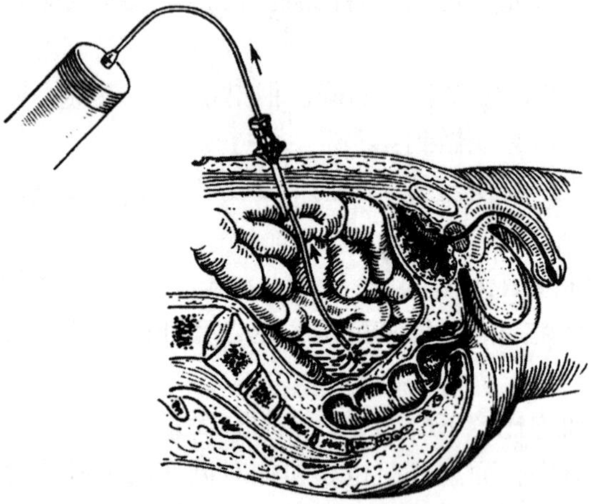

图 28-1　诊断性腹腔穿刺抽液方法

1）诊断性腹腔穿刺：穿刺部位多选择在脐与髂前上棘连线的中外 1/3 交点处或脐水平与腋前线交点处。把带有多个侧孔的细塑料管经针管送入腹腔深处，进行抽吸（图 28-1）。经腹腔穿刺抽到液体后，应观察其性状（血液、胃肠内容物、混浊的腹水、胆汁或尿液），可判断为何种脏器受损，阳性率可达 90%以上。肉眼观察不能确定时，应对样本进行实验室检查。抽到不凝血提示实质性器官破裂出血。抽出的血液迅速凝固，多为误入血管所致。需要注意的是，抽不到液体不完全排除内脏损伤。

2）诊断性腹腔灌洗：诊断性腹腔灌洗术是经上述诊断性腹腔穿刺置入的塑料管，向腹腔内缓慢灌注 500 ~ 1000 ml 无菌生理盐水，然后借虹吸作用使腹腔内灌洗液流回输液瓶中，取瓶中液体进行肉眼或显微镜下检查，必要时涂片培养或测定淀粉酶含量。此法对腹腔内少量出血者比一般穿刺术更为可靠，有利于早期诊断并提高确诊率。

（4）腹腔镜检查：可应用于一般状况良好而不能明确有无或是何种腹腔内脏器损伤的患者。腹腔镜可通过直接观察而明确诊断，以及确定受伤的部位和程度，避免不必要的剖腹探查。同时，也可以针对损伤的具体情况给予相应的治疗。

（5）密切观察：对于暂时不能明确有无腹腔内脏器损伤而生命体征尚平稳的患者，密切观察也是诊断的一个重要措施。观察期间要反复检查伤情，并根据伤情变化不断地进行综合分析，尽早做出诊断，而不至于延误治疗。观察的内容包括：①每 30 ～ 60 分钟测定一次血压、脉率和呼吸；②每 30 分钟检查一次腹部体征，注意腹膜刺激征及其程度和范围的改变；③每 30 ～ 60 分钟测定一次红细胞数、血红蛋白和血细胞比容，了解参数是否有所下降，以及白细胞数是否上升；④必要时可重复进行诊断性腹腔穿刺或灌洗、超声等检查。

（6）剖腹探查术：以上方法未能排除腹腔内脏器损伤，或在观察期间出现以下情况时，应考虑有内脏损伤并及时行手术探查。①全身情况有恶变趋势，出现口渴、烦躁、脉率增快，或体温及白细胞计数升高，或红细胞计数进行性下降；②腹痛或腹膜刺激征进行性加重或范围增大；③肠鸣音逐渐减弱、消失或腹部逐渐膨隆；④膈下有游离气体，肝浊音界缩小或消失，或者出现移动性浊音；⑤积极抗休克后，病情未见好转或继续恶化；⑥消化道出血；⑦腹腔穿刺抽出气体、不凝血、胆汁和胃肠内容物等；⑧直肠指检有明显触痛。尽管剖腹探查术的结果可能为阴性，但如果腹腔内脏器损伤被漏诊，就有导致患者死亡的可能，因此，只要严格掌握，剖腹探查术还是值得施行的。

➢考点：腹部损伤的诊断。

【治疗】

对已确诊或高度怀疑腹腔内脏器损伤者的处理原则是做好急诊术前准备，力争早期手术。如腹部以外还有伴发损伤，则应全面权衡轻重缓急，首先处理对生命威胁最大的损伤。在最危急的病例，心肺复苏是首要的任务。首先解除气道梗阻；其次是要迅速控制明显的出血，处理开放性气胸和张力性气胸，尽快恢复循环血容量，控制休克和进展迅速的颅脑损伤。除此以外，还应将腹部创伤的救治作为优先处理的项目。通常实质性脏器损伤比空腔脏器损伤更为紧急，大出血可在短时间内致死，而腹膜炎不至于在同样短时间内导致伤者死亡。

内脏损伤患者很容易发生休克，防治休克是治疗中的一个重要环节。对尚未发生休克者，应使其保持安静，同时积极输液。对诊断已明确者，可给予镇静药或镇痛药。对已发生休克的内出血伤者，要积极抢救，力争在收缩压回升到 90 mmHg 以上后进行手术。如果在积极抗休克治疗下，未能纠正休克，则提示腹腔内有进行性大出血，这时应果断在抗休克的同时，迅速剖腹止血。空腔脏器破裂者，休克发生较晚，多数属失血性休克，故应在纠正休克的前提下进行手术。少数空腔脏器破裂者的休克，因同时有感染性休克因素存在而不易纠正，可在抗休克的同时进行手术治疗。大量抗生素对于空腔脏器破裂者是有必要的。

切口通常选择在正中切口，可迅速进入腹腔、出血少，也可根据需要将切口上下延长，或向侧方添加切口甚至进入胸腔。腹部开放伤时，不可通过扩大伤口去探查腹腔，以免伤口愈合不良、裂开和内脏脱出。进入腹腔后的探查顺序应考虑：术前根据受伤史和体征怀疑哪个脏器最有可能受伤，就先探查哪个脏器。凝血块集中处一般即是出血部位。

如果没有腹腔内大出血，则应对腹腔脏器进行系统探查。做到既不遗漏伤情，也不做多余重复的翻动。探查的顺序原则上应先探查肝、脾等实质性器官，同时探查膈肌有无破损。接着从胃开始，逐段探查十二指肠球部、空肠、回肠、结肠及其系膜，然后探查盆腔脏器，最后切开胃结肠韧带显露网膜囊，检查胃后壁和胰腺。如属必要，还应切开后覆膜探查十二指肠。在探查过程中，对于发现的出血性损伤或脏器破裂应及时进行止血或夹住破口。纤维蛋白沉积最多或网膜包裹处往往是穿孔所在部位。待探查结束，对所探查的情况进行全面评估，然后按轻重缓急逐一处理。原则上先处理出血性损伤，后处理穿破性损伤；对于穿破性损伤，应先处理污染重的损伤，后处理污染轻的损伤。若有大出血，一时无法判断其来源而失血又危及生命时，可用手指压迫主动脉穿过膈肌处，暂时控制出血，争取时间补充血容量，然后再查明原因止血。

关闭腹腔前应彻底清除腹腔内残留的液体，恢复腹腔内脏器的正常解剖关系。对下列情况应进行有效的引流：肝、胆、胰、十二指肠及结肠损伤者；空腔脏器修补缝合后，有可能发生溢漏者；有较大裸露创面继续渗出者；局部已形成脓肿者。对术后只需短暂引流者，可选用烟卷引流；对需较长时间引流者，宜用乳胶管。若估计引流量很多，如肠瘘、胆瘘等，需放置双套管进行负压引流。对腹壁切口污染不重者，可以分层缝合；对污染较重者，皮下可放置乳胶片引流，或暂时不缝合皮肤和皮下组织，留做延期处理。

➢考点：腹部损伤的治疗。

第二节　常见腹腔脏器损伤

一、脾破裂

脾是腹部内脏最易受损的器官，脾破裂发病率占各种腹部损伤的 20%～40%，包括为中央型破裂（破裂在脾实质深部）、被膜下破裂（破裂在脾实质周边部）、真性破裂（破裂累及脾被膜）。被膜下破裂在某些微弱外力的影响下，可以突然转为真性破裂，称为延迟性脾破裂，常发生在外伤后 1～2 周。脾损伤发生率高达 40%～50%，临床上所见的脾破裂，约 85%为真性破裂。

➢考点：脾损伤的分类。

【诊断要点】

1．外伤史　患者左季肋部受到损伤。

2．主要临床表现　内出血（面色苍白、脉搏加快、休克）和较轻的腹膜刺激征。

3．移动性浊音（+）、诊断性腹腔穿刺有不凝固血液。

4．Hb、Hct、RBC 持续下降。

➢考点：脾损伤的诊断。

【治疗】

脾破裂的处理原则是“抢救生命第一，保脾第二”。临床上脾切除术后患者，主要是婴幼儿，对感染的抵抗力减弱，可发生以肺炎球菌为主要病原菌的脾切除术后凶险感染（overwhelming postsplenectomy infection，OPSI）而致死。因此，如有条件，应尽量保留脾或脾组织。

1．非手术治疗　脾裂伤局限、表浅，无其他腹腔脏器合并伤，可密切观察，采取非手术治疗。

2．手术治疗

（1）保留脾的手术方法：生物胶粘合止血、物理凝固止血、单纯缝合修补、脾破裂捆扎法、脾动脉结扎术及脾部分切除术。

（2）全脾切除术。

（3）全脾切除术联合自体脾片移植术（占原脾的 1/3）。

（4）经腹腔镜探查，然后电凝止血、缝合裂口，或行脾切除术。

➢考点：脾损伤的治疗原则。

二、肝破裂

肝破裂占腹部损伤的15%左右，右肝破裂较左肝为多。肝破裂的病理分类：真性破裂（肝实质和包膜均裂伤）；包膜下破裂（肝实质裂伤但包膜完整，为包膜下血肿）；中央型裂伤（深部实质裂伤，可伴有或无包膜裂伤）。

➢考点：肝破裂的分类。

【诊断要点】

1．外伤史　患者腹部右侧受到损伤。

2．典型的临床表现　内出血（面色苍白、脉搏加快、休克）和较重的腹膜刺激征（胆汁溢入腹腔，故腹痛和腹膜刺激征较为明显）。血液有时可能通过胆管进入十二指肠而出现黑便或呕血。右侧膈肌抬高，应高度怀疑肝损伤。

3．诊断性腹腔穿刺，有不凝固血液。

➢考点：肝破裂的诊断。

【治疗】

治疗原则是彻底清创、严格止血、防止胆瘘及充分引流。

1．单纯缝合　适用于裂口表浅（深度小于2 cm）者。清除裂口粉碎或失活的组织异物等，将创面上的血管和胆管结扎，用吸收性明胶海绵填入裂口，不留无效腔。

2．堵塞缝合法　适用于较深的肝实质损伤。

3．肝固有动脉结扎　适用于裂口出血不易控制者。

4．肝叶或部分肝切除　适用于失活的肝组织较多。进行清创性肝切除术时，应尽可能多地保留正常肝组织。

5．纱布填塞止血　适用于严重肝外伤出血，止血不满意者。

➢考点：肝破裂的治疗原则。

三、小肠破裂

小肠占据着中、下腹的大部分空间，受伤的机会比较多。小肠破裂早期即可导致明显的腹膜炎，诊断一般不困难。裂口不大，或穿破后被食物渣、纤维蛋白甚至突出的黏膜堵塞者，可能无弥漫性腹膜炎的症状。

【诊断要点】

1．腹部外伤史。

2．腹膜炎体征。

3．腹部X线检查可见游离气体。

➢考点：小肠破裂的诊断。

【治疗】

一旦确诊，应立即进行手术治疗。

1．单纯修补术　适用于破口小者。

2．小肠部分切除吻合术适应证

（1）裂口较大或裂口边缘部肠壁组织挫伤严重者。

（2）小肠有多处破裂者。

（3）肠管大部分或完全断裂者。

（4）肠管严重挫伤、血运障碍者。

（5）肠壁内或系膜缘有大血肿者。

（6）肠系膜损伤影响肠壁血供者。

四、结肠破裂

结肠损伤发病率较小肠为低，多发生于腹内多器官损伤时。

【诊断要点】

1．腹部外伤史。

2．晚期可出现严重的腹膜炎　由于结肠内容物液体成分少而细菌含量多所致。

3．严重的腹膜后感染　一部分结肠位于腹膜后，受伤后肠内容物渗漏至腹膜后所致。

4．腹部X线检查　可见游离气体。

➢考点：结肠破裂的诊断。

【治疗】

1．一期修补术　适用于裂口小、腹腔污染轻、全身情况良好者。

2．一期切除吻合术　适用于裂口小、破裂限于右半结肠、腹腔污染轻、全身情况良好者。

3．肠造口术、肠外置术　适用于结肠裂口大、污染重者。于破裂结肠近侧行造口术，待3～4周患者情况好转后，再行造口还纳术。

自测题

一、选择题

1．下列关于腹部损伤的叙述正确的是

A．因多数腹部损伤涉及内脏而致伤情较复杂、严重，死亡率一般在20%左右

B．腹部开放性损伤有腹膜破损者为穿透伤（多伴内脏损伤）

C．涉及内脏的开放性损伤诊断常较困难

D．穿透伤的入、出口与伤道呈一条直线

E．伤口大小与伤情严重程度呈正比

2．在腹部闭合性损伤中，最易受损的脏器是

A．小肠

B．结肠

C．肝

D．脾

E．膀胱

3．在腹部损伤急救时，以下处理**错误**的是

A．保持呼吸道通畅

B．简要了解受伤史

C．制止明显外出血

D．包扎伤口

E．立即将脱出伤口外的内脏送回腹腔

4．损伤后，其内容物对腹膜的刺激小，

因此腹膜刺激征可能较轻的脏器是
A．小肠
B．结肠
C．十二指肠
D．胃
E．胆管

5．下列不是单纯性腹壁损伤的表现是
A．腹肌紧张
B．肿胀
C．疼痛
D．局部压痛
E．局部瘀斑

6．腹部闭合性损伤，对诊断最有价值的体征是
A．肠鸣音减弱
B．腹膜刺激征
C．肠鸣音增强
D．腹部压痛
E．恶心、呕吐

7．腹部损伤后合并出血性休克，其治疗是
A．手术止血后治疗休克
B．应用抗生素预防感染
C．立即剖腹探查
D．积极抗休克治疗
E．抗休克的同时进行手术治疗

8．关于腹腔内脏器的解剖特点，下列描述错误的是
A．胰腺位置深，单纯损伤机会少
B．小肠因其系膜较长、活动度较大，故不易损伤
C．膀胱充盈，易于损伤
D．肠粘连时，肠袢固定、易于损伤
E．肝、脾组织结构脆弱，易发生破裂出血

二、名词解释

脾切除术后凶险感染（OPSI）

三、问答题

1．简述脾损伤的分型。
2．腹部损伤患者有哪些临床表现时，应考虑有腹腔内脏器损伤？
3．对暂时不能明确有无腹腔内脏器损伤的患者，观察的内容有哪些？

（佟立权）

第二十九章

胃十二指肠疾病

第二十九章数字资源

学习目标

通过本章内容的学习，学生应能够：

识记：

1. 说出胃十二指肠溃疡的外科手术适应证。
2. 说出胃十二指肠溃疡并发症的临床表现。
3. 说出胃癌的病因、病理和高危人群。

理解：

1. 归纳胃十二指肠溃疡手术治疗的理论基础、手术方法及术后并发症。
2. 解释胃癌的早期诊断与治疗。

运用：

1. 对胃十二指肠溃疡常见并发症和胃癌患者进行诊治。
2. 做到胃癌的早发现、早诊断、早治疗，提高成活率、降低死亡率。

第一节　胃十二指肠溃疡

案例 29-1

患者，男性，42 岁，司机，反复上腹痛 5 年余，突发剧烈腹痛 2 小时。

患者 5 年来常感上腹痛，寒冷或情绪波动时加重，空腹痛和夜间痛较为明显，进食后稍能缓解。2 小时前患者进食并饮少量酒后，突然出现上腹“刀割样”剧痛，迅速遍及全腹，呼吸时加重，伴有恶心、呕吐，呕吐物为胃内容物。家族成员中无类似疾病史。

体格检查：T 38℃，P 96 次 / 分，R 24 次 / 分，BP 120/80 mmHg。患者呈急性痛苦病容，取仰卧屈膝位。心、肺未见异常。腹部平坦，未见肠型，全腹压痛、反跳痛，肌紧张明显，呈板状，肝浊音界叩诊不满意，肠鸣音弱。

辅助检查：WBC 12×10^9/L，Hb 140 g/L，[K^+] 4 mmol/L，[Na^+] 135 mmol/L，[Cl^-] 105 mmol/L。腹部立位 X 线检查可见右侧膈下游离气体。

问题与思考：

1. 该患者的初步诊断和诊断依据是什么？
2. 对该患者可能采取何种治疗方式？
3. 如果对该患者行根治性手术治疗，其术后并发症可能有哪些？

一、概述

胃溃疡和十二指肠溃疡病因与胃酸和胃蛋白酶等的消化有关，故统称为消化性溃疡。消化性溃疡的药物治疗已取得非常显著的疗效，因此，外科干预主要是针对溃疡产生的并发症。

【病理】

溃疡一般呈圆形或椭圆形，深达黏膜肌层。溃疡由于反复发作和修复，边缘增厚，形成瘢痕，一般壁较硬。中央凹陷，呈漏斗状，常覆盖脓苔或纤维素膜，呈灰白色或黄色。胃溃疡多发生在胃小弯，常见于胃角处，也见于胃窦和胃体，胃大弯侧溃疡较少见。十二指肠溃疡多见于球部，球部以远部位发生的溃疡称为球后十二指肠溃疡。

【发病机制】

胃十二指肠溃疡的发病与多种因素有关，包括胃酸分泌增多，幽门螺杆菌感染和黏膜防御机制减弱。

胃溃疡和十二指肠溃疡的发病机制、临床表现和各自的发病特点在《内科学》教材已有详细描述。

胃溃疡发病年龄高峰在 40 ~ 60 岁，癌变概率高。十二指肠溃疡多见于青壮年，发病高峰在 20 ~ 40 岁，很少发生癌变。

由于药物治疗可以治愈消化性溃疡，因此外科手术仅适用于发生并发症的患者，而且手术方式也发生改变，如急性十二指肠溃疡穿孔多采用穿孔缝合修补术，较少采用胃大部切除术。而对胃溃疡有癌变者，可能进行外科处理效果相对较好。

➢考点：胃十二指肠溃疡的发病机制。

二、急性胃十二指肠溃疡穿孔

胃十二指肠溃疡的病程往往是反复发作的动态过程，溃疡在活动期，可以使创面逐渐被加深侵蚀而由黏膜至肌层，最终穿破浆膜而导致全层穿孔。

【临床表现】

患者多有较长期的慢性胃、十二指肠溃疡病史，穿孔前数日溃疡症状加重。少数患者没有溃疡病史，即突然发生穿孔。穿孔后，最主要的症状是突然发生腹痛，疼痛非常剧烈，呈“刀割样”，从上腹部开始，迅速扩散到右下腹及全腹。由于剧烈腹痛，患者常出现面色苍白、肢体发冷、出冷汗、脉搏细速、血压降低等休克症状。同时，常伴有恶心、呕吐，呕吐物为胃内容物。数小时后，由于腹膜大量渗出液稀释，腹痛可减轻。此后，病原菌繁殖，转为细菌性腹膜炎，又使腹痛加重，患者出现高热、腹胀、血压下降等，出现中毒性休克。

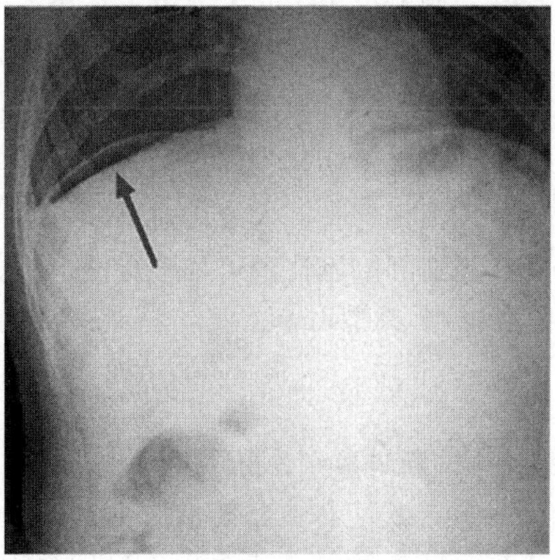

图 29-1 腹部立位 X 线表现

体格检查：患者呈痛苦面容，取平卧位，且不愿变换体位，腹式呼吸消失。全腹有压痛和反跳痛，但以上腹部为著，腹肌紧张呈“板状腹”，肠鸣音减弱或消失。胃肠道气体自穿孔处进入腹腔积于膈下，肝浊音界缩小或消失，腹腔液体较多时叩诊可有移动性浊音。站立位 X 线检查（图 29-1），约 80% 患者可见膈下有半月形的游离气体。随着腹腔内感染的进展，体温逐渐升高，白细胞计数及中性粒细胞增高。全身感染中毒症状以及肠麻痹、腹腔积液等腹部体征也越来越重，导致脓毒症，甚至感染性休克。

➢考点：急性胃十二指肠溃疡穿孔的临床表现。

【诊断与鉴别诊断】

患者既往有溃疡病史和典型的临床表现。体格检查有腹膜炎体征，肝浊音界缩小或消失。X 线检查有膈下游离气体。根据这些不难做出诊断。必要时，可行腹腔穿刺。对于不典型病例，应注意与急性阑尾炎、急性胰腺炎、急性胆囊炎等疾病进行鉴别。

【治疗】

急性胃十二指肠溃疡穿孔以穿孔缝合术为主要手术治疗方式。穿孔缝合术后仍需进行正规的抗溃疡药物治疗。根治性手术可选择胃大部切除术，可以一次性解决溃疡和穿孔两个问题。迷走神经切断术已经很少应用。对穿孔时间短，估计腹腔污染轻微者，可选择腹腔镜方式；对穿孔时间长，估计腹腔污染重者，应选择开腹方式。行胃溃疡穿孔缝合术时，如操作无困难，可先行楔形切除溃疡，然后再行贯穿缝合，以期望对合缘为正常组织，但十二指肠溃疡穿孔因肠腔窄小，为避免造成流出道狭窄，不宜采取此术式。

➢考点：急性胃十二指肠溃疡穿孔的治疗。

三、胃十二指肠溃疡大出血

胃十二指肠溃疡大出血，是上消化道大出血中最常见的原因，约占 50%，多发生于胃小弯或十二指肠球部后壁，大多数为溃疡基底动脉破裂出血。临床表现为大量呕血或便血（排柏油样便），严重者可出现休克。

【临床表现】

临床表现取决于出血量与出血速度。患者的主要症状是呕血和便血，患者可只有黑便而无呕血，迅猛的出血则为大量呕血与便血。呕血前常有恶心，便血前后可有心悸、乏力、全身疲软、眼前发黑，甚至晕厥。如出血速度缓慢，则血压、脉搏改变不明显。短期内失血量超过 800 ml，可出现休克症状。患者焦虑不安、四肢厥冷、脉搏细速、呼吸急促、血压下降。大出血通常指每分钟出血量超过 1 ml 且速度较快的出血。患者可呈贫血貌、面色苍白、脉搏增快。腹部体征常不明显，腹部稍胀，上腹部可有轻压痛，肠鸣音亢进。对腹痛严重的患者应注意是否伴发溃疡穿孔。大量出血早期，由于血液浓缩，血液检查变化不大，之后红细胞计数、血红蛋白、血红细胞比容可呈进行性下降。

➢考点：胃十二指肠溃疡大出血的临床表现。

【诊断与鉴别诊断】

患者既往有典型溃疡病史，近期可能服用过阿司匹林或 NSAID，出现不同程度溃疡活跃表现，或有饮酒、进食生冷过硬食物等诱因而发生呕血或便血，诊断并不困难。但对腹痛患者应注意有并发穿孔的可能。没有溃疡病史时，诊断出血原因、部位则较为困难。应根据患者具体情况，借助有关实验室检查、B 超、纤维胃镜、选择性动脉造影、X 线钡餐等检查，与门静脉高压食管下段胃底曲张静脉破裂大出血、急性胆道出血、胃癌出血、应激性溃疡出血等相鉴别。

【治疗】

大多数胃十二指肠溃疡大出血，经内科治疗可以治愈。出现下列情况时，应考虑紧急行手术治疗。

1．出血后短时间内发生休克，说明出血来自大血管，难以自行停止。

2．在 6 ~ 8 h 内输血 600 ~ 800 ml，血压、脉搏及全身情况不见好转或 24 h 需输 1000 ml 以上才能维持血压，说明出血仍在继续。

3．近期曾有过类似大出血史。

4．经内科保守治疗出血已停止，但短期内可能再次出血者。

5．60 岁以上患者多患有动脉硬化，出血常不易自行停止。

6．同时伴有瘢痕性幽门梗阻或并发急性穿孔。

7．经胃镜证实溃疡位于十二指肠球部后壁或胃小弯，并有较多瘢痕。

8．疑有胃溃疡恶变。

主要手术方法为胃大部切除术，既能止血，又能切除溃疡病灶。对溃疡切除有困难者，可予旷置，但应贯穿缝扎溃疡底的出血动脉或结扎其主干。当病情危急，不允许做胃大部切除术时，可采取单纯贯穿结扎出血的动脉以止血。

➢考点：胃十二指肠溃疡大出血的治疗。

四、胃十二指肠溃疡所致瘢痕性幽门梗阻

溃疡引起幽门梗阻的原因有：

1．痉挛性　幽门括约肌反射性痉挛可引起间歇性梗阻。

2．炎症水肿性　溃疡附近炎症水肿，使幽门狭窄。当炎症水肿减轻后，梗阻可缓解或消除。

3．瘢痕性　幽门附近溃疡愈合后瘢痕所致梗阻，为持续性梗阻，需进行手术治疗。

➢考点：幽门梗阻的原因分类。

【临床表现】

临床主要表现为腹痛和呕吐。腹痛为上腹膨胀或沉坠感，呕吐多发生在晚间或下午。呕吐物多有隔夜食物，且有酸臭味，一般无血液及胆汁，呕吐后上腹部不适明显减轻。腹部检查可见上腹部局部隆起，可见胃蠕动波，手拍上腹部可闻及震水音。较长时间梗阻者，可出现脱水、贫血、消瘦、水与电解质平衡失调、低钾低氯性碱中毒、营养不良等表现。

➢考点：胃十二指肠溃疡瘢痕性幽门梗阻的临床表现。

【诊断与鉴别诊断】

根据溃疡病史和典型临床表现，结合 X 线上消化道造影证明幽门通过不畅，伴胃高度扩大、胃张力减低，即可确定诊断。但应与活动性溃疡所致幽门痉挛和水肿、胃癌所致幽门梗阻、十二指肠球部以下的梗阻性病变等疾病相鉴别。

【治疗】

手术以胃大部切除术为主，也可考虑应用迷走神经切断加胃窦切除术。对胃酸低、溃疡已愈合的患者，特别是老年或全身情况差的患者，可仅做胃空肠吻合术解除梗阻或加做迷走神经

切断术。手术前应注意改善患者的营养状况，纠正脱水、低氯低钾性碱中毒，持续性胃肠减压和温生理盐水洗胃以减轻胃组织水肿，有利于术后愈合。

五、手术方式

1．穿孔修补术　适用于胃或十二指肠溃疡急性穿孔。近年来，胃十二指肠溃疡穿孔多采用腹腔镜手术，仅部分合并出血或腹腔污染严重的患者仍需开腹手术。

2．胃大部切除术　远端胃大部切除术是我国治疗溃疡病最常用的手术方法，适用于胃十二指肠溃疡保守治疗无效或并发穿孔、出血、幽门梗阻、癌变者。主要包括胃切除及胃肠道重建两大部分。

（1）胃切除的范围：应切除远端 2/3 ～ 3/4 的胃组织，包括胃体的远端部分、胃窦部、幽门和十二指肠球部（图 29-2）。此术式治疗胃十二指肠溃疡的机制是：①切除大部分胃，使壁细胞和主细胞数量减少，致胃酸和胃蛋白酶分泌显著减少。②切除胃窦部，减少 G 细胞分泌促胃液素所引起的胃酸分泌。③切除溃疡本身及好发部位。

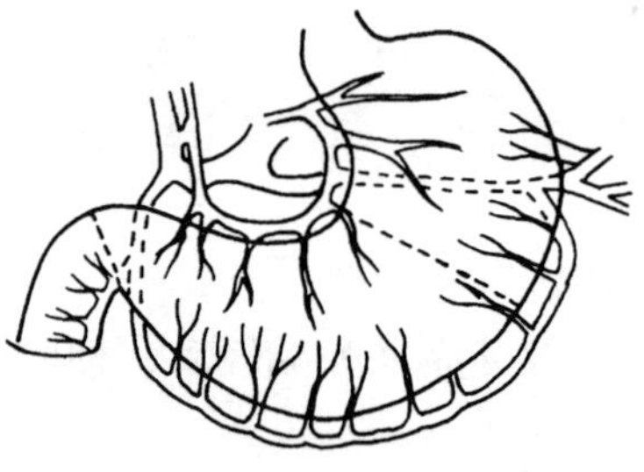

图 29-2　胃大部切除术

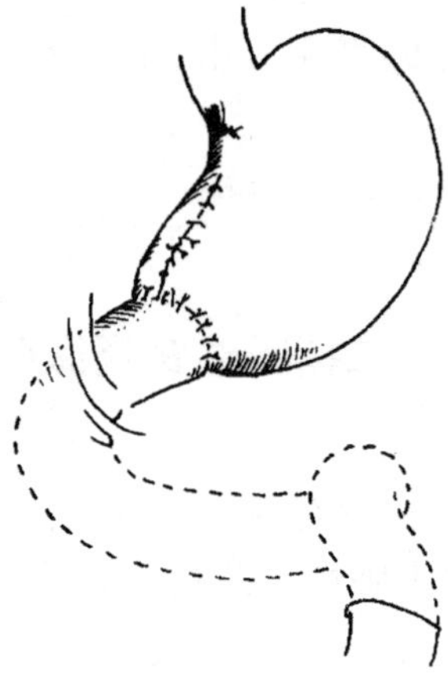

图 29-3　Billroth Ⅰ式胃肠吻合术

（2）胃肠道重建：

1）毕（Billroth）Ⅰ式胃肠吻合术：在胃大部切除后，将残胃和十二指肠吻合（图 29-3）。优点是吻合后的胃肠道接近正常解剖生理状态，食物经吻合口进入十二指肠，减少胆汁、胰液反流入残胃，术后并发症少。但要注意吻合口不能有张力。

2）毕（Billroth）Ⅱ式胃肠吻合术：在胃大部切除后，缝合关闭十二指肠残端，进行残胃和空肠端侧吻合（图 29-4）。优点是即使胃切除较多，胃空肠吻合也不至于张力过大，术后溃

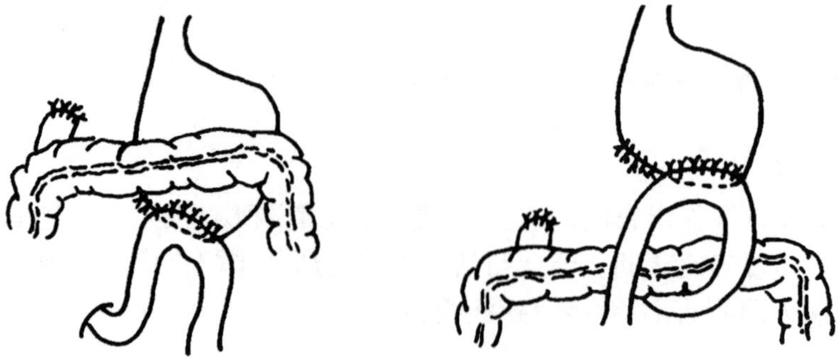

（1）　　（2）

图 29-4　Billroth Ⅱ式胃肠吻合术

（1）结肠后胃空肠吻合术；（2）结肠前胃空肠吻合术

疡复发率低。十二指肠溃疡切除困难时允许溃疡旷置。但这种吻合方式改变了正常解剖生理关系，术后并发症较毕Ⅰ式胃肠吻合术多。吻合口可位于结肠后或结肠前。吻合口直径一般为 3 ～ 4 cm，过大则易发生倾倒综合征，过小则影响胃排空。Treitz 韧带至吻合口的空肠袢长度，一般在结肠前为 8 ～ 10 cm，在结肠后为 6 ～ 8 cm。

3）胃大部切除术后胃空肠 Roux-en-Y 吻合术：远端胃大部切除后，缝合关闭十二指肠残端，在距离十二指肠悬韧带 10 ～ 15 cm 处切断空肠，将残胃和远端空肠吻合，距此吻合口以下 45 ～ 60 cm 行近端空肠与远侧空肠的端侧吻合（图 29-5）。即使胃切除较多，胃空肠吻合口也不至于张力过大。此法可防止术后胆汁、胰液进入残胃，减少反流性胃炎的发生。

➢考点：胃十二指肠溃疡的手术方式。

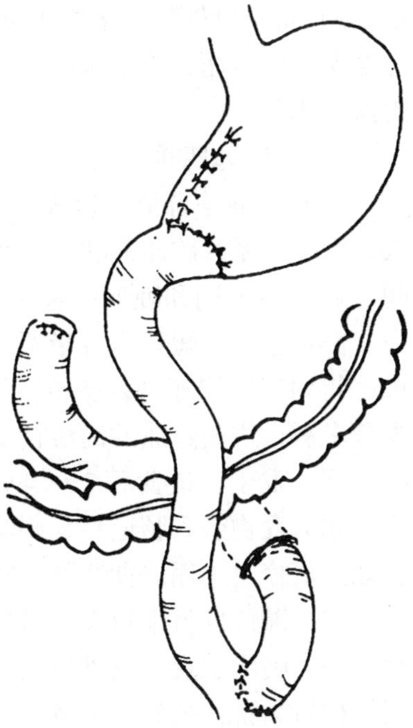

图 29-5　胃空肠 Roux-en-Y 吻合术

六、术后并发症

胃十二指肠溃疡术后早期并发症多与术中操作不当或术前准备不足有关，术后远期并发症多因手术导致的解剖、生理改变造成对机体的功能影响所致。

1．术后早期并发症

（1）术后出血：术后出血包括胃肠道腔内出血和腹腔内出血。前者包括胃和十二指肠残端出血、吻合口出血等，可以通过内镜检查明确出血部位，通过喷洒止血药、上止血夹等保守措施止血。如果出血无明显缓解，则应再次行手术止血。后者多为胃周围结扎血管或网膜血管结扎线脱落出血，可以通过腹腔穿刺抽出不凝血或腹腔引流管引流液性状明确诊断。

（2）胃排空障碍：胃切除术后排空障碍属于动力性胃通过障碍，发病机制尚不明确。拔出胃管后患者可出现上腹持续性饱胀、钝痛，呕吐含有食物和胆汁的胃液。X 线上消化道造影，可见残胃扩张、无张力，蠕动波少而弱，胃肠吻合口通过欠佳。多数患者经保守治疗，禁食、胃肠减压和营养支持，病情多能好转。

（3）术后胃肠壁缺血坏死、吻合口破裂或瘘：胃大部切除术需注意适当保留残胃大弯的胃短血管。十二指肠残端或空肠袢的血供不足，也会引起引起肠壁缺血、坏死，造成吻合口破裂或肠瘘。一旦发现胃肠壁坏死，应立即禁食，放置胃管进行胃肠减压，并密切观察。一旦发生坏死穿孔，出现腹膜炎体征，应立即进行手术探查并予以相应处理。

（4）十二指肠残端破裂：见于十二指肠残端处理不当或毕Ⅱ式吻合术输入袢梗阻。患者上腹部剧烈疼痛，伴发热，有腹膜炎体征，腹腔穿刺抽出的腹腔液含胆汁。一旦确诊，应立即手术，术中尽量关闭十二指肠残端，并行十二指肠造瘘、确切引流。对因输入袢梗阻所致者，应同时解除梗阻。

（5）术后肠梗阻：多见于毕Ⅱ式吻合术，又分为输入袢梗阻和输出袢梗阻。

1）输入袢梗阻：急性输入袢梗阻，由于梗阻近端为十二指肠肠残端，因此是一种闭袢性梗阻，易发生肠绞窄。患者表现为上腹部剧烈腹痛伴呕吐，呕吐物不含胆汁。上腹部可触及肿块。

2）输出袢梗阻：多见于术后肠粘连或结肠后吻合方式使系膜压迫肠管所致。患者表现为上腹部饱胀不适，严重时有呕吐，呕吐物含胆汁。

3）吻合口梗阻：多见于吻合口过小或吻合时内翻过多，加之术后吻合口水肿所致。处理方法是胃肠减压，消除水肿。经保守治疗后症状通常可以缓解。如保守治疗方法失败，则需要再次手术。

2．术后远期并发症

（1）倾倒综合征：胃大部切除术后，由于失去了幽门的节制功能，导致胃内容物排空过快，产生一系列临床症状，称为倾倒综合征，多见于毕Ⅱ式吻合术。根据进食后出现症状的时间，可分为早期和晚期两种类型。①早期倾倒综合征：进食后半小时出现心悸、出冷汗、乏力、面色苍白等短暂血容量不足的相应表现，并伴有恶心、呕吐、腹部绞痛和腹泻。可能与高渗性胃内容物快速进入肠道，导致肠道内大量分泌血管活性物质有关。保守治疗为调整饮食，少食多餐，避免过甜的高渗食品。对症状重者可采用生长抑素治疗，手术宜慎重。②晚期倾倒综合征：发生在进食后 2 ～ 4 h，主要表现为头晕、面色苍白、出冷汗、乏力、脉搏细速。发病机制为食物进入肠道后，刺激胰岛素大量分泌，继而导致反应性低血糖，故又称为低血糖综合征。治疗应采用饮食调整，减缓糖类的吸收。对严重病例可采用皮下注射生长抑素。

（2）碱性反流性胃炎：碱性肠液反流至残胃，导致胃黏膜充血、水肿、糜烂，破坏了胃黏膜屏障。临床表现为胸骨后或上腹部灼痛，呕吐物含胆汁，体重减轻。一般抗酸药无效，多采用保护胃黏膜、抗酸、调节胃动力等综合治疗。

（3）溃疡复发：因切除量不够、迷走神经切断不完全或输入空肠过长等，胃切除术后可形成吻合口溃疡。临床表现为溃疡症状加重、腹痛及出血。可用抗酸药、抗幽门螺杆菌（HP）感染，保守治疗。对治疗无效者可再次手术。

（4）营养性并发症：胃大部切除术后，由于残胃容量减少，消化、吸收功能受影响，患者常出现上腹部饱胀、贫血、消瘦等症状。治疗应采取调节饮食，少食多餐，选用高蛋白质、低脂肪饮食，补充维生素、铁剂和微量元素。

（5）残胃癌：胃十二指肠溃疡患者行胃大部切除术后 10 年以上，残余胃发生的原发癌称为残胃癌。大多在手术后 20 ～ 25 年出现，患者有上腹部疼痛不适，进食后饱胀、消瘦、贫血等症状。通过胃镜取活组织行病理学检查可以确诊。

➢考点：胃十二指肠溃疡的术后并发症。

第二节　胃　癌

案例 29-2

患者，男性，55 岁，上腹部隐痛不适 3 个月，伴黑便 3 天。

患者 3 个月前开始出现上腹部隐痛不适，进食后明显，伴饱胀感，食欲逐渐减退，无明显恶心、呕吐及呕血，在当地医院按“胃炎”治疗，稍有好转。近半个月来，患者自觉乏力，体重较 3 个月前减轻 2.5 kg。近 3 天来，患者排黑便、成形，来我院就诊。粪便隐血试验 2 次检查结果均为阳性，血 Hb 96 g/L。

既往史：患者有吸烟史 20 年，10 支 / 天，其兄死于“消化道肿瘤”。

体格检查：一般状态尚可，浅表淋巴结未触及肿大，皮肤无黄染，结膜、甲床苍白，心、肺未见异常。腹部平坦，未见胃肠型及蠕动波，剑突下有深压痛，无肌紧张，肝、脾未及，未触及包块。移动性浊音阴性，肠鸣音正常，直肠指检未见异常。

辅助检查：上消化道造影显示胃窦小弯侧可见约 2 cm 大小的龛影，位于胃轮廓内，周围黏膜僵硬、粗糙。腹部超声检查，肝、脾未见异常，胃肠部分显示不满意。

问题与思考：

1．该患者可能的诊断是什么？诊断的依据有哪些？

2．为明确诊断，应还进行哪些辅助检查？

3．如果确诊，如何对患者进行心理疏导？

胃癌居我国消化道恶性肿瘤的第二位，40 ～ 60 岁为高发年龄，男女发病比例约为 2∶1。

【病因】

病因虽未明，但认为胃癌的发生与下列因素有关，如饮食因素、环境因素、亚硝胺类化合物、多环芳烃类化合物、微量元素、遗传因素、真菌及幽门螺杆菌感染等。幽门螺杆菌可通过多种途径引起胃黏膜炎症和损伤，具有致癌作用。幽门螺杆菌感染阳性者胃癌的发生概率是阴性者的 3 ～ 6 倍。某些疾病可使胃癌的危险性增加，如慢性萎缩性胃炎、胃溃疡、胃息肉和胃大部切除术后残胃等。

【病理】

1．好发部位　以胃窦部最多见，其次为贲门、胃底部、胃小弯、胃前壁和胃大弯。

2．病理类型　大体分型：早期胃癌和进展期胃癌。

早期胃癌是指所有局限于黏膜或黏膜下层的胃癌，无论其病灶大小或有无淋巴结转移。按胃镜下形态又分为Ⅰ型隆起型、Ⅱ型浅表型、Ⅲ型凹陷型及Ⅳ型混合型。这类胃癌主要由胃镜发现，检出率仅为 15%～ 20%。

进展期胃癌按 Borrmann 分型法分为四型（图 29-6）：

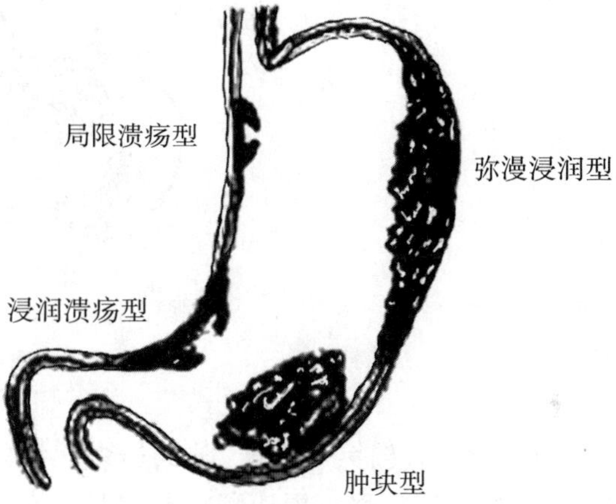

图 29-6　胃癌的大体分型

Ⅰ型（肿块型）：肿块可呈巨伞状、菜花状、息肉状，突入胃腔，边界清楚。

Ⅱ型（局限溃疡型）：癌肿有明显的溃疡，边缘略隆起，边界清楚。

Ⅲ型（浸润溃疡型）：癌中心有明显溃疡，边界不清，癌组织向周围浸润。

Ⅳ型（弥漫浸润型）：癌细胞弥漫浸润胃壁各层，可累及胃的大部分或全部，使胃腔缩窄，胃壁僵硬，称为“皮革胃”。此型恶性程度高，淋巴转移发生早。

组织学分型：腺癌最多见，约占 95%，包括乳头状腺癌、管状腺癌、黏液腺癌、低分化腺癌及印戒细胞癌，其他为腺鳞癌、鳞状细胞癌、未分化癌及未分化类癌等。

3．浸润与转移

（1）直接蔓延：可根据浸润胃壁深度，判断病情早晚，一般可分为黏膜及黏膜下层、肌层、浆膜、浆膜外层浸润。另外，还可侵入周围组织及器官，如大网膜、肝、胰、横结肠、十二指肠、食管及脾等。

（2）淋巴转移：是胃癌的主要转移途径。先累及局部，继而沿淋巴引流方向转移至远处淋巴结（图 29-7），临床最常见。以淋巴转移方向、动脉分支次序，并在此基础上又根据原发肿瘤的不同部位，从胃壁开始由近及远，将胃的区域淋巴结分为 3 站 16 组（表 29-1）。胃区域淋巴结按 1 ～ 16 组顺序分别为：①贲门右；②贲门左；③胃小弯；④胃大弯；⑤幽门上；⑥幽门下；⑦胃左动脉周围；⑧肝总动脉周围；⑨腹腔动脉周围；⑩脾门淋巴结；⑪脾动脉干周围淋巴结；⑫肝十二指肠韧带内淋巴结；⑬胰后淋巴结；⑭肠系膜上动脉根部淋巴结；⑮结肠中动脉周围淋巴结；⑯腹主动脉周围淋巴结。胃癌既可逐步转移，也可呈跳跃式转移，即第 1 站无转移而第 2 站有转移。晚期胃癌可经胸导管转移到锁骨上淋巴结。

表 29-1 胃癌的部位与淋巴结站别的关系

胃癌部位	第 1 站 N_1	第 2 站 N_2	第 3 站 N_3
全胃	1、2、3、4、5、6	7、8、9、10、11	12、13、14、15、16
远侧部	3、4、5、6	1、7、8、9	2、10、11、12、13、14、15、16
近侧部	1、2、3、4	5、6、7、8、9、10、11	12、13、14、15、16

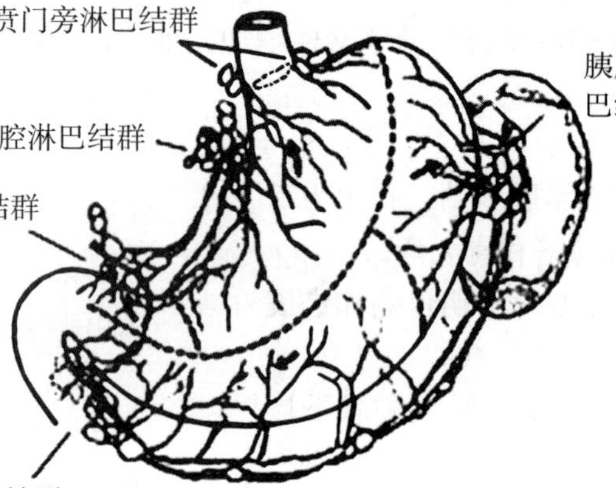

图 29-7 胃的淋巴引流方向与部位

（3）血行转移：以肝、肺为最多，另外，还有胰、肾上腺、骨、脑等。

（4）种植转移：胃癌浸出浆膜后，可脱落至腹腔引起种植。除腹膜壁层外，还可累及肠、胆道等。女性患者转移到卵巢者，称为 Krukenberg 瘤。

➢考点：胃癌的转移方式。

4．临床病理分期　2010 年，美国癌症联合会（American Joint Committee on Cancer，AJCC）和国际抗癌联盟（Union International Control Cancer，UICC）共同发布 TNM 分期法，根据肿瘤的浸润深度、淋巴结和远处转移的情况进行分期。T 代表癌肿浸润深度：T_1 代表癌肿侵及固有层、黏膜肌层或黏膜下层；T_2 代表浸润至固有肌层；T_3 代表穿透浆膜下结缔组织，未侵及脏腹膜或邻近结构；T_{4a} 代表侵出浆膜；T_{4b} 代表侵及邻近组织或器官。N 代表淋巴结转移的情况：N_0 代表无淋巴结转移；N_1 代表有 1 ～ 2 个区域淋巴结转移；N_2 代表有 3 ～ 6 个区域淋巴结转移；N_3 代表有 7 个以上区域淋巴结转移。M 代表远处转移：M_0 代表无远处转移；M_1 代表有远处转移。根据不同的 TNM 组合，将胃癌临床病理分期分为Ⅰ～Ⅳ期（表 29-2）。

表 29-2　TNM/AJCC/UICC 第 7 版分期标准（2010 年）

0 期	$TisN_0M_0$			
ⅠA 期	$T_1N_0M_0$			
ⅠB 期	$T_1N_1M_0$	$T_2N_0M_0$		
ⅡA 期	$T_1N_2M_0$	$T_2N_1M_0$	$T_3N_0M_0$	
ⅡB 期	$T_1N_3M_0$	$T_2N_2M_0$	$T_3N_1M_0$	$T_{4a}N_0M_0$
ⅢA 期	$T_2N_3M_0$	$T_3N_2M_0$	$T_{4a}N_1M_0$	
ⅢB 期	$T_3N_3M_0$	$T_{4a}N_2M_0$	$T_{4b}N_1M_0$	$T_{4b}N_0M_0$
ⅢC 期	$T_{4a}N_3M_0$	$T_{4b}N_3M_0$	$T_{4b}N_2M_0$	
Ⅳ期	任何 T，任何 NM_1			

【临床表现】

胃癌早期多无明显症状，有时表现为上腹不适、隐痛、食欲减退，易被患者或医生忽视，就诊时易被误诊为胃炎、溃疡病、消化不良等。临床症状明显时，病变已属中晚期。此时可表现为食欲缺乏、乏力、消瘦。病情继续发展，可出现消化道出血、梗阻或穿孔。胃窦癌可引起幽门部分或完全性梗阻，患者可有恶心、呕吐，可呕出咖啡色液体；贲门部或高位胃小弯癌患者可有进食梗阻感。

胃癌早期无明显体征，可在上腹部有深压痛。病情进一步发展，可出现腹部肿块、腹水。直肠或阴道指检可发现盆腔种植肿块。患者左锁骨上淋巴结肿大，以及出现恶病质状态。

【诊断】

根据上腹部疼痛，上腹部肿块，进行性贫血、消瘦等表现，结合胃镜和上消化道造影检查，进展期胃癌的诊断多无困难。

提高胃癌治愈的关键在于早期诊断，应重视对以下高危人群的筛查和随诊：①以往无胃病史而出现前述早期消化道症状的 40 岁以上者；②有长期溃疡病史，近期症状加重或疼痛节律发生改变者；③有胃癌家族史或胃大部切除手术史者；④有慢性萎缩性胃炎、溃疡、胃息肉等癌前病变者；⑤原因不明的消化道慢性失血或短期内体重明显减轻者。胃镜和上消化造影检查是胃癌早期诊断的重要手段。

【检查】

1．纤维胃镜　是带有超声探头的电子胃镜，有助于判断肿瘤在胃壁内的浸润深度。通过观察与细胞学、组织学检查联合应用，不仅可以确定胃癌的类型、病灶浸润范围，而且可以对良、恶性溃疡进行鉴别，更重要的是可以发现早期胃癌，并可对癌前病变患者进行随访复查。诊断正确率可达 90%以上，是最直接有效和最常采用的诊断手段。

2．气钡双重造影 X 线检查　有助于确定病变范围及浸润程度，并可了解胃壁形态变化。此检查是胃癌早期诊断的主要手段之一，无痛苦，易被患者接受，可使早期胃癌确诊率达到 85%。

3．B 超　主要用于判定胃癌转移情况，如肝、胆、胰、卵巢、腹腔淋巴结转移等，有助于术前分期及预后判断。

4．CT、MRI　是术前判断肿瘤 N 分期和 M 分期的首选方法，有助于了解胃浸润范围和周围器官转移情况。

5．实验室检查　粪便隐血试验持续呈阳性，有助于胃癌的诊断。癌基因研究表明，*CA125*、*CA199*、*p53* 基因过表达是诊断早期胃癌和判断预后的参考指标。

➢考点：胃癌的诊断。

【治疗】

胃癌的治疗策略是以外科手术为主的综合治疗，部分早期胃癌可内镜下切除，进展期胃癌强调足够的胃切除和淋巴结清扫术，化学治疗适用于不可切除、切除术后复发或胃癌根治术后辅助治疗。

1．早期胃癌的内镜下治疗　对直径< 2 cm 的无溃疡表现的分化型黏膜内癌，可在内镜下行胃黏膜切除术或内镜黏膜下剥脱术。目前临床上更推荐内镜下黏膜剥脱术，即将病灶周围黏膜用高频电刀环行切开，在黏膜下和肌层间剥离，对于肿瘤浸润深度达到黏膜下层、无法完整切除和可能存在淋巴结转移的早期胃癌，不应盲目行内镜下治疗，原则上应采用标准的外科根治性手术。

2．手术治疗

（1）根治性切除术：一般均做根治性胃大部切除术，清除第一站淋巴结称 D_1 手术，清除第 2 站淋巴结称 D_2 手术，清除全部可能转移的淋巴结称 D_3 手术。对肿瘤侵犯较广者可行根治性全胃切除术或被侵脏器（横结肠、胰体及胰尾、部分肝等）联合切除术。

（2）姑息性切除术：腹腔内转移广泛，难以根治切除，而原发肿瘤在解剖上可做到切除，患者全身状况又允许时，可行姑息性切除术。一方面可以减少出血、穿孔、梗阻等并发症发生，另一方面因减轻了机体肿瘤负荷，有利于提高综合治疗的效果。

（3）腹腔镜胃癌手术：随着该项技术的广泛开展，目前已经成为早期胃癌的标准手术方式之一。其较传统手术有以下优势：①创伤小、术后恢复快；②对患者免疫功能影响小；③超声刀的良好凝固作用能减少淋巴结清扫过程中肿瘤细胞自淋巴管脱落。

（4）短路手术：如对伴有明显梗阻的晚期幽门窦部癌，在不能行切除手术时可做胃空肠吻合术，以缓解梗阻。可在术中安置动脉、静脉、腹腔等多途径的皮下区域灌注化疗装置，为术后综合治疗创造条件。

3．化学治疗　胃癌根治术后辅助化疗可减少复发，提高生存率。对不能手术或根治术后复发，以及姑息性切除、短路手术和探查手术后的晚期患者，化疗则为主要治疗措施，可使部分患者病情缓解，生存期延长。有时化疗也用于术前，以期提高手术疗效。一般早期胃癌术后可不予化疗，对进展期胃癌患者行围术期多途径辅助化疗可提高疗效。为防止腹膜种植转移，术毕关腹前可做腹腔内低渗温热灌注化疗（42 ～ 43 ℃蒸馏水加化疗药物）。

4．介入疗法　对不能手术切除的晚期胃癌患者，可将导管经股动脉选择性插入胃左动脉或腹腔动脉分支，或术中安置区域化疗装置、化疗药物进行联合灌注，并可用吸收性明胶海绵、碘油等栓塞治疗。

5．免疫治疗　自 20 世纪 80 年代初期起，随着细胞生物学、分子生物学及生物工程技术的迅速发展，免疫治疗得以在临床应用。但疗效仍难以确定，包括香菇多糖、白细胞介素 -2、淋巴因子活化细胞等。

6．中药治疗　目前主要是配合手术、化学治疗，以及对不能切除的晚期胃癌患者进行综合治疗。

7．靶向治疗　包括曲妥珠单抗（抗 HER2 抗体）、贝伐珠单抗（抗 VEGF 抗体）和西妥昔单抗（抗 EGFR 抗体），对晚期胃癌的治疗有一定的效果。

➢考点：胃癌的治疗诊断。

自测题

一、选择题

1. 胃小弯侧溃疡大出血时，破损的血管是
   A. 胃右动脉
   B. 肝固有动脉
   C. 胃网膜左动脉
   D. 胃十二指肠动脉
   E. 胰十二指肠上动脉
2. 胃十二指肠溃疡的手术适应证不包括
   A. 瘢痕性幽门梗阻
   B. 复合性溃疡
   C. 溃疡恶变或可疑恶变
   D. 大出血内科治疗无效
   E. 急性穿孔，腹腔污染严重
3. 不应再次手术的胃大部切除术后并发症是
   A. 十二指肠残端破裂
   B. 胃肠吻合口破裂
   C. 术后胃瘫
   D. 输出段梗阻
   E. 输入段急性完全性梗阻
4. 消化性溃疡发生的决定因素是
   A. 胃蛋白酶
   B. 胆盐
   C. 乙醇
   D. 胃酸
   E. 非甾体抗炎药
5. 胃溃疡的好发部位为
   A. 贲门部
   B. 胃底部
   C. 胃大弯
   D. 胃小弯
   E. 胃体后壁
6. 患者，男性，53 岁，上腹部胀痛 10 余年，多于餐后 30 分钟左右加重。患者半年来上腹痛加重，伴反酸、间断性呕吐胃内容物。患者吸烟 15 年，饮白酒 10 年，每天约 250 g。患者的病变最可能位于
   A. 十二指肠球部
   B. 胃窦部
   C. 胃体部
   D. 贲门部
   E. 胃底部
7. 下列消化性溃疡最易发生出血的部位是
   A. 十二指肠球部
   B. 十二指肠球后部
   C. 胃小弯
   D. 幽门管
   E. 复合型溃疡
8. 胃窦部溃疡的最佳手术方式是
   A. 胃大部切除胃十二指肠吻合术
   B. 胃大部切除胃空肠吻合术
   C. 高选择性迷走神经切断术
   D. 胃窦切除选择性迷走神经切断术
   E. 迷走神经切断术
9. 患者，男性，45 岁，胃大部切除、毕Ⅱ式吻合术后 8 天，进食后 20 分钟上腹突发胀痛，喷射性呕吐大量不含食物的胆汁，呕吐后腹痛减轻。最可能的原因是
   A. 吻合口梗阻
   B. 急性完全性输入段梗阻
   C. 慢性不完全性输入段梗阻
   D. 输出段梗阻
   E. 倾倒综合征
10. 患者，男性，73 岁，因胃溃疡行胃大部切除术后 15 年。患者近半年进食后上腹胀，有时恶心，无呕吐。近 5 个月患者粪便发黑、消瘦、乏力。体格检查：剑突下触及 6 cm × 4 cm 的包块，质地稍硬，可活动，轻压痛。首先考虑的是
    A. 溃疡复发
    B. 术后输入段梗阻
    C. 术后输出段梗阻
    D. 术后倾倒综合征
    E. 残胃癌
11. 胃癌的好发部位是
    A. 幽门管

B．胃窦大弯侧

C．胃体大弯侧

D．胃窦小弯侧

E．幽门小弯侧

12．早期胃癌是指

A．局限于胃窦部

B．局限于黏膜或黏膜下层

C．直径在 2 cm 以内

D．尚无淋巴结转移

E．尚未侵及浆膜

13．胃癌淋巴结转移的常见部位是

A．右侧锁骨上

B．左侧锁骨上

C．右颈部

D．左颈部

E．左颌下部

14．胃癌最常见的转移途径是

A．直接蔓延

B．血行转移

C．种植转移

D．淋巴转移

E．沿肠管转移

15．患者，女性，65 岁，间断上腹痛 2 个月，进食后半小时加重。患者近 1 个月转为持续性上腹胀痛伴恶心，持续粪便隐血试验呈阳性。首先考虑的诊断是

A．应激性溃疡

B．门静脉高压症

C．慢性胃炎

D．十二指肠溃疡

E．胃癌

16．胃癌诊断明确，但已经不适于行胃癌根治术，且预后差的是

A．合并完全性幽门梗阻

B．胃大弯癌肿侵及横结肠

C．持续性粪便隐血试验呈阳性

D．合并中等量癌性腹水

E．进展期胃癌

二、名词解释

1．倾倒综合征　2．残胃癌

三、问答题

1．胃大部切除术后并发症有哪些？

2．胃十二指肠溃疡引起幽门梗阻的原因有哪些？

3．胃十二指肠溃疡大出血患者出现哪些情况时应考虑紧急手术？

（佟立权）

第三十章

肠疾病

第三十章数字资源

思政之光

学习目标

通过本章内容的学习，学生应能够：

识记：

1．说出肠梗阻的病因、分类。

2．说出各种炎性肠病的病因与特点。

3．说出肠息肉与肠息肉病的特点。

4．说出结肠癌的病因、病理、高危人群。

理解：

1．归纳肠梗阻的病理生理、不同类型肠梗阻的特点。

2．解释结肠癌的早期诊断与治疗。

运用：

1．针对不同原因的肠梗阻采用个体化治疗方案。

2．针对不同炎症性肠病把握外科治疗适应证。

3．重视结肠癌的早发现、早诊断、早治疗，提高成活率、降低死亡率。

第一节 肠梗阻

案例 30-1

患者，男性，60 岁，阑尾切除术后 10 年。患者 3 天前因进冷硬食物，出现中腹部隐痛不适，疼痛逐渐加重，呈持续性，伴腹胀、恶心、未呕吐，停止排气、排便。无发热、意识障碍。体格检查：一般情况尚可，T 37.9℃，P 80 次 / 分，R 26 次 / 分，BP 100/75 mmHg，胸式呼吸，心率齐。全腹膨隆，以中腹部为主，未见胃肠型及蠕动波，全腹压痛、无反跳痛及肌紧张，叩诊呈鼓音、无移动性浊音，听诊肠鸣音亢进，可闻及高调音。X 线检查：中腹部可见阶梯状气 - 液平面。

问题与思考：

1．该患者的初步诊断及其诊断依据是什么？

2．该病的治疗原则是什么？

3．如何与患者沟通并指导治疗？

肠内容物不能顺利通过肠道称为肠梗阻，是外科常见急腹症之一，病情复杂、多变。肠梗阻发生后，不但能引起肠管本身的解剖功能改变，还可导致全身性生理紊乱。若处理不及时，常危及患者生命。

【病因与分类】

1．按肠梗阻发生的原因分类

（1）机械性肠梗阻：由于各种原因引起肠腔变狭小，是临床最常见的一类，可由下列因素引起：①肠腔内因素，如寄生虫团、粪块、巨大结石、异物等。②肠壁因素，如肿瘤、炎症、肠套叠、先天性肠道狭窄闭锁等。③肠管外因素，如粘连带压迫、肠管扭转、嵌顿疝、腹腔肿瘤等。

（2）动力性肠梗阻：肠壁本身并无病变，梗阻的原因是由于肠壁肌肉运动功能失调所致。分为麻痹性肠梗阻与痉挛性肠梗阻两种。麻痹性肠梗阻是肠管丧失蠕动功能，导致肠内容物停止运行。常见于弥漫性腹膜炎、腹部大手术后、腹部严重创伤、腹膜后血肿或感染等。痉挛性肠梗阻少见，是由于肠壁肌肉超常收缩所致。可见于铅中毒、急性肠炎或急性肠功能失调等。

（3）血运性肠梗阻：由于肠系膜血管发生栓塞或血栓形成，引起肠管血运障碍，导致肠管失去蠕动功能，使肠内容物停止运行。

（4）假性肠梗阻：无明显病因，是一种可逆转、自限性疾病，表现有反复发作的肠梗阻症状，但十二指肠和结肠的蠕动可正常，可能为一种遗传性疾病。

2．按肠壁有无血运障碍分类

（1）单纯性肠梗阻：肠梗阻发生后肠管无血运障碍。

（2）绞窄性肠梗阻：肠梗阻发生后，伴有肠管血运障碍。

3．按梗阻部位分类　分为高位小肠梗阻、低位小肠梗阻和结肠梗阻。

4．按梗阻的程度分类　分为完全性肠梗阻和不完全性肠梗阻。

5．按发病过程的急缓分类　分为急性肠梗阻和慢性肠梗阻。

肠梗阻病理生理变化复杂，在疾病发展演变过程中，上述有的类型在一定条件下可以相互转化。

➢考点：肠梗阻的病因与分类。

【病理生理】

肠梗阻发生后，肠管局部和机体全身将出现一系列复杂的病理生理变化。

1．局部变化　各种类型的梗阻病理生理变化不完全一致。

（1）机械性肠梗阻：单纯机械性肠梗阻早期，肠蠕动增强，以克服阻力，使肠内容物通过梗阻部位。随着病情发展，肠腔内容物的蓄积和肠胀气的加重，使梗阻近端肠管明显扩张，远端肠管表现为塌陷、空虚。当发生急性完全性肠梗阻时，肠腔内压力不断升高，肠管过度扩张，造成肠壁血运障碍。最初表现为静脉回流受阻，肠管呈暗红色，由于组织缺氧，毛细血管通透性明显增加，可有血性液向肠腔和腹腔渗出，继之出现动脉血运受阻，肠管呈紫黑色，出现肠壁缺血坏死、穿孔。

（2）动力性肠梗阻：痉挛性肠梗阻多为暂时性，肠管改变不明显。麻痹性肠梗阻为全部肠管蠕动减弱或消失，并有肠管积气、积液和扩张。

2．全身变化

（1）体液、电解质丢失和酸碱平衡失调：肠梗阻时，吸收功能障碍，胃肠道分泌的液体不能被吸收返回全身循环而积存在肠腔，同时肠壁继续有液体向肠腔内渗出，导致液体在第三间隙丢失。高位肠梗阻出现时的大量呕吐更易导致脱水，同时丢失大量胃酸和氯离子，可引起低氯血症、低钾血症和代谢性碱中毒；低位肠梗阻时丢失大量碱性消化液，加之组织灌注不良，酸性代谢产物显著增加，可引起严重代谢性酸中毒和钠、钾离子丢失。

（2）感染和中毒：发生梗阻后，肠内容物积聚，细菌大量繁殖，产生毒素。由于梗阻近端肠壁水肿、通透性增加，细菌、毒素渗入腹腔或被吸收入血，可引起严重的腹膜炎和脓毒症。

（3）休克和多器官功能不全：机体液体丢失，血浆白蛋白大量渗出、电解质和酸碱平衡紊乱、细菌及毒素的吸收，可引起全身炎症反应，严重者可致休克。另外，肠腔积气、积液、渗出，引起腹腔内压增高，膈肌上抬，影响腹式呼吸和下腔静脉回流，造成呼吸、循环障碍，可加重休克的严重程度，导致多器官功能障碍综合征（MODS）。

【临床表现】

由于肠梗阻的原因、发病缓急、梗阻部位的高低以及病变程度的不同，临床表现各有差异，但都存在肠内容物通过障碍。

1．症状

（1）腹痛：单纯机械性肠梗阻的腹痛特点是呈阵发性绞痛。腹痛发作时，患者自觉腹内有明显气泡串感。可见到肠型及蠕动波，听到高调肠鸣音。绞窄性肠梗阻，腹痛呈持续性伴阵发性加剧。麻痹性肠梗阻，腹痛多不明显，多呈持续性胀痛，肠鸣音减弱或消失。

（2）呕吐：早期为反射性，呕吐物为食物和胃液。之后因梗阻部位及类型不同，其表现也不同。高位小肠梗阻，患者呕吐出现得早、频繁，呕吐物为胃液、十二指肠液及胆汁。低位小肠梗阻，患者呕吐出现得晚，呕吐物常为带有臭味的粪样物。如呕吐物呈棕褐色或血性，提示肠管有血运障碍。麻痹性肠梗阻，患者呕吐呈溢出性。

（3）腹胀：一般出现较晚，其程度与梗阻的部位有关，高位肠梗阻患者腹胀不明显，低位及麻痹性肠梗阻患者腹胀显著。腹部局限性隆起，出现不对称性腹胀，是绞窄闭袢性肠梗阻的特征。

（4）停止排气、排便：完全性肠梗阻患者，肛门多不再排气、排便。发病早期，尤其是高位肠梗阻，其梗阻下段肠腔内仍有残存的气体和粪便，故肠梗阻早期，不能因少量排气、排便而否定有肠梗阻存在。某些绞窄性肠梗阻患者，可排出血性或果酱样便。

单纯性肠梗阻，早期患者全身变化不明显，晚期可出现脱水、休克和全身感染中毒表现。

2．腹部体征　应注意手术瘢痕、腹胀程度、肠型和蠕动波。胀气的肠管内由于积聚多量液体，可听到振水音。肠扭转时腹胀不对称，麻痹性肠梗阻时腹胀均匀、显著。腹部有轻压痛，多无腹膜刺激征。绞窄性肠梗阻时可有腹膜刺激征，移动性浊音可呈阳性。梗阻早期肠鸣音亢进，可闻及气过水声或高调金属音，麻痹性肠梗阻患者肠鸣音减弱或消失。

3．辅助检查

（1）实验室检查：随病情进展，可因脱水、血液浓缩，使血细胞比容和血红蛋白增高。肠梗阻晚期可有白细胞计数增高，水、电解质紊乱和酸碱失衡的表现。

（2）腹部 X 线检查：以直立位为宜（图 30-1），显示肠管扩张、积气及多个气 - 液平面。对小肠梗阻者不宜行钡剂检查，以免加重梗阻。对结肠梗阻或怀疑肠套叠者可行钡剂灌肠造影，以确定梗阻的部位和性质。

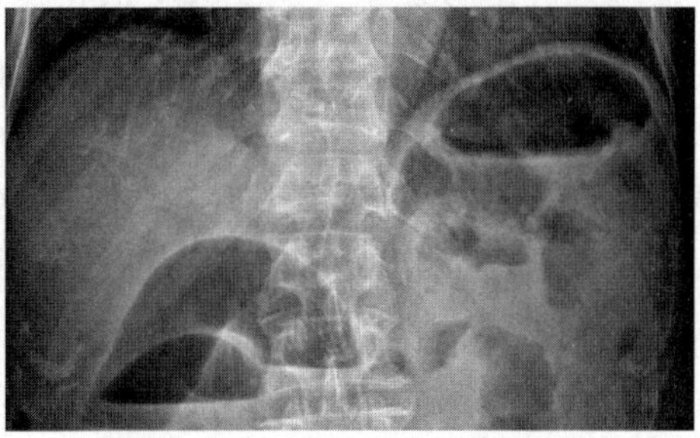

图 30-1　肠梗阻腹部 X 线表现

➢考点：肠梗阻的临床表现。

【诊断与鉴别诊断】

典型肠梗阻的诊断并不困难。但在肠梗阻的诊断过程中，要明确以下问题：是否存在肠梗阻；是急性还是慢性；是机械性肠梗阻还是动力性肠梗阻；是单纯性肠梗阻还是绞窄性肠梗阻；是低位肠梗阻还是高位肠梗阻；是完全性肠梗阻还是不完全性肠梗阻；引起肠梗阻的原因。

有下列表现时，应考虑有绞窄性肠梗阻的可能。

1．发病急骤，腹痛呈持续性发作，伴阵发性加剧。

2．病情进展快，早期即出现休克，抗休克治疗无显著改善。

3．患者有明显腹膜刺激征，体温上升、脉率加快、白细胞计数增高。

4．腹胀不对称，腹部有局部隆起或触痛的肿块（孤立、胀大的肠袢）。

5．呕吐出现早且频繁。呕吐物、胃肠减压物、肛门排出物为血性液体，腹腔穿刺液为血性。

6．X 线检查腹部显示有孤立、固定的肠袢，且不因体位与时间而改变。

7．经积极的非保守治疗，症状、体征无明显改变。

➢考点：肠梗阻的诊断与绞窄性肠梗阻的表现。

【治疗】

肠梗阻的治疗原则：纠正全身生理功能紊乱，解除梗阻。

1．基础治疗　无论采取非手术治疗或手术治疗，均需应用基本处理。

（1）禁食、禁水与胃肠减压：是治疗肠梗阻的重要措施之一。通过有效的胃肠减压可改善肠壁的血液循环，减少肠腔内细菌与毒素的产生，促进肠道恢复通畅而有利于梗阻的解除。同时，也有益于改善患者的全身状况。

（2）纠正水、电解质紊乱和酸碱失衡：改善患者的一般状况，是极重要的治疗措施。补液的量和性质，需根据呕吐情况、脱水程度与血钾、钠、氯、HCO_3^- 测定的结果予以补充，在血液生化检查结果尚未获得以前可先给予平衡盐溶液。对单纯性肠梗阻晚期和绞窄性肠梗阻患者，尚需输血、血浆或血浆代用品。

（3）抗生素的应用：可以减少毒素的产生与预防感染。早期单纯性肠梗阻一般可不用抗生素，肠梗阻晚期、绞窄性肠梗阻和手术后患者则需应用，选用抗肠道细菌（包括厌氧菌）的抗生素。

（4）其他疗法：吸氧。为减轻胃肠道胀气，可给予生长抑素以减少胃肠液的分泌量，给予镇静药、解痉药等一般治疗。但止痛药的应用应遵循急腹症治疗原则。

2．解除梗阻　包括非手术治疗和手术治疗两大类。

（1）非手术治疗：主要适用于单纯粘连性肠梗阻、动力性肠梗阻、肠套叠早期、蛔虫或粪块堵塞引起的肠梗阻，包括中药、针刺、口服植物油、液状石蜡等。中药代表方剂为大承气汤。在治疗期间，必须严密观察。若保守治疗 24 ～ 48 小时，患者症状、体征不见好转，反而加重或出现腹膜炎体征，则应立即手术。

（2）手术治疗：主要适用于各种类型的绞窄性肠梗阻、肿瘤、先天性肠道畸形以及非手术治疗无效的患者。主要目的是解除梗阻、恢复肠道通畅。根据梗阻的病因、性质、部位以及患者的全身情况，手术方式可选以下四种。

1）解除病因：肠粘连松解术；肠扭转肠套叠的肠袢复位术；肠腔切开取出异物、粪石、蛔虫团块手术等。

2）肠短路手术：在不能有效切除病变肠段解除梗阻，而病变肠段又无缺血、坏死的情况下，可施行梗阻近端与梗阻远端肠管吻合，以恢复肠道的通畅。在手术过程中应注意梗阻近端肠管长度的控制，以免发生术后盲袢综合征。

3）肠切除肠吻合术：若因小肠肿瘤、炎性狭窄导致梗阻或局部肠袢缺血、坏死时，可行肠切除肠吻合术。对于绞窄性肠梗阻患者，应争取在肠坏死前解除梗阻，恢复肠管血供。在切除坏死肠段时，应仔细判断肠管活力。若解除梗阻后肠管有如下表现，则提示已无活力：肠壁呈黑色、塌陷；肠管失去蠕动和张力，对刺激无反应；肠段终末小动脉无搏动。对于坏死肠管无法确定，特别是病变肠管过长，切除后可能导致短肠综合征者，可保留肠管 24 小时后再次剖腹探查，了解肠管活力。在此期间，应密切观察。若病情发生变化，则应随时再次手术。

4）肠外置或造瘘：若患者一般状况较差，局部病变严重不能行一期吻合，或不能耐受较为复杂的手术方式，则常选择此方式解除梗阻。

➢考点：肠梗阻的治疗。

一、粘连性肠梗阻

粘连性肠梗阻是临床最常见的一种类型，占各类肠梗阻的 40%～60%。

【病因与病理】

粘连或粘连索带的形成可分为先天性和后天性两类，前者少见，多由于发育异常或胎粪性腹膜炎引起；后者多见，常因腹部手术、炎症、创伤、出血、异物等引起。肠间粘连或腹腔内粘连并非都引起肠梗阻，粘连只有在一定条件下才形成梗阻。诱发因素有肠道功能紊乱、饮食不当、活动剧烈、体位突然改变等。

粘连性肠梗阻的常见原因包括：①粘连团块，在肠管间、肠管与腹壁间形成广泛粘连，使肠管蠕动和扩张受到限制。②粘连成角，一段肠袢与腹壁粘连形成锐角，在肠内容物的重力作用下，使肠管成角加剧，造成通过障碍。③粘连内疝，粘连带在腹腔内呈两端固定，而中间形成半环状空间，肠管可由此环钻入形成内疝。④粘连扭转，肠袢以粘连处为支点，由于肠管动力因素发生扭转。⑤粘连带压迫等（图 30-2）。

【诊断】

结合患者腹部手术、创伤、感染史，以及典型的临床表现和辅助检查，可明确诊断。粘连性肠梗阻主要表现为小肠机械性肠梗阻，患者出现腹胀、局限性压痛、反跳痛时，应警惕绞窄性肠梗阻的可能。小肠梗阻早期可有肠鸣音亢进，后期可出现肠麻痹，应与麻痹性肠梗阻相鉴别。术后出现粘连性肠梗阻，应与术后肠麻痹恢复期肠蠕动功能失调相鉴别。

【治疗】

对一般单纯性肠梗阻（尤其有广泛性粘连者）和术后早期发生的粘连性肠梗阻患者，均可选用非手术治疗。对于经非手术治疗梗阻无缓解，病情又加重者，或疑有绞窄性肠梗阻者，均应及早手术治疗。

手术方法：对出现粘连带或小片粘连者，可将粘连带剪断或行粘连松解术。粘连的肠袢局限呈团块，且不易分离或根本无法分离时，应行肠切除肠吻合术。对肠管不能切除者，可行捷径或肠外置术。因广泛粘连，反复发作的粘连性肠梗阻，条件具备者，可行小肠折叠排列术，防止梗阻再发。

➢考点：粘连性肠梗阻的诊断与治疗。

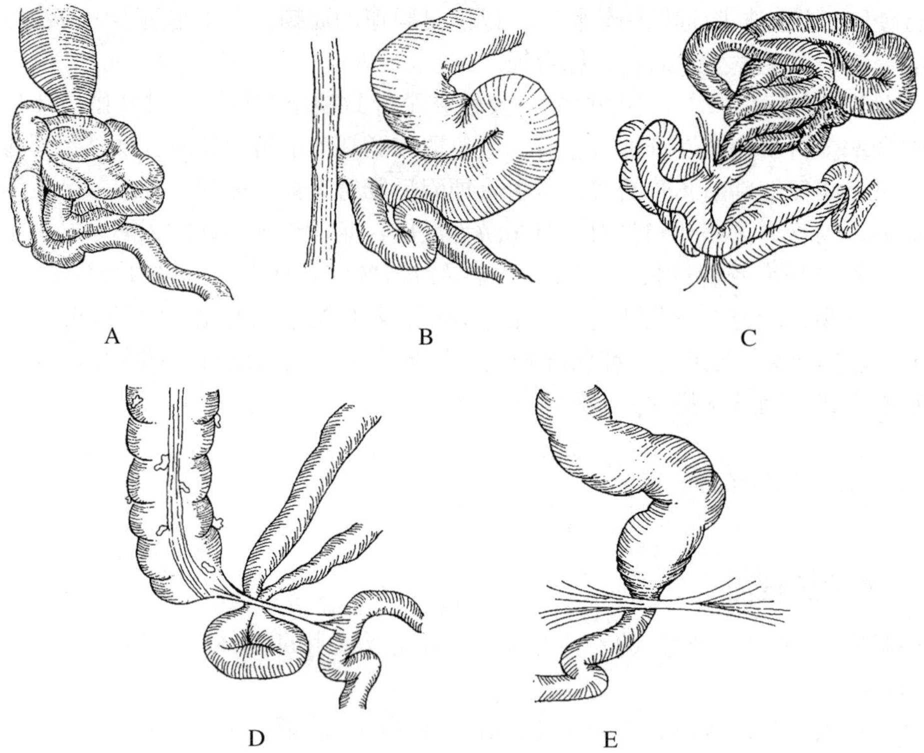

图 30-2 粘连性肠梗阻
A．粘连成团；B．粘连成角；C．粘连扭转；D．粘连内疝；E．粘连带压迫

【预防】

粘连的形成是机体对损伤的一种炎症反应，是愈合机制的一部分。预防术后肠粘连的发生，除一些不可避免的因素外，还应注意以下几点：清除手套上的滑石粉，不留线头、棉花纤维等异物于腹腔；轻柔的手术操作可减少浆膜面破损，缩短肠管在腹腔外的暴露时间；彻底止血，不做大块组织结扎；注意无菌操作，减少炎性渗出；及时治疗腹腔内炎性病变，防止炎症扩散；冲洗并清除腹腔内积血、积液，必要时放置腹腔引流；术后早期活动，通过药物、针灸、理疗等措施促进肠蠕动。

二、肠扭转

肠扭转是指肠袢沿其系膜长轴旋转而出现的急性闭袢性肠梗阻。患者既有肠管梗阻，又有肠系膜血管受压、血供中断。因此，病变肠管迅速出现缺血、坏死，病情凶险，变化迅速，死亡率较高。

【临床表现与诊断】

肠扭转属于闭袢性肠梗阻，因肠段扭转发生的部位不同，其临床表现各有特点。

1．小肠扭转　多见于青壮年，常发生在饱餐后剧烈活动时，表现为起病急剧，进展迅速，呕吐频繁，早期可出现休克。腹痛剧烈，多起自脐周，为持续性发作，伴阵发性加剧，常向腰背部放射。腹部可触及有压痛的扩张肠袢，X 线检查符合绞窄性肠梗阻的表现（图 30-3）。

2．乙状结肠扭转　多见于老年男性，常有便秘习惯和多次腹痛发作，经排气、排便后缓解的既往史（图 30-4）。临床表现为腹部持续性胀痛、恶心而呕吐较少，左侧腹部膨胀显著，可触及明显胀大的肠袢。X 线检查，可见巨大的双腔固定的肠袢呈马蹄形，圆顶向上。低压灌肠灌入量不足 500 ml，或钡剂灌肠在扭转部位受阻，钡剂尖端呈锥形或“鸟嘴”状。

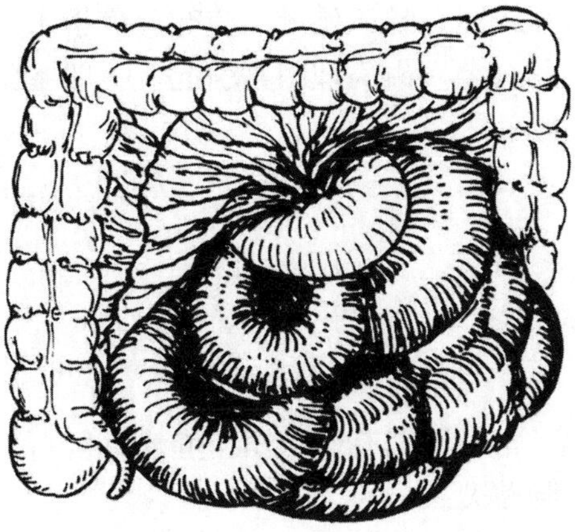

图 30-3 全小肠扭转

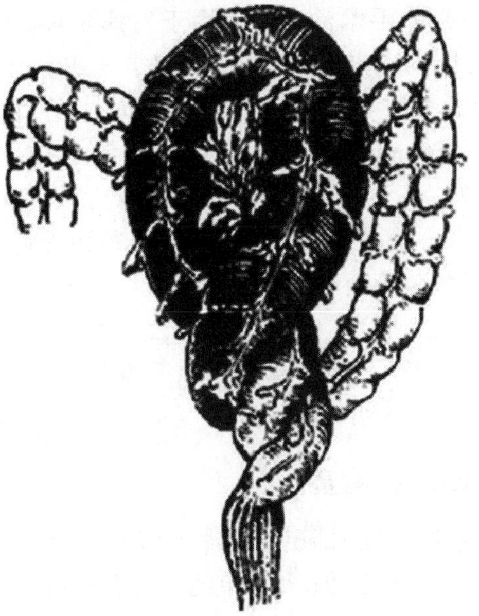

图 30-4 乙状结肠扭转

【治疗】

肠扭转是一种严重的机械性肠梗阻，易发生绞窄及肠坏死，一般应行急症手术。对肠袢有生机者，可行扭转复位，并行复位肠管固定术，以防复发。对肠管已坏死者，小肠应行肠切除肠吻合术；乙状结肠一般切除坏死肠袢以后，行单腔造口术，待患者情况好转，再行二期肠吻合闭瘘术较为安全。

➢考点：肠扭转的诊断与治疗。

三、肠套叠

一段肠管套入相邻的肠腔内称为肠套叠。多数情况下为顺行套叠，即近端肠管套入远端肠腔内。临床上以小儿最多见，80%发生于2岁以下婴幼儿。

【临床表现与诊断】

典型表现为腹痛、便血和腹部包块。发作时腹痛剧烈，患儿哭闹不止，面色苍白、出汗，伴呕吐及排果酱样便。体格检查时可在脐右方触及腊肠形肿块，表面光滑，稍活动，轻压痛，右下腹空虚感。直肠指检可见黏液便或血便。X线检查可见：低压空气或钡剂灌肠，在套叠部受阻，钡剂受阻尖端呈“杯口”状或“弹簧”状阴影。

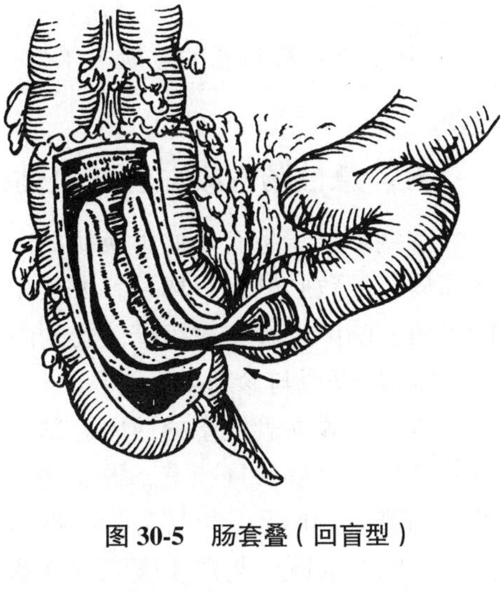

图 30-5 肠套叠（回盲型）

成人肠套叠多为慢性，可反复发作（图30-5）。由于肠腔较大，很少发生完全性肠梗阻，且可自行复位，因此检查一般无异常。当肠套叠发作时，可有阵发性腹痛，腹部可扪及肿块，但很少出现便血。钡剂胃肠道造影检查有较高的诊断率，腹部CT检查有助于本病的诊断。

【治疗】

肠套叠的治疗，有非手术和手术治疗两种方式。

1．非手术治疗　适用于发病早期，全身状况较好，无腹膜炎征象者。目前广泛采用气体（或钡剂）灌肠复位法，用空气或氧气灌肠，复位率可达 90%以上。在透视下，将特制带气囊的双腔导管插入肛门直肠内，充大气囊堵住肛门后，将气体注入结肠，使压力保持在 60 ~ 100 mmHg（8.0 ~ 13 kPa）。随气体注入压力的增高，套入的肠管可逐渐退出，直至复位。

2．手术治疗　对非手术治疗无效、病程超过 48 h 或疑有肠坏死者，应行急症手术。手术方式有：手术复位、肠切除吻合术和肠旷置术。成人肠套叠多由病理因素引起，一般主张采用手术治疗。

➢考点：肠套叠的诊断与治疗。

四、肠堵塞

肠堵塞是因肠道内容物堵塞肠腔而引起的肠梗阻，常见原因有蛔虫团、粪块、胆石、异物等，其所致肠梗阻多为单纯性，有时可合并肠扭转、肠破裂。

1．蛔虫性肠梗阻　我国较常见，好发于儿童。蛔虫在肠道内大量繁殖，当其受到某些因素（驱蛔治疗不当、腹泻、肠功能紊乱等）影响时，可导致肠腔内蛔虫聚集成团而堵塞肠腔。同时，蛔虫团块刺激肠壁使其痉挛收缩，可加重梗阻。发病时的主要症状腹痛，呈持续性，伴呕吐，一般无明显腹胀、腹肌紧张。体格检查时腹部可扪及肠形肿块，疼痛明显时肠鸣音呈高调。粪便检查可见虫卵。腹部 X 线检查可见梗阻近端小肠充气或液平面，肠腔内可见成团的蛔虫影；血白细胞计数多正常。单纯性肠堵塞，采用禁食、胃肠减压、补液、镇静、解痉、止痛，并配合针刺、腹部轻柔按摩等处理，待症状缓解后行氧气驱蛔治疗，效果良好。对采用非手术治疗无效或并发肠扭转、肠穿孔、腹膜炎者，应及时手术治疗。手术方式包括：肠切开取蛔虫、肠扭转复位、坏死或穿孔肠段切除肠吻合术等。

2．粪石堵塞　多见于老年、习惯性便秘者。患者就诊时表现为全腹胀，直肠指检可触及坚硬粪球样便。通过手辅助排出最下层粪球，经多次保留灌肠，堵塞症状可解除。胆石、异物造成的肠堵塞，常发生于末段回肠或回盲部，对异物堵塞已发生肠梗阻者宜行手术治疗。

➢考点：肠堵塞的诊断与治疗。

五、急性肠系膜血管缺血性疾病

本病常见于患有心血管疾病的中老年患者，因肠系膜血管闭塞或血流量锐减而引起肠管血运障碍，导致肠缺血、坏死。因其累及肠管范围广，术中需切除的肠段长，术后常遗留营养功能障碍。临床上较一般绞窄性肠梗阻更严重。

【临床表现与诊断】

因肠系膜血管栓塞的性质、部位、范围及发病的急缓不同，临床表现各不一致。动脉栓塞较静脉栓塞进展快且严重。腹痛为其主要症状之一，可为局限性或全腹疼痛，早期疼痛呈阵发性，随着病情加重，可转为持续疼痛，伴恶心、呕吐，呕吐物可呈血性。早期表现为腹部轻压痛，肠鸣音活跃，与严重腹痛的症状不相符，为肠管的急性缺血区。随着病情进展，可出现腹胀，以及压痛明显、反跳痛及肌紧张等腹膜刺激征，肠鸣音消失，表明已出现肠坏死。

辅助检查血白细胞计数明显升高，血液浓缩以及代谢性酸中毒。腹部 X 线检查显示肠管扩张、肠壁水肿增厚。CT 血管成像或血管造影检查可明确动脉栓塞及血栓形成部位。诊断性腹腔穿刺可抽出血性液体。

【治疗】

早期诊断，及时治疗，对缓解病情进展具有重要意义。通过血管造影检查可明确病变部位和性质，动脉导管原位保留给予罂粟碱、尿激酶等药物行血管扩张和溶栓治疗，并维持到手术后或栓塞病变治疗后，有利于提高缺血肠管的成活率。手术治疗包括肠系膜上动脉栓塞取栓术、血栓动脉内膜剥脱术、肠系膜上动脉-腹主动脉旁路移植术、肠切除吻合术。肠系膜静脉血栓形成行肠切除术时，应切除全部受累系膜，术后继续给予溶栓及抗凝治疗。

➢考点：急性肠系膜血管缺血性疾病的诊断与治疗。

第二节 炎症性肠病

一、肠结核

【病因与病理】

肠结核主要继发于肺结核，回盲部为结核的好发部位。肠结核的病理形态分为两型。

1．溃疡型肠结核　较多见，多发于回肠末端。病变沿肠管横轴发展，开始于肠壁集合淋巴结，继而发生干酪样坏死，肠黏膜脱落而形成溃疡，病变愈合后易造成肠管环形狭窄。病变区的肠浆膜及系膜有纤维性渗出，并可见数量不等的灰白色结核结节，易与邻近组织发生紧密粘连，可并发穿孔，形成局限性脓肿或肠内、外瘘。

2．增生型肠结核　较少见，病变多局限于回盲部。病理特点为黏膜下层有大量结核性肉芽组织和纤维组织增生，黏膜表面可见多个小溃疡和隆起的假性息肉突向肠腔。肠壁明显增厚变硬，易形成肠腔狭窄和周围组织器官粘连，引起肠梗阻。

【临床表现与诊断】

肠结核多见于年轻人，女性多于男性。患者多有午后低热、消瘦、盗汗、乏力、食欲缺乏等全身症状，但增生型肠结核者全身症状不明显。

1．溃疡型肠结核　主要临床表现为腹部隐痛或胀痛，偶有阵发性绞痛，以右下腹及脐周明显，常在进食后加剧，排便后减轻。另外，还有排便习惯的改变，腹泻和便秘交替出现，以腹泻为主，有时呈水样便，一般很少有黏液血便和脓血便。右下腹触诊有轻压痛或柔韧感，有的可触及较固定的包块。晚期可出现低位不完全性肠梗阻，甚至完全性肠梗阻。实验室检查多有贫血和红细胞沉降率增快。X线检查肺内常可见结核病灶，病变肠管蠕动增强，钡剂通过迅速，有激惹现象，有时可见肠管痉挛和钡剂残缺征象。

2．增生型肠结核　初期为腹部隐痛。随病变发展，可出现低位不完全性肠梗阻的表现。多数患者右下腹可触及质地较硬、有轻压痛、较固定的包块。X线钡剂消化道造影检查，可见回盲部不规则的充盈缺损，盲肠变形，近端肠管扩张，升结肠缩短。对肠梗阻患者，忌用钡剂造影检查。对诊断困难者，行纤维结肠镜检查，可直接观察病变，并取活组织做病理学检查，对诊断有重要意义。

【治疗】

肠结核以内科治疗为主，伴有外科并发症时才考虑手术治疗。手术适应证为：急性穿孔合并腹膜炎；慢性穿孔形成局限性脓肿或肠外瘘；溃疡型病变伴有肠管狭窄或增生型病变致肠梗阻；发生不能控制的肠道大出血；不能确定诊断，又不能除外癌肿者。

手术方式根据患者全身状况和局部病变程度而选择，原则上彻底切除病变肠段行肠吻合术。对回盲部结核者，行右半结肠切除术。如病变肠管不能切除，可行捷径手术，以解除梗阻，待二期手术切除病灶。对急性肠穿孔者，应行急症剖腹探查术，视病情行肠切除、肠吻合术，或肠造口术、腹腔引流术。对肠外瘘者，一般先行保守治疗，待全身状况好转，瘘口周围炎症局限或消退后，再行手术切除病变肠段、肠吻合术。

➢考点：肠结核的诊断与治疗。

二、克罗恩病

克罗恩病是以侵及肠壁全层为特征的、阶段性、非特异性肉芽肿性炎症。病变可见于口腔至肛门整个消化道的任何部位，以末端回肠最为多发，故又称“末段回肠炎”。需外科治疗的主要是病变引起严重消化道并发症的患者。

【病因与病理】

病因至今尚未明确，近年研究认为本病与自身免疫及感染因素有关。主要病理改变为病变肠管呈阶段性充血、水肿，炎症累及肠壁全层，浆膜面纤维蛋白性渗出，肠系膜增厚，淋巴结肿大，病变常呈不连续的跳跃性发展，病变间肠段正常。随病情的进展，肠壁增厚变硬、肠腔狭窄，黏膜水肿、充血，可见裂沟状溃疡，黏膜层凸起形成“鹅卵石样”外观。由于病变肠管增厚狭窄导致肠梗阻，引起近端肠管扩张。受累肠袢与周围脏器粘连，病变肠壁穿孔常形成内瘘或外瘘。

【临床表现与诊断】

本病可发生在任何年龄，男女发病比例均等。起病隐匿，病程较长，症状呈进行性加重趋势。最常见的症状为腹痛和腹泻。腹痛常为绞痛，但多不严重，多位于右下腹和脐周，局部多有轻压痛；腹泻每日 3 ～ 4 次，常为不成形便或稀便，一般无脓血与里急后重感。病变累及结肠者可有出血，但量不多。急性期可并发肠穿孔，部位多在回肠末端，与急性阑尾炎穿孔颇为相似。慢性穿孔可形成局部脓肿或肠内、外瘘。肠管增厚，多有粘连，病变处可触及包块，可有不完全梗阻症状。可有消瘦、贫血、低热、乏力、体重减轻等全身症状。

辅助检查常可出现贫血、低蛋白血症及红细胞沉降率增快。钡餐和钡灌肠可显示肠黏膜病变，黏膜皱襞消失，呈跳跃式，肠腔狭窄，呈线样征。纤维结肠镜检查可见肠黏膜裂钩状溃疡及“鹅卵石”样改变，病变间可出现正常黏膜。肠黏膜活检具有一定诊断价值，但仅 15%的患者可获得具有诊断意义的肉芽肿结节。影像学检查还可行 CT 肠道检查和磁共振肠道检查，有助于临床明确诊断，必要时可行胶囊内镜、小肠镜检查等。

需与急性阑尾炎、溃疡性结肠炎、回盲部结核、肠肿瘤等相鉴别。

【治疗】

目前，克罗恩病无确切的治疗方法，一般以内科治疗缓解症状、预防复发为主，当有并发症时才采用外科手术。手术指征：肠梗阻、腹腔脓肿、肠内瘘或肠外瘘、游离性肠穿孔、难以控制的肠道出血、癌肿形成、肛周病变，内科治疗无效，儿童生长发育迟缓。

手术方法包括：病变肠管切除吻合术、短路及旷置术。对于误诊为急性阑尾炎的手术患者，无梗阻及穿孔并发症，阑尾也无病变者，不宜行肠管及阑尾切除术。

➢考点：克罗恩病的诊断与治疗。

三、急性出血性肠炎

【病因与病理】

病因尚未完全明确。病变主要在空肠或回肠，结肠和胃较少发生。病变和病变之间有正常的肠管，但严重时病变可融合成片，甚至累及全部小肠。肠管扩张，肠壁水肿、炎症细胞浸润、充血、广泛出血、坏死和溃疡形成，甚至可穿孔，并附有黄色纤维性渗出和脓苔。受累肠段的系膜也有充血和水肿，有多个淋巴结肿大，腹腔内有混浊的液体或血性渗液。

【临床表现与诊断】

症状主要为急性腹痛，多在脐周或中上腹，为阵发性绞痛，或为持续性腹痛阵发性加重，可有恶心、呕吐、腹胀、腹泻及高热等全身中毒症状。腹泻呈血水样或果酱样，粪便有特殊腥臭味。腹部检查有不同程度的腹胀、肌紧张及压痛，肠鸣音减弱或消失。当肠段坏死、穿孔时，腹膜刺激征明显，严重者导致中毒性休克。实验室检查，白细胞计数增高、贫血、电解质紊乱，粪便隐血试验阳性。腹部X线检查表现为肠管充气、扩张，肠间隙增宽，腹腔积液。腹腔穿刺液为血性液或脓性液时考虑肠坏死或穿孔。

本病应与克罗恩病、中毒性痢疾、肠套叠、急性阑尾炎、肠系膜血管栓塞、急性肠梗阻等相鉴别。

【治疗】

1．非手术治疗　包括休息、禁食、胃肠减压；补液、纠正水、电解质紊乱及酸碱平衡紊乱，输血，加强肠外营养支持疗法；应用广谱抗生素，控制感染，积极防治休克。多数患者经上述治疗可获治愈。

2．手术治疗

（1）手术适应证：①非手术治疗效果不佳，全身与局部症状加重者；②全腹出现腹膜刺激征，腹腔穿刺有血性液体或脓性液体，提示肠坏死或肠穿孔者；③肠梗阻经非手术治疗不能缓解者；④反复肠道大出血经非手术治疗不能控制者；⑤出现腹腔脓肿者。

（2）手术术式：依据患者全身状况、肠管病变范围和严重程度而选择。肠管虽有病变但肠腔内无大量积液，且无肠管坏死和穿孔，只需用0.25%普鲁卡因行肠系膜封闭，术后继续行内科治疗。对病变肠管坏死或肠穿孔、大出血，病变局限者可行肠管部分切除肠吻合术。对病变肠管广泛、全身状况差者，可先将严重坏死肠段切除，然后行肠造口术或肠旷置术，待全身状况恢复后，再行二期吻合。

➢ *考点：急性出血性肠炎的诊断与治疗。*

四、伤寒肠穿孔

伤寒肠穿孔是伤寒的严重并发症，死亡率很高。

【病因与病理】

肠伤寒由伤寒沙门菌所引起，经口摄入肠道常侵犯末端回肠的淋巴集结。主要病理演变为增生期、坏死期、溃疡期、愈合期，各持续约1周。在发病的第2周起，肠壁上的淋巴集结开始坏死，坏死组织脱落即形成溃疡，常见于肠系膜对侧，呈椭圆形，与肠管长轴平行。当肠腔内压力增加时，可导致溃疡穿孔。因肠伤寒极少引起腹膜反应性粘连，故极易形成急性腹膜炎。穿孔大多数为单发，多发者仅占10%左右。

【临床表现与诊断】

本病多发生在伤寒流行的夏、秋季，60%～70%发生在病程的第2～3周。本病常见于临床上已诊断为肠伤寒的患者，具有肠伤寒的典型临床表现，伴发穿孔时突发右下腹疼痛，随即扩散至全腹，出现腹膜刺激征。由原来的相对缓脉、白细胞计数降低变为脉率加快、白细胞计数升高。腹部X线检查可见膈下游离气体。腹腔穿刺液呈米汤样或脓性。

【治疗】

一旦确诊，即应行急症手术。手术原则是施行穿孔修补术。若肠穿孔过多，并发不易控制的肠道出血，患者全身状况尚可，则可考虑肠切除肠吻合术。手术结束后应清洗腹腔，放置引流。术后应对伤寒和腹膜炎采取积极的抗感染治疗，并给予肠外营养支持。

➢考点：伤寒肠穿孔的诊断与治疗。

五、溃疡性结肠炎

【病因与病理】

病因至今仍不明确，目前认为细菌及病毒感染、自身免疫介导的组织损伤、食物过敏、遗传及精神刺激等因素是溃疡性结肠炎发病的重要因素。本病可以发生在结、直肠的任何部位，以直肠、乙状结肠最为常见。

病理改变主要累及直肠、结肠黏膜及黏膜下层，可有广泛充血、水肿、出血和表浅小溃疡。病变多始于直肠，呈连续性向上蔓延，非跳跃式改变。病情严重者，溃疡可深达肌层，甚至发生穿孔。溃疡可伴有黏膜假性息肉增生，晚期肠壁增厚、纤维化，导致结肠变形与狭窄。

【临床表现与诊断】

主要症状是腹泻、排黏液便或脓血便，伴有不同程度的腹痛。轻者可自行缓解，粪便基本正常。重者可有血便，左下腹疼痛，但不剧烈。暴发型溃疡性结肠炎，临床少见，但其发病急剧，病情严重，进展迅速，若不及时治疗，则预后很差。溃疡性结肠炎由于病程长，患者多有低热、乏力、消瘦、贫血及低蛋白血症等表现。除肠道本身的病变外，还常伴有肠外表现，如强直性脊柱炎、硬化性胆管炎等。

X 线钡剂灌肠造影、内镜检查及组织学检查，对诊断非常有价值。急性发作期，上述检查不宜进行，以免造成损伤性肠穿孔。溃疡性结肠炎应与慢性细菌性痢疾、肠结核、局限性肠炎、肠寄生虫病、结肠肿瘤等相鉴别。

【治疗】

外科治疗适应证：中毒性巨结肠、穿孔、出血、难以忍受的结肠外症状（坏疽性脓皮病、肝功能损害、眼并发症和关节炎、强直性脊柱炎等）、癌变以及非手术治疗症状不缓解者。

外科治疗手术方式的具体选择需要根据：患者年龄与全身情况；病变的范围、程度和缓急；是否存在不典型增生和癌变；患者对排便节制的要求；肛门括约肌功能；疾病的确诊状况。手术方式主要有三种：结直肠切除、回肠造口术，结肠切除、回直肠吻合术，结直肠切除、回肠贮袋肛管吻合术。

➢考点：溃疡性结肠炎的诊断与治疗。

六、伪膜性肠炎

【病理与生理】

绝大多数发生于应用抗生素及腹部大手术后的患者。当大量应用广谱抗生素后，对抗生素敏感的革兰氏阴性菌被大量杀灭，而肠道内的难辨梭状芽孢杆菌大量繁殖，其产生的外毒素是伪膜性肠炎的主要原因。伪膜性肠炎主要侵犯回肠末端及近段结肠，病理变化位于黏膜层及黏膜下层。主要表现黏膜充血、水肿，严重者黏膜有广泛糜烂和灶状坏死，上面覆盖一层点、片状伪膜，有的伪膜融合成大片，偶有病变侵及全层肠壁，以致肠壁坏死、穿孔。

【临床表现】

多数起病急、进展快。腹泻是伪膜性肠炎的突出表现，一般为水样便，典型粪便呈淡绿色“海水样”或“蛋花状”水样便，内含有黏液和脱落的伪膜片，部分患者有血样便。严重者水样便每日可达数千毫升，甚至近万毫升，因为大量体液的丢失，导致严重的脱水和电解质紊乱、酸碱失衡，有效循环血量锐减，最终因循环衰竭而死亡。少数病例有高热，重度腹胀，呕血或便血，次数并不多，但很快出现休克，死亡率极高。

【治疗】

1．立即停用正在应用的抗生素，给予口服红霉素、万古霉素、甲硝唑等药对症治疗。

2．维持正常菌群，应用乳酶生，口服叶酸、复合维生素 B、谷维素等促进肠内正常菌群的繁殖。应用健康人粪便灌肠，效果满意。

3．积极纠正水、电解质紊乱及酸中毒，严重者需输血及白蛋白等。

4．如有中毒性休克，要积极抢救，恢复有效血容量。

5．对疑有腹膜炎、肠穿孔、中毒性结肠扩张者，应行手术减压或结肠造口术。

➢考点：伪膜性肠炎的诊断与治疗。

第三节　肠息肉及肠息肉病

一、肠息肉

肠息肉是指黏膜表面突向肠腔的隆起样病变，病理性质未确定之前，统称为息肉。肠息肉可发生在肠道的任何部位，以大肠为多见。可单发也可多发，带蒂或不带蒂，大小不等。炎性息肉多继发于其他疾病，如溃疡性结肠炎、肠结核、局限性肠炎等。

【临床表现与诊断】

主要临床表现为间断性便血，多为新鲜血，量不多。有的直肠息肉在排便时可从肛门脱出，呈鲜红色樱桃状，便后可自行回复，有的需用手还纳，直肠指检有的可触及息肉。直肠以上的息肉，行乙状结肠镜、纤维结肠镜及 X 线钡剂灌肠检查，多可确诊。

【治疗】

肠息肉需手术治疗，带蒂者可用内镜直接电凝、圈套电凝切除息肉。对不能直接电凝和钳夹切除者，需行剖腹探查术、单纯息肉切除或部分肠管切除术。

二、肠息肉病

1．家族性腺瘤性结肠息肉　家族性腺瘤性结肠息肉是一种常染色体显性遗传性疾病，表现为整个结肠布满大小不一的腺瘤，如不及时治疗，终将发生癌变。但它不是先天性疾病，出生时肠内并无腺瘤，而是随青春发育逐步出现。患者下一代约 50%有罹患本病的危险性，一般认为 40 岁仍未出现腺瘤者，即使有家族史，也不会再出现腺瘤。

诊断标准：家族性腺瘤性息肉病，必须符合下列条件之一：腺瘤数＞ 100 个；具有遗传倾向（家族史）者，腺瘤数＞ 20 个。诊断方法以硬管乙状结肠镜和纤维结肠镜检查为主。

因其治疗通常不及时，终会恶变。手术治疗是唯一有效的措施。手术方法包括：全结肠切除、永久性回肠造瘘术；全结肠切除、回直肠吻合术。

2．Peutz-Jeghers 综合征　Peutz-Jeghers 综合征（PJS 综合征），又称黑斑息肉综合征，是一种少见的显性遗传性疾病。特点是胃肠道多发性息肉，伴口腔黏膜、口唇、口周、肛周、双手指、掌、足底黑色素沉着。以小肠息肉为主，约 30%的患者有结、直肠息肉，而这种息肉在组织学上为错构瘤。

临床特征：以青少年高发，少数可到老年才发病，男女发病差别不显著。临床上具有三大特点：全胃肠道的多发性息肉，呈家族性发病，皮肤和黏膜出现黑色素斑。

治疗：需要根据具体情况采用内镜和手术相结合的治疗方法。

➢ 考点：肠息肉及肠息肉病的诊断与治疗。

第四节 先天性巨结肠

先天性巨结肠是结肠远端及直肠壁神经节细胞缺如的肠道先天性发育畸形，其发生率为 1/5000 ~ 1/2000，以男性多见。肠壁神经节细胞缺如，可导致该段肠管丧失蠕动能力，近端肠管继发性扩张、肥厚。

【临床表现】

1．便秘　多数病例出生后胎粪排出延迟，常发生顽固性便秘。

2．腹胀、呕吐　粪便淤积使结肠肥厚、扩张，腹部有时可见巨大的肠型和蠕动波。

3．包块　体格检查时可在左下腹触及粪性包块，直肠指检可见直肠壶腹部空虚，退出手指后扩张结肠内的粪便和气体大量排出。

4．营养不良及发育迟缓　随着患儿年龄增长，可出现全身营养不良等症状，患儿生长发育明显落于同龄正常儿。

钡剂灌肠造影：可见典型的痉挛狭窄肠段和扩张肠段，排出钡功能差，24 小时仍有钡剂残留。

【治疗】

目前先天性巨结肠的治疗可分为保守和手术治疗两方面。

1．保守治疗　对婴儿期和症状较轻者应尽量采取非手术治疗。①调节饮食，应以少渣食物为主。②经常口服润肠剂或缓泻药，保持每天排便。③每天灌肠一次，使结肠内无大量粪块滞留。

2．手术治疗　对保守治疗效果不佳，影响患儿发育或有引起并发症危险者，应考虑行根治性手术治疗。手术方法包括乙状结肠直肠经腹游离切除，行肛门外吻合法、直肠后吻合法、直肠内脱出吻合法；经肛门巨结肠手术；腹腔镜下巨结肠切除术。

➢ 考点：先天性巨结肠的诊断与治疗。

第五节 肠肿瘤

案例 30-2

患者，女性，49 岁，因排便次数增多 3 个月入院。患者 3 个月前无明显诱因出现排便次数多，每天 3 ~ 6 次，粪便不成形，间断带暗红色血迹。患者中下腹部疼痛，无明显腹胀及恶心、呕吐，近日乏力明显，体重减轻约 4 kg，为进一步诊治入院。体格检查：T 37.2℃，P 78 次 / 分，R 18 次 / 分，BP 120/80 mmHg。右下腹隐约可触及

6 cm×4 cm 大小的质硬包块，可推动、界限不清。辅助检查：粪便隐血试验（+），白细胞计数 4.6×10^9/L，血红蛋白 86 g/L。

问题与思考：

1．该患者最可能的诊断及诊断依据是什么？

2．为了明确诊断，需要进一步做哪些检查？

3．如何与患者沟通，使患者配合治疗？

一、小肠肿瘤

小肠肿瘤比较少见。良性肿瘤多为腺瘤、平滑肌瘤、脂肪瘤、血管瘤、神经纤维瘤，好发部位自上而下逐渐递增。恶性肿瘤多为恶性淋巴瘤、腺癌、平滑肌肉瘤和类癌。恶性淋巴瘤多见于回肠，有多发倾向，腺癌以近端小肠特别是十二指肠多发。

【临床表现】

患者通常无特异性表现，早期诊断比较困难。

1．腹痛　是最常见的症状，多因肠管受肿瘤刺激或牵拉使肠管痉挛，或伴发肠梗阻所致。腹痛多位于中腹部，呈胀痛、隐痛或阵发性绞痛。

2．消化道出血　常为患者就诊的主要症状，表现为黑便或血便，长期反复少量出血，表现为慢性贫血貌。

3．腹部包块　近半数患者可触及肿块，良性肿瘤表面光滑，边界清楚，活动度较大。恶性肿瘤边界不清，表面不光滑，质硬，活动度较小。

4．肠梗阻　因肿瘤逐渐增大堵塞肠腔或压迫肠管而致。

5．肠穿孔　多见于恶性肿瘤，急性穿孔可引起弥漫性腹膜炎，慢性穿孔可并发局限性脓肿及肠内、外瘘。

6．小肠类癌　癌细胞常可产生 5- 羟色胺和缓激肽类物质，引起阵发性皮肤潮红、腹痛、腹泻和心脏瓣膜病等“类癌综合征”，多见于类癌有肝转移的患者。

【诊断】

小肠肿瘤的诊断主要依靠临床表现及影像学检查。小肠钡餐造影是最常用的检查方法，胶囊内镜及选择性动脉造影检查可提高诊断率，CT 及 MRI 常用于腹腔包块的诊断。

【治疗】

凡已确诊小肠肿瘤者，均应手术治疗。肿瘤为良性且较小时，可行肿瘤单纯切除或连同部分肠壁与肿瘤同时切除，或行病变肠段切除术。对恶性肿瘤病变局限者应行根治性切除术。对肿瘤晚期已固定无法切除，但伴肠梗阻者，应行姑息性切除术或捷径手术，以解除梗阻。手术后可行化疗或放疗，尤其对恶性淋巴瘤有较好的疗效。

➢考点：小肠肿瘤的诊断与治疗。

二、结肠癌

结肠癌是胃肠道常见的恶性肿瘤，多数在中年以后发病，但 30 岁以下发病也非罕见。好发部位依次为乙状结肠、回盲部结肠、升结肠、降结肠和横结肠。

【病因】

结肠癌的病因尚未明确，目前认为与下列因素有关：高脂、高蛋白质饮食和少新鲜蔬菜、纤维素饮食；腺瘤、息肉病、溃疡性结肠炎等癌前病变；遗传因素等。

【病理】

1．大体分型

（1）早期结肠癌：癌组织局限于结肠黏膜层及黏膜下层者，大体形态分为息肉隆起型、扁平隆起型及扁平隆起伴浅表溃疡型。

（2）进展期结肠癌：分为三型。①肿块型，向肠腔生长，易破溃、出血、坏死和感染，恶性程度低，转移较晚，预后较好［图 30-6（1）］。以右半结肠多见。②浸润型，沿肠壁周径生长，易引起肠腔狭窄、肠梗阻，转移早，浸润范围广，预后差［图 30-6（2）］。多发生在左半结肠。③溃疡型，向肠壁深层生长并向周围浸润，早期可有溃疡，表现为中央凹陷、边缘凸起，易发生出血、感染或穿孔，转移较早、预后较差［图 30-6（3）］。

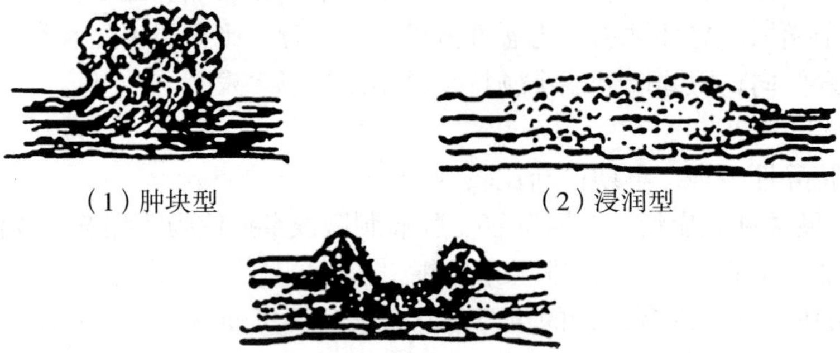

（1）肿块型　（2）浸润型　（3）溃疡型

图 30-6　各型结肠癌

2．组织学分型

（1）腺癌：临床最为多见，包括管状腺癌、乳头状腺癌、黏液腺癌、印戒细胞癌和未分化癌。

（2）腺鳞癌：肿瘤由腺癌细胞和鳞癌细胞构成。

（3）未分化癌：预后差。

3．转移和扩散　淋巴转移是结肠癌转移和扩散的主要方式。首先转移至结肠壁和结肠旁淋巴结，再到肠系膜血管周围和肠系膜部血管淋巴结。血行转移的常见部位依次为肝、肺、骨等。癌组织可直接浸润邻近器官，如乙状结肠癌侵犯膀胱、子宫、输尿管，横结肠癌侵犯胃壁。癌细胞可自结肠浆膜脱落，发生腹膜种植转移。

➢ 考点：结肠癌的病理分型与转移途径。

4．肿瘤分期　分期的目的在于了解肿瘤发展过程，制订有效的治疗方案及估计预后。

国际抗癌联盟（UICC）结直肠癌 2017 年第 8 版 TNM 分期法如下：

T 代表原发肿瘤，T_X 代表原发肿瘤无法评价；T_0 代表无原发肿瘤证据；Tis 代表原位癌；T_1 代表癌肿侵及黏膜下层；T_2 代表侵及固有肌层；T_3 代表穿透固有肌层至浆膜下或侵及无腹膜覆盖的结肠旁组织；T_{4a} 代表穿透脏腹膜；T_{4b} 代表侵犯或粘连其他器官或结构。N 代表区域淋巴结：N_x 代表区域淋巴结无法评价；N_0 代表无淋巴结转移；N_1 代表有 1 ～ 3 个区域淋巴结转移；N_2 代表有 4 个及以上区域淋巴结转移。M 代表远处转移：M_x 代表无法评价远处转移；M_0 代表无远处转移；M_1 代表有远处转移。根据不同的 TNM 组合，可将结肠癌临床病理分期分为Ⅰ～Ⅳ期（表 30-1）。

表 30-1 TNM/UICC 分期标准（2017 年）

0 期	$TisN_0M_0$
Ⅰ期	$T_{1-2}N_0M_0$
Ⅱ期	$T_{3-4}N_0M_0$
Ⅲ期	$T_{1-4}N_{1-2}M_0$
Ⅳ期	任意 T，任意 NM_1

【临床表现】

早期症状多不明显，中、晚期则可出现下列症状。

1．排便习惯及粪便性状改变　常是结肠癌患者最早出现的症状，表现为排便次数增多，腹泻、便秘交替出现，粪便中带血。

2．腹痛　多为定位不确切的持续性隐痛、不适或胀痛，出现梗阻时表现为绞痛。

3．腹部包块　癌肿生长较大时，可触及包块，质硬、表面不平，乙状结肠癌、横结肠癌多有活动性。晚期肿瘤浸润较深，肿块固定。

4．肠梗阻　是结肠癌晚期出现的症状，因肿瘤堵塞肠腔或压迫肠管所致，多表现为低位不完全性肠梗阻。发生完全性肠梗阻时，症状加重。

5．全身症状　患者可出现乏力、贫血、低热和消瘦等，晚期常有水肿、低蛋白血症、腹腔积液及恶病质。一般右半结肠癌以全身症状、贫血和腹部包块为主；左半结肠癌则以排便习惯改变、肠梗阻、便血为主。

【诊断】

结肠癌早期诊断的难点在于症状不明显，易被忽视。为了做到早期诊断，应重视对高危人群和疑为结肠癌患者的监测。凡 40 岁以上有以下任何一种表现者，均应视为高危人群：直系亲属有结、直肠癌病史；有癌症史或肠道有癌前病变；粪便隐血试验持续呈阳性；具有以下 5 项中的 2 项以上者：黏液血便、慢性腹泻、慢性便秘、慢性阑尾炎及精神创伤史。

辅助检查：钡剂灌肠或气钡双重对比造影，以及乙状结肠镜和纤维结肠镜检查有助于明确诊断；腹部 B 超、CT 对了解腹内肿块和肿大淋巴结、肝内转移灶均有帮助；血清癌胚抗原（CEA）值约 60%患者高于正常，对诊断结肠癌无特异性，对了解肿瘤的预后、疗效和复发有一定帮助；粪便隐血试验。

➢ 考点：结肠癌的临床表现与诊断。

【治疗】

治疗原则是采取以手术为主的综合治疗。

1．结肠癌的内镜切除术　电切适用于直径＜ 5 mm 的黏膜内癌，切除的组织可送病理学检查。套圈切除适用于有蒂、亚蒂或无蒂的早期结肠癌。黏膜切除适用于表面型病变，特别是平坦、凹陷型病变。

2．根治性手术　包括切除肿瘤所在的肠袢、相应肠系膜和区域淋巴结。

（1）右半结肠切除术：适用于盲肠、升结肠、横结肠肝曲的肿瘤。切除范围包括盲肠、升结肠、横结肠右半部及回肠末端 10 ～ 20 cm，相应的系膜与区域淋巴结，行回肠末端与横结肠端侧或端端吻合术（图 30-7）。

（2）横结肠切除术：适用于横结肠癌，切除范围包括横结肠肝曲和脾曲，将横结肠及相应的系膜和区域淋巴结以及胃结肠韧带一并切除，行升结肠和降结肠端端吻合术（图 30-8）。

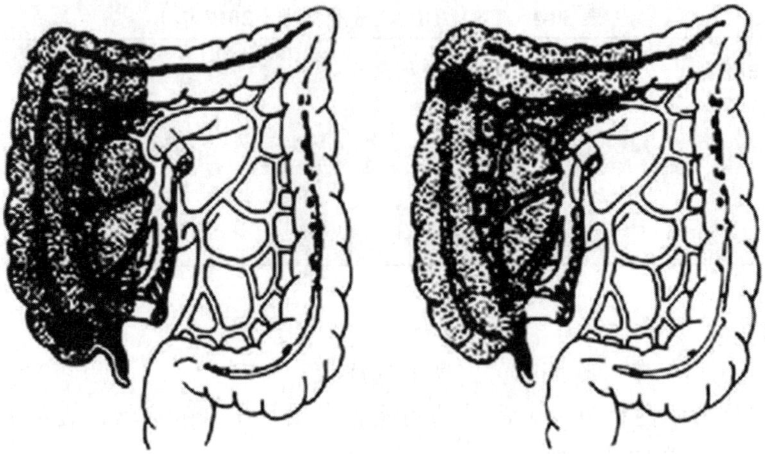

图 30-7　右半结肠癌切除范围

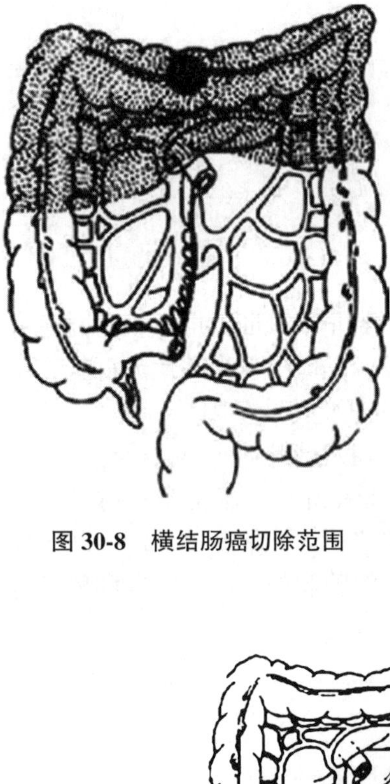

图 30-8　横结肠癌切除范围

（3）左半结肠切除术：适用于横结肠脾曲、降结肠和乙状结肠癌，切除范围包括横结肠左半部、降结肠和乙状结肠，及其相应系膜、区域淋巴结和左半大网膜（图 30-9）。

3．姑息性手术　对肿瘤已侵及盆腔壁，腹膜已有种植或远处转移者，应根据患者全身情况和局部病变程度，行单纯肿瘤切除术、捷径手术或造口术，以延长患者的生命。对转移至肝、肺者，如为单个病灶，仍应争取同时切除。

4．急症手术　对于因结肠癌所致完全性肠梗阻、急性肠穿孔或合并大出血者，应行急症手术。应根据患者全身情况、病变程度合理选择术式，包括结肠癌切除一期肠吻合术、结肠癌切除肠造口术、肠造口术等。

3．化疗　目前公认，对Ⅲ期以上结肠癌患者在根治术后应行辅助性化疗，常用的化疗方案有：奥沙利铂、卡培他滨（CapeOx）、奥沙利铂、亚叶酸钙、氟尿嘧啶（FOLFOX）。

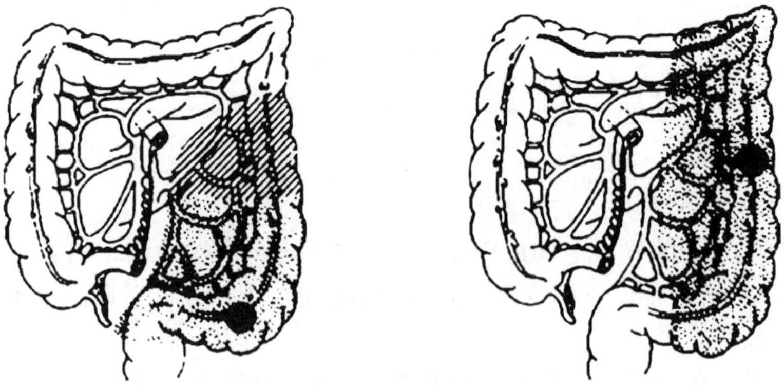

图 30-9　左半结肠癌切除范围

4．其他辅助治疗　免疫治疗、中医中药治疗、靶向治疗（西妥昔单抗、贝伐珠单抗）等。

➢考点：结肠癌的治疗。

自测题

一、选择题

1. 临床上最常见的肠梗阻病因是
   A. 粘连及其所致压迫
   B. 神经抑制
   C. 毒素刺激
   D. 血运障碍
   E. 遗传性疾病
2. 肠绞窄的机械性肠梗阻临床表现为
   A. 剧烈的阵发性腹痛，肠鸣音亢进
   B. 腹部明显隆起、对称
   C. 呕吐物、胃肠减压液有胆汁
   D. 明显腹膜刺激征
   E. 腹部X线检查可见孤立、突出的胀大肠袢，随时间延长可移位
3. 患者女性，43岁，腹痛16小时，呈持续性、阵发性加重，伴呕吐，无肛门排气。体格检查：全腹肌紧张，有压痛、反跳痛，行腹腔穿刺抽出的液体呈血性伴臭味。最可能的诊断是
   A. 胃十二指肠穿孔
   B. 急性阑尾炎穿孔
   C. 结核性腹膜炎
   D. 绞窄性肠梗阻
   E. 急性重症胰腺炎
4. 外伤后腹膜后巨大血肿易引起
   A. 机械性肠梗阻
   B. 单纯性肠梗阻
   C. 麻痹性肠梗阻
   D. 痉挛性肠梗阻
   E. 绞窄性肠梗阻
5. 急性机械性肠梗阻引起的首要病理生理改变是
   A. 呼吸衰竭
   B. 感染
   C. 体液丧失
   D. 中毒
   E. 休克
6. 患者男性，56岁，阵发性腹痛6天，伴恶心、腹胀2天，无发热入院。体格检查：腹膨隆，见肠型，肠鸣音亢进，有气过水声。腹部X线检查见腹中部扩张小肠呈阶梯状气-液平面，结肠内少量积气。可能的诊断是
   A. 麻痹性肠梗阻
   B. 低位小肠梗阻
   C. 高位小肠梗阻
   D. 坏死性小肠炎
   E. 乙状结肠扭转
7. 乙状结肠扭转最具特征性的表现是
   A. 好发于2岁以下儿童
   B. 经常有腹泻及便秘交替
   C. 腹部X线检查结肠见马蹄状巨大的双腔充气肠袢
   D. 低压灌肠1000 ml无法排出
   E. 钡剂灌肠见扭转部位受阻，呈杯口状
8. 患儿，男，2岁，因突发阵发性腹痛，哭闹，伴呕吐、排果酱样血便6小时来诊。体格检查：腹肌软，脐右下方触及包块，有压痛，右下腹触诊空虚感，首选的检查方法是
   A. 腹部B超
   B. 空气或钡剂灌肠
   C. 腹部CT
   D. 腹部磁共振
   E. 腹腔穿刺
9. 肠梗阻患者保守治疗期间，病情进展需手术治疗的最主要指征是
   A. 肠鸣音减弱或消失
   B. 腹痛加重
   C. 呕吐频繁且量大
   D. 腹膜刺激征加重
   E. 腹胀程度加重
10. 患者男性，39岁，胃溃疡穿孔手术史3年，5天前出现腹胀、腹痛伴呕吐，肛门停止排气、排便，经检查诊断为急性肠梗阻。最为重要的是首先了解梗阻的
    A. 原因
    B. 部位
    C. 程度

D．发生速度
E．绞窄情况
11．克罗恩病典型的表现不包括
A．受累肠段弥漫性充血性水肿伴糜烂
B．病变呈阶段性分布
C．纵行溃疡
D．裂隙样溃疡
E．“铺路石”样改变
12．克罗恩病最好发的部位是
A．直肠、乙状结肠
B．回肠末段
C．食管
D．横结肠
E．空肠
13．患者男性，21岁，2年来反复出现腹泻，粪便呈糊状。结肠镜检查发现病变主要位于回肠末段，表现为多发的纵行溃疡、溃疡间黏膜正常，最有可能的诊断是
A．结肠癌
B．溃疡性结肠炎
C．细菌性痢疾
D．克罗恩病
E．肺结核
14．患者，男性，30岁。反复右下腹痛1年，伴便秘、口腔溃疡，无发热及乏力，否认结核病史及结核病患者密切接触史。体格检查：右下腹可触及边界不清的包块，可移动，压痛阳性。首先考虑的诊断是
A．肠结核
B．克罗恩病
C．结肠癌
D．阑尾类癌
E．结核性腹膜炎
15．克罗恩病的主要手术指征是
A．营养不良、体重减轻
B．严重腹泻
C．持续性粪便隐血试验呈阳性
D．疑有恶变
E．合并结肠息肉
16．克罗恩病的常见并发症是
A．中毒性休克
B．结肠大出血
C．肠梗阻
D．急性肠穿孔
E．癌变
17．溃疡性结肠炎病变多发生在
A．末段回肠
B．升结肠
C．降结肠
D．全结肠
E．直肠、乙状结肠
18．下列不是溃疡性结肠炎常见并发症的是
A．中毒性巨结肠
B．直肠、结肠出血
C．癌变
D．多发性瘘管
E．急性肠穿孔
19．典型溃疡性结肠炎患者的粪便特点是
A．稀水样便
B．黏液便
C．蛋花样便
D．糊状便
E．黏液脓血便
20．患者男性，27岁，反复排黏液血便2年，加重1个月，抗生素治疗无效。肠镜检查示直肠、结肠脾曲黏膜弥漫性充血、水肿，较多糜烂及表浅小溃疡。最可能的诊断是
A．溃疡性结肠炎
B．克罗恩病
C．细菌性痢疾
D．阿米巴痢疾
E．肠结核
21．右侧结肠癌最多见的大体形态是
A．浸润型
B．溃疡型
C．肿块型
D．浸润溃疡型
E．弥漫型
22．有关结肠癌的描述，正确的是
A．溃疡型癌多见于右半结肠，一般预后良好

B．肿块型癌多发生在乙状结肠，易引起肠梗阻

C．肿块型癌多发生在升结肠，易引起肠梗阻

D．浸润性癌多发生于左半结肠，易引起肠腔狭窄

E．患者血清 CEA 均升高

23．降结肠癌最早出现的表现较常见的是

A．排便习惯与粪便性状改变

B．腹部肿块

C．腹痛

D．腹胀

E．面色苍白、乏力

24．患者男性，65 岁，间断性下腹痛、腹泻 4 个月，乏力，面色苍白 2 个月。体格检查：右下腹压痛，可触及 4 cm × 2 cm 边界不清的包块，质地硬，有轻压痛。Hg 86 g/L。最可能的诊断是

A．慢性细菌性痢疾

B．肺结核

C．克罗恩病

D．慢性阑尾炎

E．结肠癌

25．结肠癌患者血清 CEA 高于正常的约占

A．30%

B．40%

C．50%

D．60%

E．70%

二、名词解释

1．肠梗阻　2．肠扭转

三、问答题

1．简述肠梗阻的诊断思路。

2．简述绞窄性肠梗阻的临床特点。

（佟立权）

第三十一章

阑尾炎

第三十一章数字资源

思政之光

学习目标

通过本章内容的学习，学生应能够：

识记：

1. 说出急性阑尾炎的病因与病理。
2. 说出急性阑尾炎的临床表现、诊断、鉴别诊断和治疗。

理解：

列举特殊类型急性阑尾炎的临床特点和处理原则。

运用：

1. 通过评估急性阑尾炎的临床病理分型对急性阑尾炎患者的病情进行判断，制订合理的治疗方案。
2. 对疼痛明显的急性阑尾炎患者提供人文关怀。

第一节　急性阑尾炎

案例 31-1

患者，女性，28 岁，转移性右下腹胀痛不适 1 天。

患者 1 天前出现上腹部胀痛，数小时后疼痛转移至右下腹，伴恶心、呕吐胃内容物 3 次。患者自觉发热，热度不祥。患者排尿、排便正常，已婚、已生育，平素月经正常。

体格检查：患者神志清楚，心、肺无异常。体温 37.8 ℃。腹平软，右下腹压痛、反跳痛明显，肠鸣音正常。

实验室检查：WBC 1.6×10^9/L，N 95%。

B 超检查可见阑尾增大、增粗明显，壁增厚，周围有少量渗出液。

问题与思考：

1. 该患者的主要诊断是什么？
2. 诊断依据及鉴别诊断是什么？
3. 如何制订诊疗计划？

急性阑尾炎是外科常见病，是外科最常见的急腹症，发病率约为 1∶1000。患者以青壮年多见，男性多于女性。急性阑尾炎有时临床表现变化较大，如处理不当，也可引起严重并发症。阑尾的解剖位置如图 31-1 所示。

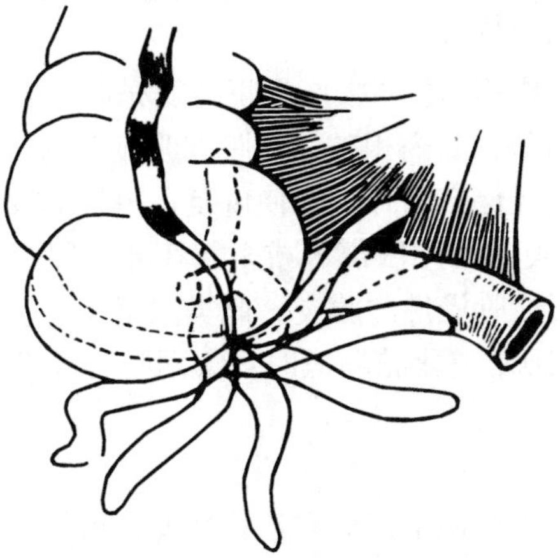

图 31-1 阑尾的解剖位置

知识链接

阑尾位于右髂窝，远端为盲管，外形呈蚯蚓状，一般长 6 ~ 8 cm，直径为 0.5 ~ 0.7 cm，与盲肠相通。阑尾动脉为回结肠动脉终末分支，无侧支，当血运障碍时易发生坏死。阑尾静脉与动脉并行，最终回流入门静脉，阑尾发生炎症时可波及门静脉。阑尾系膜短于阑尾本身，因而使阑尾呈卷曲状。盲肠上三条结肠带相交处为阑尾根部，位置固定不变，沿结肠带寻找阑尾是最可靠的方法。阑尾远端游离，可指向不同的方向（图 31-1），以盲肠内位最常见，尖端指向左上方。有时，阑尾还可部分或全部位于腹膜后。其位置还可随盲肠位置而改变，有时位于右上腹等。阑尾的组织结构包括黏膜层、黏膜下层、肌层、浆膜下层和浆膜层。黏膜和黏膜下层的淋巴组织丰富，肌层发育不完善易致痉挛和梗阻，都是阑尾易感染扩散的内在因素。

【病因】

1．阑尾腔阻塞　是最常见的原因，约占 60%，以年轻人多见。阑尾管腔内粪石、异物、蛔虫及肠腔内容物不易排出，可导致管腔阻塞或梗阻，使腔内压力上升，肠壁血运发生障碍，阑尾可出现缺血、坏死，有利于细菌侵入，发生感染。

2．细菌入侵　少数阑尾无梗阻而发病，主要是阑尾腔内细菌直接感染。当阑尾黏膜受破坏时，腔内存在的细菌即可侵入。少数患者于上呼吸道感染后发病，细菌经血液循环侵入阑尾，引起急性阑尾炎。

3．其他　胃肠炎性疾病（如急性肠炎、局限性肠炎、急性坏死性肠炎等）蔓延，都可直接侵及阑尾，导致其功能及血运障碍而引起阑尾炎。

【病理分型与转归】

➢考点：阑尾炎的病理。

（一）病理分型

1．急性单纯性阑尾炎　阑尾有轻度炎症改变。病变局限于黏膜和黏膜下层，阑尾肿胀较轻，各层组织均有中性粒细胞浸润，黏膜表面可见小溃疡。此类阑尾炎属早期轻度感染，临床症状轻，如能及时处理，阑尾可恢复正常。

2．急性化脓性阑尾炎　阑尾明显肿胀，浆膜高度充血，表面有脓性渗出物，各层组织充血、水肿及中性粒细胞浸润加重，腔内积脓，黏膜有明显溃疡、坏死，腹腔内有稀薄脓液，形成局限性腹膜炎。此类阑尾炎经保守治疗后即使恢复，也易复发。临床上常需手术治疗。

3．坏疽性及穿孔性阑尾炎　阑尾壁部分或全部坏死，周围有大量脓性渗出物。腔内积液且压力增高，易并发穿孔，形成弥漫性腹膜炎。此类阑尾炎可引起脓毒症，甚至危及生命。

4．阑尾周围脓肿　急性阑尾炎化脓坏疽时，大网膜可移至右下腹包裹粘连，形成炎性包块或阑尾周围脓肿。

（二）转归

急性阑尾炎的转归，取决于机体抵抗力和治疗情况，可有三种转归。

1．炎症消退　一部分单纯性阑尾炎，经及时药物治疗后，炎症可消退。大部分转为慢性阑尾炎，易复发。

2．炎症局限　化脓或坏疽性阑尾炎，穿孔后被大网膜及邻近肠袢包裹粘连，炎症局限于右下腹，可形成阑尾周围脓肿。

3．炎症扩散　化脓或坏死性阑尾炎，若未及时给予手术治疗，其周围组织未能包裹粘连，则可形成弥漫性腹膜炎、门静脉炎、细菌性肝脓肿或感染性休克等。

【临床表现】

➢考点：阑尾炎的临床表现。

（一）症状

1．腹痛　腹痛是急性阑尾炎最常见的症状，约 98% 的患者以此为首发症状。具有典型的转移性腹痛病史，是临床诊断的重要依据之一。典型的腹痛起始于上腹部或脐周，疼痛早期多为阵发性且程度较轻，数小时后腹痛可转移至右下腹，疼痛加重且为持续性。此种表现提示阑尾炎症已累及其浆膜和腹膜壁层神经丛。少数病例腹痛并不典型，发病开始即出现右下腹痛。不同位置的阑尾疼痛部位可有差异，不同病理类型的阑尾炎，疼痛表现亦并不一致。化脓性阑尾炎腹痛较单纯性阑尾炎明显，坏疽性阑尾炎腹痛较化脓性阑尾炎剧烈。穿孔后，腹痛可有短暂减轻，出现腹膜炎后又会持续加剧。

2．胃肠道症状　急性阑尾炎早期可出现恶心、呕吐或厌食，但多不严重，少数可出现排便次数增多、里急后重或尿痛等症状，为炎症或脓液直接刺激直肠与膀胱所致。如并发弥漫性腹膜炎，引起肠麻痹，可出现腹胀，排气、排便减少。

3．全身反应　急性单纯性阑尾炎患者体温多数为正常或低热。化脓性阑尾炎患者体温一般亦不超过 38℃。坏疽性阑尾炎或合并穿孔，则出现口渴、脉搏加快、高热、寒战等全身中毒症状，体温可达 39 ～ 40℃。如出现黄疸，提示有化脓性门静脉炎。弥漫性腹膜炎时可出现多器官功能衰竭。

（二）体征

1．右下腹压痛　是急性阑尾炎最常见的重要体征。压痛明显处常位于麦氏（McBurney）点（即脐与右髂前上棘连线中、外 1/3 交界处）及附近。随着阑尾炎症进展，压痛区域亦随之扩大，但压痛最明显处仍为阑尾所在部位，即具有固定的压痛点。

2．腹膜刺激征象　反跳痛、腹肌紧张、肠鸣音减弱或消失等，提示阑尾炎症加重，炎症已侵犯壁腹膜，出现化脓、坏疽或穿孔等病理改变。腹膜炎范围扩大，说明腹腔内有渗出或阑尾穿孔。但是，小儿、老年人、孕妇，以及肥胖、虚弱或盲肠后位阑尾炎者，腹膜炎表现可不明显。

3．右下腹肿块　如体检发现右下腹饱满，扪及一压痛性肿块，边界不清，固定，则应考虑阑尾周围脓肿的诊断。

4．可作为辅助诊断的其他体征

（1）结肠充气试验：患者取仰卧位，先用右手按压左下腹，再用左手反复按压近段结肠，使结肠内充气，患者感觉右下腹疼痛者，为结肠充气试验阳性，亦称 Rovsing 征。

（2）腰大肌试验：患者取左侧卧位，右下肢向后背伸时，感觉有右下腹疼痛者为阳性，表明阑尾位置深，位于腰大肌前方，盲肠后位或腹膜后位。

（3）闭孔肌试验：患者取仰卧位，将右髋及右膝关节各屈曲 90°，且向股侧内旋时，感觉到右下腹疼痛者为阳性，提示阑尾位置较低靠近闭孔肌处。

（4）直肠指检：直肠右前壁有触痛表明阑尾位于盆腔。直肠膀胱陷凹有积脓时，直肠右前壁不仅有触痛，而且有饱满感或波动感。

（三）实验室检查

多数急性阑尾炎患者白细胞计数及中性粒细胞比例均增高。盲肠后位阑尾炎累及输尿管时，尿液内可见少量红细胞、白细胞。

（四）影像学检查

超声检查是一项有价值的诊断方法。阑尾呈中低回声管状结构，僵硬，横切面为同心圆状的靶样显影，直径增粗。螺旋 CT 检查可获得与超声相似甚至更好的效果。

（五）腹腔镜探查

对于难以鉴别的阑尾炎，采用腹腔镜诊断可以同时治疗，具有明显的优势。

【诊断与鉴别诊断】

➢考点：急性阑尾炎的诊断与鉴别诊断。

依据典型的转移性腹痛与右下腹固定压痛的特征，加之体温、白细胞计数升高等感染表现，诊断急性阑尾炎并不困难。但临床上尚有 20% ～ 30% 的患者不具备典型的临床表现，易被误诊或漏诊。因此，诊断阑尾炎必须详细询问病史，认真、全面地进行体格检查，密切观察腹痛及压痛的特点，除外其他疾病。出现急性右下腹痛的疾病较多，现将常见的疾病与急性阑尾炎进行鉴别。

（一）消化道疾病

1．胃、十二指肠溃疡穿孔　穿孔溢出的内容物沿右结肠旁沟流至右下腹，可引起右下腹疼痛。但腹痛及压痛最显著的部位仍在上腹，腹肌紧张明显，可呈板状腹，肝浊音界缩小或消失，腹部透视膈下可见游离气体，均有助于诊断。

2．急性胃肠炎　常有明显的消化道症状，如恶心、呕吐、腹泻等，腹痛及压痛均无固定部位。

3．梅克尔憩室　梅克尔憩室与急性阑尾炎的临床表现很相似，常难以鉴别。梅克尔憩室患者无转移性腹痛，腹痛和压痛常位于脐周和中下腹部。较易发生出血和穿孔，引起腹膜炎。

4．急性肠系膜淋巴结炎　多见于儿童，常在上呼吸道感染后发生。患者先有发热，随后出现腹痛。腹痛始于右下腹且压痛范围较广，无反跳痛，压痛部位可随体位改变。有时可触及肿大的淋巴结。

5．急性胆囊炎　可与高位阑尾炎混淆，但患者多有反复发作病史，腹痛及腹部压痛均以右上腹为主，右上腹可触及肿大的胆囊。B超或CT检查可证实诊断。

（二）妇科疾病

1．右侧宫外孕破裂　见于育龄妇女，有停经及阴道不规则出血史，下腹痛发作突然且剧烈。有急性出血和腹腔内出血的体征，严重者可出现失血性休克。妇科检查可有宫颈举痛、子宫附件肿块及阴道穹后部饱满，腹腔及阴道穹后部穿刺有血液。

2．右侧卵巢囊肿扭转　发病急骤，右下腹疼痛剧烈而突然。如囊肿破裂，则可有腹膜炎表现。妇科或腹部检查可触及囊性肿块。

3．右侧卵巢黄体破裂　发生在排卵或月经中期以后，临床表现与宫外孕相似，但症状较轻。

4．右侧输卵管炎　患者通常先有发热，随后出现腹痛，阴道有脓性分泌物，阴道穹后部穿刺可抽出脓液。

（三）呼吸和泌尿系统疾病

1．右侧下叶肺炎、右侧胸膜炎　腹痛发作之前，患者已有发热，且有明显的呼吸道症状，如咳嗽、胸痛、气促、呼吸困难等。胸部检查患侧呼吸音减弱，有啰音或胸膜摩擦音。胸部X线检查可明确诊断。

2．右侧输尿管结石　右侧腹痛发病突然，呈剧烈绞痛，难以忍受，并向会阴部放射，尽管腹痛剧烈难以忍受，但腹部没有或仅有轻度压痛，无腹肌紧张。尿常规可见多量红细胞。B超或X线检查有助于诊断。

【治疗】

➢考点：急性阑尾炎的治疗。

（一）非手术治疗

非手术治疗仅适用于单纯性阑尾炎及急性阑尾炎的早期阶段，或伴有其他器质性疾病不能耐受手术者。主要方法是选择有效的抗生素进行治疗。在非手术治疗过程中，要严密观察病情变化。如病情加重，则应行急症手术，切除阑尾。在观察病情期间，为避免掩盖腹痛的变化，须慎用止痛药。

（二）手术治疗

1．适应证　绝大多数急性阑尾炎一旦确诊，即应行阑尾切除术。早期手术时，操作较简单，术后并发症少。如发生化脓或坏疽及穿孔后再行手术，则操作困难，且术后并发症显著增加。

2．阑尾切除术

（1）麻醉：一般采用硬脊膜外麻醉或局部麻醉，对小儿需要行全身麻醉。

（2）切口：做右下腹斜切口（McBurney切口）。阑尾切除术多数采用此切口。此切口接近阑尾所在部位，操作方便，损伤组织少，术后切口愈合牢固，并发症少。对急性坏疽性阑尾炎患者，或穿孔合并腹膜炎者，宜选用右下腹经腹直肌切口。此切口显露好，便于清除腹腔脓液，同时也有利于手术探查延长切口。

（3）手术主要步骤（图31-2）：取麦氏切口，长6～8 cm，逐层切开腹壁各层。

1）切开腹膜，进入腹腔，保护好皮肤。

2）以结肠带为标志，向盲肠顶端追踪，找到阑尾。

3）处理阑尾：多数应用顺行法切除阑尾。其操作步骤是：首先处理阑尾系膜，结扎并离断阑尾系膜，牢固结扎阑尾动脉。距盲肠0.5 cm处轻轻钳夹、结扎阑尾，再于结扎线远端0.5 cm处切断阑尾。将阑尾切除，残端用聚维酮碘涂擦处理，距阑尾根部1.0 cm的盲肠壁行

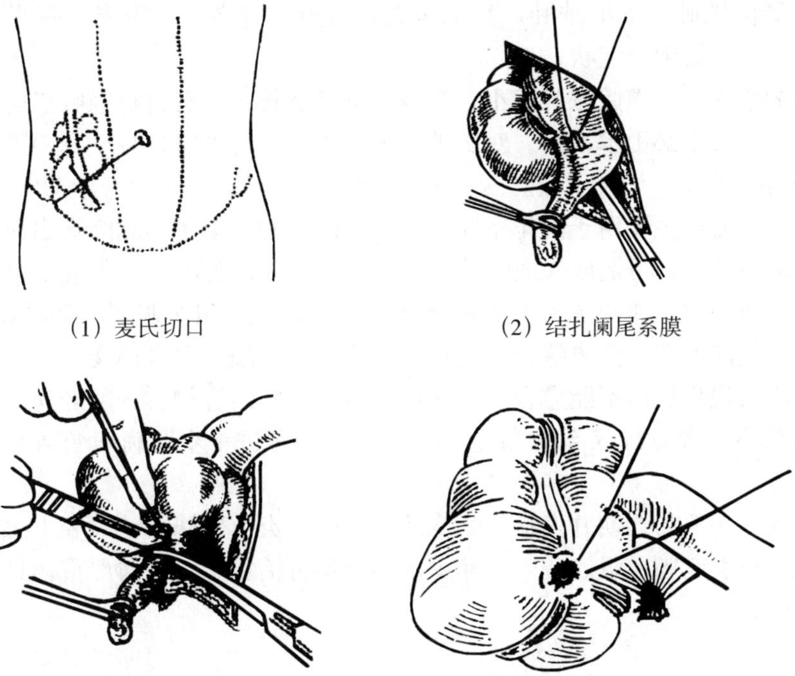

（1）麦氏切口　（2）结扎阑尾系膜

（3）结扎阑尾根部切除阑尾　（4）荷包缝合埋藏阑尾残端

图 31-2　阑尾切除术

荷包缝合，将阑尾残端包埋后结扎。如阑尾因盲肠壁炎症较重，不能常规埋入盲肠壁内，则可采用以下两种方法：于盲肠上做数针间断浆肌层内翻缝合，将阑尾残端埋入；也有主张于阑尾根部做单纯结扎，不做荷包埋入缝合。

4）腹腔引流：一般急性单纯性阑尾炎、化脓性阑尾炎可不放置腹腔引流。下列情况应放置引流：严重化脓性或坏疽性阑尾炎，盲肠或阑尾根部病变严重，炎症水肿明显或有坏死，残端处理不满意或残端不能埋入，阑尾切除不彻底，阑尾周围已有脓肿形成，阑尾与邻近器官组织粘连严重，分离后渗血较多。

5）缝合切口：逆行法切除阑尾多适用于炎症严重、阑尾尖端与深部组织粘连牢固游离困难者。其主要步骤是先于根部切断阑尾，处理残端并将其埋入盲肠壁内，然后再分段游离并结扎阑尾系膜，直至阑尾尖端。

3．腹腔镜阑尾切除术　Semm 于 1983 年开始应用腹腔镜阑尾切除术，至今已有大量文献报道。该术式已成为阑尾手术的一种已肯定的治疗方式，具有创伤小、住院时间短、恢复快、恢复工作早、容易探查腹腔阑尾以外器官等优点，同时还具有诊断作用，现已广泛使用。不足之处是腹腔镜阑尾切除术费用高，腹腔镜手术需用特殊设备，因此，各医院手术的选择通常视自身医疗水平和患者情况而决定。

4．术后并发症与处理

（1）切口感染：常发生于术后 2 ～ 3 天，是阑尾切除术后常见的并发症，多见于化脓或坏疽穿孔性阑尾炎，或手术者无菌观念差，导致切口污染。感染的部位多为皮下组织，感染严重者可达肌层。临床表现可有低热，切口处红肿、压痛或有波动感。处理：可先进行穿刺抽出脓液，严重者剪除感染切口的局部缝线，排出脓液，通畅引流，清除坏死组织或异物，定期换药，直至伤口愈合。

（2）腹腔感染：多发生于严重的化脓性或坏疽性阑尾炎术后。阑尾穿孔时，其周围感染严重，可导致阑尾根部水肿、坏死，残端处理不理想，腹腔渗血较多等。术中清除或术后引流不彻底，均可导致腹腔感染。腹腔内感染不仅可引起腹膜炎，还可同时形成多部位的腹腔脓肿，如盆腔脓肿、肠间脓肿、膈下脓肿。其临床表现较重，有高热、腹痛、腹胀、压痛、肌紧张等，同时伴有全身感染中毒症状。

腹腔感染的治疗：对腹腔脓肿较小，全身中毒症状较轻，有自行吸收趋向者，给予抗生素及全身支持疗法，可不必手术治疗。对脓肿较大，不能自行吸收，且全身中毒症状加剧者，应行 B 超引导下穿刺或手术切开引流。

（3）腹腔内出血：主要由于阑尾系膜根部结扎线松脱，阑尾动脉断端出血而致。因小动脉压力较高，出血量较大，可造成失血性休克。应当立即输血补液，行紧急手术止血。

（4）肠瘘：很少见。常见原因为：阑尾炎症明显，残端组织脆弱，残端结扎切割或松开；阑尾周围感染或粘连严重，分离缝合时直接损伤盲肠壁；阑尾自身病变（如结核、癌症）亦影响其愈合。临床表现为切口不能愈合且从伤口处排粪或肠内容物。一般经非手术治疗可自行闭合痊愈。对经久不愈者应行 X 线瘘管造影、局部活检等进一步明确病变情况，然后行相应手术治疗。

（5）肠粘连：一般为远期并发症。病变严重的阑尾炎、残株炎、腹腔内感染等，都可引起肠粘连。严重时可引起肠梗阻。一般经非手术治疗均可治愈。对病情严重，具有剖腹指征者应尽早行手术治疗。

第二节　特殊类型阑尾炎

➢考点：特殊类型阑尾炎的诊断与治疗。

一、小儿急性阑尾炎

小儿急性阑尾炎是小儿常见的外科急腹症。小儿阑尾相对位置较高，阑尾壁薄，肌肉组织少，管腔很小。一旦感染，则发展很快，且易发生坏疽、穿孔。小儿大网膜发育不全且较短，穿孔后不能起到粘连包裹及局限炎症的保护作用。阑尾一旦穿孔，则扩散为弥漫性腹膜炎的可能性很大。同时，小儿腹膜吸收能力强，因此常可引发严重中毒症状。

【临床特点】

1．腹痛　腹痛仍是小儿急性阑尾炎的主要症状。较大儿童与成人症状相似，较小儿童不能准确描述病史，腹痛程度及范围均进展较快，常无典型的转移性右下腹痛，误诊率高。

2．胃肠道症状　恶心、呕吐或腹泻为常见的早期表现，应注意与急性胃肠炎相鉴别。

3．全身反应　全身反应较成人明显。多数患儿早期即有发热，有时体温可达 39 ～ 40℃。常伴有中毒性休克。

4．体征　体征不典型，但右下腹部局限性压痛、肌紧张仍为重要体征。小儿检查时多不合作，判断压痛部位、肌紧张程度较为困难。最好在哺乳时，或待患儿安静、入睡时检查。如患儿右下腹部有拒按且有痛苦表现，应判断有压痛和肌紧张。

【治疗】

小儿急性阑尾炎病情发展较快，炎症不易局限，所以，一经确诊，即应早期行手术治疗。小儿急性阑尾炎合并穿孔发生率较高，术中应彻底清拭腹腔。尽早选用广谱抗生素，同时注意纠正水、电解质紊乱及酸碱失衡。

二、老年急性阑尾炎

老年急性阑尾炎作为老年人的一种常见急腹症，病情复杂，且有较多的合并症和较高的死亡率，不容忽视。

【临床特点】

1．腹痛　老年人腹痛症状往往并不突然，也不严重。有的老年人已有阑尾穿孔和腹膜炎，但尚无明显痛苦感觉，也缺乏典型的转移性腹痛表现。

2．全身反应　多不严重。阑尾虽已化脓或坏疽，但患者只表现为低热，白细胞计数与中性粒细胞比例升高不明显。这与老年人防御功能降低有关。

3．体征　阑尾点压痛、肌紧张在急性阑尾炎老年患者中不如年轻患者明显，这与老年人腹壁肌肉萎缩有关，但仍然是诊断的重要依据。

【治疗】

1．鉴于老年人对疼痛反应较迟钝，就诊较晚，病情较重，加之老年急性阑尾炎易坏死、穿孔，故一经确诊，即应及时手术。

2．手术治疗前后应同时注意治疗其他老年性疾病，如糖尿病，高血压，以及心、脑、肺、血管疾病等。

三、妊娠期急性阑尾炎

由于妊娠期的特点，阑尾部位差异较大，炎症易于扩散，因此急性阑尾炎对孕妇和胎儿的危险性均较大。

【临床特点】

1．压痛点随妊娠月数增加而逐渐向上向外侧腹部移位，并不固定在某一部位，有时腰部疼痛重于腹部。

2．大网膜被子宫推移，难以包裹阑尾。阑尾坏疽穿孔后，炎症不易局限，加之炎症刺激子宫使其收缩，易导致炎症扩散，形成弥漫性腹膜炎。随着病情加重，炎症发展可诱发流产或早产，严重者可威胁母子生命安全。

3．因腹壁抬高，阑尾炎症刺激不到壁腹膜，导致压痛及肌紧张多不典型，易与子宫及附件疾病相混淆。

【治疗】

1．妊娠早期　以阑尾切除术为主。

2．妊娠中、后期　急性阑尾炎，腹腔炎症难以控制时，更应早期行手术治疗，手术切口略高于麦氏切口。操作要轻柔，以减少对子宫的刺激，避免发生流产或早产，尽量不放置腹腔引流。

3．临产期　急性阑尾炎，如并发阑尾穿孔或全身感染严重，可考虑行剖宫产术，同时切除阑尾。在围术期，应使用黄体酮。

第三节　慢性阑尾炎

慢性阑尾炎多数由急性阑尾炎转变而来，少数可开始即呈慢性过程。其临床表现为阑尾管壁纤维组织增生，管腔狭窄或闭塞，与周围组织、器官发生粘连，导致阑尾扭曲或管腔内残留粪石。上述病理变化可影响管壁蠕动和管腔排空，压迫阑尾壁神经而引发疼痛症状，并可引起急性感染，即慢性阑尾炎急性发作。

【临床表现与诊断要点】

患者具有急性阑尾炎反复发作病史，也可表现为不规则隐痛或不适感。右下腹局限性轻压痛是诊断慢性阑尾炎的主要体征。确定阑尾部位压痛应具有以下特点。

1．慢性阑尾炎发作时，其压痛点与急性阑尾炎部位相同。

2. 急性阑尾炎缓解后，右下腹痛及压痛反复发作，且部位较固定。

3. X 线钡剂检查，阑尾不充盈、不显影，钡剂排空迟缓，阑尾显影中断、扭曲或粘连，阑尾处有压痛。

【治疗】

明确诊断后应行手术治疗，切除阑尾并送病理学检查，证实诊断。

自测题

一、选择题

1. 急性阑尾炎腹痛发生的特点是
   A. 左下腹痛转移到右下腹
   B. 左上腹痛后出现右下腹痛
   C. 腹痛一开始即出现在右下腹部
   D. 先为上腹痛，后出现右下腹痛
   E. 没有明确的特点
2. 急性化脓性阑尾炎，主要的病理改变是
   A. 炎症局限于阑尾黏膜下层
   B. 炎症局限于阑尾黏膜层
   C. 炎症局限于阑尾浆膜层
   D. 腹腔内有脓性液体
   D. 阑尾明显肿胀，浆膜高度充血，周围炎性渗出物积聚
3. 急性阑尾炎穿孔致局限性腹膜炎的手术治疗，以下不妥的是
   A. 注意保护切口，防止切口感染
   B. 妥善处理阑尾残端
   C. 用大量生理盐水冲洗腹腔
   D. 腹腔放置引流
   E. 缝合切口前用生理盐水洗手
4. 急性阑尾炎直肠指检时发现右前方有触痛时，其临床意义是
   A. 提示为急性化脓性阑尾炎
   B. 提示为急性坏疽性阑尾炎
   C. 提示为盲肠后位阑尾
   D. 提示为急性单纯性阑尾炎
   E. 提示阑尾位置指向盆腔
5. 坏疽性阑尾炎患者出现高热、寒战、黄疸时要警惕
   A. 门静脉炎
   B. 膈下脓肿
   C. 急性梗阻性化脓性胆管炎
   D. 急性溶血反应
   E. 阑尾周围脓肿
6. 急性阑尾炎早期出现上腹部及脐周疼痛是由于
   A. 胃肠道反射
   B. 腹膜炎症刺激
   C. 内脏功能紊乱
   D. 内脏神经反射
   E. 合并急性胃肠炎
7. 慢性阑尾炎主要的体征是
   A. 右下腹局限性压痛
   B. 右下腹压痛、反跳痛
   C. 右下腹压痛、反跳痛及肌紧张
   D. 右下腹无痛性肿块
   E. 右下腹压痛性肿块
8. 阑尾炎手术中寻找阑尾最可靠的方法是
   A. 探查炎症最重处
   B. 探查脓液最多处
   C. 将手术切口扩大
   D. 沿结肠带寻找
   E. 用示指深部探查
9. 急性阑尾炎穿孔最易形成弥漫性腹膜炎的是
   A. 老年人
   B. 儿童
   C. 孕妇
   D. 慢性阑尾炎急性发作时
   E. 全身抵抗力低下者
10. 诊断急性阑尾炎，下列最重要的是
    A. 闭孔肌试验阳性
    B. 转移性右下腹痛
    C. 腰大肌试验阳性
    D. 发热及白细胞计数升高
    E. 直肠指检右前方触痛

二、问答题

1．简述急性阑尾炎的临床表现。

2．简述可用于急性阑尾炎辅助诊断的其他体征。

（甘瑞华）

第三十二章

直肠肛管疾病

第三十二章数字资源

学习目标

通过本章内容的学习，学生应能够：

识记：

1. 说出痔疮、肛裂、肛周脓肿、肛瘘、直肠息肉和直肠癌的临床表现。
2. 列举痔疮、肛裂、肛周脓肿、肛瘘、直肠息肉、直肠脱垂和直肠癌的诊断要点与治疗原则。

理解：

1. 解释痔疮、肛裂、肛周脓肿、肛瘘和直肠癌的发病机制。
2. 解释痔疮、肛裂、肛周脓肿、肛瘘、直肠息肉和直肠癌的临床特点。

运用：

1. 通过直肠指检和肛门镜检对痔疮、肛裂、肛周脓肿、肛瘘和直肠癌进行初步诊断。
2. 利用结肠镜对直肠癌、直肠息肉和直肠脱垂进行镜下诊断与治疗。
3. 体会直肠肛管疾病患者痛苦，培养爱护患者的良好医风。

第一节　解剖生理概要

直肠上接乙状结肠，下连肛管，长 12 ～ 15 cm。直肠黏膜在近肛管处形成 8 ～ 10 条纵行隆起，即肛柱；相邻两个肛柱基底之间有半月形的皱襞，称为肛瓣；肛瓣与肛柱之间的黏膜形成向上开口的袋状小窝，称为肛窦。特殊的解剖结构决定了肛窦易发生感染，形成肛窦炎。而肛窦底部有肛腺开口，肛腺呈树枝状分支，伸向肛周皮下及肌层，一旦发生感染，即易形成肛门直肠周围脓肿或肛瘘。由于肛柱和肛瓣的存在，使直肠与肛管交界处形成一条锯齿状的线，称为齿状线（图 32-1）。齿状线在临床上有重要意义，约 85% 的直肠肛管疾病都发生在齿状线附近。齿状线上、下组织在表面覆盖组织结构、神经支配、动脉供应、静脉回流和淋巴回流等方面有明显不同（表 32-1）。

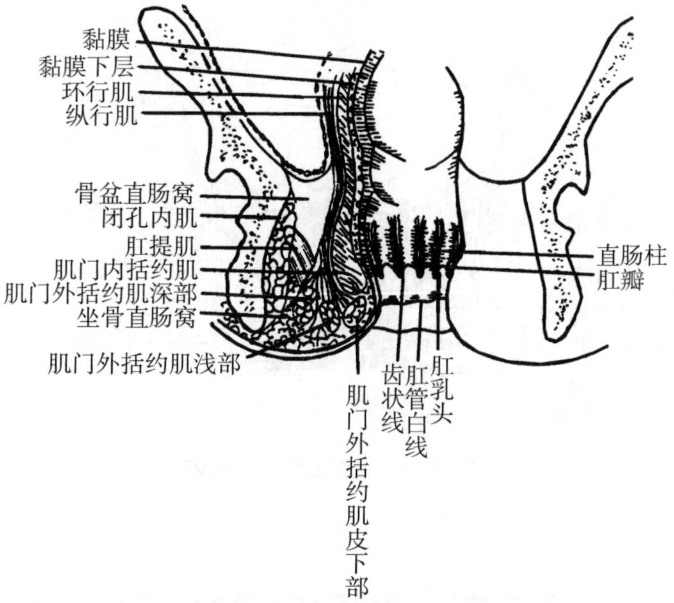

图 32-1　直肠肛管纵切面观

表 32-1　齿状线上、下解剖及临床特点

	齿状线以上（直肠）	齿状线以下（肛管）
组织结构	黏膜	皮肤
神经支配	自主神经支配，无疼痛感	阴部内神经支配，痛觉敏感
动脉供应	直肠上、下动脉	肛动脉
静脉回流	痔内静脉丛→门静脉	痔外静脉丛→下腔静脉
淋巴回流	腹主动脉周围淋巴结或髂内淋巴结	腹股沟淋巴结或髂外淋巴结

肛管为消化道的末端，上连齿状线，下接肛缘，长 1.5 ~ 2 cm。肛管周围有内、外括约肌环绕，内括约肌为直肠环肌的延伸，受内脏神经支配，为不随意肌。外括约肌可分为皮下部、浅部和深部，受脊神经支配，为随意肌。外括约肌深部、肛提肌、内括约肌和直肠纵肌下部组成肛管直肠环，此环有控制收缩肛门的功能，一次性切断后可造成肛门失禁（图 32-2）。肛管可分为解剖学肛管和外科学肛管。肛门部疾病主要发生在齿状线上下 1.5 ~ 2 cm 范围内，长 3 ~ 4 cm，故称外科学肛管。

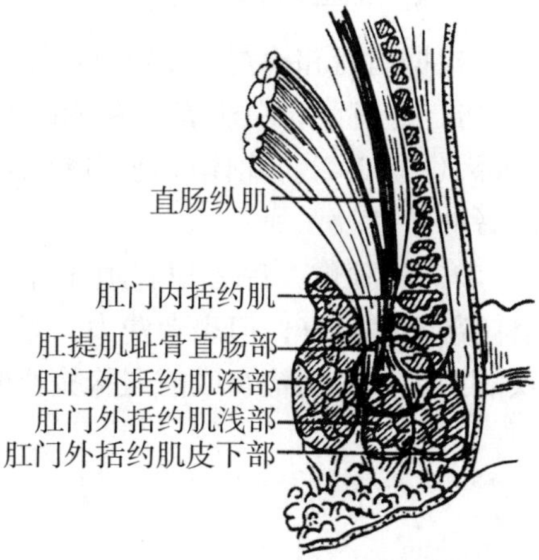

图 32-2　肛管直肠环

直肠肛管周围共有骨盆直肠间隙（左、右各一）、坐骨肛管间隙（左、右各一）和直肠后间隙共五个，间隙内充满脂肪及疏松结缔组织，容易感染发生脓肿（图 32-3）。

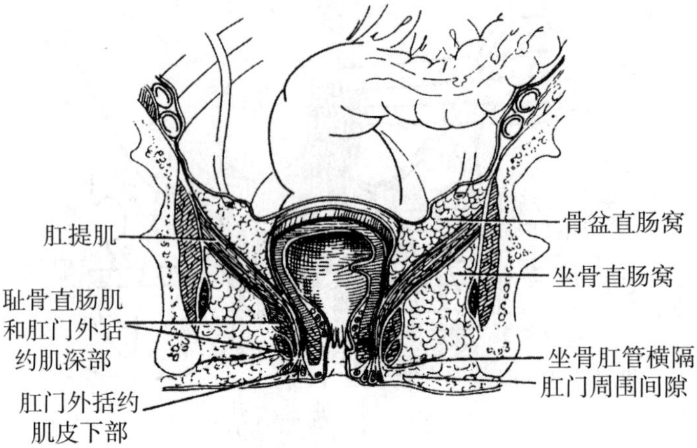

图 32-3 直肠肛管周围间隙

第二节 直肠肛管检查方法

案例 32-1

患者，男性，40 岁，有便血史 3 年，起初为排便后有少量鲜血滴出，无痛，排便后出血自行停止，近来偶有块状物自肛门脱出，排便后可自行回缩。

问题与思考：

1. 引起便血的常见原因有哪些?
2. 肛周出现肿物脱出常见于哪些疾病?

一、检查体位

根据病情和检查需要可选择下列体位。

1. 左侧卧位 患者向左侧卧于检查床上，臀部靠床边，左下肢略屈曲，右下肢屈膝贴近腹部（图 32-4）。此体位是直肠肛管疾病检查和手术等最常用的体位，尤其适用于体弱、病重患者的检查。

2. 胸膝位 患者屈膝跪于床上，肘部及前胸贴床，臀部抬高（图 32-5）。此体位检查时肛门部显露较好，但患者费力，难以坚持，因此主要适用于年轻体健的直肠肛管疾病、前列腺疾病患者短时间检查或前列腺按摩时使用。

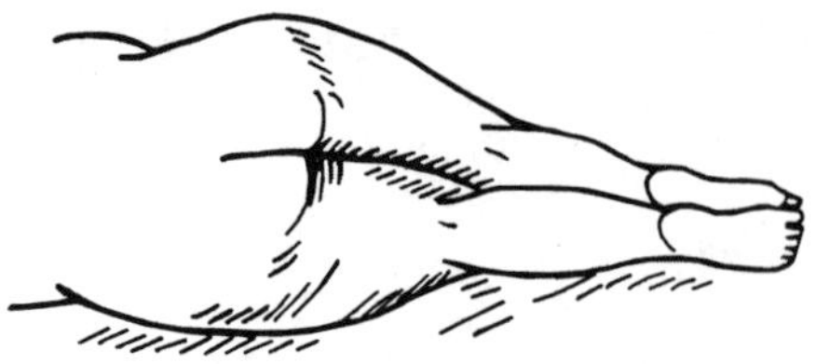

图 32-4 左侧卧位

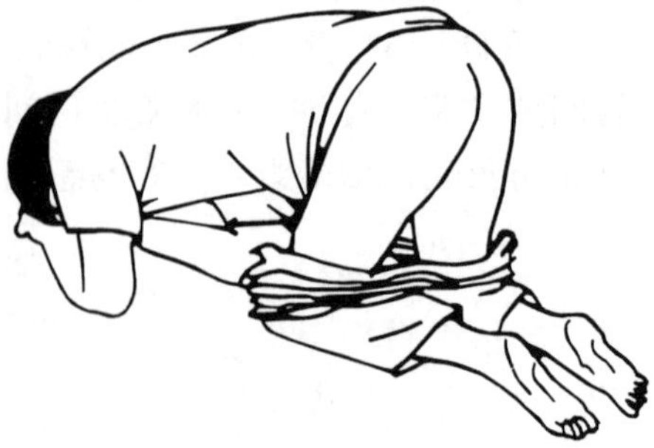

图 32-5 胸膝位

3．截石位　患者仰卧，双下肢屈髋屈膝外展抬高（图 32-6）。此体位是直肠肛管疾病的病变描述和记录最常用的体位。

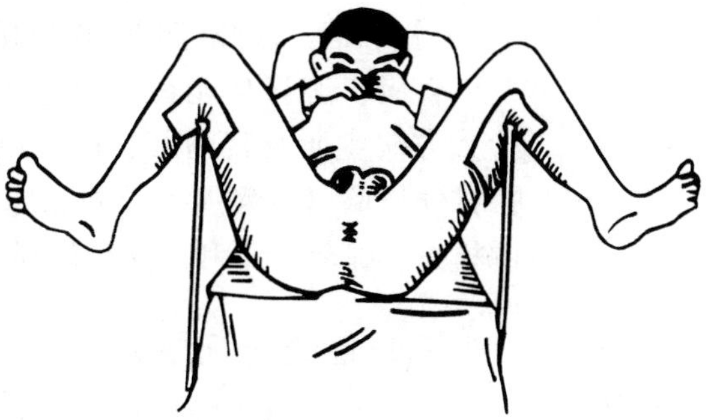

图 32-6　截石位

4．蹲位　适用于检查直肠脱垂、三期内痔和下段息肉。蹲位时直肠肛管承受的压力最大，可使直肠下降 1 ～ 2 cm，可见到内痔或脱肛最严重的情况。

二、检查方法

（一）肛门视诊

先用两手将臀部分开，观察肛门部有无脓血、粪便、黏液、瘘管外口和外痔等。如有内痔、肛裂，可有血迹；肛周脓肿常有脓液和波动的肿块；肛瘘可见瘘管外口或肛周沾有粪便或脓性分泌物；血栓性外痔可见暗紫色的圆形肿块；疣状物或溃疡常提示性病或特殊感染；肛门失禁时可见肛周有粪便；直肠脱垂时可有黏液。嘱患者增加腹压，有时可见到内痔、息肉或脱垂的直肠。

（二）直肠指检

直肠指检是直肠肛管疾病的重要检查方法。实践证明，80% 左右的直肠癌可在直肠指检时被发现，而直肠癌的误诊原因绝大部分是由于忽视直肠指检而造成的，故应特别注意。检查方法：先将手指戴上涂有润滑油的指套，轻轻按压肛门片刻，使患者适应后将手指缓缓伸入直肠内检查。注意肛门松紧度（正常时仅容一指）、肛管直肠狭窄的程度和范围。通过指检可查到直肠癌、内痔、息肉等。指检时，在直肠前壁男性可扪到前列腺，女性可扪到子宫颈，注意避免误诊为肿瘤。指检完毕退出手指后，应注意观察手套上有无脓液、血液、黏液等。

（三）内镜检查

1．肛门镜检查　肛门镜是检查和治疗肛门疾病的重要工具。检查前应先进行视诊和指检，如发现有肛裂、直肠严重狭窄和脓肿等，则应在麻醉下进行。检查时将肛门镜体涂以润滑剂，轻轻插入肛管。注意观察有无内痔、息肉、溃疡、肿瘤等。

2．乙状结肠镜检查　对直肠和乙状结肠下段病变的早期诊断有重要意义。在原因不明的便血、黏液便、脓血便、慢性腹泻、排便习惯改变、粪便变细等情况下，均应做乙状结肠镜检查，以明确诊断。

3．纤维结肠镜检查　临床应用较广。对直肠疾病（如息肉、肿瘤等）患者，应常规检查全部结肠。纤维结肠镜不仅能观察到直肠、结肠病变，而且能进行息肉的电凝摘除、止血、肠扭转复位等治疗。

（四）影像学检查

X 线检查、钡剂灌肠是结肠疾病常用的检查方法，尤其是气钡双重造影检查，有利于结、直肠微小病变的显示。CT 对结肠癌分期、有无淋巴结转移以及肠外侵犯的判断较 MRI 优越。

MRI 可清晰地显示肛门括约肌及盆腔脏器的结构，在肛瘘的诊断及分型、直肠癌术前分期以及术后复发的鉴别诊断方面很有价值，较 CT 优越。直肠腔内超声可以清楚地显示肛门括约肌及直肠壁的各个层次。

（五）结、直肠与肛管功能检查

直肠、肛管功能在排便过程中占有重要地位，功能检查方法主要有直肠肛管压力测定、直肠感觉试验、模拟排便试验（球囊逼出试验和球囊保留试验）、盆底肌电图检查、排粪造影和结肠传输试验。

三、检查与记录方法

检查与记录方法一般采用体位加时钟定位法。通常嘱患者取截石位记录，将肛门比作时钟，如检查时病变在肛门正后方中点，则记录为截石位 6 点（图 32-7）。

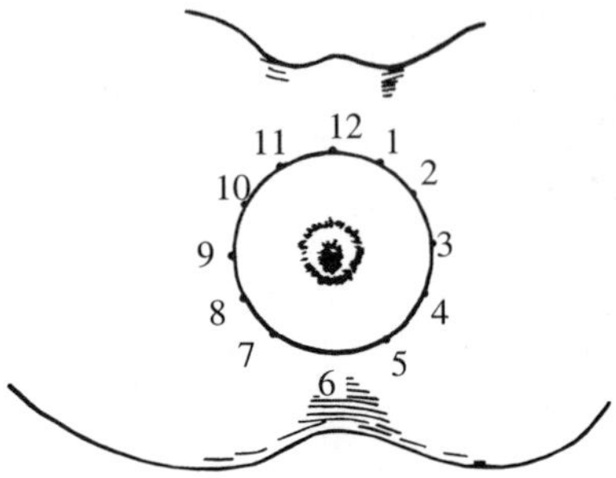

图 32-7　肛门检查时钟定位法（截石位）

第三节　先天性肛管直肠畸形

先天性肛管直肠畸形占消化道畸形的首位，发病率为 1∶5000 ～ 1∶1500，是由于胚胎时后肠发育障碍所致，50% 以上伴有直肠与泌尿生殖系之间的瘘管形成。

【分类】

按形态可分为单纯狭窄或闭锁及合并瘘管畸形两类（图 32-8）。

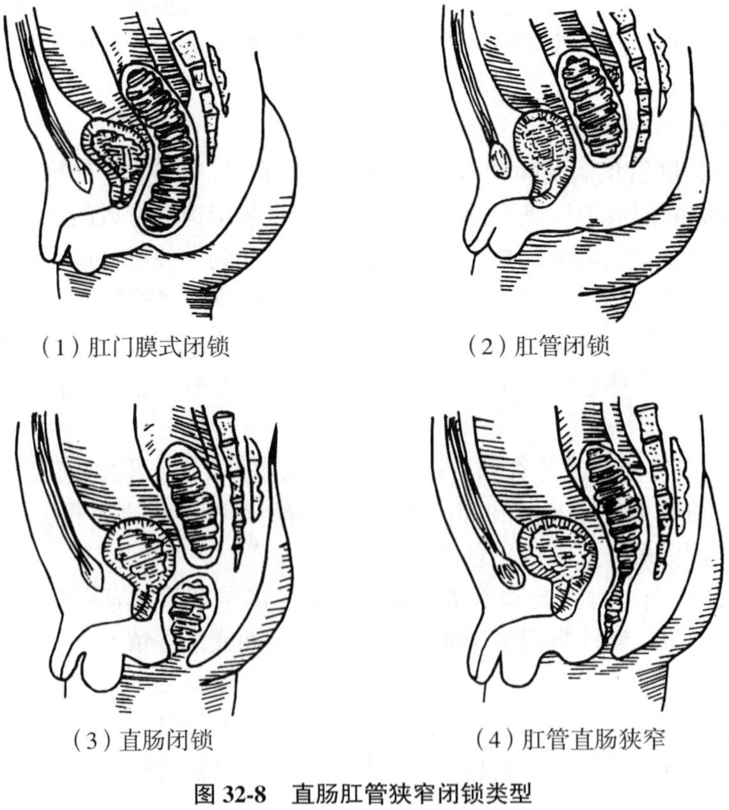

（1）肛门膜式闭锁　（2）肛管闭锁　（3）直肠闭锁　（4）肛管直肠狭窄

图 32-8　直肠肛管狭窄闭锁类型

（一）单纯狭窄或闭锁

1．肛门膜式闭锁　即肛门有一层薄膜闭锁。

2．肛管闭锁　最常见，直肠末端与肛门皮肤有一定距离，常合并不同类型的瘘管。

3．直肠闭锁　肛门、肛管完整，但直肠下端有一段闭锁。

4．肛管直肠狭窄　即肛管与直肠形成很细的管道相通但不能正常排便。

（二）合并瘘管畸形

在以上畸形的基础上，有泌尿生殖系与直肠肛管间的瘘管畸形。

1．直肠会阴瘘　即内口在直肠，外口在会阴。

2．直肠尿道瘘　即内口在直肠而外口与尿道相通，粪便可以经尿道排出。

3．直肠阴道瘘　瘘管外口在阴道，粪便经阴道排出。

4．直肠前庭瘘或直肠舟状窝瘘　即瘘管外口位于女性的阴道前庭或舟状窝位置。以上分类方法是单纯从解剖学形态上制订的。

【诊断】

新生儿无胎粪排出，检查无肛门或仅有一凹陷，诊断即可明确。如阴道流出粪便，表明有阴道瘘。经尿道口排气和胎粪是直肠泌尿系瘘的症状。畸形的类型主要依据影像学检查确定。臀高头低倒立位 X 线检查对确定直肠肛管狭窄或闭锁的部位有意义。对合并瘘管者，行瘘管造影可以明确诊断。超声检查、CT 和磁共振成像检查均对诊断有意义。

【治疗】

治疗的目的是重建具有正常功能的肛门，可根据畸形的不同类型和合并瘘管的情况选择手术方法。肛门膜式闭锁可行“十”字切开肛膜；对肛管、直肠闭锁者行直肠肛管成形术；对肛管直肠狭窄者可采用金属探条扩张狭窄部，直到能插入小指为止；合并瘘管时，应在手术的同时切除瘘管。

第四节　肛　裂

肛裂是齿状线以下肛管皮肤层裂伤后形成的小溃疡。方向与肛管纵轴平行，呈梭形或椭圆形，常引起肛周剧烈疼痛。本病多见于年轻人和中年人，女性多于男性。绝大多数肛裂位于肛管的后正中线，也可在前正中线，侧方出现肛裂者极少。若侧方出现肛裂，则应想到肠道炎症性疾病（如结核、溃疡性结肠炎及克罗恩病等）或肿瘤等其他疾病的可能。

【病因与病理】

主要原因是肛门内括约肌下缘增生肥厚纤维化，致使肛门狭小。当干硬的粪块强行通过肛管时可致裂伤，继发感染，逐渐形成溃疡。又因肛管与直肠成角相延续，排便时肛管后方承受的压力最大，故后正中线处易受损伤。

肛裂的病理改变包括慢性溃疡裂口，裂口上端的肛窦炎，肛乳头肥大，浅皮瘘以及裂口下端皮肤因炎症、水肿及淋巴回流受阻而形成外痔样突出于肛门外的皮垂，称为前哨痔（图 32-9）。

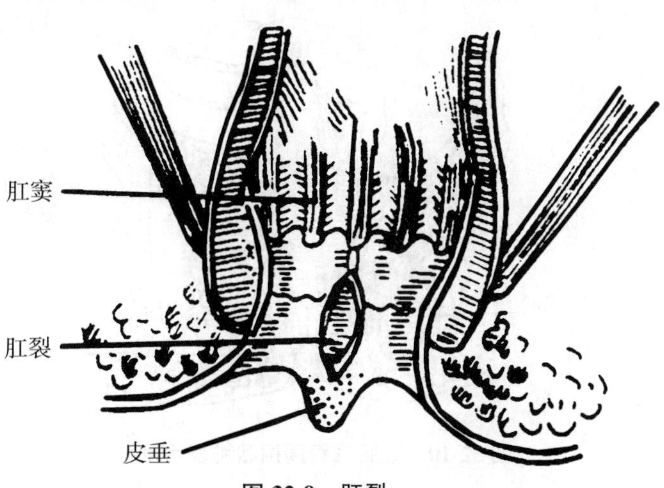

图 32-9　肛裂

【临床表现】

1．疼痛　疼痛是主要症状，并有独特的周期性规律。排便时，肛门内神经末梢受到刺激，可出现肛门剧烈疼痛；排便后疼痛可暂时缓解或消失，数分钟后由于括约肌发生痉挛性收缩又产生剧痛，此时的疼痛可持续很长时间，直至括约肌痉挛收缩逐渐缓解而舒张，疼痛才消失。疼痛可使患者惧怕排便而致便秘，从而形成恶性循环。

2．出血　为另一常见症状，排便纸上有血迹或排便时有少量出血。

3．肛门检查　用手轻轻分开臀部，可见到前哨痔及后正中线的典型溃疡。避免直肠指检和肛门镜检查，以免引起疼痛。

【治疗】

以手术治疗为主，部分初发患者可先试用非手术治疗。

（一）非手术治疗

1．保持排便通畅　防止便秘，可口服液状石蜡 20 ~ 30 ml，每日 1 ~ 2 次；或麻仁滋脾丸、通便丸、果导片等。

2．排便后坐浴　用 1∶5000 高锰酸钾温溶液坐浴可使肛门括约肌松弛，改善局部血液循环，减轻疼痛，清洁局部，以利愈合。

3．扩肛疗法　是非手术治疗的核心措施，需在骶管麻醉或局部麻醉下进行。轻缓地将患者肛门扩大至女性 3 指左右，男性 4 指左右。

（二）手术治疗

手术步骤包括肛门内括约肌切断术、扩肛、慢性溃疡面处理以及可能出现的肛窦炎、肛乳头肥大、浅皮瘘和前哨痔的处理。术后要保持排便通畅、便后肛门清洗与坐浴和换药。

肛门内括约肌切断术手术要点：在肛管一侧距肛缘 1 ~ 1.5 cm 做小切口达内括约肌下缘，分离全部增生、肥厚、纤维化的内括约肌下缘并剪断，然后扩肛至女性 3 指左右，男性 4 指左右，压迫止血后包扎。肛裂一般在数周后愈合。该方法治愈率高，但手术不当可致肛门失禁。

第五节　肛管直肠周围脓肿

肛管直肠周围脓肿是直肠肛管周围间隙因急性化脓性感染而形成的脓肿，是一种常见的直肠肛管疾病，脓肿溃破或切开后常形成肛瘘（即肛管 - 直肠瘘）。

【病因与病理】

绝大部分由肛窦炎蔓延扩散所致。感染沿肛窦底部腺管或淋巴管扩散到直肠肛管周围不同的间隙而形成脓肿。按其发生的部位分为肛门周围脓肿、坐骨直肠窝脓肿或骨盆直肠窝隙脓肿（图 32-10）。

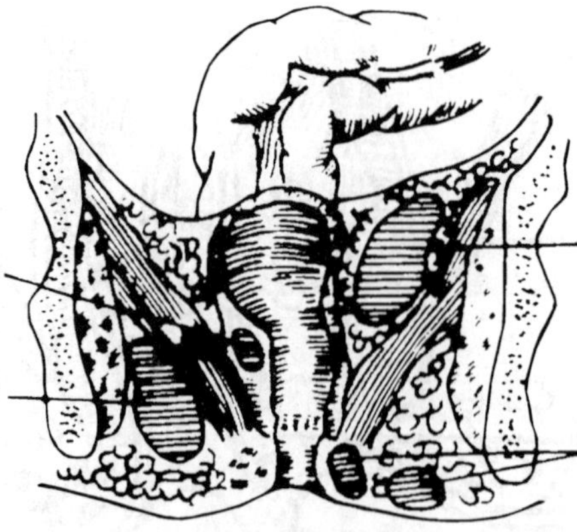

图 32-10　直肠肛管周围脓肿发生部位

肛管直肠周围脓肿也可继发于肛周皮肤感染、损伤、药物注射、炎性病变等。病原菌常为大肠埃希菌，其次为化脓性葡萄球菌、链球菌和变形杆菌。

【临床表现】

1．肛门皮下脓肿　最常见，位于肛门周围皮下，多由肛腺感染经外括约肌皮下部向外扩散而成，主要症状是肛周持续性疼痛，排便时明显。肛周皮肤红、肿、硬和压痛；脓肿形成则有波动感，常自行破溃。全身中毒症状较轻。

2．坐骨直肠窝脓肿　初起局部症状常很轻微，而以全身感染中毒症状为主要表现。初起表现为肛门处不适或轻微疼痛，继之疼痛加重。局部肿胀明显，质硬，直肠指检可扪及肛管内壁隆起，明显触痛，甚至有波动感。

3．骨盆直肠窝脓肿　此处位置较深，以全身感染症状为主要表现而局部症状较轻，仅有会阴部坠胀、便意不尽等症状。炎症波及前列腺、精囊时可出现精索睾丸痛、排尿困难等。直肠指检在骨盆深处触及肿块、压痛和波动感。

4．其他　有肛管括约肌间脓肿、直肠后间隙脓肿、高位直肠肌间脓肿、直肠壁内脓肿（黏膜下脓肿）。由于位置较深，局部症状大多不明显，主要表现为会阴、直肠部坠胀感，排便时疼痛加重；患者可伴有不同程度的全身感染症状。直肠指检可触及痛性肿块。肛管超声检查或 CT 及 MRI 检查对这些一般检查不能明确诊断的病例有重要的诊断和鉴别诊断意义。

【治疗】

1．非手术治疗　①抗生素治疗：选用对革兰氏阴性杆菌有效的抗生素；②温水坐浴；③局部理疗；④口服缓泻药或液状石蜡，以减轻排便时疼痛。

2．手术治疗　脓肿切开引流是治疗肛管直肠周围脓肿的主要方法，一旦诊断明确，即应切开引流。手术方式因脓肿的部位不同而异。肛门皮下脓肿行切开引流直达内口肛窦处，不留无效腔；坐骨直肠窝脓肿应先在肿胀明显处穿刺抽脓定位，然后在距肛缘 3 ～ 5 cm 处做弧形切口引流；骨盆直肠窝脓肿应先穿刺找出脓肿，在穿刺针引导下切开脓肿引流，需穿破肛提肌置管引流。坐骨直肠窝脓肿和骨盆直肠窝脓肿切开后要同时找寻感染入口，实施一期挂线治疗，力争一期治愈。

肛周脓肿切开引流后，绝大多数（70%左右）会形成肛瘘。

近年来，文献报道采用脓肿切开引流 + 一期挂线术，可避免肛瘘的形成。方法是：脓肿切开后找到内口，切开皮肤后挂线，致使脓肿完全敞开，引流更通畅，且避免二次的肛瘘手术治疗。以 MRI 确定脓肿部位及内口位置，一次性挂线引流治疗肛管直肠周围脓肿多能取得较好的临床效果。

第六节　肛　瘘

肛瘘是指肛管直肠周围的肉芽肿性管道，由内口、瘘管、外口三部分组成。内口常位于肛窦，多为一个；外口在肛周皮肤上，可为一个或多个，经久不愈或间歇性反复发作为其特点。任何年龄都可发病，多见于青壮年男性。复杂性肛瘘是肛肠外科难治性疾病之一。

【病因与病理】

大部分肛瘘是肛管直肠周围脓肿破溃或切开引流后，引流不畅，伤口不愈合而形成的感染性通道，内口多在齿状线附近，外口则位于肛周皮肤上。这种有内口、外口的感染性通道，由于原发内口继续感染化脓，病变的根源依然存在，炎症反复刺激管道，使瘘管壁纤维化、变硬、弯曲、狭窄，因而引流不畅，长期不愈合。少数为结核性。

【分类】

1．根据瘘管位置的高低分类　① 低位瘘：瘘管位于肛管直肠环以下；② 高位瘘：瘘管位于肛管直肠环以上。

2．根据瘘管数目分类　① 单纯性肛瘘：一个外口、一个内口和一个瘘管；② 复杂性肛瘘：一个内口、多个外口，管道有多个分支而形成多个管道。

知识链接

肛瘘的Parks分类

这是根据瘘管与括约肌的关系进行分类。①肛管括约肌间型：约占肛瘘的70%，多因肛管周围脓肿破溃或切开后形成。原发瘘管位于内外括约肌之间的括约肌间隙，内口在齿状线附近肛窦开口处，外口大多在肛缘附近，多为低位肛瘘。②经肛管括约肌型：约占25%，多因坐骨肛管间隙脓肿破溃或切开后形成，可为低位或高位肛瘘。瘘管穿过外括约肌、坐骨肛管间隙，开口于肛周皮肤上。③肛管括约肌上型：为高位肛瘘，较为少见，约占4%，瘘管在括约肌间隙向上延伸，越过耻骨直肠肌，向下经坐骨肛管间隙穿透肛周皮肤。④肛管括约肌外型：最少见，仅占0.5%，多为骨盆直肠间隙脓肿合并坐骨肛管间隙脓肿的结果。这类肛瘘也可因外伤、肠道恶性肿瘤、克罗恩病引起，治疗较为困难。

【诊断】

根据肛管直肠周围脓肿切开引流或破溃后，伤口久不愈合，并不断流出脓液，即可确诊为肛瘘。检查可见肛周皮肤上的肛瘘外口，常为一肉芽组织隆起，挤压时可有脓血样分泌物排出，有时愈合，有时破溃，反复发作。指检时可在肛管皮下摸到索状硬结。低位瘘外口多在距肛缘3 cm以下，高位瘘的外口多在距肛缘3 cm以上。可通过向外口注入造影剂摄片，将探针插入检查，注入亚甲蓝溶液以确定内口的位置。

【治疗】

肛瘘极少自愈，不治疗则可导致反复发作肛管直肠周围脓肿甚至癌变。治疗方法主要有两种。

1．堵塞法　用0.5%甲硝唑、生理盐水冲洗瘘管后，将生物蛋白胶自外口注入。该方法无创伤、无痛苦，对单纯性肛瘘者可采用，但治愈率较低。最近亦有用动物源的生物栓填充在瘘管内，疗效亦接近于生物蛋白胶封堵。

2．手术治疗　手术治疗方法的选择需根据肛瘘类型而定。手术治疗需遵循以下原则：①正确的内口处理是手术成功的关键，故应确定内口，完全切除瘘管，以防复发。②防止因括约肌损伤而引起肛门失禁。③愈合后肛门、肛管无畸形或狭窄。

（1）瘘管切开术：适用于低位肛瘘，是将瘘管全部切开并开放，靠肉芽组织生长使伤口愈合的方法。因瘘管在外括约肌深部以下，切开后只损伤外括约肌皮下部或浅部，不会引起术后肛门失禁。

（2）挂线疗法：适用于高位肛瘘。其原理是利用橡皮筋的弹性回缩、压迫作用，使组织缺血、坏死而逐渐切开瘘管。在切断过程中括约肌与周围组织逐渐经过炎症粘连，不会因为括约肌离断回缩造成肛门失禁，切开露出的创面可逐渐愈合。手术在局部麻醉下进行，用软探针从外口插入，经瘘管自内口穿出，在探针顶端用粗丝线缚住一根橡皮筋，自内口将探针从肛门拉出，使橡皮筋引入瘘管，并贯穿内、外口，将内、外口之间的皮肤略加切开，最后将橡皮筋拉紧后丝线结扎，防止松脱（图32-11）。

术后每日用1∶5000高锰酸钾温溶液坐浴和换药。每隔2～3天拉紧橡皮筋并结扎丝线一

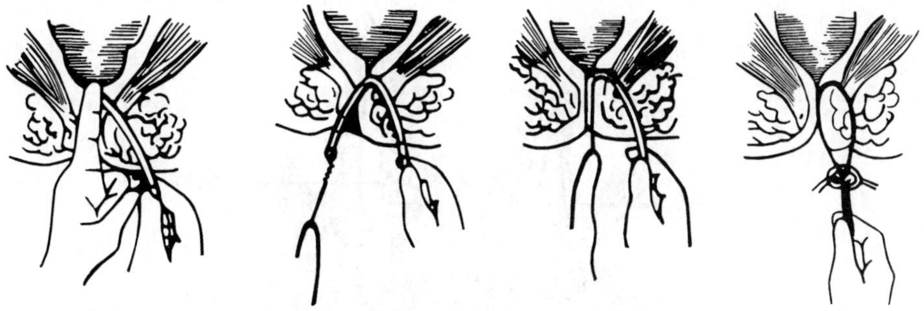

图 32-11　肛瘘挂线疗法

次。一般在 10 天左右瘘管完全勒开，橡皮筋脱落，创面暴露，并逐渐愈合。

(3) 肛瘘切除术：切开瘘管并将瘘管壁全部切除至健康组织，创面不予缝合。若创面较大，可部分缝合，部分敞开。

(4) 复杂性肛瘘的手术治疗要充分、慎重预评估手术后的肛门功能及复发的概率。若难以达到预期效果，则使用挂线引流，带瘘生活也是一种安全的选择。

第七节　痔

直肠下端黏膜下或肛管皮下静脉丛淤血、扩张、屈曲所形成的静脉团块称为痔。据调查，痔的发病率达 50% 以上，任何年龄均可发病。随年龄增长，其发病率逐渐增高。

【病因】

病因尚未完全阐明。相关的理论和学说不少，普遍认为痔的形成由多种因素所致。目前较有影响并主导临床共识的有肛门衬垫下移学说、肛门括约肌功能下降学说和静脉曲张学说等。

1．肛门衬垫下移学说　直肠下端黏膜下和肛管皮下有由静脉丛、平滑肌和结缔组织共同组成的海绵状组织，称为肛门衬垫。该衬垫对于维持肛管内压，控制排便起重要作用。衬垫淤血、扩张并下移，可形成痔。

2．肛门括约肌功能下降学说　该学说主要认为肛门衬垫淤血、扩张并下移形成痔与肛门括约肌功能下降有关，认为肛门括约肌功能下降，肛管内压降低，使肛门衬垫淤血、扩张。

3．静脉曲张学说　静脉壁薄弱多由于局部慢性感染，引起静脉周围炎，进而使静脉壁纤维化而失去弹性，易发生扩张而形成痔。

另外，长期饮酒和进食大量刺激性食物可使局部充血；肛周感染可引起静脉周围炎，使静脉失去弹性而扩张；营养不良可使局部组织萎缩无力。以上因素都可诱发痔的发生。

【分类】

可将痔分为内痔、外痔、混合痔三种（图 32-12）。

1．内痔　位于齿状线以上，由直肠上静脉丛扩大曲张所致，表面覆盖黏膜，好发于截石位 3 点、7 点、11 点。

2．外痔　位于齿状线以下，由直肠下静脉丛扩大曲张所致，表面为皮肤。

3．混合痔　由于直肠上、下静脉丛彼此吻合相通，齿状线上、下的静脉丛同时扩张而形成。

【临床表现】

1．内痔　最常见和较早出现的症状是便血。病情发展到一定阶段可出现痔核脱出症状。根据病变程度不同，临床上将内痔分为三期。

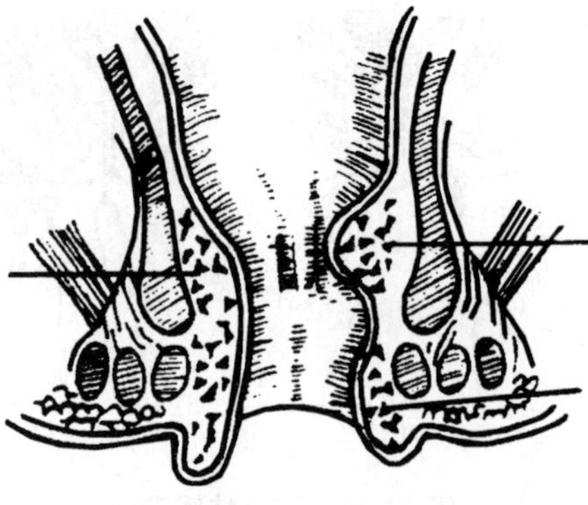

图 32-12 痔的分类

内痔的分度：Ⅰ度，排便时带血、滴血或手纸带血，排便后出血可自行停止，无痔脱出；Ⅱ度，排便时有痔脱出，排便后可自行还纳，可伴出血；Ⅲ度，排便或久站、咳嗽、劳累、负重时痔脱出肛门外，需用手辅助还纳，可伴出血；Ⅳ度，痔脱出不能还纳或还纳后又脱出，可伴出血。内痔严重时，可表现为喷射状出血。

如痔核脱出后未及时复位，可由于淤血、水肿及括约肌收缩而引起嵌顿，称为嵌顿性内痔。患者可有剧烈疼痛。如未得到及时复位等处理，可导致溃疡、坏死、血栓形成、感染等。

2．外痔 可仅有异物感。如由于便秘，排便时用力过猛，可引起痔静脉破裂，血块凝结于皮下形成血栓性外痔，可见到肛门表面暗紫色圆形肿块，边界清楚，触痛明显，排便及咳嗽时稍受牵动即可感剧烈疼痛。

3．混合痔 表现为内痔和外痔的症状可同时存在。内痔发展到Ⅲ度以上时多形成混合痔。混合痔逐渐加重，呈环状脱出肛门外，脱出的痔块在肛周呈梅花状或环状，称为环状痔。脱出痔块若被痉挛的括约肌嵌顿，不能有效还纳于肛门内，导致水肿、淤血甚至坏死，临床上称为嵌顿性痔或绞窄性痔。

【诊断】

诊断主要靠肛门直肠检查。首先做肛门视诊，内痔除Ⅰ度外，其他三度都可在肛门视诊时见到。对有脱垂者，最好在蹲位排便后立即观察，可清晰见到痔块的大小、数目、部位及痔核黏膜糜烂情况。直肠指检可了解直肠内有无其他病变，如直肠癌、直肠息肉、肥大肛乳头等。最后做肛门镜检查，不仅可见到痔核黏膜的情况，还可观察到直肠黏膜有无充血、水肿、溃疡、肿块等。血栓性外痔表现为肛周暗紫色卵圆形肿物，表面皮肤水肿、质硬，急性期触痛、压痛明显。

痔的诊断不难，但应与下列疾病相鉴别：直肠癌、直肠息肉、肥大肛乳头、直肠脱垂等。

【治疗】

治疗原则是：①无症状者暂无需治疗；②对于有症状者，重在减轻或消除症状，而非根治；③一般以非手术治疗为主。

（一）一般治疗

一般治疗是各期各类痔的基础治疗措施，是核心措施，是医师要特别告知患者认真配合的防止或减少治疗后复发和再发的根本措施。改善饮食，少吃辛辣，多吃富含纤维素的食物，以保持排便通畅。对便秘者给予润肠通便治疗。排便后进行温热水坐浴，保持肛门清洁、干燥。进行各种形式的强身健体运动，同时坚持做提肛运动。向肛管内注入消炎化痔药膏或栓剂，如痔疮膏、痔疮栓等。

（二）注射疗法

将药物注射于痔核内黏膜下，使之产生无菌性炎症反应，促使纤维组织增生，静脉闭塞，痔核萎缩。适用于单纯性内痔，常用的硬化剂有 5% 鱼肝油酸钠、5%～ 10% 酚甘油溶液、消痔灵等，忌用腐蚀性药物。近些年新研发的中成药芍倍注射液在痔疮注射治疗中亦取得了不错的疗效。

（三）胶圈套扎疗法

此方法可用于治疗Ⅰ度、Ⅱ度、Ⅲ度内痔。原理是将特制的胶圈套扎到内痔的根部，利用胶圈的弹性阻断痔的血运，使痔块慢性缺血、坏死、脱落而愈合。胶圈套扎器的种类很多，可分为牵拉套扎器和吸引套扎器两大类。

（四）多普勒超声引导下痔动脉结扎术

多普勒超声引导下痔动脉结扎术适用于Ⅱ～Ⅳ度内痔。采用一种特制的带有多普勒超声探头的直肠镜，于齿状线上方 2 ～ 3 cm 探测到痔上方的动脉，然后进行准确的缝合、结扎，通过阻断痔的血液供应以达到治疗和缓解症状的目的。

（五）手术治疗

1．痔单纯切除术　主要用于Ⅱ～Ⅳ度内痔和混合痔的治疗。患者可取侧卧位、截石位或俯卧位。在骶管麻醉或局部麻醉下，待括约肌松弛后适度扩肛，显露痔块，在痔块基底部两侧肛缘皮肤上做“V”形切口，分离曲张静脉团，直至显露肛管内括约肌。用止血钳于痔块基底根部钳夹，贯穿缝扎后，切除结扎线远端痔核。

2．吻合器痔上黏膜环切钉合术　也称吻合器痔上黏膜环切术。该术式在临床上的通用名称为 PPH（procedure for prolapse of hemorrhoid），主要适用于Ⅲ度、Ⅳ度内痔以及非手术治疗治疗失败的Ⅱ度内痔和环状痔，直肠黏膜脱垂也可采用此方法。主要方法是通过专门设计的管状圆形吻合器环行切除距离齿状线 2 cm 以上的直肠黏膜及黏膜下层 2 ～ 4 cm，使下移的肛垫上提固定。与传统手术方法相比，此方法具有疼痛轻微、手术时间短、患者恢复快等优点。

3．血栓外痔剥离术　用于治疗血栓性外痔。在局部麻醉下将痔表面的皮肤呈梭形切开，摘除血栓，向伤口内填入油纱布，不缝合创面。

第八节　直肠脱垂

直肠脱垂俗称脱肛。直肠壁部分或全层向下移位，称为直肠脱垂（rectal prolapse）。直肠壁部分下移，即直肠黏膜下移，称为黏膜脱垂或不完全脱垂；直肠壁全层下移，称为完全脱垂。若下移的直肠壁在肛管直肠腔内，则称内脱。

【病因与病理】

发病与机体解剖因素和腹内压增高因素有关。① 解剖因素，如小儿骶骨曲度过小，对直肠的支撑力不足；盆底组织薄弱，包括幼儿发育不良或老年人盆底软组织萎缩等。②长期腹内压增高因素，如习惯性便秘、前列腺肥大、慢性支气管炎、顽固性咳嗽、长期腹泻、肝硬化腹水等；③其他，内痔、直肠息肉经常脱出，向下牵拉直肠黏膜，诱发黏膜脱垂。

直肠黏膜脱垂的病理改变为直肠下段黏膜层与肌层之间结缔组织松弛，黏膜层下移；完全脱垂则是固定直肠的周围结缔组织松弛，以致直肠壁全层下移。脱出的直肠黏膜可发生炎症、糜烂、溃疡、出血，甚至嵌顿坏死。肛门括约肌因持续性地伸展、被动松弛，可发生肛门失禁，失禁后则脱垂程度更严重。幼儿直肠脱垂多与生长发育及营养状况有关，多可在 5 岁左右自愈。

【临床表现】

儿童发病多见于 3 岁以内，常伴有营养不良、便秘、腹泻等因素。

肛门可复性肿块，早期仅在排便时有肿块脱出肛门，排便后可自行回缩，病情逐渐加重则不能回缩，需用手托回。严重者在咳嗽、打喷嚏、下蹲及长时间行走时均可脱出。

肛门坠胀不适，其症状轻重与直肠脱垂的程度及病理改变有关，脱出过多、外露过久及与内裤经常摩擦易导致感染、充血、水肿、糜烂、出血等，并经常有黏液渗出污染内裤。

脱出肠管发生嵌顿、绞窄或感染时可出现明显疼痛。部分患者可出现下腹不适、尿频等症状。

肛门检查，患者取蹲位，做用力排便动作，可使直肠脱出而便于诊断。如为部分脱垂者，可见到长 4 ～ 5 cm 呈淡红色的皱纹或放射状的黏膜。完全性脱垂者，可见到长度在 5 cm 以上，表面呈同心环状的黏膜皱襞。直肠指检时可见肛门口扩大，肛门括约肌松弛无力。当肛管并未反折脱垂时，肛门与脱出肛管之间有环状深沟。排粪造影检查时可见到近端肠道套入远端直肠内。

【治疗】

婴幼儿直肠脱垂以非手术治疗为主；成人黏膜脱垂可采用硬化剂注射治疗及黏膜切除术。成人完全性直肠脱垂原则上以手术治疗为主，同时尽量消除直肠脱垂的诱发因素。

1．一般治疗　婴幼儿直肠脱垂有自愈的可能。非手术治疗主要包括调节饮食，纠正便秘或腹泻，养成定时排便的习惯；局部坐浴能清洁肛周及脱垂黏膜，又能改善血液循环；便后立即将脱出直肠复位，取俯卧或侧卧位，复位后用胶布固定双臀等。成人也应积极治疗便秘、咳嗽等引起腹压增高的疾病，以避免加重脱垂程度和手术治疗后复发。

2．注射治疗　将硬化剂注射到脱垂部位的黏膜下层内，使黏膜与肌层产生无菌性炎症，粘连固定。主要适用于直肠黏膜内脱垂。常用硬化剂为5%苯酚植物油、5%盐酸奎宁尿素溶液及一些中药制剂。注射治疗后近期疗效尚好，远期容易复发。

3．手术治疗　成人完全性直肠脱垂的手术方法很多，各有优缺点，均有一定的复发率。手术途径有四种：经腹部、经会阴、经腹会阴和经骶部。前两种途径应用较多。

第九节　直肠息肉

直肠息肉是指直肠黏膜表面的隆起性病变，可发生于任何年龄和性别，可单发，也可多发，临床上在未确定其病理性质前，将其统称为息肉。

【病理与分类】

息肉是大体标本所见，病理性质多种多样，较常见的有以下几类：

1．炎性息肉　是肠道炎性病变增生、增厚形成的息肉状隆起，多继发于溃疡性结肠炎等疾病，病理特点为多发、较小、无蒂。

2．腺瘤性息肉　是直肠最常见的息肉状病变，包括管状腺瘤、绒毛状和管状绒毛状腺瘤，属癌前病变。病理特点是息肉直径多数在 1 cm 左右，单发、有蒂。

3．儿童型息肉　主要发生在 5 ～ 10 岁儿童。病理特点是多呈短蒂的球形肿物，表面光滑，呈鲜红或暗红色，直径一般小于 1 cm。可能由于炎症所致，并非肿瘤，可自行脱落。

息肉常发生在直肠，亦可累及结肠等消化道部位。如直肠、结肠出现多发性息肉，则称息肉病或家族遗传性息肉病。

【临床表现】

1．便血　是直肠息肉最常见的症状，多为间断性便血，呈鲜红色。息肉位置低者血常染于粪便表面；位置较高者呈暗红色或为与粪便相混的紫红色血块。

2．息肉脱出　息肉位置低者常在排便时脱出肛门外，呈鲜红色樱桃状，排便后多自行回缩。

3．肠道刺激症状　息肉继发感染或溃疡时，可出现腹部不适、里急后重、黏液脓血便等。直肠指检可扪及直肠腔内有柔软的球形肿物，活动、表面光滑、易出血。直肠乙状结肠镜或纤维结肠镜可进一步明确诊断及了解息肉的分布情况。

【治疗】

息肉一经确诊，即应予以摘除。对低位带蒂的息肉，可经肛门息肉结扎切除或经内镜电凝法去除。对基底较宽的息肉，应切除周围的一部分黏膜。对位置较高的息肉难以经内镜切除时，可经腹进行手术切除。

第十节　直肠癌

案例 32-2

患者，女性，55 岁，自诉排便习惯改变半年，排便次数增多，有时带脓性黏液，偶尔混有血液，有排便不尽感。患者既往身体健康，无其他病史或者遗传病史，发病以来未行相关治疗及特殊检查，遂来就诊。

问题与思考：

1．初步考虑的诊断是什么？首先需要做什么检查？如何确诊？

2．引起黏液血便常见的疾病有哪些？

直肠癌以腹膜反折为界分为上段直肠癌和下段直肠癌，也可分为低位直肠癌（距肛缘 5 cm 以内）、中位直肠癌（距肛缘 5 ～ 10 cm）和高位直肠癌（距肛缘 10 cm 以上），以肿瘤下缘确定位置。目前依据流行病学调查统计：①直肠癌比结肠癌发生率高，约占 60%；②低位直肠癌所占比例高，占直肠癌的 60%～ 70%，绝大多数癌肿可在直肠指检时触及。发病年龄多见于 40 岁以上，男性多于女性，年轻人（< 30 岁）直肠癌占 10%～ 15%。直肠癌根治切除术后 5 年生存率在 60% 左右，预后较好。上段直肠癌患者细胞生物学行为及根治术后 5 年总体生存率与结肠癌相近。

【病因】

发病原因尚不明确，可能与下列因素有关：饮食因素，如高蛋白质、高脂肪及低纤维素饮食；慢性炎症刺激，如溃疡性结肠炎；癌前病变，如绒毛状腺瘤易癌变；遗传因素，直肠癌有家族易发倾向。

【病理】

➢考点：直肠癌的病理类型。

1．大体分型　①溃疡型：多见，占 50% 以上，肿瘤向肠壁深部组织浸润，易出血、感染，分化程度较低，转移较早；②肿块型：肿瘤向肠腔突出，肿块增大时表面可产生溃疡，向周围浸润少，预后好；③狭窄型：亦称浸润型，肿瘤沿肠壁浸润，使肠腔狭窄，分化程度较低，转移早，预后差。

2．组织学分型　以腺癌多见，占 75%～ 80%。其次为黏液腺癌、未分化癌等。

3．扩散与转移　①直接浸润：癌肿向四周浸润，可侵入邻近脏器，如前列腺、膀胱、阴道等处。癌肿在肠壁内的扩散多环绕肠腔蔓延，速度较慢，浸润肠管一周需 12 ～ 24 个月。沿肠管长轴扩展者发生较晚。②淋巴转移：是主要的转移方式。上段直肠癌（以腹膜反折为界）向上沿直肠后上动脉、肠系膜下动脉、腹主动脉旁淋巴结转移；下段直肠癌以向上和侧方转移为主；齿状线周围的癌肿可向上、侧方和下方转移。③血行转移：一般通过门静脉转移至肝，也可由髂静脉转移至肺、骨、脑等处。④种植扩散：上段直肠癌偶有腹腔种植转移发生。

【临床病理分期】

根据 Dukes 分期将直肠癌分为四期，详见表 32-2。

表 32-2 直肠癌 Dukes 分期

分期	各期特点	
A 期	肿瘤仅局限于肠壁内 又分为三个亚期	A0 期，肿瘤局限于黏膜内 A1 期，穿透黏膜至黏膜下层 A2 期，累及黏膜肌层但未穿透浆膜
B 期	肿瘤穿透肠壁，侵及浆膜，但尚无淋巴结转移	
C 期	肿瘤穿透肠壁，且有淋巴结转移	C1 期：淋巴结转移限于结肠壁和结肠旁淋巴结 C2 期：有肠系膜淋巴结及系膜根部淋巴结转移
D 期	有远处淋巴结转移或腹腔转移，或广泛侵及邻近脏器而无法切除	

【临床表现】

（一）症状

直肠癌早期常无明显症状，随着病情的进展，癌肿不断增大、破溃、继发感染，可产生一系列症状。

1．直肠刺激症状　由于癌肿本身体积增大和分泌物的刺激，可出现便意频繁、里急后重、排便不尽、腹泻、便秘或腹泻与便秘交替等肠道刺激症状。

2．癌肿溃破感染症状　随着肿瘤体积增大，由于炎症、血运障碍、机械刺激等原因，肿瘤表面的黏膜发生糜烂、溃疡，出现便血，常为早期症状。继发感染时可出现脓血便或黏液血便。

3．肠腔狭窄梗阻症状　癌肿增大可致肠腔狭窄，出现梗阻征象，如排便前腹痛、排便困难、粪便变细、便秘及腹胀。

4．癌肿侵犯周围组织或转移至远处器官可引起相应症状。侵犯前列腺、膀胱时，可出现尿频、尿痛、血尿；侵犯阴道时，可出现阴道异常分泌物；侵犯骶前神经时，可出现骶尾部剧烈持续性疼痛。

局部症状出现的频率依次为便血 80%～90%、便意频繁 60%～70%、粪便变细 40%、黏液便 35%、肛门痛 20%、里急后重 20%、便秘 10%。

（二）体征

1．直肠指检触及肿物　是诊断直肠癌最重要的方法。60%～70%的直肠癌为低位直肠癌，均能在指检时触及。临床上造成误诊的原因是忽视了直肠指检。通过直肠指检可了解肿块的部位、大小、浸润程度及有无狭窄等。

2．腹股沟淋巴结肿大　由于齿状线上、下淋巴引流的不同特点，直肠癌罕见转移到腹股沟淋巴结。腹股沟淋巴结肿大多见于累及齿状线以下的直肠癌，提示肿瘤可能含有鳞癌成分。

3．并发症或晚期体征　肠梗阻可表现为腹部膨隆、肠鸣音亢进；肝转移可表现为肝大、黄疸、移动性浊音；晚期可表现为营养不良或恶病质。

【辅助检查】

1．粪便隐血试验　由于其经济性可作为结、直肠癌的初筛手段，对阳性者再做进一步检查。

2．肿瘤标志物　癌胚抗原（CEA）缺乏对早期结、直肠癌的诊断价值，仅 45%的结、直肠癌患者初诊时升高。大量研究表明，结、直肠癌患者血清 CEA 水平与肿瘤分期呈正相关，

Ⅰ期、Ⅱ期、Ⅲ期、Ⅳ期患者血清CEA阳性率分别约为25%、45%、75%和85%，因此CEA主要用于评估肿瘤负荷和监测术后复发。CA19-9的临床意义与CEA相似。

3．内镜检查　直肠指检后应做直肠镜或乙状结肠镜检查，可在直视下协助诊断，并取活检，以确定诊断。内镜检查根据检查范围不同分为肛门镜、乙状结肠镜和结肠镜。门诊常规检查时可用肛门镜检查，操作方便，不需进行肠道准备，乙状结肠镜在中国使用较少。

结肠镜通过活检取得病理学诊断，是制订治疗方案的依据。对于已诊断的直肠癌患者，在手术治疗前也必须行结肠镜检查，因为结、直肠癌有5%～10%为多发癌。对术前梗阻无法行结肠镜者，术后6个月内应检查梗阻近端，以排除多源癌。

4．影像学检查　钡剂灌肠检查可排除结、直肠多发癌和息肉病，CT检查可了解盆腔内扩散情况。其他检查还有：①直肠腔内超声；②盆腔增强MRI，不仅能评估肿瘤浸润肠壁的深度、淋巴结是否转移，而且更重要的是能准确分辨直肠系膜是否受累；③胸腔、腹腔、盆腔增强CT，主要用于评估多发于肝、肺的远处转移；④全身PET-CT，主要被推荐用于2种情况，已有淋巴结转移的结直肠癌者和术后检查怀疑复发转移者。

【治疗】

手术切除是直肠癌的主要治疗方法，配合术前与术后的放疗、化疗，可在一定程度上提高疗效。

（一）手术治疗

通过精细的手术操作锐性切除肿瘤，是效果最确切的局部治疗。手术方式根据肿瘤位置、分期、细胞分级、体型以及排便控制能力等因素综合选择。大量临床病理学研究显示，直肠癌向远端肠壁浸润的范围较结肠癌小，只有2%的直肠癌向远端浸润超过2 cm。这是选择手术方式的重要依据。凡能切除的直肠癌，如无手术禁忌证，都应尽早施行根治手术；不能行根治切除时，亦应行姑息性切除。

1．局部切除术　适用于瘤体小、局限于黏膜或黏膜下层、分化程度高的早期直肠癌，可经肛门或骶后入路局部切除肿瘤。

2．经腹会阴直肠切除术、永久性腹壁人工肛门术（Miles手术）　适用于癌肿距肛门不足7 cm的下段直肠癌（腹膜反折以下的直肠癌）。

3．经腹直肠癌切除、直肠乙状结肠吻合术（Dixon手术）　是应用较多的一种保肛手术。近年来，根据吻合器可完成直肠、肛管任何位置的吻合，以及直肠癌向远侧肠壁浸润很少超过2 cm（不足3%）的特点，距肛门5 cm或7 cm以上的直肠癌均可行Dixon手术。

4．经腹直肠癌切除、近端造口、远端封闭手术（Hartmann手术）　Hartmann早在1879年即提出直肠癌术式，切除肿瘤后于近端结肠造口，将远端残腔封闭。由于避免了肛门部操作，手术时间缩短，适用于一般情况很差，不能耐受Miles手术或急性梗阻不宜行Dixon手术的患者。

5．其他术式　全直肠系膜切除术是目前根治直肠癌的全新术式。直肠并非没有真正的系膜，在其后方及侧方由脏层盆筋膜包绕直肠的血管、淋巴结和结缔组织，即为直肠系膜。完整切除直肠系膜，可以达到根治肿瘤的目的，同时维持盆筋膜壁层的完整性，避免盆神经损伤，保证术后性功能和排尿功能不受损害。全身情况差，不能耐受Miles手术或急性梗阻不宜行Dixon手术时，可行经腹直肠癌切除、近端造口、远端封闭手术（Hartmann手术）。拉下式直肠癌切除手术由于保肛功能欠佳和吻合器的使用，现已很少采用。晚期直肠癌患者发生排便困难或梗阻时，可行乙状结肠双腔造口术。

（二）放射与化疗

术前放疗可提高切除率和减少局部复发，术后放疗适用于有淋巴结转移者。化疗同结肠癌。

（三）其他治疗

对直肠癌形成梗阻且不能手术者，可采用电凝、激光或冷冻等局部疗法，或放置金属支架或肠梗阻导管，以减轻梗阻。对手术无法切除的多发肝转移者，可采用超声或CT引导的介入消融，以尽量减少病灶。对晚期患者应注意采用支持疗法，以改善生活质量为原则。

自测题

一、选择题

1．肛裂最突出的表现是

A．排便时粪便表面带血

B．里急后重

C．排便时和排便后肛门剧烈疼痛

D．脓血便、疼痛、肛门痉挛

E．经常便秘

2．患者有脓血便及肛门下坠感近1个月，应先做

A．乙状结肠镜检查

B．粪便培养＋药物敏感试验

C．X线钡剂灌肠检查

D．纤维结肠镜检查

E．直肠指检

3．结肠癌的癌前病变多见的是

A．家族性结肠息肉病

B．克罗恩病

C．回盲部结核

D．炎症性息肉

E．慢性结肠炎

4．直肠息肉中，最易癌变的息肉是

A．增生息肉

B．儿童息肉

C．息肉病

D．炎症性息肉

E．绒毛状腺瘤

5．排鲜血便，肿物脱出肛门，患者最可能的诊断是

A．肛裂

B．内痔

C．外痔

D．直肠癌

E．肛瘘

6．直肠指检，扪及质软可推动的圆形肿块，指套染有新鲜血迹者，应考虑为

A．内痔

B．肛瘘

C．外痔

D．直肠息肉

E．直肠癌

7．下列疾病不宜做肛门指检的是

A．内痔

B．肛瘘

C．肛裂

D．外痔

E．直肠息肉

二、名词解释

1．肛裂　2．肛瘘　3．痔

三、问答题

1．齿状线在肛肠外科中的意义有哪些？

2．直肠指检的注意事项有哪些？

（周毕军）

第三十三章

肝 疾 病

第三十三章数字资源

思政之光

学习目标

通过本章内容的学习，学生应能够：

识记：

1. 说出肝的分叶、分段和生理功能。
2. 列举原发性肝癌的病因、病理类型、诊断、鉴别诊断及治疗。

理解：

1. 列举肝脓肿的病因、临床表现、鉴别诊断和治疗。
2. 列举肝棘球蚴病的病因、病理、诊断和治疗。

运用：

1. 与患者及家属进行有效沟通，使其理解该类疾病的性质和诊治方法，特别是肝癌的治疗原则和不同情况下应当采取的治疗措施。
2. 为晚期肝病患者提供人文关怀。

第一节　解剖生理概要

肝是人体最大的实质性消化器官，主要位于右季肋部和上腹部，肝左外叶越过中线而达左上腹，在剑突下 3 cm 处可触及肝左叶下缘。

肝呈不规则的楔形，分上、下两面，前、后、左、右四缘。肝上面膨隆，与膈相接触，故又称膈面（图 33-1）。上有左、右三角韧带，冠状韧带，镰状韧带和肝圆韧带，将肝固定于膈肌及前腹壁。在右冠状韧带前、后叶之间，肝表面无腹膜覆盖，为肝裸区。肝下面凹凸不平，邻接一些腹腔脏器，又称脏面（图 33-2）。脏面有肝胃韧带和肝十二指肠韧带，后者包含门静脉、肝动脉、淋巴管、淋巴结和神经，又称肝蒂。门静脉、肝动脉和肝总管在肝脏面横沟各自分出左、右干进入肝实质内，称为第一肝门；肝静脉是肝血液的流出管道，三条主要的肝静脉在肝后上方的静脉窝进入下腔静脉，称为第二肝门；肝还有小部分血液经数支肝短静脉流入肝后方的下腔静脉，又称第三肝门。

在肝实质内，门静脉、肝动脉和肝胆管的管道分布大体上相一致，且共同被包裹在 Glisson 纤维鞘内。根据肝内血管、胆管的分布规律，将肝分为左、右半肝。左、右半肝又分成左外叶、左内叶、右前叶、右后叶和尾状叶；左外叶和右后叶又分成上、下两段。临床上常用以肝静脉及门静脉在肝内分布为基础的 Couinaud 分段法，将肝分为 8 段（图 33-3）。临床上可根据叶、段的区分对肝病进行较为精确的定位诊断及相应肝叶或肝段切除，因此了解肝的分

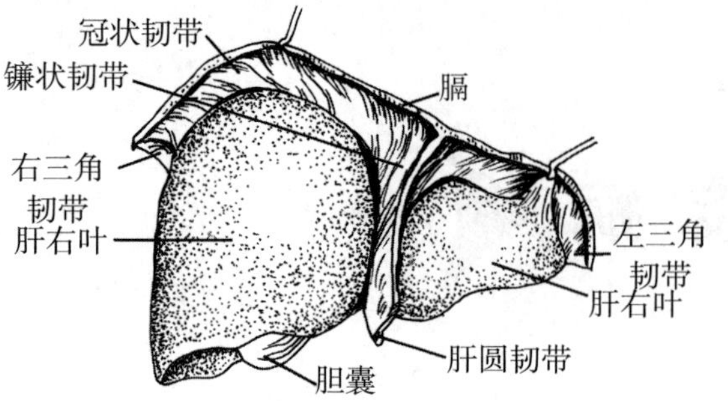

图 33-1 肝膈面

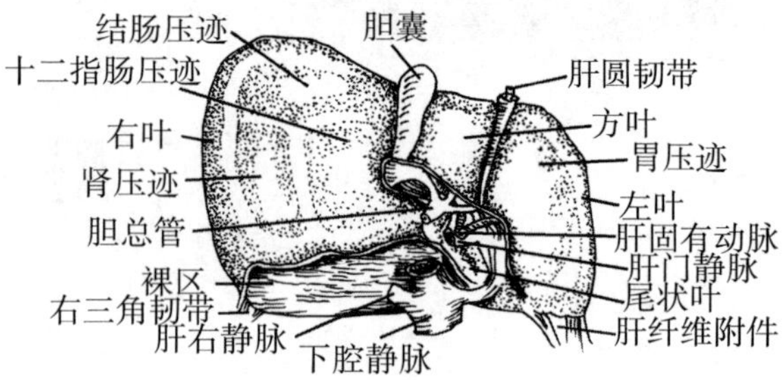

图 33-2 肝脏面

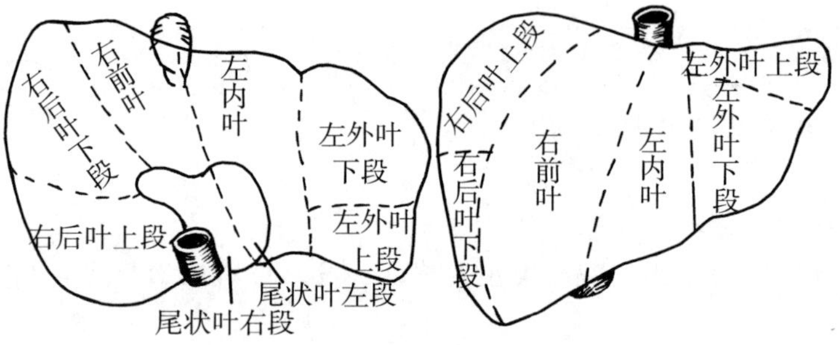

图 33-3 肝的分叶与分段

叶和分段具有重要的临床意义。

肝血管分布 门静脉系与肝动脉系组成肝的供血系统。肝的血液供应 25%～30%来自肝动脉，70%～75% 来自门静脉。但由于肝动脉压力大，其血液的含氧量高，所以可供给肝所需氧量的 40%～60%。门静脉汇集来自肠道的血液，供给肝营养。

肝静脉是肝血液的输出系统。门静脉血、肝动脉血在肝窦混合并与肝组织进行物质交换后，经中央静脉汇集成肝右、肝中与肝左静脉，流入下腔静脉。另外，还有小部分血液经数支肝短静脉流入肝后下腔静脉。

肝功能 目前较明确的生理功能包括：①分泌胆汁，肝每天可分泌胆汁 600～1000 ml，帮助脂肪消化及促进脂溶性维生素 A、D、E、K 的吸收；②代谢功能，肝在糖、蛋白质及脂肪代谢中具有重要作用。肝是合并蛋白质的重要部位，在蛋白质代谢中主要起合成、脱氨和转氨作用。另外，还参与糖类、脂肪、激素及多种维生素的代谢。③凝血功能，合成或产生许多凝血物质，如纤维蛋白原、凝血酶原由肝合成，凝血因子Ⅴ、Ⅶ、Ⅷ、Ⅸ、Ⅹ、Ⅺ、Ⅻ均由肝产生。④解毒功能，在代谢过程中产生的毒性物质或外来的毒性物质，在肝内主要通过单核吞噬细胞系统进行吞噬和通过分解、氧化和结合等方式来解毒。⑤吞噬和免疫功能，主要通过单核吞噬细胞系统发挥作用。⑥造血及调节循环血量的功能，肝在胎儿时期是造血的主要器官，成年后肝内的叶酸、铜、铁、维生素 B_{12}、叶酸等物质可以间接参与造血，肝本身巨大的储血量以及巨大的血流量可以发挥调节血液循环的作用，在急性失血时，肝能输出一定血液以维持有效循环血量而肝功能不受影响。

第二节 肝脓肿

案例 33-1

患者，男性，57 岁，因发热伴右上腹痛 1 周就诊。

1 周来，患者持续高热，体温最高 39℃，伴右上腹疼痛。体格检查示右上腹压痛阳性，肝区叩痛阳性。

既往史：糖尿病 15 年，未规律用药，血糖控制欠佳。胆囊结石 1 年，2 个月前因胆总管结石行内镜下括约肌切开取石术（EST）治疗。

B 超检查：肝右叶厚壁囊性肿物，直径约 10 cm。胆囊结石。

诊断：肝脓肿，糖尿病，胆囊结石。

问题与思考：

1．此患者肝脓肿的感染途径是什么，有哪些易感因素？

2．治疗方案是什么？

常见的肝脓肿有细菌性肝脓肿和阿米巴性肝脓肿两种，患者均有发热、肝区疼痛与肝大的临床表现，但在病因、临床表现及治疗方面，二者有各自的特点。

一、细菌性肝脓肿

【病因与病理】

全身细菌感染特别是腹腔内感染时，细菌侵入肝后，如患者抵抗力弱，可发生肝脓肿，细菌可经下列途径进入肝。

（一）胆源性感染

胆源性感染是最常见的病因。胆道感染，细菌沿胆管上行，可形成多个小的脓肿。

（二）血源性感染

体内任何部位的化脓性病变（如中耳炎、全身脓毒症等），细菌可经肝动脉进入肝；腹腔内的感染（如坏疽性阑尾炎、菌痢等），细菌可经门静脉入肝。

（三）外伤性

开放性肝损伤时，细菌可经肝损伤处直接侵入肝。

（四）邻近组织、器官感染

肝毗邻组织、器官感染病灶的细菌可循淋巴系统侵入。

【临床表现】

一般起病急。患者主要表现为高热、肝区疼痛和肝大。

（一）症状

1．寒战、高热　是最常见的症状，往往反复发作。热型多为弛张热，体温达 39 ~ 40℃。

2．肝区疼痛　肝大可引起肝被膜急性膨胀，导致肝区持续性胀痛或钝痛。炎症刺激膈肌或向胸膜、肺扩散，可出现胸痛或右肩放射痛、刺激性咳嗽和呼吸困难。

3．乏力、食欲缺乏、恶心和呕吐　是全身中毒反应及消耗的结果，患者短期内即可出现重病容。少数患者还可出现腹泻、腹胀以及顽固性呃逆等症状。

（二）体征

肝区压痛和肝大最为常见。右下胸部和肝区有叩击痛。有时可出现右侧反应性胸膜炎或胸腔积液。如脓肿移行于肝表面，则其相应体表部位可有皮肤红肿，且有凹陷性水肿；若脓肿位于右肝下部，常可见到右季肋部或右上腹饱满，甚至可见局限性隆起，能触及肿大的肝或波动性肿块，有明显触痛及腹肌紧张等。左肝脓肿时，上述体征则局限在剑突下。严重时或并发胆道梗阻者，可出现黄疸，偶有穿破血管致胆道出血。

【辅助检查】

1．实验室检查　白细胞计数增高，明显左移，患者有时有贫血。

2．B 超检查　为首选的检查方法，可确定病变的部位、大小，其阳性诊断率可达 96%以上。

3．X 线检查　可发现右侧膈肌抬高，运动受限。

4．CT、MRI 检查　对诊断和鉴别诊断有重要价值。

【诊断与鉴别诊断】

根据病史、临床表现及辅助检查结果，即可诊断。B 超引导下穿刺抽出脓液可证实本病。主要鉴别疾病有：

1．阿米巴性肝脓肿　起病较缓，常继发于阿米巴痢疾后，粪便或乙状结肠镜检查可发现阿米巴滋养体或包囊，多为单发，常见于右半肝，在 B 超引导下穿刺为棕褐色无臭脓液。抗阿米巴药物治疗后，病情可好转。

2．原发性肝癌　当肝癌合并组织坏死、液化时，可出现类似本病的表现。但肝癌病程较长，高热少见。肝进行性肿大，血清甲胎蛋白测定常呈阳性。B 超、CT 检查有助于鉴别。

【治疗】

应早期诊断，积极治疗。

（一）全身支持治疗

给予充分营养支持，纠正水、电解质紊乱，必要时少量输注新鲜血，以增强机体抵抗力。

（二）抗生素治疗

早期应大剂量使用广谱抗生素。尽早做血液或脓液的细菌培养，以选择敏感抗生素。在获得细菌培养结果之前，应结合感染原发病灶分析，选择对大肠埃希菌、金黄色葡萄球菌及肠道厌氧菌有效的抗生素，如青霉素、氨苄西林加氨基糖苷类抗生素或头孢菌素类、甲硝唑等药物。

（三）引流治疗

1．经皮肝穿刺置管引流　适用于单房性较大脓肿，在超声引导下穿刺，置管引流术后第 2 天或数日起，可用生理盐水（或加抗菌药物）冲洗，该方法简便、安全、有效。

2．切开引流　适用于较大的脓肿，估计有脓肿穿破可能；或已穿破胸腔或腹腔；胆源性肝脓肿或慢性肝脓肿。多采用经腹腔切开引流。注意有多房脓肿时要把脓肿间隔钝性开通，术中注意用纱布妥善保护腹腔和周围脏器，脓腔内放置多孔引流管。

二、阿米巴性肝脓肿

【病因与病理】

本病常继发于肠道阿米巴感染。阿米巴原虫经结肠溃疡进入肠系膜静脉，后经门静脉系统入肝。绝大多数为单发，脓腔较大，大多数位于肝右叶。若合并感染，则与细菌性肝脓肿表现大致相同。

【临床表现】

发病较缓慢，病程长，发热温度较低。患者有阿米巴痢疾病史。部分患者在新鲜粪便中可检出阿米巴滋养体。经乙状结肠镜刮取结肠溃疡面黏液或组织涂片检查可发现阿米巴滋养体。穿刺脓液呈果酱色，无臭味，并可检出阿米巴滋养体；有细菌混合感染时，脓液可呈黄白色或草黄色。血清阿米巴抗体检测阳性率达 90%以上。

【治疗】

应早期诊断，积极治疗。

（一）非手术治疗

非手术治疗为首选的治疗方法，可应用抗阿米巴药物治疗，如使用甲硝唑、氯喹和盐酸依米丁等。绝大多数患者经非手术治疗效果良好。对慢性病患者需加强全身支持治疗。

（二）脓肿引流术

经抗阿米巴药物治疗、反复穿刺抽脓后脓腔不见缩小、高热不退者，均应考虑脓肿引流术。主要有：

1．B 超引导下穿刺置管闭式引流术　适用于脓肿较大、病情较重、有穿破可能或继发细菌感染者。用套管针穿刺置管，接无菌水封瓶行闭式引流。

2．切开引流术　适用于经穿刺置管引流治疗无效，或脓肿位于不能穿刺的部位而又有穿破危险者。切开排脓后采用持续负压闭式引流。

第三节　肝棘球蚴病

肝棘球蚴病又称肝包虫病，主要发生在我国西北、西南牧区。

【病因与病理】

本病由棘球绦虫经消化道感染所致，绝大多数为细粒棘球绦虫（犬绦虫）。犬绦虫的终末宿主主要是犬，寄居于犬小肠内，中间宿主是羊、牛，还有人。人食入被绦虫卵污染的食物后，棘球蚴穿过肠黏膜，进入门静脉，其中 75%留在肝内，其他至肺、肾、脑等处，棘球蚴在体内经 3 周便发育为棘球蚴囊。

棘球蚴囊肿由内囊和外囊构成。内囊即包虫囊壁本身，分为内、外两层。内层为角质层和生发层，角质层容易与纤维包膜分离；生发层为包虫虫体，可长出无数小的子代或孙代个体，为子囊、孙囊。外层为纤维包膜，由人体组织反应所致，不属于包虫囊壁，厚度为 3 ～ 5 mm，可发生钙化。

囊肿生长缓慢。若囊肿破入体腔，可引起过敏反应，导致过敏性休克甚至死亡。

【临床表现】

患者具有多年病史，年龄多在 20 ～ 40 岁。多数患者无症状。囊肿直径达到 5 cm 以上时，常出现临床症状，主要表现为上腹胀痛、食欲减退、恶心、呕吐等；邻近脏器受压时，可产生相应症状：胃肠道受压可出现腹胀、呕吐等，横膈受压可影响呼吸，胆道受压可引起黄疸，门静脉受压可出现腹水。患者常有荨麻疹、皮肤红斑等过敏史。

体检时，70%的患者右上腹可扪及肿块或肝大，肿块呈半球形，表面光滑，无压痛，随呼吸上下移动。

主要并发症是囊肿破裂，其次为继发细菌感染。囊肿破入胆道可出现腹部绞痛、黄疸与荨麻疹三联征。破入腹腔时，表现为腹部包块骤然缩小、胸闷、恶心、剧烈腹痛，以及皮肤瘙痒、荨麻疹等过敏反应甚至过敏性休克。溢入腹腔内数月后可逐渐发育成多发性包虫囊肿。

【诊断】

询问病史时应了解患者有无畜牧区犬、羊接触史。腹部发现肿物应及时做 B 超检查，以明确诊断。对可疑包虫囊肿者，严禁穿刺，以免囊内容物外漏。对怀疑此病患者，应做包虫皮内试验（Casoni 试验）或补体结合试验及间接血凝法试验。此外，尚需了解有无肺包虫囊肿的存在。包虫囊肿继发细菌感染时，临床表现酷似细菌性肝脓肿，X 线检查可见肝阴影增大、右侧膈肌升高，偶见钙化影。CT、MRI 可明确诊断及定位。

【治疗】

治疗包括药物治疗、穿刺与刮吸治疗、手术治疗。

（一）手术治疗

手术治疗为首选的治疗方法，手术方式有全囊肿摘除、内囊摘除加外囊缝合，或外引流或大网膜填塞，或外囊空肠吻合术、肝切除、肝移植术等。

（二）药物治疗

对不能行外科手术治疗或经多次手术后仍然复发不能根治者，可用阿苯达唑或甲苯咪唑治疗。也可在手术前应用，以防止播散和复发。

第四节 肝肿瘤

案例 33-2

患者，男性，58 岁，右上腹隐痛伴消瘦 3 个月。

患者 3 个月前开始感右上腹隐痛，口服止痛药物后好转，但病情仍反复发作，无发热、腹泻、便秘等症状，食欲缺乏，体重减轻 4 kg。既往史：患乙型病毒性肝炎 20 余年，否认其他病史。腹部 B 超：肝右后叶一 6 cm×7 cm 的低回声区，回声不均，边界欠清晰，内有少量血流。

问题与思考：

1．初步诊断是什么？

2．如何完善检查以明确诊断？

3．需要与哪些疾病相鉴别？

4．该病的治疗要点是什么？

肝肿瘤分为良性和恶性两种。良性肿瘤少见。恶性肿瘤常见的是肝癌，包括原发性和继发性（转移性）两种。

一、原发性肝癌

原发性肝癌是我国常见的恶性肿瘤，发展快，易转移和复发，死亡率高。发病年龄多见于 40 ～ 60 岁，我国 40 ～ 49 岁人群发病率最高，男性多于女性。

【病因与病理】

病因尚未明确。目前已证明本病与肝炎病毒、黄曲霉毒素、亚硝胺等因素有密切关系。

➢ 考点：原发性肝癌的病理。

大体病理类型分为肿块型、结节型与弥漫型。结节型最常见。按肿瘤大小，传统上将其分为小肝癌（直径＜ 5 cm）和大肝癌（直径＞ 5 cm）。目前新的分类为：微小肝癌（直径＜ 2 cm），小肝癌（＞ 2 cm，≤ 5 cm），大肝癌（＞ 5 cm，≤ 10 cm）和巨大肝癌（＞ 10 cm）。

组织学上可将其分为三类：肝细胞型、胆管细胞型与两种成分兼有的混合型肝癌。在我国，肝细胞癌占绝大多数。

原发性肝癌主要通过血行转移，极易侵犯门静脉形成癌栓向肝内扩散，甚至阻塞门静脉主干引起门静脉高压的临床表现；也可通过肝静脉进入下腔静脉形成癌栓或向全身播散，转移至肺、脑、骨等。淋巴转移为通过肝门淋巴结向腹腔淋巴结转移。此外，可通过横膈及附近脏器直接蔓延和腹腔种植性转移。

【临床表现】

原发性肝癌早期无典型症状，分为亚临床期和临床期。亚临床期即存在肿瘤但无症状体征，检查可发现肿瘤影像，甲胎蛋白（AFP）升高；临床期主要表现为：

（一）症状

1．肝区疼痛　半数以上患者以此为首发症状，多为持续性钝痛、刺痛或胀痛。位于肝右叶顶部的癌肿累及横膈，则疼痛可牵涉至右肩背部。当肝癌结节发生坏死、破裂，引起腹腔内出血时，则表现为突发右上腹剧痛和压痛，出现腹膜刺激征等急腹症表现。

2．全身和消化道症状　主要表现为乏力、消瘦、食欲减退、腹胀等。部分患者可伴有恶心、呕吐、发热、腹泻等症状。晚期则出现贫血、黄疸、腹水、下肢水肿、皮下出血及恶病质等。

3．肝大　是肝癌最主要的体征，呈进行性，较大者可见上腹局部隆起。肝质地坚硬，呈结节状隆起，边缘不规则，肿块可随呼吸上下移动，多无压痛。

（二）体征

肝增大，质地坚硬，边缘不规则，表面凹凸不平，呈大小不等的结节或肿块。

（三）并发症

肝癌的并发症主要包括肝癌结节破裂出血、上消化道出血以及终末期肝衰竭等。

➢考点：肝癌最常见的症状和体征。

【辅助检查】

1．肝癌血清标志物检测　血清甲胎蛋白（AFP）测定是诊断原发性肝癌最常用和最有价值的指标。AFP ≥ 400 μg/L，并能排除妊娠、活动性肝病、生殖系胎胚源性肿瘤等，应首先考虑肝癌的诊断。若 AFP 持续 2 个月超过正常值，则应做动态观察，并积极进行多种影像学检查加以综合分析判断。

3．影像学检查　B 超是无损伤的筛选性检查，为首选的检查方法。CT 检查具有较高分辨率，目前多使用螺旋 CT，可检出直径为 1 cm 左右的肝癌，诊断符合率达 90%以上。MRI 检查肝癌与 CT 相仿，但对血管瘤的鉴别优于 CT。选择性肝动脉造影可显示直径为 1 cm 左右的占位病变，诊断符合率达 90%以上，对未能确诊或拟行血管放射介入治疗患者可采用。

【诊断与鉴别诊断】

对出现典型症状者，诊断并不困难，但往往已非早期。凡是中年以上，特别是有肝病史的患者，如有不明原因的肝区疼痛、消瘦、乏力、肝大等症状，则应及时做详细检查。根据 AFP 与超声检查结果多可做出诊断。本病主要应与肝硬化、继发性肝癌、肝良性肿瘤和肝脓肿等相鉴别。

【治疗】

早期诊断、早期治疗是提高疗效的关键。手术切除仍是目前首选的、最有效的治疗方法。

（一）手术治疗

除病灶明显不能切除，或已有远处转移或出现黄疸、腹水等晚期症状外，均应积极开腹探查，手术方式视病变具体情况而定。

1．部分肝切除　目前肝癌切除主张局部切除，切除范围包括肿瘤及其周围 1 cm 以上的肝组织，或者进行肿瘤所在的肝段或肝叶切除。根治性切除需要达到：肿瘤彻底切除、剩余肝无残癌、门静脉无癌栓、术后 2 个月 AFP 在正常值以下且不增高、影像学检查未见肿瘤残存及再发。肿瘤切除后保留的肝组织至少是：正常肝为 30%，硬化肝为 50%。对于瘤体过大者，可先行肝动脉栓塞化疗，待肿瘤明显缩小后再行手术切除，可提高切除率，减少出血，使手术更易完成。合并肝硬化者，即使较小的手术也可诱发肝衰竭，手术死亡率高，故不宜做大范围肝切除。

2．肝移植　由于同时切除肿瘤和硬化的肝，因此可获得较好的长期治疗效果。鉴于供肝源匮乏和治疗费用昂贵，原则上选择肝功能C级的小肝癌病例行肝移植。

3．肝癌合并破裂出血　自行止血的可能性不大，多需手术止血。对于瘤体不大、局限的肝癌，应争取切除，这是最有效的止血手段。若肿瘤无法切除或病情不允许，可行肝动脉结扎或栓塞、局部纱布填塞。术后5天拔除纱条。对一般情况差，不能耐受手术者，可行介入治疗，闭塞肝固有动脉。

（二）肿瘤消融

可在超声引导下经皮穿刺行微波、射频、冷冻、无水乙醇注射等消融治疗，适应证是不宜手术或不需要手术的肝癌，也可在术中应用或术后用于治疗转移、复发瘤。

（三）介入治疗

介入治疗是除手术切除外另一个有效的治疗方法。对于不能切除的肝癌、切除后复发肝癌患者，可在X线下经导管肝动脉栓塞治疗。

（四）其他治疗

其他治疗包括免疫治疗、基因治疗、放疗、化疗以及中医中药治疗等。

二、继发性肝癌

继发性肝癌又称转移性肝癌。肝是最常见的血行转移器官。

【病因与病理】

许多脏器的癌肿均可转移到肝，尤以腹腔内脏器（如胃癌、结肠癌、胆囊癌、胰腺癌、子宫癌和卵巢癌等）的癌肿较为多见。此外，乳腺、肺、肾、鼻咽等部位的癌肿也可转移到肝。原发恶性肿瘤主要经体循环、门静脉途径转移至肝。继发性肝癌可以是单个结节，但多数为多发结节，且病变已转移到肝，说明原发癌肿已属晚期，预后较差。

【临床表现】

主要表现为肝外原发灶所引起的症状。继发性肝癌自身引起的症状常为肝区疼痛、消瘦、乏力、腹部包块、黄疸，甚至腹水。出现这些症状表明继发性肝癌已发展到较晚阶段。体检时60%的患者上腹可扪及肝大或肿块，肿块质硬，呈结节状。

【诊断】

诊断的关键在于查清原发灶，若发现肝内占位的同时又有其他脏器原发癌存在，即可确诊。但部分患者仅有继发性肝癌症状，而原发灶不易查出，因此不易与原发性肝癌相鉴别。检测AFP、CEA有助于鉴别疾病。

【治疗】

继发性肝癌一经发现，表明原发肿瘤已属晚期，但仍有部分患者可通过手术切除获得较好效果。

（一）手术治疗

适用于肝外的原发肿瘤已完全切除或可被完全切除；无肝外转移癌灶；肝内癌结节少于3个，较为局限，而且肝切除范围是可行的；患者一般情况较好，能耐受肝切除术。

（二）非手术治疗

对于不能切除的继发性肝癌患者，可选择化疗。全身化疗适用于肝外尚存癌灶者，肝动脉灌注化疗适用于肝外无癌灶者。

三、肝良性肿瘤

肝良性肿瘤较少见，以肝海绵状血管瘤、肝腺瘤较常见。

（一）肝海绵状血管瘤

本病见于中年女性。肿瘤呈紫红色或紫蓝色，质地柔软，切面呈蜂窝状，可压缩。病变多为单发，大小不等，常位于肝被膜下。

瘤体较小时无任何临床症状，常偶然因 B 超或开腹探查而发现。肿瘤增大时可出现肝大、腹部不适、腹胀、腹痛等症状。体征多不明显，个别瘤体较大者可扪及上腹肿块，表面光滑，或呈不规则分叶状，柔软、可压缩，个别瘤体质硬。

根据临床表现，超声、CT、MRI 或肝动脉造影等检查，不难诊断。

肝血管瘤生长缓慢，发生自发性破裂出血的机会很少，无症状者无需手术治疗。对肿瘤直径大于 5 cm 或出现临床症状者应予手术切除。对肿瘤直径小于 15 cm 者，也可采用血管瘤捆扎术。对病变广泛不能切除者，可行肝动脉结扎。

（二）肝腺瘤

肝腺瘤几乎均发生于年轻女性。2/3 的病例为单发腺瘤，其余为多发。腺瘤呈圆形或卵圆形，绝大多数有包膜。肿瘤大小不一，直径多在 2 ~ 15 cm。腺瘤呈棕黄色或黄色，边界清楚，质硬。腺瘤血管丰富，易发生出血、坏死。腺瘤可发生恶变。组织学上，腺瘤由类似于肝细胞的瘤细胞组成，并形成索状，但缺少中央静脉及胆管。

肝腺瘤生长缓慢，病程长，早期无明显症状。肿瘤增大后可压迫邻近脏器引起相应压迫症状与体征。最常见的症状为右上腹痛。约 1/3 的患者可有腺瘤出血、坏死，甚至自发性破裂。瘤内出血时，可出现右上腹痛、黄疸、发热等。腺瘤破裂则可引起急性腹腔内出血表现，甚至休克。有临床症状的腺瘤患者常可扪及肝肿块，表面光滑，质硬，多无压痛。

患者肝功能、AFP 多为正常。B 超、CT、放射性核素肝扫描均有助于诊断。但肝腺瘤与原发性肝癌的鉴别较困难，即使进行开腹探查、术中冰冻切片检查也不易区分。

肝腺瘤一旦发现，即应予以手术切除。对无法切除的肝腺瘤，可做肝动脉结扎或附加肝动脉栓塞术，对制止肿瘤生长及防止肿瘤破裂出血，有一定作用。术后须永久停服避孕药。放疗、化疗均无效。

自测题

一、选择题

1．细菌性肝脓肿，致病菌最常见的侵入途径是
   A．门静脉
   B．肝总动脉
   C．肝静脉
   D．脐血管
   E．胆道系统

2．原发性肝癌转移最主要的部位是
   A．肺
   B．骨
   C．肝内
   D．腹腔内种植
   E．左锁骨上淋巴结

3．患者男性，55 岁，慢性乙型病毒性肝炎病史 15 年，肝区隐痛 2 个月。腹部 B 超提示：肝后叶直径约 2 cm 的低回声结节。对诊断最有意义的实验室检查是
   A．碱性磷酸酶
   B．癌胚抗原
   C．γ- 谷氨酰转移酶
   D．甲胎蛋白
   E．CA199

二、名词解释

1．细菌性肝脓肿　2．甲胎蛋白（AFP）

三、问答题

1．简述原发性肝癌的临床表现、诊断和治疗方法。

2．如何鉴别细菌性肝脓肿和阿米巴肝脓肿？

（刘桂元）

第三十四章

门静脉高压症

第三十四章数字资源

思政之光

学习目标

通过本章内容的学习，学生应能够：

识记：

1. 说出门静脉高压症的临床表现、诊断及治疗原则。
2. 列举门静脉高压症的病因、病理变化、手术指征及术前准备。

理解：

1. 解释门静脉的组成及结构特点，门静脉高压症的手术方式选择。
2. 解释门静脉高压症三腔二囊管的应用方法。

运用：

具备对门静脉高压症患者进行初步诊断和急救处理的能力。

案例 34-1

患者，男性，54 岁，因“反复呕血 1 年”就诊，既往无肝病史。

检查脾位于肋下 4 指，肝功能正常，食管下段轻度静脉曲张，术中见肝表面光滑，无结节，测门静脉压为 22 cmH_2O。

问题与思考：

1. 本病有什么临床特点？
2. 该患者最适合的手术方式是什么？

门静脉高压症是门静脉回流受阻导致门静脉系统内压力持续增高而引起的一组以脾大、脾功能亢进、食管胃底静脉曲张和呕血、腹水等为主的疾病。门静脉正常压力为 13 ～ 24 cmH_2O，门静脉高压症时压力通常增至 30 ～ 50 cmH_2O。

【解剖特点】

门静脉主干由脾静脉与肠系膜上、下静脉汇合而成，长 8 ～ 9 cm，在肝门处分成左、右干进入肝，其分支与肝动脉小分支血流汇入肝窦（即肝毛细血管），再入肝小叶的中央静脉，经肝静脉流入下腔静脉。

门静脉系有以下特点：

门静脉系两端均为毛细血管网，一端是胃、肠、脾、胰的毛细血管网，另一端是肝小叶内的肝窦，故压差小，但血流量大，即使肝内血管阻力有微小增高，也可引起门静脉血回流障碍。

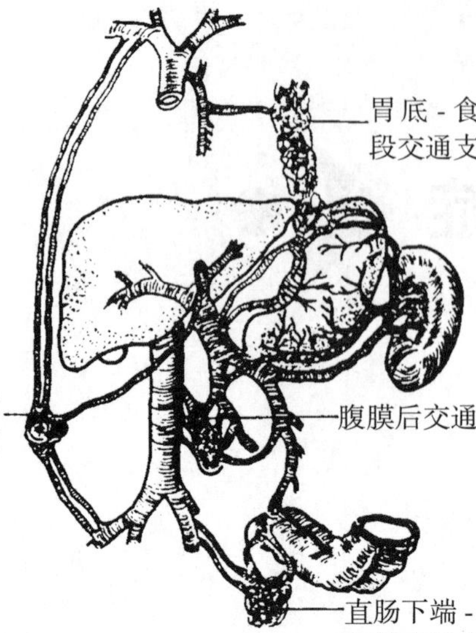

图 34-1 门脉系和腔静脉系间的交通支

门静脉系及交通支缺少静脉瓣，血流受阻时易发生逆流，导致脾等脏器淤血。同时，交通支也可因肝血流量增加而开放，使血液分流。

门静脉系与腔静脉之间存在着广泛的交通支，主要有 4 处（图 34-1），最主要的是胃底、食管下段交通支：

胃底 - 食管下段交通支：门静脉血流经胃冠状静脉、胃短静脉通过胃底、食管下段静脉与奇静脉、半奇静脉交通支吻合流入上腔静脉。

直肠下端 - 肛管交通支：门静脉血流经肠系膜下静脉，通过直肠上静脉与直肠下静脉间的交通支汇合流入下腔静脉。

前腹壁交通支：门静脉血通过脐静脉、脐旁静脉与腹壁上、下浅深静脉的交通支流入上、下腔静脉。

腹膜后交通支：在腹膜后、肠系膜上、肠系膜下静脉分支与下腔静脉分支间存在着广泛交通支，称为 Retzius 静脉丛，门静脉血可由此逆流入下腔静脉。

【病因与病理】

门静脉高压症按门静脉血流阻力增加的部位分为肝前型、肝内型和肝后型。

肝前型门静脉高压症的常见病因是肝外门静脉血栓形成（脐炎、腹腔内感染、创伤等）、先天性畸形（闭锁、狭窄或海绵样变等）或外在压迫（转移癌、胰腺炎等）。

肝内型门静脉高压症最为常见，占 95%以上，包括窦前型、窦后型和窦型。在我国，最常见的是肝炎后肝硬化引起肝窦变窄或闭塞，形成肝窦和窦后阻塞性门静脉高压症。窦前型的常见病因是肝血吸虫病。

肝后型门静脉高压症的常见病因包括巴德 - 吉利亚综合征、缩窄性心包炎、严重右心衰竭等。

知识链接

巴德 – 吉利亚综合征

巴德 - 吉利亚综合征（Budd-Chiari syndrome）是指由肝静脉或其开口以上的下腔静脉阻塞引起的以门静脉高压和下腔静脉高压为特征的一组疾病。1845 年和 1899 年由 Budd 和 Chiari 分别描述了本病，故称其为巴德 - 吉利亚综合征。

当门静脉高压形成后，可发生下列病理变化：

1．脾大，脾功能亢进　门静脉血流受阻后，首先出现充血性脾大。脾窦扩张，脾内纤维组织增生，单核 - 吞噬细胞增生和吞噬红细胞现象。临床上除有脾大外，还有外周血细胞减少，最常见的是白细胞减少和血小板减少，称为脾功能亢进。

2．交通支扩张　食管下段 - 胃底静脉交通支离门静脉主干最近，压差最大，容易破裂引起上消化道出血。其他交通支静脉曲张可出现相应变化，如继发性痔、腹壁静脉曲张等，腹壁后小静脉扩张、充血。

3．腹水　主要由于门静脉压力升高，使门静脉系统毛细血管床的滤过压增加；肝硬化使肝合成白蛋白的能力下降，引起低蛋白血症；血浆胶体渗透压下降及淋巴液生成增加，促使液体从肝表面、肠浆膜面漏入腹腔；继发醛固酮分泌增加，导致钠、水潴留。

➢考点：门静脉高压症形成后的病理变化。

【临床表现】

（一）症状

主要表现为脾大，脾功能亢进，呕血或黑便、腹水或非特异性全身症状（如疲乏、嗜睡、厌食)。曲张的食管、胃底静脉一旦破裂，立刻出现消化道大出血，呕吐鲜红色血液。由于肝功能损害引起凝血功能障碍，又因脾功能亢进引起血小板减少，因此出血不易自止。由于大出血引起肝组织严重缺氧，容易导致肝性脑病。

（二）体征

体检时如能触及脾，就提示可能有门静脉高压。如有黄疸、腹水和前腹壁静脉曲张等体征，表示门静脉高压严重。如能触到质地较硬、边缘较钝而不规整的肝，肝硬化的诊断即能成立，但有时肝硬化缩小而难以触到。另外，还可有慢性肝病的其他征象，如肝掌、蜘蛛痣、男性乳房发育、睾丸萎缩等。

【辅助检查】

1．实验室检查　脾功能亢进时，血细胞计数减少，以白细胞计数降至 3×10^9/L 以下和血小板计数减少至（70 ~ 80）$\times 10^9$/L 以下最为明显。肝功能检查常出现血浆白蛋白降低而球蛋白增高，其比值倒置。凝血酶原时间可延长。肝病活动期，血清转氨酶、胆红素常增高。

2．腹部超声　可确定有无肝硬化、脾大及腹水，同时有助于了解门静脉、脾静脉内有无阻塞。门静脉高压时，门静脉内径≥ 1.3 cm。

3．食管吞钡 X 线检查　有静脉曲张的食管在充盈钡剂时，其轮廓呈虫蚀状，排空钡剂时呈蚯蚓样或串珠状阴影。

4．内镜　可直接观察食管胃底静脉曲张程度，并可施行内镜下治疗。

➢考点：诊断门静脉高压最可靠的检查指标。

【诊断与鉴别诊断】

主要根据肝炎和血吸虫病等病史和脾大、脾功能亢进、呕血或黑便、腹水等临床表现，一般诊断并不困难。当出现消化道大出血时，应与其他原因引起的出血相鉴别。

【治疗】

外科治疗的目的在于预防和控制食管胃底曲张的静脉破裂出血。

（一）食管胃底静脉曲张破裂出血的紧急处理

1．建立有效的静脉通道，扩充血容量，采取措施监测患者生命体征。但应避免过量扩容，防止因门静脉压力反跳性增加而引起再出血。

2．药物止血　首选血管收缩药或与血管扩张药硝酸酯类合用。①三甘氨酰赖氨酸加压素：通过收缩内脏小动脉、减少门静脉血回流量、暂时降低门静脉压力，达到止血目的。②生长抑素和奥曲肽：减少内脏血流，作用于垂体。奥曲肽首次剂量为 50 μg，静脉注射，以后以 25 ~ 50 μg/h 静脉滴注。

3．三腔二囊管压迫止血　利用胃囊、食管囊充气压迫出血的曲张静脉，达到止血目的(图 34-2)。但放气后再出血率较高，有一定比例的并发症发生率，且置管过程中及充气压迫

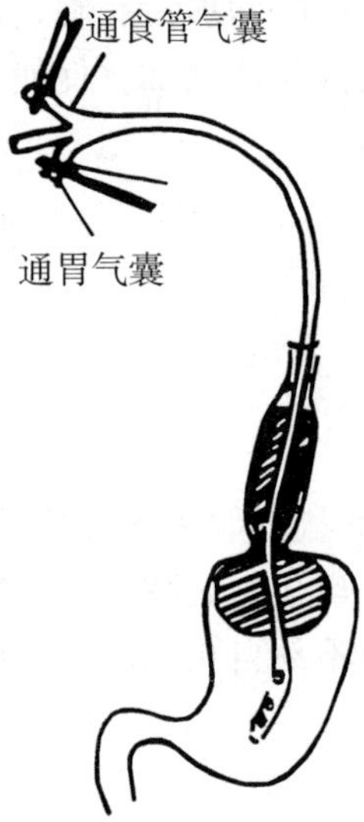

图 34-2 三腔二囊管示意图

后患者甚感不适。

4．内镜治疗 经内镜将硬化剂（多选用鱼肝油酸钠）注入曲张静脉内，使其栓塞而达止血效果。主要并发症是食管溃疡、狭窄或穿孔。经内镜食管曲张静脉套扎术是经内镜将要结扎的曲张静脉吸入到结扎器中，用橡皮圈套扎曲张静脉基底部。硬化剂注射疗法和套扎对胃底曲张静脉破裂出血无效。

5．经颈静脉肝内门体分流术 采用介入放射方法，经颈静脉途径在肝内肝静脉与门静脉主要分支间将一可膨性金属支架置入，使两者相通，形成肝内门静脉 - 体静脉分流。此术式最大的优点是介入治疗创伤小，一些出血的危重患者可以耐受，有一定的降压止血效果。但支架的狭窄和闭塞率较高。

6．紧急手术 非手术治疗无效时，若患者无明显黄疸、无明显肝性脑病、腹水基本控制在中度以下，则应行紧急手术，以贲门血管周围离断术为首选。该术式对肝功能影响较小，手术死亡率及并发症发生率低，术后生活质量高，操作简单，易在基层医院推广。

（二）择期手术

目前常用的有分流术与断流术两种。

1．肝功能的判定 术前必须评估患者的肝功能，才能避免可能出现的肝衰竭。目前常用的是 Child-Pugh 肝功能分级（表 34-1），对 C 级肝功能者不宜行择期手术。

表 34-1 肝功能的 Child-Pugh 分级标准

项目	异常程度得分		
	1 分	2 分	3 分
血清胆红素（mmol/L）	< 34.2	34.2 ~ 51.3	> 51.3
血浆清蛋白（g/L）	> 35	28 ~ 35	< 28
凝血酶原延长时间（s）	1 ~ 3	4 ~ 6	> 6
腹水	无	少量，易控制	中等量，难控制
肝性脑病	无	轻度	中度以上

注：总分为 5 ~ 6 分者提示肝功能良好（A 级），7 ~ 9 分者提示肝功能为中等（B 级），10 分以上则提示肝功能差（C 级）

2．门静脉 - 体静脉分流术 即将门静脉血流转入下腔静脉，降低门静脉压，达到止血目的。分流术有非选择性分流与选择性分流两种（图 34-3）。目前较少应用非选择性分流术，如门静脉 - 下腔静脉端侧分流术。选择性分流术有中心性或远端脾静脉 - 肾静脉分流术、门静脉 - 腔静脉限制性分流或人造血管“桥式”（H 形）分流术。

3．断流术 即将胃的近端、食管下段周围的血管全部离断，同时切除脾。术中结扎切断胃短静脉，冠状静脉的胃支、食管支、高位食管支及胃后静脉、左膈下静脉，食管下端外周血管均应结扎切断，食管下端剥离无血管的长度应在 5 cm 以上。

（三）脾大、脾功能亢进的治疗

脾大和脾功能亢进最多见于晚期血吸虫病患者，也可见于脾静脉栓塞引起的左侧门静脉高压症患者。对于这类患者单纯行脾切除术效果良好。

（四）顽固性腹水的治疗

有效的治疗方法是肝移植。其他疗法包括经颈静脉肝内门静脉 - 体静脉分流术和腹腔 - 上

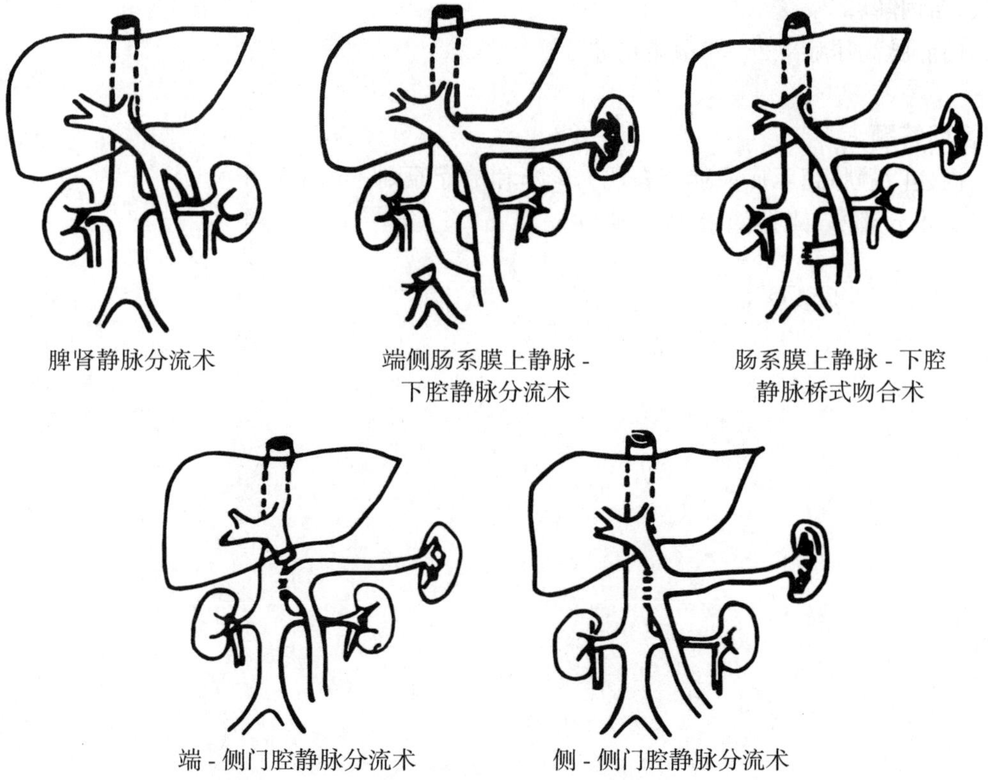

图 34-3　门体分流术示意图

腔静脉转流术。尽管放置腹腔 - 静脉转流管并不复杂，然而有报道术后死亡率高达 20%。腹腔 - 静脉转流后，如出现弥散性血管内凝血、食管胃底静脉曲张破裂出血或肝衰竭，就应停止转流。

（五）肝移植

肝移植已成为外科治疗终末期肝病的有效方法，患者存活率已超过 70%。肝移植是治疗终末期肝病并发门静脉高压、食管胃底静脉曲张出血患者的理想方法，既替换了患肝，又使门静脉系统血流动力学恢复正常。供肝短缺、患者终身服用免疫抑制剂、手术风险大以及费用昂贵等，限制了肝移植的临床推广。

自测题

一、选择题

1．肝硬化门静脉高压的诊断具有特征性意义的表现是
A．腹水
B．脾大
C．内分泌紊乱
D．出血倾向和贫血
E．侧支循环开放

2．门静脉高压症时受影响最早的侧支血管是
A．脐静脉
B．胃冠状静脉
C．直肠上静脉
D．腹膜后静脉
E．腹壁上静脉

二、名词解释

1．门静脉高压症　2．脾功能亢进

三、问答题

1．简述门静脉高压症的临床表现、诊断和治疗原则。

2．试述分流术与断流术的优、缺点。

（刘桂元）

第三十五章

胆道疾病

第三十五章数字资源

思政之光

学习目标

通过本章内容的学习，学生应能够：

识记：

1. 说出胆道系统的特殊检查方法。
2. 列举胆道疾病的病理变化。

理解：

1. 解释胆道蛔虫病的病因与病理、临床表现、诊断和治疗。
2. 解释急性梗阻性化脓性胆管炎的病因与病理、临床表现、诊断和治疗原则。
3. 解释胆囊癌及胆管癌的临床表现和治疗。

运用：

1. 分析胆石症的病因、病理、临床表现、诊断和治疗原则。
2. 分析急、慢性胆囊炎的病因与病理、临床表现、诊断和治疗原则。

第一节　解剖生理概要

胆道系统的功能是将肝所产生的胆汁输送至十二指肠。胆管自胆小管开始，逐级汇合成Hering管、小叶间胆管和左、右肝管。左、右肝管自肝门出肝，在小网膜内走行一段距离后，合成一条肝总管下行，并以锐角与胆囊管汇合，共同形成胆总管。胆总管在门静脉的右前方下行，至胰头与十二指肠降部之间，与胰管汇合形成Vater壶腹，开口于十二指肠乳头（图35-1）。

通常在左、右肝管的汇合点处，将胆管系统划分为肝内胆管及肝外胆管。在肝门部有时会出现一些副肝管（占10%～20%）。左、右肝管的汇合也常有变异，认识这些异常的解剖学关系，对完成胆道手术有重要意义。

（一）副肝管

副肝管是来自右侧的肝叶或肝段胆管，可与肝外胆管的任何部位汇合，这种异位结合的肝管称为副肝管。右侧副肝管的出现率为10%～20%，左侧副肝管的出现率为0.5%～2.5%。90%以上的副肝管位于胆囊三角内，一般开口于肝总管，其次为右肝管和胆囊管。手术时若伤及副肝管，术后则可能发生胆漏，引起胆汁性腹膜炎及胆道感染。

（二）胆总管

胆总管起自肝总管与胆囊管汇合处，向下走行于肝十二指肠韧带的游离边缘，进入十二指

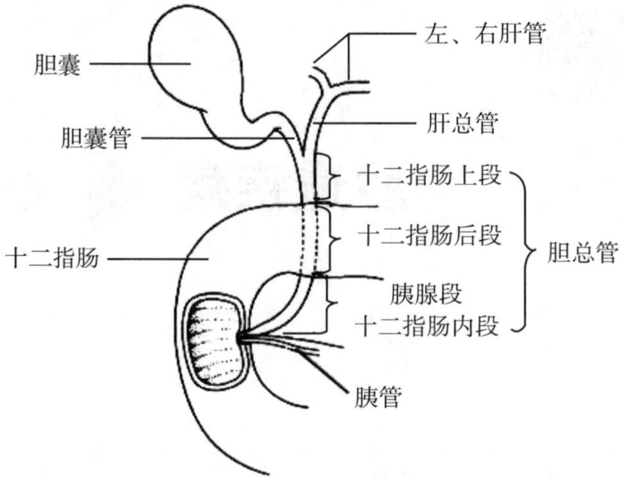

图 35-1　胆囊的正常解剖

肠降部，开口于十二指肠乳头。胆总管的长度取决于肝总管与胆囊管汇合部位的高低，一般为 5 ~ 7 cm。胆总管的动脉血供来自周围动脉的细小分支，手术时如游离胆总管过长，则可造成管壁缺血，形成胆瘘。胆总管壁上具有静脉丛，从其引出的细静脉进入门静脉。胆总管周围常有多个淋巴结，其淋巴引入腹腔淋巴结。在十二指肠后侧，邻近胰腺上缘常恒定地具有一个淋巴结，胆总管位于其上、内方。胆总管壁内有少量平滑肌。

胆总管可分为十二指肠上部、十二指肠后部、胰腺部以及十二指肠肠壁部四部分。十二指肠上部胆总管直径正常为 5 ~ 12 mm，如超过 12 mm，一般为病理状态。肠壁部胆总管的长度为 15 ~ 20 mm，该部胆总管与主胰管连接形成共同通道者占 75%，其长度为 10 ~ 20 mm。在进行十二指肠括约肌切开术时，应在十二指肠乳头约 10 点至 11 点方向之间做切口，避免损伤胰管。在行十二指肠括约肌成形术时，所做切口不应长于括约肌在肠壁内的长度，以免发生肠瘘。在缝合切口内侧部时，应注意防止缝及胰管。

（三）胆囊

胆囊位于肝下面的胆囊窝内，从胆囊窝至下腔静脉左缘的连线，将肝分成左、右两半。胆囊形似梨状，宽 3 ~ 5 cm，长 7 ~ 10 cm，容量为 30 ~ 60 ml。胆囊分为底、体、颈三部分。胆囊颈部呈膨大或为“S”形弯曲，有时在胆囊颈部呈袋样凸出，称为胆囊壶腹。胆囊颈部下接胆囊管。胆囊管与胆管连接的部位和方式有许多变异，行胆囊切除术时要注意辨认，防止误伤胆管。由胆囊管、肝总管与肝的脏面之间形成的三角称为胆囊三角（Calot 三角）（图 35-2），该三角内通常有胆囊淋巴结，胆囊动脉常走行于该三角内。典型的胆囊动脉起自肝右动脉，从肝总管的深面发出，行经胆囊三角，至胆囊的左缘处分为深、浅两支，浅支分布于胆囊的游离面，深支分布于胆囊的肝床面，这种解剖关系见于约 2/3 的人。胆囊动脉由肝固有动脉发出，于胆总管前方横跨，在胆囊三角内分布的胆囊占 20%。胆囊动脉的数目、起源和走行等存在多种变异，手术时也应注意辨认，防止损伤肝动脉、胆囊管等。

（四）胆汁的贮存与排出

胆囊能够贮存胆汁，分泌、吸收胆汁成分及通过收缩运动向肠内输送胆汁。在消化期间，胆道括约肌处于收缩状态，胆道末端的阻力增高，由肝持续分泌的胆汁不易流入肠道。当胆总管内压高于胆囊内压 10 ~ 80 mmH_2O（0.98 ~ 7.84 kPa）时，胆汁即进入胆囊。随着胆囊的充盈扩张与囊内压增加，胆囊壁的跨壁压与张力升高。在正常情况下，空腹时胆囊内压约为 100 mmH_2O（9.8 kPa），当其与胆道括约肌的张力相等或超过后者时，由肝生成的胆汁缓慢流入肠内。进食后，由于食物尤其是脂类和高蛋白质成分及胃酸进入十二指肠，随着缩胆囊素、促胰液素等的释放，可以引起胆囊收缩，从而使胆囊内压高达 160 ~ 300 mmH_2O（15.7 ~ 29.4 kPa），由于此时伴随着胆道括约肌的松弛，于是胆汁被大量驱送入肠。消化期间，贮存于胆囊内的胆汁并不是静止的，随着胆囊黏膜的吸收活动，胆汁中的水分、电解质以及脂肪酸和胆固醇等成分易通过细胞膜，使胆汁发生浓缩。胆汁中的胆固醇溶解在胆汁酸和卵磷脂所组成的微胶粒中，从而使胆固醇在胆汁中保持相对的浓度而又呈溶解状态，如胆汁酸减少或胆固醇增加，都会导致胆固醇呈过饱和状态而沉淀出结晶，使结石形成，服用鹅去氧胆酸即可扩大胆酸池，达到溶解胆固醇结石的目的。

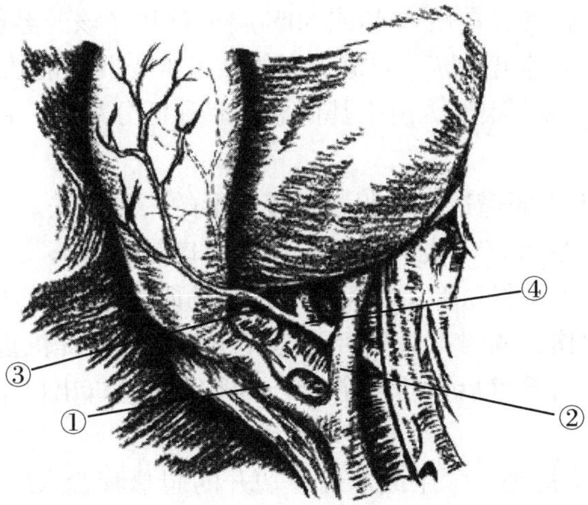

图 35-2　胆囊三角正常解剖关系

①胆囊管；②肝总管；③胆囊动脉；④肝右动脉

➢考点：胆囊三角的关系，胆道的生理功能。

第一节　胆道疾病的特殊检查

随着科学技术的进步，胆道系统疾病的检查方法在原有基础上又取得了很多进展，从而在手术前、手术中及手术后能够更能准确地对胆道系统疾病进行定位和定性诊断，同时对某些疾病还能给予相应的治疗。

1．B 超检查　B 超显像检查是近年来开展起来的一种非创伤性的检查方法，在胆道疾病的诊断中起着重要作用。该项检查不仅能够清楚地显示胆囊的形状、大小，有无畸形、结石、炎症及肿瘤等，还可观察肝内、外胆管，了解肝内外胆管有无扩张、梗阻，并能判断造成梗阻的原因等。胆道系统疾病超声检查的适应证主要包括：①各种胆石症；②急、慢性胆囊炎；③胆囊和胆管肿瘤；④先天性胆道系统疾病；⑤梗阻性黄疸的诊断和鉴别诊断；⑥胆道蛔虫病；⑦胆囊息肉。

超声检查敏感、准确，无痛苦、无损伤、无放射性，无需使用有害对比剂，不受胆囊功能的影响，对黄疸和胆道梗阻患者均无限制，而且操作简便，比较经济，尤其是胆囊结石的诊断率可达 95%以上，目前已成为胆道疾病首选的影像学检查方法。但也应注意到，超声检查也不是完美无缺的。它不能穿透气体、骨质或厚层的脂肪组织，因此对某些部位的检查有一定的限制。其对胆总管内结石的诊断正确率只达到 50%左右，原因就是对胆总管下端的检查往往受到肠腔内气体的影响。

2．CT 检查　CT 检查也是一种非侵袭性的检查方法，对胆道疾病的诊断亦有重要意义。CT 检查的优点是穿透性强，可以显示肋骨、脊柱、肠道气体、腹部脂肪，但对器官的质地和液体的显示不如超声检查灵敏，也不能像超声检查那样可以同时进行多个平面的观察。CT 可以较好地显示直径在 1 cm 以上扩张的胆总管及其下端的胰腺后部分。CT 在显示引起胆管梗阻的肿块方面优于超声检查。

3．腹部 X 线检查　仅有 15%左右的胆囊结石可在腹部平片显示，瓷化胆囊则可显示整个或部分胆囊钙化。但单纯腹部 X 线检查对胆道疾病的诊断价值有限。

4．静脉胆道造影　此方法一般用以复查口服法胆囊造影时胆囊不显影的患者，以及用于胆囊切除术后仍有症状的患者。常用 30%或 50%胆影葡胺，该药经静脉内注射后，约有 90%经肝随胆汁排出，10%经肾排出。静脉胆道造影的结果常受肝功能状态的影响，血清胆红素在 2 mg/dl 以上者，胆道的显影率很低。由于其低显影率和低分辨率，目前此项检查多已被 PTC、ERCP 等方法所代替。

5．术中胆道造影　术中胆道造影是胆道直接造影的一种方法，可以了解胆管的解剖关系、结石的位置和数量、胆管是否存在狭窄以及胆总管出口是否有病变等。造影剂的浓度以 20%左右为宜。经胆囊管插管法是胆总管切开探查前常用的胆道造影方法，可了解胆管的解剖有无异常，预防医源性胆管损伤，同时可对是否要切开胆总管探查提供重要依据。经“T”形管法是胆管切开探查、清除结石等术后预防残余结石和了解胆总管出口是否通畅的有效措施之一。该方法在术中亦常应用。

6．术中与术后胆道镜检查　术中或术后经切开的胆总管置入胆道镜，可直接观察胆管内病变情况，如有结石可以取出，如发现可疑病变则可取活检送病理学检查。术中胆道镜的应用，其意义在于了解肝内胆道的情况，改变了传统的用手触摸的诊断方法。如患者有术后残余结石，待术后 6 周经“T”形管行窦道取石，可避免再次手术。

7．经皮经肝胆管造影（percutaneous transhepatic cholangiography，PTC）　经皮经肝胆管造影自 20 世纪 70 年代以来广泛应用于临床。在 B 超引导或电视监视下用细针穿刺，注入造影剂使胆管显影。该方法可用于鉴别内、外科黄疸，检查梗阻性黄疸的梗阻部位和性质，检查胆管结石的数量和位置等。如为梗阻性黄疸，还可经穿刺部位置管行胆道引流，以减轻黄疸。做 PTC 时应注意避免发生胆瘘、出血及胆管炎等。

8．内镜逆行胰胆管造影（endoscopic retrograde cholangiopancreatography，ERCP）　进行内镜逆行胰胆管造影，首先可通过十二指肠镜观察十二指肠乳头有无病变，然后可插管注入造影剂，可显示胆管和胰管，对于胆管有无狭窄性病变、有无结石、有无胰腺炎或胰腺肿瘤的诊断均有重要意义。ERCP 的主要并发症是急性胰腺炎及诱发急性化脓性胆管炎。经十二指肠镜乳头肌切开 EPT 是在 ERCP 的基础上，发现有结石后通过十二指肠镜置入一个线状切口，于胆总管开口 11 点处，经高频电凝进行电切，再用取石网伸入到胆总管内将结石取出。EPT 是典型的内镜外科手术。

9．选择性肝动脉造影及门静脉造影　选择性肝动脉造影对于判断胆道出血的部位有一定帮助。通过门静脉造影可了解肝门部胆管肿瘤与门静脉的关系，以确定手术切除肿瘤的可能性。选择性动脉造影也广泛应用于治疗肝动脉出血，可行栓塞法止血。对肝肿瘤可栓塞其营养动脉，使肿瘤缩小，以利于手术切除。

➢考点：胆道疾病常用检查方法。

第二节　胆道感染

案例 35-1

患者女性，58 岁，间断右上腹痛 6 年，突发腹痛伴寒战、高热，皮肤黄染 1 天。患者 6 年前因胆囊结石行胆囊切除术，术后间断右上腹痛，多于进食油腻食物后发生，无发热及皮肤黄染。患者近 2 年腹痛发作频繁，偶有寒战、发热，无皮肤黄染，尿量少，颜色深，遂急诊入院。患者无心、肾疾病史，无肝炎或结核病史。体格检查：T 39.1℃，P 112 次 / 分，R 26 次 / 分，BP 90/48 mmHg。神志清楚，精神差，皮肤、巩膜黄染，四肢皮肤湿冷，心、肺未见异常。腹部平坦，可见右上腹旁正中切口瘢痕，未见肠型和蠕动波，右上腹压痛，无肌紧张、反跳痛，肝、脾未触及，未触及肿物，可闻及肠鸣音。双下肢无水肿。

实验室检查：血常规　Hb 150 g/L，WBC 29.7×10^9/L，N 0.89。血总胆红素 52.4 μmol/L，直接胆红素 34.9 μmol/L。

问题与思考：

1．该患者可能的诊断是什么？有哪些诊断依据？

2．为明确诊断，还需要做哪些检查？

3．该病的治疗原则是什么？

胆道感染临床常见，根据发病部位可分为胆囊炎和胆管炎。按发病的急缓和病程经过可分为急性、亚急性和慢性炎症。胆道感染常由结石引发。胆石症可引起胆道梗阻，导致胆汁淤滞，细菌大量繁殖，从而诱发胆道感染。

一、急性胆囊炎

急性胆囊炎是临床最常见的急腹症之一，女性多见，以结石性为主，占 5%～10%，为非结石性胆囊炎。

【病因与发病机制】

绝大部分急性胆囊炎是由胆囊结石引起的。可能是因结石梗阻，胆汁淤积、浓缩，造成胆囊黏膜炎症、水肿，细菌繁殖。此外，患者其他感染病灶也可经血运、淋巴道或直接蔓延侵及胆囊。细菌多来源于胃肠道。此外，胆囊管过长、扭曲及螺旋瓣的异常，炎症水肿或纤维化，肿瘤的内堵外压，蛔虫堵塞等都可引起胆囊管梗阻。梗阻使胆汁滞留，胆囊胀大，胆囊内压力升高，造成胆囊壁缺血及淋巴回流障碍，从而对化学刺激和细菌感染的抵抗力降低，易于产生急性炎症。急性胆囊炎的早期以化学性炎症为主。常见的致病菌有大肠埃希菌、厌氧菌、粪链球菌等。

非结石性胆囊炎的病因机制尚未明确。

【病理】

结石梗阻的胆囊管，初期胆囊压力稍高，胆汁淤积，黏膜充血、水肿，胆囊表面光滑，为急性单纯性胆囊炎。若病变继续发展，胆囊壁充血、水肿加重，部分黏膜坏死脱落，即为急性化脓性胆囊炎。病情进一步加重，胆囊呈片状缺血、坏死，可导致坏疽性胆囊炎，此时极易造成胆囊穿孔。少数胆囊穿透肠道，可形成胆 - 肠瘘。急性非结石性胆囊炎更容易引发胆囊坏疽。

【临床表现】

腹痛常因进食油腻食物而引起。腹痛为持续性疼痛，多位于右上腹或剑突下，可向右肩部放射，伴有发热、恶心、呕吐等症状。检查右上腹有压痛、反跳痛和腹肌紧张。Murphy 征阳性，有的可触及肿大的胆囊。

有些患者，尤其是老年人合并有其他严重疾病，机体抵抗力低，病情发展迅速，容易胆囊坏疽、穿孔。血白细胞计数增高明显。血清丙氨酸氨基转移酶、胆红素和淀粉酶也可有不同程度的升高，应给予重视。

知识链接

Murphy 征

用手压住右上腹部肋缘下，嘱患者采用腹式呼吸，若出现突然吸气暂停，称为 Murphy 征阳性，是急性胆囊炎的典型体征。

【并发症】

如果急性胆囊炎没有得到及时、有效的治疗，患者可出现胆囊坏疽、穿孔，导致弥漫性腹膜炎，中毒性休克，危及生命。少数患者胆囊结石压迫并穿透肠道，可形成胆囊内瘘。有的可继发细菌性肝脓肿或胆源性胰腺炎。长期结石刺激，有诱发胆囊癌的可能。

【实验室和其他检查】

1．影像学检查

（1）B 超：表现为胆囊腔内强回声光团伴声影，变换体位时，结石可移动，但嵌顿的结石不会移动。B 超对于直径 2 mm 以上的胆囊结石，其诊断率可达 95%以上，加之操作简便、易行、可重复，是临床首选的检查方法。

（2）CT：具有分辨率高、不受十二指肠气体影响的特点，诊断正确率与 B 超相似，适用于 B 超检查疑为肿瘤的患者。

（3）MRI：是无创伤性诊断方法，可显示肝、胆、胰等脏器的占位性病变。对胆结石的分布，肿瘤的部位、大小和淋巴结转移等均可作出较准确的判断，但费用较高。

2. 实验室检查

（1）血常规检查：急性胆囊炎患者血白细胞计数常升高，有核左移。若在无缺水情况下，血白细胞计数超过 12×10^9/L 或低于 4×10^9/L，有显著核左移者，常提示病情严重。

（2）肝功能检查：血清胆红素、转氨酶、碱性磷酸酶、γ- 谷氨酰转肽酶等有不同程度升高。

（3）血培养：有的血培养可找出致病菌，需做药物敏感试验。

【诊断与鉴别诊断】

1．诊断要点　患者出现右上腹痛、发热，伴有右上腹压痛、肌紧张，扪及肿大的胆囊，应考虑急性胆囊炎。首选 B 超检查，可见胆囊肿大，壁增厚。如有胆囊结石，可见强回声光团，伴后方声影。

2．鉴别诊断　需与急性右下肺炎、急性胰腺炎、急性阑尾炎等疾病相鉴别。

【治疗】

对急性结石性胆囊炎患者根据病情可选择非手术治疗和手术治疗。对早期症状较轻的患者可先行非手术治疗，待病情控制之后，择期行手术治疗。急性非结石性胆囊炎患者，病情发展快，胆囊坏疽、胆囊穿孔的发生率较高，一经确诊，即应积极手术。

1．非手术治疗　包括禁食、胃肠减压，纠正水、电解质及酸碱平衡紊乱和加强营养支持，合理使用抗生素，为手术做好准备。

2．手术治疗　对病情反复发作或非手术治疗期间病情加重者，应行手术治疗。可选择行开腹胆囊切除术，也可行腹腔镜胆囊切除术。

【预后】

急性胆囊炎患者如果得到及时、正确的诊治，一般都能获得良好的效果。如果延误病情，并发化脓性感染或合并有其他严重疾病，患者病死率为 5%～ 10%。

二、慢性性胆囊炎

胆囊急性炎症消退后遗留下来的病理状态，是慢性胆囊炎最常见的类型。慢性胆囊炎常合并于胆囊结石，临床上称之为慢性结石性胆囊炎。胆囊的病理改变可以从轻度的胆囊壁慢性炎症细胞浸润，直至胆囊的组织结构破坏、纤维瘢痕增生、完全丧失其生理功能或合并有胆囊外的并发症。也有少数病例，没有急性胆囊炎发作的历史，称为原发性慢性胆囊炎。慢性胆囊炎患者主要表现为上腹隐痛或嗳气、饱胀、不能耐受油腻食物等，类似“消化不良”的症状。肩部、腰部有胀痛，许多患者怀疑自己患胃病而就诊。多数患者有急性胆囊炎反复发作的病史。体格检查右上腹胆囊区可有压痛。口服胆囊造影法显示胆囊的浓缩功能丧失，B 超检查可发现胆囊壁增厚及胆囊内结石。慢性结石性胆囊炎诊断较容易，手术切除胆囊效果也很好。但对原发性慢性胆囊炎的诊断及治疗应持慎重态度。对年老体弱并有全身器质性病变者，可采用非手术治疗，限制脂肪餐，服用利胆药物，或采用中西医结合治疗等。

三、急性梗阻性化脓性胆管炎

急性梗阻性化脓性胆管炎是急性化脓性胆管炎的严重阶段，常伴有休克，是普通外科最重的疾病之一，是胆道良性疾病的主要致死原因。急性梗阻性化脓性胆管炎的特点是胆道梗阻以及反复胆道内细菌感染。

【病因】

胆道的梗阻与继发细菌感染是发病的两个主要因素。胆道部分梗阻或完全梗阻常导致细菌繁殖增快和促使感染加重。造成胆道梗阻的原因以结石嵌顿最为常见。另外，肝内外胆管的炎症性狭窄亦是导致发生急性梗阻性化脓性胆管炎的重要因素

引起急性梗阻性化脓性胆管炎的细菌主要为革兰氏阴性杆菌，如大肠埃希菌、变形杆菌、铜绿假单胞菌等，其中以大肠埃希菌最多见。厌氧性细菌感染也较多见。胰头部或胆管本身的肿瘤所造成的梗阻，一般进程较慢，梗阻逐渐加重而不引起感染。但有部分患者行 ERCP 检查后，发生急性化脓性胆管炎，故对于梗阻性黄疸患者，要慎重选择 ERCP 检查。

【病理】

急性梗阻性化脓性胆管炎的基本病理改变是胆管及肝实质的胆汁淤积和化脓性改变。胆总管常显著扩张、管壁增厚、黏膜充血水肿，黏膜面上常有多数小溃疡。胆管张力增高，胆管内充满脓性胆汁。肝多表现为充血、水肿或脓肿形成。脓肿或小胆管破裂，或者由于化脓性炎症的直接蔓延，可以引起弥漫性腹膜炎或肝周围的局限性脓肿，如膈下或肝下脓肿等。

【临床表现】

急性梗阻性化脓性胆管炎的典型症状为寒战与高热、疼痛及黄疸，临床称为 Charcot 三联征。腹痛常最先出现，位于上腹或右上腹，多为持续性疼痛阵发性加重。随后出现寒战、高热，体温常在 39℃以上。黄疸于发作后数小时或数日才出现。大部分患者伴有恶心、呕吐，尿液呈深黄色。

体格检查可见巩膜、皮肤黄染，剑突下或右上腹有明显压痛、反跳痛、肌紧张。部分患者可触到肿大的胆囊或肝，并伴有压痛。体温常可达 40℃以上，脉率为 120 ～ 140 次 / 分，呼吸

浅，血压降低。

低血压是此病的一个重要表现，多发生于病程的晚期，在腹痛、寒战与高热以后出现，但病情严重者亦可在发病数小时后发生。在出现低血压之前，患者常有烦躁不安、脉搏增快、呼吸急促，有时血压可一度略呈升高，随后很快下降，严重者可出现中毒性休克，脉搏弱而快，神志恍惚，烦躁不安，继之可出现发绀、昏迷，可在数小时内死亡。

【辅助检查】

1．实验室检查　白细胞计数常高于 20×10^9/L，其上升程度常与胆道感染的严重性呈比例。部分患者血培养有细菌生长。AST 和 ALT 一般都升高。代谢性酸中毒亦较常见。

2．影像学检查　B 超检查或 CT 扫描有助于了解肿大的肝和扩张的胆管、胆管内有无结石以及是否存在肝脓肿等，是诊断急性梗阻性化脓性胆管炎的有效手段。

【诊断与鉴别诊断】

急性梗阻性化脓性胆管炎的诊断一般并不困难，典型的症状包括三联征（腹痛、寒战与高热和黄疸）、四联征（腹痛、寒战与高热、黄疸和神志淡漠）或五联征（腹痛、寒战与高热、黄疸、神志不清和休克）等。患者常有明显的局部体征。结合实验室和影像学检查结果，一般不难做出诊断。但肝内型胆管炎的诊断，因患者症状常不典型，梗阻部位较高，腹痛程度轻，黄疸也不重，无腹膜刺激征，但全身感染症状较明显，故应加以注意。在病变早期，要注意与肝脓肿、胃十二指肠溃疡穿孔、阑尾炎穿孔及急性胰腺炎等相鉴别。

【治疗】

急性梗阻性化脓性胆管炎是一种非常严重的疾病，患者随时可因病情的急骤发展而猝死。治疗原则是紧急手术解除胆道梗阻并减压引流。

1．全身治疗　对急性梗阻性化脓性胆管炎患者，在手术前、手术期间要严密观察病情变化。全身治疗包括禁食、胃肠减压、静脉补液、供给营养、补充电解质和纠正酸中毒、针对胆道感染选用抗生素，并选用肾上腺皮质激素等血管扩张药。

2．手术治疗　主要目的是解除胆道梗阻，充分引流出淤积在胆管内的脓性胆汁，控制感染和抢救休克。手术的方法应简单而有效，简单是指手术只要求达到充分引流的目的。较复杂的手术，对患者创伤大或会加重休克，应尽量避免。有效是指引流必须通畅，能达到减压的目的。对胆总管结石者，要取出结石，放置“T”形引流管。对肝胆管狭窄者要将引流管放到狭窄的近端，或进行经皮经肝胆管引流术（PTCD）先引流减压胆管，使患者转危为安，再择期手术。胆囊病变为继发性，一般不做急诊切除，可留待二期手术处理。胆囊造瘘术常难达到减压胆管的目的，一般不宜采用。

➤考点：急性胆囊炎的临床表现及治疗原则。

第三节　胆石症

胆石症（cholelithiasis）是指胆道系统发生结石的病症，是一种常见病，按结石所在部位不同分为胆囊结石和胆管结石（图 35-3）。胆管结石包括肝外胆管结石和肝内胆管结石，肝管分叉部以下的结石为肝外胆管结石，肝管分叉部以上的结石为肝内胆管结石。

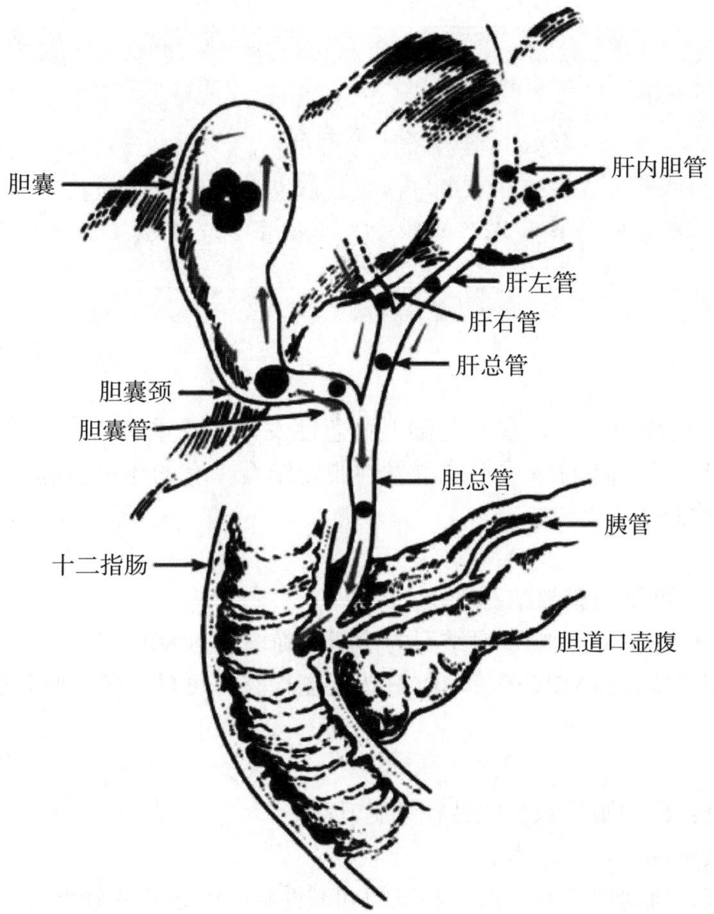

图 35-3　胆道结石的分类

一、胆囊结石

【病因与发病机制】

病因尚未完全清楚。目前认为与脂类代谢、胆囊收缩功能和细菌感染等因素有关，引起胆汁的成分和理化特性发生变化，使胆汁中的胆固醇过饱和，从而产生结石。

【临床表现】

部分患者为静止性胆囊结石，可终身无症状。有些病例表现为腹胀、隐痛等类似胃病症状。当进油腻食物后胆囊收缩，结石移动而引发绞痛，呈阵发性，并向右肩背部放射，多伴恶心。较大的结石，因持续压迫导致胆管狭窄、内瘘和梗阻性胆管炎，称为Mirizzi综合征，表现为反复发作的腹痛、寒战与高热和黄疸。胆囊结石并发感染时，腹部检查可发现右上腹压痛，腹肌紧张，以左手拇指在右腹直肌外缘与肋弓交界处按压腹壁，此时嘱患者深吸气，因疼痛而突然屏气，临床上称为Murphy征阳性。小的胆囊结石排入胆总管内而形成继发性胆管结石，如引起胰腺炎，则称为胆源性胰腺炎。

知识链接

Mirizzi 综合征

胆囊壶腹或胆囊管结石嵌顿，压迫肝总管或胆总管，引起胆管狭窄，反复炎症发作引起胆囊管瘘，临床表现为反复发作的胆囊炎、胆管炎及梗阻性黄疸，称为Mirizzi综合征。

【并发症】

胆囊结石可并发慢性胆囊炎，在此基础上可急性发作，严重者还会导致胆囊坏疽、穿孔和胆源性肝脓肿。结石进入胆总管可形成继发性胆管结石，有的还可引起胆源性胰腺炎。

【实验室和其他检查】

1．影像学检查

（1）B 超：首选，可见胆囊内结石光团。

（2）CT：不受肠道气体的影响，对结石的诊断准确率可达 80%以上。

（3）磁共振胰胆管成像（MRCP）：MRCP 为无创检查，可显示胆、胰管的管道系统病变，了解结石的分布。

2．实验室检查

（1）血常规检查：白细胞计数和中性粒细胞升高。

（2）粪便、尿液常规检查：正常。

（3）肝功能检查：血清胆红素、血清转氨酶和碱性磷酸酶正常或轻度升高。

【诊断与鉴别诊断】

（1）诊断要点：根据病史和临床表现，结合 B 超检查可以确诊。

（2）鉴别诊断：常需与右肾结石、急性肠梗阻、十二指肠球部溃疡穿孔等疾病相鉴别。

【治疗】

对于无症状的胆囊结石患者可随访观察，对结石较大或反复发作者则以手术治疗为主。

二、肝外胆管结石

【病因与发病机制】

肝外胆管结石可能与胆道感染、胆道梗阻和机体代谢异常有关，有的胆管内异物（如虫卵等）也可形成结石，胆囊内或肝内结石进入肝外胆管可形成继发性结石。

肝外胆管结石易引起胆管梗阻，胆汁淤积继发感染，梗阻近侧胆管扩张，导致梗阻性黄疸。严重者可出现急性梗阻性化脓性胆管炎、中毒性休克，甚至死亡。有些胆管炎症反复发作，还可导致胆汁性肝硬化、胆源性肝脓肿和胰腺炎等疾病。

【临床表现】

肝外胆管结石典型的临床表现为反复发作的腹痛、寒战与高热和黄疸，称为 Charcot 三联征。多数患者有恶心、腹胀、嗳气等消化道症状。

【并发症】

肝外胆管结石可并发急性梗阻性化脓性胆管炎、中毒性休克，甚至死亡。炎症反复发作还可导致胆汁性肝硬化、门静脉高压症、肝脓肿和胆源性胰腺炎等。

【实验室和其他检查】

1．实验室检查

（1）血常规检查：白细胞计数和中性粒细胞升高，血红蛋白降低。

（2）尿常规检查：尿胆红素升高，尿胆原降低，尿中出现蛋白及颗粒管型。

（3）粪便常规检查：尿胆原降低。

（4）肝功能检查：血清胆红素升高，血清转氨酶和碱性磷酸酶升高。

2．影像学检查

（1）B 超：首选 B 超检查，可见胆管扩张和胆管内结石影，但因肠道气体的干扰，对胆总管下段结石显示不清。

（2）经皮经肝胆道造影（PTC）：PTC 有一定的创伤和并发症，但能较准确地显示结石的部位、数量、大小，以及胆管梗阻程度，还可进行经皮经肝胆道造影引流（PTBD），为手术做准备。

（3）内镜逆行胰胆管造影（ERCP）：ERCP 除能显示胆管和胰管影像外，还能直接观察十二指肠乳头部。

（4）CT 检查：CT 不受肠道气体的影响，对结石的诊断准确率可达 80%以上，但难以显示结石的分布等情况。

（5）磁共振胰胆管成像（MRCP）：MRCP 为无创检查，可以良好地显示胆、胰管的管道系统扩张情况，了解胆管内结石的分布，但没有 ERCP 或 PTC 的影像清晰。

（6）内镜超声（EUS）：EUS 不受肠内气体的干扰，可清晰地显示胆总管全程，准确率高，安全。可靠，还可进行穿刺活检。

【诊断和鉴别诊断】

（1）诊断要点：根据病史和临床表现，特别是有典型 Charcot 三联征者易于做出初步诊断，通过影像学检查可以确诊。

（2）鉴别诊断：应与肾结石、急性肠梗阻、壶腹部周围癌等疾病相鉴别。

【治疗】

以手术为主。手术治疗原则：取尽结石，去除病灶，解除狭窄，通畅引流。常用手术方法有胆总管切开取石加“T”形管引流术，可常规开腹或腹腔镜下完成。

手术前后应注意维持水、电解质和酸碱平衡，加强营养支持治疗，保护肝功能，控制感染，对黄疸和凝血功能障碍者应用维生素 K 等药物。保持”T”形管引流通畅，防止并发症的发生。

三、肝内胆管结石

【病因与发病机制】

肝内胆管结石的病因复杂，可能与胆管先天性异常、感染、胆汁淤积、寄生虫病以及代谢等因素有关。

肝内胆管结石基本病理改变是由于结石引起胆管系统的梗阻和感染，导致胆管狭窄或扩张、炎性硬化性胆管炎、胆汁性肝硬化和门静脉高压，甚至癌变。

【临床表现】

肝内胆管结石可无症状或仅有轻微的肝区不适、隐痛，常被忽略，往往在健康体检进行 B 超检查时才被发现。并发较低位的胆管梗阻和继发感染时症状才明显，严重者可发生急性梗阻性化脓性胆管炎。肝内胆管结石患者一般没有黄疸，除非胆管完全梗阻或发生胆汁性肝硬化。

体格检查多无明显阳性体征。少数患者有局部肝大，肝区叩击痛，晚期有肝功能障碍、肝硬化等表现。

【并发症】

肝内胆管结石并发感染时可引起胆源性肝脓肿，脓肿穿破膈肌进入胸腔，可形成胆管支气管瘘。胆道梗阻还可导致胆汁性肝硬化和门静脉高压症。少数可并发胆管癌。

【实验室和其他检查】

1．实验室检查　血常规检查：白细胞计数和中性粒细胞升高，血红蛋白降低；尿常规检查：尿胆红素升高，尿胆原降低，尿液中可出现蛋白管型及颗粒管型；粪便常规检查：尿胆原降低；肝功能检查：血清胆红素升高，血清转氨酶和碱性磷酸酶升高。

合并感染者，血常规白细胞计数和中性粒细胞升高。有梗阻性黄疸者，尿常规检查示尿胆红素升高，尿胆原降低，尿液中出现蛋白及颗粒管型；粪便常规尿胆原降低；肝功能检查示血清胆红素升高，血清转氨酶和碱性磷酸酶升高。

2．影像学检查　肝内胆管结石影像学检查与肝外胆管结石相似。B 超检查即可做出诊断。对肝内胆管扩张、胆汁性肝硬化或并发肝内脓肿甚至恶变者，CT 检查的准确率较高。

【诊断与鉴别诊断】

1．诊断要点　根据病史、体格检查以及 B 超检查，即可做出初步诊断。

2．鉴别诊断　需与肾结石、细菌性肝脓肿、壶腹部周围癌等疾病相鉴别。

【治疗】

肝内胆管结石的治疗以手术为主。原则为“解除梗阻，去除病灶，通畅引流”。手术方法有：高位胆管切开取石、肝叶切除术、胆肠内引流术等。

【预后】

胆管结石经过手术治疗一般预后较好。

➢考点：胆道结石的临床表现和治疗原则。

第四节　胆道蛔虫病

胆道蛔虫病是由于寄生于小肠内的蛔虫钻入胆道所致，最常见于胆总管、肝胆管，少数可见蛔虫进入胆囊。蛔虫常寄生在小肠中段，当各种原因使消化功能紊乱、胃酸酸度降低或饥饿、驱蛔不当时，蛔虫可上行，加之蛔虫具有钻孔的习性，可通过功能失调的 Oddi 括约肌进入胆道，引起一系列临床症状。

【临床表现】

蛔虫对胆道造成的机械性刺激可使 Oddi 括约肌产生痉挛性收缩。临床上表现为突发性右上腹或剑突下钻顶样疼痛，并向右侧肩背部放射。特别在虫体未完全进入胆总管时，疼痛更加剧烈。当虫体停止蠕动或 Oddi 括约肌长时间痉挛而松弛时，疼痛可完全消失，发作间期可无明显症状。腹痛时常伴有恶心、呕吐。呕吐物为胃内容物，部分患者可吐出蛔虫。当合并胆道感染时可出现畏寒、发热及轻度黄疸。早期体征不明显，仅在发作时有右上腹或剑突下压痛。

若胆道蛔虫处理不及时，则可引起严重的并发症。常见的是急性胰腺炎，大多是由于虫体引起 Oddi 括约肌痉挛或蛔虫直接进入胰管所致。若蛔虫死于胆管内或在胆管内排卵，则虫体或虫卵可作为结石的核心促进胆管结石的形成。虫体造成胆管梗阻和感染可以引起急性梗阻化脓性胆管炎和肝脓肿。其他并发症还有慢性胰腺炎、胆道出血、蛔虫性肉芽肿等。

【诊断】

患者多为儿童或青少年，有肠蛔虫病史。结合典型的临床表现，该病诊断的并不困难。必要时可行影像学检查。一般首选 B 超，蛔虫的特征性表现为平行双边影。静脉胆道造影可见胆管扩张，胆管内有条索状充盈缺损。ERCP 可将诊断与治疗结合进行。

【治疗】

治疗原则是控制感染、驱除蛔虫和防止复发。

1．非手术治疗　①解痉镇痛：可注射山莨菪碱、阿托品等胆碱受体阻滞药，必要时可给予哌替啶；也可针灸鸠尾、上脘、足三里等穴位镇痛。②利胆驱虫：常用 50%硫酸镁溶液口服，或口服枸橼酸哌嗪、中药利胆驱蛔汤，也可用氧气驱虫。③控制感染：胆道感染多由大肠埃希菌引起，应使用适当的抗生素。④ ERCP：有时在急症时行 ERCP 可见尚未进入胆道的蛔虫，可用取石钳将虫体取出。

2．手术治疗　对非手术治疗失败者或有严重并发症（如急性化脓性胆管炎、急性胰腺炎等）的患者应及时行手术治疗。术中切开胆总管，取尽蛔虫，放置“T”形管引流。术后应进行肠道驱虫治疗，防止复发。

第五节　胆道肿瘤

胆道包括胆囊和胆管，胆管又分为肝内胆管及肝外胆管。胆囊的良性肿瘤不常见，多为腺瘤及息肉，后者并非真正的肿瘤，但习惯上统称为胆囊息肉样病变。胆囊的恶性肿瘤为胆囊癌。胆管的肿瘤则极少为良性，多为恶性，称为胆管癌。由于近年来影像诊断学的发展，胆道肿瘤的发病率有增高趋势，且随着早期诊断水平的提高，胆道恶性肿瘤的切除率及预后均有改善。

一、胆囊息肉样病变

胆囊息肉样病变又称胆囊隆凸性病变，大多是非肿瘤性息肉，包括胆固醇息肉、炎性息肉和胆囊腺肌样增生等少数是肿瘤性息肉，如腺瘤性息肉。

【病因】

病因尚不完全清楚，可能与慢性炎症有一定关系。

【临床表现与诊断】

患者多数无临床症状，通常于体检行 B 超检查时才发现。部分患者有右上腹隐痛不适及消化道症状，如厌油、恶心、呕吐等。如合并结石或较大息肉位于胆囊颈管而间歇阻塞胆囊管，则可出现胆绞痛、发热、右上腹压痛等急性胆囊炎表现。诊断主要靠 B 超检查：多个小息肉常为胆固醇息肉；息肉呈圆形隆起，直径＜ 10 mm，可能为炎性息肉或腺瘤；息肉直径＞ 10 mm，呈肿块型，无蒂、回声不均匀，应考虑为腺瘤恶变或胆囊癌。

【治疗】

对无症状的胆囊息肉样病变者，可每 3 ～ 6 个月复查一次 B 超，随诊观察。对于有症状的胆囊息肉样变患者，原则上应行胆囊切除术。对多发、细蒂、直径＜ 10 mm 的病变，考虑为胆固醇息肉、炎性息肉或胆囊腺瘤者，均可每 3 ～ 6 个月复查一次 B 超，严密随访。对直径＞ 10 mm 者，则应考虑腺瘤恶变或胆囊癌，宜尽快手术。对良性病变者宜常规切除胆囊。对疑有恶变者应行术中冰冻病理学检查，如为恶性，则应行胆囊癌根治术，即附加胆囊周围 2 cm 肝组织楔形切除，肝十二指肠韧带管道骨骼化及淋巴结清扫等。

二、胆囊癌

胆囊癌（carcinoma of gallbladder）占胃肠道恶性肿瘤的第 5 位。发病高峰在 60 ～ 70 岁，女性多于男性，发病比例约为 3：1。胆囊癌预后极差，5 年存率不到 5%。

【病因与病理】

胆囊结石与胆囊癌有显著的相关性，74%～ 92%的胆囊癌患者合并有胆囊结石。胆囊结石越大，患胆囊癌的危险性也越大。可能由于胆囊结石长期刺激致胆囊发生慢性炎症性改变及胆汁淤积，潴留的胆汁含有较多的脱氧胆酸降解产物胆蒽或甲基胆蒽，可诱发癌变。同时，胆囊黏膜的慢性炎症致胆囊黏膜上皮分化异常，呈非典型性增生而致癌变。有证据表明，胆囊腺瘤为癌前病变。

胆囊癌 90%以上为腺癌，其余为腺鳞癌、未分化癌，极少数为类癌或胚胎横纹肌肉瘤。胆囊癌恶性程度较高，通常在得到确诊时，已为晚期，仅 10%患者的病变限于胆囊壁。

常用的胆囊癌的分期有两种　一种是 Nevin 分期法：Ⅰ期，肿瘤局限于胆囊黏膜内；Ⅱ期，肿瘤侵及肌层；Ⅲ期，肿瘤侵及胆囊壁全层；Ⅳ期，肿瘤侵及全层合并周围淋巴结转移；Ⅴ期：侵及肝及转移至其他脏器。另一种是国际抗癌联盟制订的胆囊癌 TNM 分期法。

【临床表现与诊断】

胆囊癌患者早期无特异性症状，有的因胆囊结石行胆囊手术才得以发现。对年龄在 40 岁以上，女性，长期患胆囊结石或慢性胆囊炎者，应提高警惕进一步检查，尽可能早期诊断。

最常见的症状为右上腹痛，进食油腻食物后可加重或不加重。部分患者出现恶心、呕吐、厌食。出现右上腹包块、黄疸、体重减轻常提示癌肿已进入进展期或晚期，预后不良。黄疸常为肿瘤压迫浸润胆总管，或肝十二指肠韧带转移淋巴结压迫胆总管或肝总管所致。

实验室检查可见部分患者血清总胆红素升高、AKP 升高以及血清转氨酶升高。CEA 在晚期胆囊癌患者升高，但多数患者 CA199 水平升高。

诊断主要依靠 B 超和 CT 检查。B 超可发现 5 mm 以下的早期肿瘤，显示为突入胆囊腔的息肉样肿块或胆囊壁局部增厚；进展期胆囊癌则显示为肝内外胆道梗阻、区域淋巴结肿大、肿瘤直接浸润肝或（和）存在肝转移灶。胆囊癌 CT 的特征包括胆囊壁弥漫性或局部增厚，胆囊腔内肿块，肿瘤直接侵犯肝，区域淋巴结肿大或肝内、外胆管扩张，部分患者存在胆囊壁钙化。

【治疗】

胆囊癌对放疗和化疗均不敏感。手术根治性切除后，患者有可能获得长期生存，因而手术治疗仍是胆囊癌的首选治疗方法。

1．对病变局限于胆囊黏膜的胆囊癌（T_{1a} N_0 M_0）者，单纯胆囊切除已达根治目的，5 年生存率可达 100%。

2．对于肿瘤侵及肌层以上的胆囊癌（T_{1b} N_0 M_0）患者，应行胆囊癌根治术。手术范围包括胆囊切除、3 ～ 5 cm 宽正常胆囊窝的肝组织切除，肝十二指肠韧带中三管（肝胆管、肝动脉、门静脉）的骨骼化，以及肝胃韧带、胰十二指肠和主动脉周围淋巴结清扫。

3．对行腹腔镜或开腹胆囊切除术的患者，术中应常规将切下的胆囊剖视，对黏膜的可疑部位行冰冻切片病理学检查。若发现未曾预料到的胆囊癌，且属于 $T_{1a}N_0M_0$ 以上者，宜立即行胆囊癌根治术。

4．对于病变已侵透浆膜的胆囊癌（T_3、T_4）患者，行胆囊癌根治术时，应包括对肝总管及胆总管的整块切除，行肝门胆管空肠 Roux-en-Y 吻合。

5．姑息性手术　对开腹手术时发现胆囊癌已不能切除者，可行肝内胆管空肠吻合等短路手术，以解除黄疸，保护肝功能，提高患者生活质量。若术前已证实不能切除或有远处转移者，可行经皮经肝行胆道置管，以减轻黄疸症状。

二、胆管癌

胆管癌（cholangiocarcinoma）是来源于肝内外胆管的恶性肿瘤，好发年龄为 50 ～ 70 岁，男性多于女性。胆管癌的发病率呈逐年增高趋势。尽管手术和非手术治疗取得了进展，但预后仍差。

【分类】

胆管癌可分为肝内、肝门及下段胆管癌。

肝内型胆管癌是指病变仅限于肝内，不涉及肝外胆道，不表现为梗阻性黄疸，且没有其他部位原发肿瘤的胆管癌，约占胆道癌的 6%（又称胆管细胞癌）。

肝门胆管癌是指侵及胆管分叉处的胆管癌，又称 Klatskin 瘤。发病早期，当原发肿瘤尚小时，即可致梗阻性黄疸，约占胆管癌的 67%。

下段胆管癌是指来源于中远段胆总管的肿瘤，常伴梗阻性黄疸，易被误诊为胰头癌，约占胆管癌的 27%。部分胆管癌为弥散型，可广泛累及肝内、外胆管。

【病因与病理】

病因尚不明确。原发性硬化性胆管炎、胆管结石、溃疡性结肠炎、胆管腺瘤、先天性胆管囊性扩张等与本病的发病有一定关系。

病理分类：腺癌占 95%，其次是鳞癌、乳头状癌及未分化癌。

胆管癌，以直接浸润和淋巴道转移为主，与肿瘤的分化程度有关，癌细胞可沿胆管周围丰富的血管、淋巴、腹腔神经丛间隙，向肝内和肝十二指肠韧带内蔓延扩散。

肝门胆管癌常发生在左、右肝管汇合处，发展较慢，转移较晚。

分型

1．Bismuth 分型法：Ⅰ型，肿瘤位于肝总管，未侵犯汇合部；Ⅱ型，肿瘤已累及汇合部，未侵犯左、右肝管；Ⅲa 型，肿瘤已侵犯右肝管；Ⅲb 型，肿瘤已侵犯左肝管；Ⅳ型肿瘤已侵犯左、右肝管。

2．国际抗癌联盟制订的肝外胆管癌 TNM 分期

【临床表现与诊断】

肝内型胆管癌常长大到一定体积才出现临床症状，表现为肝大，上腹部肿块，腹部和背部疼痛，消瘦，晚期出现黄疸及腹水。肝外型（肝门和下段）胆管癌患者常出现无痛性进行性黄疸，伴疲乏、瘙痒、发热、腹部隐痛、厌食、消瘦等。

实验室检查可见血清总胆红素 AKP 升高，轻度贫血，其他血清学检查正常。40%～60% 的胆管癌患者血清癌胚抗原（CEA）升高，80%的患者肿瘤标志物 CA19-9 升高，但不到 5% 的患者血清 AFP 升高。

肝内型胆管癌的诊断主要依靠 B 超和 CT 发现肝内占位病变，超声或 CT 引导下针吸活检有助于确诊。

肝外型胆管癌的诊断主要依靠 B 超、CT 和 MRCP。对临床表现为无痛性黄疸的患者，若 B 超显示肝内胆管扩张而肝外胆管及胆囊无扩张，又未发现胆道结石，应高度怀疑肝门胆管癌。若肝内、外胆管均扩张，不伴胆管结石，则应怀疑下段胆管癌或胰头癌。CT 扫描可显示肝门或胰头肿块，亦可提供肝组织和肝门结构受累范围，门静脉受侵及淋巴结肿大的信息。MRCP 可进一步提供肝内、外胆管扩张情况及肿瘤的位置、大小等信息。

PTC 和 ERCP 对肝外胆管梗阻患者的诊断有帮助，但由于是侵入性操作，近年已较少应用，但 PTC 和 ERCP 检查时可获得细胞学检查的标本，即胆汁。血管造影可显示肝动脉和门静脉受肿瘤包绕和栓塞状况，可预测肿瘤的不可切除性。经胃或十二指肠内镜超声则可用于胆管癌的术前分期，以了解肝动脉、门静脉及胰腺实质受侵的情况。

【治疗】

1．手术治疗　手术根治性切除是胆囊癌的首选治疗方法。巨大肝内型胆管癌致黄疸的患者多在确诊后 3 个月内死亡。小的肝内型胆管癌若无肝门淋巴结转移，病变切除后 5 年生存率可达 40%以上。对尚无淋巴结转移及肝内、外大血管受侵的患者，可行肝移植治疗。

对肝门胆管癌患者可根据 Bismuth 分型选择手术方式，Ⅰ型和Ⅱ型可行肝外胆管、胆囊切

除，区域淋巴结清扫，肝胆管空肠 Roux-en-Y 吻合术；Ⅲ型在上述手术基础上附加右肝叶或左肝叶切除，Ⅳ型以上手术附加扩大右半肝或左半肝切除。原则是切断胆管应距肿瘤边缘 5 mm，且术中冰冻切片病理学检查显示无肿瘤残余。Ⅱ型及Ⅲ型常侵及肝尾状叶，宜同时切除尾状叶。肝门胆管癌的手术切除率为 10%～85%，临床根治性切除后 5 年生存率为 10%～20%。

对下段胆管癌患者宜行胰十二指肠切除术，切除后 5 年生存率优于肝门胆管癌及胰头癌，约为 30%。

对不能手术切除的肝门胆管癌患者，可采取姑息性手术，于术中用金属探条逐步扩张肝门胆管，然后置入塑料管或“T”形管进行支撑，以引流肝内淤积的胆汁。对下段胆管癌患者，则可行肝总管空肠 Roux-en-Y 吻合术，以引流胆汁。若同时存在十二指肠梗阻，则可加行胃空肠吻合术。

若术前通过影像学检查已证实存在广泛区域淋巴结转移，肿瘤侵入第二肝门或广泛侵入肝实质，肝动脉或门静脉被肿瘤包绕或浸润，或存在远处转移，则为手术禁忌证，宜首选经内镜途径或经皮经肝途径行内撑支架引流，以延长患者生命。

2．放疗和化疗　由于有很高比例的胆管癌不能切除，因此长期以来已设计各种化疗和放疗方案并应用，以期获得更好的姑息治疗效果和延长生存期。但迄今为止，尚未取得有益的证据。

➢ 考点：胆囊癌及胆管癌的临床表现和治疗。

自测题

一、选择题

1．大多数胆囊动脉起源于
A．肝左动脉
B．肝固有动脉
C．肝右动脉
D．胃十二指肠动脉
E．胰十二指肠动脉

2．关于胆囊的解剖，正确的是
A．8 cm×3 cm 大小，可容纳胆汁 50 ml
B．5 cm×3 cm 大小，可容纳胆汁 30 ml
C．10 cm×5 cm 大小，可容纳胆汁 80 ml
D．10 cm×6 cm 大小，可容纳胆汁 100 ml
E．6 cm×6 cm 大小，可容纳胆汁 60 ml

3．属于急性胆囊炎的主要病因的是
A．胆囊内蛔虫
B．胆囊扭转
C．胆囊结石
D．胆囊管狭窄
E．严重创伤

4．关于胆囊结石，下列叙述正确的是
A．男性发病多于女性
B．多发生于 30 岁以下
C．多数患者有黄疸
D．主要治疗方法为非手术治疗
E．最主要的确诊方法是 B 超

5．典型的胆结石 B 超图像是
A．低回声光团，无声影
B．不均匀强回声光团，无声影
C．强回声光团，无声影
D．强回声光团，有声影
E．低回声光团，有声影

6．胆囊三角内的重要穿行结构是
A．门静脉和肝动脉
B．胆囊动脉和肝动脉
C．胆囊动脉和副肝管
D．肝动脉和副肝管
E．门静脉和副肝管

7．胆囊结石的疼痛特点不包括
A．多数为轻微隐痛
B．可有明显的胆绞痛
C．常为夜间发作

D．疼痛向腹背部呈束带状放射
E．疼痛与体位有关

8．胆道出血的特点是
A．来势凶猛，出血量大
B．既往无溃疡史，而有应激因素存在
C．放置三腔二囊管后可立即止血
D．病情很急，血量不多，以呕血为主
E．周期性发作，很少引起休克

9．胆囊的主要功能是
A．参与脂肪的消化与吸收
B．参与免疫调节
C．分泌黏液
D．浓缩、贮存、排泄胆汁
E．调节胆红素代谢

10．胆汁的主要成分是
A．胆固醇、磷脂、无机化合物
B．胆固醇、胆盐、磷脂
C．胆固醇、胆盐、蛋白质
D．胆固醇、磷脂、蛋白质
E．胆固醇、胆盐、无机化合物

11．Charcot 三联征包括
A．腹痛、寒战与发热、胆囊肿大
B．上腹剧痛、板状腹、黄疸
C．束腰带状腹痛、淀粉酶升高、腹水
D．腹痛、寒战与发热、黄疸
E．寒战与发热、黄疸、肝大

12．正常胆总管的直径为
A．0.4 ～ 0.6 cm
B．0.6 ～ 0.8 cm
C．0.8 ～ 1.0 cm
D．1.0 ～ 1.2 cm
E．1.2 ～ 1.4 cm

13．关于胆囊结石的手术治疗，下列说法正确的是
A．一般不考虑切除胆囊
B．对无症状者一律行手术治疗
C．急性发作时采用胆囊造瘘术
D．对病情严重者不施行手术治疗
E．无论症状轻重与否，均行胆囊切除术

14．患者行胆囊切除术后第 2 天，发现黄疸且进行性加深。体格检查：体温在 40℃以上，脉搏 120 ～ 140 次 / 分，呼吸浅，血压降低，首先考虑诊断为
A．继发性胆总管结石
B．胆道损伤
C．胆管癌
D．壶腹周围癌
E．原发性肝胆管结石

15．患者女性，49 岁，近半年数次发作右上腹疼痛，伴恶心、呕吐，多为夜间睡眠后发作，并向右肩部放射。体格检查：患者为肥胖体型，BP 110/80 mmHg，P 90 次 / 分，右上腹轻度压痛，无腹肌紧张。虽经治疗患者病情有所缓解，但持续性疼痛加重，右上腹压痛、反跳痛、腹肌紧张，体温 38.5℃，此时可诊断为
A．急性坏死性胰腺炎
B．十二指肠溃疡穿孔并弥漫性腹膜炎
C．胆总管结石
D．结石性急性坏疽性胆囊炎
E．急性化脓性胆管炎

二、名词解释

Charcot 三联征

三、问答题

1．简述胆道系统疾病的常见症状和体征。
2．简述急性梗阻性化脓性胆管炎的手术治疗原则及措施。

（邱爱华）

第三十六章

上消化道大出血

第三十六章数字资源

学习目标

通过对本章内容的学习，学生应能够：

识记：

1. 说出上消化道大出血的诊断程序。
2. 列举上消化道大出血的鉴别诊断和治疗原则。

理解：

解释上消化道大出血的主要病因与病理。

应用：

培养爱伤观念，评估上消化道大出血的程度，制订急救措施。

案例 36-1

患者，男性，35 岁，上腹不适伴呕吐鲜红色液体 3 小时。

患者于 3 小时前饮少量啤酒后感上腹不适，数分钟后突然呕吐鲜红色液体，量较大，共呕吐 3 次，为非喷射性，伴头晕、乏力、心悸，无发热，无排尿、排便。患者既往无溃疡病史。

体格检查：患者神志清楚，T 36.8 ℃，P 110 次 / 分，R 28 次 / 分，BP 90/50 mmHg。患者面色苍白，大汗淋漓。腹平软，腹壁静脉稍扩张。上腹轻压痛，无反跳痛。肠鸣音活跃。

实验室检查：WBC 9.0×10^9/L，RBC 2.1×10^{12}/L，Hb 60 g/L，AST 98 U/L。

CT 检查：肝体积稍缩小，密度不均匀。脾明显增大。

问题与思考：

1. 此患者的主要诊断是什么？
2. 主要的诊断依据及鉴别诊断是什么？
3. 下一步的诊疗计划是什么？

上消化道包括食管、胃、十二指肠、空肠上段和胆道。上消化道大出血的主要临床表现为呕血和便血，或仅有便血。短时间内发生的一次或多次出血，一次失血量超过全身血容量的 20%（800 ~ 1200 ml）时，即可出现休克症状和体征，称为上消化道大出血。上消化道大出血病因复杂，误诊率和病死率较高，必须予以重视。

【临床表现与诊断】

上消化道大出血的临床表现除呕血、便血外，还有血流动力学改变，需迅速做出诊断，给予紧急处理。建立有效的静脉通道，补液扩充血容量，详细并重点询问病史，进行体格检查、实验室检查等步骤。经过分析，初步确定出血的病因和部位，估计出血量，从而采取及时、有效的治疗措施。

➤考点：上消化道大出血的临床表现。

（一）估计出血量

应根据病史、症状、体征及辅助检查判断是否为大出血，是否有活动性出血，以指导紧急处理及评估预后。

1．出血量约 50 ml 时，可仅出现粪便隐血试验阳性。呕血者常比单纯便血者出血量大，排便次数多，排不成形稀血便者比排黑便尚成形者出血量大。

2．失血量超过 1000 ml 时，患者出现休克表现，即面色苍白、口渴、烦躁、心悸、无力、眼前发黑，脉搏细速，脉压变小，血压正常或降低。

3．失血量超过 1500 ml 时，提示有大量出血。

4．上消化道大出血的出血量取决于出血速度。15 min 之内失血量超过 2000 ml，患者即发生重度休克，死亡率极高。10 h 内失血量达 2000 ml，则很少会有死亡。

5．血红蛋白每降低 1 g/dl，相当于失血 400 ～ 500 ml。

6．凡 12 h 内输血 800 ml 以上，但血压仍不能维持平稳者，表示有活动性出血。

（二）判断出血部位

一般来说，幽门以上的出血易导致呕血，幽门以下的出血易导致便血。但如果出血量少，血液在胃内未引起恶心、呕吐，则血液经肠道排出。反之，如果出血很急且出血量多，幽门以下的血液反流到胃，也可引起呕血。如果出血量少，血液在胃内滞留时间较长，则呕出血液呈咖啡样或黑褐色。如果出血很急且出血量大，则呕出血液呈暗红色或鲜红色。

呕血、便血或柏油样便固然与出血部位的高低有关，但更主要的是取决于出血的速度和出血量的多少。出血量少、出血速度慢时，可能仅表现为便血而无呕血；若出血量多、出血速度快，则可能既有呕血又有鲜血便。

（三）分析出血原因

1．详细询问病史　包括以往有无出血史、血液病史，既往是否有溃疡病史、肝炎或胆道疾病史；有无饮酒、剧烈呕吐；是否伴有腹痛；近日有无排便习惯改变、体重减轻；有无服用阿司匹林等药物史。

2．体格检查　注意有无肝脾大，有无黄疸、腹水、腹壁静脉曲张及其他肝硬化体征，腹部压痛部位，有无腹肌紧张、腹内肿块，是否合并高热、胆绞痛等。

3．常见的出血原因

➤考点：上消化道大出血的病因。

（1）胃十二指肠溃疡：占上消化道出血的 40% ～ 50%，大出血者溃疡多位于十二指肠球部后壁或胃小弯，多为动脉出血。出血前可有胃痛发作或加重，出血后疼痛可消失。右上腹可有压痛，肠鸣音活跃。

（2）门静脉高压症：占上消化道出血的 20% ～ 25%。门静脉高压症引起食管胃底静脉曲张破裂出血量大且急，难以自行停止，多为呕血，单纯便血者少见。患者既往多有肝病史，检查可见蜘蛛痣、肝掌、脾大、腹水、腹壁静脉曲张。应注意肝硬化患者 10%～15% 会发生溃疡，虽有门静脉高压症，但可能是溃疡所致出血。

（3）应激性溃疡或急性糜烂性胃炎：约占 20%，近年来发病率明显上升。在严重创伤、大面积烧伤、大手术后、中度感染、黄疸等状态下，交感神经兴奋，肾上腺髓质分泌儿茶酚胺增多，使胃黏膜下血管发生痉挛性收缩，组织灌流量骤减，导致胃黏膜缺血、缺氧，胃黏膜屏障被破坏而发生糜烂、溃疡，从而导致出血。此类病因常导致大出血，很难自行停止。出血多发生于胃，较少发生在十二指肠。患者出血前可无任何自觉症状。

（4）肿瘤：多为进展期胃癌或晚期胃癌，由于癌组织缺血性坏死，表面发生坏死或溃疡，侵蚀血管而导致大出血。

（5）肝病、胆道疾病：多为化脓性胆管炎的并发症，胆管壁的溃疡、小脓肿侵及门静脉或肝动脉分支而引起出血；肝肿瘤、肝外伤也可以引起肝内胆道出血，大量血液涌入胆道，再进入十二指肠。患者常有上腹部或剑突下绞痛。出血多呈周期性，间隔期一般为 1～2 周，出血量不多。以腹痛合并出血为特点，常伴有畏寒、发热、黄疸。

4．实验室检查　需测定血红蛋白、红细胞计数、血细胞比容、中性粒细胞计数，进行肝功能试验、血氨测定、BSP 试验、凝血功能测定和血液生化检查。

由于消化道出血丧失的是全血，在呕血和黑便后，没有充分时间使血浆容量达到平衡，因此血红蛋白测定、红细胞计数和血细胞比容等在出血早期并无变化。出血后，组织液被重吸收入血管内，使血液稀释，一般经需 3～4 小时或以上才能提示失血的程度。肝功能试验和血氨测定等有助于鉴别胃、十二指肠溃疡与门静脉高压症引起的大出血。前者肝功能正常，血氨不高；而后者肝功能（胆红素、碱性磷酸梅、血白蛋白、谷草转氨酶、谷丙转氨酶等）常明显异常，血氨升高。凝血功能试验结果也有重要参考价值。白细胞计数常在 2～5 h 增多。3/4 的上消化道大出血患者，数小时后血中尿素氮常可升高＞11.9 mmol/L，可能与血液在消化道中的分解产物被吸收和低血压引起尿素氮清除率下降有关。氮质血症不仅与上消化道出血量有关，也与肾功能损害严重程度有关。如果尿素氮迟迟不能恢复正常，则提示肾功能持续受损，或继续有活动性出血，或循环血量不足。

5．辅助检查

（1）三腔二囊管压迫：将三腔二囊管放入胃内后，使胃气囊和食管气囊充气，压迫胃底和食管下段，用等渗盐溶液将胃内残血冲洗干净。如果没有再出血，说明食管胃底静脉曲张破裂出血；如胃管内仍有血液，则胃十二指肠溃疡出血的可能性大。对这种患者用三腔二囊管检查来明确出血部位，更有实际意义。该检查简单、易行，但需取得患者的充分配合。

（2）纤维内镜检查：通过内镜可直接观察到胃十二指肠病变，明确出血部位，确定病变性质，同时能采取治疗。内镜检查应早期（出血后 24 h 内）进行，阳性率高达 95%左右。

（3）X 线钡餐检查：对上消化道大出血病因的诊断意义不大，还可能使出血加重或促使已停止出血的部位再发生出血。如诊断有困难，则应待出血停止 36～8 h 再做。

（4）血管造影：经股动脉插管行选择性腹主动脉或肠系膜上动脉造影，对十二指肠以下的出血更有帮助，但这种检查只适用于仍有持续出血，且出血量在 0.5 ml/min 以上的病例，应在明确出血部位后进行选择性栓塞止血。此项检查比较安全，在有条件时应作为首选的诊断方法。

6．手术探查　对出血量大且出血迅速，非手术治疗不能稳定病情，诊断仍不明确，无内镜止血条件等情况，可在补充血容量后，积极进行手术探查止血。

知识链接

三腔二囊管操作方法与步骤

认真检查三腔二囊管气囊有无松脱、漏气，充气后膨胀是否均匀，通向食管囊、胃囊和胃腔的管道是否通畅。清除鼻腔内的结痂及分泌物。

抽尽双囊内的气体，将三腔二囊管的前端及气囊表面涂以液状石蜡。将三腔二囊管从患者鼻腔送入，达咽部时嘱患者吞咽，使三腔二囊管顺利送入至65 cm标记处。如能从胃管腔抽出胃内容物，表示管端已至幽门。用注射器先向胃气囊内注入空气250 ~ 300 ml（囊内压为40 ~ 50 mmHg，即5.33 ~ 6.67 kPa），使胃气囊充气，用血管钳将此管腔钳住，然后将三腔二囊管向外牵拉，感觉有中度弹性阻力时，表示胃气囊已压至胃底部。再以0.5 kg重砂袋通过滑车持续牵引三腔二囊管，以达到充分压迫的目的。经观察仍未能压迫止血者，再向食管囊内注入空气100 ~ 200 ml（囊内压为30 ~ 40 mmHg，即4 ~ 5.33 kPa），然后钳住此管腔，以直接压迫食管下段的曲张静脉。

定时从胃管内抽吸胃内容物，以观察有否继续出血，并可自胃管进行鼻饲和有关治疗。每2 ~ 3小时检查气囊内压力一次，如压力不足，应及时向囊内注入空气增压。每8 ~ 12小时将食管囊放气并放松牵引一次，同时将三腔二囊管再稍向内深入，使胃囊与胃底黏膜分离，放气前先嘱患者口服液状石蜡15 ~ 20 ml，以防胃底黏膜与气囊粘连或坏死。30分钟后再使气囊充气加压。

出血停止24小时后，取下牵引砂袋并将食管气囊和胃气囊放气，继续将其留置于胃内观察24小时。如未再出血，可嘱患者口服液状石蜡15 ~ 20 ml，然后抽尽双囊内的气体，缓缓将三腔二囊管拔出。

【治疗】

➢考点：上消化道大出血的治疗。

（一）一般处理

上消化道大出血处理的首要目的是防治休克和选择最佳的止血方法。

1．迅速建立两条有效的静脉通道，其中一条最好行颈静脉插管，既可以迅速补液，又能同时监测中心静脉压。先快速输入平衡盐溶液或乳酸钠等渗盐溶液，同时进行血型鉴定、交叉配血和血常规、血细胞比容测定。待微循环改善后，可用胶体液或全血维持渗透压，使血压维持在90 ~ 100 mmHg/50 ~ 60 mmHg或以上，脉率在100次 / 分以下，估计失血量，按比例补充全血。对于门静脉高压症导致的出血患者，血红蛋白最好维持在9g /dl以上。

2．休克患者采取休克体位，可用地西泮使患者镇静并减少因呕血引起的恐惧。对门静脉高压症患者避免使用吗啡及巴比妥类药物，以免诱发肝性脑病。

3．留置胃管　对原因不明的上消化道出血患者，可先留置胃管。如无条件，对门静脉高压症患者也可先置入胃管，经胃管给药止血，并继续观察有无继续出血。

4．留置导尿管　记录每小时尿量，应保持尿量≥ 25 ml/h。中心静脉压和尿量是指导输液速度和输液量的重要指标。

5．上消化道大出血患者早期均应禁食，出血停止后，可进食米汤等全流质饮食。

6．防止呕出的血液误吸入呼吸道，如已发生误吸，可做气管内插管。

（二）非手术止血措施

1．止血药物的应用　药物止血为首选。垂体后叶素可减少 60%～ 70% 的内脏动脉血流，并可降低门静脉压。用 20 U 加入 100 ～ 200 ml 5% 葡萄糖溶液中，以 0.2 ～ 0.6 U/min 的速度静脉滴注，止血率可达 50%～ 70%。用量不能过多或间隔时间太短，以免加重肝损害。此外，垂体后叶素有降低心排血量及减少冠状动脉血流的不良反应，高血压和冠状动脉供血不全者慎用。血管加压素与硝酸甘油合用可减少并发症，止血率可达 80%。给予超生理剂量生长抑素有强有力的收缩内脏血管作用，且不导致心血管并发症，首次可给予生长抑素 50 μg/h 静脉滴注，之后以 25 μg/h 的速度持续静脉滴注。普萘洛尔可使门静脉压降低 20% 以上，已被普遍应用。药物治疗如不能止血，则应选择经内镜止血，效果肯定，止血率达 90%，但是 2 ～ 3 天后应复检，否则近期再出血率在 20% 以上。内镜止血方法有：电凝、微波、激光等止血，曲张静脉内注射硬化剂、套扎等。套扎与注射硬化剂效果相似，但并发症（如食管狭窄、吞咽困难等）发生率明显降低。

2．胃内冰水灌注　将去甲肾上腺素 4 ～ 8 mg 加入 4℃以下生理盐水 200 ml 中，从胃管注入，可使胃黏膜血管收缩，达到止血目的。灌注后夹管 0.5 ～ 1 h，然后接负压吸引，必要时可重复使用 3 ～ 4 次。

3．三腔二囊管压迫止血　使用方法如上所述。

4．使用抗酸药　对上消化道大出血患者均可给予抗酸药，常用的药为 H_2 受体拮抗药，如西咪替丁等，剂量为 200 ～ 400 mg/d。质子泵抑制剂（如奥美拉唑等）抑制胃酸效果明显，剂量为 20 ～ 40 mg/d，但用药时间不应过长，以免胃内发生真菌感染。

（三）手术治疗

1．手术适应证

（1）出血量大，短期内即出现休克者，说明出血来自较大血管，难以自行停止。

（2）既往有多次出血史，近期内又反复大出血者。

（3）持续大量出血，在 6 ～ 8 小时内输血 600 ～ 800 ml，血压、脉搏仍不稳定者；或虽有好转，但停止输血或输血速度减慢后，症状又迅速恶化者。

（4）年龄超过 50 岁或伴有动脉粥样硬化，经治疗 24 小时仍出血不止者。

（5）大出血同时伴有幽门梗阻、急性穿孔或急性弥漫性腹膜炎者。

（6）肝硬化食管胃底静脉曲张破裂出血经三腔二囊管压迫止血、硬化剂注射等治疗无效者。

2．对诊断明确者，可针对病因采取有效的治疗措施。

（1）溃疡出血：一般采用胃大部切除术，切除出血的溃疡是防止再出血最可靠的方法，因溃疡旷置后再出血可达 10%，如将溃疡旷置，须用不可吸收缝线将出血点进行准确、可靠的缝合。对老年、病情危重、高位溃疡患者可进行溃疡局部切除或单纯缝扎止血。

（2）食管静脉曲张破裂出血：经非手术治疗后多数可止血，仅 10% ～ 15%的病例需急诊手术治疗。对肝功能较好、无黄染、无腹水者可积极采用手术治疗，目前多主张采用贲门外周血管离断术。经颈静脉肝内门静脉 - 体静脉分流术（TIPS），适用于肝功能差不能耐受手术者，在一定时期内效果良好。

（3）应激性溃疡出血：经积极的非手术治疗，75%的患者可止血。对保守治疗无效者应及早进行手术治疗。目前对于手术方式仍有争论，从采用单纯缝扎止血、迷走神经切断术、胃大部切除术到全胃切除术均有人应用。实际工作中应根据病情，综合分析选用较为适宜的手术方法。

（4）肿瘤出血：常见为胃癌出血。对诊断明确者都应尽早手术。如未发生远处转移，则应实施根治性胃大部或全胃切除术；如已有远处转移，也应力争实施姑息性胃癌切除术，切除病灶以止血。

（5）胆道出血：出血量一般不大，应用抗感染、止血药等非手术治疗方法可暂时止血，但仍以手术治疗为主。胆总管引流加胆囊切除术操作简便，有利于控制感染，但患者常有反复出血。结扎肝总动脉或肝固有动脉的效果也不可靠。根据出血部位分别结扎肝左或肝右动脉止血效果较好，但可能会引起肝功能受损，甚至肝坏死。肝叶切除术止血效果肯定，但手术创伤大，两侧胆道出血时不能采用。

自测题

一、选择题

1．黑便的出现一般说明出血量应大于
A．20 ～ 30 ml
B．30 ～ 40 ml
C．50 ml
D．100 ml
E．200 ml

2．消化性大出血是指几小时内出血量多于
A．500 ml
B．750 ml
C．1000 ml
D．1250 ml
E．1500 ml

3．关于上消化道出血的描述，下列不正确的是
A．大量出血后可出现肠源性氮质血症
B．大量出血后，在 1 ～ 2 小时内血红蛋白与血细胞比容不下降
C．大量出血后，白细胞计数可有明显升高
D．通过对呕血与黑便的定量测定，可准确判断出血量
E．消化道出血后的贫血属于正细胞正色素性

4．上消化道大量出血伴有呕血，提示胃内储血量大于
A．100 ml
B．150 ml
C．200 ml
D．250 ml
E．500 ml

5．诊断消化性溃疡出血最可靠的方法是
A．胃液分析
B．钡餐透视
C．粪便隐血试验
D．早期胃镜检查
E．询问病史

6．下列消化性溃疡最易发生出血的是
A．十二指肠球部溃疡
B．十二指肠球后溃疡
C．胃小弯溃疡
D．幽门管溃疡
E．复合性溃疡

7．粪便隐血试验阳性，提示每天出血量为
A．50 ml
B．30 ml
C．20 ml 以上
D．10 ml 以上
E．5 ml 以上

8．消化性溃疡合并上消化道大出血的特点，下列不正确的是
A．一定有呕血
B．一定有黑便
C．呕出血常为咖啡色
D．出血后疼痛减轻
E．出血后可有发热和氮质血症

9．上消化道出血最常见的病因是
A．消化性溃疡
B．胆道疾病
C．急性糜烂性胃炎
D．贲门黏膜撕裂症
E．肝硬化食管静脉曲张破裂

10．下列不是上消化道出血常见原因的是
A．急性糜烂性出血性胃炎
B．胃十二指肠溃疡
C．肝硬化
D．胃癌

E. Mallory-Weiss 综合征

11. 关于肝硬化食管静脉曲张破裂出血内科治疗，**错误**的是

A. 吗啡镇静

B. 输新鲜血

C. 垂体后叶素

D. 内镜下注射硬化剂

E. 普萘洛尔口服或硝酸甘油舌下含服

12. 消化性溃疡最常见的并发症是

A. 出血

B. 穿孔

C. 电解质紊乱

D. 癌变

E. 幽门梗阻

二、名词解释

上消化道大出血

三、问答题

1. 简述上消化道大出血的主要病因。

2. 简述失血性周围循环衰竭的表现。

（甘瑞华）

第三十七章

胰腺疾病

第三十七章数字资源

思政之光

学习目标

通过本章内容的学习，学生应能够：

识记：

1．说出急性胰腺炎的病理、临床表现、诊断及治疗。

2．说出胰腺癌的临床表现、诊断及治疗。

理解：

1．解释胰腺假性囊肿的临床表现、诊断及治疗。

2．解释常见胰腺内分泌肿瘤的临床表现。

运用：

1．评估上腹部疼痛患者，对相关胰腺疾病作出初步诊断，制订合理治疗方案。

2．为晚期胰腺癌患者提供的人文关怀。

第一节　概　述

胰腺是人体第二大腺体，位于上腹中部腹膜后位，斜向左上方紧贴于第 1 ～ 2 腰椎椎体前方，位于胃及小网膜后方，十二指肠降部与脾之间。正常成人胰腺长 10 ～ 20 cm，宽 3 ～ 5 cm，厚 1.5 ～ 2.5 cm，重 75 ～ 125 g，分为胰头、胰颈、胰体和胰尾四部分。胰头嵌入十二指肠环内，其下份向后、向左突出并绕至肠系膜上动、静脉后方的部分称钩突。胰腺血供丰富，胰头部血供来源于胃十二指肠动脉和肠系膜上动脉的胰十二指肠前、后动脉弓。胰体和胰尾部血供来自脾动脉的胰背动脉和胰大动脉及胃网膜左动脉的短支，通过胰横动脉构成胰腺内动脉网。胰的静脉多与同名动脉伴行，最后汇入门静脉。

胰腺的淋巴也很丰富，有多组淋巴结群引流。胰头部淋巴结、胰十二指肠沟淋巴结与幽门上下、肝门、横结肠系膜、小肠系膜及腹主动脉等处的淋巴结相连通；颈部的淋巴结直接引流到肠系膜上动脉附近淋巴结；胰体和胰尾部的淋巴结大部分汇入胰体上、下缘和脾门淋巴结。胰腺受交感神经和副交感神经的双重支配，交感神经是胰腺疼痛的主要通路，副交感神经传出纤维对胰岛、腺泡和导管起调节作用。

胰管分为主胰管和副胰管。主胰管直径为 2 ～ 3 mm，横贯胰腺全长，由胰尾行至胰头，沿途接纳小叶间导管。约 85% 的人主胰管与胆总管汇合形成“共同通道”，末端膨大部分称 Vater 壶腹，通常开口于十二指肠大乳头，其内有 Oddi 括约肌；一部分人虽有共同开口，但两者之间有分隔；少数人两者分别开口于十二指肠（图 37-1）。这种共同开口或共同通道是胰腺

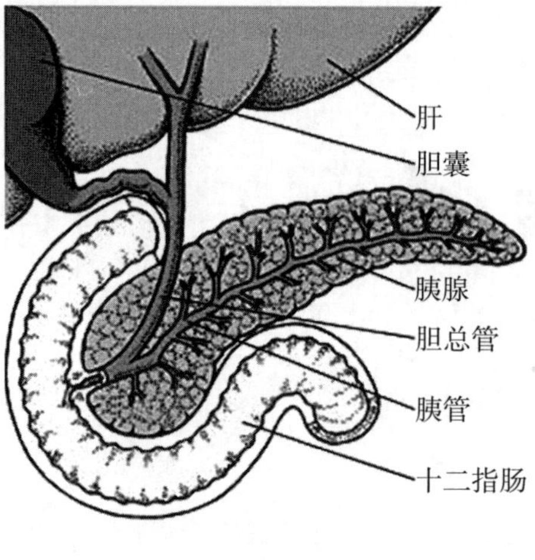

图 37-1 胰管的解剖关系

疾病和胆道疾病互相关联的解剖学基础。在胰头部胰管上方有副胰管，通常与胰管相连，收纳胰头前上部的胰液，开口于十二指肠小乳头。

胰腺具有外分泌和内分泌两种功能。胰腺的外分泌部可分泌胰液。胰液是一种透明的等渗液体，每日分泌 750 ~ 1500 ml，pH 为 7.4 ~ 8.4。其主要成分为水、碳酸氢盐和腺泡细胞分泌的各种胰酶。胰液的分泌受迷走神经和体液的双重控制，以体液调节为主。胰腺的内分泌部来源于胰岛。胰岛是大小不等、散布于腺泡之间的细胞团，主要分布于胰体和胰尾。胰岛有多种细胞，以 β（B）细胞为主，可分泌胰岛素；其次是 α（A）细胞分泌胰高糖素，以及 δ（D）细胞分泌生长抑素；另外，还有少数细胞分泌胰多肽、G 细胞分泌促胃液素（胃泌素）和 D1 细胞分泌血管活性肠肽（vasoactive intestinal peptide，VIP）等。

第二节　急性胰腺炎

案例 37-1

患者，男性，55 岁，持续上腹部疼痛 2 天，加重 2 h 就诊。

患者于 2 天前在饮酒后出现上腹部疼痛，腹痛为持续性，伴恶心、呕吐 5 次，呕出物为胃肠内容物。2 h 来患者疼痛明显加重，伴发热。体格检查：体温 39.4℃，脉搏 93 次 / 分，血压 130/85 mmHg。腹部平坦，全腹压痛、反跳痛、腹肌紧张。B 超示胰腺体积增大，回声较低且不均匀，胰腺周围 1 cm 无回声带，腹腔内有移动性液性暗区。血清淀粉酶为 600 U/dl（Somogyi 法测定）。

问题与思考：

1．此患者的初步诊断是什么？

2．诊断依据有哪些？如何进行处理？

急性胰腺炎是一种常见的急腹症，临床上按病理改变过程可分为水肿性和出血坏死性，前者多见，病情轻，具有自限性，预后良好；后者较少见，病情险恶，炎症多波及邻近组织，可并发多脏器损害，病死率高。

【病因】

急性胰腺炎有多种致病危险因素，国内以胆道疾病为主，占 50% 以上，称为胆源性胰腺炎。

1．胆道疾病　胆道因结石、炎症阻塞胆总管末端，此时肝分泌的胆汁可经“共同通道”反流入胰管而引起胰腺炎。此外，造成胆总管末端阻塞的原因还有胆道蛔虫病以及内镜下手术操作引起十二指肠乳头水肿、Oddi 括约肌痉挛等。

2．过量饮酒　是常见病因之一。其机制为乙醇的刺激作用，大量饮酒能刺激胰腺分泌，引起 Oddi 括约肌痉挛和胰管梗阻，使胰管压力增高时；乙醇对胰腺小管和腺泡有直接损伤作用。

3．十二指肠液反流　当十二指肠内压力增高时，十二指肠液可向胰管内反流。其中的肠激酶可激活胰液中各种分解蛋白的酶和磷脂酶 A，从而导致急性胰腺炎的发生。

4．其他　暴饮暴食、手术创伤、内镜逆行胰胆管造影、脓毒症、病毒感染、妊娠、高脂血症、高钙血症和某些药物（如雌激素、避孕药等），均可引起急性胰腺炎。

【病理】

本病的基本病理改变是胰腺呈不同程度水肿、充血、出血和坏死。

1．急性水肿性胰腺炎　病变轻，多局限在体尾部。胰腺肿胀变硬、充血、被膜紧张，其下可有积液。病变可局限于一部分，也可累及整个胰腺。显微镜下可见间质水肿、充血和炎症细胞浸润。

2．急性出血坏死性胰腺炎　病变重，以胰腺实质广泛出血、坏死为特征。病变区呈青紫色或暗灰色，胰腺及胰腺周围大量脂肪组织皂化、坏死，胰腺腺泡细胞被破坏，部分胰岛坏死消失，后期坏死的胰腺组织合并感染，形成胰腺或胰周脓肿。

【临床表现】

（一）症状

1．腹痛　是主要症状。常于饱餐或酗酒后突然发生，呈持续性剧烈腹痛，起始于上腹正中，胆源性胰腺炎起始于右上腹，累及全腹呈束带状，疼痛可向腰背部放射。

2．腹胀　与腹痛同时存在。腹胀程度通常反映病情的严重程度，早期为反射性肠麻痹所致，继发感染后则由腹膜后的炎症所致。腹腔积液时可加重腹胀，患者排便、排气停止。

3．恶心、呕吐　在疼痛的同时，患者几乎都有恶心、呕吐。呕吐物常为胃、十二指肠内容物。呕吐后腹痛不缓解。

4．其他　患者早期可不发热或仅有轻度发热。胆源性胰腺炎伴胆道梗阻者常伴有寒战、高热。胰腺坏死伴感染时，高热为主要症状之一。黄疸多为胆石性胰腺炎或胰腺水肿压迫胆总管所致。

（二）体征

水肿性胰腺炎患者上腹正中、偏左有压痛，无腹膜炎体征；重症胰腺炎患者有不同程度的休克症状，上腹部甚至全腹有腹膜炎体征。腹水征多呈阳性。少数重症胰腺炎患者出血可渗至皮下，脐周皮肤呈青紫色（Cullen 征）或两侧肋腹部皮肤出现片状灰紫色斑（Grey-Turner 征）。腹部可触及由渗出液包裹或胰腺周围感染形成的肿块。

【辅助检查】

（一）实验室检查

1．胰酶测定　血、尿淀粉酶测定是最常用的诊断方法。血清淀粉酶通常在起病 1 ～ 2 h 开始升高，24 h 达高峰，4 ～ 5 天后逐渐降至正常；尿淀粉酶在起病 24 h 后开始升高，48 h 达高峰，然后缓慢下降，1 ～ 2 周后恢复正常。血清淀粉酶超过 500 U/dl（正常值 40 ～ 180 U/dl，Somogyi 法），尿淀粉酶也明显增高（正常值 80 ～ 300 U/dl，Somogyi 法）时，有诊断价值。淀粉酶值越高，诊断的正确率越高，但淀粉酶升高的幅度和病变严重程度不呈正相关。血清脂肪酶明显升高（正常值 20 ～ 300 U/L）是诊断急性胰腺炎较客观的指标。

2．血钙　发生急性出血坏死性胰腺炎时，血钙可以降低，如低于 1.87 mmol/L，预示病情严重。

3．其他　对急性胰腺炎患者，还应检查血、尿常规，血清电解质，血糖，进行肝功能试验、LDH 测定、血气分析等，以上指标对判断病情轻重有重要意义。

（二）影像学检查

1．腹部超声　经济、简便、易行，但因肠胀气干扰，故对胰腺实质探查不清。超声检查可发现胰腺弥漫性肿大和胰周液体聚积，主要能发现胰腺周围有渗出或积液的无声带区。

2．CT 检查　是最具有诊断价值的影像学检查。增强 CT 检查能发现胰腺坏死，胰管有无狭窄，有无胰腺感染。CT 引导下细针穿刺检查可早期确定有无感染。此外，对急性胰腺炎并发症（如胰腺脓肿和假性囊肿等）也有诊断价值。

3．MRI　可提供与 CT 相类似的诊断信息。MRCP 可较清晰地显示胆管及胰管，对复发性胰腺炎及原因不明的胰腺炎的诊断具有重要价值。

➢考点：急性胰腺炎的筛查与特异性检查手段，判断胰腺坏死程度的最佳检查手段。

【诊断与鉴别诊断】

急性胰腺炎的症状和体征特异性不强，对于有上腹部疼痛的患者都应考虑急性胰腺炎的可能。出现上腹部疼痛，血清淀粉酶＞500 U，尿淀粉酶明显增高，即可诊断为急性胰腺炎。进一步应行 CT 等检查，判断是否为重症急性胰腺炎。

应该注意，急性胃十二指肠溃疡穿孔、急性胆囊炎以及急性肠梗阻等，患者血清淀粉酶、尿淀粉酶均可有一定程度的升高，但一般不超过 500 U。要深入地了解病情，仔细进行体格检查。诊断性腹腔穿刺简单、易行，急性胰腺炎患者腹腔穿刺液淀粉酶明显升高，尤其与绞窄性肠梗阻鉴别有重要意义。

【治疗】

急性水肿性胰腺炎以禁食、胃肠减压、补液、抑制胰腺外分泌等非手术治疗方法为主，患者多在 1 周内治愈，仅极少数发展为重症急性胰腺炎。重症急性胰腺炎根据病因、病期不同，治疗方法亦不完全相同。

（一）非手术治疗

给予充分营养支持，纠正水、电解质紊乱，必要时少量输新鲜血，以增强机体抵抗力。

1．禁食和胃肠减压　禁食、胃肠减压能减少胰腺外分泌，同时减轻呕吐和腹胀。

2．补液，防治休克　静脉输液，补充电解质，纠正酸中毒，防治低血压，维持循环稳定，改善微循环。

3．镇痛、解痉　在诊断明确的情况下给予止痛药，同时给予解痉药（山莨菪碱、阿托品）。以免引起 Oddi 括约肌痉挛。

4．抑制胰腺分泌　H_2 受体阻断药或质子泵抑制剂可间接抑制胰腺分泌；生长抑素及胰蛋白酶抑制剂也有有抑制胰腺分泌的作用。

5．改善胰腺微循环　胰腺炎症水肿、出血可使胰腺血管形成血栓或栓塞，胰腺微循环改善能使存在于血浆中的胰蛋白酶抑制剂等进入胰腺，抑制激活的胰酶活性，并使药物进入胰腺，从而起到治疗作用。早期应用效果较好，可给予复方丹参注射液等。

6．营养支持　禁食期主要依靠完全肠外营养。待病情稳定，肠功能恢复后，可早期给予肠内营养，酌情恢复饮食。

7．防治感染　有感染证据时可经验性或针对性使用抗生素，常见致病菌有大肠埃希菌、铜绿假单胞菌、克雷伯菌和变形杆菌。

8．中药治疗　呕吐基本控制后经胃管注入中药，常用清胰汤加减，每天 3 ～ 6 次胃管内灌注或直肠内滴注。

（二）手术治疗

1．手术适应证　①急性腹膜炎不能排除其他急腹症时；②以胆道梗阻为主的胆源性胰腺炎；③胰腺或胰周坏死组织继发感染；④合并肠穿孔、大出血或胰腺假性囊肿。

2．手术方法　常用的是坏死组织清除加引流术。急性期手术不宜扩大，吸出胰源性腹水，适当清除坏死组织，充分引流。可用腹腔镜探查，吸出腹腔内液体，放置引流管。对于有胆道梗阻者，首选经纤维十二指肠镜下行 Oddi 括约肌切开取石及鼻胆管引流，无条件时行开腹手术，行胆囊切除与胆道探查、引流。对已有感染者，手术主要为清除坏死组织，小网膜囊局部引流加持续灌洗，可加做胃造瘘术和空肠造瘘术。

第三节　胰腺假性囊肿

胰腺假性囊肿是急、慢性胰腺炎的并发症，也可由胰腺损伤引起。

【病因与病理】

形成原因是胰液外渗积聚在网膜囊内，刺激周围组织及器官的浆膜形成纤维包膜，囊内壁无上皮细胞，故称为假性囊肿。囊肿多位于胰体尾部。

【临床表现】

1．症状　囊肿占位引起上腹部胀满或囊内炎症引起上腹部持续性疼痛；囊肿压迫周围器官引起上腹部不适、恶心、呕吐；压迫胆总管下端可出现黄疸；急慢性炎症使患者出现明显消瘦、体重减轻等消耗症状。

2．体征　根据囊肿所在部位和大小，体检时可触及半球形、光滑、不移动、囊性感的肿物，感染时可有压痛，因粘连，多数边界不清。

【辅助检查】

1．血常规　白细胞计数往往升高。部分患者血清或尿淀粉酶增高。

2．X 线检查　胃肠钡剂造影可见胃、十二指肠、横结肠受压移位。

3．B 超、CT 检查　B 超可确定囊肿部位、大小；CT 能显示囊肿与胰腺的关系以及鉴别是否为肿瘤性囊肿。内镜逆行胰胆管造影能发现胰管狭窄及存在的小囊肿等，同时进行治疗。

【诊断与鉴别诊断】

根据胰腺炎或胰腺外伤病史、实验室及影像学检查、囊肿与胰腺的关系，不难做出胰腺假性囊肿的诊断。应注意与腹膜后肿瘤、肾盂积水、肠系膜囊肿、卵巢囊肿等鉴别。应注意排除囊腺瘤或囊腺癌。

【治疗】

（一）非手术治疗

囊肿形成早期（<6 周），其囊壁较薄，囊肿较小，如无严重感染，无全身中毒症状，则可采取保守治疗。

（二）手术治疗

手术适应证：持续腹痛不能忍受；囊肿增大（≥ 6 cm），出现压迫症状；合并囊内出血、感染、破裂等并发症。手术方法有：

1．对于主胰管与囊肿相通并有梗阻或狭窄的患者，有条件时可经十二指肠镜放置内支架，梗阻解除，囊肿可自行愈合。

2．囊肿切除术　常限于胰体和胰尾部囊肿，行保留（或不保留）脾的胰体和胰尾部切除术。

3．外引流术　适用于囊肿继发感染、胰腺脓肿、囊壁薄不能完成内引流者，以及患者全身情况差，不能耐受内引流手术者。有开腹外引流术和经皮穿刺置管外引流术，方法简单。缺点是复发率高，并有形成胰瘘的可能。

4．内引流术　是目前应用最多的方法，适用于大的假性囊肿，壁厚、无囊内感染和出血者。囊肿空肠 Roux-en-Y 吻合术为最常用的术式。对假性囊肿位置较高、与胃后壁粘连紧密者可采用胃囊肿吻合术。

第四节 胰腺癌

案例 37-2

患者，男性，56 岁，因无明显诱因出现反复上腹部疼痛半年，伴全身及巩膜发黄，皮肤瘙痒及尿黄 2 周入院。

体格检查：全身皮肤、巩膜重度黄染，腹肌软，上腹正中偏右有深压痛，无反跳痛，肝、胆囊在肋下可触及肿大，腹水征（–）。

实验室检查：尿胆红素（+++），尿胆原（–），血红蛋白 96 g/L，总胆红素 266 μmol/L，直接胆红素 130 μmol/L，白蛋白 28 g/L，碱性磷酸酶 70 U/L，转肽酶 1230 U/L，血糖 4.5 mmol/L，CEA（+），CA199（+）。

影像学检查：B 超及 CT 示肝增大，胆囊明显肿大，肝内、外胆管扩张，胰头区可见一约 2.0 cm × 3.0 cm 的肿物。

问题与思考：

1．请提出初步诊断。

2．提出诊断依据及治疗措施。

胰腺癌是一种较常见的恶性肿瘤，其发病率有逐年上升的趋势，病情进展迅速，治疗效果及预后极差。本病 40 岁以上好发，男性比女性多见。目前胰腺癌居常见癌症死因的第 4 位，居消化道癌症死因的第 2 位，仅次于结直肠癌，5 年生存率为 1% ~ 3%。

【病因与病理】

胰腺癌的病因尚不明确，慢性胰腺炎和糖尿病可能与胰腺癌的发生有一定关系。吸烟是唯一公认的危险因素。

胰腺癌可以发生在胰腺的任何部位，临床上以胰头部最多见，其次是胰体和胰尾部，全胰腺癌较少。胰腺癌 90% 为导管腺癌，少见黏液性囊腺癌和腺泡细胞癌。胰腺癌具有早期向周围神经和血管浸润并易经血运和淋巴系统发生转移的生物学行为特点。胰腺癌转移和扩散途径最多见的是淋巴结转移和局部浸润。

【临床表现】

（一）症状

1．上腹疼痛、不适　是常见的首发症状。早期因肿块压迫胰管，使胰管不同程度的梗阻、扩张、扭曲及压力增高，可出现上腹部不适或隐痛、胀痛等。腹痛位于中上腹深处，胰头癌者偏右，胰体和胰尾癌者偏左，常为持续性疼痛。中晚期肿瘤浸润腹腔神经丛时，可使腹痛症状加剧，患者常有腰背痛，昼夜腹痛不止。

2．黄疸　是胰头癌患者最主要的临床表现，由于癌肿浸润和压迫胆总管下段所致。黄疸呈进行性加重，伴皮肤瘙痒。若胆道完全梗阻，可使黄疸加深，粪便呈陶土色。

3．消化道症状　最常见的是消化不良和食欲缺乏，有时伴有恶心、呕吐。也有发生腹泻、上消化道出血者。

4．消瘦、乏力　患病初期即有消瘦、乏力，这与腹痛、饮食减少、睡眠不足和癌肿消耗有关。

5．其他　胰头癌致胆道梗阻合并胆道感染者，可出现寒战、高热。晚期患者可触及腹部肿块，出现腹水和恶病质。少数患者有轻度糖尿病表现。

（二）体征

早期一般无明显体征，患者出现症状而就诊时，多已有显著的消瘦，巩膜及皮肤黄染，皮肤可见抓痕。扪及囊状、无压痛、表面光滑并可推移的肿大胆囊是胰头癌或壶腹周围癌患者的一个重要体征（Courvoisier 征）。部分患者可在上腹部触及结节状或硬块状肿物。晚期患者可出现腹水，少数患者出现左锁骨上淋巴结肿大。

➢考点：胰腺癌最常见的临床表现及特异体征。

【辅助检查】

（一）实验室检查

1．血生化检查　早期可有血清、尿淀粉酶增高，血糖增高，尿糖呈阳性。黄疸时血清总胆红素和直接胆红素升高，碱性磷酸酶升高。

2．肿瘤标志物检查　癌胚抗原（CEA）、胰胚抗原（POA）、糖链抗原（CA19-9）、胰腺癌相关抗原（PCAA）和胰腺癌特异性抗原（PCSA）可有升高，但缺乏特异性。联合检测可提高诊断的敏感性。其中，CA19-9 目前最常用于胰腺癌的辅助诊断和术后随访。

（二）影像学检查

1．B 超　可显示肝内、外胆管扩张，胆囊肿大，胰管扩张，胰头部占位病变，同时可观察有无转移灶。

2．内镜超声（endoscopic ultrasonography，EUS）　是目前对胰头癌 TNM 分期最敏感的检查手段，可作为评估肿瘤可切除性的可靠依据。

3．钡剂造影　上消化道低张造影可发现十二指肠曲增宽，十二指肠降部可见“反 3”字征等。

4．CT　胰腺动态薄层增强扫描及三维重建检查对于胰腺肿瘤的定性、定位诊断可提供非常重要的影像学依据，尤其对胰腺肿瘤的术前可切除性评估具有重要意义，目前可作为胰腺肿瘤患者首选的影像学检查。

5．MRI 或磁共振胰胆管成像（magnetic resonance cholangiopancreatography，MRCP）　单纯 MRI 诊断并不优于增强 CT，MRCP 可显示肝内、外胆管扩张，胰管扩张。

6．内镜逆行胰胆管造影（endoscopic retrograde cholangiopancreatography，ERCP）　可直接观察十二指肠乳头区并能进行活检，收集胰液进行细胞学、生化和酶学检查。

知识链接

内镜逆行胰胆管造影

内镜逆行胰胆管造影是将内镜插入十二指肠降部，找到十二指肠乳头后，由内镜活检孔插入造影管至乳头开口部，注入造影剂，做胆胰管 X 线造影、胆汁细菌学和细胞学、胆道压力等检查。此外，还可行乳头括约肌切开术、胆胰管内支架安置引流术、单管引流术等治疗。此检查主要用于胆总管下端结石、胰管结石、胆道肿瘤、急性胆源性胰腺炎等疾病，与传统外科手术相比，具有创伤小、恢复快、费用低等优点，已成为胆胰疾病治疗的重要手段。

7．经皮肝穿刺胆道造影（percutaneous transhepatic cholangiography，PTC）　适用于胰腺癌引起胆管扩张或伴有黄疸者，可显示肝内外胆管扩张，胆囊肿大，胆管狭窄、充盈缺损、管壁僵硬。

（三）细胞学检查

可在B超或CT引导下用细针穿刺胰腺肿块做细胞学检查。

【诊断与鉴别诊断】

胰腺癌早期无明显症状，患者就诊时多已属晚期，早期诊断十分困难。对中老年突然患糖尿病、出现不明原因腹泻等患者应有所警惕。对临床上出现明显黄疸等症状的患者，借助上述辅助检查等手段，进行全面检查和综合分析，诊断并不难。要注意与肝炎、胆石症、慢性胰腺炎等疾病进行鉴别。

【治疗】

（一）手术治疗

手术治疗效果虽不满意，但仍然是胰腺癌的主要治疗方法。

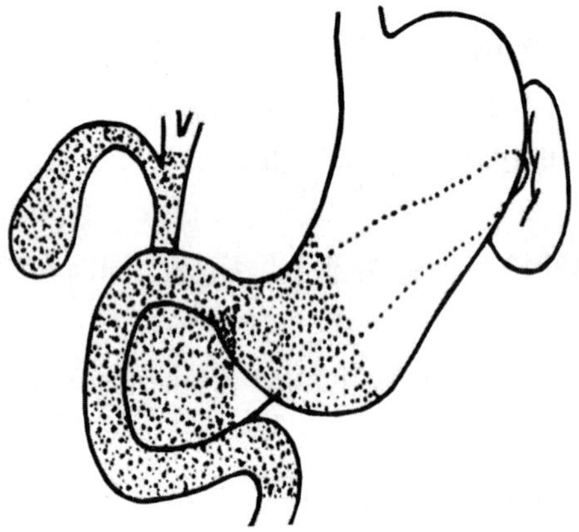

图37-2　胰十二指肠切除手术范围

1．根治性手术

（1）胰十二指肠切除术（Whipple手术）：是胰头癌的标准治疗术式，切除范围包括肝总管以下胆管（包括胆囊）、胰头（包括钩突部）、远端胃、十二指肠、部分空肠上段，同时需要清除相应区域的淋巴结。切除后重建胰管、胆管和胃肠道通路（图37-2）。

（2）保留幽门的胰十二指肠切除术（PPPD）：适用于幽门上、下淋巴结无转移，术中十二指肠切缘无癌细胞残留者。

（3）胰体尾切除术：适用于胰体和胰尾部癌患者。

2．姑息性手术　适用于高龄、肿瘤不能切除、已有肝转移或合并明显心、肺功能障碍不能耐受较大手术者。

（1）解除胆道梗阻：可行胆囊空肠吻合术或胆管空肠吻合术，也可行内镜下放置胆道支架以解除梗阻。

（2）解除或预防十二指肠梗阻：可行胃空肠吻合术。

（3）解除晚期顽固性疼痛：术中行内脏神经节周围注射95%乙醇或腹腔神经节切除术。

（二）放疗与化疗

胰腺癌对放疗和化疗均不敏感，可以将其作为辅助治疗手段。

第五节　胰腺内分泌瘤

胰腺内分泌瘤来自于胰岛。胰岛内有多种细胞，具有分泌不同激素的功能，由这些细胞发展而形成的肿瘤称为胰腺内分泌肿瘤。

一、胰岛素瘤

胰岛素瘤在功能性胰腺内分泌瘤中最为常见，女性略多于男性，高发年龄为40～50岁。

【病理】

在胰头、胰体和胰尾三部位的发病率基本相等。但胰岛素瘤的大小及数目可以有很大变异。胰岛素瘤大多为良性、单发，体积小，直径一般为1～2 cm。肿瘤常有完整的包膜，呈红色或褐色，与正常胰腺组织分界较清楚，主要由B细胞构成，间质一般很少，常有淀粉样变。从形态学上鉴别良性和恶性胰岛细胞瘤有一定困难，诊断恶性胰岛素瘤最可靠的指标是发现有转移灶。

【临床表现】

本病可发生于任何年龄，平均年龄为 40 岁左右。首发症状是低血糖的表现，多数患者可能首次发生低血糖时无法得到确诊，平均误诊时间为 3 年。

1．意识障碍　头痛、视物模糊、思维不连贯、健忘、嗜睡、精神恍惚，甚至昏睡不醒。

2．交感神经兴奋　大汗淋漓、虚脱、面色苍白、心悸、四肢发凉、手足搐搦等。

3．精神异常　为反复多次发作低血糖，大脑皮质受到损害的结果。

4．癫痫样发作　发作时意识丧失，牙关紧闭，四肢抽搐，排尿、排便失禁等。

【诊断】

Whipple 三联征对提示本病有重要的意义：①空腹或运动后出现低血糖症状；②症状发作时血糖低于 2.8 mmol/L；③进食或静脉推注葡萄糖可迅速缓解症状。现代诊断手段可以提供定性和定位诊断，B 超、CT、MRI 以及选择性腹腔动脉造影对胰岛素瘤的发现和定位均有帮助。经皮经肝门静脉内置管，分段采血，测定胰岛素浓度，可达到定性和定位诊断的目的，且可明确多发性胰岛素瘤的部位，有助于术中找到和不遗漏多发肿瘤。

【治疗】

胰岛素瘤的治疗包括饮食调节。为了尽量减少低血糖的发生，应严格按时加餐。

根治性的治疗方法是手术切除肿瘤，并根据肿瘤所在位置及其与胰管的关系确定手术方式。大部分肿瘤行肿瘤摘除术即可得到根治。位于胰尾部靠近主胰管的肿瘤，可行远端胰腺切除术；位于胰头钩突部的肿瘤、多发肿瘤和恶性胰岛素瘤，可采用胰十二指肠切除术。大多数胰岛素瘤为良性、单发、体积小，包膜完整，配合术中超声可采用腹腔镜手术。

对于无法彻底切除转移灶的恶性胰岛素瘤以及无法手术的患者，可采用链佐星联合 5- 氟尿嘧啶或者多柔比星等药物化疗。

二、胃泌素瘤

胃泌素瘤来源于 G 细胞，在我国发病率仅次于胰岛素瘤，是第二常见的胰腺内分泌肿瘤。

【病理】

胃泌素瘤可能来自胰岛的 G 细胞或某些原始的 APUD 细胞，有时为胰岛细胞增生所引起。胃泌素瘤生长缓慢，但原发灶为多中心倾向，60% ～ 70% 为恶性，其中 80% 已有转移。良性肿瘤中半数以上为多发性。在病理形态上与其他胰岛细胞瘤很难区分。

【临床表现】

本病的主要临床表现为顽固性消化性溃疡和腹泻。溃疡最常见于十二指肠球部。约半数患者有腹泻，与胃酸大量分泌有关。60%患者伴出血、穿孔或幽门梗阻等并发症。

对临床上有下列情况者，应怀疑胃泌素瘤：溃疡病术后复发；溃疡病伴腹泻，大量胃酸分泌；溃疡病伴高钙血症；多发溃疡或远端十二指肠、近端空肠溃疡；有多发性内分泌瘤病家族史等。

【诊断】

1．胃液分析　无胃手术史 BAO ＞ 15 mmol/h，胃大部切除术后患者 BAO ＞ 5 mmol/h，或 BAO/MAO ＞ 0.6 时支持本病诊断。

2．促胃液素测定　空腹血清促胃液素＞ 200 pg/ml 可确定诊断（正常值 100 ～ 200 pg/ml），约 1/3 患者常高于 1000 pg/ml，有的甚至可达 100 000 pg/ml。

3．定位诊断　肿瘤的术前定位诊断方法与胰岛素瘤的诊断方法相同。

【治疗】

治疗包括两方面：一要控制胃酸的大量分泌，二要切除胃泌素瘤。

1．药物治疗　H_2受体阻断药和质子泵抑制剂均能有效减少胃酸分泌，从而缓解症状。

2．手术治疗　Whipple 手术对于胃泌素瘤的治愈率最高。对内科治疗无效、多发肿瘤或肝转移者，可行全胃切除术。在未能排除有多发肿瘤或转移瘤的情况下，可能时将原发肿瘤切除后，应同时行全胃切除术。

自测题

一、选择题

1．我国急性胰腺炎的主要病因是
   A．慢性酒精中毒
   B．胆道系统疾病
   C．内分泌与代谢障碍
   D．胰管阻塞
   E．手术与创伤

2．怀疑胰腺癌首选的检查方法是
   A．MRI
   B．B 超
   C．CT
   D．X 线气钡双重造影
   E．血清、尿淀粉酶测定

3．患者，男性，55 岁，饮酒及高脂饮食后突发上腹疼痛 4 小时，向背部放射，伴呕吐、大汗淋漓，尿液颜色黄。对诊断最有帮助的辅助检查是
   A．上消化道 X 线钡剂造影
   B．腹部 CT
   C．肝胆放射性核素扫描
   D．立位腹部 X 线检查
   E．胃镜

二、名词解释

1．Grey-Turner 征　2．Cullen 征

三、问答题

1．简述急性胰腺炎的临床特点。

2．简述急性胰腺炎的非手术治疗方法。

3．简述胰头癌的临床特点。

（刘桂元）

第三十八章

脾疾病

学习目标

通过本章内容的学习，学生应能够：

识记：

描述脾的解剖位置。

理解：

1. 解释脾切除术的适应证。
2. 解释脾切除术后的并发症。

运用：

为脾疾病患者提供合理的治疗方案。

思政之光

脾是人体最大的淋巴器官，又是富于血供的实质性器官，质软而脆，呈暗红色，外覆一层结缔组织被膜。成人正常脾外形似蚕豆状，长 11 ～ 12 cm，宽 7 ～ 10 cm，厚 3 ～ 4 cm，重 100 ～ 250 g。有上下两极，外突内凹，前缘有切迹，位于左季肋部深部，与胃、膈肌、左肾及结肠脾曲相邻，由脾膈韧带、脾胃韧带、脾肾韧带及脾结肠韧带所固定。脾胃韧带内有胃短动脉、静脉和胃网膜左动、静脉。脾动脉发自腹腔动脉，沿胰腺上缘左行，分出胃短及胃网膜左动脉后经脾门进入脾；脾静脉由脾门流出，沿脾动脉后下方胰腺上后缘右行，在胰颈部与肠系膜上静脉汇合成门静脉入肝。15%～ 40%的人有副脾，其位置、数目、大小不定，多位于脾门、脾蒂、大网膜，少数位于脾结肠韧带、胰尾、肠系膜、左侧卵巢等处。副脾的色泽、硬度和功能与脾相同。

脾是由结缔组织、淋巴组织、血管、淋巴管以及血细胞和巨噬细胞共同组成的，内含大量的淋巴细胞和巨噬细胞，约占全身淋巴组织总量的 25%，其功能与结构上又与淋巴结有许多相似之处，故脾又是一个重要的免疫器官。

脾原发性疾病（如脾肿瘤、脾囊肿等）较少，多见为继发性病变，或脾的病变仅是其他疾病病理改变的一部分，如门静脉高压症和某些造血系统疾病的继发性脾功能亢进等。外科治疗主要采用脾切除术。

脾切除的主要适应证为外伤性脾破裂、脾大及门静脉高压症、脾功能亢进，其次为脾原发性疾病及占位性病变，以及造血系统疾病等。下列疾病有手术适应证者需行脾切除术或部分脾切除术。

一、脾切除术的适应证

（一）脾原发性疾病及占位性病变

1．游走脾（wandering spleen） 是指脾脱离正常解剖位置游离活动于腹腔其他部位，又称异位脾。病因多为先天性脾蒂和韧带过长或缺失，脾沿左腹侧向下移至盆腔。本病的主要表现为腹部可推动的肿块和压迫邻近脏器所引起的症状。约 20% 的游走脾可并发脾蒂扭转，使脾充血、肿大，导致急性坏死。临床表现为急性剧烈腹痛，可伴休克。

2．脾囊肿（splenic cyst） 可分为真性和假性囊肿。真性囊肿内衬内皮或上皮细胞，有皮样囊肿、淋巴管囊肿或寄生虫性囊肿等，其中以包虫病囊肿较为常见。假性囊肿可为损伤后陈旧性血肿或脾梗死后局限性液化而成，多位于脾被膜下。小的非寄生虫性、非肿瘤性脾囊肿不需治疗。

3．脾肿瘤（tumor of the spleen） 原发性肿瘤较少见。良性肿瘤多为血管瘤、内皮瘤、淋巴管瘤、错构瘤等。肿瘤小者多无明显症状，肿瘤较大者表现为脾大及压迫邻近器官等相应症状。良性肿瘤行手术切除效果好。恶性肿瘤多为淋巴肉瘤、淋巴瘤等。肉瘤发展迅速，如未扩散，首选脾切除加放疗或化疗。

4．脾脓肿（splenic abscess） 多来自血行感染，为全身感染性疾病的并发症。脾中央破裂有时可继发感染，形成脾脓肿。临床表现为寒战、发热、左上腹或左胸部疼痛，左上腹触痛、脾区叩击痛。超声、CT 检查可确定诊断。脾脓肿除抗生素治疗外，如脾已与腹壁粘连，还可在 B 超或 CT 监视引导下行穿刺抽脓或置管引流术，也可行脾切除术治疗。

（二）造血系统疾病

1．遗传性球形红细胞增多症（hereditary spherocytosis） 由于球形红细胞胞膜的内在缺陷，导致其过早衰老，易在脾内滞留、被破坏。临床表现为贫血、黄疸和脾大，多于幼年时即出现，病情进展缓慢。但伴有急性发作时，可出现溶血危象。脾切除术可获得明显疗效，术后黄疸和贫血多在短期内消失，贫血可获得完全、持久的纠正。但血液中球形红细胞仍然存在。由于幼儿脾切除后易发生感染，故一般在 4 岁以下的儿童不宜施行脾切除术。

2．丙酮酸激酶缺乏症（pyruvate kinase dificiency） 由于红细胞内缺乏丙酮酸激酶，其生存期缩短，在脾内被破坏增多。此病在新生儿期即出现症状，患儿黄疸和贫血均较严重。脾切除虽不能纠正贫血，但有助于减少输血量。

3．淋巴瘤 是起源于淋巴结或其他淋巴组织的恶性肿瘤，分为霍奇金病（Hodgkin disease）和非霍奇金病（non-Hodgkin Lymphoma）。临床表现为无痛性淋巴结肿大，脾亦常肿大，晚期患者可有恶病质、发热、贫血等表现。通过诊断性剖腹探查及脾切除术，可明确淋巴瘤的组织学类型和临床分期，对确定治疗方案和预后有重要意义。近年来，由于 CT、腹腔镜等无创和微创诊断手段的发展，以及放疗、联合化疗的应用，使疗效显著提高，因而采用剖腹探查进行临床分期及脾切除术已较少应用。

4．珠蛋白生成障碍性贫血 又称地中海贫血（thalassemia）。本病多见于儿童。重型者可出现黄疸、肝脾大。行脾切除术主要是减少红细胞在脾内的破坏，对减轻溶血或减少输血量有帮助。一般适用于贫血严重需长期反复输血，或巨脾（splenomegaly）并有脾功能亢进（hypersplenism）的重症患者。但多数也主张在 4 岁以后手术为宜。

5．自身免疫性溶血性贫血（autoimmune hemolytic anemia） 是一种后天获得性溶血性贫血，由于体内产生自体抗体，附有抗体的红细胞在脾和肝内被巨噬细胞吞噬、破坏。本病多见于中青年女性，起病缓慢，有轻度黄疸、脾大。急性发病多见于小儿，溶血严重时血红蛋白可低于 40 g/L。治疗以输血、应用肾上腺皮质激素和免疫抑制药为主。如激素治疗无效，或须长期应用较大剂量激素才能控制溶血，则可施行脾切除术，对温抗体型自身免疫性溶血性贫血，约 50%患者可获得较好疗效。

6．自身免疫性血小板减少性紫癜（autoimmune thrombocytopenic purpura）　本病的发生与自体免疫有关，血小板上均吸附有一种抗体，使血小板寿命缩短，在脾及肝内被破坏。急性型多见于儿童，患儿常在发病前有感染史。全身皮肤出现瘀斑，牙龈、口腔、鼻腔黏膜出血，胃肠道也可出血，发病数周或数月后病情常得到缓解。慢性型多见于青年女性，出血为持续性或反复发作，有的女性患者主要表现为月经过多。血小板计数常在 50×10^9/L 以下，脾一般为轻度肿大。本病在患者出血明显时，应输给新鲜血，并应用肾上腺皮质激素。脾切除术适用于：①严重出血不能控制，危及生命，特别是有发生颅内出血可能者。②经肾上腺皮质激素治疗 6 个月以上无效；或治疗后缓解期较短，仍多次反复发作者。③大剂量激素治疗虽然使症状暂时缓解，但出现了激素治疗的不良反应，而剂量又不能减少者。④有激素应用禁忌证者。脾切除后约 80% 患者可获得满意效果，出血可迅速停止，血小板计数在几天内即迅速上升。

7．慢性粒细胞白血病（chronic granulocytic leukemia）　病情进展缓慢，约 70% 患者可出现急变的表现。约 90% 患者有脾大。脾切除术对有明显脾功能亢进，尤其是伴有血小板减少者，或巨脾引起明显症状或因脾梗死引起脾区剧痛者，能缓解病情，但不能延缓其急性变和延长生存期。

8．慢性淋巴细胞白血病（chronic lymphocytic leukemia）　部分患者可并发进行性血小板减少或溶血性贫血，同时脾大显著。对采用肾上腺皮质激素治疗效果不明显者，可行脾切除术。术后血红蛋白和血小板计数常能上升，在一定程度上可缓解病情。

二、脾切除术后常见并发症

除一般腹部手术后并发症外，还需注意下列并发症：

1．腹腔内大出血　一般发生在术后 24 ～ 48 小时内。常见原因是脾隐窝创面严重渗血，脾蒂结扎线脱落，或术中遗漏结扎的血管出血。对于短时间内大量出血并出现低血压甚至休克者，应迅速再次剖腹止血。术前注意纠正可能存在的凝血障碍，术中严格止血是防止此类并发症的关键。

2．膈下感染　术中严格止血，避免损伤胰尾，术后于膈下置管有效引流，是有效的预防措施。

3．血栓栓塞性并发症　并不多见。但如发生在视网膜动脉、肠系膜静脉、门静脉主干等，就会造成严重后果。一般认为其发生与脾切除术后血小板计数骤升有关，故多主张术后血小板计数＞ 1000×10^9/L 时应用肝素等抗凝血药预防治疗。

4．脾切除后败血症（postsplenectomy sepsis，PSS）　又称脾切除术后暴发性感染，是脾切除术后远期的一个特殊问题。脾切除术后机体免疫功能削弱和抗感染能力下降，不仅易感性增高，而且可发生 PSS，主要是婴幼儿，故对脾损伤和某些脾疾病而有保留部分脾适应证者，可选用部分脾切除术或部分脾动脉栓塞治疗。PSS 的临床特点是起病隐匿，开始可能有轻度感冒样症状，发病急骤，来势凶猛，患者突发寒战、高热、头痛、恶心、呕吐、腹泻，甚至昏迷、休克，常并发弥散性血管内凝血等。PSS 发病率虽不高，但死亡率高。50% 患者的致病菌为肺炎球菌。治疗应及早应用大剂量抗生素，维持重要脏器功能等。

自测题

一、选择题

1．脾内含大量的淋巴细胞和巨噬细胞，约占全身淋巴组织总量的

A．5%

B．10%

C．25%
D．50%
E．75%

2．以下不是脾切除术后常见并发症的是
A．腹腔内大出血
B．血栓
C．高血压
D．膈下感染
E．脾切除术后暴发性感染

二、问答题

简述脾切除的适应证。

（柳晓咏）

第三十九章

外周血管疾病

学习目标

通过本章内容的学习，学生应能够：

识记：

说出大隐静脉曲张、静脉血栓形成、动脉硬化闭塞的诊断、鉴别诊断及手术适应证。

理解：

1. 解释外周血管疾病的病因、病理、临床表现及治疗原则。
2. 解释外周血管疾病的手术方式、术中与术后处理及并发症防治。

运用：

1. 为外周血管疾病患者提供合理的治疗方案。

思政之光

第一节　单纯性下肢静脉曲张

静脉疾病多发生于下肢，按血流动力学变化，可将下肢静脉疾病分为两类：下肢静脉反流性疾病，如单纯下肢静脉曲张和原发性下肢深静脉瓣膜功能不全；下肢静脉回流障碍性疾病，如下肢深静脉血栓形成等。

【解剖生理】

下肢静脉分为深、浅两组。深组静脉位于肌肉中间，与同名动脉伴行。浅组静脉位于皮下，主要有大隐静脉和小隐静脉。大隐静脉始于足背静脉网内侧，经内踝前上方，沿下肢内侧上行至卵圆窝处进入股静脉，在此之前收集来自股内侧静脉、股外侧静脉、腹壁浅静脉、旋髂浅静脉及阴部外浅静脉 5 条属支的血流。小隐静脉自足背静脉网外侧开始，沿小腿后面上行至腘窝处，穿过深筋膜进入腘静脉。深、浅静脉之间和大、小隐静脉之间有许多交通支互相沟通。下肢静脉及其交通支的管腔内都有许多瓣膜，只允许下肢静脉血流由下向上、由浅入深地单向回流。在大隐静脉注入股静脉处及小隐静脉注入腘静脉处都有较坚强的瓣膜，以防止股静脉血流及腘静脉血流逆流入大隐静脉和小隐静脉。下肢静脉血液回流有赖于下肢运动时的肌肉收缩。此外，心脏搏动和胸膜腔内负压都是维持下肢血流的因素。

下肢静脉曲张是指下肢浅静脉瓣膜关闭不全，远端静脉淤滞，浅静脉处于伸长、蜿蜒的曲张状态。

【病因与病理生理】

先天性浅静脉壁薄弱和静脉瓣结构不良是发病的主要原因。重体力劳动、长时间站立和各种原因引起腹内压增高等，均可使瓣膜承受过度的静脉压力，在瓣膜结构不良的情况下，导致瓣膜关闭不全，产生血液反流。由于浅静脉管壁肌层薄且周围缺少结缔组织，血液反流可导致静脉增长、增粗，出现静脉曲张。由于下肢静脉压力的增高，在足靴区可出现毛细血管增生和通透性增加，产生色素沉着、轻度水肿和脂质硬化。由于大量纤维蛋白堆积，阻碍毛细血管与周围组织间的物质交换，可导致皮肤和皮下组织的营养性变化。

【临床表现】

本病的主要临床表现为下肢浅静脉，尤其是小腿处浅静脉扩张、迂曲、隆起，呈节段性扩张。患者自觉下肢乏力、酸胀、沉重或隐痛。当交通瓣膜被破坏后，可出现足踝部肿胀和足靴区皮肤营养性变化，如皮肤萎缩、变薄、发亮、纤毛稀疏、色素沉着、脱屑，轻微损伤可导致经久不愈的溃疡。

【诊断】

根据大隐静脉和小隐静脉行径可见扭曲、扩张的静脉，即可作出诊断。为选择恰当的治疗方式，需确定深静脉是否通畅，浅静脉及交通支的瓣膜功能是否良好（图 39-1）。

1．大隐静脉瓣功能试验（Trendelenburg test）和小腿交通支瓣膜功能试验　用于测定大隐静脉和深、浅静脉交通支瓣膜关闭是否完全。方法是嘱患者取仰卧位，抬高患肢，使静脉排空，于腹股沟下方绑扎止血带压迫大隐静脉。嘱患者站立，放松止血带后 10 秒内如出现自上而下的静脉曲张，则提示大隐静脉瓣膜关闭不全。未放开止血带而小腿部大隐静脉在 30 秒内迅速充盈，表明小腿交通支静脉瓣膜关闭不全。

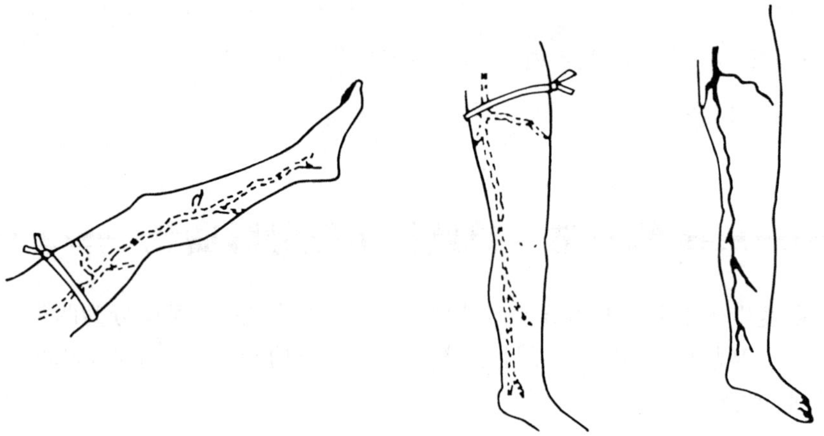

图 39-1　下肢静脉功能试验

2．深静脉通畅试验（Perthes test）　用于测定下肢深静脉回流的通畅情况。方法是嘱患者站立，在大腿上部绑扎止血带压迫大隐静脉。待静脉充盈后，嘱患者用力踢腿或下蹲 10 次，如静脉充盈明显减轻或消失，说明深静脉通畅；反之，说明深静脉有阻塞。

3．其他检查　通过容积描记、彩色多普勒超声、下肢静脉造影等，可以更准确地判断病变性质、部位、范围和程度。

【鉴别诊断】

本病需与原发性下肢深静脉瓣膜功能不全、下肢深静脉血栓形成综合征、动静脉瘘、静脉畸形骨肥大综合征鉴别。

【治疗】

（一）非手术治疗

非手术治疗包括弹力治疗和药物治疗。弹力治疗是指穿弹力袜或用弹力绷带行外部压迫，适用于大多数患者，疗效肯定。黄酮类和七叶苷类药物可缓解酸胀和水肿等症状。

（二）注射压迫疗法

利用硬化剂注入曲张静脉后引起的炎症反应使之闭塞。适用于轻度曲张患者及手术后剥脱不尽的曲张静脉。

（三）手术治疗

对于症状明显、深静脉通畅无阻塞者，均应采用手术治疗。常用手术方法为：

1．高位静脉结扎加大、小隐静脉剥脱术或分段结扎术　此手术效果较好，术后应用弹性绷带缠裹小腿 2 ～ 4 周，术后抬高患肢，并早期下床活动。

2．近年来开展的大隐静脉曲张腔内激光闭合术、内镜筋膜下交通静脉结扎术、旋切治疗以及静脉内超声消融治疗等微创方法，有替代传导治疗方式的趋势。

【并发症及其处理】

病程较长者可出现以下并发症：

1．湿疹和慢性溃疡形成　多见于踝上足靴区。此部位静脉承受压力较高且有恒定的交通支，局部皮肤营养差，常有瘙痒和湿疹。破溃以后，即引起经久不愈的溃疡。处理方法：使患者平卧，抬高患肢，活动时进行弹力治疗、抗感染治疗等。一般较浅的溃疡多能愈合或溃疡创面肉芽新鲜时，应进行手术治疗。

2．血栓性静脉炎　因静脉内血流迟缓，易导致血栓形成。处理方法：使用弹力绷带或抬高患肢，局部热敷和应用抗生素。症状消失后，应行静脉曲张手术治疗。

3．出血　曲张静脉结节的管壁薄弱，轻微外伤即可致破裂出血。需抬高患肢，压迫止血或缝扎破裂静脉。

第二节　静脉血栓形成和血栓性静脉炎

【病因与病理】

静脉血栓形成和血栓性静脉炎好发于四肢，以下肢多见。其发病原因主要有以下三个方面。

1．静脉壁损伤　如手术、静脉输液、下肢静脉插管等造成肢体静脉壁损伤，激活凝血过程，并发血栓形成。

2．静脉血流淤滞　长期卧床、妊娠和下肢静脉曲张等均可使下肢静脉内血流缓慢，使血流中的细胞成分停驻于血管内膜上，构成血栓形成的核心，血液淤滞。

3．血液高凝状态　是最重要的因素。由于创伤、感染造成组织大量被破坏、分解，引起血小板发生反应性改变，具有强烈抗凝作用的蛋白 C 减少，使血液处于高凝状态。静脉血栓一旦形成，即处于不断演变过程中。一方面，血栓形成使管腔狭窄或闭塞，血栓不断向两端衍生，近心端血栓在早期与静脉壁之间无粘连，易脱落造成肺栓塞，晚期血栓机化后则与管壁形成紧密粘连；另一方面，血栓形成后纤溶系统被激活，最终可使大多数被阻塞的静脉再通，这种再通静脉瓣通常被破坏，部分管腔内残留纤维粘连，再通时间一般为半年至 10 年。

【临床表现】

静脉血栓形成和血栓性静脉炎以左侧下肢多见。

1．大隐静脉血栓性静脉炎　患肢局部疼痛、肿胀，皮肤发红，受累静脉呈条索状改变，局部有压痛。深静脉通畅时，不出现下肢水肿。

2．小腿深静脉血栓形成　为手术后深静脉血栓形成的好发部位，初期全身症状不明显，可有小腿部疼痛、压痛及轻度肿胀。压迫小腿腓肠肌的两侧或将足向背侧屈曲时，疼痛明显。

3．髂静脉、股静脉血栓形成　起病急骤，患肢疼痛、肿胀，浅静脉曲张，皮温及体温均升高，沿静脉走行有明显压痛，血栓可向远端扩展至下腔静脉，引起肺栓塞。

此外，上肢反复静脉注射后，肘窝或前臂浅静脉可发生血栓性静脉炎。受累静脉呈条索状，伴疼痛和压痛，局部皮肤发红。

【诊断】

病变发生在浅组静脉时，根据病史及体征，不难做出诊断。深组静脉血栓形成需要依靠以下检查手段。

知识链接

肺栓塞

静脉血栓形成早期，血栓近心端与静脉管壁间无粘连，漂浮于管腔中，在外力的作用下极易脱落，造成肺栓塞。据国外报道，深静脉血栓引发肺栓塞的概率为20%～50%，国内临床统计结果显示发病率较国外低。引起肺栓塞的栓子90%来源于盆腔静脉网和下肢深静脉。由于栓子堵塞肺动脉分支，使得一部分肺泡成为无效腔。栓塞面积较小的患者可无症状，随栓塞面积增加，患者可出现呼吸困难、胸闷、发绀等缺氧症状，部分患者有胸痛、咯血、发热等症状，严重者可猝死。据Coon报道，医院内死亡的患者中肺栓塞者占15%。

1．多普勒超声及阻抗容积描记　多用于检查髂静脉、股静脉血栓形成，能确定血栓的部位及范围。

2．静脉造影　是最准确的检查方法，能使静脉直接成像，可有效地判断有无血栓，能确定血栓的大小、位置、形态及侧支循环情况，后期行逆行静脉造影，还可了解静脉瓣膜功能情况。

3．放射性核素检查　该法操作简便，无创伤，准确率高，可发现较小静脉的隐匿性血栓。

4．血液检查　血液D-二聚体测定在临床上有一定实用价值。

【预防】

下肢深静脉血栓形成不仅可以引发致命的肺栓塞，而且其后遗症对患者的劳动能力及生活质量有很大影响。针对有危险因素的患者采取一系列预防措施，能明显降低深静脉血栓的发病率。目前预防深静脉血栓形成的方法有两类：药物预防和机械物理方法。

常用药物有小剂量肝素：（术前2 h肝素5000 U皮下注射；术后每隔8～12 h肝素5000 U皮下注射）；低分子肝素：相对普通肝素安全、使用方便，每天皮下注射1～2次即可。口服抗凝血药：华法林，调整国际标准化比值为2.0～3.0；口服抗血小板药物：阿司匹林或噻氯匹定等。其他：如低分子右旋糖酐等。

机械物理方法包括间歇性腿部充气压迫法和循序减压袜。

【治疗】

治疗目的在于使血栓和炎症局限，消除水肿，预防发生肺栓塞。

1．急性期疗法　①一般疗法：卧床休息，抬高患肢卧床休息1～2周，垫高床脚20～25 cm，当全身症状和局部压痛缓解后，穿弹性袜下床活动。②药物疗法：常用药物有尿激酶和链激酶溶栓，应用普通肝素或低分子肝素、口服华法林抗凝，用低分子右旋糖酐静脉滴注或口服双嘧达莫和阿司匹林抗血小板聚集。③手术治疗：一般不必进行手术治疗，常见的手术方法有静脉血栓清除术、经导管直接溶栓术和血管移植术等。

2．慢性期疗法　主要是保守治疗，如穿弹力袜和间歇性腿部充气压迫法。

第三节　血栓闭塞性脉管炎

血栓闭塞性脉管炎（thromboangiitis obliterans，Buerger disease）是周围中、小动脉和静脉的慢性进行性血管闭塞性病变，多发生于四肢足部、手部血管，以下肢血管为主。本病好发于男性青壮年。

【病因与病理】

病因尚不清楚，一般认为与长期吸烟、烟碱中毒、患肢受寒、潮湿、男性激素、血液高凝状态、遗传等因素有关。早期病变为血管内膜增厚、发硬和缩窄，管腔内渐有血栓形成，使血管腔闭塞。病变多为节段性改变，各节段之间有未闭塞而内膜仍正常的部分。晚期，血管壁炎症向周围发展，纤维组织增生、硬化，将动、静脉与血管壁上的交感神经网包围成一硬索，加之远端肢体缺血，可引起剧烈疼痛。在血管闭塞的同时，血栓逐步机化，并有代偿性侧支循环建立，疼痛可暂时缓解。当侧支循环不能代偿时，患肢将明显缺血，出现剧烈疼痛，发生肌肉萎缩、骨质疏松、足部溃疡和坏疽。静脉受累时的病理变化与动脉大致相同。

【临床表现】

患者大多数为40岁以下吸烟男性。本病的病程分为三期：

1．局部缺血期　表现为患肢苍白、发凉、酸胀乏力和感觉异常等，继而出现间歇性跛行。随着病情进展，间歇性跛行距离逐渐缩短，休息时间延长。此期还可以表现为反复发作的游走性血栓性静脉炎。

2．营养障碍期　表现为间歇性跛行距离缩短，出现静止痛。此期患肢皮温显著下降，皮肤颜色苍白或出现潮红。皮肤干燥、无汗、脱屑、毛发脱落，有肌肉萎缩、趾甲增厚或脆裂等营养性改变，足背动脉、胫后动脉搏动消失。

3．组织坏死期　肢体远端发生干性坏疽，坏死常始于足趾尖端，逐渐累及全趾，甚至整个足部。皮肤呈暗红色或黑褐色，坏死组织自行脱落，残端趾骨暴露，形成经久不愈的溃疡。此期常继发感染，严重者可伴有全身中毒症状。

【诊断】

根据临床表现一般可得出诊断。

（1）多数患者为青壮年男性，多有吸烟嗜好。

（2）下肢有程度不同的缺血性表现。

（3）患肢足背动脉、胫后动脉搏动减弱或消失。

（4）有游走性血栓性静脉炎病史。

（5）除吸烟外，患者一般无高血压、高血脂、糖尿病等易致动脉硬化的因素。为进一步明确闭塞的部位、性质和程度，在治疗前应进行下列检查：

（一）一般检查

患肢抬高及下垂试验（Buerger试验）　嘱患者平卧，下肢抬高45°持续3分钟后观察足部，特别是足趾和足掌部，皮肤呈苍白色或蜡黄色，手指压迫足部时皮肤苍白更明显。然后将下肢低垂于床旁，则小腿和足部皮肤潮红或有局部紫斑，提示患肢有严重循环障碍而供血不足。

（二）特殊检查

1．多普勒超声检查　能显示血管形态、内膜斑块的位置和厚度等，利用多普勒血流频谱分辨动脉、静脉，显示血流速度、方向和阻力等。可测定上肢血压和下肢各节段的血压，计算踝肱指数（ABI），评价缺血程度。

2．CTA或MRA　可从整体上显示患肢动脉、静脉的病变节段及狭窄程度。

3．动脉造影　能显示病变部位、范围、程度以及侧支循环情况，对诊断及手术方法的选择有重要的参考价值。

【鉴别诊断】

在确定血栓闭塞性脉管炎的诊断时，根据不同时期的特点，应注意与以下疾病相鉴别：

1．动脉粥样硬化性闭塞　好发于老年患者，有高血压病史，同时有冠状动脉和肾动脉等同期受累。病变主要位于较大的动脉或中等动脉，X线检查在动脉部位可显示钙化。

2．多发性大动脉炎　当病变累及腹主动脉或锁骨下动脉时，可出现受累肢体缺血的症状，足背动脉或桡动脉搏动不能扪及。本病多见于年轻女性，在病变活动期，动脉造影可显示大动脉（如主动脉弓分支开口处、胸主动脉段和肾动脉）的狭窄或阻塞。

3．糖尿病性坏疽　如出现肢体趾端坏疽，应考虑到糖尿病的可能。本病患者具有糖尿病患者的临床特点，如烦渴、易饥饿、多尿等症状，且尿糖呈阳性，血糖升高。

【治疗】

（一）一般治疗

绝对禁烟，步行锻炼，可提高保肢率。注意局部防寒保暖，但不宜过热，以免加重组织缺血、坏死。

（二）药物治疗

药物治疗可选用血管扩张药（妥拉唑林、盐酸罂粟碱）、改善血液循环的药物（复方丹参）和抗血小板药（阿司匹林），还可选用中医中药辨证施治。

（三）手术治疗

1．腰交感神经切除术　对第一、二期患者可缓解血管痉挛，促进侧支循环建立。远期效果不确切。

2．动脉内膜切除术　适用于股动脉和腘动脉的短段病变。

3．截肢术　对趾端已坏死者，待坏死界线清楚后，才可将坏死部分切除；只有在广泛坏死，感染不能控制或疼痛无法忍受时，才可考虑截肢术。

4．其他手术　动脉旁路术、静脉动脉化手术及大网膜移植术等，均有一定疗效。

第四节　下肢闭塞性动脉硬化

案例39-1

患者男性，63岁，间歇性跛行5年，加重半年。5年前患者发生左下肢间歇性跛行，足背动脉搏动消失，行走约200米。既往高血压10年。体格检查：血压170/90 mmHg。左下肢皮温降低，左下肢肌肉松弛，左足无出汗，未见汗毛生长，第三足趾末端有一约米粒大小的皮肤坏死。下肢动脉搏动：股动脉左侧（++），右侧（+++）；腘动脉左侧（–），右侧（++）；足背动脉左侧（–），右侧（++）；胫后动脉左侧（–），右侧（++）。辅助检查：血管彩色超声，左侧股浅动脉、腘动脉、胫后动脉、足背动脉未探及血流信息，股动脉内有斑块形成，右侧下肢动脉充盈欠佳，有斑块形成。

问题与思考：

针对小腿足靴区慢性溃疡的病因，有什么治疗措施？

下肢闭塞性动脉硬化（arteriosclerosis obliterans，ASO）是全身动脉硬化病变的重要组成部分，表现为动脉内膜增厚、钙化、继发血栓形成等导致动脉狭窄甚至闭塞的一组慢性缺血性疾病，多发生在大、中动脉。

【病因与病理】

病因尚不清楚，血管内膜损伤、脂质代谢紊乱和动脉分叉处血流动力学改变等可能在动脉硬化形成过程中起到重要作用。

动脉硬化病变先起自动脉内膜，再延伸至中层，一般不累及外膜。发病机制虽然不明确，但可能与动脉内膜损伤有一定关系。内膜损伤后造成血栓形成和脂质沉积，病变处管壁逐渐增厚，管腔狭窄。这种变化分布不均，以动脉分叉处最易受累。动脉狭窄或闭塞后，侧支循环的建立直接影响远端肢体的血流灌注。随着病情的发展，狭窄或闭塞段不断延伸，将破坏侧支循环，如在此基础上发生急性血栓形成，侧支循环来不及建立，患者将出现剧烈的缺血症状，肢体容易发生坏死。

【临床表现】

本病在男女均可发病，但以中年男性多见，发病年龄多在 45 岁以上。本病的病程分四个临床时期。

1．Ⅰ期　即轻微症状期，为发病早期，多数患者无症状或仅有轻微症状，如怕冷、行走易疲劳。体检下肢动脉搏动正常或行走后搏动减弱。

2．Ⅱ期　即间歇性跛行期，是闭塞性动脉硬化的特征性表现期。临床上常以跛行距离以 200 米作为间歇性跛行的分界，将Ⅱ期划分为Ⅱa 期（绝对跛行距离＞200 米）和Ⅱb 期（绝对跛行距离≤ 200 米）。

3．Ⅲ期　即静止痛期，当病变动脉不能满足下肢静息状态下血供时即出现静止痛。静止痛是肢体趋于坏死的前兆。

4．Ⅳ期　即溃疡和坏死期，当患肢皮肤血流灌注不能满足最基本的代谢需要时，轻微损伤也无法得到修复，从而出现肢端坏疽。坏疽不断增大可导致肢体坏疽。若合并感染，将加速组织坏死。

【诊断】

根据典型的发病年龄、症状和病史、体格检查发现动脉搏动减弱或消失、听诊有时闻及动脉收缩期杂音等，应考虑到本病，需要做以下检查或试验：

1．肢体抬高试验　详见本章第三节。

2．多普勒超声检查　详见本章第三节。ABI ＜ 0.8 可出现间歇性跛行，ABI ＜ 0.4 可出现静止痛。

3．CTA 和 MRA 检查　已成为下肢闭塞性动脉硬化首选的检查方法。

4．DSA 检查　对下肢闭塞性动脉硬化有重要的诊断价值。

【鉴别诊断】

1．血栓闭塞性动脉炎　多见于中青年男性，主要累及四肢中、小动脉，早期小腿部位可反复发生游走性血栓性静脉炎。

2．多发性大动脉炎　多见于青少年女性，虽然下肢缺血，但很少发生静止痛、溃疡和坏疽。

3．动脉栓塞　患者一般有心房颤动病史，可突然出现“5P”症状，发病前无间歇性跛行史。

4．椎管狭窄　症状与闭塞性动脉硬化早期、中期相似，但下肢动脉搏动正常。

【治疗】

治疗目的主要有：对下肢 ASO 动脉硬化进展进行一级和二级预防以及解除下肢间歇性跛行、静止痛和溃疡坏疽症状。疾病各期的治疗目标不同，Ⅰ期患者的治疗目标是延缓疾病的发展，Ⅱ期是增加行走距离，Ⅲ期、Ⅳ期则是尽可能保存肢体。

1．非手术治疗　主要目的是降低血脂、血压，控制糖尿病、改善血液高凝状态，促进侧支循环形成。一般包括严格戒烟，适当步行锻炼，注意足部护理，避免损伤。可使用血管扩张药、抗血小板药和降血脂药等治疗。

2．手术治疗　对于严重影响生活质量的间歇性跛行、静止痛以及下肢溃疡和坏疽者，必须考虑手术治疗。根据患者的情况选择不同的手术方法。

(1) 经皮腔内血管成形术：是目前治疗下肢 ASO 的首选治疗方法。单个或多个狭窄和闭塞病变，可经皮穿刺，在导丝引导下穿越病变段，插入球囊导管，以适当的压力使球囊扩张，恢复血流，结合血管腔内支架的应用，可提高中、远期通畅率。

(2) 动脉旁路手术：采用人工血管或自体大隐静脉，于闭塞动脉段远、近端做旁路转流，仍是治疗下肢 ASO 的重要方法，包括解剖旁路和解剖外旁路两种。

(3) 血管内膜切除术：适用于短段 ASO 患者。

(4) 静脉动脉化：仅适用于无流出道而有严重静止痛的患者。

(5) 截肢术：对于患肢已有大片坏疽的患者，只能截肢。术中发现创面血运较差，则应考虑提高截肢平面。

自测题

一、选择题

1．以下不是大隐静脉属支的是
   A．股内侧静脉
   B．腘静脉
   C．股外侧静脉
   D．腹壁浅静脉
   E．旋髂浅静脉

2．以下不是单纯性下肢静脉曲张并发症的是
   A．湿疹
   B．慢性溃疡形成
   C．血栓性静脉炎
   D．动静脉瘘
   E．出血

3．静脉血栓形成检查最准确的方法是
   A．多普勒超声
   B．阻抗容积描记
   C．静脉造影
   D．放射性核素检查
   E．血液 D- 二聚体测定

二、名词解释

血栓闭塞性脉管炎

三、问答题

简述下肢闭塞性动脉硬化的分期。

（柳晓咏）

第四十章

泌尿、男性生殖系统疾病的临床表现和检查

第四十章数字资源

思政之光

学习目标

通过本章内容的学习，学生应能够：

识记：

1. 说出尿频、血尿、少尿的定义。
2. 列举尿频、血尿的常见原因。
3. 列举尿失禁的分类及特点。

理解：

1. 解释尿三杯试验的临床意义。
2. 分析各种影像学检查的适应证。

运用：

1. 根据伴随症状的不同初步判断血尿的原因。
2. 根据患者的病情提供适合的肾功能检查方案。
3. 培养学生详细询问病史，认真体格检查，思维缜密，爱护患者的医德素养。

泌尿外科是一门研究和防治泌尿系统、男性生殖系统以及肾上腺疾病的专门学科，是外科学的一个分支。泌尿外科疾病的诊断需要借助病史询问、体格检查和各项辅助检查，随着医学的不断发展，新技术、新设备层出不穷，使泌尿外科诊断水平明显提高，但病史询问和体格检查仍然是诊断疾病不可或缺的重要方法。

第一节　泌尿、男性生殖系统疾病的主要临床表现

一、尿量的改变

（一）少尿与无尿

成人正常每日尿量为 1000 ～ 2000 ml。24 h 内尿量少于 400 ml 或每小时尿量少于 17 ml 者称为少尿；24 h 尿量少于 100 ml 或 24 h 内完全无尿者称为无尿。少尿或无尿常同时伴有氮质血症及水、电解质和酸碱平衡紊乱。诊断少尿或无尿前，应首先排除急性尿潴留。

引起少尿或无尿的病因，根据其发生机制，可分为肾前性、肾性及肾后性三大类。

1．肾前性　由于有效循环血量不足，肾血流量减少，肾小球滤过压及滤过率降低，使尿

量分泌减少。同时，由于继发性醛固酮和抗利尿激素分泌增加，以及交感神经兴奋，均使肾小管重吸收增加，导致少尿或无尿。肾前性少尿与无尿多见于休克、低血压、严重脱水、电解质紊乱、心力衰竭和肾动脉栓塞等。

2．肾性　由肾病变所致，如肾及其他器官严重损伤、肾中毒（药物及重金属等）和流行性出血热等引起的急性肾衰竭；慢性肾炎、慢性肾盂肾炎、多囊肾和糖尿病肾病等引起的慢性肾衰竭。

3．肾后性　由各种原因引起的尿路梗阻所致。肾后性少尿或无尿多由于双侧输尿管梗阻，或一侧肾无功能，另一侧输尿管梗阻所致。泌尿系本身病变有结石、肿瘤、良性前列腺增生和前列腺癌等；泌尿系外的压迫性病变有腹膜后纤维化、腹膜后肿瘤、结直肠肿瘤、妇科肿瘤及其术后粘连。由于尿路梗阻引起肾盂及肾小管内压升高，致使肾小球有效滤过压降低，肾小球滤过率下降，从而发生少尿。

（二）多尿

24 h 内尿量超过 2500 ml 者，称为多尿。多尿分为生理性多尿和病理性多尿。前者指正常人饮水过多或食用含水分较多的食物时，出现的暂时性多尿现象。病理性多尿主要是肾浓缩尿液功能障碍所致，多见于下列疾病：

1．肾自身疾病　如慢性肾炎致肾功能不全和急性肾功能不全多尿期等。

2．内分泌与代谢性疾病　如糖尿病、尿崩症、原发性甲状旁腺功能亢进、原发性醛固酮增多症和失钾性肾炎等，由于渗透性利尿或肾小管重吸收减少而致多尿。

3．神经精神性疾病　如癔症性多饮、多尿等。此外，应用利尿药者或巨大肾盂积水突然通畅时，也可出现暂时性多尿现象。

二、尿液成分的改变

（一）血尿

血尿是指尿液中含有较多的红细胞，是泌尿系统疾病最常见的症状之一。根据尿液含血量的多少，可分为肉眼血尿和镜下血尿。肉眼血尿是肉眼能看到血色的尿，一般每 1 L 尿液中混有 1 ml 以上血液即可呈肉眼血尿；镜下血尿是指离心尿液每高倍视野中红细胞计数在 3 个以上。许多泌尿系统疾病（如结石、感染、损伤、结核、肿瘤和急慢性肾小球肾炎等）都可引起血尿。血尿可以来自肾、输尿管、膀胱和尿道，亦可来自前列腺和精囊腺。全身性疾病（如高血压）、凝血机制障碍（血友病等）以及服用阿司匹林等也可引起血尿。

摄入食物（如甜菜根），或者服用某些药物（如利福平等），也可以使尿液颜色变红，并非真正的血尿。

肾小球源性和非肾小球源性血尿的鉴别：20 世纪 70 年代末以来，采用染色法、非染色法、相差显微镜、暗视野显微镜等方法对尿液红细胞的形态分类进行了较多研究。尿液红细胞的形态对鉴别红细胞的来源有重要意义。非肾小球性血尿，变形红细胞 $\leqslant 50\%$，大部分红细胞为正常红细胞（或均一性红细胞）；肾小球性血尿，变形红细胞 $\geqslant 80\%$。

发生血尿后应全面检查，明确出血原因和部位。不同原因的血尿临床表现各异，年龄、性别和伴随症状对分析病因也十分有帮助：损伤所致的血尿，患者常有明确的受伤史，并伴疼痛；尿路感染炎症性血尿，患者多伴有尿频、尿急和尿痛等尿路刺激症状；尿路结石所引起的血尿，多突然发作并伴腰腹部绞痛，以镜下血尿多见；泌尿系统肿瘤所引起的血尿多呈间歇发作，为无痛性和全程性肉眼血尿；良性前列腺增生引起的血尿，患者常伴有排尿困难症状；新鲜血尿伴有大小不等的血块常提示膀胱出血，蚯蚓状血块是由输尿管塑形所致，呈暗红色，表明出血来自上尿路。少数患者虽经系统检查仍不能确定血尿的原因，应继续对其进行随访，以免延误重要疾病。对老年人不明原因的血尿更应追查其病因。

➢考点：血尿的常见原因。

尿三杯试验有助于判断血尿发生的部位。具体方法是在连续排尿过程中，分别收集初始、中段、终末三部分尿液做尿液分析。

1．初始血尿　排尿开始时，尿内有血，以后逐渐变清，病变多在尿道。

2．终末血尿　排尿终末时出现血尿。病变多在膀胱三角区、颈部或后尿道。

3．全程血尿　排尿全程均为血尿，提示出血来自膀胱颈以上部位。

尿道溢血是指血液持续性或间断性不自主地自尿道排出，出血部位一般在外括约肌以下。常见的病因有尿道损伤（包括医源性损伤）、炎症和肿瘤等。

（二）脓尿

尿液中白细胞增多即为脓尿。正常尿液中可有少量白细胞（离心镜检白细胞计数不超过5个/高倍镜视野），如镜检尿液中白细胞计数超过5个/高倍镜视野，为镜下脓尿。如尿液中白细胞较多，肉眼所见为脓液状者称为肉眼脓尿。脓尿多见于泌尿系统特异性及非特异性感染，如泌尿系统结核、肾盂肾炎、膀胱炎、淋菌性和非淋菌性尿道炎等。排尿过程中脓尿出现的时间及伴随症状对进行病变定位具有较重要的意义。初始脓尿者为尿道炎；脓尿伴尿路刺激症状而无发热者常为膀胱炎；全程脓尿伴尿路刺激症状、腰痛发热者常提示急性肾盂肾炎。

尿道溢液是尿道内持续性或间断性排出分泌物，外观清亮，呈白色或黄色。尿道溢液见于各种原因的尿道炎症，常为性传播疾病，如淋菌性和非淋菌性尿道炎等。

（三）蛋白尿

尿液中蛋白质含量超过正常，常见于肾疾病（如肾小球肾炎等）、高血压和糖尿病肾病、骨髓瘤等。

（四）乳糜尿

乳糜液溢入尿液中，使尿液呈乳白色、米汤样或干酪样，称为乳糜尿。如乳糜尿中混有血液，则称为乳糜血尿。乳糜尿多见于丝虫病所引起的腹腔内淋巴管或胸导管梗阻，偶见于腹膜后肿瘤或外伤等。乳糜尿在体外容器内静置后分为3层，顶层为白色脂质，中层为乳糜块，底层为红细胞和白细胞。乳糜尿可溶于乙醚，在尿液中滴入乙醚，混浊的尿液可变澄清，故此试验可用来确诊乳糜尿，也可与脓尿、结晶尿相鉴别。

（五）结晶尿

尿液中的有机盐和无机盐物质，可在过饱和状态下发生沉淀和析出，形成结晶尿。结晶尿有时外观浑浊，患者常因尿液混浊而就医。

三、排尿刺激症状

（一）尿频

尿频是最常见的泌尿系统症状。24 h内排尿次数，白天超过5次、夜间超过1次为尿频。尿频分为生理性尿频和病理性尿频。精神紧张、进水量较多、出汗较少以及个体因素等可引起生理性尿频，临床上比较常见，尤其是女性患者。病理性尿频常见于以下情况。

1．多尿性尿频　排尿次数增多，而每次尿量不少，多见于糖尿病、尿崩症、急性肾衰竭多尿期，以及饮茶、饮酒及服用利尿药等引起的多尿。

2．少尿性尿频　排尿次数增多，而每次尿量减少或仅有尿意而无尿。常见于下列几种情况：

（1）精神神经因素：精神因素或与排尿有关的神经性病变（如癔症、神经源性膀胱功能障碍等）均可引起排尿反射紊乱而出现尿频。

（2）膀胱或后尿道炎症刺激：膀胱、后尿道炎症时，神经感受器阈值降低，排尿中枢处于兴奋状态，多见于泌尿系统感染性疾病及尿路结石或梗阻继发的感染。膀胱结石、异物、肿瘤和留置导尿管等，也可通过神经反射引起尿频。

(3) 膀胱容量减小：膀胱肿瘤、血块等占位性病变或膀胱外肿物压迫、结核性挛缩膀胱（炎症性或瘢痕性）及膀胱部分切除术后，可导致膀胱容量缩小或膀胱有效容积减小而出现尿频。

(4) 排尿障碍：膀胱颈部以下尿路发生梗阻，如尿道狭窄、结石、异物、肿瘤、憩室，以及良性前列腺增生、前列腺癌及膀胱颈挛缩等，因膀胱内的尿液每次不能排尽而有残余尿，继而出现尿频。

（二）尿急

尿急是指突然出现强烈的、不可抑制的排尿欲望，常合并尿频和尿痛，多由膀胱、前列腺及尿道炎症所致。此外，精神因素或神经病变亦可引起尿急。

（三）尿痛

尿痛即排尿时疼痛或有痛感。疼痛的部位常在尿道内，排尿时一开始就有疼痛表示病变在尿道；排尿完毕再出现疼痛表示病变在膀胱。尿痛常见于肾盂、膀胱、前列腺及尿道部位的炎症等。

尿频、尿急、尿痛合并存在，称为尿路刺激症状。

四、下尿路梗阻症状

（一）排尿困难

膀胱内尿液排出障碍称为排尿困难，可有尿踌躇、尿等待、尿流变细、尿无力、排尿射程缩短、排尿时间延长和排尿末滴沥等不同表现。病因分为以下两类。

1．机械性排尿困难　主要是由于膀胱颈部以下尿路梗阻所致，多见于包茎，尿道狭窄、结石、异物、肿瘤和良性前列腺增生等。

2．动力性排尿困难　由于脊髓反射弧或皮质功能障碍所致，如神经源性膀胱功能障碍，以及会阴手术后、麻醉后、脊髓损伤后等引起的膀胱功能障碍。

（二）尿潴留

尿液滞留于膀胱内而不能排出称为尿潴留。尿潴留常由排尿困难发展而来，按发病急缓可分为急性尿潴留和慢性尿潴留。

1．急性尿潴留　发病突然，膀胱胀满但排不出尿液或出现充溢性尿失禁，患者非常痛苦。耻骨上可触及膨胀的膀胱，用手按压有尿意。常见的病因有尿道狭窄、尿道结石、良性前列腺增生症、急性前列腺炎和前列腺癌等。患者常在憋尿、饮酒或着凉后发作。其他病因还有脊髓或颅脑损伤、下腹或会阴手术后等。

2．慢性尿潴留　起病缓慢，历时长久，膀胱膨胀隆起的程度不一，患者常无明显不适。慢性尿潴留是长期排尿困难缓慢发展的结果，患者多无痛苦感觉。慢性尿潴留可引起双侧输尿管扩张和肾积水，导致肾功能不全及尿毒症。常见的病因有尿道狭窄、神经源性膀胱、良性前列腺增生症、前列腺癌及糖尿病等。某些药物（如阿托品、溴丙胺太林等）亦可引起尿潴留。

五、尿失禁

尿失禁是指由于膀胱括约肌损伤或神经功能障碍而丧失排尿自控能力，使尿液不由自主地溢出的现象。造成尿失禁的因素主要有膀胱压力过高、尿道压力过低或膀胱尿道压力协调障碍。尿失禁有四种类型，各有其不同的特点。

（一）真性尿失禁

真性尿失禁是指膀胱括约肌受到损伤，或因为神经功能障碍，膀胱括约肌丧失控制尿液的能力，无论患者处于何种体位和在何时，尿液均不自主地自尿道流出。常见原因有大脑发育不全、脑出血、脑梗死等中枢神经疾病导致的神经源性膀胱，由于支配膀胱的神经功能失调而引起漏尿。或者是经尿道前列腺电切术损伤了尿道外括约肌，这种尿失禁有些是暂时的，随时间延长可以逐步恢复控尿功能，也有些是永久性尿失禁。

（二）充溢性尿失禁

充溢性尿失禁也称假性尿失禁，由于膀胱过度充盈，膀胱内压力超过尿道压力，发生不自主漏尿，见于良性前列腺增生症、尿道狭窄、神经源性膀胱功能障碍等。患者的膀胱增大是缓慢发生的，残余尿量逐渐增多。当膀胱尿液充盈到一定程度时，就有一些尿液溢出，尿液滴沥不尽。对患者进行检查时会发现残余尿量较多。

（三）压力性尿失禁

压力性尿失禁是指在膀胱不收缩的情况下，因打喷嚏、大笑、咳嗽、抬重物等使腹内压突然升高，导致少量尿液不自主地从尿道口流出。严重时，立位即有溢尿，平卧后可消失。此类尿失禁常见于经产妇，尤其是多产妇。主要原因是阴道前壁的支撑力减弱，膀胱底部下垂；肛提肌、尿道外括约肌和盆底肌张力降低，尿道不能伸到足够长度而致使尿道长度变短；膀胱尿道后角消失，尿道倾斜角增大。

（四）急迫性尿失禁

急迫性尿失禁是指突然感到有强烈的尿意并且迫不及待地排出尿液，多见于急性膀胱炎、间质性膀胱炎及前列腺切除术后早期，也可见于神经源性膀胱功能障碍引起的膀胱不自主收缩。有时，精神紧张和焦虑也可引起急迫性尿失禁。

六、疼痛

泌尿、男性生殖系统疾病所致疼痛的部位和性质常与病变部位相一致，并可放射到其他部位。泌尿生殖系统导致的疼痛可以是很严重的，这种疼痛常与梗阻和感染有关。肾及包膜的感觉神经传导到脊髓 $T_{10} \sim L_1$ 平面，因此，肾区疼痛常反映在同侧肋脊角。肾区疼痛通常是由于肾的炎症或梗阻等导致肾被膜受到牵拉所致。炎症引起的疼痛常为腰部酸胀不适，呈持续性疼痛，其性质为钝痛，常见于肾内或肾周感染、肾挫伤、肾结石及肾积水等。梗阻所致的疼痛常为阵发性，性质为绞痛，常伴有消化道症状，如恶心、呕吐及腹胀等，其原因是由于腹腔神经丛的反射性刺激和邻近脏器的影响。肾绞痛常见于结石、血凝块、脱落的肿瘤组织等阻塞肾盂输尿管结合部，刺激输尿管壁痉挛性收缩所致。输尿管疼痛通常是急性的，多为继发于尿路梗阻的结果。输尿管因过度蠕动而扩张时，通常表现为钝痛，而输尿管平滑肌痉挛时，常表现为绞痛。输尿管上段梗阻时，在男性疼痛可向阴囊放射，在女性可向阴唇放射。输尿管中段梗阻时，右侧可表现为右下腹部疼痛，易与阑尾炎相混淆。输尿管下段梗阻可表现为膀胱刺激症状和耻骨上不适感，在男性这些症状可以沿尿道放射至阴茎头部。膀胱的疼痛位于下腹、耻骨上或盆腔内，多由炎症、结石、异物、尿潴留或肿瘤等引起，常与排尿有关。前列腺炎的疼痛多位于会阴部、腰骶部、尿道或直肠内，有时亦可引起下肢酸胀无力，这些症状常因前列腺被膜的水肿和牵张所致。尿道痛多由于炎症或结石引起，常伴尿道溢液。阴囊内容物（如睾丸、附睾和精索）的疼痛多由炎症、损伤、扭转或精索静脉曲张所致。

七、肿物

泌尿系统肿物较为常见。肾区肿物多见于肾积水、肾囊肿、肾肿瘤、肾下垂、肾上腺肿瘤和腹膜后肿瘤。膀胱区肿物常见于尿潴留的膀胱和膀胱肿瘤，其他肿物包括盆腔和妇科肿瘤。阴囊内肿物常见于精索静脉曲张、睾丸鞘膜积液、睾丸肿瘤、急性附睾炎、急性睾丸炎、精液囊肿、附睾结核和腹股沟斜疝等。

第二节 泌尿、男性生殖系统的检查

一、体格检查

（一）一般观察

视诊可以了解患者的一般情况。患者的肤色及营养状况等都是视诊的主要内容。如肿瘤患者可有恶病质的表现；出现向心性肥胖、“满月脸”或“水牛背”时应高度怀疑患者有肾上腺皮质功能亢进症；外生殖器和下肢水肿常提示有心力衰竭、肾衰竭、低蛋白血症及腹膜后淋巴管梗阻等疾病。

（二）肾上腺和肾的检查

肾上腺和肾的位置较高，一般不易触及。当肾上腺发生较大囊肿、肿瘤或出血时，可能在肾的上方触及肿物，但较难与肾和腹膜后肿物相鉴别。检查肾时，取平卧位、侧卧位或俯卧位检查，必要时加以坐位检查。肾体积增大时，可于患侧上腹部、后脊肋部发现局限性隆起，脊肋部凹陷曲线消失。触诊时，以双手触诊法检查。正常人消瘦者偶可触及肾下极，并随呼吸而有一定的活动度。肾下垂者可触及肾的部分或全部，立位时可触及的范围增加，活动度增大，并可被推回正常位置。肾体积增大时，应考虑肾积水、肾囊肿、肾肿瘤及肾周积液（血）等。肾及肾周疾病时，在脊肋点（脊柱与第 12 肋交点）或腰肋点（骶棘肌外缘与第 12 肋交点）可有压痛及叩击痛。肾动脉狭窄患者，在其腹部脐周两侧可闻及血管杂音。

（三）输尿管的检查

正常输尿管在腰腹部不能触及。检查时沿输尿管行径进行深部触诊，注意有无肿块或触痛。

（四）膀胱的检查

膀胱过度充盈时，视诊可发现耻骨上局部隆起，触之如球形肿物，并有囊性感。叩诊呈浊音者，如排尿后不消失，则为尿潴留，提示有下尿路梗阻，导尿后可缓解。膀胱结石、膀胱异物、膀胱憩室、膀胱肿瘤或输尿管巨大囊肿时，可经膀胱区触诊或行双合诊检查。发生尿潴留或膀胱炎时，耻骨上可有固定压痛。

（五）阴茎和尿道的检查

注意有无包皮过长及包茎，包皮及冠状沟有无炎症、溃疡、糜烂、疱疹及新生物等。检查阴茎的大小和形状，有无侧弯、下曲畸形、小阴茎和隐匿阴茎。阴茎海绵体有无硬结，阴茎头有无肿物及溃疡。尿道有无上裂和下裂，尿道口有无畸形、狭窄及分泌物等。

（六）阴囊及其内容物的检查

注意阴囊大小、形状和外观，是否空虚；有无红肿、水肿、象皮肿、血肿或瘀斑；有无炎症、溃疡、窦道、阴囊坏死及尿液外渗等。分别检查双侧睾丸、附睾、精索、输精管。注意睾丸和附睾的大小、质地、形状，以及有无压痛、粘连、硬结或缺如等。对阴囊肿物者可做透光试验检查，阳性为鞘膜积液，阴性为实性肿物。注意精索、输精管有无增粗、硬结、压痛及缺如等。检查有无精索静脉曲张及其曲张程度等。

（七）肛门和前列腺的检查

嘱患者在检查床上取站立弯腰体位、膝胸位或侧卧位（体弱者）。首先检查肛门的外观，观察有无痔、瘘及尖锐湿疣等，然后用示指在肛门口按压片刻，接着送入一个指节，待肛门松弛后，再进一步深入。检查肛门的张力是很重要的，肛门的松弛和痉挛程度也可代表尿道括约肌的状态，对诊断神经源性膀胱有一定的意义。正常前列腺直肠指检可触及后叶和两侧叶，表面光滑，有弹性，中央沟清楚。应注意前列腺的大小、质地、光滑度及中央沟的情况等。正常精囊不易触及，发生病变而增大、变硬时，可于前列腺上方触及。

二、实验室检查

（一）尿液的检查

尿液检查对泌尿、生殖系统疾病的诊断具有重要意义。尿液标本收集的质量直接影响检查的结果。应根据检查项目的要求收集尿液，一般为新鲜尿液，并及时送检。除特殊要求外，男女均应收集中段尿，避免污染，必要时可以导尿收集。

1．尿常规检查　首先观察颜色及透明度，有无血液及脓液。测定尿比重（或尿渗透压）、尿酸碱度、尿蛋白、尿糖。显微镜下检查红细胞、白细胞、上皮细胞，细胞管型、蛋白管型，细菌及结晶体等。

2．尿液细菌学检查　直接涂片或进行细菌培养、动物接种等。在培养细菌的同时，需做菌落计数和各种抗菌药物的敏感试验，以便选用有效的药物治疗。

3．尿液脱落细胞检查　应留取足量新鲜尿液，离心沉淀后立即涂片染色检查，通常连续检查 3 次，可检查肿瘤细胞。该法主要用于泌尿系统肿瘤的检查，分化较差的肿瘤阳性率较高。

4．尿液肿瘤标志物检查　包括膀胱肿瘤抗原（bladder tumor antigen，BTA）、核基质蛋白 22（nuclear matrix protein 22，NMP22）、纤维蛋白原降解产物（fibrinogen degradation products，FDP）、端粒酶（telomerase）及微卫星不稳定性分析（microsatellite instability assay）等，可快速检测尿路上皮肿瘤，血尿时可出现假阳性结果。

5．尿激素测定　肾上腺皮质分泌的类固醇激素的代谢产物 17- 羟皮质类固醇、17- 酮类固醇和醛固酮随尿液排出，测定其在尿液中的含量，可了解肾上腺皮质功能状况。尿儿茶酚胺和香草基扁桃酸（vanillyl mandelic acid，VMA）测定，可了解肾上腺髓质功能状况。

（二）前列腺液的检查

此检查常用于前列腺炎的诊断。正常前列腺液呈乳白色，较稀薄。涂片镜检可见多量磷脂小体，白细胞计数不超过 10 个 / 高倍镜视野。前列腺液的取得可于立位或膝胸位下做直肠指检，按摩前列腺。具体方法是：将前列腺置于指腹下，自前列腺两侧叶压向中央沟，两侧各按摩 1 次，最后再按摩中央沟 1 次，将前列腺液挤入尿道，并由尿道口滴出，用玻片收集送检。急性前列腺炎时禁忌按摩。

（三）尿道分泌物的检查

直接涂片可进行分泌物常规、淋球菌、滴虫及真菌等检查，也可进行细菌、支原体和衣原体的培养，主要用于诊断多属于性传播疾病的各种尿道炎。

（四）精液检查

精液检查是判定生育能力的方法之一。自慰法收集标本，要求在检查前 3 ～ 5 天无排精。正常精液为乳白色不透明液体，排出后很快凝固，然后在 30 min 内自行液化。射精后精液不凝固、不液化或液化延迟等均属异常。正常的精液量为每次 2 ～ 6 ml，精子总数 $\geqslant 40 \times 10^6$/ml，精子密度 $\geqslant 20 \times 10^6$/ml，精子存活率 ≥ 60%，精子活力：A、B 级 ≥ 50% /1 h，而其中 A 级 ＞ 25% /1 h。正常精子比例 ≥ 60%，精子畸形率 ≤ 40%。白细胞数不超过 10 个 / 每高倍镜视野。

（五）血清学检查

前列腺特异抗原（prostate specific antigen，PSA）是一种主要由前列腺上皮细胞分泌的单链糖蛋白，通常以游离形式存在于精液中，在血清中主要以结合形式存在。20 世纪 80 年代以后，PSA 测定逐渐应用于临床，成为前列腺癌诊断、疗效判断和预后评价的一项较为敏感的指标。研究显示，直肠指检、留置导尿管及前列腺穿刺活检等均可引起血清 PSA 升高。良性前列腺增生症是老年男性的常见多发病，患者也可能出现血 PSA 增高（＞ 4 ng/ml）的情况。

为鉴别两种治疗与预后截然不同的前列腺疾病，许多研究者设计了数种 PSA 的分析方法，如游离 PSA 与总 PSA 比值（fPSA/tPSA）、PSA 密度（PSA density，PSAD）、PSA 速度（PSA velocity，PSAV）及年龄调整的 PSA 值等。

血清睾丸肿瘤检测指标包括甲胎蛋白（AFP）、人绒毛膜促性腺激素（HCG）和乳酸脱氢酶（LDH）。主要用于非精原细胞瘤（胚胎癌、绒毛膜癌）、混合性生殖细胞肿瘤和精原细胞瘤的诊断以及疗效评价、预后判断。

（六）内分泌检查

内分泌检查包括促肾上腺皮质激素（ACTH）、黄体生成素（LH）、卵泡刺激素（FSH）、催乳素（PRL）、醛固酮、皮质醇、儿茶酚胺（多巴胺、肾上腺素和去甲肾上腺素）、脱氢表雄酮（dehydroepiandrosterone，DHEA）、睾酮（testosterone，T）和雌二醇等。用于肾上腺疾病、男性不育和性功能障碍的诊断。

三、肾功能检查

（一）尿比重和尿渗透压测定

尿比重和尿渗透压测定是简单的肾功能测定方法。肾功能受损时，肾浓缩功能进行性降低。尿比重固定于 1.010，提示肾浓缩功能严重受损。尿比重测定有时不可靠，不如尿渗透压测定精确。

（二）酚红试验

酚红主要经肾小管排出。定时测定酚红排出量，能反映肾小管功能。方法是：试验前 30 min 饮水 400 ml，静脉注射酚红 6 mg 后，15 min 平均排出 35%（25% ~ 50%），30 min 排出 15%（10% ~ 15%），60 min 排出 15%（10% ~ 15%），2 h 排出 5%（5% ~ 10%）。2 h 排出总量应超过 55%。

（三）血清肌酐和血尿素氮测定

血清肌酐的正常参考值为 53 ~ 106 μmol/L，尿素氮为 2.5 ~ 7.5 mmol/L。正常肾组织不少于双侧肾总量的 1/3 时，血肌酐值仍能保持正常水平。

（四）内生肌酐清除率

肌酐由肾小球滤过。临床上用内生肌酐清除率来代表肾小球滤过率，并以此作为重要的肾功能评价指标。正常 24 h 内生肌酐清除率为 90 ~ 120 ml/min。清除率为 50 ~ 80 ml/min 提示肾功能轻度损害；20 ~ 50 ml/min 为中度损害；低于 10 ml/min 为重度损害。

（五）排泄性尿路造影和强化 CT

排泄性尿路造影是经静脉注射不透 X 线的含有机碘造影剂，使尿路显影的方法。该法也可以用于检测分肾功能，而且更加直观、方便，临床上常用。

（六）放射性核素肾扫描：可以测量肾小球滤过率，判断肾功能。

四、器械检查

（一）导尿检查

导尿时应注意无菌操作。导尿检查可以探测尿道有无狭窄、异物及结石等，可以收集不被污染的尿液标本，以便做尿液细菌学检查。导尿还可测试膀胱容量、压力和感觉等。排尿后导尿，可测定残余尿量。导尿方法常用的是血管钳法。

（二）尿道扩张器

尿道扩张器一般由金属制成，粗细不同。其型号常用法制号数，即扩张器中段直径等于号数的 1/3 mm。如 24 号扩张器的直径为 8 mm，可写成 F24，“F”表示法制。尿道扩张器可用于探查尿道有无狭窄（以及狭窄的位置和程度），尿道及膀胱内有无结石和异物等，还可用以扩张尿道。将尿道扩张器插入尿道时，必须注意无菌操作和手法轻柔，同时也应选择直径合适的扩张器（一般从 F16 ~ F18 开始）。如操作不当，可造成假道，甚至穿破膀胱或直肠，给患者带来危害。

（三）膀胱镜检查

膀胱镜可直接窥查膀胱内有无异常，并可用活体钳取组织做病理学检查。通过操作镜经输尿管口插入导管，可做逆行尿路造影，亦可收集双侧肾盂尿液送检，或引流肾积水等。此外，尚有尿道镜、经皮肾镜和输尿管肾镜等，它们对观察尿路腔内病变，采取活组织及钳取、碎石等都有重要的应用价值。

五、影像学诊断

（一）X 线检查

1．尿路平片　这是不用对比剂的 X 线摄片，是一种无痛苦、简单而常用的检查方法，可以显示肾的轮廓，通过观察位置、形状和大小来判断肾的情况。尿路中 80% 以上的结石可以通过尿路平片进行诊断（图 40-1）。

2．排泄性尿路造影　是经静脉注射不透 X 线的含有机碘的造影剂，使尿路显影的方法，既可了解肾盂形态和病变，又能了解双侧肾功能（图 40-2）。

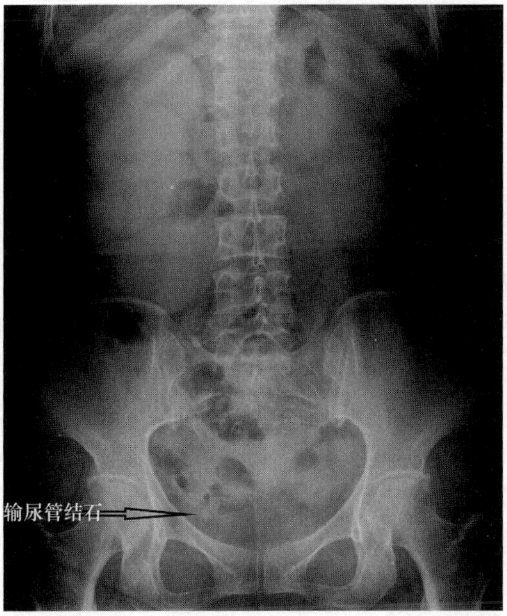

图 40-1　尿路平片

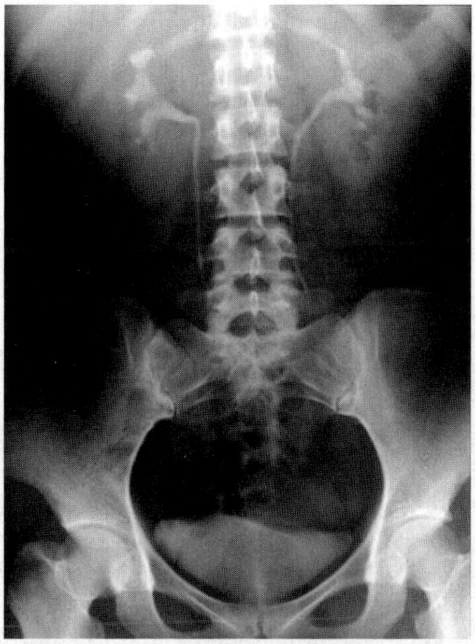

图 40-2　排泄性尿路造影

3．逆行性尿路造影　排泄性尿路造影不能达到显影目的时，进行此项检查就很有必要。其缺点是患者痛苦较大，不能接受膀胱镜检查或输尿管插管失败时，不能应用此法。

4．肾盂穿刺造影　也称顺行肾盂造影，是经腰部皮肤将穿刺针（B 超引导或根据解剖位置定位）直接刺入肾盂或肾盏内，注入造影剂，使之显影的方法。对于肾功能低下的患者，进行排泄性尿路造影不能显影，且不能经输尿管口插入导管行逆行尿路造影时，可以考虑做肾盂穿刺造影。

5．肾动脉造影　可以了解肾及肾上腺血管的形态、分布及其他变化。对肾动脉狭窄引起的肾性高血压患者有重要的诊断价值，并可行扩张治疗。通常选择经股动脉插管。

6．精囊、输精管造影　经尿道镜由射精管开口插入导管或经阴囊穿刺由输精管注入造影剂，使输精管、精囊和射精管显影，用以检查输精管和射精管有无梗阻。常用此项检查来寻找男性不育的原因。

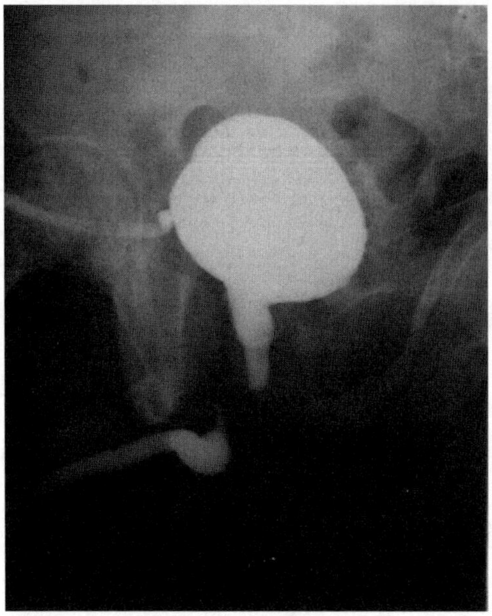

图 40-3 尿道造影

7．膀胱造影 排泄性尿路造影或经尿管注入造影剂（如 12% 碘化钠溶液）200 ～ 300 ml 后摄片，可用于诊断膀胱破裂、膀胱肿瘤、膀胱结石、前列腺增生和神经源性膀胱功能障碍等。

8．尿道造影 将造影剂注入膀胱后，嘱患者排尿，同时行 X 线摄片。亦可由尿道外口注入造影剂，边注入边进行 X 线摄片。如果上述两种方法的造影摄片同时进行，可明确尿道狭窄的长度，为尿道狭窄的手术提供参考（图 40-3）。

（二）超声检查

超声检查已成为泌尿外科最主要的检查手段之一，常用来进行肾的定位和肾结石、肾积水、肾囊肿、肾肿瘤、多囊肾、膀胱肿瘤、膀胱结石、膀胱异物、膀胱憩室及前列腺和精囊疾病等的诊断和鉴别诊断，并可测定膀胱剩余尿量。此项检查操作方便、无创、经济，重复性好，且能动态观察病情的发展，从而确定治疗时机和方针。在 B 超引导下，还可行泌尿系统疾病的介入性检查和治疗。

（三）计算机体层摄影

计算机体层摄影（computed tomography，CT）通过 X 线管环绕人体某一层面的扫描，测得该层面中各点吸收 X 线的数据，再利用电子计算机的高速运算能力及根据图像重建原理，求得该层面的横断面及冠状面的图像。多排螺旋 CT 具有扫描速度快、覆盖面广、无间隙，以及可采集容积数据及进行影像重建等优点，可进行动态螺旋扫描、CT 血管造影等，使得 CT 临床应用范围显著提高。CT 可为肾实质性和囊性疾病的诊断和鉴别诊断，确定肾损伤范围和程度，明确肾癌、膀胱癌和前列腺癌的分期及肾上腺肿瘤的诊断提供可靠依据。CT 可以发现直径在 1 cm 以上的各种病变（图 40-4）。近年来 CT 尿路成像（CT urography，CTU）广泛开展，有取代 IVU 的趋势。

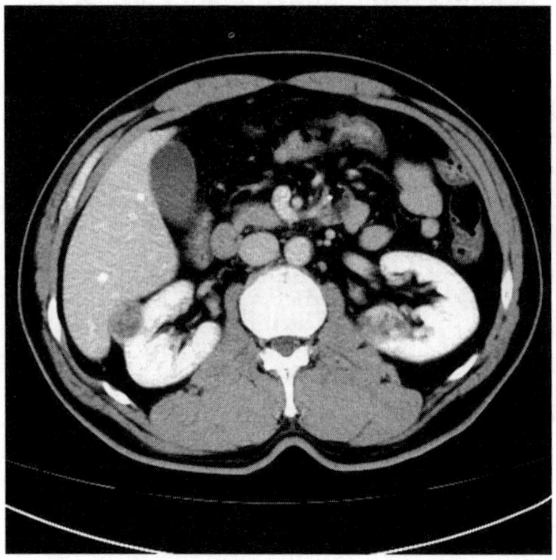

图 40-4 肾肿瘤 CT 表现

（四）磁共振成像

磁共振成像（magnetic resonance imaging，MRI）于 1946 年被发明，20 世纪 80 年代开始应用于临床。MRI 的图像与 CT 类似，但它能提供生化信息和更为细致的解剖结构。MRI 不需要任何对比剂就能显示出不同组织，并能得到多向断面图像，且无放射损伤。该项检查对诊断泌尿、男性生殖系统疾病有重要价值，但价格较高，不易被推广。

磁共振尿路造影（magnetic resonance urography，MRU）：近年来迅速发展起来的 MR 水成像尿路造影新技术，已成为传统影像学检查的重要补充。该检查应用磁共振成像中快速采集弛豫技术及由此派生的重建技术，可使多种原因导致的尿路梗阻近端显影，适用于排泄性尿路造影、肾盂穿刺造影或逆行性尿路造影检查失败的患者。

磁共振波谱显像（MR spectroscopic image，MRSI）是一种对 MRI 图像的特殊辅助处理方法，可以改善 MR 的前列腺肿瘤定位及判断临床分期的能力。通过对胆碱代谢的定量分析还可以帮助了解肿瘤侵袭能力的信息。

（五）数字减影血管造影

数字减影血管造影（digital subtraction angiography，DSA）于 1980 年起应用于临床。通过肘部静脉一次注入 30 ～ 50 ml 血管造影剂，然后注入 5% 葡萄糖 25 ml，直接摄取欲观察的肾动脉血管图像。对肾血管性高血压有诊断价值。

（六）放射性核素检查

1．放射性核素肾图　用放射性核素标记的物质，即 ^{131}I- 邻碘马尿酸钠（^{131}I-ortho-iodohippurate），85% 以上由近端肾小管上皮分泌并排泄，15% 经肾小球滤过。在肾吸收、分泌、排泄的过程中，用肾图仪的两个探头放在两侧肾区，连续测量并描绘出该放射性物质含量变化的曲线即肾图。正常人的肾图曲线可分为三段：

（1）血管段：即含有放射性核素碘的血液向肾组织流入阶段。

（2）分泌段：为逐渐上升并达到顶点的高峰段，表示肾血流及肾小管分泌功能。

（3）排泄段：为下降的曲线，反映肾的排泄功能。

2．肾显像　分为静态和动态显像。静态显像仅显示放射性核素在肾内的分布图像。动态显像可显示肾吸收、浓集和排出的全过程，也可显示肾的形态、大小及有无占位性病变，以了解肾功能、测定肾小球滤过率和有效肾血流量。通过单光子发射计算机断层显像能观察器官功能的动态变化过程，亦能摄取矢状面、冠状面及横断面的解剖和功能像。当肾功能不全时，肾显像比尿路造影要敏感。对观察肾移植患者术后并发症（如梗阻、外溢、动脉吻合口狭窄）很有帮助。

3．放射性核素骨扫描　放射性核素锝（^{99m}Tc）经注射后随血流浓聚于骨质中血管密集区域，可用于诊断前列腺癌导致的骨转移病灶，敏感率超过 95%。

此外，还有肾上腺皮质和髓质放射性核素显像、阴囊显像等放射性核素检查。

六、其他特殊检查

1．尿流动力学检查　包括尿流率测定、充盈性膀胱测压、尿道闭合压力图、压力 / 流率检查、尿道括约肌肌电图、漏尿点压测定、排尿性尿道闭合压力图、上尿路测压和电视尿流动力学检查等项目，能动态反映尿路的功能状况，用于尿路功能与功能性障碍疾病的研究。其中，尿流率测定和充盈性膀胱测压已常规用于临床，对下尿路梗阻性及动力障碍性疾病的诊断有重要价值。

2．前列腺穿刺活检　对体检、血 PSA 检测及其他辅助检查疑为前列腺肿瘤的患者，可经直肠做前列腺穿刺活检，得到病理学的定性诊断和组织学分级。

2．肾活组织检查　对 X 线造影不能确定病变性质，而病变又属于全肾范围者，可经腰部行肾穿刺，直接取得肾组织，做肾活组织检查以明确诊断。但穿刺容易并发术后出血，应严格掌握其适应证，以免发生危险。

3．前列腺细针穿刺活检　可以判断前列腺结节或其他部位异常的良、恶性病变，有经直肠或会阴部两种途径。定位可用手指或超声引导，后者可明显提高操作的准确性和降低感染发生率。

自测题

一、选择题

1．排尿中断的症状常见于哪种疾病

A．膀胱癌

B．肾结石

C．输尿管结石

D．膀胱结石

E．阴茎癌

2．膀胱刺激症状是指

A．尿频

B．尿痛

C．尿急

D．尿频、尿急

E．尿频、尿急、尿痛

3．下列哪项不是排尿困难的症状

A．尿频、尿急

B．排尿踌躇

C．尿线无力

D．排尿时间延长

E．排尿后滴沥不尽

4．下列尿失禁的类型应除外的是

A．充溢性尿失禁

B．压力性尿失禁

C．急迫性尿失禁

D．真性尿失禁

E．膀胱性尿失禁

5．乳糜尿最常见的病因是

A．肿瘤

B．结石

C．结核

D．丝虫病

E．泌尿系统梗阻

6．前列腺增生膀胱过度充盈致尿失禁属于

A．压力性

B．神经性

C．充溢性

D．松弛性

E．痉挛性

7．下列检查中，不能了解到分侧肾功能的是

A．血肌酐（Cr）和血尿素氮（BUN）测定

B．排泄性尿路造影

C．肾小球滤过率和有效肾血流量测定（通过 ECT 检查）

D．尿比重检查

E．增强 CT 检查

8．尿普通细菌培养有细菌生长、菌落数大于 10 万个 /ml 认为是

A．尿液污染

B．确诊尿路感染

C．泌尿系统结核

D．盆腔炎

E．前列腺炎

9．正常前列腺液检查，每高倍镜视野白细胞计数应少于

A．1 个

B．5 个

C．10 个

D．20 个

E．50 个

10．每 1000 ml 尿液中含有多少血液及肉眼血尿

A．1 ml

B．5 ml

C．10 ml

D．20 ml

E．50 ml

11．关于尿潴留，下列错误的是

A．尿潴留可分为急性和慢性

B．急性尿潴留即是无尿

C．慢性尿潴留多由膀胱出口以下尿路不完全梗阻所致

D．可出现充溢性尿失禁

E．导尿是治疗急性尿潴留的最常用方法

12．患者排出乳白色尿液，但加入 1 ml 乙醚后能使尿液清亮，可能是

A．脓尿

B．乳糜尿

C．晶体尿

D．血尿

E．气尿

二、名词解释

1．尿频　2．血尿　3．尿潴留

三、问答题

1．简述血尿的原因。

2．尿失禁的分类有哪些？

（文兆峰）

第四十一章

泌尿系统损伤

第四十一章数字资源

思政之光

学习目标

通过本章内容的学习，学生应能够：

识记：

1．说出肾损伤、尿道损伤的病因；肾损伤的诊断和治疗原则。

2．列举膀胱损伤的临床表现、诊断和治疗原则。

理解：

1．解释前、后尿道损伤的尿外渗范围。

2．分析肾损伤的病理类型与临床表现的关系。

运用：

1．判断和评估泌尿系统损伤患者的病情，并进行紧急处理。

2．培养学生细致观察伤情，爱护伤员的良好品质，正确检查泌尿系统损伤患者，并做出正确的诊断和处理。

泌尿系统损伤以男性尿道损伤最多见，其次是肾、膀胱损伤，输尿管损伤最少见。由于肾、输尿管、膀胱和后尿道受到周围组织和器官的保护，通常不易受伤，故泌尿系统损伤多是胸、腹、腰部或骨盆损伤的合并伤。

第一节 肾 损 伤

案例 41-1

患者，男性，30 岁，因外伤后右侧腰背部疼痛伴血尿 3 h 就诊。患者于 3 小时前不慎被汽车撞到右侧腰背部，当时即觉右侧腰背部剧烈疼痛，不能活动，急送当地医院诊治。行彩超检查提示右肾挫裂伤，予以补液治疗，同时转我院诊治，患者自受伤以来意识清晰，无恶心、呕吐，排尿 1 次，为肉眼血尿。体格检查：生命体征平稳，右侧腰肋部饱满，压痛（+），叩击痛（+），全腹部无明显压痛点。辅助检查：外院彩超示右肾挫裂伤。

诊断：右肾挫裂伤。

问题与思考：

1．下一步如何处置该患者？

2．肾挫裂伤手术治疗的适应证是什么？

【病因】

（一）开放性损伤

开放性损伤多见于战时弹片伤、子弹伤，平时多见于暴力锐器伤，常伴有胸、腹部等其他组织器官损伤，损伤复杂而严重。高速穿通伤（速度＞350 米 / 秒）引起的组织损伤程度较低速穿通伤更为严重。

（二）闭合性损伤

闭合性损伤 90%是因为车祸、摔落、对抗性运动和暴力攻击引起，大部分损伤程度较轻。

1．直接暴力　外力直接撞击或挤压腰部可致肾损伤。

2．间接暴力　常由于高速运动中突然减速，将肾挤向肋骨、脊柱、方向盘或其他物体导致肾损伤，或从高处落下导致肾急剧移位而引起肾蒂撕裂伤。

此外，当肾存在积水、结石、囊肿、肿瘤等病理改变时，即使极轻微的创伤，也可造成严重的“自发性”肾破裂。

（三）医源性损伤

医源性损伤是指在手术或内镜检查、治疗时发生的肾损伤。

➤考点：肾损伤的病因。

【病理】

闭合性肾损伤，根据损伤的程度可分为以下病理类型（图 41-1）。

1．肾挫伤　包括肾瘀斑和（或）包膜下血肿，损伤仅局限于部分肾实质，肾包膜及肾盂黏膜完整。损伤涉及肾集合系统时可有少量血尿。一般症状轻微，可以自愈。

2．肾部分裂伤　肾实质部分裂伤伴有肾包膜破裂，可致肾周血肿。肾盂、肾盏黏膜破裂者，可有血尿。

3．肾全层裂伤　肾实质深度裂伤，向外至肾包膜，向内达肾盂、肾盏黏膜，此时常引起广泛的肾周血肿、血尿和尿外渗。肾横断或碎裂时，可导致部分肾组织缺血。

4．肾蒂损伤　肾蒂或肾段血管部分或全部撕裂时可引起大出血、休克，患者常来不及得到诊治即死亡。也可能因为肾动脉突然被牵拉，导致内膜断裂，形成血栓。

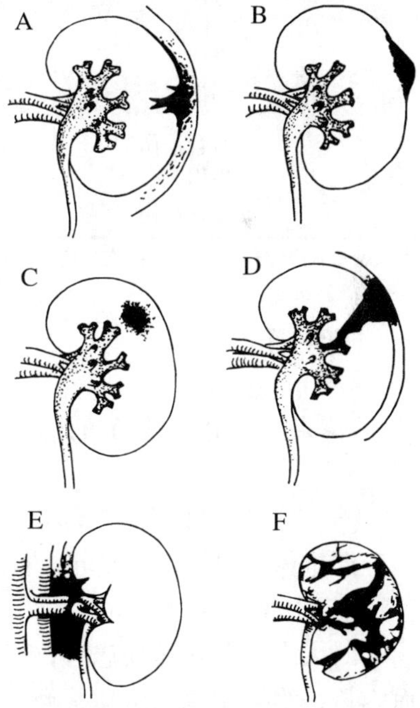

图 41-1　肾损伤的病理类型

轻度肾损伤：A．表浅撕裂伤；B．包膜下血肿；C．肾挫伤；
重度肾损伤：D．肾实质撕裂伤；E．肾动静脉撕裂伤；F．肾粉碎伤

【临床表现】

➤考点：肾损伤的临床表现。

1．休克　可为创伤性休克或（和）失血性休克，多见于重度肾损伤，合并其他脏器损伤时更易发生。

2．血尿　是肾损伤最常见、最重要的症状。大多数肾损伤患者可有肉眼血尿，少数为镜下血尿，但有些情况（如肾血管断裂、输尿管完全离断等）下可无血尿，故血尿程度可与肾损伤的程度不一致。

3．腰部肿块及疼痛　肾外伤后的肾周血肿及尿外渗积聚而导致腰部肿块。肾包膜张力增高、尿外渗及血块阻塞输尿管均可引起疼痛。

4．发热　血肿及尿外渗易继发感染，引起发热等全身症状。

5．合并伤　当肾损伤与临床症状不符时，要考虑合并其他脏器损伤的可能。出现呼吸循环症状时要考虑胸部脏器损伤；以出血为主要症状，腹腔穿刺抽出不凝血时要考虑合并肝、脾或腹腔血管损伤；出现腹膜炎体征时要考虑胃肠道损伤。

【诊断】

➢考点：肾损伤的诊断。

根据腰部外伤史及血尿，即可初步诊断为肾损伤，应注意有无合并伤。CT、MRI 可显示肾损伤的部位和程度、尿外渗、肾周血肿及血管损伤。B 超可发现肾实质连续性中断、肾包膜下和肾周血肿。大剂量静脉肾盂造影可确定肾的损伤程度、形态及功能。

国内一般将肾挫伤及肾部分裂伤归为轻度肾损伤，其他为重度肾损伤。目前大多数治疗机构采用美国创伤外科协会肾损伤分级（表 41-1）。

表 41-1　美国创伤外科协会肾损伤分级

分级	类型	表现
Ⅰ	挫伤	镜下或肉眼血尿，泌尿系统检查正常
Ⅱ	血肿 血肿 裂伤	包膜下血肿，无实质损伤 局限于腹膜后肾区的肾周血肿 肾实质裂伤深度不超过 1.0 cm，无尿外渗
Ⅲ	裂伤	肾实质裂伤深度超过 1.0 cm，无集合系统破裂或尿外渗
Ⅳ	裂伤	肾损伤贯穿肾皮质、髓质和集合系统
Ⅴ	血管损伤 裂伤 血管损伤	动脉、静脉主要分支损伤伴出血 肾碎裂 肾门血管撕裂、离断伴肾无血供

注：对于Ⅲ级损伤如双侧肾损伤，应评为Ⅳ级

【治疗】

➢考点：肾损伤的治疗。

（一）紧急处理

严重休克时须迅速复苏，补液、输血抢救休克，病情稳定后尽快检查有无其他脏器合并伤。

（二）保守治疗

对大多数肾挫裂伤患者，可经非手术方法治愈。治疗措施包括：绝对卧床 2 ～ 4 周，补充血容量，维持水、电解质平衡，密切观察生命体征及尿液颜色变化，应用抗生素及止血药。出院 2 ～ 3 个月内勿做剧烈运动和重体力劳动。

（三）手术治疗

1．手术适应证　①开放性肾损伤；②合并腹腔脏器损伤；③难以控制的出血；④严重肾损伤，如肾粉碎伤、肾盂破裂、肾蒂伤。

在保守治疗期间出现以下情况也应行手术探查：①经积极抗休克治疗后症状未改善，疑有内出血；②血尿逐渐加重，血红蛋白和血细胞比容继续降低；③腰、腹部肿块增大。

手术选择经腹切口，术中视情况决定行肾修补、肾部分切除或肾切除术，或选择性肾动脉栓塞术。

第二节　输尿管损伤

输尿管位于腹膜后间隙，受到周围组织的良好保护，柔软且有较大的活动范围。因此，外界暴力所致的输尿管损伤很少见，多为医源性损伤。

【病因与病理】

1．外伤性损伤　多为枪伤及刀器刺割伤，损伤可造成输尿管穿孔、割裂或切断，也可发生于车祸或高处坠落。

2．手术损伤　多见于下腹部或盆腔手术（如子宫切除术、剖宫产或直肠癌手术），术中误伤输尿管，常为结扎、切断、撕裂等。

3．腔内器械损伤　行输尿管镜、经皮肾镜检查、治疗，或经膀胱镜输尿管逆行插管可致输尿管挫伤及穿孔。

4．放射性损伤　见于宫颈癌、前列腺癌等放疗后，输尿管管壁出现水肿、出血、坏死或纤维瘢痕形成等。

【临床表现】

输尿管损伤的临床表现取决于损伤的发现时间、损伤为单侧或双侧，以及是否合并感染等。

1．尿瘘　急性尿瘘表现为损伤后即刻或几日内出现伤口漏尿、腹腔积尿、阴道漏尿等。慢性尿瘘最常见的是输尿管阴道瘘。尿液漏入腹膜后间隙或腹腔，可引起腰痛、腹痛、腹胀等，体格检查可有肾区叩击痛或腹膜炎体征。继发感染者可出现寒战、高热等。

2．无尿　双侧输尿管结扎或损伤，或孤立肾患者输尿管损伤时可出现无尿。

3．血尿　血尿与输尿管损伤的程度不一定一致，或不一定出现血尿。

4．输尿管梗阻表现　非完全性梗阻的患者可表现为患侧肾盂、肾盏积水，梗阻上段输尿管扩张以及腰部胀痛等。而完全性梗阻的患者除出现上述症状外，还可表现为患侧肾功能严重受损。孤立肾或双侧输尿管完全梗阻的患者，还可表现为无尿、肾衰竭等症状。

【诊断】

大多数输尿管损伤早期不易被发现，一般在伤后数日或更长时间出现症状后才得以诊断，只有少数手术损伤病例在术中被发现。术中怀疑输尿管损伤时，静脉注射靛胭脂，可见蓝色尿液从输尿管裂口流出。静脉尿路造影、逆行肾盂造影、B 超、CT 可明确诊断。

【治疗】

治疗的目的是恢复正常排尿通路，保护肾功能。

1．紧急处理　应先抗休克，处理其他严重的合并损伤，然后处理输尿管损伤。

2．非手术治疗　对输尿管挫伤和逆行性插管所致的小穿刺伤可不行特殊处理。对术中钳夹伤或小穿孔，宜从输尿管切口插入双“J”形输尿管支架引流管引流。

3．手术治疗　一旦发现输尿管被结扎，须立即去除结扎线，切除该处输尿管缺血段，行对端吻合。对输尿管断离、部分缺损，可视损伤情况行输尿管端端吻合术、输尿管膀胱吻合术、回肠袢代输尿管术或自体肾移植术等。对晚期输尿管狭窄、肾积水、尿瘘等，予以相应处理。

第三节　膀胱损伤

在成人，膀胱为腹膜外器官，空虚时位于骨盆深处，受骨盆、耻骨联合、盆底筋膜等的保护，一般不易发生膀胱损伤（bladder injury）。但当膀胱充盈伸展超出耻骨联合至下腹部时，易遭受损伤。儿童的骨盆浅，膀胱稍有充盈即可突出至下腹部，故易受损伤。

【病因】

1．开放性损伤　多见于战时，以子弹伤、弹片伤及刺伤为主，常有合并伤。

2．闭合性损伤　见于膀胱充盈状态下的下腹部损伤，如拳击、踢伤、碰撞伤等，也可见于骨盆骨折断端或游离骨片刺伤膀胱。

3．医源性损伤　膀胱的腔内手术、盆腔手术、疝修补术等也可损伤膀胱。

4．自发性膀胱破裂　可见于病理性膀胱，如膀胱结核、晚期肿瘤、长期接受放射治疗的膀胱等。

【病理】

1．膀胱挫伤　可见于暴力损伤，仅伤及膀胱黏膜或肌层，膀胱壁未穿破，可出现局部出血或血肿，无尿外渗。

2．膀胱切割伤　见于膀胱的腔内手术，如经尿道膀胱肿瘤电切术、膀胱镜碎石钳戳伤膀胱。

3．膀胱破裂（图 41-2）

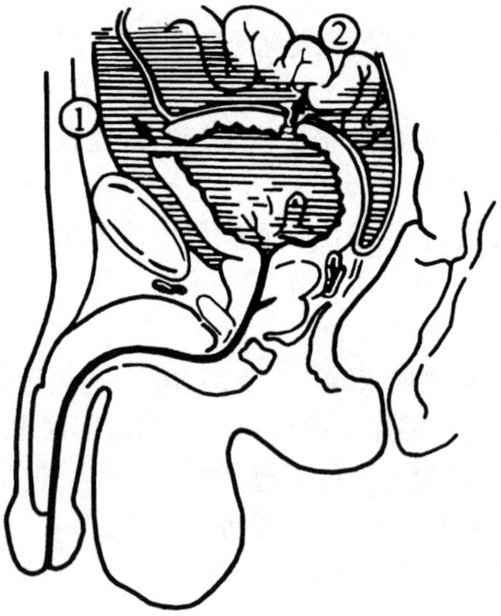

图 41-2　膀胱破裂
①腹膜外损伤；②腹膜内损伤

（1）腹膜内型膀胱破裂：破裂口与腹腔相通，裂口多位于膀胱顶部和后壁，可引起尿性腹膜炎。

（2）腹膜外型膀胱破裂：常发生于骨盆骨折时，膀胱破裂口不与腹腔相通，血液及尿液外渗至膀胱周围及耻骨后间隙。

（3）混合型：即同时有腹膜内及腹膜外膀胱破裂，多由火器伤、利器穿刺伤所致，常合并其他脏器损伤。

【临床表现】

1．休克　剧痛和大出血可导致休克；尿外渗并发感染可引起感染性休克。

2．疼痛　骨盆骨折、尿性腹膜炎等可导致耻骨后或下腹部疼痛。

3．尿瘘　开放性损伤可有体表伤口、直肠或阴道漏尿。

4．血尿和排尿困难　尿液经破裂口进入腹腔或膀胱周围，患者有尿意，但不能排尿或仅排出少量血尿。

5．氮质血症　腹膜内型膀胱破裂时，尿素氮被吸收入血可产生氮质血症。

【诊断】

1．根据病史和体征多可诊断。

2．导尿注水试验　即经尿道插入导尿管并导尽尿液后，向膀胱内注入 200 ml 生理盐水，然后抽出，若液体进出量差异大，则说明有膀胱破裂。

3．膀胱造影　是诊断膀胱破裂最可靠的方法，经导尿管注入造影剂，发现造影剂外溢，说明有膀胱破裂。

4．CT 膀胱造影　对于诊断复合伤或寻找腹痛原因具有独特优势。

5．膀胱镜检查　是诊断术中发生膀胱损伤的首选方法。

知识链接

膀胱破裂的分级

按照美国创伤外科协会分级量表，将膀胱损伤分为5级：

Ⅰ级	挫伤	膀胱壁血肿
	裂伤	未穿透膀胱壁
Ⅱ级	裂伤	腹膜外膀胱壁裂口＜2 cm
Ⅲ级	裂伤	腹膜外膀胱壁裂口＞2 cm或腹膜内膀胱壁裂口＜2 cm
Ⅳ级	裂伤	腹膜内膀胱壁裂口＞2 cm
Ⅴ级	裂伤	腹膜外或腹膜内膀胱壁裂口扩大至膀胱颈或输尿管口

【治疗】

1．抗休克及处理合并伤。

2．保守治疗　膀胱挫伤时可行留置导尿，血尿较重时可行膀胱持续冲洗，保持尿液引流通畅，可应用抗生素预防感染，避免手术。

3．手术治疗　膀胱破裂大部分应行膀胱修补术，充分引流外渗的尿液，并应用抗生素预防感染。

第四节　尿道损伤

案例41-2

患者，男性，40岁，因外伤后不能自行排尿、尿道口流血3小时就诊。患者于3小时前不慎从2 m高处滑落，骑跨至一钢管上，伤后自觉会阴部疼痛，尿道口有鲜血流出，之后不能自行排尿。体格检查：生命体征平稳，会阴部有瘀斑，压痛(+)。予以成功留置导尿管，引流液起始为血性尿液，然后为正常颜色尿液。辅助检查：彩超示肝、胆、胰、脾、双肾、膀胱前列腺未见异常伤。

诊断：尿道球部损伤。

问题与思考：

1．如何鉴别前尿道损伤与后尿道损伤？

2．前尿道损伤尿外渗的范围是什么？

尿道损伤（urethral injury）是泌尿系统最常见的损伤。男性尿道以尿生殖膈为界，分为前尿道和后尿道，损伤好发于球部和膜部。

【病因与病理】

➢考点：尿道损伤的分类。

（一）开放性损伤

开放性损伤多见于战时火器、利器伤，平时可见于牲畜咬伤，多为尿道部分裂伤或完全断裂，常伴有阴囊、阴道或会阴部贯通伤。

（二）闭合性损伤

1．前尿道损伤　多为会阴部骑跨硬物致尿道球部损伤，表现为尿道黏膜挫伤、部分断裂或完全断裂。

2．后尿道损伤　骨盆骨折所致的尿道损伤部位几乎均位于后尿道，多为尿道完全断裂，尿道膜部损伤常见。

【临床表现】

➢考点：尿道损伤的临床表现。

1．休克　多见于骨盆骨折后尿道损伤合并其他脏器损伤者。

2．尿道出血　前尿道损伤多为尿道口滴血。后尿道损伤患者如能排尿，则多为血尿；多数患者可见尿道口流血。

3．排尿困难　常为尿道完全断裂所致，患者可有尿潴留。

4．疼痛　局部常有疼痛及压痛。后尿道损伤患者可出现下腹部疼痛，局部肌紧张。

5．血肿及尿外渗　骑跨伤可引起会阴部血肿，尿液可从尿道裂口渗入周围组织，频繁排尿可加重尿外渗。尿道球部损伤时，尿外渗进入会阴浅筋膜可与尿生殖膈形成会阴浅袋，并可向下腹部蔓延，表现为阴茎、阴囊、会阴及下腹部肿胀。骨盆骨折尿生殖膈断裂时也可出现会阴、阴囊部血肿及尿外渗。尿道膜部损伤时，尿外渗可积聚于尿生殖膈上、下筋膜之间。尿道膜部损伤同时合并尿生殖膈下筋膜破裂时，尿外渗至会阴浅袋，表现与尿道球部损伤相同。合并尿生殖膈上筋膜破裂时，尿外渗至膀胱周围，向上沿腹膜外及腹膜后间隙蔓延，可表现为腹膜刺激症状，合并感染时可出现全身中毒症状。如尿生殖膈上、下筋膜完全破裂，尿外渗可以向深、浅两个方向蔓延。对严重尿外渗者，若不及时处理，则可导致广泛的皮肤及皮下组织坏死、感染（图 41-3）。

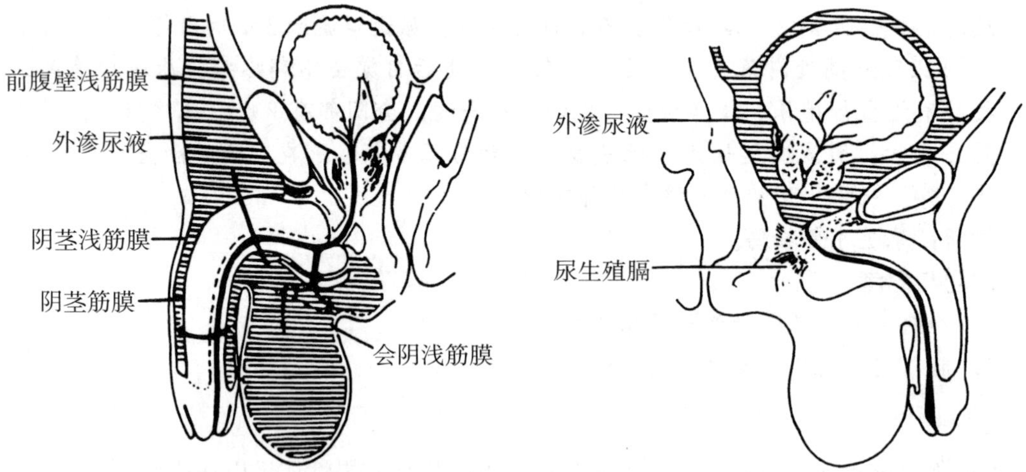

（1）尿道球部破裂所致尿外渗　　（2）后尿道损伤所致尿外渗

图 41-3　尿道损伤所致尿外渗

【诊断】

➢考点：尿道损伤的诊断。

病史对于诊断很重要，如为骑跨伤，则多为尿道球部损伤；若有骨盆骨折，则多为后尿道损伤。直肠指检有时可触及浮动上移的前列腺，并能确定有无直肠损伤。关于诊断性导尿术的应用目前仍有争议。X线检查可确定有无骨盆骨折及耻骨支断裂情况。逆行尿道造影可确定尿道损伤的部位、程度及有无尿外渗。在有条件的医院，可以考虑对尿道球部损伤的男性患者行尿道镜检查，但是在骨盆骨折导致的后尿道损伤早期不推荐采用。

【治疗】

➢考点：尿道损伤的治疗。

1．全身治疗　对于出血多、休克的患者，需迅速输液、输血，行抗休克治疗，同时应及时处理合并伤。

2．局部治疗　对于尿道挫伤者，可常规应用抗生素，视有无排尿困难决定是否放置导尿管。对于损伤轻、尿道破口小或部分破裂的患者，可试插导尿管，如顺利进入，应留置导尿管引流2周左右，拔管时行排尿期膀胱尿道造影。若导尿失败，则尿道损伤程度一般较重。对于尿道球部损伤的患者，多主张行一期尿道端端吻合术，也可行耻骨上膀胱高位造瘘术，3个月后行尿道狭窄段切除术、端端吻合术。对于后尿道损伤的处理比较复杂，目前仍有争议。由于后尿道断裂的同时多合并骨盆骨折，且患者伤情较重，故多主张行单纯耻骨上膀胱高位造瘘术，3个月后待尿道瘢痕软化、骨盆稳定后，行尿道狭窄段切除术、端端吻合术。对于伤情较轻者，可行尿道会师术。此种术式虽然比较简单，但术后尿道狭窄的概率也非常高。急诊尿道修补术或断端吻合术只适用于患者一般情况允许、骨盆环稳定、手术技术具备的情况下。

自测题

一、选择题

1．判断肾损伤的程度，主要依靠
A．血尿程度
B．尿路X线检查
C．排泄性尿路造影、肾B超、CT检查
D．腹部可扪及包块
E．外伤方式

2．闭合性肾损伤患者须绝对卧床休息到
A．休克纠正后
B．血尿较清澈后
C．腰部肿块不再增大
D．2～4天后
E．2～4周后

3．术中疑有输尿管破裂，可由静脉注射靛胭脂，观察
A．术野是否有蓝色尿液流出
B．输尿管的蠕动是否增强
C．对侧肾功能
D．患侧肾功能
E．有无血管损伤

4．肾损伤血尿**不明显**的是
A．肾挫伤
B．肾蒂断裂
C．肾全层裂伤
D．肾部分裂伤
E．肾盂部分撕裂

5．最严重的肾损伤类型是
A．肾挫伤
B．肾全层裂伤
C．肾蒂断裂
D．肾部分损伤
E．肾皮质裂伤

6．患者男性，25岁，左侧腰部击伤6小时，腰部钝痛。检查有镜下血尿，生命体征平稳，肾损伤的类型应为
A．肾蒂断裂
B．肾挫伤
C．肾全层裂伤

D．肾部分裂伤
E．输尿管损伤
7．闭合性肾全层裂伤的病理损伤范围是
A．肾实质深度裂伤，向外至肾包膜，向内达肾盂、肾盏黏膜
B．限于肾实质，肾瘀斑和（或）包膜下血肿，肾包膜及肾盂黏膜完整
C．肾实质部分裂伤伴有肾包膜破裂，肾盂血肿
D．肾蒂或肾段血管部分或全部撕裂
E．肾实质水肿
8．患者男性，32 岁，3 小时前从 5 米高处跌下，左腰部撞到石块上，当时无昏迷，现血压正常，感左腰部疼痛伴轻度压痛，尿常规 RBC+/HP，最可能的诊断是
A．肾挫伤
B．肾部分裂伤
C．肾全层裂伤
D．肾蒂断裂
E．肾蒂伤伴输尿管损伤
9．疑有膀胱破裂行导尿试验，以明确诊断，主要观察
A．导尿管能否插入膀胱
B．是否引流出血尿
C．注入大量生理盐水后膀胱能否膨隆
D．液体进出量的差异
E．注水后行腹部 B 超检查时，腹腔或腹膜后液体量有无增加
10．骑跨式外伤最易损伤尿道的部位是
A．阴茎部
B．球部
C．膜部
D．前列腺部
E．膜上部
11．骨盆骨折易伤及
A．尿道球部
B．尿道膜部尿道
C．尿道悬垂部
D．尿道前列腺部
E．膀胱颈部
12．患者青年男性，自高处跌下，致骨盆骨折，发生排尿困难、尿潴留、会阴部肿胀，导尿管不能插入膀胱。损伤的部位应是
A．膀胱
B．肛门直肠
C．后尿道
D．尿道球部
E．尿道阴茎部
13．前尿道损伤时常出现的表现是
A．全程肉眼血尿
B．终末血尿
C．尿道口滴血
D．盆腔腹膜外血肿
E．无血尿

二、问答题

1．肾损伤的手术适应证是什么？
2．前、后尿道损伤的致伤原因和尿外渗范围有何不同？

（文兆峰）

第四十二章

泌尿、男性生殖系统非特异性感染

第四十二章数字资源

学习目标

通过本章内容的学习，学生应该能够：

识记：

1. 说出常见泌尿、男性生殖系统非特异性感染的致病菌名称。
2. 列举泌尿、男性生殖系统非特异性感染的诱发因素。

理解：

解释泌尿、男性生殖系统非特异性感染临床表现及相关检查的临床意义。

运用：

1. 制订上尿路感染、下尿路感染患者的治疗方案。
2. 根据男性生殖系统感染患者的病情提供适合的治疗方案。

第一节 概 述

泌尿、男性生殖系统非特异性感染是病原微生物侵入泌尿、男性生殖系统生长繁殖引起的炎症。其中泌尿系感染即尿路感染（urinary tract infection），是肾、输尿管、膀胱和尿道等泌尿系统各个部位感染的总称，是尿路上皮对细菌侵入的炎症性反应，常伴有菌尿和脓尿。泌尿、男性生殖系统非特异性感染是泌尿外科常见病，在感染性疾病中发病率仅次于呼吸道感染，尤其多见于女性。由于解剖上的因素，泌尿及男性生殖系统可互相传播同时引起感染。

【病原微生物】

临床常见感染性疾病的病原微生物包括病毒、细菌、真菌和寄生虫四种。尿路感染最常见的致病菌为革兰氏阴性杆菌，60%～80% 为大肠埃希菌，其他致病菌为变形杆菌、铜绿假单胞菌等。大多数感染仅由一种致病菌引起，也可为两种或多种细菌的混合感染。

知识链接

革兰氏阴性菌

革兰氏阴性菌（Gram-negative），泛指革兰氏染色反应呈红色的细菌。在革兰氏染色实验中，首先添加结晶紫（crystal violet），再加入另一种复染染料，通常使用番红（safranin），从而将所有的革兰氏阴性菌染成红色或粉色。通过这种测试我们可以区分两种细胞壁结构不同的细菌。革兰氏阳性菌在反应后的除色溶液中将呈现结晶紫的颜色。革兰氏阴性菌，以大肠埃希菌为代表。大肠埃希菌为兼性厌氧菌，一般生存在肠道中及厌氧环境中。对大肠埃希菌的研究已经有很多，除了它是一般食物中是否被污染的指标外，很多分子生物学方面的研究皆需要使用大肠埃希菌作为实验宿主。

除了大肠埃希菌外，变形杆菌、布鲁氏菌、流感嗜血杆菌、副流感嗜血杆菌、卡他莫拉菌、不动杆菌、鼠疫耶尔森菌、嗜肺军团菌、百日咳鲍特菌、副百日咳鲍特菌、志贺菌、巴斯德菌、霍乱弧菌、副溶血性嗜血杆菌等也是革兰氏阴性菌。

【诱发因素】

1．梗阻性病变　自肾盏到尿道外口都可有梗阻性病变，如先天性泌尿、生殖系统畸形、结石、肿瘤、狭窄，前列腺增生或神经源性膀胱，可引起尿液滞留，使尿路及生殖道上皮防御细菌的能力降低。因此，泌尿系统梗阻性病变经常伴有感染，又常使感染反复发作、迁延而加重病情。

2．医源性因素　如留置导尿管、造瘘管、尿道扩张，由于黏膜擦伤或忽视无菌观念，易引入致病菌而诱发感染或使感染扩散。其他任何异物均可诱发感染。

3．机体抵抗力降低　如糖尿病、妊娠、贫血、慢性肝病、慢性肾病、营养不良、肿瘤及先天性免疫缺陷或长期应用免疫抑制剂治疗等。

4．其他因素　女性尿道较短，容易引发上行感染，月经期、妊娠期、更年期、性交时更易发生。女性尿道口畸形或尿道口附近有感染病灶（如尿道旁腺炎、阴道炎），亦为诱发因素。

【感染途径】

尿路感染的感染途径有四种：上行感染、血行感染、淋巴感染和直接感染。常见的是上行感染和血行感染，淋巴感染和直接感染在临床上较少见。

知识链接

肾内反流

肾内反流（intrarenal reflux）尿液通过肾乳头的乳头孔进入肾实质。位于肾上极或下极的肾乳头为扁平凹面状，而肾中部的乳头开口则为凸面状，故肾内反流易发生于肾的上极和下极，是引起肾盂肾炎的另一个因素。

【诊断】

本病的诊断需要明确以下三点：

1．确定感染部位　下尿路感染最主要的特征是膀胱刺激症状，但全身症状轻微；上尿路感染患者多以全身症状就诊，除排尿症状外，还有寒战、发热、腰痛、恶心、呕吐等。但约

1/3 仅有膀胱炎症状的患者经进一步检查可发现同时存在上尿路病变。

2．查明致病菌　做尿液培养。除进行药物的敏感试验外，还应进行细菌菌落计数。凡每毫升尿液中有 10 万个细菌生长，即可确诊尿路感染；如菌落数不足 1 万个，则应视为污染；如菌落数为 1 万～ 10 万个，则诊断较为困难，应重复检查。

3．查明导致持续感染或复发的原因　对病程长、反复复发或疗效不佳的患者，应做详细的泌尿系统检查，如排泄性尿路造影、超声和 CT 检查等。但在感染急性发作期，忌用器械检查，以免炎症扩散。

【治疗原则】

治疗原则包括支持治疗、抗菌治疗、对症治疗以及原发病灶和并发症的治疗。

1．应用抗菌药物　抗菌药物治疗是尿路感染的主要治疗方法，推荐根据药物敏感试验选择用药。治疗尿路感染的目的是使尿液无菌。治疗时必须注意尿液中要有足够浓度的抗菌药物。通过合适的治疗，数小时后就应达到尿液无菌的效果，这种治疗应维持 7 ～ 10 天，再确定尿液细菌培养是否转为阴性。

2．外科治疗　对已有大量积脓或各种病因造成的机械性梗阻患者，需采用手术治疗，如切开引流或去除梗阻，再辅以中药、西药治疗。

第二节　上尿路感染

一、急性肾盂肾炎

急性肾盂肾炎（acute pyelonephritis）是肾盂和肾实质的急性细菌性炎症。常见致病菌为大肠埃希菌，其他还有变形杆菌、铜绿假单胞菌等。感染途径多为上行感染，也可由血行感染而致。女性发病率高于男性。女性在儿童期、新婚期、妊娠期和老年时更易发生本病。

【临床表现】

1．发热　突然发生寒战、高热，体温可高达 39℃以上，伴有头痛、恶心、发冷、畏寒、呕吐、食欲缺乏、全身酸痛等。

2．腰痛　起病时常有一侧或两侧腰痛。肾区有压痛和叩击痛。

3．膀胱刺激症状　由上行感染所致的急性肾盂肾炎，患者起病初期多有尿频、尿急、尿痛和血尿。血行感染者开始多有高热，而尿路刺激症状不明显。

【诊断】

患者有典型的临床表现，尿液检查有白细胞、红细胞、蛋白、管型和细菌，尿液细菌培养每毫升有菌落 10^5 个以上，血白细胞计数升高，中性粒细胞增多明显，据此确定诊断不困难。但老年人症状常不典型。

【治疗】

1．全身治疗　卧床休息，输液、多饮水，进食易消化、富含热量和维生素的食物。

2．抗菌药物治疗　选择有效抗生素，维持足够的治疗时间，通常为 7 ～ 14 天。静脉用药者可在体温正常、临床症状改善、尿液细菌培养转阴后改为口服用药维持治疗。

3．对症治疗　可应用碱性药物（如碳酸氢钠、碳酸钾和枸橼酸钾等），以降低酸性尿液对膀胱的刺激。钙拮抗药维拉帕米（异搏定）或盐酸黄酮哌酯可解除膀胱痉挛和缓解膀胱刺激症状。

二、肾积脓

肾实质感染所致的广泛化脓性病变，或尿路梗阻后肾盂、肾盏积水及感染而形成一个积聚脓液的囊腔称为肾积脓（pyonephrosis）。致病菌可为革兰氏阳性球菌、革兰氏阴性杆菌或结核分枝杆菌。本病的主要临床表现是全身感染症状，如高热、贫血、消瘦、白细胞增高，腰部疼痛并有肿块。如为尿路不完全梗阻，则可出现膀胱刺激症状，膀胱镜检查有时可见患侧输尿管口有脓性尿液。B 超显示为肾盂积脓。排泄性尿路造影或放射性核素肾图提示患侧肾功能减退或消失。

治疗应注意加强营养支持，抗感染，纠正水、电解质紊乱，并施行患肾造瘘术。如患肾功能已丧失，而对侧肾功能正常，可做患肾切除术。

三、肾皮质多发性脓肿

肾皮质多发性脓肿是由疖、痈、扁桃体炎等病灶中的致病菌金黄色葡萄球菌经血行感染播散到肾皮质而形成的多发性脓肿。本病多见于年轻人，临床表现为畏寒、发热、腰部胀痛、肌紧张、肋脊角叩痛，无膀胱刺激症状。血白细胞计数升高，中性粒细胞增加。尿镜检无脓尿或菌尿。血培养有细菌生长。B 超和 CT 均可显示脓肿，在超声引导下行针刺穿刺抽吸取得脓液即可确定诊断，并能行细菌培养。排泄性尿路造影可显示肾盂、肾盏有推移受压，患侧肾功能减退。早期应及时应用抗生素。肾痈破溃到周围组织，形成肾周围脓肿时，需在 B 超和 CT 引导下经皮穿刺或手术切开引流。

四、肾周围炎

肾周围组织的化脓性炎症称为肾周围炎（perinephritis）。若形成脓肿，则称为肾周围脓肿。致病菌以金黄色葡萄球菌及大肠埃希菌多见，病变位于肾深筋膜与肾周筋膜之间，多由肾痈、肾表面脓肿直接感染所致。

临床表现主要为畏寒、发热、腰部疼痛和肌紧张，局部压痛明显。血白细胞计数及中性粒细胞比例上升。若脓肿溃破，则沿腰大肌扩展，刺激腰大肌使患侧髋关节屈曲不能伸展，脊柱弯向患侧。胸部 X 线检查可见同侧膈肌抬高，活动受限。腹部 X 线检查可见脊柱向患侧弯曲，腰大肌阴影消失。排泄性尿路造影可显示肾位置异常，呼吸时其移动范围减小，甚至不随呼吸运动而移动。B 超和 CT 可显示肾周围脓肿，在超声引导下做肾周围穿刺，可抽出脓液。

未形成脓肿时，治疗首选敏感抗生素和局部热敷，并加强全身支持治疗。如有脓肿形成，则应行穿刺或切开引流。

第三节　下尿路感染

一、急性细菌性膀胱炎

本病女性发病率高，致病菌以革兰氏阴性杆菌为主，多为上行感染所致。男性发病常继发于其他病变，如急性前列腺炎、良性前列腺增生、包皮炎等。病理常表现为浅表膀胱黏膜炎症，尤以尿道内口及膀胱三角区最为明显。临床表现为膀胱刺激症状，如尿频、尿急、尿痛、脓尿、血尿等，全身症状不明显，体温正常或仅有低热，无明显腰痛。尿沉渣镜检有白细胞计数增多，也可有红细胞。应做尿细菌培养、菌落计数和药物敏感试验，典型病例常获得阳性结果。治疗宜多饮水、应用针对革兰氏阴性杆菌的抗生素，如头孢菌素类、复方磺胺甲噁唑、喹诺酮类等。近年，对于无并发症的女性单纯性膀胱炎患者，可选择敏感的抗菌药物，采用 3 日疗法，疗效与 7 日疗法相似，且不良反应少、费用低，并可口服碳酸氢钠碱化尿液，用颠茄、地西泮解除膀胱痉挛，以及膀胱区热敷、热水坐浴等。

二、淋菌性尿道炎

淋菌性尿道炎是指由淋球菌引起的尿道感染，常累及泌尿、生殖系统黏膜。淋球菌为革兰氏阴性奈瑟双球菌。本病主要通过性接触传播。潜伏期为 2 ～ 5 天，起初临床表现为尿道口发痒、红肿及刺痛，随后尿道口流出黄色脓性分泌物，早晨尿道外口常被脓性分泌物粘住，造成排尿困难。病情继续进展可使黏膜红肿延伸到前尿道全部，阴茎肿胀，尿频、尿急、尿痛明显，有时可见血尿。部分患者可继发急性后尿道炎、前列腺炎、精囊炎和附睾炎等。经有效治疗，1 周后可恢复。经治疗未愈者可形成慢性淋菌性尿道炎，反复发作还可引起炎性尿道狭窄。

根据不洁性交史和典型临床表现，尿道分泌物涂片可找到淋球菌，诊断并不困难。

鉴于耐青霉素淋球菌的日益增多，现青霉素已不作为本病的首选治疗药物。宜首选头孢曲松钠（菌必治、罗氏芬）、环丙沙星、大观霉素（淋必治）等，治疗后应连续复查两次淋球菌转为阴性才可视为治愈。配偶应同时接受治疗。

第四节　男性生殖系统感染

一、前列腺炎

前列腺炎是指前列腺在病原体和（或）某些非感染因素作用下，患者出现以骨盆区域疼痛或不适、排尿异常等症状为特征的一组疾病。前列腺炎是成年男性的常见病之一。虽然它不是一种直接威胁生命的疾病，但严重影响患者的生活质量。

【分型】

1995 年美国国立卫生研究院（NIH）提出新的分类方法，将前列腺炎分为四型：Ⅰ型，急性细菌性前列腺炎（acute bacterial prostatitis，ABP）；Ⅱ型，慢性细菌性前列腺炎（chronic bacterial prostatitis，CBP）；Ⅲ型：慢性前列腺炎 / 慢性骨盆疼痛综合征（chronic prostatitis/chronic pelvic pain syndromes，CP/CPPS），该型又可再分为ⅢA（炎症性 CPPS）和ⅢB（非炎症性 CPPS）两种亚型；Ⅳ型，无症状炎症性前列腺炎（asymptomatic inflammatory prostatitis，AIP）。

（一）急性细菌性前列腺炎

病原体感染为急性细菌性前列腺炎的主要致病因素。此型前列腺炎多为经尿道逆行感染或血行感染，起病急，临床表现为急性疼痛伴随排尿刺激症状以及发热等全身症状。典型表现为为寒战、高热、疲乏无力等全身症状，伴有会阴部和耻骨上疼痛，尿路刺激症状和排尿困难，甚至急性尿潴留。直肠指检可触及肛门括约肌痉挛；前列腺肿胀、压痛、局部温度升高，表面光滑，形成脓肿者则有饱满或波动感。禁忌进行前列腺按摩，以免感染扩散。尿沉渣镜检有白细胞增多。血液或（和）尿液中的细菌培养呈阳性。急性细菌性前列腺炎可以引起精囊炎、附睾炎，重者可致败血症。治疗宜注意休息，加强营养，热水坐浴，选用强效抗菌药物治疗。对伴有尿潴留者应用耻骨上膀胱穿刺造瘘引流尿液，不宜导尿。伴前列腺脓肿者可采取外科引流。

（二）慢性前列腺炎

慢性前列腺炎分为细菌性和非细菌性。Ⅱ型前列腺炎的致病因素亦主要为病原体感染，以逆行感染为主。Ⅲ型前列腺炎发病机制不明确，病因学十分复杂，多数学者认为其主要病因可能是病原体感染、炎症和异常的盆底神经肌肉活动和免疫异常等共同作用的结果。

【临床表现】

Ⅱ型和Ⅲ型前列腺炎的临床症状类似，患者多有疼痛和排尿异常等。Ⅱ型可表现为反复发作的下尿路感染。Ⅲ型主要表现为骨盆区域疼痛，可见于会阴、阴茎、肛周部、尿道、耻骨部、腰骶部等部位。排尿异常可表现为尿急、尿频、尿痛、夜尿增多等。由于慢性疼痛久治不愈，患者生活质量下降，并可能有性功能障碍、焦虑、抑郁、失眠、记忆力下降等。有时可合并变态反应，如虹膜炎、关节炎、肌炎和不育等并发症。

【诊断】

当男性患者有尿频、尿不尽、尿痛等泌尿系统症状时，应考虑到慢性前列腺炎的可能。肛门指检发现前列腺压痛、充血、增大，也可为瘢痕化缩小，有时可触到痛性硬结；前列腺液涂片脓细胞每高倍镜视野 10 个以上，卵磷脂小体减少，即可确诊为前列腺炎。或虽然前列腺液涂片脓细胞每高倍镜视野 10 个以下，但卵磷脂小体减少且临床症状典型者，亦可确诊为前列腺炎。

临床上诊断慢性前列腺炎常用“四杯法”，“四杯法”是同时做尿道、膀胱尿液和前列腺按摩液的细菌定量培养。具体操作方法如下：同一患者取四份标本，分别为前段尿（voided bladder one，VB1）10 ml、中段尿（voided bladder two，VB2）10 ml、前列腺按摩液 (expressed prostatic secretion，EPS)、按摩后尿液（voided bladder three，VB3）10 ml。将四份标本同时培养并结合 EPS 常规的结果进行判断（表 44-1）。

表 44-1 “四杯法”（Meares-Stamey 试验）诊断前列腺炎结果分析

类型	标本	VB1	VB2	EPS	VB3
Ⅱ 型	WBC	–	+/–	+	+
	细菌培养	–	+/–	+	+
ⅢA 型	WBC	–	–	+	+
	细菌培养	–	–	–	–
ⅢB 型	WBC	–	–	–	–
	细菌培养	–	–	–	–

【治疗】

慢性前列腺炎的临床进展不明确，不威胁患者的生命和重要器官功能，所以并非对所有患者均需治疗。慢性前列腺炎的治疗目标主要是缓解疼痛、改善排尿症状和提高生活质量，疗效评价应以症状改善为主。

1．一般治疗　健康教育、心理和行为辅导有积极作用。患者应戒酒，忌辛辣刺激食物；避免憋尿、久坐，注意保暖，加强体育锻炼。

2．药物治疗　最常用的药物是抗生素、α 受体阻断药、植物制剂和非甾体抗炎药，其他药物对缓解症状也有不同程度的疗效。对Ⅱ型前列腺炎患者可根据细菌培养结果和药物穿透前列腺的能力选择抗生素。对ⅢA 型前列腺炎患者的抗生素治疗大多为经验性治疗。对ⅢB 型前列腺炎患者不推荐使用抗生素治疗。对有精神心理障碍者，可用抗抑郁药、抗焦虑药等药物。

3．其他治疗　包括前列腺按摩、生物反馈治疗、热疗和手术治疗等。

二、附睾炎

附睾炎临床上可分为急性和慢性两种。

【病因】

急性附睾炎多见于中青年，常由泌尿系统感染和前列腺炎、精囊炎、性传播疾病扩散所致。慢性附睾炎常由急性附睾炎演变而来，但临床上有相当一部分患者并无急性发作史。

【临床表现】

1．急性附睾炎　临床表现为突然发病，全身症状明显，可有畏寒、高热。患侧阴囊肿胀、阴囊皮肤发红、皮温高、疼痛，并沿精索向下腹部以及会阴部放射。附睾睾丸及精索均有增大或增粗，肿大以附睾头、尾部为甚。

2．慢性附睾炎　临床表现为阴囊有轻度不适，或坠胀痛，休息后可好转。患者多有附睾尾部轻度肿大及硬结，与睾丸的界限清楚，精索、输精管可增粗。

【诊断】

根据其临床表现易于诊断。但急性附睾炎应注意与睾丸扭转相鉴别，慢性附睾炎应注意与附睾结核相鉴别。

【治疗】

1．急性附睾炎　患者卧床休息，并将其阴囊托起，采用止痛、热敷治疗。可用0.5%利多卡因做精索封闭，减轻疼痛。选用有效抗生素治疗。对病情较重者，宜尽早静脉用药。若脓肿形成，则需切开引流。

2．慢性附睾炎　托起阴囊，局部热敷、热水坐浴、理疗等可缓解症状。如局部疼痛剧烈，反复发作，影响生活和工作，则可考虑做附睾切除术。

自测题

一、选择题

1．膀胱刺激征是指
A．尿急、尿痛、血尿
B．尿频、尿痛、排尿困难
C．尿频、尿急、尿痛
D．尿急、血尿、排尿困难
E．血尿、尿痛、尿失禁

2．患者，男性，30岁，尿频、尿急、尿痛伴尿道内不适1年余。近日晨起排尿终末可见尿道口“滴白”，下腹部及会阴部隐痛，无寒战和高热。最可能的诊断是
A．良性前列腺增生
B．慢性膀胱炎
C．慢性前列腺炎
D．慢性尿道炎
E．急性细菌性前列腺炎

3．患者，男性，42岁，寒战、高热，尿频、尿急、尿痛、排尿困难、会阴部胀痛1天。体格检查：尿道口无分泌物和红肿。首先考虑的疾病是
A．膀胱结核
B．急性前列腺炎
C．急性尿道炎
D．急性膀胱炎
E．急性附睾炎

二、名词解释

1．尿路感染　2．肾积脓

三、问答题

1．急性肾盂肾炎的临床表现和治疗原则有哪些？
2．简述前列腺炎的分型。

（孔　敏）

第四十三章数字资源

思政之光

第四十三章

泌尿、男性生殖系统结核

学习目标

通过本章内容的学习，学生应能够：

识记：

1. 说出泌尿系统结核的病理特点。
2. 列举肾结核的临床症状及产生的病因。

理解：

1. 解释肾结核检查指标的临床意义。
2. 分析前列腺结核与非特异性前列腺炎及前列腺癌的鉴别。
3. 分析附睾结核与慢性附睾炎的鉴别。

运用：

1. 评估肾结核患者，并提供治疗方案。
2. 评估男性生殖系统结核患者，并提供治疗方案。
3. 培养学生视野宽广，不忽略少见疾病，减少误诊的医学素养。

泌尿、男性生殖系统结核绝大多数起源于肺结核，少数起源于骨、关节结核或消化道结核。泌尿系统结核最主要的病变是肾结核（renal tuberculosis），输尿管、膀胱和尿道结核均继发于肾结核。男性生殖系统结核大多继发于泌尿系统结核，少数由血行播散而来。含结核分枝杆菌的尿液通过前列腺导管、射精管进入生殖系统，可形成精囊、前列腺、输精管、附睾和睾丸结核。

第一节　泌尿系统结核

案例 43-1

患者，女性，52 岁，因“反复尿频、尿急、尿痛 20 余年，加重伴肉眼血尿半年”就诊。20 余年前，患者出现反复尿频、尿急、尿痛伴右侧腰部疼痛，尿液呈白色、混浊、浓稠，偶有血尿，无排尿困难，有低热、盗汗等症状。患者于外院就诊，当时予以抗感染治疗，症状缓解，患者未予重视。近 20 年来患者反复出现尿频、尿急、尿痛等感染症状，无肉眼血尿，经抗感染治疗后症状缓解。患者于 2 年前再次出现右侧腰部疼痛，伴尿不尽，下腹坠胀感，半年前出现全程肉眼血尿，遂至我院就诊。尿沉渣涂片镜检找抗酸杆菌（–），彩色多普勒超声提示右肾显示不清，右肾区域多发性不规则钙化灶。肾、输尿管及膀胱平片（kidney ureter bladder position，KUB）+ 静脉肾盂造影（intravenous pyelogram，IVP）示右肾不规则钙化，无功能。结合胸部 X 线检查结果考虑右肾结核。患者 3 个月前开始口服异烟肼（300 mg/d）、利福平（450 mg/d）至今，为求进一步诊治而入院。门诊拟“右肾结核”将患者收治入院。自患病来，患者神志清楚，精神尚可，食欲佳，排尿情况如上所述，排便情况尚可，体重无明显减轻。

既往史：患者无手术、外伤史，20 余年前患有肺结核，之后服用异烟肼、利福平、链霉素正规抗结核治疗 2 年。

体格检查：患者神志清楚，精神尚可，腹软，双肾区无叩痛，双侧输尿管行径无压痛，膀胱区无膨隆、无压痛，双下肢无水肿。

实验室和影像学检查：

（1）尿常规：WBC 为 25 ~ 30 个 /HP，RBC 满视野，蛋白质（++）。

（2）B 超：右肾显示不清，右肾区域多发性不规则钙化灶。

（3）KUB+IVP：右肾显影不佳，右肾不规则钙化，无功能。

（4）CT（平扫 + 增强）：右肾自截（右肾形态缩小，内有多发不规则钙化灶），左肾多发微小囊肿。

问题与思考：

1. 考虑该患者的诊断是什么，如何对患者的病情进行分析，应当与哪些疾病相鉴别？

2. 治疗措施是什么？

【病理】

结核分枝杆菌经过血行播散进入双侧肾皮质的肾小球周围毛细血管丛内形成多发性微小结核病灶，不引发临床症状，也不引起影像学改变，称为病理性肾结核。这种病理改变多可自愈。但此期肾结核可以在尿液中查到结核分枝杆菌。如患者免疫力低下，细菌数量大或毒力较强，则肾皮质内结核病灶不断扩大、融合，继而向肾髓质发展，最后突破肾乳头进入肾盏、肾盂，出现临床症状及影像学改变，称为临床肾结核。绝大多数临床肾结核为单侧病变。肾结核的主要病理改变是浸润破坏、纤维化及钙化。少数患者全肾广泛钙化时，肾组织内混有干酪样物质，肾功能完全丧失，输尿管常完全闭塞，含有结核分枝杆菌的尿液不能流入膀胱，膀胱继发性结核病变逐渐好转和愈合，膀胱刺激症状也逐渐缓解甚至消失，尿液检查趋于正常，这种情况称为“肾自截”（autonephrectomy）。但病灶内仍存有大量活的结核分枝杆菌，仍可作为病原体导致结核症状复发，不能因症状不明显而将其忽视。

输尿管结核表现为黏膜及黏膜下层结核结节、溃疡、肉芽肿和纤维化，病变是多发性的。病变修复愈合后，管壁纤维化增粗变硬，管腔呈节段性狭窄，致使尿流受阻，引起肾积水，加速肾结核病变发展，肾功能受到进一步损害，甚至发展成为结核性肾脓肿，肾功能完全丧失。输尿管狭窄多见于输尿管膀胱交界处。

膀胱结核病变从患侧输尿管开口周围开始，逐渐扩散至膀胱其他区域，起初黏膜充血、水肿，有散在的结核结节形成。结核结节可互相融合形成溃疡、肉芽肿，有时深达肌层。病变愈合可使膀胱壁广泛纤维化和瘢痕收缩，使膀胱壁失去伸张能力，膀胱容量显著减小（不足 50 ml），称为膀胱挛缩。膀胱结核病变及膀胱挛缩常可致健侧输尿管口狭窄或闭合不全，膀胱内压升高，导致肾盂输尿管连接部梗阻或膀胱尿液反流，引起对侧肾积水。膀胱挛缩和对侧肾积水都是肾结核常见的晚期并发症。

尿道结核主要发生于男性，常为前列腺、精囊结核形成空洞破坏后尿道所致，少数为膀胱结核蔓延引起。其病理改变主要是结核性溃疡、纤维化导致尿道狭窄，引起排尿困难，加剧肾功能损害。

【临床表现】

泌尿系体统结核多见于 20 ~ 40 岁青壮年，男性较女性多见，老年及儿童发病较少。约 90%为单侧发病。泌尿系统结核主要病变在肾，但主要临床表现在膀胱。肾结核病程长，早期多无明显症状，随着病情的发展，可出现下列临床表现。

（一）尿频、尿急、尿痛

尿频、尿急、尿痛是肾结核的典型症状之一。尿频往往最早出现，最初是因含有结核分枝杆菌的脓尿刺激膀胱黏膜引起，之后当结核病变侵及膀胱壁，发生结核性膀胱炎及溃疡，可使尿频加剧，并伴有尿急、尿痛。晚期膀胱发生挛缩，容量显著缩小，可使尿频更加严重，每日排尿可达数十次，甚至出现尿失禁现象。

（二）血尿和脓尿

血尿和脓尿多数在尿频、尿急、尿痛等膀胱刺激症状发生以后出现，常为终末血尿。肾结核患者均有不同程度的脓尿，严重者尿液如洗米水样，内含有干酪样碎屑或絮状物，显微镜下可见大量脓细胞。

（三）腰痛及腰部肿块

患者可感觉腰部酸痛，少数患者肾结核病变破坏严重或输尿管被血块、干酪样物堵塞时可出现腰部钝痛或绞痛。较大肾积脓或合并对侧巨大肾积水时，腰部可触及肿块。

（四）全身症状

泌尿系统结核患者全身情况大多不明显。晚期肾结核或合并泌尿系统以外其他器官活动性结核时，患者可有发热、盗汗、贫血、虚弱、消瘦、食欲缺乏和红细胞沉降率加快等结核中毒症状。双肾结核晚期或一侧肾结核合并对侧肾积水时，可以出现肾功能不全症状，如恶心、水肿、贫血、呕吐、少尿甚至无尿等。

【诊断】

临床医生应该警惕泌尿系统结核，临床上很多泌尿系统结核的误诊源于医生对结核病的忽视。肾结核是慢性膀胱炎的常见病因，因此，凡是无明显原因的慢性膀胱炎，尤其青壮年男性有慢性膀胱炎症状，症状持续存在并逐渐加重，伴有终末血尿；尿液呈酸性；尿培养无细菌生长，经抗菌药物治疗无明显疗效；合并男性生殖系统结核者，均应考虑有肾结核的可能。下列检查有助于诊断：

（一）尿液检查

尿液 pH 呈酸性，尿蛋白呈阳性，有较多红细胞和白细胞。连续 3 次 24 h 尿沉渣涂片镜检找抗酸杆菌，方法简便，有一定意义，但并不可靠。尿液结核分枝杆菌培养或动物接种结果可靠，但费时较长。

（二）影像学检查

1．超声检查　简单、易行，对中晚期病例可初步确定病变部位，常见患侧肾结构紊乱，有钙化则显示强回声。另外，超声检查也较容易发现对侧肾积水及膀胱有无挛缩。

2．X 线检查（KUB+IVU）　泌尿系统平片可显示肾轮廓、肾区及输尿管钙化以及钙化的淋巴结。

静脉尿路造影（intravenous urography，IVU）是早期肾结核最敏感的检查方法，可以了解分侧肾功能、病变程度与范围。肾结核早期表现为肾盏边缘不光滑，呈虫蚀状改变，中、晚期则显示肾盏颈狭窄或肾盏消失及空洞形成；破坏严重时患肾显影不全，甚至完全不显影，临床上称为“无功能肾”。

胸部和脊柱 X 线检查可以排除陈旧性或活动性胸部或脊柱结核。多数泌尿系统结核患者胸部 X 线检查会有异常。

逆行尿路造影属于侵入性检查，可以显示肾空洞性破坏，输尿管僵硬、管腔狭窄，临床上较少应用。

3．CT 和 MRI　CT 对中晚期肾结核能清楚地显示扩大的肾盏和肾盂、皮质空洞及钙化灶，三维成像还可以显示输尿管全长病变。MRI 水成像对诊断肾结核合并对侧肾积水有独特的优势。对双肾结核或肾结核合并对侧肾积水者，静脉尿路造影显影不良时，CT、MRI 有助于确定诊断。

知识链接

结核菌素试验的操作方法及结果判定

方法：配 2 个皮肤试验药液，1∶2000 和 1∶10 000 分别在左、右手前臂屈侧中部做皮内注射，48 ～ 72 小时后对照观察结果。

1．取 PPD 原液 0.1 ml 在左手做皮肤试验。

2．取 0.2 ml PPD 原液 +0.8 ml 生理盐水稀释，取配好的皮肤试验药液 0.1 ml，在右手做皮肤试验。

结果判定：用标准尺测量皮肤硬结直径。

1．直径＜ 5 mm，为阴性（−）。

2．直径为 5 ～ 9 mm，为弱阳性（+）。

3．直径为 10 ～ 19 mm，为阳性（++）。

4．直径＞ 20 mm 或局部有水疱、坏死，为强阳性（+++）。

（四）膀胱镜检查

膀胱镜检查是诊断泌尿男性生殖系统结核的重要手段，可以看到结核病的典型表现而确诊。早期病变行膀胱镜检查可见患侧输尿管口周围及三角区黏膜充血、水肿，有浅黄色粟粒状结节，后期大多在膀胱三角区、膀胱后壁其他部位可见溃疡、肉芽肿及瘢痕。有时结核肉芽肿不易与膀胱肿瘤相鉴别，需取活组织行病理学检查确诊。部分患者可见患侧输尿管口呈“洞穴”状，有时有混浊尿液喷出。膀胱挛缩容量小于 50 ml 或有急性膀胱炎时，禁用膀胱镜检查。

【治疗】

（一）药物治疗

药物治疗是泌尿系统结核的基本治疗方法，适用于早期肾结核，包括手术治疗在内的其他治疗方法必须在药物治疗的基础上进行。

1．治疗原则　为达到良好疗效，抗结核药物治疗原则为早期、联合、适量、规律、全程。

2．常用药物　目前常用一线抗结核药物有异烟肼、利福平、吡嗪酰胺和链霉素等杀菌药物，二线药物有乙胺丁醇、环丝氨酸和乙硫异烟胺等，为抑菌药物。治疗方法：异烟肼 300 mg/d，利福平 600 mg/d，吡嗪酰胺 1.0 ～ 1.5 g/d，维生素 C 1.0 g/d，维生素 B_6 60 mg/d，顿服。抗结核药物多数有肝毒性，治疗期间必须经常检查肝功能。若膀胱病变广泛，膀胱刺激症状严重，前 2 个月可加用链霉素。链霉素对第Ⅷ对脑神经有损害，一旦发现影响听力，应立即停用。服用吡嗪酰胺 2 个月后改用乙胺丁醇 1.0 g/d。药物治疗的关键是药量充分、联合用药、时间足够。早期病例用药 6 ～ 9 个月后有可能治愈。治疗中应每个月检查尿常规并留取尿液找结核分枝杆菌。一线药物结核分枝杆菌耐药者可选用二线药物。

知识链接

常用抗结核药

1．异烟肼（isoniazid，INH，H） 异烟肼是单一抗结核药物中杀菌力特别是早期杀菌力最强者。INH对巨噬细胞内外的结核分枝杆菌均具有杀灭作用。脑脊液中该药物浓度也很高。INH在用药后经乙酰化而灭活，乙酰化的速度决定于遗传因素。肝功能异常者慎用，需注意观察。如果发生周围神经炎，可服用维生素B（吡哆醇）。

2．利福平（rifampicin，RFP，R） 对巨噬细胞内外的结核分枝杆菌均有快速杀灭作用，特别是对C菌群有独特的杀菌作用。INH与RFP联合应用可显著缩短疗程。口服后药物集中在肝内，主要经胆汁排泄。未经变化的药物可再经肠道吸收，形成肠肝循环，能保持较长时间的高峰血药浓度，故推荐早晨空腹或早饭前半小时服用。利福平及其代谢物为橘红色，服后粪便、尿液、泪液等为橘红色。用药后如出现一过性转氨酶上升可继续用药，加保肝治疗观察，如出现黄疸，则应立即停药。流感样症状、皮肤综合征、血小板减少多在间歇疗法应用时出现。

3．吡嗪酰胺（pyrazinamide，PZA，Z） 吡嗪酰胺具有独特的杀菌作用，主要是杀灭巨噬细胞内酸性环境中的B菌群。在6个月标准短程化疗中，PZA与INH和RF联合用药是三个不可缺的重要组合方案。常见不良反应为高尿酸血症、肝损害、食欲缺乏、关节痛和恶心。

（二）手术治疗

手术治疗适用于规范性药物治疗6～9个月无效、患肾破坏严重者。手术治疗前后均需配合抗结核药物治疗，手术前用药不应少于2周，手术后应维持用药6个月以上。

1．肾切除术

（1）患肾破坏严重，对侧肾正常时，可切除患肾。

（2）双侧肾结核，一侧肾破坏严重呈“无功能”状态，另一侧病变较轻时，可在药物治疗一段时间后切除破坏严重的肾，留存肾继续行药物治疗。

（3）肾结核合并对侧肾积水，若肾功能代偿不良，应先行肾造瘘引流尿液解决肾积水，待肾功能改善后再切除患肾。

2．解除输尿管狭窄的手术 对输尿管结核导致管腔狭窄引起肾积水者，如果患肾功能尚好，且狭窄段较局限，中、上段狭窄时可行狭窄段切除术、输尿管端端吻合术；对狭窄段近膀胱者，宜行狭窄段切除术、输尿管膀胱再植术。

3．挛缩膀胱的手术治疗 对于患肾切除、抗结核治疗3～6个月，对侧肾功能良好，膀胱结核已痊愈，且无尿道狭窄者，可行肠膀胱扩大术。有尿道梗阻或对侧输尿管、肾明显积水时，不能行肠膀胱扩大术，只能考虑尿流改道术，如输尿管皮肤造口术、回肠膀胱术或肾造瘘等尿流改道术。

第二节 男性生殖系统结核

男性生殖系统结核（male genital tuberculosis）多继发于肾结核，少数也可以直接由血行播散所致。前列腺、精囊结核常来自后尿道结核感染，之后病变可沿输精管蔓延到附睾和睾丸。因前列腺、精囊部位隐蔽，临床症状不明显，所以通常不易发现。临床上多见的是附睾结核。

【病理】

男性生殖系统结核的病理改变和一般结核病相同，有结核结节、干酪样坏死、空洞形成和纤维化等病变，但极少有钙化。前列腺、精囊纤维化后可变为坚硬的肿块。输精管多因结核浸润增粗、变硬，管腔堵塞，呈“串珠”状改变。附睾结核多从尾部开始，然后蔓延至整个附睾，可有干酪样坏死、脓肿及纤维化。附睾结核常侵及鞘膜及阴囊壁，脓肿破溃后可形成经久不愈的窦道。附睾结核偶可向睾丸蔓延扩展形成睾丸结核。

【临床表现】

男性生殖系统结核绝大多数发生于 20 ～ 40 岁青壮年。前列腺、精囊结核常无明显临床症状，部分患者有会阴和直肠内不适感，严重时表现为精液量减少、血精、性功能障碍及不育等。附睾结核发病缓慢，多表现为附睾无痛性硬结。可有阴囊肿胀不适或下坠感。病变发展扩大可形成附睾脓肿。病变处与阴囊皮肤粘连，破溃后可形成窦道，经久不愈。双侧附睾结核患者会失去生育能力。

【诊断与鉴别诊断】

（一）诊断

出现上述临床表现，直肠指检扪及前列腺、精囊硬结或触及附睾硬结，疑有男性生殖系统结核时，需全面检查泌尿系统有无结核病变，应做尿常规检查，留取尿液找抗酸杆菌，行尿液结核分枝杆菌培养和静脉尿路造影等检查，以除外肾结核。前列腺液或精液中有时可发现结核分枝杆菌；骨盆 X 线检查偶可发现前列腺结核钙化；尿道造影可显示前列腺部尿道变形或扩大，造影剂可进入前列腺空洞内。

（二）鉴别诊断

前列腺结核需与非特异性前列腺炎及前列腺癌相鉴别。附睾结核需与慢性附睾炎相鉴别。

1. 慢性非特异性前列腺炎　患者常有明显会阴部疼痛不适及排尿症状，前列腺结节局限，常有压痛，抗感染治疗有效，结节可缩小或消失。

2. 前列腺癌　患者多为老年人，前列腺特异抗原检测、影像学检查及前列腺穿刺活检有助于诊断。

3. 慢性附睾炎　患者附睾增大但很少形成局限性硬块，输精管无“串珠”样改变。非特异性附睾炎患者病变处一般与阴囊皮肤无粘连。无阴囊皮肤窦道。

【治疗】

前列腺、精囊结核一般用抗结核药物治疗，不需用手术治疗，但应清除泌尿系统可能存在的其他结核病灶。早期附睾结核经药物治疗也多可治愈。附睾结核有脓肿或窦道形成时，可在药物治疗配合下行附睾和窦道切除术。

自测题

一、选择题

1. 病理改变在肾，临床表现为膀胱刺激症状，最常发生此种情况的泌尿系统疾病是
   A. 肾肿瘤
   B. 鹿角形肾结石
   C. 肾损伤
   D. 泌尿系统结核
   E. 肾积水

2. 肾结核早期最常见的临床表现是
   A. 肾绞痛
   B. 蛋白尿
   C. 尿频、尿急、尿痛
   D. 全身结核中毒症状
   E. 急性肾功能不全

3. 肾结核最具有特征性的临床表现是
   A. 腰痛

B．发热伴盗汗
C．肉眼血尿
D．慢性膀胱刺激症状
E．消瘦

4．确诊肾结核最可靠的依据是
A．IVU 肾不显影
B．尿液中找到抗酸杆菌
C．尿液中见大量脓细胞
D．尿频、尿急、尿痛症状
E．尿液结核分枝杆菌培养呈阳性

二、名词解释

1．挛缩膀胱　2．肾自截

三、问答题

肾结核的临床表现有哪些？

（孔　敏）

第四十四章

尿 石 症

第四十四章数字资源

思政之光

学习目标

通过本章内容的学习，学生应能够：

识记：

1. 知道上尿路解剖结构。
2. 说出泌尿系统各器官结石的主要症状、诊断和治疗原则。

理解：

1. 解释泌尿系统不同检查指标的临床意义。
2. 分析不同部位结石引起的疼痛与其他疾病的鉴别。

运用：

1. 评估泌尿系统各器官结石患者，并提供治疗方案。
2. 正确对不同成分结石患者进行随访，并提供预防指导。

第一节 概 述

尿石症又称尿路结石，是泌尿外科的常见病之一，在泌尿外科住院患者中占居首位。近年来，我国泌尿系统结石的发病率有增高趋势，是世界上三大结石高发区之一。近 30 年，我国上尿路结石发病率明显上升，下尿路结石则日趋少见。体外冲击波碎石术（extracorporeal shock wave lithotripsy，ESWL）以及腔镜技术的发展，使泌尿系统结石的治疗逐渐向微创方向发展，90% 以上尿石症不需要传统的开放式手术治疗。

【病因】

（一）结石形成的基本条件

尿路结石在肾和膀胱内形成，上尿路结石与下尿路结石的形成机制、病因、结石成分和流行病学都有显著差异。许多结石形成原因目前仍不清楚。尿液中含有形成结石的晶体（磷酸盐、草酸盐、尿酸盐等）和晶体抑制物质（焦磷酸盐、黏多糖、多肽、尿素、枸橼酸、镁等），后者使尿液维持过饱和状态，阻止尿中晶体的聚合。尿液中形成结石晶体的盐类呈超饱和状态，尿液中抑制晶体形成物质不足和核基质的存在，是形成结石的基本条件。

（二）影响尿路结石形成的因素

影响结石形成的因素很多，如年龄、性别、种族、遗传、环境因素、饮食习惯和职业等，对结石的形成影响很大。机体代谢异常，尿路梗阻、感染、异物和药物的使用是结石形成的常见病因。

1．流行病学因素　包括年龄、性别、种族、遗传、环境因素、饮食习惯和职业等。上尿路结石好发于 20 ~ 50 岁。男性尿路结石发病率高于女性。我国近 30 ~ 40 年，膀胱结石发病率逐年下降，而肾结石发病率却不断增高，提示结石与经济收入和饮食结构变化有关。相对高温环境及活动减少亦为影响因素。

2．尿液改变

（1）形成尿路结石的物质排出增多：尿液中钙、草酸、尿酸或胱氨酸排出量增加。长期卧床、甲状旁腺功能亢进症者尿钙排出增加；痛风患者尿酸排出增多；内源性合成草酸增加或肠道吸收草酸增加可引起高草酸尿症；胱氨酸排出增多常见于家族性胱氨酸尿症患者。

（2）尿液中抑制晶体形成和聚集的物质减少，如枸橼酸、焦磷酸盐、酸性黏多糖、镁等物质减少。

（3）尿液 pH 改变：在碱性尿液中易形成磷酸镁铵及磷酸盐沉淀；在酸性尿液中易形成尿酸和胱氨酸结晶。

（4）尿量减少，可使盐类和有机物质的浓度增高。

3．局部因素

（1）尿路梗阻：各种原因引起的尿路梗阻或管腔狭窄，均可导致尿流不畅，晶体或基质沉积，形成结石的核心，促使结石形成。

（2）异物：尿路内存在的异物，可形成结石的核心，尿液中的晶体易于沉积在其表面形成结石。如长期滞留的导尿管，不易吸收的缝线及其他异物等，而结石本身也是尿路异物。

（3）感染：尿路感染时尿液中基质增加，使晶体易于黏附。有些细菌（如大肠埃希菌）能分解尿素产生氨，使尿液 $pH > 7.2$，易形成磷酸镁铵结石。

4．药物因素　药物引起的肾结石占所有结石的 1%～ 2%，分为两大类：一类是尿液中浓度高而溶解度比较低的药物，包括氨苯蝶啶、治疗 HIV 感染的药物（茚地那韦）、硅酸镁和磺胺类药物等，这些药物本身就是结石的成分，容易在尿路形成结石。另一类是能够诱发结石形成的药物，包括乙酰唑胺、维生素 C、维生素 D 和皮质激素等，这些药物在代谢的过程中可导致其他成分结石的形成。

【结石成分及其性质】

泌尿系统结石的成分中多见的有草酸盐、磷酸盐和尿酸盐，其次是碳酸盐、胱氨酸、黄嘌呤等。通常尿路结石以多种盐类混合形成。90% 以上的结石均含有钙。草酸盐结石呈棕褐色，质硬、粗糙，形状不规则，常呈“桑葚”样。X 线检查易显影。磷酸盐结石呈灰白色、黄色或棕色，质脆、表面较粗糙，形状不规则，可因肾盂、肾盏的形状而形成较大的鹿角状结石。X 线表现常呈分层结构。尿酸盐结石呈黄色或红棕色，质硬、光滑，形状不规则，常为多发颗粒状。纯尿酸结石在 X 线检查时通常不显示。胱氨酸结石呈淡黄色至黄棕色，光滑，呈蜡样外观，在清晰的 X 线片中呈“毛玻璃样”显影，在不清晰的 X 线片中不显影（表 44-1）。

表 44-1　结石的成分及其性质

结石成分	特征	X 线表现
草酸钙	质硬、粗糙，形状不规则，呈“桑葚”样，棕褐色	易显影
磷酸镁铵	易碎、粗糙，形状不规则，呈灰白色	易显影
磷酸钙	黄色、棕色，常形成鹿角状结石	易显影，显影分层
尿酸	质硬、光滑，形状不规则，多发，呈红棕色或黄色	不显影
胱氨酸	光滑，呈淡黄色至黄棕色，呈蜡样外观	呈“毛玻璃”样显影

➢考点：尿路结石的形成因素。

【病理生理】

尿路结石在肾和膀胱内形成，绝大多数输尿管结石和尿道结石是结石排出过程中停留在该处所致。尿路结石所致的病理生理改变，与结石的部位、大小、数目、继发炎症和梗阻程度等因素有关。尿路结石可引起泌尿系统的一系列病理生理改变。结石、梗阻和感染三者互为因果关系。尿路结石具有损伤、梗阻、感染和恶变的危害。

【预防】

尿路结石复发率很高，因此要认真做好预防工作。

1．大量饮水　成人每日尿量应保持在 2000 ml 以上。特别是夜间入睡之前要适量饮水，使尿液不致浓缩，降低尿液中盐类的浓度，减少尿盐沉淀的机会。

2．解除尿路梗阻　对包茎、尿道狭窄及前列腺增生等要及时给予矫正和治疗。

3．积极防止尿路感染　对慢性尿路感染患者，要及时去除感染因素（如梗阻、畸形等），合理使用抗菌药物治疗。

4．对长期卧床患者，应鼓励多活动，勤翻身，以减少骨质脱钙，促进尿路通畅，减少结石发生。

5．治疗全身代谢性疾病　对甲状旁腺功能亢进症、痛风患者，应及时、有效治疗。

6．调节饮食及药物预防　有草酸盐结石的患者，宜减少食用含有草酸类的食物，如菠菜、红茶、坚果（栗子、胡桃）等。口服维生素 B_6，可减少尿液内草酸盐的排出。口服氧化镁，可加速尿液内草酸盐的溶解。磷酸盐结石的患者，宜用低磷酸钙饮食，并酸化尿液，以利于磷酸盐的溶解。有尿酸盐结石的患者，应忌食动物内脏，多吃蔬菜和水果，碱化尿液，以利于尿酸盐的溶解。

7．改善生活方式　肥胖、高血压、代谢综合征等疾病会增加肾结石的患病风险，通过改善生活方式，如增加运动量、合理饮食、规律作息等，能够减少肥胖及代谢性疾病的发生，进而降低肾结石的患病风险。

第二节　肾及输尿管结石

案例 44-1

患者，男性，35 岁，因“左腰部疼痛伴恶心、呕吐 2 h”就诊。患者于 2 h 前无明显诱因出现左侧腰部闷痛，伴尿急、尿痛，无夜尿增多，恶心、呕吐，无排尿困难，无尿不尽，无肉眼血尿，无排尿突然中断，无发热、腹痛等不适。患者自服清凉解毒中药后好转，但症状反复发作，半天前上述症状加重，遂到本院门诊就诊。B 超检查提示“左输尿管上段结石”。患病后患者无头晕、头痛，食欲缺乏，睡眠良好，排尿、排便正常，无明显消瘦。

既往史：患者既往健康，无肝炎、结核病史，无慢性支气管炎病史，无食物、药物过敏史，无外伤史，无手术史，3 年前曾有“左肾多发小结石”病史。

体格检查：患者腹部平软，未见肠型，腹肌无紧张，左侧输尿管移行区压痛，无反跳痛，肝、脾肋下未触及。左肾区叩痛，右肾区、肝区无叩痛。腹水征（–）。肠鸣音 3 ～ 4 次 / 分。

实验室和影像学检查：

（1）尿常规：RBC 为 25 ~ 50 个 /HP，WBC 为 1 ~ 5 个 /HP。

（2）B 超：显示左肾结石，左侧输尿管上段结石。

问题与思考：

1．考虑此患者是什么疾病？诊断依据是什么？应当与何种疾病进行鉴别？

2．应该进一步做哪些检查？

3．应首先给患者做哪些处理？

肾及输尿管结石，又称上尿路结石。输尿管结石大多来源于肾结石，常停留在输尿管解剖上的三个狭窄段：肾盂与输尿管移行处；输尿管跨越髂血管处；输尿管穿过膀胱壁段。

知识链接

解剖学输尿管的三个狭窄段

输尿管先位于腹部，然后进入盆腔，最后斜穿膀胱壁开口于膀胱。因此，临床上常将输尿管分为腹段、盆段和壁内段。

第 1 个狭窄：在肾盂与输尿管移行处。

第 2 个狭窄：在输尿管跨过髂血管处。

第 3 个狭窄：在输尿管穿过膀胱壁处。

【临床表现】

本病的临床表现主要是与活动有关的血尿和疼痛，其程度与结石的部位、大小、梗阻程度、活动与否，以及有无损伤、感染、梗阻等有关。偶有患者长期无症状，待出现感染或肾积水时才被发现。

（一）疼痛

肾结石可引起肾区疼痛伴肋脊角叩击痛。疼痛程度与结石大小不呈正比，肾盂内大结石及肾盏结石患者可无明显临床症状，仅在活动后出现上腹或腰部钝痛。输尿管结石可引起肾绞痛。

典型的肾绞痛表现为疼痛剧烈难忍，呈阵发性发作，疼痛位于腰部或上腹部，并沿输尿管行径放射至同侧腹股沟，还可累及同侧睾丸或阴唇。

（二）血尿

血尿多为镜下血尿，少数可见肉眼血尿，多与结石对尿路黏膜的损伤程度有关。如果结石引起尿路完全性梗阻或固定不动（如肾盏小结石），则可能没有血尿。

（三）其他

输尿管结石引起尿路完全性梗阻时可导致恶心、呕吐，结石处于输尿管膀胱壁段或输尿管口时，可伴有膀胱刺激症状及尿道和阴茎头部放射痛。结石继发急性肾盂肾炎或肾积脓时，患者可有畏寒、发热、寒战等全身症状。双侧上尿路结石引起双侧完全性梗阻或孤立肾上尿路结石完全性梗阻时，可导致无尿而出现尿毒症。结石所致肾积水者，可在上腹部触及增大的肾。

【诊断】

（一）病史和体格检查

出现与活动有关的疼痛和血尿时，应首先考虑为肾、输尿管结石，尤其是典型的肾绞痛时。要仔细询问第一次发作的情况，确认疼痛发作及放射的部位，患者以往有无结石病史或家族史。体格检查患侧肾区有叩痛，输尿管结石则沿输尿管走行区可有压痛。

（二）实验室检查

结石患者的实验室检查应包括血液分析、尿液分析和结石分析。血液、尿液中存在钙、磷、尿酸、草酸等有利于寻找结石的病因。尿常规检查常能见到肉眼或镜下血尿。伴感染时有脓尿。有时可发现晶体尿。感染性尿结石患者尿细菌培养呈阳性。结石分析可确定结石的成分，以利于结石的预防。

（三）影像学检查

1．B 超 B 超操作方便、费用低、无辐射，目前是最常用的检查方法，被广泛应用于疾病的筛查及术后随访。此外，通过 B 超检查还可以了解结石以上尿路的扩张程度，间接了解肾实质和集合系统的情况。但是，由于受肠道内容物的影响，B 超检查对诊断输尿管中下段结石的敏感性较低以及技术上的缺陷，无法准确地显示结石数量、大小、形态以及肾的解剖结构，因此，超声不足以提供制订手术方案所需要的必要信息。

2．肾、输尿管及膀胱平片（KUB） 肾、输尿管及膀胱平片可以发现 90% 以上 X 线表现为阳性的结石，能够大致确定结石的位置、形态、大小和数量，并且初步提示结石的化学性质。因此，KUB 可以作为结石检查的常规方法。单纯性尿酸结石和黄嘌呤结石能够透过 X 线（X 线表现为阴性），KUB 不显影。

3．静脉尿路造影（IVU） 静脉尿路造影应该在 KUB 的基础上进行，其价值在于了解尿路的解剖，确定结石在尿路的位置，发现 KUB 不能显示的 X 线表现为阴性的结石，鉴别 KUB 检查可疑的钙化灶。此外，静脉尿路造影还可以了解分侧肾功能，确定肾积水程度。

4．CT 扫描 目前被认为是诊断肾结石疾病的首选检查手段。CT 能够测量结石与体表的距离等参数，从而预测 ESWL 的成功率。对于计划实施手术的患者，平扫 CT 可以了解结石的位置、形态、大小、数量以及肾与邻近器官的解剖关系，可以为制订治疗方案、选择手术方式、预测手术效果提供必要的信息。

5．其他 逆行或经皮肾穿刺造影、磁共振水成像（magnetic resonance hydrography，MRH）、放射性核素显像亦有一定的诊断价值，但不作为常规检查手段。

（四）内镜检查

内镜检查包括经皮肾镜、输尿管硬、软镜和膀胱镜。当 KUB 及排泄性尿路造影不能确定诊断时，可行内镜检查，能够明确诊断并进行治疗。

【治疗】

上尿路结石的治疗要综合考虑结石的大小、数目、位置，以及肾功能和全身情况，有无确定病因，有无代谢异常，有无梗阻和感染及其程度，甚至患者的职业，实施个体化治疗。

（一）保守疗法

适应证：结石直径小于 0.6 cm；表面光滑；结石以下尿路无梗阻；结石未引起尿路完全梗阻，停留于局部少于 2 周；特殊成分的结石（尿酸结石和胱氨酸结石）。对以上情况，推荐采用排石疗法。治疗时间以 4 周为宜，如症状加重或 4 周后无效，则应改用其他疗法。

1．肾绞痛治疗 肾绞痛是泌尿外科的常见急症，需紧急处理。应用吲哚美辛（消炎痛）、阿片类镇痛药、M 型胆碱受体阻断药、黄体酮、钙拮抗药、α 受体阻断药等均有一定疗效。

2．大量饮水 每日饮水 2000 ～ 3000 ml，成人每日尿量应保持在 2000 ml 以上。

3．双氯芬酸钠栓剂肛塞 双氯芬酸钠能够减轻输尿管水肿，降低疼痛发作风险，促进结石排出，推荐应用于输尿管结石。

4．口服药物 包括 α 受体阻断药（坦索罗辛）或钙拮抗药。

5．中医中药 常用的中成药有尿石通、排石冲剂等。针灸疗法无循证医学的证据，可以作为辅助治疗方法。

6．溶石疗法 推荐应用于尿酸结石和胱氨酸结石患者。

（1）尿酸结石患者：口服别嘌醇，根据血液、尿液的尿酸值调整药量；口服枸橼酸氢钾钠或碳酸氢钠片，以碱化尿液。

（2）胱氨酸结石患者：口服枸橼酸氢钾钠或碳酸氢钠片，以碱化尿液，维持尿液 pH 值在 7.0 以上。

（3）适度运动：根据结石部位的不同，选择体位排石。

（二）病因治疗

少数患者能找到形成结石的病因，如甲状旁腺功能亢进（主要是甲状旁腺瘤）需要切除腺瘤才能防止尿路结石复发；尿路梗阻者，要解除梗阻才能避免结石复发。

（三）体外冲击波碎石术

体外冲击波碎石术（extracorporeal shock wave lithotripsy，ESWL）由 Chaussy（1980 年）首制，并很快在世界各国被推广应用。通过 X 线、B 超对结石进行定位，将体外冲击波聚焦后作用于结石，然后将其粉碎。ESWL 具有创伤小、并发症少、无需麻醉等优点。

1．适应证　直径小于 2 cm 的肾结石，输尿管上段结石。输尿管下段结石治疗的成功率比输尿管镜取石的成功率低。

2．禁忌证　结石以下尿路有梗阻者、妊娠期妇女、不能纠正的出血性疾病患者、基质结石者、严重肥胖或骨骼畸形者、高危患者（如严重心脑血管病患者）、泌尿系统活动性结核及急性尿路感染者、育龄妇女输尿管下段结石者。

ESWL 治疗次数不超过 3 ～ 5 次，间隔时间以 10 ～ 14 天为宜。

（四）非开放式手术治疗

1．经输尿管镜碎石术（ureteroscopic lithotripsy，URL）　适用于中、下段输尿管结石、平片不显影的结石和 ESWL 治疗失败的输尿管结石。可在直视下取出或套出结石。若结石过大，可用超声、液电、激光或气压弹道法碎石后取出。输尿管软镜主要用于肾结石（直径＜ 2 cm）的治疗。

2．经皮肾镜碎石术（percutaneous nephrolithotripsy，PCNL）　在超声或 X 线定位下，经腰背部细针穿刺直达肾盏、肾盂，扩张皮肤至肾内通道，放入肾镜，于直视下取石或碎石。可与 ESWL 联合应用治疗复杂性的肾结石。

3．腹腔镜输尿管切开取石术（laparoscopic ureterolithotomy，LUL）　适用于输尿管结石直径＞ 2 cm，原来考虑开放式手术治疗者；或经 ESWL、输尿管镜手术治疗失败者。手术途径有经腹腔和经后腹腔两种。

（五）开放式手术治疗

由于腔内泌尿外科和 ESWL 的快速发展，绝大多数上尿路结石不再需要开放式手术治疗，仅对少数患者用此方法。

1．肾盂切开取石术　适用于结石直径＞ 1 cm，或合并梗阻、感染的结石患者。对肾外型肾盂伴发结石患者常采用此法。对多发性肾盏结石，活动度大的小结石及易碎的结石患者，可采用肾盂内注入液体凝固剂，形成含结石的凝块，然后切开肾盂将结石取出。

2．肾窦内肾盂切开取石术　适用肾内型肾盂，或结石较大（鹿角形结石）经肾盂切开取石术易造成肾盂撕裂者，沿肾窦分离至肾内切开肾盂，以利于较大结石的取出。

3．肾部分切除术　适用于结石在肾的一极或结石所在肾盏有明显扩张、实质萎缩和有明显复发因素者。

4．肾切除术　对于因结石导致肾结构严重破坏，功能丧失，或合并肾积脓，而对侧肾功能良好者，可将患肾切除。

5．输尿管切开取石术　适用于嵌顿较久或其他的方法治疗无效的结石患者。手术路径需根据结石部位选定。

（六）双侧上尿路结石的手术治疗原则

1．双侧输尿管结石时，一般先处理梗阻严重侧。条件允许时，可同时行双侧输尿管取石术。

2．一侧肾结石，另一侧输尿管结石时，先处理输尿管结石。

3．双侧肾结石时，一般应在尽可能保留肾的前提下，先处理容易取出且安全的一侧。若肾功能极差，梗阻严重，患者全身情况不良，宜先行经皮肾造瘘术。待患者情况改善后再处理结石。

4．孤立肾上尿路结石或双侧上尿路结石引起急性梗阻性无尿时，一旦诊断明确，只要患者全身情况允许，就应及时施行手术。若患者病情严重不能耐受手术，亦应试行输尿管插管，通过结石后留置导管引流；输尿管插管不能通过结石时，则改行经皮肾造瘘术。实施这些措施的目的是引流尿液，改善肾功能。待病情好转后再选择适当的治疗方法。

➢考点：肾、输尿管结石的治疗。

第三节　膀胱及尿道结石

下尿路结石包括膀胱结石和尿道结石。原发性膀胱结石，多见于男童，与营养不良和低蛋白质饮食有关，近年在我国发病率已明显下降。继发性膀胱结石常继发于良性前列腺增生、膀胱憩室、神经源性膀胱、异物，或由肾、输尿管结石排入膀胱所致。尿道结石见于男性，绝大多数来自肾和膀胱。

一、膀胱结石

【临床表现】

本病的典型症状为排尿突然中断，尿痛。疼痛可放射至远端尿道及阴茎头部，伴排尿困难和膀胱刺激症状。小儿常用手搓拉阴茎，跑跳或改变排尿姿势后，能使疼痛缓解，可继续排尿。患者常有终末血尿，可并发脱肛。并发感染时，膀胱刺激症状加重，并有脓尿。若结石位于膀胱憩室内，则仅表现为尿路感染。

【诊断】

膀胱结石可根据典型症状，做出初步诊断。需进一步确诊可做 X 线检查，大多数结石能在膀胱平片显示。B 超检查能显示结石声影。膀胱镜检查可以直接看到膀胱结石。一些较大的膀胱结石，有时在排空膀胱后行双合诊时可触到。用金属尿道探子插入膀胱，可探知结石。

【治疗】

取石的同时应注意病因治疗。膀胱感染严重时，应用抗菌药物。若有排尿困难，则应先留置导尿，以利于引流尿液及控制感染。

膀胱结石多采用经膀胱镜机械、液电、超声、激光或气压弹道碎石，也可用体外冲击波碎石术（ESWL）的方法。对较大的结石或合并严重感染者，宜采用耻骨上经膀胱切开取石术。

二、尿道结石

【临床表现】

本病的典型症状为排尿困难，点滴状排尿，伴尿痛，重者可发生急性尿潴留及会阴部剧痛。

【诊断】

前尿道结石可沿尿道扪及。后尿道结石经直肠指检可触及。B 超和 X 线检查有助于明确诊断。

【治疗】

对前尿道结石者，可在麻醉下经尿道注入无菌液状石蜡后，轻轻向远端挤出结石，或通过钳夹和腔内器械碎石后取石，尽量不做尿道切开取石术，以免导致尿道狭窄。对后尿道结石者，可在麻醉状态下用尿道探子将结石轻轻推入膀胱，再按膀胱结石处理。尿道内嵌顿结石亦可行经内镜尿道结石取出术。

自测题

一、选择题

1．腹部X线检查不易显影的尿路结石是

A．磷酸盐结石

B．碳酸盐结石

C．草酸盐结石

D．混合结石

E．尿酸结石

2．与尿路梗阻和感染有关的结石是

A．胱氨酸结石

B．草酸盐结石

C．磷酸镁铵结石

D．黄嘌呤结石

E．尿酸结石

3．鹿角形结石引起泌尿道的病理生理改变，最严重的后果是

A．尿路上皮恶性变

B．尿路梗阻

C．肾积水

D．尿毒症

E．尿路感染

4．上尿路结石最常见的典型症状是

A．肉眼血尿

B．持续性腹痛

C．腰痛＋血尿

D．发热、腰痛

E．恶心、呕吐、出冷汗

5．肾绞痛伴镜下血尿，常见的病因是

A．肾肿瘤

B．肾结石

C．肾囊肿

D．肾炎

E．肾结核

二、问答题

1．如何诊断肾、输尿管结石？

2．简述双侧上尿路结石的治疗原则。

（孔　敏）

第四十五章

泌尿、男性生殖系统肿瘤

第四十五章数字资源

思政之光

学习目标

通过本章内容的学习，学生应能够：

识记：

说出肾肿瘤、膀胱肿瘤的病理特点。

理解：

1. 解释肾肿瘤、膀胱肿瘤和前列腺癌检查指标的临床意义。
2. 分析鉴别肾细胞癌、肾母细胞瘤、上尿路肿瘤的鉴别。
3. 分析泌尿系统肿瘤的症状与不同疾病的鉴别。

运用：

1. 评估肾肿瘤、膀胱癌、前列腺癌患者，并进行诊断。
2. 评估肾肿瘤、膀胱癌、前列腺癌患者的病情，并提供适合的治疗方案。
3. 培养学生关爱肿瘤患者的爱心及探索肿瘤治疗的科学精神。

泌尿、男性生殖系统肿瘤是泌尿外科常见疾病，所属各器官均可发生肿瘤，最常见的是膀胱癌，其次是肾肿瘤。在欧美国家最常见的是前列腺癌，发病率为男性肿瘤的第一位，死亡率为第二位，泌尿、男性生殖系统肿瘤在我国既往少见，近年有增长趋势，应受到重视。我国过去常见的阴茎癌已日趋减少。

第一节 肾肿瘤

肾肿瘤（renal tumor）多为恶性。临床上较常见的肾肿瘤有源自肾实质的肾细胞癌、肾母细胞瘤以及肾盏、尿路上皮来源的肾盂癌等。成人恶性肿瘤中，肾细胞癌占 2% ～ 3%，但在小儿恶性肿瘤中，肾母细胞瘤占 20% 以上，是小儿最常见的腹部肿瘤。

案例 45-1

患者，男性，67 岁，因间断血尿 1 个月入院。患者 1 个月前开始出现间断无痛性全程肉眼血尿，不伴尿急、尿痛和尿频，未予以重视。患者 1 周前再次出现上述症状，就诊于当地医院，行超声检查，提示左肾占位。患者进一步来我院就诊，门诊行增强 CT 检查，提示左肾占位，考虑左肾癌。

体格检查：双肾区无隆起，叩痛呈阴性；沿输尿管走行区未触及异常；膀胱区无隆起，压痛呈阴性；肛门指检示前列腺轻度增大、质软，未触及明显结节，其余未见异常。

辅助检查：院外超声提示左肾中部肾实质内可见一个低回声，大小约 33 mm ×29 mm，呈圆形，内部回声不均匀，可见小片状高回声区，边界清楚，后方回声无变化。本院增强 CT 提示左肾内见一类圆形不均质软组织影，大小约 3.0 cm ×2.8 cm，内伴有点状钙化，增强后病灶明显不均匀强化，可见细小动脉分支供血。诊断意见：左肾占位，考虑肾癌可能性大。

诊断：左肾癌。

问题与思考：

1．对上述病例进行分析，应如何进行鉴别诊断？

2．如何进行治疗？

一、肾细胞癌

【病理】

肾细胞癌（renal cell carcinoma，RCC）起源于肾小管上皮细胞，简称肾癌。瘤体多为实性肿物，常有假包膜，呈类圆形，切面多呈黄色，有时可合并囊性变及钙化。常见类型的肿瘤细胞胞质内含有大量胆固醇，在切片染色过程中胆固醇被溶解，细胞在镜下呈透明状，故称透明细胞癌。乳头状肾细胞癌以及肾嫌色细胞癌是肾癌最常见的病理类型。罕见的病理类型包括低度恶性潜能多房囊性肾肿瘤、肾集合管癌、肾髓质癌、Mi 家族易位性肾细胞癌等，占肾细胞癌的比例均不足 1%。不符合以上任意一种病理类型的肾细胞癌划分为未分类肾癌。

肾癌局限在包膜内时恶性程度低，穿透假包膜后可经血行或淋巴转移。经血行转移可至肺、骨、肝等。经淋巴转移最先到肾蒂淋巴结。肿瘤可直接扩散至肾静脉、腔静脉，形成癌栓，也可向肾包膜外生长，侵犯肾周脂肪及邻近器官，如同侧肾上腺。

【临床表现】

肾癌高发年龄为 50 ~ 70 岁，男性和女性发病比例约为 2∶1。目前约 60%的肾癌是因为患者在接手体检、B 超或 CT 等检查时被发现的，称为肾偶发癌。无症状的偶发癌是目前肾癌最重要的特征，多为小肾癌，病变局限于肾。既往肾癌患者常见的血尿、腰痛和肿块三联征（triad）现在已经少见。

1．血尿　血尿是肾癌患者最常见的表现，表明肿瘤已侵犯肾盏、肾盂，常为间歇性无痛全程肉眼血尿。血尿严重程度与肿瘤体积大小不呈正比。侵犯肾盂、肾盏的小肾癌患者可出现血尿，肿瘤体积较大未侵及肾集合系统的患者可不出现血尿。有些肾癌患者仅表现为持续或间歇发作的镜下血尿。

2．腰痛　常为腰部钝痛或隐痛，是肿瘤生长牵拉肾包膜、肿瘤侵犯周围脏器和腰大肌引起的。血块通过输尿管时，患者可有绞痛。

3．肿块　肾位置较深，肿瘤体积小时患者可无任何表现，多数以肾肿块就诊的患者是经影像学检查发现的。肿块较大时可在患者上腹部扪及光滑、质硬、无压痛的肿块。肿块可随呼吸活动而移动。若肿块固定，多提示有周围组织侵犯。

4．全身症状　肾癌患者除具有以上症状外，10% ~ 20% 患者还可出现副肿瘤综合征，表现为发热、高血压、红细胞沉降率加快、贫血、体重减轻、红细胞增多症、高钙血症和肝功能异常等。30% 患者可因肿瘤转移导致骨痛、持续性咳嗽和咯血等就诊。男性患者，当肾静脉或腔静脉内有癌栓形成时，可引起同侧精索静脉曲张且平卧位不消失。

【诊断】

肾癌的诊断主要依靠影像学检查，尤其在早期患者没有明显症状时，确诊则需要依靠病理学检查。肾癌的典型症状出现时通常已是晚期，对 40 岁以上的中老年人出现其中任何一个症状，都应想到肾癌的可能性。与泌尿系统其他肿瘤鉴别可通过膀胱镜检查和影像学检查。超声检查是肾癌诊断最常用的检查方法，可作为常规体检项目发现尚未出现临床症状的肾癌。CT 是诊断肾癌的首选方法，MRI、超声、造影和 PET-CT 是选择性的检查方法，可用于协助诊断和鉴别诊断。传统 X 线检查，平片和造影的应用逐渐减少（图 45-1）。

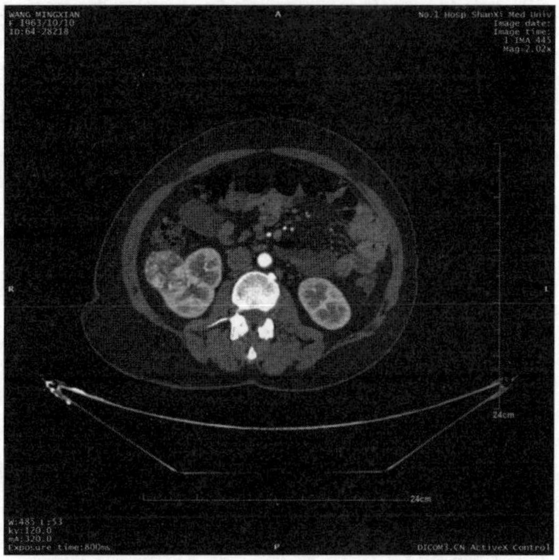

图 45-1　右肾癌的 CT 表现
右肾外侧中下极肿瘤，动脉期肿瘤明显强化

【治疗】

手术是肾癌的主要治疗方法。对于局限在肾内的肿瘤，根治性肾切除术（radical nephrectomy）是首选的治疗。对于早期发现的局限性肾癌，可以考虑保留肾单位手术（nephron sparing surgery，NSS）。除开放式手术外，近年来国内外已广泛应用腹腔镜开展肾切除术。经典的根治性肾切除术范围：于肾周筋膜外游离切除患肾及肾周脂肪、同侧肾上腺、上 1/2 输尿管，扩大淋巴结清扫上至膈肌脚、下至腹主动脉分叉处。但有关同侧肾上腺切除及淋巴结清扫范围仍存在较大争议。

对肾癌合并肾静脉、腔静脉癌栓者，手术时应同时取出。对转移性肾癌患者，若一般情况允许，可考虑减瘤手术。对肺、骨及脑的孤立转移灶也可行手术治疗。

目前，靶向药物（舒尼替尼、阿昔替尼等）对转移性肾癌有一定疗效。在靶向药物出现之前，以白介素 -2 和干扰素 -α 为代表的免疫治疗经常用于治疗晚期肾癌，但疗效有限，现已较少应用。

肾癌对化疗和放疗不敏感。但对转移性非透明细胞癌患者或透明细胞癌伴显著肉瘤样变患者可以进行系统化疗。对骨转移或淋巴结转移患者，姑息放疗可以缓解疼痛，改善生活质量。

【预防】

肾癌病因不明确，其发病可能与吸烟、肥胖、饮食、职业接触（如石棉、皮革等）有关，可考虑采取相关措施加以预防。

二、肾母细胞瘤

【病理】

肾母细胞瘤（nephroblastoma）亦称肾胚胎瘤或 Wilms 瘤，是小儿泌尿系统最常见的恶性肿瘤。肿瘤从胚胎性肾组织发生，是由上皮、间质和胚芽组成的恶性混合瘤，包括腺体、神经、肌肉、软骨和脂肪等。肿瘤生长迅速，质软，切面均匀，呈灰白色，但可有囊性变和出血、梗死，可有纤维假膜。肿瘤转移途径同肾癌，早期可侵犯肾周围组织，经血行转移到肺部最常见。

【临床表现】

患者 80% 以上在 5 岁以前发病，平均发病年龄为 3.5 岁。男女发病比例相近，偶见于成人。婴幼儿腹部发现生长迅速的巨大包块是本病的特点，多在洗澡、穿衣时发现。肿瘤生长迅速，约 1/3 患者有血尿，其中 10%为肉眼血尿。其他症状还有发热、腹痛和高血压等。

【诊断】

婴幼儿腹部发现进行性增大的肿块，首先应想到肾母细胞瘤的可能。超声、CT 和 MRI 对诊断有决定性意义。肾母细胞瘤应与肾上腺神经母细胞瘤和巨大肾积水相鉴别。肾上腺神经母细胞瘤可以直接广泛侵入肾，此瘤一般表面有结节，比较靠近腹中线，儿茶酚胺代谢产物香草扁桃酸（VMA）和高香草酸（HVA）测定有助于确定诊断。肾积水时，肾较柔软，有囊性感，表面光滑，超声和CT检查很容易和肿瘤相鉴别。

【治疗】

手术、放疗和化疗综合治疗是肾母细胞瘤的主要治疗方法。早期可经腹行患肾切除术。手术配合放疗和化疗可显著提高手术患者生存率。综合治疗肾母细胞瘤患者5年生存率可达90%以上。

三、上尿路肿瘤

上尿路肿瘤是累及肾盏、肾盂和输尿管的新生物。泌尿系统从肾盏、肾盂、输尿管到膀胱均被覆移行上皮，其发生肿瘤的原因、病理和生物学行为相似。肾盂和输尿管肿瘤少见，约占尿路上皮肿瘤的5%，其中90%以上为移行上皮肿瘤。

【病理】

上尿路肿瘤多数为移行细胞乳头状肿瘤，其肿瘤细胞分化和基底浸润程度有很大差别。泌尿系统从肾盏到后尿道均覆有移行上皮，因此肿瘤可同时或先后在不同部位发生。肿瘤可单发或多发。肾盂和输尿管肌层较薄，外膜有丰富的淋巴管，常有早期肌层浸润和淋巴转移，也可经血行转移。鳞状细胞癌和腺癌罕见，鳞癌多与长期尿石、感染等刺激有关。

【临床表现】

本病的发病年龄多为50～70岁，男女发病比例约为2∶1。患者早期可出现间歇性无痛肉眼血尿，偶见条形血块，血块阻塞输尿管可导致肾绞痛。20%患者有腰部钝痛，晚期可出现腰腹部肿物、消瘦、贫血和骨痛等转移症状。肾盂、输尿管癌患者体征常不明显。少数患者可因体检或影像学检查被偶然发现。

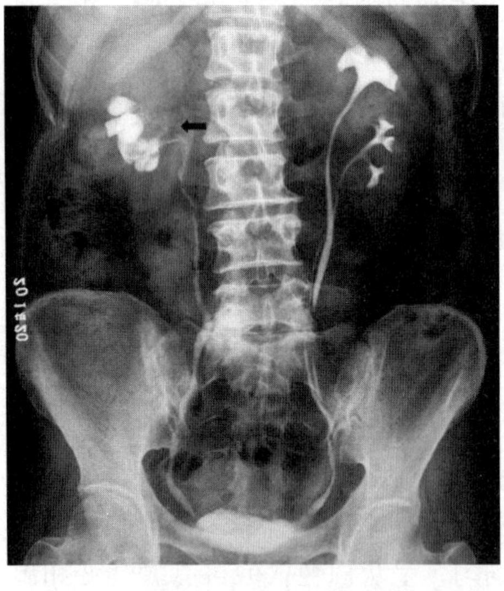

图45-2 肾盂肿瘤静脉尿路造影表现
右侧肾盂和肾中盏不规则充盈缺损（箭头所示），右肾上盏受压向下移位变形；左侧双肾盂、双输尿管畸形

【诊断】

中老年人出现无痛性间歇性血尿，应考虑肾盂、输尿管癌的可能。尿脱落细胞学检查找癌细胞，方法简便、易行，但敏感性低。膀胱镜检查可见患侧输尿管口喷出血性尿液。静脉尿路造影是传统的诊断方法，可显示肾盂、输尿管癌部位的充盈缺损、变形、梗阻和肾积水（图45-2）。必要时可经膀胱镜插管收集上尿路尿液行细胞学检查。输尿管肾镜、超声、CT、MRI对诊断上尿路肿瘤有重要价值。

【治疗】

标准术式是切除患肾及全段输尿管，包括输尿管开口部位的膀胱壁。近年来腹腔镜结合电切镜的微创手术逐步被普及。上尿路肿瘤由于临床分期和病理分级差异极大，预后相差悬殊，患者术后再发膀胱癌的概率仍然很高。

第二节 膀胱肿瘤

膀胱肿瘤（tumor of the bladder）是泌尿系统最常见的肿瘤，90%以上为移行上皮肿瘤。

【病因】

膀胱肿瘤的病因很多，有很多危险因素。吸烟是最重要的致癌因素。其次是特殊职业暴露，染料、皮革、橡胶、塑料和油漆等长期接触可以增加肿瘤发生率。联苯胺、β- 萘胺等化学物质是明确的致癌物质。本病的潜伏期很长，个体易感性差异极大。此外，埃及血吸虫病、膀胱黏膜白斑、腺性膀胱炎、膀胱慢性感染、结石长期刺激、膀胱憩室等也可诱发膀胱癌。近年来分子生物学技术的发展，使遗传易感性因素日益受到重视。

【病理】

膀胱肿瘤的病理改变与肿瘤的组织学分级、生长方式和浸润深度有关，其中组织学分级和浸润深度对预后影响最大。膀胱肿瘤 95% 以上为上皮性肿瘤，其中绝大部分为尿路上皮移行细胞乳头状癌，极少数是鳞癌和腺癌。非上皮性肿瘤以肉瘤多见。肿瘤细胞按照分化程度分为乳头状瘤、分化良好（尿路上皮癌Ⅰ级）、中度分化（尿路上皮癌Ⅱ级）和分化不良（尿路上皮癌Ⅲ级）。生长方式分为原位癌、乳头状癌和浸润性癌。临床分期主要根据肿瘤浸润深度，目前采用 2009 年 TNM 分期：T_{is} 为原位癌；T_a 为非浸润性乳头状癌；T_1 表示浸润黏膜固有层；T_2 表示浸润肌层，T_2 又分为 T_{2a} 和 T_{2b}，T_{2a} 表示浸润浅肌层，T_{2b} 表示浸润深肌层；T_3 表示浸润膀胱周围组织，T_3 又分为 T_{3a} 和 T_{3b}，T_{3a} 表示显微镜下发现浸润膀胱周围组织，T_{3b} 表示肉眼可见肿瘤侵犯膀胱周围组织；T_4 表示浸润前列腺、子宫、阴道和盆壁等邻近器官（图 45-3）。TNM 分期标准是判断膀胱肿瘤预后最有价值的指标之一。

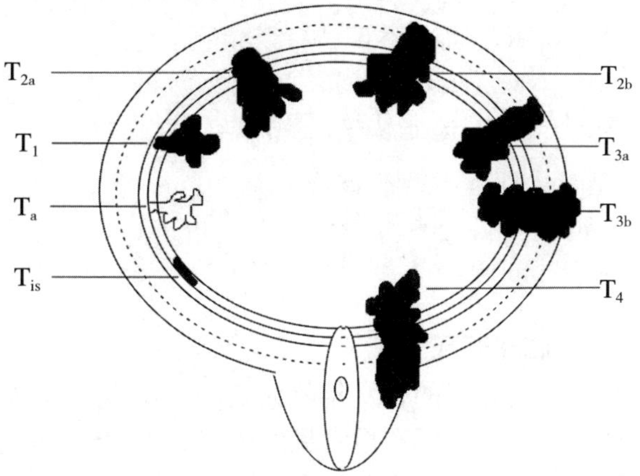

图 45-3 膀胱肿瘤 2009 年 TNM 分期

临床上将 T_{is}、T_a 和 T_1 期膀胱肿瘤称为非肌层浸润性膀胱癌，T_2 及以上则称为肌层浸润性膀胱癌。

膀胱肿瘤扩散主要向深部浸润，直至膀胱外组织。淋巴转移常见，血行转移多发生在晚期。

知识链接

膀胱癌 2009 年 TNM 分期

T（原发肿瘤）

T_x 原发肿瘤无法评估

T_0 无原发肿瘤证据

T_a 非浸润性乳头状癌

T_{is} 原位癌（扁平癌）

T_1 肿瘤侵入黏膜下结缔组织

T_2 肿瘤侵犯肌层

T_{2a} 肿瘤侵犯浅肌层（内 1/2）

T_{2b} 肿瘤侵犯深肌层（外 1/2）

T_3 肿瘤侵犯膀胱周围组织

T_{3a} 显微镜下发现肿瘤侵犯膀胱周围组织

T_{3b} 肉眼可见肿瘤侵犯膀胱周围组织（膀胱外肿块）

T_4 肿瘤侵犯以下任一器官或组织，如前列腺、精囊、子宫、阴道、盆壁和腹壁

T_{4a} 肿瘤侵犯前列腺、精囊、子宫或阴道
T_{4b} 肿瘤侵犯盆壁或腹壁
N（区域淋巴结）
N_x 区域淋巴结无法评估
N_0 无区域淋巴结转移
N_1 真骨盆区（髂内、闭孔、髂外、骶前）单个淋巴结转移
N_2 真骨盆区（髂内、闭孔、髂外、骶前）多个淋巴结转移
N_3 髂总淋巴结转移
M（远处转移）
M_x 远处转移无法评估
M_0 无远处转移
M_1 远处转移

【临床表现】

膀胱肿瘤的好发年龄为 50 ～ 70 岁，男女发病比例约为 4∶1。间歇无痛性全程肉眼血尿是膀胱肿瘤最早和最常见的症状，约 85% 的患者以血尿就诊。血尿间歇出现，可自行停止或减轻，易造成“治愈”或“好转”的错觉而延误诊治。出血量与肿瘤的大小、数目和恶性程度并不一致。

肿瘤侵犯膀胱三角区、合并感染或结石可出现尿频、尿急和尿痛等膀胱刺激症状。肿瘤侵犯或压迫输尿管开口可致患侧上尿路积水。肿瘤阻塞膀胱出口时可发生排尿困难、尿潴留。血尿严重或晚期患者可出现贫血、恶病质等全身症状。晚期患者可见到下腹部浸润性肿块。盆腔广泛浸润时可出现腰骶部疼痛、下肢水肿。

【诊断】

1．病史　血尿是诊断膀胱癌的重要线索，特别是对 50 岁以上，出现无痛性血尿者，应想到泌尿系统肿瘤的可能，其中膀胱肿瘤最常见。

2．尿液脱落细胞检查　在膀胱肿瘤患者尿液中容易找到脱落的肿瘤细胞，方法简便、无创。近年来采用荧光原位杂交（fluorescence in situ hybridization，FISH）技术以及膀胱肿瘤抗原（bladder tumor antigen，BTA）、核基质蛋白（NMP22）检查等有助于膀胱癌的早期诊断。但目前临床上尚无替代膀胱镜的膀胱癌尿液诊断标志物。

3．膀胱镜检查　可直接看到肿瘤所在部位、大小、数目、形态和蒂部情况，估计基底浸润程度等。检查时要注意肿瘤与输尿管口和膀胱颈的关系，应同时取活检做病理学检查。通过膀胱镜检查可以确诊膀胱肿瘤，是诊断膀胱肿瘤的可靠方法。窄谱光成像或荧光膀胱镜有助于发现早期微小病变。

4．影像学检查　超声检查可发现直径＞0.5 cm 的膀胱肿瘤，是筛查肿瘤的手段。IVU 可显示较大的膀胱肿瘤，还可以显示肾盂、输尿管内有无肿瘤，以及肿瘤对上尿路的影响。CT 和 MRI 对评价肿瘤浸润膀胱壁深度、盆腔淋巴结转移、局部和远处转移病灶有重要价值。

5．膀胱双合诊　可检查肿瘤的浸润范围、深度及与周围组织、器官的关系。

【治疗】

以手术治疗为主，具体方法的选择主要依据肿瘤的病理类型和临床分期，还要结合患者的全身情况。手术方式主要包括：经尿道膀胱肿瘤切除术（transurethral resection of bladder tumor，TUR-BT）、膀胱部分切除术和根治性膀胱切除术等。对腺癌、鳞癌和肉瘤等非尿路上

皮肿瘤患者早期行根治性膀胱切除术。

1．非肌层浸润性膀胱癌（T_{is}、T_a、T_1）　既往称为浅表性膀胱癌。经尿道肿瘤切除手术（电切和激光等）适用于分化良好的 T_{is}、T_a 和部分 T_1 期肿瘤患者，对分化差的 T_{is} 和 T_1 期患者行根治性膀胱切除术。术后要分别进行辅助膀胱灌注化疗或免疫治疗。

2．肌层浸润性膀胱癌（T_2、T_3、T_4）　标准治疗方案是根治性膀胱切除术。经典根治术的切除范围包括：膀胱和周围脂肪组织、输尿管末段和盆腔淋巴结；男性应包括前列腺、精囊，女性应包括子宫、部分阴道前壁、附件。近 10 年来，关于根治性膀胱切除术，临床上更多地把重点放在术后患者的生活质量、性生活和对神经及生殖器官的保护。除开放式手术外，腹腔镜和机器人手术逐渐被普及。膀胱切除术后根据患者情况行尿流改道术。

对身体条件不能耐受，或者不愿接受根治性膀胱切除术的患者，可考虑行保留膀胱的综合治疗。保留膀胱的方法有经尿道肿瘤切除术和膀胱部分切除术。术后辅以放疗和化疗等综合治疗。

3．晚期不能根治或转移肿瘤的治疗　以综合治疗为主，可行姑息性手术或对症手术（肾造瘘术等），系统化疗、各种放疗等可以改善患者生活质量，延长生存期。

【预防】

膀胱癌发病因素很多，戒烟和对从事密切接触致癌物质的职业人员采取严密的防护措施可以在一定程度上预防肿瘤。

第三节　阴茎癌

阴茎癌（carcinoma of penis）在 20 世纪 50 年代以前是我国男性最常见的泌尿生殖系统恶性肿瘤，随着人们生活水平的提高和卫生条件的改善，发病率明显降低，现已成为少见肿瘤。

【病因】

阴茎癌绝大多数发生于包茎或包皮过长的患者，包皮垢和长期炎症刺激可诱发本病。人乳头瘤病毒（HPV）与阴茎癌的发病有关。

【病理】

阴茎癌多为鳞状细胞癌，占 95%，其他基底细胞癌、腺癌等少见。从形态上分为原位癌、乳头状癌和浸润癌三种。阴茎癌好发于阴茎头、冠状沟及包皮内板等处。乳头状癌呈乳头状或菜花状突起，伴有脓性分泌物和恶臭，质脆易出血；浸润癌呈湿疹样，有硬块状基底，中央有溃疡，伴脓性或血性渗出液。由于阴茎筋膜和白膜坚韧，除晚期病例外，肿瘤很少侵犯尿道海绵体。淋巴转移常见，最先至腹股沟淋巴结，然后至股管和髂窝淋巴结。血行转移少见，肿瘤侵犯海绵体者可发生血行转移，可转移至肺、肝、骨骼和脑等。

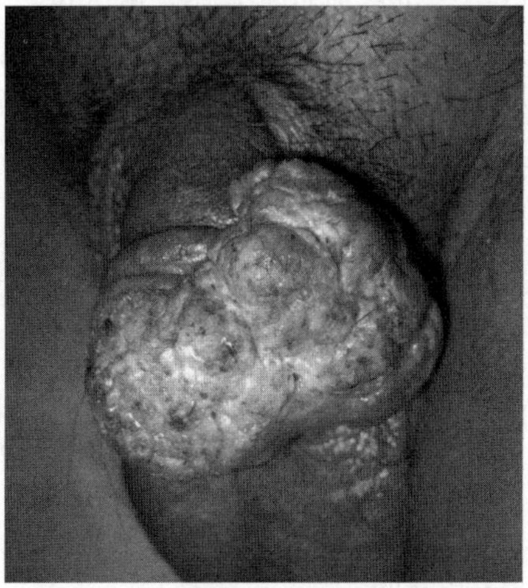

图 45-4　阴茎癌

【临床表现】

本病多见于有包茎和包皮过长的中老年男性。病变开始为丘疹或红斑，以后形成结节、溃疡和肿物，有脓性或血性分泌物自包皮口流出。多数患者有包茎，不易发现肿瘤，肿瘤穿破包皮呈菜花样（图 45-4），表面破溃，分泌物有恶臭味。病情继续发展可侵犯整个阴茎，就诊时可有腹股沟淋巴结转移。晚期患者可出现消瘦、贫血甚至恶病质等全身症状。

【诊断】

根据患者包茎和包皮过长的历史，以及肿瘤特有的形状和恶臭味，诊断不困难。确诊需要依靠肿物活检病理学检查，包括肿大的淋巴结是否为转移。

【治疗】

以手术治疗为主，原则是肿瘤病灶的根治性切除与局部器官最大限度的保留。亦可行放射和化学治疗。

1．手术治疗　对肿瘤小、局限在包皮者可仅行包皮环切术；对原位癌患者可用激光治疗；对分化差、侵犯皮下组织或阴茎海绵体的阴茎癌患者需行阴茎部分切除术，至少在距肿瘤边缘 2 cm 以上处切除；如残留阴茎过短不能站立排尿和性交，或肿瘤侵犯尿道或周围相邻组织，则应行阴茎全切术和尿道会阴造口术；在肿瘤切除后，经 4 ～ 6 周抗感染治疗，对确认有淋巴结转移者行区域淋巴结清除术；对远处转移灶也可考虑手术治疗，术后辅以放射和化学治疗。

2．放射治疗　对早期和年轻阴茎癌患者可行根治性放射治疗，但放射治疗后需密切随访；对晚期患者可行姑息性放疗；手术前后可行辅助放疗。并发症有尿道瘘、海绵体纤维化和尿道狭窄等。

3．化学治疗　分为系统化疗、辅助化疗和新辅助化疗。以联合化疗为主，常用顺铂 + 氟尿嘧啶、顺铂 + 博来霉素 + 甲氨蝶呤等方案，疗效肯定。

【预防】

由于发病的特殊原因，对包茎和包皮过长且经常发生炎症的患者早期行包皮环切术可以预防本病。其他预防措施包括避免高危性生活、避免紫外线暴露以及控制吸烟等。

第四节　睾丸肿瘤

【病因与病理】

睾丸肿瘤（tumor of the testis）少见，约占泌尿生殖系统肿瘤的 5%，多为恶性。病因不清楚，可能与种族、遗传、隐睾、损伤及内分泌疾病等有关，隐睾者发生睾丸肿瘤的概率是正常人群的 3 ～ 14 倍。睾丸肿瘤的病理类型众多，原发睾丸肿瘤分为生殖细胞肿瘤和非生殖细胞肿瘤两大类，其中以生殖细胞肿瘤中的精原细胞瘤（seminoma）最为常见。多数睾丸肿瘤患者早期可发生腹膜后区域淋巴结转移。晚期可出现血行转移，最常见的是肺转移。

【临床表现与诊断】

睾丸肿瘤好发于青壮年男性。典型表现为患侧阴囊内单发无痛性肿块，少数患者有疼痛，附睾、输精管多无异常。体检时以双手触诊，患侧睾丸增大或可扪及肿块，质地较硬，与睾丸界限不清，托起时较正常侧沉重，透光试验呈阴性。血清肿瘤标志物检查［如甲胎蛋白（AFP）、人绒毛膜促性腺激素（HCG）和乳酸脱氢酶（LDH）测定］对诊断和预后有重要意义。超声和 CT 有助于诊断与鉴别诊断，对确定腹膜后淋巴结有无转移及转移的范围非常有必要。

【治疗】

以手术切除肿瘤为主，根据术后病理分型和临床分期选择后续治疗方法。精原细胞瘤对放疗和化疗敏感，术后辅助治疗可提高治愈率。对非精原细胞肿瘤患者术后应行腹膜后淋巴结清扫和辅助化疗，可改善预后。

第五节　前列腺癌

案例 45-2

患者，男性，71 岁，主因体检发现 PSA 异常入院。患者 1 个月前体检发现血 PSA

11.3 ng/ml，无明显排尿困难、尿频和血尿等症状。患者 1 周前于我院门诊复查 PSA，结果为 10.7 ng/ml；超声检查提示前列腺中度增生；行前列腺 MRI，提示前列腺右侧叶外周带异常信号。为进一步诊治，将其收入院。

体格检查：双肾区无隆起，叩痛呈阴性；沿输尿管走行区未触及异常；膀胱区无隆起，压痛呈阴性；直肠指检前列腺中度增大，质软，未触及明显结节，其余未见异常。

辅助检查：PSA 10.7 ng/ml；超声检查提示前列腺中度增生；前列腺 MRI 提示前列腺右侧叶外周带异常信号。

问题与思考：

1．前列腺癌的诊断方法主要有哪些？应如何鉴别诊断？

2．对此患者应该如何进一步诊治？

【病因与病理】

前列腺癌（prostate cancer）是老年男性的常见恶性肿瘤，全球范围内欧美国家男性发病率最高。随着人均寿命的延长、饮食结构的改变和诊断技术的提高，我国近年发病率显著上升。前列腺癌病因尚未明确，可能与种族、遗传、饮食、环境、肥胖和性激素等有关。前列腺癌 98% 是腺癌，以前列腺外周带为多发。

可经局部浸润、淋巴和血行转移，血行转移以骨和肺转移最常见。

【临床表现与诊断】

前列腺癌患者缺乏特异性临床表现。早期前列腺癌患者常无明显临床症状，血清前列腺特异抗原（prostate specific antigen，PSA）筛查、直肠指检、超声检查和前列腺穿刺活检是诊断的主要方法，少数是前列腺增生手术标本中偶然发现。晚期前列腺癌的主要临床表现包括：①膀胱出口梗阻症状，该类症状无特异性，类似前列腺增生症的临床表现。②肿瘤局部浸润症状，尿道浸润表现为尿频、尿痛和血尿；直肠浸润表现为血便等；膀胱三角区浸润表现为尿路刺激症状及因输尿管开口梗阻所致的上尿路积水症状。③远处转移症状，如骨转移所致的骨痛、病理性骨折、脊髓压迫症状等。CT、MRI 和 ECT 对前列腺癌的准确分期和转移灶的确诊有重要价值。

根据血清 PSA、Gleason 评分和临床分期可将前列腺癌分为低危、中危、高危三个等级，可用于指导治疗，判断预后（表 45-1）。

表 45-1　前列腺癌危险因素等级

	低危	中危	高危
PSA（ng/ml）	＜ 10	10 ～ 20	＞ 20
Gleason 评分（分）	≤ 6	7	≥ 8
临床分期	≤ T_{2a}	T_{2b}	≥ T_{2c}

【治疗】

对前列腺癌患者可以行手术治疗、放疗、化疗和内分泌治疗（hormonal therapy）。对低危早期局限性的前列腺癌患者可选择观察等待或主动监测。对局限于前列腺内的肿瘤患者可行根治性前列腺切除术或放疗，应根据患者的年龄、全身状况、临床分期和病理分级综合考虑。对浸润前列腺周围或有远处转移的晚期前列腺癌患者可行内分泌治疗，采用药物去势或手术去势，配合抗雄激素药物。对内分泌治疗平均缓解 18 ～ 24 个月后肿瘤进展为去势抵抗性前列腺癌患者，可以行系统化疗。对骨转移患者可以使用双磷酸盐、放射性同位素和止痛药物治疗。放射治疗对前列腺癌局部控制有良好效果。

自测题

一、选择题

1. 患者，男性，55 岁，间歇性全程无痛肉眼血尿 2 个月。静脉尿路造影可见右肾盂充盈缺损。首先考虑的疾病是
   A. 肾癌
   B. 肾结石
   C. 肾结核
   D. 肾盂肾炎
   E. 肾盂癌
2. 肾癌患者出现血尿时，肿瘤已
   A. 累及肾包膜
   B. 累及肾周脂肪囊
   C. 转移至膀胱
   D. 侵及肾盂、肾盏
   E. 发生血行转移
3. 诊断肾细胞癌最可靠的影像学方法是
   A. B 超
   B. CT 平扫
   C. KUB+ 静脉尿路造影
   D. CT 增强扫描
   E. 肾动脉造影
4. 患儿，男，4 岁，精神不振、低热、消瘦 3 个月，排尿正常。体格检查发现右上腹包块，表面光滑，有一定的活动度。CT 检查证实有肾占位性病变，大小为 5 cm×6 cm，边界清楚，左肾未见异常。最可能的诊断是
   A. 肾囊肿
   B. 肾母细胞瘤
   C. 巨大肾积水
   D. 肾癌
   E. 肾上腺神经母细胞瘤
5. 泌尿系统肿瘤中最常见的是
   A. 肾细胞癌
   B. 膀胱癌
   C. 阴茎癌
   D. 前列腺癌
   E. 肾盂癌
6. 膀胱肿瘤最常见的临床表现是
   A. 尿频、尿急、尿痛
   B. 疼痛 + 血尿
   C. 镜下血尿
   D. 全程肉眼血尿
   E. 排尿困难
7. 膀胱肿瘤 T_1 期，表明肿瘤侵及
   A. 黏膜固有层
   B. 黏膜表面
   C. 浅肌层
   D. 外膜层
   E. 深肌层

二、问答题

1. 肾癌的常见病理类型有哪些？
2. 简述膀胱癌的 TNM 分期。
3. 如何预防阴茎癌？

（孔　敏）

第四十六章

泌尿、男性生殖系统其他疾病

第四十六章数字资源

思政之光

学习目标

通过本章内容的学习，学生应能够：

识记：

1. 说出尿道下裂、隐睾的临床表现。
2. 列举精索静脉曲张的病因。

理解：

1. 解释精索静脉曲张左侧多发的原因。
2. 分析各型鞘膜积液的特点。

运用：

1. 指导尿道下裂、隐睾患者选择合适的手术时机。
2. 评估各型鞘膜积液患者的特点，并提供适合的治疗方案。

第一节　尿道下裂

尿道下裂（hypospadias）是男性外生殖器一种常见的先天性缺陷。尿道下裂可以是单一的缺陷或更复杂的情况（如两性畸形）的某个表型部分。

男性尿道下裂畸形有四个异常：①尿道口异位，可位于阴茎头腹侧到会阴的任何部位；②阴茎向腹侧异常弯曲；③包皮异常分布，背侧如“头巾”，腹侧包皮缺乏；④尿道海绵体发育不全，阴茎系带至尿道外口形成纤维索。根据尿道外口位置可将其分为阴茎头型、阴茎体型、阴茎阴囊型和会阴型。

【临床表现与诊断】

阴茎头较扁平，包皮系带缺如，阴茎下弯，即阴茎向腹侧弯曲。包皮转至阴茎头背侧堆积成帽状。阴茎头型尿道外口开口于阴茎冠状沟部；阴茎体型则开口于阴茎腹侧；阴茎阴囊型尿道外口开口于阴囊部；会阴型尿道外口开口于会阴部，阴囊常未闭合，自中央分裂成两半，如阴唇，合并隐睾时因阴茎短小似阴蒂，酷似女性外阴而易被误诊，必要时可做染色体与性激素检查，并进行B超及CT检查。

【治疗】

尿道下裂需要采取手术治疗。手术治疗的目的是矫正阴茎弯曲畸形，使尿道口恢复或接近正常阴茎头的位置，从而恢复正常排尿和勃起功能。手术通常应当于学龄前完成。手术可一期完成，亦可分期进行。手术方式很多，但成功率尚不理想。

第二节 隐 睾

凡出生后一侧或双侧睾丸未降入阴囊，而停留在下降途中任何部位即为隐睾（cryptorchidism）。在卵子受精后 12 周至 7 个月，睾丸由腹膜后腰部经腹股沟管逐渐下降至阴囊。在下降过程中，睾丸停留在其行经的任何部位，就形成睾丸下降异常。隐睾可停留在腹膜后、腹股沟管或阴囊入口处，约 70% 停留在腹股沟管内。隐睾患者常发生睾丸萎缩、恶变，易受外伤及引起睾丸扭转和并发腹股沟疝。

【病因】

导致睾丸下降异常的因素有：

（1）将睾丸引入阴囊的索状引带异常或缺如，睾丸不能由原来位置降入阴囊。

（2）睾丸对促性腺激素不敏感，失去下降动力。

（3）母体缺乏足量的促性腺激素，影响睾酮的产生和影响睾丸下降的动力。

由内分泌因素所致者，多为双侧；由局部机械因素所致者，多为单侧。腹膜鞘状突在睾丸之前进入阴囊，在睾丸下降不全时常合并腹股沟斜疝。

【临床表现】

隐睾患儿一般无自觉症状，其主要表现为患侧阴囊明显发育不良，单侧者表现为左右不对称，发生于右侧者较多见。双侧者表现为阴囊扁平。体检可见单侧或双侧阴囊内无睾丸，阴囊发育差。大多数隐睾可在腹股沟部扪及，但不能推入阴囊。有时睾丸在阴囊与靠近腹股沟管之间，随着提睾肌的伸缩上下移动，这样的睾丸称为可回缩睾丸，到青春期后一般趋于正常。

【治疗】

1 岁以内的隐睾仍有自行下降的可能，可以等待观察。若 1 岁以后仍未下降，可行内分泌治疗。可应用人绒毛膜促性腺激素（HCG）每次 500 U，每周肌内注射 2 次，一个疗程剂量为 5000 ~ 10 000 U。若隐睾仍未下降，则应行手术治疗。手术应于 2 岁前完成，手术的最好年龄是 1 岁。若睾丸萎缩或精索过短经延长后无法拉入阴囊，而对侧睾丸正常，则可行睾丸切除术。对合并腹股沟斜疝者应同时做疝修补术。双侧隐睾不能拉入阴囊时，一般主张行自体睾丸移植术。

第三节 精索静脉曲张

案例 46-1

患者，男性，18 岁，主因左阴囊坠痛 2 个月就诊。患者于 2 个月前自觉左阴囊坠痛，久站后明显，休息后症状减轻，未予以诊治。体格检查：双侧睾丸、附睾未见异常，站立时左阴囊内可触及迂曲血管团，平卧后消失。辅助检查：彩超示左精索静脉曲张。

诊断：左精索静脉曲张。

问题与思考：

1．精索静脉曲张的病因是什么？

2．应如何治疗？

精索静脉曲张（varicocele）是泌尿外科的常见疾病，由精索蔓状静脉丛异常伸长、扩张和迂曲所致，多见于青壮年，以左侧发病最为多见。近来发现双侧精索静脉曲张的患者也占有较大的比例。

【病因与病理】

精索内静脉经腹股沟管，在腹膜后上行，左侧进入左肾静脉，右侧进入下腔静脉。精索静脉曲张的病因有先天性解剖学因素和后天性因素。左侧精索内静脉呈直角注入左肾静脉，左肾静脉通过主动脉和肠系膜上动脉之间。左精索内静脉下段位于乙状结肠后面容易受压，这些解剖结构使左精索内静脉血流阻力大，因此左侧精索静脉曲张更为多见。正常左精索内静脉进入左肾静脉的入口处有瓣膜防止逆流，如果静脉瓣发育不良，则易发生曲张。这些因解剖学因素所致曲张称为原发性精索静脉曲张。腹膜后肿瘤、肾肿瘤压迫精索内静脉，癌栓栓塞肾静脉，使血液回流受阻，可以引起继发性精索静脉曲张（图 46-1）。

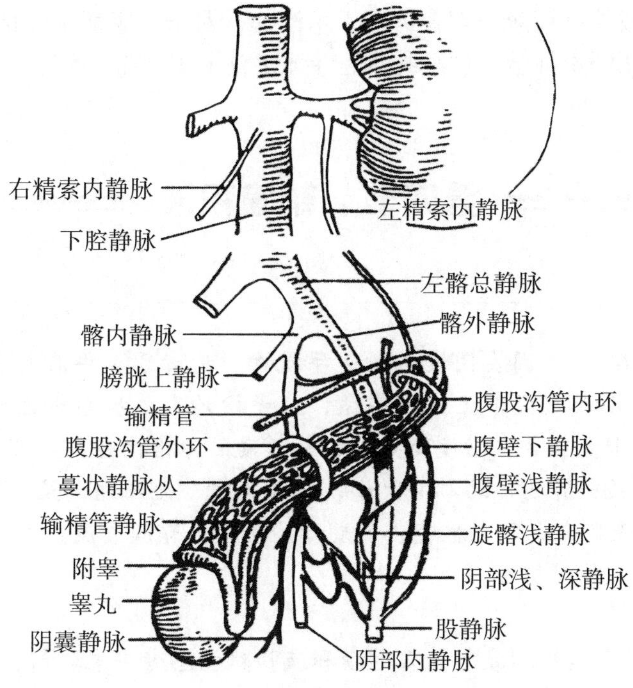

图 46-1　精索静脉曲张血液回流示意图

精索静脉曲张患者因为静脉扩张、血液滞留，局部温度升高，生精小管变性，睾丸组织内 CO_2 蓄积，血儿茶酚胺、皮质醇、前列腺素浓度增高，影响睾丸生精功能。双侧睾丸的静脉系统间有丰富的吻合支，往往会使健侧睾丸的生精功能也受到影响，所以精索静脉曲张是造成男性不育不容忽视的因素之一。

【临床表现】

患者可无症状，仅在体检时被发现。常见症状为患侧阴囊坠胀感、隐痛，可向下腹部、腹股沟或腰部放射，行走过多、站立过久时，症状可加重。平卧休息后，症状可缓解或消失。如卧位时静脉曲张不缓解或消失，则可能为继发性精索静脉曲张，应查明原因。

精索静脉曲张可影响精子的产生和精液质量，多数患者有精子数量减少、精子活力下降、未成熟和尖头精子数量增加，严重者可无精子。半数以上患者手术后精液质量可有所改善。

【诊断】

立位检查可见患侧阴囊松弛下垂，触诊时曲张的静脉似蚯蚓团块，严重者视诊也可见曲张的静脉团。平卧后曲张的静脉可缩小或消失。轻者体征不明显，可做瓦尔萨尔瓦（Valsalva）动作，嘱患者取站立位屏气，增加腹压，使血液回流受阻，可显现曲张静脉。多普勒超声检查、放射性核素 ^{99m}Tc 阴囊显像可协助诊断。对不育者应做精液分析检查。若平卧后曲张静脉无变化，则应怀疑继发性精索静脉曲张，明确是否为腹膜后肿瘤或肾肿瘤压迫所致。根据精索静脉曲张的程度可将其分为轻度、中度和重度（Ⅰ、Ⅱ、Ⅲ三级）。轻度（Ⅰ级），局部触不到曲张的静脉，做 Valsalva 动作后，可触及曲张的静脉；中度（Ⅱ级），在正常站立位可触及阴囊内曲张的静脉，但表面看不到曲张血管；重度（Ⅲ级），阴囊部可见蚯蚓状或团状曲张的静脉。以上所述为临床型精索静脉曲张，近年来亚临床型精索静脉曲张亦受到重视。该类患者在体检时不能发现，做 Valsalva 动作后检查为阴性，但彩超或放射性核素扫描可发现轻微的精索静脉曲张，这类患者往往在不育检查中发现。

【治疗】

认为对轻度精索静脉曲张，无症状或症状轻者，不影响生育时可不处理，或用阴囊托带或弹力内裤。对症状重或伴有精液异常者可行手术治疗，对于儿童期Ⅲ级精索静脉曲张亦主张手术治疗。手术治疗采用精索静脉高位结扎术，手术方法有经腹股沟切口、腹膜后切口和腹腔镜手术。

第四节　鞘膜积液

案例 46-2

患者，男性，60 岁，因左阴囊肿物 1 年就诊。患者于 1 年前无意中发现左阴囊增大，不随体位与活动而改变，无任何不适，未予诊治。之后患者左阴囊肿物渐进性增大，至今约拳头大小，自觉左阴囊坠痛，影响活动。体格检查：右侧睾丸、附睾未及异常，左阴囊内可触及一肿物，约拳头大小，边界光滑，无压痛，呈囊性感，透光试验呈阳性，未触及睾丸及附睾。辅助检查：彩超示左侧睾丸鞘膜积液。

诊断：左侧睾丸鞘膜积液。

问题与思考：

1．如何鉴别睾丸鞘膜积液与精索鞘膜积液？对该患者应采取何种治疗方法？

2．睾丸鞘膜积液应与哪些疾病相鉴别？

鞘膜囊内积聚的液体超过正常量而形成囊肿称为鞘膜积液（hydrocele）。它是泌尿外科的常见疾病，可见于各种年龄。

【病因】

在胎儿发育过程中，睾丸由腹膜后经腹股沟管下降至阴囊，同时附着于睾丸的腹膜也下移而形成鞘状突。出生前后大部分鞘状突闭合，仅睾丸部分形成一鞘膜囊，其紧贴睾丸表面部分的称为脏层，而靠近阴囊组织的部分称为壁层。正常情况下，鞘膜囊内仅有少量液体，当液体的分泌和吸收失去平衡时，可形成鞘膜积液。鞘状突在不同的部位闭合不全，可形成不同类型的鞘膜积液。

鞘膜积液有原发性和继发性两种。原发性者无明显诱因，病程缓慢，可能与炎症和创伤有关，液体为淡黄色清亮液；继发性者可由睾丸炎、附睾炎、创伤、丝虫病、血吸虫病等引起，积液多浑浊，甚至呈血性、脓性或乳糜性。

➤考点：鞘膜积液的病因。

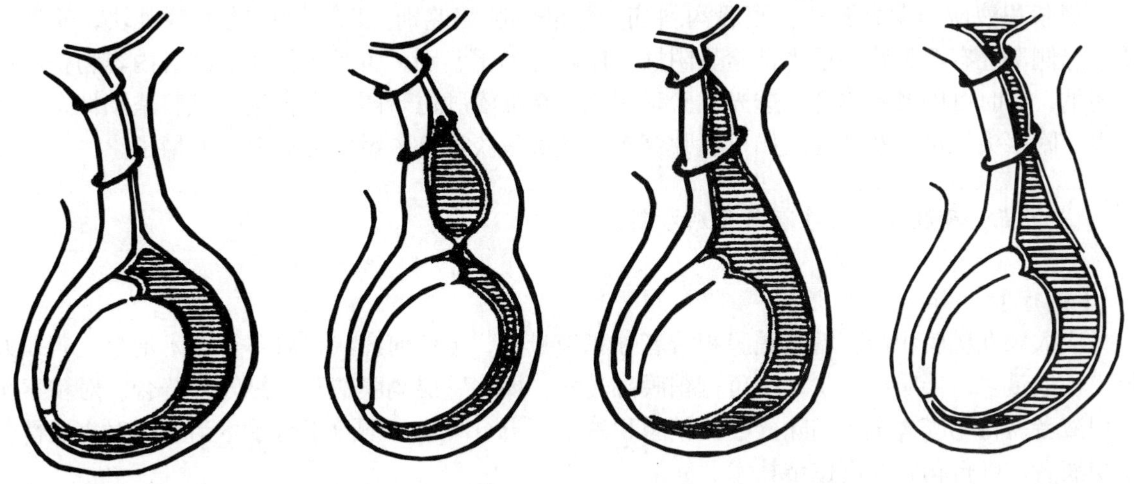

(1) 睾丸鞘膜积液　(2) 精索鞘膜积液　(3) 睾丸精索鞘膜积液　(4) 交通性鞘膜积液

图 46-2　鞘膜积液的类型

【类型】

根据鞘膜积液所在的部位与鞘状突闭锁的情况，可将鞘膜积液分为四种类型（图 46-2）。

（一）睾丸鞘膜积液

睾丸鞘膜积液最常见。患者鞘状突闭锁正常，积液在睾丸鞘膜腔内，阴囊呈球形或卵圆形，睾丸被包裹不易触及。

（二）精索鞘膜积液

患者鞘状突的两端闭合，中间的精索鞘膜囊未闭合而形成囊性积液，积液与腹腔、睾丸鞘膜腔都不相通，又称精索囊肿。肿物沿精索生长，其下可扪及正常睾丸。

（三）精索睾丸鞘膜积液（婴儿型）

患儿鞘状突在内环处闭合，精索处未闭合，并与睾丸鞘膜囊相通，与腹腔不相通。

（四）交通性鞘膜积液（先天性）

患者鞘状突完全未闭合，鞘膜腔与腹腔相通，鞘膜腔内积液为腹腔内液体，积液量随体位改变而变化，又称先天性鞘膜积液。一般鞘膜腔与腹腔仅有一小管相通，当交通口大，肠管或大网膜进入鞘膜囊时，称为先天性腹股沟斜疝。

【临床表现】

一侧积液多见，患者一般无自觉症状。当积液量大，张力高时，患者站立位时有下坠感或牵扯痛。巨大鞘膜积液时，阴茎缩入包皮内，可影响排尿、行走和劳动。睾丸鞘膜积液病变多呈卵圆形，位于阴囊内，表面光滑，无压痛，有囊性感，触不到睾丸和附睾，透光试验呈阳性；精索鞘膜积液病变位于睾丸上方或腹股沟内，睾丸、附睾可触及。小儿鞘膜积液无明显症状，常为偶然发现，病变为阴囊内囊性肿块，呈梨形。交通性鞘膜积液与体位有关，站立活动后积液增多，卧位休息后积液减少，睾丸可触及。

➢考点：鞘膜积液的临床表现。

【诊断与鉴别诊断】

根据典型临床表现和病史，诊断容易。睾丸鞘膜积液病变呈球形或卵圆形，光滑而有囊性感，触不到睾丸和附睾，透光试验呈阳性。精索鞘膜积液位于腹股沟或阴囊上方，与睾丸有清楚的分界。婴儿鞘膜积液呈梨形。交通性鞘膜积液患者病变部位的大小可随体位而改变。

鞘膜积液应与睾丸肿瘤、腹股沟斜疝、精液囊肿相鉴别。睾丸肿瘤为实性肿块，质地坚硬，患侧睾丸有沉重感，透光试验呈阴性，B 超有助于鉴别。腹股沟斜疝的阴囊内容物挤压后可还纳，有时可闻及肠鸣音，透光试验呈阴性。精液囊肿位于阴囊内，透光试验呈阳性，通常发生于附睾头，可触及睾丸。如行囊肿穿刺，囊液呈淡黄色，镜检可见大量死精子。

➢考点：鞘膜积液的诊断与鉴别诊断。

【治疗】

成人睾丸鞘膜积液、精索鞘膜积液者如积液量少，无任何症状，可不行手术治疗。若睾丸鞘膜积液量多，伴明显症状，则可行鞘膜翻转术，即将壁层鞘膜切开后翻转并缝合。对精索鞘膜积液者需将鞘膜囊全部切除。婴儿鞘膜积液常可自行吸收，不急于行手术治疗。对交通性鞘膜积液者，可行鞘状突高位结扎术。

➢考点：鞘膜积液的治疗。

第五节 包茎和包皮过长

包茎（phimosis）是指包皮口狭窄或包皮与阴茎头粘连，包皮不能上翻使阴茎头外露。包皮过长（redundant prepuce）是指包皮覆盖于全部阴茎头和尿道口，但可上翻。

包茎分为先天性和继发性两种。先天性包茎见于每一个正常的男性新生儿和婴幼儿，即所谓生理性包茎。新生儿阴茎包皮内板与阴茎头表面有轻度上皮粘连，数月后粘连被吸收，包皮内板与阴茎头分离。3 岁以后随着阴茎发育和勃起，包皮与阴茎头分开，在青春期前逐渐露出阴茎头。继发性包茎多由于阴茎头和包皮感染或损伤引起，包皮口瘢痕挛缩，使皮肤失去弹性，包皮不能上翻显露阴茎头。

【临床表现】

包茎和包皮过长者，包皮下易积聚皮脂腺分泌物和上皮脱屑形成的包皮垢，发生感染可导致阴茎头包皮炎（balanoposthitis）。反复感染可引起粘连，导致继发性包茎或尿道外口狭窄。严重者包皮口狭小如针孔，排尿时包皮膨起如球，可引起排尿困难，且可导致上尿路扩张和肾功能损害。长期慢性刺激和阴茎头包皮炎反复发作可诱发阴茎癌。包皮外口较紧者，如强行上翻而未及时复位，可使包皮紧勒于冠状沟而引起远端包皮和阴茎头回流障碍，发生水肿、淤血，甚至溃烂、坏死，称为嵌顿性包茎。

【治疗】

对包茎患者应及早行手术治疗。对包皮过长而易于翻转者可不行手术治疗，但应保持清洁。对包皮过长，开口较窄，屡发感染者应尽早行手术治疗。对嵌顿性包茎患者，应先行手法复位，如复位失败，即应行包皮背侧切开术。

自测题

一、选择题

1. 左侧精索静脉回流入

A．上腔静脉

B．下腔静脉

C．肾静脉

D．股静脉

E．肠系膜静脉

2．精索静脉丛在何处汇合成精索内静脉
A．腹膜后
B．盆腔
C．腹股沟管内环
D．腹股沟管外环
E．阴囊部

3．继发性精索静脉曲张最常见于
A．前列腺癌
B．睾丸癌
C．输尿管癌
D．肾癌
E．肠系膜癌

4．检查精索静脉曲张患者时，患者应采取
A．俯卧位
B．左侧卧位
C．右侧卧位
D．平卧位
E．站立位

5．患者，男性，30岁，婚后3年未育，劳累时感下腹坠胀。检查阴囊可触及蚯蚓状团块，平卧后可消失。治疗应采取
A．阴囊托带
B．鞘膜翻转术
C．精索内静脉高位结扎术
D．抗寄生虫治疗
E．精索囊肿切除术

6．男婴，1岁，双侧隐睾，最佳治疗方案为
A．等待自行下降
B．先采用激素治疗
C．先采用性激素治疗，无效时到青春期前行手术治疗
D．先采用性激素治疗，无效时则行睾丸松解固定术
E．立即行睾丸松解固定术

二、名词解释

1．隐睾　2．鞘膜积液

二、问答题

1．简述鞘膜积液的临床分型。
2．简述尿道下裂的临床分型。

（文兆峰）

S47u
第四十七章数字资源

SS47u
思政之光

第四十七章

泌尿系统梗阻

学习目标

通过本章内容的学习，学生应能够：

识记：

1．说出肾积水、巨大肾积水的定义。

2．列举肾积水的诊断方法。

理解：

1．解释泌尿系统梗阻的病理生理改变。

2．分析良性前列腺增生症的鉴别诊断。

运用：

1．评估良性前列腺增生症患者，并提供合理的治疗方案。

2．评估急性尿潴留患者，并进行紧急处理。

第一节　概　述

泌尿系统从肾小管开始至尿道外口或包皮口，是一个粗细不等的管道。尿液的正常排出，有赖于尿路管腔通畅和排尿功能正常。泌尿系统梗阻也称尿路梗阻（obstruction of urinary tract）。任何能使泌尿系统管道狭窄或神经肌肉功能障碍，影响尿液排出的疾病，均可造成泌尿系统管腔的梗阻，引起梗阻近侧端尿路扩张积水。梗阻如不能及时解除，终将导致肾积水、肾功能损害。

【病因与分类】

引起泌尿系统梗阻的病因很多。

（一）根据梗阻性质分类

根据梗阻性质可将其分为机械性梗阻和动力性梗阻。前者是指尿路管腔被机械性病变（如结石、肿瘤、狭窄等）阻塞。后者是指中枢、周围神经疾病造成某部分尿路功能障碍，影响尿液排出，如神经源性膀胱功能障碍。

（二）根据梗阻部位分类

根据梗阻部位不同可将其分为上尿路梗阻和下尿路梗阻。以输尿管在膀胱内的开口为界，分为上尿路梗阻和下尿路梗阻。上尿路梗阻发生后，引起肾积水较快，多为单侧，也可为双侧。下尿路梗阻时，因膀胱的缓冲作用，肾积水较上尿路梗阻发生缓慢，但会导致双侧上尿路的病理生理改变，最终可造成双侧肾积水。

（三）根据梗阻的严重程度分类

根据梗阻的严重程度可将其分为部分性梗阻和完全性梗阻。双侧完全性梗阻可导致急性肾衰竭，应紧急处理。不完全性梗阻可发展为完全性梗阻。

（四）根据梗阻的急缓分类

根据病情缓急可将其分为急性梗阻与慢性梗阻。前者病情发展快，临床表现明显；后者病情进展缓慢，临床表现不典型，故早期不易发现。

【病理生理】

泌尿系统梗阻后，基本病理改变是梗阻部位以上压力增高，尿路扩张、积水。如梗阻长时间不解除，则终将导致肾积水和肾衰竭。尿路梗阻时，梗阻部位以上压力增高，管壁平滑肌增生，管壁增厚。如梗阻不解除，后期可失去代偿能力，使平滑肌逐渐萎缩，张力减退，管壁变薄，蠕动减弱甚至消失，梗阻近侧端尿路扩张，最终造成肾积水。肾积水可使肾盂内压升高，压力经集合管传至肾小管和肾小球。尿道压力逐渐增高到一定程度时，可使肾小球滤过压降低，滤过率降低，但肾内血液循环仍可保持正常，肾的泌尿功能仍能维持很长一段时间，主要是因为部分尿液通过肾盂静脉、淋巴、肾小管回流以及经肾窦向肾盂周围外渗，使肾盂和肾小管的压力有所下降，肾小球泌尿功能得以暂时维持。如果尿路梗阻不解除，肾积水使肾盂内压力持续增高，压迫肾小管、肾小球及其附近的血管，则可造成肾组织缺血、缺氧，肾实质逐渐萎缩、变薄，肾容积增大，最后导致全肾成为一个无功能的巨大水囊。急性完全性梗阻（如输尿管被结扎）时，肾盂扩张、积水常不明显，但肾实质很快萎缩，功能丧失。慢性部分性梗阻常可致巨大肾积水。

泌尿系统梗阻后常并发感染和结石，梗阻、感染和结石常互为因果。

第二节　肾 积 水

尿液从肾盂排出受阻，肾内压力增高，肾盂、肾盏扩张，肾实质萎缩，称为肾积水(hydronephrosis)。肾积水容量超过 1000 ml 或小儿肾积水超过 24 h 尿液总量时，称为巨大肾积水。肾积水有时呈间歇性发作，称为间歇性肾积水。

【临床表现】

泌尿系统梗阻由于原发病因以及梗阻部位、程度和时间长短不同，肾积水的临床表现也不一样。肾积水本身患者可毫无症状，有时可有腰部酸胀不适，上腹部包块，早期多在体检或检查其他疾病时被发现。主要以原发病的症状为临床表现。间歇性肾积水发作时表现为患侧腰腹部剧烈绞痛，伴恶心、呕吐，尿量减少，患侧腰腹部有时可扪及包块。经过若干天后，排出大量尿液，疼痛可缓解，腰腹部包块可明显缩小或消失。

1．疼痛　腰部疼痛是肾积水的重要症状，发病缓慢者，疼痛不明显或钝痛，急性梗阻时疼痛较重或出现肾绞痛。

2．腹部肿块　肾积水致肾体积明显增大时，上腹部可触及肿块，较大肾积水肿块有囊性感。小儿巨大肾积水时，肿块透光试验可呈阳性。

3．高血压　肾积水患者出现高血压可能与肾缺血、尿毒症、水潴留有关，多数患者血压在肾积水治愈后可恢复正常。

4．血尿　血尿与原发病有关。肾积水时血尿不明显，但并发感染或肾绞痛后血尿可加重。

5．其他症状　肾积水合并感染时可出现急性肾盂肾炎表现，双侧急性完全梗阻时，可出现无尿和急性肾衰竭的一系列表现。下尿路梗阻引起肾积水常较晚，临床表现为不同程度的肾功能损害，严重者可出现贫血、乏力、食欲缺乏、恶心等尿毒症症状。

【诊断】

肾积水的诊断一般不难，除确定肾积水是否存在及其程度外，还应查明积水的病因、梗阻部位、患者有无感染及肾功能损害情况。

（一）影像学检查

影像学检查对肾积水的诊断非常重要，包括超声、KUB、尿路造影、MRI 及 CT 检查等。

1．超声检查　该检查是诊断肾积水的首选方法，可了解双肾情况和积水量，并能了解肾盂、输尿管扩张的程度，肾皮质萎缩情况，以及梗阻的部位、原因等。可鉴别包块是囊性还是实性。

2．X 线检查　通过 KUB 可了解肾的大小、位置，肾与输尿管区有无阳性结石或钙化影。

3．静脉尿路造影（IVU）可了解肾功能情况，显示肾盏、肾盂、输尿管的扩张程度、梗阻的部位和病因的性质。对积水严重、肾功能不佳、显影不满意者，可采用延迟时间摄片或大剂量静脉滴注造影，有的能获得满意的诊断。

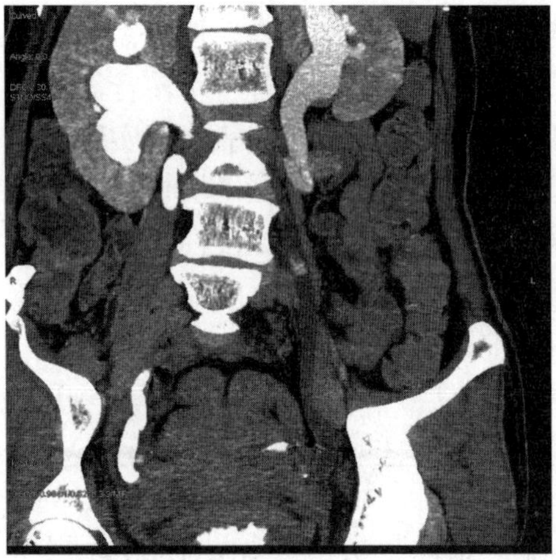
图 47-1　肾积水的 CT 尿路成像

4．逆行尿路造影　若静脉尿路造影显影不满意，或肾功能差、对碘过敏不能做静脉尿路造影的上尿路梗阻者，可施行逆行上尿路造影。但对肾积水患者采用此方法检查有引起严重感染的危险，逆行插管时必须严格执行无菌操作及应用抗生素。双侧肾积水时，切勿双侧同时做逆行肾盂造影。

5．CT 和磁共振成像（MRI）　CT 可清楚地显示肾盂、输尿管的扩张程度，肾实质的厚度和引起梗阻的病变部位及其性质，可用于鉴别肾积水与囊肿，强化 CT 扫描还能了解肾功能状况。三维成像可以确定梗阻的部位及病因（图 47-1）。磁共振尿路成像（magnetic resonance urography，MRU），不需碘造影剂，具有 IVU 和逆行尿路造影的特点，并且能弥补其不足。

（二）内镜检查

通过内镜检查可查明肾积水的病因、部位，同时可行管腔内病变活检，还可以进行狭窄段的扩张、切开及表浅肿瘤切除等治疗或置入肾造瘘管引流尿液。

（三）肾功能检查

常规检查血尿素氮、肌酐、肌酐清除率等，放射性核素肾图能反映梗阻和肾功能损害的程度，特别是利尿肾图对肾积水的诊断更有意义。放射性核素肾扫描，不仅能观察肾的大小和形态，还能了解分侧肾功能情况。

【治疗】

肾积水的治疗应根据梗阻的病因、发病缓急、梗阻的严重程度、有无合并症以及肾功能损害情况等综合考虑。肾积水最基本的治疗原则是去除病因、解除梗阻，保护肾功能。

如果患者病情较危重，不允许进行较大手术或梗阻暂时不能去除，则可在 B 超引导下行经皮肾穿刺造瘘术，引流尿液，以利于感染的控制和肾功能的改善；待患者身体条件允许时，再治疗梗阻的病因。如梗阻的病因不能去除，则可将肾造瘘术作为永久性的治疗措施。对于输尿管难以修复的炎症性狭窄、晚期肿瘤压迫或侵犯造成梗阻而引起的肾积水患者，可经膀胱镜放置双“J”形输尿管导管长期内引流肾盂尿液。对重度肾积水，肾实质显著破坏、萎缩而引起肾性高血压或合并严重感染，肾功能严重丧失，而对侧肾功能正常者，可行患侧肾切除术。

第三节　良性前列腺增生

案例 47-1

患者，男性，75 岁，因尿频、进行性排尿困难 4 年，无法排尿 8 h，由家人送到医院。患者 4 年前出现尿频，夜尿 2 ~ 4 次，伴排尿费力，尿线变细。患者症状逐渐加重，近来夜尿 6 ~ 8 次，伴尿滴沥，并发生 2 次急性尿潴留。体格检查：体温 37.3℃，脉搏 62 次 / 分，血压 135/85 mmHg。患者呈痛苦貌，膀胱区膨隆，叩诊呈浊音，直肠指检示前列腺增大，质韧，中央沟消失。

问题与思考：

1．此患者是什么疾病？

2．应首先给患者做哪些处理？

3．还需要进一步做哪些检查？

良性前列腺增生（benign prostatic hyperplasia，BPH）是引起中老年男性排尿障碍原因中最为常见的一种良性疾病。本病主要表现为组织学上的前列腺间质和腺体成分的增生、解剖学上的前列腺增大、以下尿路症状为主的临床症状以及尿流动力学上的膀胱出口梗阻。

【病因】

前列腺增生的病因至今尚不明确，可能与性激素的平衡失调有关。目前公认 BPH 的发生必须具备高龄及有功能的睾丸两个重要条件，二者缺一不可。但 BPH 发生的具体机制尚不明确，可能是由于上皮和间质细胞的增殖与细胞凋亡之间的平衡性被破坏引起。雄激素及其与雌激素的相互作用、前列腺间质 - 腺上皮细胞的相互作用、生长因子、炎症细胞、神经递质及遗传因素等都是 BPH 的相关因素。

➢ 考点：前列腺增生症的病因。

【病理】

McNeal 将前列腺分为外周带、中央带、移行带和尿道周围腺体区。前列腺由移行带（占 5%）、中央带（占 20%）和外周带（占 75%）组成，移行带为围绕尿道精阜的部分，中央带为射精管通过的部分，其余外周为外周带。前列腺增生起始于移行带，主要是平滑肌增生或腺体扩大和增生。增生的前列腺可将外周带和腺体压扁成膜状，称为假包膜。前列腺增生的程度并不一致，与尿流梗阻的程度亦并不呈比例。此外，前列腺内尤其是围绕膀胱颈部的平滑肌内含有丰富的 α 肾上腺素受体，这些受体的激活使该处平滑肌收缩，可明显增加前列腺尿道的阻力。增大的腺体向膀胱内突入，可造成前列腺尿道部延长、弯曲、受压，形成裂隙状，前列腺增生及 α 肾上腺素受体兴奋可致后尿道平滑肌收缩，造成膀胱出口梗阻，导致尿潴留。

最初，膀胱逼尿肌代偿性肥厚、肌束增粗并成为网状结构即小梁，黏膜从小梁间隙突出成小室，严重时可形成憩室。逼尿肌代偿性肥大时，可发生不稳定的逼尿肌收缩，使膀胱内压增高，有时出现尿失禁。因尿道受压、排尿阻力增大，膀胱内尿液不易排空而出现残余尿。随着残余尿量的逐渐增加，膀胱内压力持续增高，导致膀胱壁扩张、变薄，形成无张力膀胱，可出现充溢性尿失禁。长期膀胱高度扩张，可导致输尿管末端的活瓣作用丧失，发生膀胱输尿管反流。梗阻和反流可引起肾积水和肾功能损害而出现尿毒症，尿潴留易继发感染和结石。

【临床表现】

前列腺增生患者多在 50 岁以后出现症状。症状与前列腺体积大小不完全呈比例，而取决于引起梗阻的程度、病变发展速度以及是否合并感染等，症状可时轻时重。

（一）尿频

尿频是前列腺增生患者最常见的早期症状，夜间更为明显。早期是因前列腺充血和增生组织的刺激引起排尿次数增多，尤以夜间明显。随梗阻加重，膀胱残余尿量增多，膀胱有效容积减小，尿频亦逐渐加重。若继发感染、结石，则尿频更加严重，并可伴有尿痛。

（二）排尿困难

排尿困难是前列腺增生最重要的症状。症状的轻重程度与尿道受压和膀胱颈部、前列腺包膜及腺体内 α 肾上腺素受体有关，并不完全取决于前列腺的大小。如前列腺中叶增生时前列腺组织向膀胱内突出，压迫尿道内口可有明显的排尿困难。排尿困难常缓慢进行性加重。

（三）尿潴留

梗阻达到一定程度时，膀胱内尿液不能全部排尽，出现膀胱残余尿。过多的残余尿可使膀胱逼尿肌功能受损，收缩力减弱，逐渐发生尿潴留并导致尿失禁。急性尿潴留可因受凉、饮酒、劳累等诱发。

（四）血尿

前列腺增生组织表浅血管充血、扩张，破裂后可引起不同程度的血尿，特别是急性尿潴留行导尿快速排空膀胱时，更易诱发血管破裂而导致血尿。严重血尿可造成血块填塞膀胱。

（五）其他表现

前列腺增生所致的长期尿路梗阻，继发尿路感染、结石、肾积水和肾功能损害时，患者可出现相应的临床表现。患者可因尿频影响休息而有倦怠、乏力。长期排尿困难导致腹内压增高，可引发腹股沟疝、脱肛或内痔等。

➤考点：前列腺增生症的临床表现。

【诊断】

50 岁以上男性出现典型的排尿不畅的临床表现，须考虑有前列腺增生的可能。

国际前列腺症状评分（I-PSS）是目前国际公认的判断 BPH 患者症状严重程度的最佳手段。I-PSS 评分患者分类如下（总分 0 ～ 35 分）：

轻度症状　0 ～ 7 分；

中度症状　8 ～ 19 分；

重度症状　20 ～ 35 分。

为诊断前列腺增生症，一般需做下列检查。

（一）直肠指检

这是诊断前列腺疾病既简便又最常用的方法。排尿后直肠指检可触到增大的前列腺表面光滑、质韧有弹性，边界清楚，中间沟浅、消失或隆起，无压痛。若增生腺体突入膀胱，直肠指检时前列腺增大可不明显，所以，指检前列腺大小正常不能排除前列腺增生。指检同时注意直肠内有无异常肿块，肛门括约肌张力，以排除引起相似症状的神经系统疾病。直肠指检还可以了解是否存在前列腺癌。应同时检查尿道外口有无狭窄及会阴部神经功能。

（二）超声检查

前列腺 B 超检查可经尿道、腹部或直肠途径进行。超声检查可以了解前列腺形态、大小、有无异常回声、突入膀胱的程度，以及残余尿量。经直肠超声还可以精确测定前列腺体积，计算公式为：前列腺体积（ml）= 0.52 × 前后径（cm）× 左右径（cm）× 上下径（cm）。另外，经腹部超声检查可以了解泌尿系统（肾、输尿管）有无积水、扩张，结石或占位性病变。

（三）尿流率检查

尿流率测定为排尿状况的量化指标，可以确定前列腺增生患者排尿的梗阻程度。是检查时要求排尿量在 150 ～ 200 ml，如最大尿流率＜ 15 ml/s 为排尿异常；≤ 10 ml/s 则为明显异常的证据，是手术指征之一。如需要了解逼尿肌功能状态（包括其稳定性、收缩性及顺应性等），并与神经源性膀胱功能障碍相鉴别，需要行尿流动力学等检查。

（四）前列腺特异抗原（PSA）测定

PSA 检查是鉴别前列腺癌的重要方法之一，PSA 达 4.0 ng/ml 以上应做进一步检查，以排除前列腺癌。

（五）其他

有血尿的患者应行静脉尿路造影和膀胱镜检查，以除外合并有泌尿系统肿瘤的可能。对可疑合并前列腺癌患者，应在经直肠 B 超导向下行前列腺穿刺活组织检查或针吸细胞学检查。还可行 CT 或 MRI 检查，后者对鉴别前列腺癌有价值。

【鉴别诊断】

1．膀胱颈挛缩　亦称膀胱颈纤维化。多为慢性炎症所致，发病年龄较轻，多在 40 ～ 50 岁出现排尿不畅症状，但前列腺体积不增大，膀胱镜检查可以确诊。

2．前列腺癌　直肠指检前列腺有结节，质地坚硬或血清 PSA 升高，鉴别需行 MRI 和系统前列腺穿刺活组织检查。

3．神经源性膀胱功能障碍　临床表现与前列腺增生相似，有排尿困难、残余尿量较多、肾积水和肾功能不全，前列腺不增大，为动力性梗阻。患者常有中枢或周围神经系统损害的病史和体征，如有下肢感觉和运动障碍，会阴皮肤感觉减退、肛门括约肌松弛或反射消失等。静脉尿路造影常显示上尿路有扩张积水，膀胱常呈“圣诞树”形。尿流动力学检查可以明确诊断。

4．尿道狭窄　多有尿道损伤及感染病史，行尿道膀胱造影与尿道镜检查，不难确诊。老年男性患者有包茎或尿道外口狭窄引起排尿困难，有时误诊为前列腺增生症。

➢考点：前列腺增生症的诊断与鉴别诊断。

【治疗】

由于患者的耐受程度不同，下尿路症状及其所致生活质量的下降是患者寻求治疗的主要原因。下尿路症状以及生活质量的下降程度是治疗措施选择的重要依据。应充分了解患者的意愿，合理选择包括观察等待、药物治疗和外科治疗在内的各种治疗方法。

（一）观察等待

观察等待（watchful waiting）是一种非药物、非手术的治疗措施，包括患者教育、生活方式指导、随访等。对于大多数 BPH 患者来说，观察等待可以是一种合适的处理方式，尤其适用于患者生活质量尚未明显受到下尿路症状影响时。对轻度下尿路症状（I-PSS 评分≤ 7 分）的患者，以及中度以上症状（I-PSS 评分≥ 8 分）同时生活质量尚未受到显著影响的患者，可以采用观察等待。

（二）药物治疗

药物治疗适用于无残余尿或体弱不能耐受手术者。药物治疗的短期目标是缓解患者的下尿路症状，长期目标是延缓疾病的临床进展，预防合并症的发生，同时保持较高的生活质量。药物包括（激素）5α- 还原酶抑制剂、α 受体阻断药以及植物类药和花粉制剂等。

1．5α- 还原酶抑制剂　5α- 还原酶抑制剂可通过抑制体内睾酮向双氢睾酮的转变，进而降低前列腺内双氢睾酮的含量，达到缩小前列腺体积、改善排尿困难的治疗目的。

2．α 受体阻断药　α 受体阻断药是通过阻滞分布在前列腺和膀胱颈部平滑肌表面的肾上腺素受体，使平滑肌松弛，达到缓解膀胱出口动力性梗阻的作用。

3．联合治疗　是指联合应用 α 受体阻断药和 5α- 还原酶抑制剂治疗 BPH。联合治疗适用于前列腺体积增大、有下尿路症状的 BPH 患者。

4．植物类药和花粉制剂　因这类药物的作用机制不明确，疗效有限，只适宜作为辅助药物。

（三）外科治疗

1．适应证

（1）当重度 BPH 所致下尿路症状已明显影响患者生活质量时，可选择外科治疗，尤其是对于药物治疗效果不佳或拒绝接受药物治疗的患者，可以考虑外科治疗。

（2）当 BPH 导致以下并发症时，建议采用外科治疗：①反复尿潴留（至少在一次拔管后不能排尿或发生 1 次尿潴留）；②反复血尿，5α- 还原酶抑制剂治疗无效；③反复泌尿系统感染；④膀胱结石；⑤继发性上尿路积水（伴或不伴肾功能损害）。

（3）BPH 患者合并膀胱大憩室、腹股沟疝、严重的痔疮或脱肛，临床判断不解除下尿路梗阻难以达到治疗效果时，应当考虑外科治疗。

2．外科治疗方式　BPH 的外科治疗包括一般手术治疗、激光治疗以及其他治疗方式。

（1）一般手术：一般外科手术方法有经尿道前列腺电切术、经尿道前列腺切开术、经尿道前列腺切除术（transurethral resection of prostate，TURP）以及开放式前列腺切除术。目前经尿道前列腺剜除术得到越来越多的应用。

（2）激光治疗：激光在 BPH 治疗中的应用逐渐增多。目前常用的激光类型有钬激光（Ho：YAG）、绿激光（KTP：YAG 或 LBO：YAG）、铥激光（Tm：YAG）。

（3）其他治疗：包括经尿道微波热疗、电化学治疗、前列腺支架、经尿道前列腺气囊扩张等。适用于不能耐受手术的危重患者，从而达到治疗的目的。

➢考点：前列腺增生症的治疗。

第四节　急性尿潴留

尿液蓄积在膀胱内不能自行排出称为尿潴留。急性尿潴留（acute urinary retention，AUR）是指急性发生的膀胱胀满而无法排尿，常伴随由于明显尿意而引起的疼痛和焦虑，可严重影响患者的生活质量。尿潴留与无尿不同，后者是尿的生成障碍或因双侧上尿路梗阻，尿液不能排入膀胱，膀胱呈空虚状态。

【病因】

急性尿潴留的病因很多，可概括为机械性梗阻与动力性梗阻两类。

（一）机械性梗阻

机械性梗阻是最常见的原因，膀胱颈部和尿道的任何梗阻性病变，都可引起急性尿潴留。较常见的原因有前列腺增生、尿道损伤、尿道狭窄、膀胱或尿道结石、前列腺炎、尿道炎、尿道异物、膀胱颈部肿瘤、尿道肿瘤、输尿管膨出、处女膜闭锁、阴道积血、婴幼儿直肠内的粪块压迫，以及包茎、包皮粘连等。

（二）动力性梗阻

动力性梗阻是指膀胱、尿道无器质性病变，因排尿功能障碍而引起尿潴留。如中枢和周围神经系统损伤、炎症、肿瘤；麻醉、手术后，特别是蛛网膜下腔阻滞和肛管直肠手术后；低钾血症、高热、昏迷或药物对排尿功能的影响；使用各种松弛平滑肌的药物，如阿托品、普鲁卡因、山莨菪碱等；拟肾上腺素药能使括约肌收缩；抗高血压药、抗心律失常药、钙通道阻滞药、抗组胺药等均可引起急性尿潴留。少数患者可由精神突然受到刺激、不习惯卧床排尿而发生尿潴留。

➢考点：急性尿潴留的病因。

【临床表现】

急性尿潴留患者除有原发病的表现外，主要还有下腹胀痛、尿意急迫而排尿滴沥或不能排出，有的可出现假性尿失禁。小儿或有意识障碍者，可出现烦躁不安或牵拉阴茎动作。检查时耻骨上可见球状隆起，触之呈表面光滑、有弹性和压痛，叩诊为浊音的肿物。

【诊断】

根据病史及典型临床表现，尿潴留的诊断并不困难。B 超检查可以明确诊断。尿潴留应与无尿相鉴别，后者是指肾衰竭或上尿路完全梗阻，膀胱内空虚无尿。两者含义不同，不能混淆。

➢考点：急性尿潴留的诊断。

【治疗】

急性尿潴留的治疗原则是解除病因，恢复排尿。若病因不明或一时难以解除，则应先解除尿潴留。

➢考点：急性尿潴留的治疗。

（一）导尿膀胱减压

对急性尿潴留患者须立即处理，通过置管使膀胱减压。可以采取留置 Foley 导尿管、经皮耻骨上膀胱穿刺造瘘术。

1．导尿　是解除尿潴留的首选方法。对尿潴留短时间不能解除者，最好放置导尿管持续引流，1 周左右拔除。施行导尿术时应注意以下几点：

(1) 严格注意无菌操作，防止感染。

(2) 选用导尿管的粗细要适当，成人以 16 F 或 18 F 为宜，前列腺增生患者导尿有困难时采用弯头导尿管。导尿管置入后最好暂时保留，以避免反复导尿的痛苦和引起感染，如留置硅胶导尿管更为理想。三腔导尿管可用于膀胱持续冲洗以免膀胱内血块凝集。

(3) 要缓慢排放尿液，若潴留尿量超过 1000 ml，应分次放尿至排空膀胱，防止膀胱内压突然降低引起膀胱内出血。

(4) 神经源性膀胱引起的急性尿潴留，应采用无菌间歇导尿术，以减少长期留置导尿管引起感染，并有利于膀胱功能的恢复。

2．耻骨上膀胱穿刺　对导尿术失败或尿道梗阻性疾病患者，不宜行导尿术。若同时又无手术条件，经皮耻骨上膀胱穿刺抽出尿液，是减轻尿潴留患者痛苦的临时应急措施。嘱患者取平卧位，以耻骨上 1 ～ 2 横指正中线为穿刺部位。消毒皮肤并行局部麻醉后，用长针垂直刺入膀胱抽出尿液。可以暂时解除尿潴留，为进一步治疗赢得时间。

3．膀胱造瘘术　对经尿道导尿有禁忌或经尿道插管失败的患者，可行耻骨上膀胱造瘘术。常用的方法可分为开放式耻骨上膀胱造瘘术和经皮耻骨上膀胱穿刺造瘘术。

（二）病因治疗

除了急诊可解除的病因（如尿道结石或血块堵塞、包茎引起的尿道外口狭窄，包皮嵌顿等）外，其他病因导致的 AUR 可在尿液引流后，再针对不同的病因进行治疗。

对包皮嵌顿患者可行手法复位，对包茎患者可行包皮背侧切开术。对尿道外口狭窄闭锁患者，可行尿道外口切开术。对尿道结石造成急性尿潴留者，可直接行经尿道取石术或碎石术。对后尿道结石患者可行膀胱镜检查，将结石推回膀胱，留置导尿管后二期再处理结石。对膀胱内血块造成的急性尿潴留患者，可能需在膀胱镜下清理血块后再留置导尿管。

自测题

一、选择题

【A1 型题】

1．判断前列腺大小较准确的检查方法是
A．残余尿测定
B．B 超
C．膀胱造影
D．直肠指检
E．膀胱镜检查

2．前列腺增生，合并急性尿潴留，双肾积水，应首选的治疗是
A．α 受体阻断药治疗
B．导尿并留置导尿管
C．雌激素治疗
D．膀胱造瘘术
E．前列腺切除术

3．前列腺增生导致急性尿潴留时，最常用的方法是
A．口服利尿药
B．中药、针灸
C．导尿
D．耻骨上膀胱穿刺术
E．耻骨上膀胱造瘘术

4．老年男性急性尿潴留常见的病因是
A．前列腺增生
B．尿道结石
C．尿道外伤
D．膀胱异物
E．尿道肿瘤

5．急性尿潴留的病因中，属于机械性梗阻的是
A．蛛网膜下腔阻滞和肛管直肠术后
B．外伤性高位截瘫
C．使用药物阿托品、普鲁卡因后
D．腹泻或长期使用利尿药
E．尿道结石

6．急性尿潴留的病因中，属于非机械性梗阻的是
A．尿道结石
B．外伤性高位截瘫
C．尿道断裂
D．尿道肿瘤
E．前列腺增生

7．急性尿路梗阻早期，由于肾盂内压增高，肾内“安全阀”开放，可起到保护肾组织的作用。下列没有起到保护肾组织作用的是
A．肾盂淋巴反流
B．肾盂静脉反流
C．肾盂肾窦反流
D．膀胱输尿管反流
E．肾盂肾小管反流

【A3/A4 型题】

患者，男性，68 岁，饮酒后不能自行排尿 5 小时急诊住院。体检见耻骨上包块，有轻压痛。

7．该患者最可能的病因是
A．前列腺增生
B．尿道狭窄
C．膀胱肿瘤
D．尿道结石
E．神经源性膀胱

8．要确诊病因，最简便的影像学检查是
A．CT
B．MRI
C．B 超
D．KUB
E．膀胱造影检查

9．关于泌尿系统梗阻，下列错误的是

A．泌尿系统任何部位都可发生梗阻，梗阻持续加重，可导致肾功能损害

B．膀胱以下梗阻一般累及双侧肾，但对肾的影响较慢

C．膀胱以上梗阻者肾积水进展快，但一般仅一侧肾受影响

D．急性完全性梗阻可造成巨大肾积水

E．泌尿系统梗阻最危险的是细菌可以直接进入血液循环

二、名词解释

1．肾积水　2．巨大肾积水

三、问答题

1．简述前列腺增生的临床表现。

2．简述前列腺增生的治疗方法。

3．如何解除急性尿潴留？

（文兆峰）

第四十八章

男科学及男性不育

学习目标

通过本章内容的学习，学生应能够：

识记：

1．说出勃起功能障碍、早泄的定义。

2．列举男性不育症的病因。

理解：

1．解释男性不育症检查指标的临床意义。

2．分析精神性与器质性勃起功能障碍的鉴别。

运用：

1．评估勃起功能障碍、早泄患者，并提供治疗方案。

2．评估男性不育症患者的病情，并提供适合的治疗方案。

3．培养学生知道医学工作要与国家政策相适应。

第一节　男性性功能障碍

正常男性性功能包括性欲、性兴奋、阴茎勃起、性交、射精和性高潮等过程。这一过程是由正常的心理、神经系统、内分泌系统、血管系统及正常生殖系统参与完成的一个极为复杂的过程，主要受到大脑控制和支配。根据临床表现可分为：①性欲改变；②勃起功能障碍（erectile dysfunction，ED）；③射精障碍，包括早泄（premature ejaculation，PE）、不射精和逆行射精。勃起功能障碍和早泄是最常见的男性性功能障碍。

一、勃起功能障碍

勃起功能障碍是指阴茎持续（6 个月以上）或反复不能达到或维持足够的勃起以完成满意的性生活。ED 是成年男性常见病，40 ～ 70 岁男性半数以上患有勃起功能障碍。勃起功能障碍的病因复杂，通常是多因素作用的结果。一般与下列因素有关：①年龄增长；②精神心理因素；③躯体疾病，包括血管疾病、代谢性疾病、内分泌疾病、神经系统疾病、泌尿生殖系统疾病等；④药物性因素，主要包括抗高血压药、抗抑郁药、抗精神病药、抗雄激素类药、抗组胺药、毒品等；⑤不良生活方式，包括吸烟、酗酒及过度劳累等；⑥外伤、手术及其他医源性因素。

吸烟、嗜酒、缺乏运动、性生活不规律等生活方式，以及肥胖和许多慢性疾病都是勃起功能障碍的危险因素。

【诊断】

1．病史询问　询问患者勃起功能减退的起源、持续时间、进展情况、严重程度等，有无夜间、晨间勃起及自慰勃起等。注意性欲的改变、射精、性高潮、性交诱发的生殖器疼痛及配偶的性功能等情况。询问生活习惯，有无疾病、手术等情况。注意精神、心理、社会及家庭因素等。

勃起功能问卷：常用国际勃起功能问卷 -5（IIEF-5）作为诊断工具，由患者填写。问卷包括勃起信心、勃起硬度、维持勃起的能力及性交满意度等 5 项，共 25 分，≥ 22 分为正常，12 ～ 21 分为轻度勃起功能障碍，8 ～ 11 分为中度勃起功能障碍，1 ～ 7 分为重度勃起功能障碍。

2．体格检查　重点是第二性征、泌尿生殖系统（阴茎和睾丸）、局部神经感觉（提睾肌反射）、心血管（血压、心率）系统和神经系统。

（1）实验室检查：包括血、尿常规，血糖，血生化和血脂等。此外，下丘脑垂体性腺轴激素测定（LH、FSH、PRL、E_2、T），用于检测勃起功能障碍的内分泌原因。

（2）特殊检查：夜间阴茎勃起试验（nocturnal penile tumescence test，NPT）；阴茎血管功能检测（如海绵体注射试验、彩色多普勒超声、海绵体测压及造影和阴茎动脉造影等）；神经诱发电位检查（如阴茎感觉阈值测定、球海绵体反射潜伏时间测定、海绵体肌电图等）。这些检查可以用于鉴别精神性与器质性勃起功能障碍。

以往认为绝大多数勃起功能障碍是心理因素所致，随着科学技术的进展，器质性勃起功能障碍越来越被人们所重视。人类的性活动是涉及多方面因素的复杂生理活动，全面、系统地分析其病因是治疗成功的关键。

知识链接

阴茎勃起的生理机制

阴茎勃起受到下丘脑性中枢调控和外周调控。阴茎勃起的基础是阴茎动脉扩张和阴茎海绵体小梁舒张。当动脉和小梁内平滑肌收缩时，阴茎松弛状态，反之，则处于勃起状态。研究表明，性刺激过程中，阴茎海绵体内的神经元和血管内皮细胞内的一氧化氮（NO）释放，NO 激活鸟苷酸环化酶，导致环鸟苷酸（cGMP）水平提高。cGMP 可激活蛋白酶 G 使钙离子内流减少，海绵体内平滑肌松弛，血液流入海绵窦而引起勃起。阴茎勃起的发生分为启动、充盈及维持三个阶段。

阴茎勃起消退是随着射精过程出现交感神经兴奋，使螺旋动脉和海绵体平滑肌张力增高，动脉血流量减少。随着海绵体内压力下降，小梁对白膜下静脉的压力也降低，使静脉回流增加，阴茎疲软。

【治疗】

治疗原则：应明确勃起功能障碍的基础疾病、诱发因素、危险因素和潜在的病因，对患者进行全面检查，与患者充分交流后确定个体化的治疗方案。

1．基础治疗　包括生活方式的调整（如合理作息，增加运动和戒烟、限酒等），基础疾病（如糖尿病、心血管疾病和抑郁症等）的控制，心理疏导和性生活指导等。

2．药物治疗

（1）口服药物：口服药物 5 型磷酸二酯酶（PDE5）抑制剂是首选的治疗方法。在存在性刺激的前提下，西地那非、伐地那非、他达拉非等可以特异性地抑制阴茎海绵体内的 5 型磷酸二酯酶（PDE5），使平滑肌细胞内的 cGMP 维持高水平，从而达到和维持勃起，是治疗勃起功能障碍的一线药物。雄激素替代治疗对因性腺功能低下而导致的勃起功能障碍患者有效。中医中药治疗对提高性功能、改善勃起功能有一定作用。

（2）阴茎海绵体活性药物注射治疗：对口服药物治疗无效的患者可采用此法。常用前列地尔、罂粟碱等。

（3）经尿道给予血管活性药物：将血管活性药物前列腺素 E_1（含有效成分 1 mg）于性交前 5 ~ 10 min 灌入尿道。药物经尿道上皮进入尿道海绵体，经过与阴茎海绵体间的静脉交通支进入后者，从而发挥作用。

3．真空勃起装置治疗　真空勃起装置通过负压将血液吸入阴茎海绵体，待阴茎胀大后，在阴茎根部套入缩窄环维持勃起。除阴茎严重畸形者外，对几乎所有患者都可以使用此装置。此治疗方法影响性生活质量，妨碍射精，阴茎可出现发绀、青肿，使用时间不宜超过 30 min。

4．手术治疗

（1）阴茎假体植入术（penile prosthesis implantation）：其他方法治疗失败时，如患者要求，可行假体植入手术，即将假体植入阴茎海绵体内。目前应用的假体有非膨胀性和可膨胀性假体两种。假体植入术后，通常患者及其配偶满意度较高。手术并发症主要有感染和机械故障等。

（2）血管重建手术：对血管外伤后 ED 患者效果较好，包括动脉旁路术、旁路移植术和静脉结扎术，远期疗效差，目前很少应用。如患者年轻且无血管疾病，血管病变部位明确且局限（如外伤或其他引起动脉狭窄或栓塞），病史短，则可考虑手术治疗。

5．基因治疗　近年来基因治疗开始起步，并被寄予厚望，但还存在很多技术困难。

【预防】

改善生活习惯，控制危险因素。相关术后早期采取防控措施可以在一定程度上预防 ED。

二、射精障碍

射精障碍（defective ejaculation）包括早泄、射精迟缓、不射精、逆向射精和射精痛，其中最常见的是早泄（premature ejaculation，PE）。早泄是一种男性性功能障碍，其特点为总是或几乎总是在阴茎进入阴道之前或进入阴道后约 1 min 内射精，不能在阴茎全部或几乎全部进入阴道后延迟射精，患者常伴随消极的个人表现，如苦恼、忧虑、挫折感和（或）避免性活动等。早泄可分为原发性或继发性两种。原发性早泄以首次性生活时发病为特征，且这一状态可持续存在，射精过快（阴茎进入阴道前或进入阴道后 1 ~ 2 min 内）；继发性早泄则以渐进性或突然发病为特征，发病前可正常射精，没有原发性早泄那样严重。阴茎在阴道内停留的时间无严格的标准，个体差异很大。初始性交时，过度兴奋及紧张均可导致射精过快。早泄的局部因素主要有包皮过长导致龟头高度敏感，以及前列腺、精囊及后尿道炎症刺激等。其他病因有中枢神经功能紊乱、甲状腺功能异常等。目前几乎所有治疗早泄的内科药物都属于非适应证治疗，只有选择性 5- 羟色胺再摄取抑制药长期治疗和局部麻醉药物按需治疗两种方案能有效治疗早泄。早泄的治疗首先是消除心理障碍和行为疗法（停 - 动技术）。药物治疗包括 5- 羟色胺再摄取抑制药、对龟头过度敏感者使用局部麻醉药，以及治疗前列腺炎等。达帕西汀是一种快速、有效的选择性 5- 羟色胺再摄取抑制药，可按需口服治疗 PE。手术治疗包括切除过长的包皮、阴茎背神经切断术等。

第二节 男性不育

案例 48-1

患者，男性，30 岁，因结婚后 3 年未生育来就诊。患者结婚 3 年未生育，性生活正常，每周 2 ~ 4 次，每次时间约 10 min。妻子妇科检查未发现不孕因素。体格检查：左侧睾丸体积较右侧稍小，站立位左侧精索增粗，可触及迂曲、增粗的静脉，平卧后好转。精液分析示精子存活率和精子活力均下降，抗精子抗体检测结果为阴性，性激素系列检测结果正常。超声检查提示左侧精索静脉曲张，左侧睾丸体积稍小。

问题与思考：

1．该患者的诊断是什么？诊断依据是什么？

2．应如何治疗？

世界卫生组织（WHO）规定，夫妇未采用任何避孕措施同居生活 1 年以上，由于男方因素造成女方不孕者，称为男性不育。男性不育不是一种独立疾病，而是由某一种或很多疾病和（或）因素造成的结果。据 WHO 调查，15%育龄夫妇存在不育问题，男女双方原因各占 50%。

【病因】

通常根据影响生殖的环节不同，将男性不育的病因分为睾丸前、睾丸性和睾丸后三类因素，但仍有 60%～ 75% 的患者找不到病因（特发性不育）。

（一）睾丸前因素

通常为内分泌病因。

1．丘脑疾病 卡尔曼综合征、选择性黄体生成素缺乏症、选择性卵泡刺激素缺乏症和先天性低促性腺激素综合征等。

2．垂体疾病 垂体功能不足、高泌乳素血症等。

3．内源性或外源性激素异常 雌激素或雄激素过多，糖皮质激素过多，甲状腺功能亢进症或减退症等。

（二）睾丸性因素

1．先天性异常 染色体或基因异常（克氏综合征、XX 男性综合征和 XYY 综合征等），隐睾，雄激素功能障碍等。

2．生殖腺毒素 常见有射线、药物、食物、生活和工作环境因素等。

3．全身性疾病 常见引起不育的系统性疾病包括肾衰竭、肝硬化与肝功能不全等。

4．感染（睾丸炎） 青春期后的流行性腮腺炎合并睾丸炎，常为单侧。若为双侧发病，则睾丸萎缩是最常见的严重后果。

5．睾丸创伤和手术 睾丸创伤以及睾丸血管、输精管的医源性损伤也会导致男性不育。

6．血管性因素 精索静脉曲张在不育症患者中的发病率可达 40%，是男性不育的常见病因。

7．睾丸扭转 可引起睾丸缺血性损伤，一侧扭转还可以引起对侧睾丸发生组织学变化。

8．免疫性因素 自身抗精子抗体呈阳性可导致男性不育。

（三）睾丸后因素

1．输精管道梗阻 包括先天性梗阻（囊性纤维化、杨氏综合征等），获得性梗阻（感染、输精管结扎等），功能性梗阻等。

2．精子功能或运动障碍　如纤毛不动综合征、精子成熟障碍。

3．感染　可导致输精管梗阻、抗精子抗体阳性和精浆异常。

4．性交或射精功能障碍　性欲减退、勃起功能障碍和射精障碍是男性不育的常见原因。

（四）特发性不育

特发性不育是指对男性不育找不到明确病因者，其影响生殖的环节可能涉及睾丸前、睾丸、睾丸后因素的一个或多个环节。目前认为主要与遗传或环境因素等相关。

【诊断】

（一）诊断原则

对夫妇双方均应检查，先简单后复杂，先易后难。由于辅助生育技术的发展，检查有简化的趋势。

（二）病史

详细询问婚育史、性生活史、生育能力检测及治疗史。另外，还要了解家族史、遗传疾病史、过敏史、手术外伤史和配偶病史。

（三）体格检查

1．全身检查　注意发育及营养状况，患者身长及比例，第二性征（喉结、毛发分布、乳房发育）等。

2．生殖系统检查　检查睾丸的位置、数目、大小和质地，附睾的大小和质地，输精管的粗细、质地，精索静脉有无曲张及程度，以及尿道和前列腺等。

检查时，应注意保护患者隐私。

（四）辅助检查

1．常规项目

（1）精液分析：精液分析：包括分析精子和精浆特征与参数，结果会受许多因素干扰，只能提供判断男性生育力的可能性。仅通过一份精液标本的评估无法确定一位男性精液质量的特征。进行 2 ～ 3 次精液分析有助于获取基线数据正常参考值为精液量 $\geqslant$ 2 ml；精液 pH $\geqslant$ 7.2；精子密度 $\geqslant 20\times10^6$/ml，总数 $\geqslant$ 每份精液 40×10^6 个；活力（a 级 + b 级）精子 $\geqslant$ 50%；形态 $\geqslant$ 30% 为正常形态（卵圆形）；存活率 $\geqslant$ 50% 精子存活；白细胞计数 $< 1\times10^6$/ml。异常精液包括少精子症（精子总数低于参考下限）；弱精子症（a 级 ± b 级精子低于参考下限）；畸形精子症（形态正常精子少于参考下限）；无精子症（精液中无精子），注意与不射精和逆向射精鉴别。

（2）生殖系统超声：阴囊超声、经直肠超声。

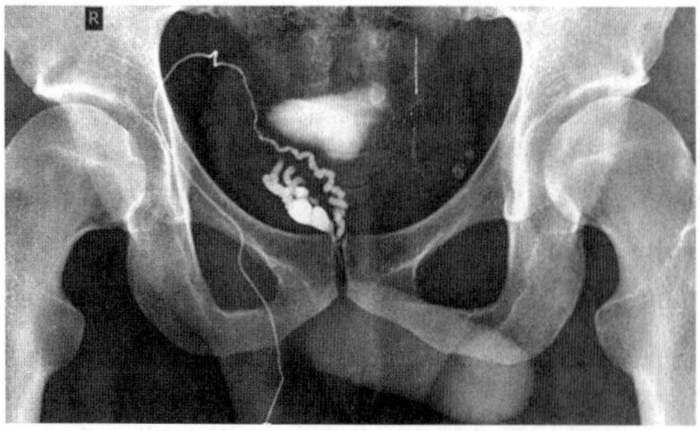

图 48-1　输精管造影

2．推荐项目　①抗精子抗体检测；②性激素检测；③外周血染色体核型等遗传学检测；④支原体和衣原体检测；⑤射精后尿液离心检测；⑥精子 - 宫颈黏液体内 / 体外试验；⑦精子处理技术；⑧诊断性睾丸 / 附睾取精术；⑨其他：性腺轴激素内分泌功能检测以及血常规、肝功能、肾功能、血糖、血脂测定等有助于发现影响生育的全身性疾病。

3．可选择的项目　阴囊红外线温度测定法、输精管造影（图 48-1）和活性氧检测。

【治疗】

（一）一般治疗

夫妇双方均应接受治疗。

加强宣传教育，预防性传播疾病，治疗生殖道感染，治疗睾丸下降不全，去除环境不良影响，停用有毒药物。

（二）内科治疗

内科治疗包括预防性治疗和药物治疗，后者分为特异性治疗、半特异性治疗和非特异性治疗。

1．预防性治疗

（1）感染性不育的预防：避免婚外性接触，夫妇双方治疗衣原体和支原体感染。

（2）化疗前进行精子冷冻：对于必须接受化疗，同时又希望生育的肿瘤患者，可在化疗前进行精子冷冻，预防因化疗造成生精功能低下而导致的不育。

2．药物治疗

（1）非特异性治疗：抗雌激素类药物常用于治疗特发性精子减少症，雄激素可用于治疗特发性不育。其他包括使用胰激肽释放酶、重组人生长激素、微量元素和左旋肉碱（左卡尼汀）等。

（2）半特异性治疗：包括男性附属性腺感染的治疗和抗精子抗体的治疗。

（3）特异性治疗：对促性腺激素低下的性腺功能减退症患者，可使用 HCG 和人类绝经期促性腺激素治疗；对高泌乳素血症排除垂体瘤的患者，可使用溴隐亭治疗；对甲状腺功能减退症患者可补充甲状腺素；对先天性肾上腺皮质增生患者可采用糖皮质激素治疗。

（三）外科治疗

1．精索静脉曲张　可行开放式或腹腔镜下精索静脉结扎术。

2．梗阻性无精症　常用输精管 - 输精管吻合术和附睾 - 输精管吻合术，对睾丸内梗阻患者可行睾丸取精术，对射精管口梗阻患者可行精囊镜探查术。

3．生殖器畸形和发育异常　对隐睾、尿道狭窄和尿道下裂等患者，可行相应手术治疗。

4．器质性性功能障碍　对骨盆骨折、静脉瘘等患者，可行相应手术治疗。

（四）传统医学治疗

中医中药对男性不育有悠久的治疗历史和一定的治疗效果，一般选择补肾、温阳、滋阴、益气、活血、疏肝、化痰、清利等方法进行治疗。除中药治疗外，还有针灸、推拿等方法可供选择。

（五）辅助生殖技术

辅助生殖技术（assisted reproductive technology，ART）是指运用各种医疗措施，使不孕不育夫妇受孕的方法的统称，包括人工授精、体外受精胚胎移植术。

1．人工授精　是指男方通过体外排精，待精子液化后加入培养液，采用上游法或密度梯度离心法处理后注入女方的体内，使精子和卵子结合而促使妊娠的一种治疗措施。

（1）根据精子来源不同分为：夫精人工授精和供精人工授精。

（2）根据精液注入女方体内的部位不同分为：宫颈周围 / 宫颈管内人工授精和宫腔内人工授精。

2．体外受精胚胎移植术（in vitro fertilization and embryo transfer，IVF-ET）是一种避开输卵管的受孕方法，通过阴道 B 超将女方卵子取出并放置在培养皿中，4 ～ 6 小时后将洗涤优化的精子加入其中，使卵子受精，形成受精卵。受精卵发育成囊胚需 72 小时，然后将其移植入女方的子宫腔内，等待着床受孕。

3．体外受精胚胎移植术衍生的辅助生殖技术：

（1）卵细胞质内单精子注射（intra cytoplasmic sperm injection，ICSI）：是指将一个精子通过透明带及卵细胞膜注入形态正常并成熟的卵母细胞胞质内。

（2）植入前遗传学诊断：是指从体外受精的胚胎取部分细胞进行基因检测，排除致病基因的胚胎后才进行移植，可以防止遗传病的发生。

自测题

一、选择题

1．在男性不育患者中，下列预后较差的因素是
  A．精索静脉曲张
  B．睾丸下降不全
  C．慢性生殖道感染
  D．性功能障碍
  E．内分泌障碍

2．勃起功能障碍（ED）是指
  A．持续（至少 6 个月）无法达到和维持充分勃起以完成满意的性生活
  B．偶尔无法达到和维持充分勃起以完成满意的性生活
  C．完全不能勃起
  D．勃起时间短
  E．勃起硬度差

3．如果精液分析显示无精子，其合理的深入检查是
  A．阴囊 B 超
  B．睾丸活检，输精管造影
  C．血 LH 检查
  D．染色体分析
  E．反复进行精液分析

4．关于精液常规检查，下列不正常的是
  A．精液量为 5 ml
  B．pH 7.4
  C．在室温放置 30 分钟，可完全液化
  D．活动数小于 50%
  E．异常精子约 10%

5．WHO 对不孕不育症的定义为一对有正常性生活的配偶，未经避孕在多长时间后仍未怀孕者
  A．6 个月
  B．2 年
  C．3 年
  D．1 年
  E．5 年

二、名词解释

1．男性不育　2．勃起功能障碍

三、问答题

勃起功能障碍的治疗方法有哪些？

（文兆峰）

第四十九章

运动系统检查法

学习目标

通过本章内容的学习，学生应能够：

识记：

1. 说出运动系统理学检查的基本内容。
2. 熟记肩、肘、碗、手、脊柱、骨盆、髋、膝、踝关节的正常活动范围。

理解：

1. 解释运动系统检查原则。
2. 列举肩、肘、腕、髋、膝、踝关节及颈椎、腰椎、骨盆的特殊检查的阳性体征及其临床意义。

运用：

根据骨科疾病患者的主诉，选择适当的检查方法，做到不误诊、不漏诊。

运动系统检查法包括理学检查、影像学检查（X 线透视及摄片、造影、CT、磁共振成像、放射性核素核素扫描）、超声检查、肌电图检查、关节穿刺和关节镜检查等。理学检查是运动系统检查中最基本、最重要的检查方法，包括视诊、触诊、动诊、量诊和特殊检查，有时辅以叩诊和听诊。通过检查发现客观体征，可以诊断患者有无运动系统及相关神经、血管及内脏的病变，及其部位与性质。

第一节　概　述

【检查原则】

（一）循序检查

运动系统的理学检查顺序为视诊、触诊、动诊、量诊和特殊检查。

（二）充分暴露

检查时，室内室温适宜，光线充足。检查部位应暴露充分，以免因衣服的遮盖而遗漏重要体征。

（三）注意对比

四肢和躯干两侧对称，有利于对比。特别是上、下肢疾病，关于肢体的长短、肌肉萎缩、关节活动范围等，在两侧对比之下很容易显示出来；如两侧肢体同时患病，则须与检查者或其他正常人对比。

（四）系统全面

在进行局部检查时，应考虑到局部和全身的关系。应根据病史，一方面仔细检查局部组织，另一方面也要考虑到相关的远隔部位病变。如膝部疼痛，有时可因腰部或髋部疾病所引起。

（五）动作轻柔

对于急性损伤、急性感染和恶性肿瘤患者的检查，应力求简单、准确，切忌粗暴，以免加重病情，增加患者痛苦。

（六）动静结合

对有些体征可嘱患者取立位、坐位、卧位等不同姿势进行检查，必要时还可嘱患者行走，做体操或间隔一段时间重复检查。

（七）综合分析

结合解剖生理、病史、症状、体征和各项辅助检查进行综合分析，损伤和疾病都有其发生发展过程，同一疾病不同阶段的表现和意义也各不相同，因此，一定要将多因素结合起来进行综合分析和诊断。

【检查内容】

1．视诊　观察全身营养发育和局部情况；观察皮肤有无色泽、纹理异常，有无瘢痕、溃疡及窦道；观察肢体有无成角、缩短或旋转畸形，并注意步态及其他活动状态。

2．触诊　检查肿物应明确其大小、形状、深度、性质、活动度、温度，以及有无波动和区域淋巴结的情况；检查骨骼标志有无改变；检查软组织或骨关节有无肿胀、有无压痛及部位、有无放射痛；检查肢体和躯干某处的温度及感觉有无异常等。

3．动诊　检查骨骼肌在主动和被动运动时的表现。观察运动姿势、范围以及活动与疼痛的关系，其中包括保护性姿势、步态和关节功能检查等。许多骨科特殊试验（如搭肩试验、直腿抬高试验、“4”字试验等）均属于此类检查。

4．量诊　包括肢体的长度和周径，关节的活动角度，肌力和感觉障碍区的测量。

（1）肢体长度测量：将肢体放在对称位置上，利用软尺通过骨性标志进行测量。上肢长度：自肩峰至桡骨茎突（或中指指尖）；下肢长度：自髂前上棘至内踝下缘。

（2）周径测量：两侧肢体取相对应的同一水平面，用软尺测量，测量肿胀部位时，取最肿胀部位。

（3）角度测量：以肢体的中立位为 0° 计算，按该肢体屈伸、内收、外展、内旋、外旋各运动平面的两个相反方向，记录其活动角度。一般将 0° 写在这两个角度的中间。如膝关节活动范围记录为：0°（伸）120°（屈）。

（4）肌力测量：检查随意肌的方法是嘱患者抗阻力地收缩被检查的肌肉或肌组，测量其抗阻力的能力。然后按肌力评定标准记录其肌力大小（表 49-1）。

（5）感觉障碍区测定：一般采用棉花絮触摸测触觉，用针刺测痛觉，用分别盛冷水和热水的试管测温度觉，并分别以“— — — —”“VVVV”和“～～～～”记录其感觉障碍区，标记在人体素描图上。

表 49-1　肌力的分级

分级	相应表现
0 级	肌肉完全无收缩，肌腱张力无变化
1 级	可扪到并看出肌肉收缩及肌腱张力增加，但不能使关节产生运动
2 级	排除肢体重力，肌肉收缩可使关节主动活动，且活动可达正常范围
3 级	抗地心引力，关节可自主活动至正常范围
4 级	抗地心引力及检查者所加给的一定阻力，关节可活动至正常范围
5 级	肌力正常

知识链接

等速肌力测定

等速肌力测定是在肢体被动地进行等速运动时，通过测定反映肌肉负荷的系列参数，来评定肌肉的功能状态。该法既客观、准确，又简便、易行，且安全、可靠。人体本身无法产生等速运动，须将肢体固定于仪器的杠杆，当其自主运动时，仪器的限速装置则会根据肢体力量的大小，随时调节杠杆对肢体的阻力，以保持肢体的运动速度维持在一个恒定范围。因此，肢体力量越大，杠杆的阻力就越大，则肌肉的负荷越强；反之亦然。此时，如测定反映肌肉负荷的系列参数，则可评定肌肉的功能状态。等速肌力测试的特点为：能在全关节活动范围内进行；肌肉收缩力在关节运动的各个角度均可达到最大值；运动过程中阻力随肌力大小改变，可以调节；运动速度可控制等。因此，等速肌力测定具有其他任何肌力检查法无法比拟的优势。

第二节　各部位检查法

一、肩部检查法

1．视诊　观察肩部皮肤有无红肿、瘀斑、窦道、肌肉萎缩，有无方肩畸形和翼状肩胛等。

2．触诊　肩部压痛点多位于肩峰下、大结节、喙突、肩胛骨内侧缘等处。由喙突、肩峰和肱骨大结节三个骨性突起组成的骨性三角形称为肩三角。检查时应两侧对比，肩三角改变多见于肩关节脱位。

3．动诊和量诊　测量肩关节的活动，检查者须站在患者背后，用两手指将肩胛下角固定后，再做肩的主动和被动活动（图 49-1）。肩关节的运动包括内收、外展、前屈、后伸、内旋和外旋。肩的中立位（0°）是上肢自然下垂、肘窝向前。肩关节活动范围：外展 80° ~ 90°，内收 20° ~ 40°，前屈 70° ~ 90°，后伸 40°，内旋 45° ~ 70°，外旋 45° ~ 60°，上举（肩关节外展超过 90° 时称上举）160° ~ 180°。肩关节脱位后，肩峰至肱骨外上髁之间的距离较健侧长。

4．肩关节特殊检查

（1）Dugas 征：正常人将手搭在对侧肩上，肘部能贴近胸壁。肩关节前脱位时肘部内收受限，伤侧的手搭在对侧肩上，肘部不能贴近胸壁，或肘部贴近胸壁时，手不能搭到对侧肩上，此为 Dugas 征阳性。

（2）疼痛弧试验：冈上肌腱有病损时，在肩关节外展 60° ~ 120° 范围内有疼痛，此范围以外无疼痛。因为在此范围内，冈上肌腱与肩峰摩擦、撞击，常用于冈上肌腱炎的检查。

二、肘关节和上臂检查法

1．视诊　肘关节伸直，前臂完全旋前时，上臂与前臂纵轴成一直线；前臂完全旋后时，上臂与前臂之间有一个 10° ~ 15° 的外翻角，称为携带角。肘部骨折或疾病，可使此角度减小或增大，称肘内翻或肘外翻。

2．触诊　在三角肌下方，肱二头肌和肱三头肌之间可触及肱骨干。肱骨内上髁、外上髁和尺骨鹰嘴这三个骨性标志，正常肘关节伸直时在一条直线上，屈肘至 90° 时，三者可形成一等腰三角形，以内、外上髁连线为底边，称为肘后三角。在肘关节脱位、内上髁或外上髁骨折

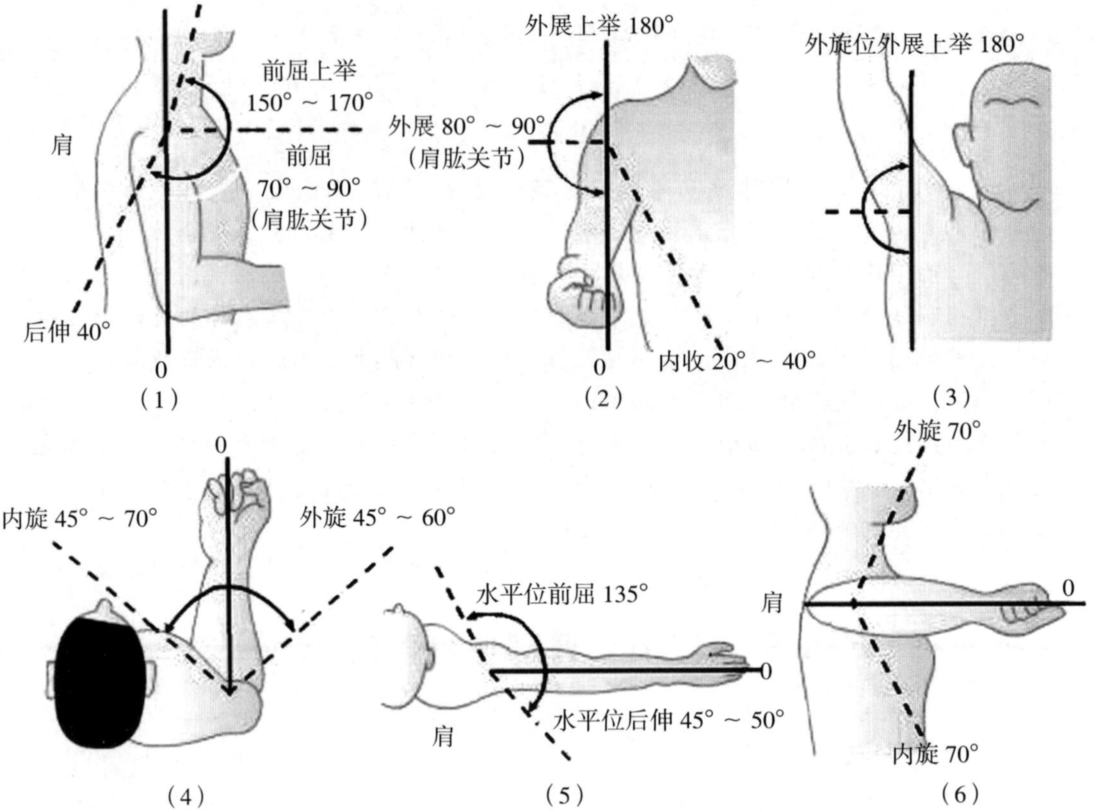

图 49-1　肩关节活动范围示意图

时，此三角变成不等腰三角形。

3．动诊和量诊　肘关节完全伸直为中立位（0°），活动范围为屈曲 135° ~ 150°，伸 0°，可有 5° ~ 10° 过伸，无内收、外展动作（图 49-2A）。

4．肘关节特殊检查　伸肌腱牵拉试验（Mills 征）：患者肘部伸直，前臂呈旋前位，将腕部屈曲时引起肱骨外上髁处疼痛为阳性，常见于肱骨外上髁炎，又称网球肘。

三、前臂检查法

尺骨全长和桡骨下 2/3 均可触及。检查前臂旋转活动时，两上臂要紧贴两侧胸壁，屈肘 90°，两手各握一根筷子，拇侧向上为中立位（0°），从前方观察旋转角度，两侧对比。正常活动范围为旋前 80° ~ 90°，旋后 80 ~ 90°（图 49-2B）。

四、腕关节检查法

1．视诊　腕背半球形肿物常为腱鞘囊肿。腕部拇长伸肌和拇长展肌与拇短伸肌之间，构成一个三角形凹陷，称为鼻烟窝。其深部为腕舟骨，腕舟骨骨折时该窝肿胀并压痛。月骨脱位后，腕背侧或掌侧肿胀，握拳时，第三掌骨头向近端回缩。桡骨远端骨折常造成“餐叉”样或“枪刺”状畸形。

2．触诊　桡骨茎突低于尺骨茎突约 1 cm，桡骨远端发生骨折时这一关系则发生改变。

3．动诊和量诊　腕关节呈中立位（0°），使第三掌骨与前臂纵轴成一直线，无背伸或掌屈。活动范围：背屈 35° ~ 60°，掌屈 50° ~ 60°，桡侧偏 25° ~ 30°，尺侧偏 30° ~ 40°（图 49-3）。

4．特殊检查

（1）握拳尺偏试验（Finkelsein test）：患者拇指握于掌心，使腕关节被动尺偏，桡骨茎突

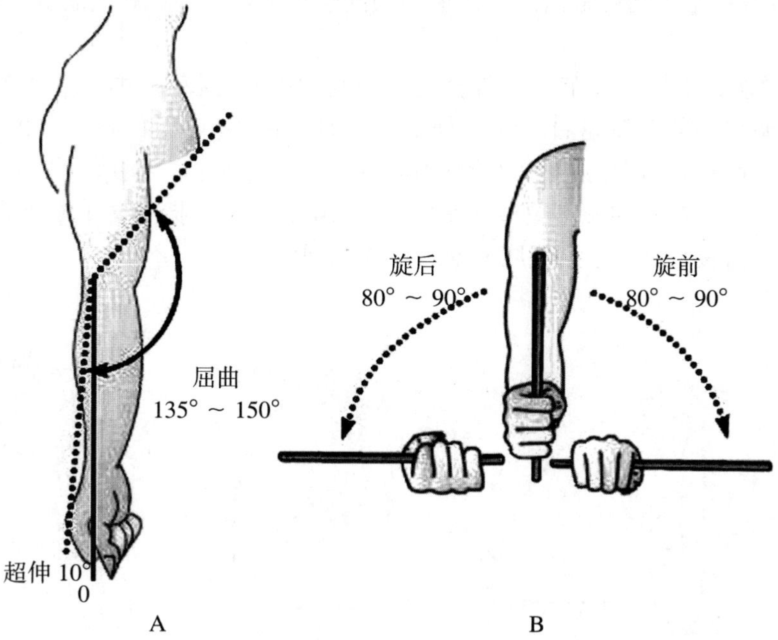

图 49-2　肘关节的活动范围

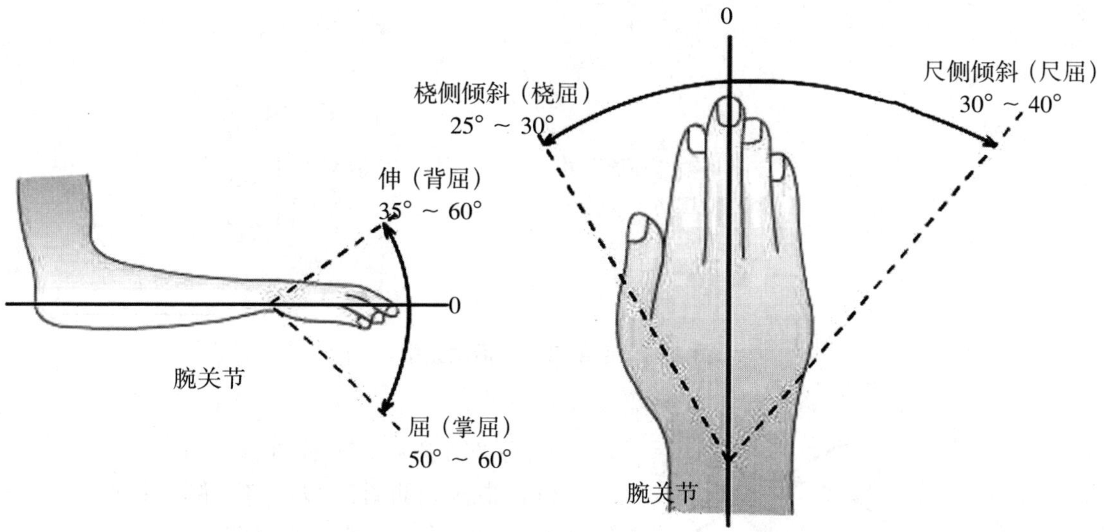

图 49-3　腕关节活动范围

处疼痛为阳性。此试验是桡骨茎突狭窄性腱鞘炎的典型体征。

（2）腕三角软骨挤压试验（crushing test of wrist triangular cartilage）：又称腕关节尺侧挤压试验。腕关节呈中立位，使之被动尺偏并挤压，下尺桡关节疼痛为阳性，多见于腕关节三角软骨损伤。

五、手部检查法

1．视诊　手部畸形很多。先天畸形有并指、多指、缺指和巨指等。平手或猿手畸形见于正中神经损伤。爪状手见于尺神经损伤和手内在肌麻痹、瘢痕挛缩及前臂缺血性肌挛缩。垂腕畸形见于桡神经损伤。鹅颈畸形常见于类风湿性关节炎、脑瘫所致的手内在肌挛缩。梭形指见于骨结核、内生软骨瘤或损伤。

2．触诊 掌骨和指骨均可触清。手部瘢痕须配合动诊，并注意观察肌腱、神经有无粘连，有无神经瘤。

3．动诊和量诊 手指各关节完全伸直为中立位（0°）。活动范围：掌指关节屈曲 60° ~ 90°，过伸 30°，近侧指间关节屈曲 120°，伸 0°，远侧之间关节屈曲 60° ~ 90°（图 49-4）。以中指为中线，各指伸直时向中指靠拢的动作为内收，反之为外展。中指本身的动作称为尺偏或桡偏。手在休息位时，拇指的腕掌关节向掌侧旋转 90°。因此，拇指向手掌垂直方向合拢的动作为内收，拇指的指腹与其他手指指腹的对合动作为对掌。

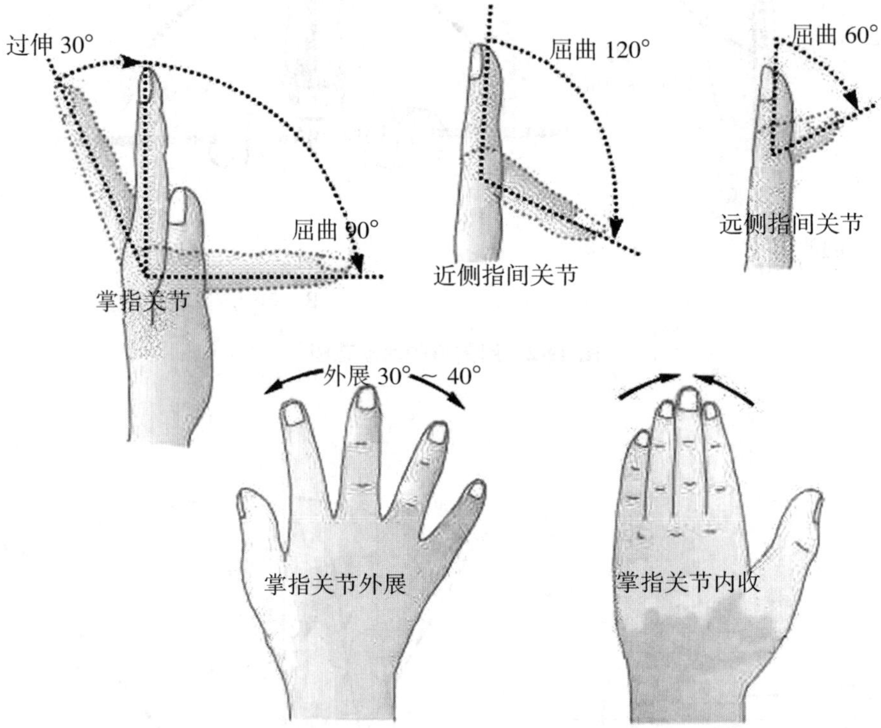

图 49-4 手部各关节活动范围

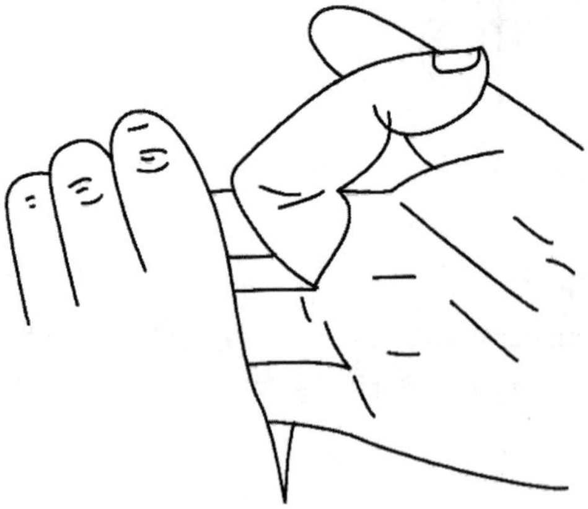

图 49-5 指浅屈肌腱检查法

4．手部肌腱损伤的检查：

（1）指浅屈肌腱断裂：将两侧邻指固定于伸直位，近侧指间关节不能屈曲（图 49-5）。

（2）指深屈肌腱断裂：将近侧指间关节固定于伸直位，末节不能屈曲（图 49-6）。

（3）伸指肌腱手背部断裂：掌指关节不能伸直；近侧指间关节背面的中央腱断裂：近侧指间关节屈曲，远侧指间关节伸直或过伸呈“纽扣”畸形；近侧指骨部断裂：近侧指间关节不能伸直；远端伸肌腱断裂或撕脱骨折：呈锤状指畸形（图 49-7）。

六、脊柱检查法

（一）站立位检查法

1．视诊 从侧面观察脊柱的四个生理弯曲有无改变，有无后突及成角畸形，从后面观察有无脊柱侧弯。并注意椎旁肌有无痉挛及萎缩，腰部是否饱满。

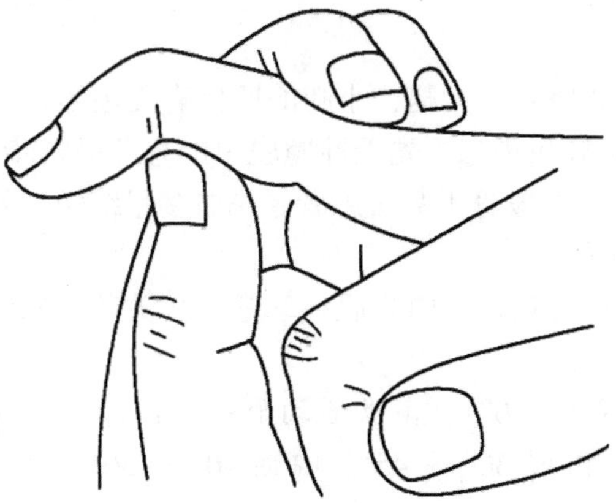

图 49-6　指深屈肌腱检查法

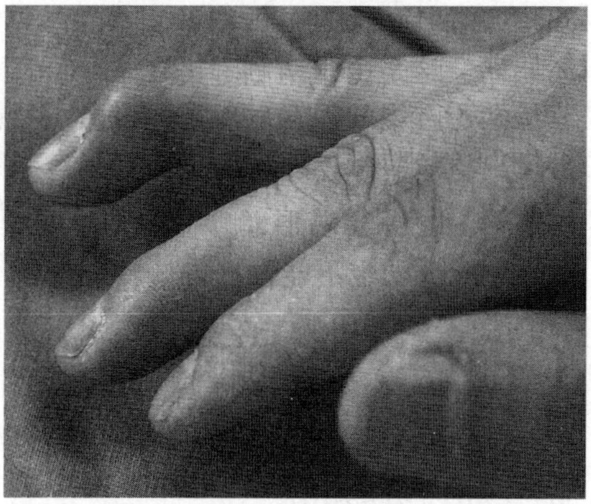

图 49-7　锤状指畸形

2．触诊　用示指、中指沿棘突由上而下划过，可发现脊柱有无侧凸，并可触及轻微的后突畸形和压痛点。定位：可头前屈，颈部最突出的一个棘突为第 7 颈椎；若有两个明显的突起，则下位者是第 7 颈椎；若有三个明显突起，中间者为第 7 颈椎。两肩胛下角连线，通过第 7 胸椎棘突。两髂棘最高点的连线，通过第 4 腰椎棘突。

3．动诊和量诊　脊柱呈中立位（0°）时直立、头向前看。颈椎的活动范围是前屈后伸均为 35°，左右侧屈为 30°。腰段的活动范围是前屈 45°，后伸 20°，左右侧屈为 30°，左右旋转 45°。腰椎屈伸时常伴有髋关节的活动，故检查时应固定骨盆。

（二）卧位检查法

仰卧位，触诊两侧髂腰肌是否饱满，腹股沟及股三角有无流注脓肿。俯卧位，椎旁肌肉松弛，可做深部的详细检查。

（三）特殊检查

1．拾物试验（pick-up test）　嘱患儿拾起地上玩具，若不能弯腰拾起，而是屈髋、屈膝、直背，小心翼翼，一手撑在膝上，蹲下去捡，则为阳性，见于脊柱病变，两侧骶棘肌痉挛者。

2．骶髂关节扭转试验（Gaenslen 征）　嘱患者取仰卧位屈髋屈膝，双手抱住健侧膝部，患侧大腿垂于床缘之外，检查者一手按住健侧膝，另一手按压患侧膝，使大腿后伸，骶髂关节因扭转而疼痛者为阳性（图 49-8）。

3．直腿抬高试验和加强试验　嘱患者取平卧位，保持膝关节伸直，检查者一手抬起患者踝部，屈髋至 60° 以内，引起腰痛和腿部放射痛者为阳性。然后缓慢伸髋，待放射痛消失，再用另一手将其踝关节背屈，疼痛再度出现或加剧者为加强试验阳性（图 49-9）。

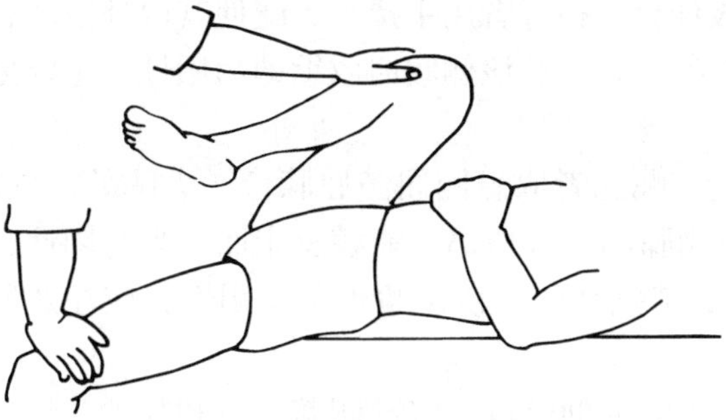

图 49-8　骶髂关节扭转试验

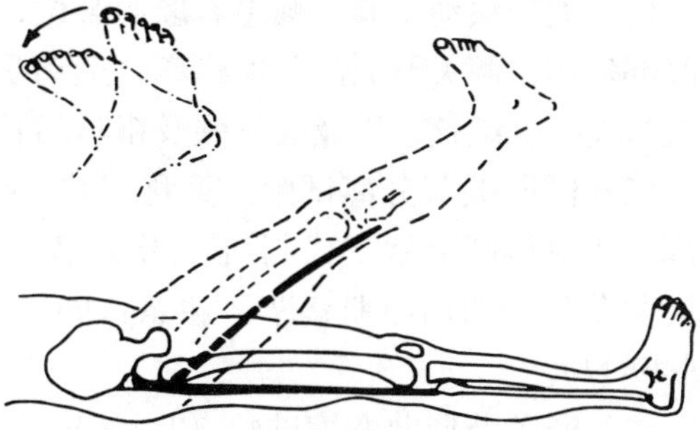

图 49-9　直腿抬高试验和加强试验

七、髋关节检查法

1．视诊　观察髋部前后有无肿胀、畸形，并注意臀部、大腿、小腿的肌肉有无萎缩，肢体长度有无改变，对于能行走的患者须观察其站立姿势和步态。先天性髋脱位的患儿呈鸭步；髋关节的慢性感染患者，常呈屈髋、内收畸形；股骨颈或股骨干骨折患者，伤肢多呈缩短、外旋畸形；髋关节后脱位患者，呈屈髋、内收、内旋畸形。

2．触诊　检查有无压痛点和包块。注意内收肌有无痉挛，内收肌痉挛常是髋关节疾病的早期体征之一。

3．动诊和量诊　髋关节伸直，髌骨向上呈中立位（0°）。正常活动范围为：伸 0°，屈曲 130° ~ 140°，过伸 10° ~ 15°，内收 20° ~ 30°，外展 30° ~ 45°，内旋 40° ~ 50°，外旋 30° ~ 40°（图 49-10）。

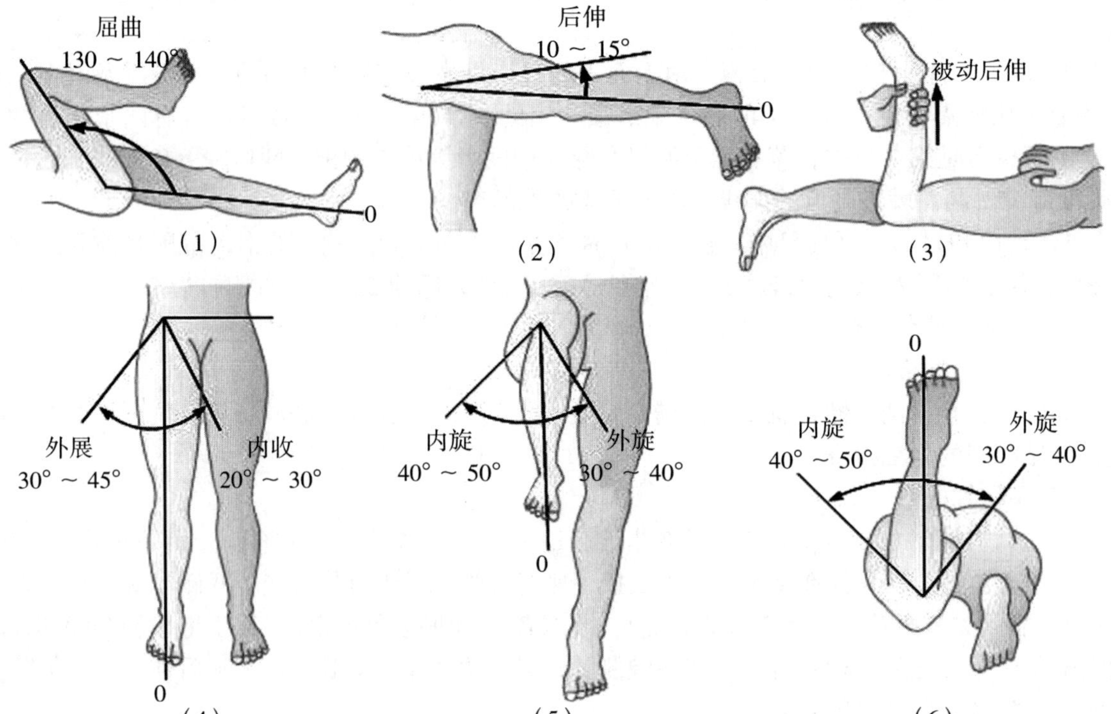

图 49-10　髋关节活动范围

4．特殊检查

（1）大腿滚动试验：嘱患者取仰卧位，下肢伸直，检查者用手搓动大腿使其内外滚动。若有髋部疾病，髋关节周围肌肉痉挛，运动受限、疼痛，并有该侧腹肌收缩即为阳性。主要见于髋关节炎症、结核，以及股骨颈及粗隆间骨折。

（2）骶髂关节分离试验：又称“4”字试验。嘱患者取患侧屈髋屈膝位，大腿外展外旋，踝部置于对侧膝上呈“4”字形，检查者下压患侧膝部，若膝部不能触及床面，则为阳性，提示髋关节病变或内收肌痉挛。注意：同侧骶髂关节病变时，该试验也可呈阳性，应注意鉴别（图 49-11）。

（3）髋关节屈曲挛缩试验（Thomas sign）：患者取仰卧位，将健侧髋关节和膝关节尽量屈曲，大腿贴近腹壁，使腰部接触床面，以消除腰前凸增加的代偿作用。然后嘱其伸直患侧下肢，若患肢随之起翘起而不能伸直平放于床面，即为阳性，提示该髋关节有屈曲挛缩畸形，应同时记录其屈曲畸形角度（图 49-12）。

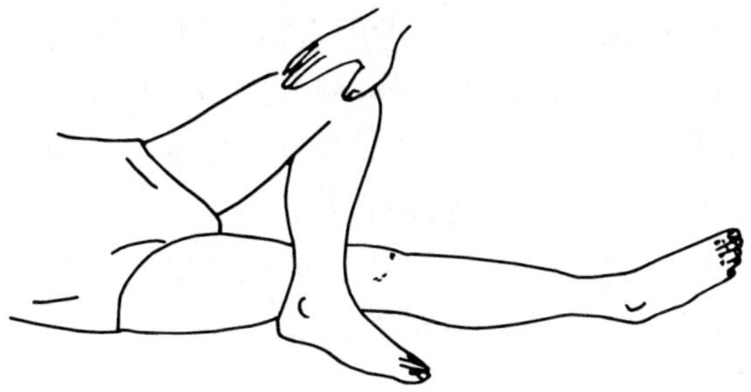

图 49-11　“4”字试验

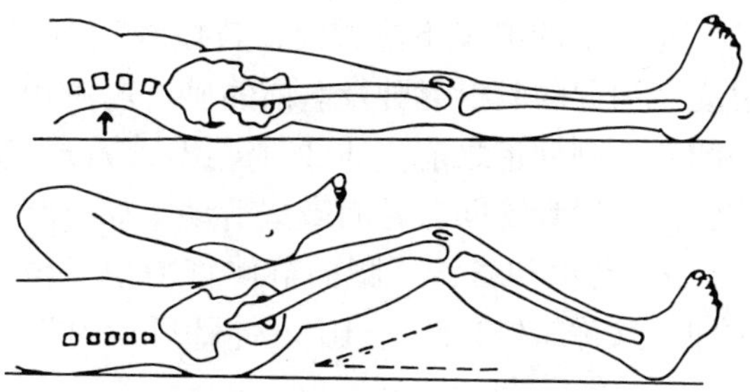

图 49-12　髋关节屈曲挛缩试验

股骨颈骨折及髋关节脱位、结核或化脓性感染时，股骨头被破坏，大转子上移。测定大转子上移的方法有以下三种（图 49-13）。

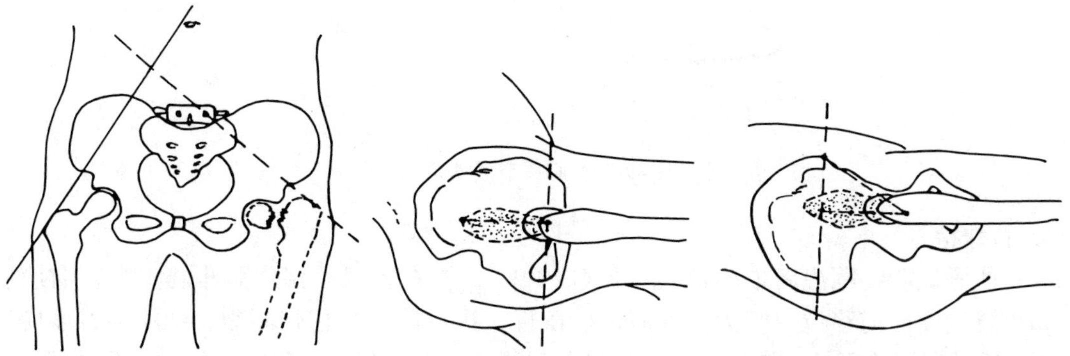

髂转线（Shoemaker 线）　　髂坐线（Nélaton 线）　　大粗隆与髂前上棘间的水平距离（Bryant 三角）

图 49-13　大转子上移征

1）髂转线（Shoemaker 线）　嘱患者取仰卧位，两侧髋关节置于中立位，分别由大转子尖端经髂前上棘间引一直线至腹部，称为 Shoemaker 线，两线交点称为 Kaplan 点。正常时，该点应在脐水平或脐以上。如一侧大转子上移，则此点移至脐下对侧腹壁。

2）髂坐线（Nélaton 线）　嘱患者取仰卧位，髋关节半屈曲，由髂前上棘至坐骨结节连一直线，正常时该线通过大粗隆尖端。

3）大粗隆与髂前上棘间的水平距离（Bryant 三角）　嘱患者取仰卧位，自髂前上棘引一垂线，再自转子尖端做一水平线，并将髂前上棘与大转子连线，即形成一个三角形。其底边的距离，正常为 5 cm 左右，可与健侧对比，如大转子上移。则其底边缩短。

八、膝关节检查法

1．视诊　在伸膝位，髌骨两侧有轻微凹陷，形成膝眼，膝关节积液或滑膜增厚者，此凹陷消失。膝关节可有 10° 左右的外翻角，两侧髋关节和膝关节伸直，两侧踝关节合并后，两膝内侧可互相接触，不能接触者为膝内翻。如将两膝内侧互相紧贴后，两内踝不能接触者为膝外翻。测量两膝或两踝间的距离，为膝间距或踝间距。

2．触诊　压痛常位于膝眼、关节间隙、侧副韧带、股骨内外上髁、胫骨结节及腓骨头等处。正常膝关节内约有 5 ml 滑液，膝关节内有中等量以上的积液时即有浮髌试验阳性表现。检查时，嘱患者取仰卧位，伸膝、松弛股四头肌，检查者一手在患者髌骨上方轻压髌上囊，另一手的示指、中指轻轻按压髌骨，感到髌骨有浮球感并碰击股骨髁者为阳性。膝部是骨肿瘤的好发部位，故对于痛性骨肿块尤其应警惕。

膝关节的滑膜不能触及，若按摩软组织时感到软组织增厚，则应考虑有滑膜增厚的可能。滑囊炎引起的髌上囊肿及髌前囊肿，易测出波动。半月板囊肿多发生于外侧半月板，位于关节间隙，侧副韧带之前，伸膝时突出而较硬。腘窝囊肿由于部位较深，波动往往不明显。将髌骨软骨面与股骨髁间软骨面摩擦滑动，如有摩擦感或疼痛，则提示有软骨病变。

3．动诊和量诊　膝关节伸直为中立位（0°）。正常活动范围：伸 0°，屈曲 120° ~ 150°，过伸（又称超伸）5° ~ 10°，伸膝后无内收、外展及旋转活动（图 49-14）。

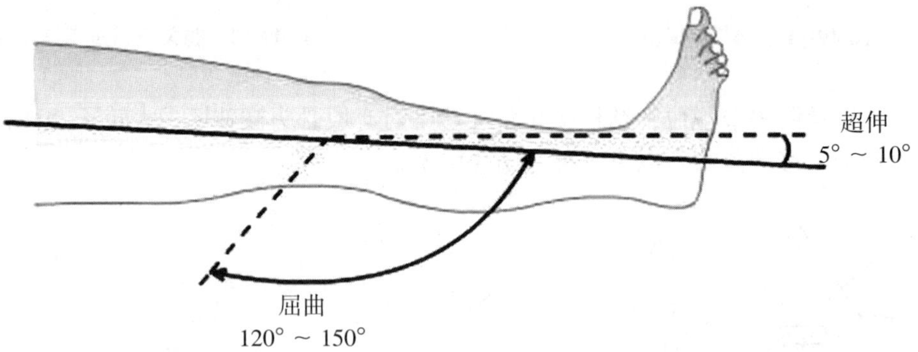

图 49-14　膝关节活动范围

4．特殊检查

（1）抽屉试验：嘱患者取平卧位，屈膝约 90°，检查者双手握住其小腿上方，向前后推拉。如小腿过度向前移位，则为前抽屉试验阳性，提示前交叉韧带断裂；如小腿过度向后移位，则为后抽屉试验阳性，提示后交叉韧带断裂或松弛。在膝关节呈中立位时，前抽屉试验或后抽屉试验阳性者，称为前直向或后直向不稳定。屈膝 15° 进行检查可增加本试验的阳性率，有利于判断前交叉韧带的前内束或后外束损伤，称为 Lachman 试验（图 49-15）。

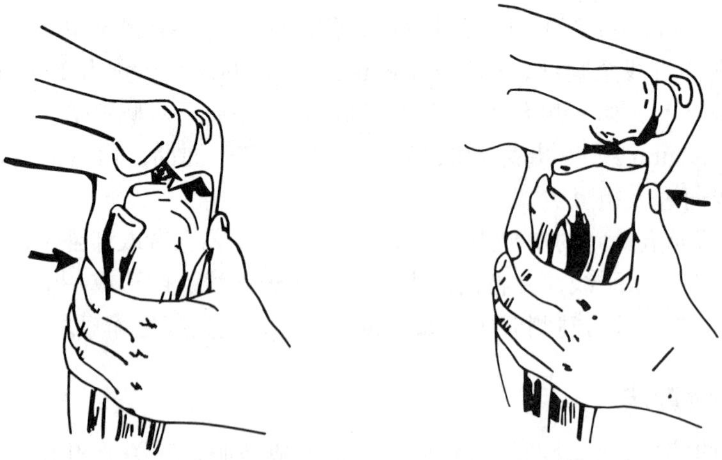

（1）前交叉韧带损伤　　（2）后交叉韧带损伤

图 49-15　抽屉试验

（2）侧方应力试验：嘱患者取仰卧位，双膝伸直，检查者一手握住踝部，另一手推挤膝内侧，引起膝部疼痛或有异常活动者为阳性，提示外侧副韧带损伤；相反，使内侧副韧带紧张，引起膝部症状者，提示内侧副韧带损伤（图 49-16）。

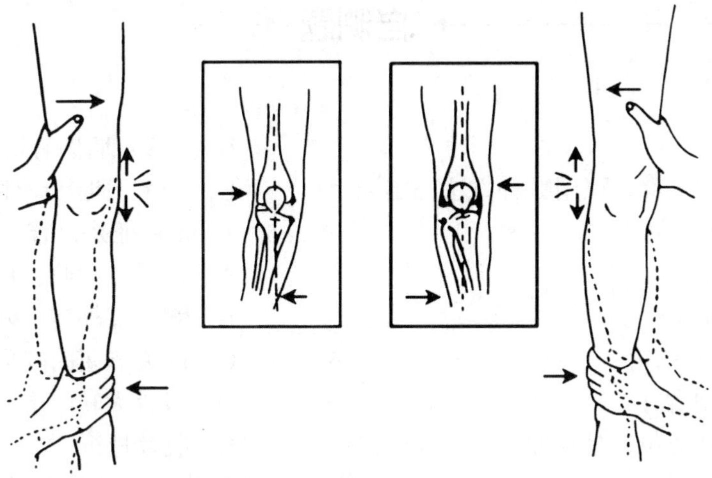

图 49-16　侧方应力试验

（3）半月板回旋挤压试验（McMurray 征）：嘱患者取仰卧位，患侧腿屈曲，检查者一手按在其膝上部，另一手握住踝部，使膝关节极度屈曲，然后使小腿外展、内旋。同时伸直膝关节，有弹响和疼痛者为阳性，表明外侧半月板损伤，反之，使小腿内收、外旋的同时伸直膝关节，出现弹响和疼痛者，表明内侧半月板损伤。

九、踝部和足部检查法

1．视诊　足部常见的畸形有马蹄足、马蹄内翻足、外翻足、高弓足、扁平足、踇外翻、锤状趾等。

2．触诊　足部肌肉很少，足背各骨及肌腱多可触及。足背动脉行走于第一、地二跖骨间，在跖骨基底部触诊最清楚。

3．动诊和量诊　踝关节中立位为小腿与足外缘垂直。正常活动范围：背屈 20° ～ 30°，跖曲 40° ～ 50°。足内翻、外翻活动主要在胫距关节，内收、外展活动在跖跗关节。跖趾关节的中立位为足与地面平行，正常活动范围为背屈 30° ～ 40°，跖屈 30° ～ 40°（图 49-17）。

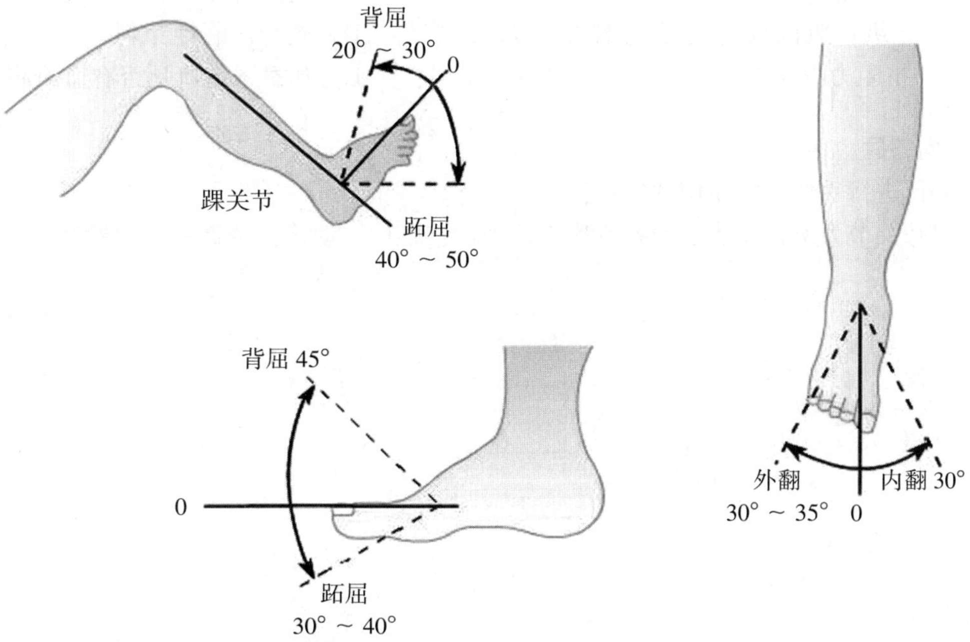

图 49-17　踝关节及跖趾关节活动范围

自测题

一、选择题

【A1型题】

1．测定大粗隆上移，可用哪种方法确定
   A．Bryant 三角
   B．Chamberlain 线
   C．Pauwels 角
   D．Codman 三角
   E．Schmorl 结节
2．腕关节的功能位，是背伸
   A．5° ~ 15°
   B．20° ~ 25°
   C．30° ~ 40°
   D．40° ~ 50°
   E．0°
3．肩关节脱位的表现中不正常的是
   A．肩部外伤史
   B．方肩畸形
   C．关节盂空虚
   D．Thomas 征（+）
   E．Dugas 征（+）
4．肌力测定的分级描述中，错误的是
   A．1级：肌肉完全不能收缩，为完全瘫痪
   B．2级：肌肉收缩可使关节活动，但不能对抗重力
   C．3级：肌肉仅有抗重力收缩，无抗阻力收缩
   D．4级：肌肉有抗重力和抗阻力收缩
   E．5级：肌肉有对抗强有力收缩
5．Thomas 征是检查
   A．髋关节内收、内旋
   B．髋关节外展、外旋
   C．髋关节屈曲畸形
   D．股骨大转子上移
   E．股骨骨折
6．膝关节交叉韧带损伤时，下列检查会出现阳性体征的是
   A．半月板回旋挤压试验
   B．抽屉试验
   C．侧方应力试验
   D．“4”字试验
   E．直腿抬高试验

【A2型题】

7．墙体倒塌将一建筑工人的骨盆部砸伤，该伤者2小时后被抢救出来。体格检查：神志清楚，面色苍白，血压测不清，最有必要的检查是
   A．骨盆分离试验
   B．检查是否有腹膜刺激症状
   C．腹部听诊
   D．腹腔诊断性穿刺
   E．观察尿道口是否有血液滴出

二、问答题

1．如何进行手部肌腱损伤的检查？
2．以膝关节为例，简述运动系统检查的视诊、触诊、动诊、量诊和特殊检查。

（黄铭祥）

第五十章

骨折总论

第五十章数字资源

思政之光

学习目标

通过本章内容的学习，学生应能够：

识记：

1. 说出骨折的定义、病因、分类、临床表现、早期并发症、晚期并发症，以及骨折的治疗原则。
2. 列举骨折的急救、开放性骨折的处理原则。

理解：

1. 分析骨折的移位、骨折的愈合过程及影响骨折愈合的因素，以及骨折延迟愈合、不愈合的原因及处理原则。
2. 解释骨筋膜室综合征的发生原因、临床表现及治疗原则。

运用：

1. 应用骨折的知识解决临床上骨折的相关问题。
2. 通过小夹板治疗骨折培养学生的文化自信、民族自强的信心。

第一节　骨折的定义、病因及分类

【定义】

骨折（fracture）即骨的完整性或连续性中断。

知识链接

骨是人体的器官之一，由骨质、骨膜、骨髓、神经和血管等组成。骨质包括皮质骨和松质骨。最多见的骨折是皮质骨骨折，宏观上常表现为骨折的成角、移位等。单纯松质骨骨折并不多见，虽然骨骼形态未发生改变，但其内部骨小梁的完整性或连续性可能已经被破坏，即骨小梁发生骨折。软骨骨折通过普通 X 线检查无法显示，必须结合 MRI 检查或在手术直视下才可发现，例如干骺端关节面软骨骨折等。

【病因】

骨折可由创伤和骨骼疾病所致。临床上以创伤性骨折多见。骨折的原因可归纳如下几类：

1．直接暴力　暴力直接作用的部位发生骨折，常伴有不同程度的软组织损伤。骨折部位与外伤部位多在同一水平面，骨折多为横行骨折或粉碎性骨折。

2．间接暴力　暴力通过传导、杠杆或旋转作用，使得在暴力作用点以外的部位发生骨折。如走路滑倒时手掌着地，上肢与地面成角，暴力向上传导造成桡骨远端骨折等（图 50-1）。肌肉暴力收缩可致撕脱骨折，如跪倒时股四头肌收缩可引起髌骨骨折（图 50-2）。

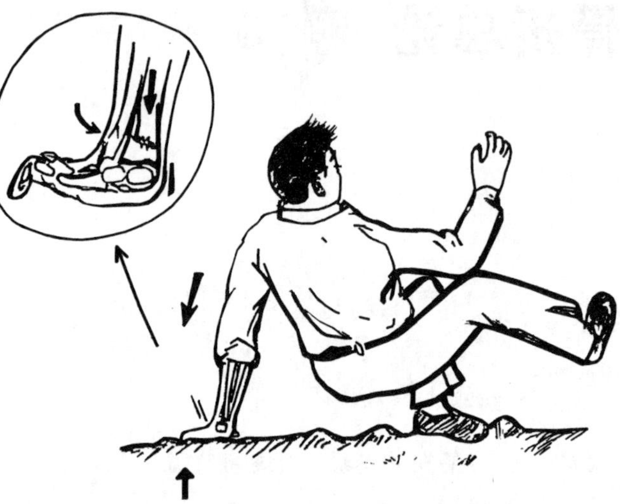

图 50-1　间接暴力引起骨折

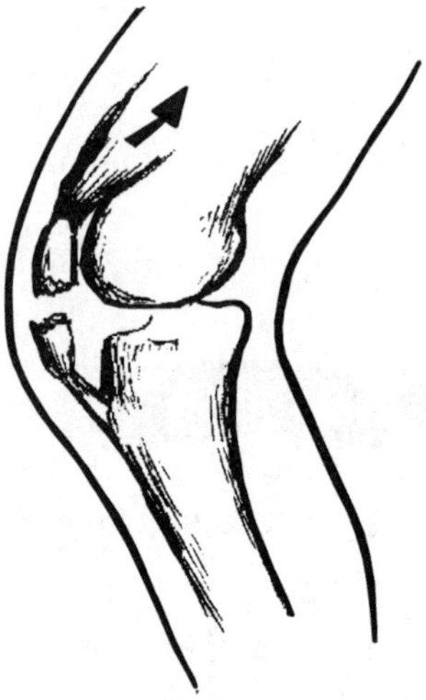

图 50-2　肌肉拉力引起骨折

3．积累劳损　长期、反复、轻微的直接或间接外力集中作用在骨骼的某一处引起的骨折，又称疲劳性骨折，如长距离行军易导致第二、第三跖骨骨折（行军骨折）。

【分类】

（一）根据骨折处是否与外界相通分类

1．闭合性骨折　骨折处皮肤或黏膜完整，骨折断端与外界不相通。

2．开放性骨折　骨折处皮肤或黏膜破裂，骨折断端与外界或脏器相通，易发生感染，若处理不当可导致骨髓炎（图 50-3），耻骨骨折合并膀胱破裂为开放性骨折。

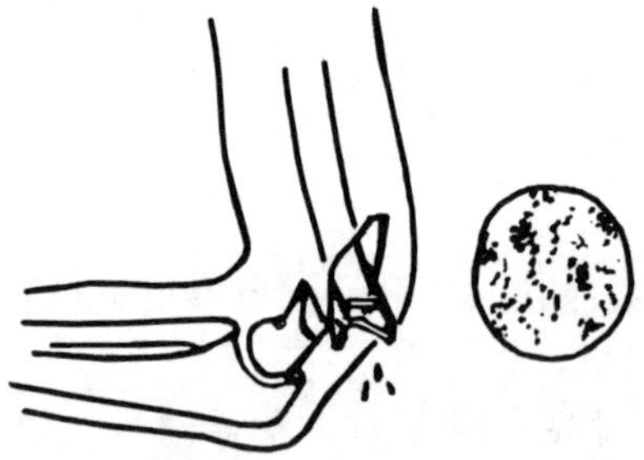

a. 与外界相通，有被细菌感染的危险

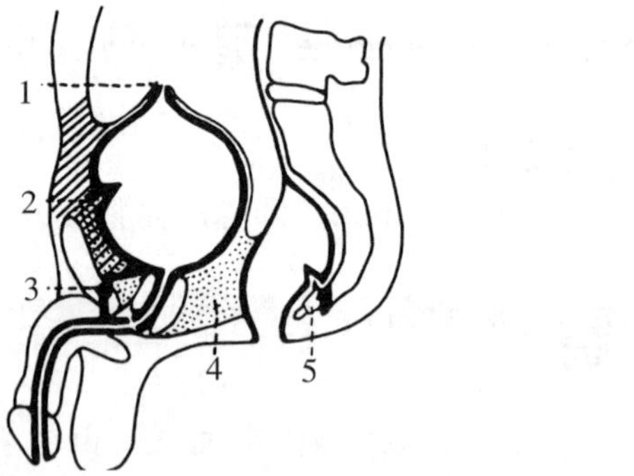

b. 与脏器相通

图 50-3　开放性骨折

注：1. 充盈的膀胱及覆盖其上的腹膜破裂后，尿液可流入腹腔，引起腹膜炎；2. 腹膜外膀胱破裂后，尿液流入耻骨后间隙（斜线所示）；3. 耻骨骨折伴有后尿道破裂；4. 尿外渗浸润耻骨后直肠前间隙（小黑点所示）；5. 尾骨骨折可引起直肠破裂

（二）根据骨折断裂程度分类

1．不完全骨折　骨的完整性或连续性部分中断，如青枝骨折、裂缝骨折。

2．完全骨折　骨的完整性或连续性完全中断，如横行骨折、斜行骨折、粉碎性骨折。

（三）按骨折线形状及方向分类（图 50-4 ~图 50-6）

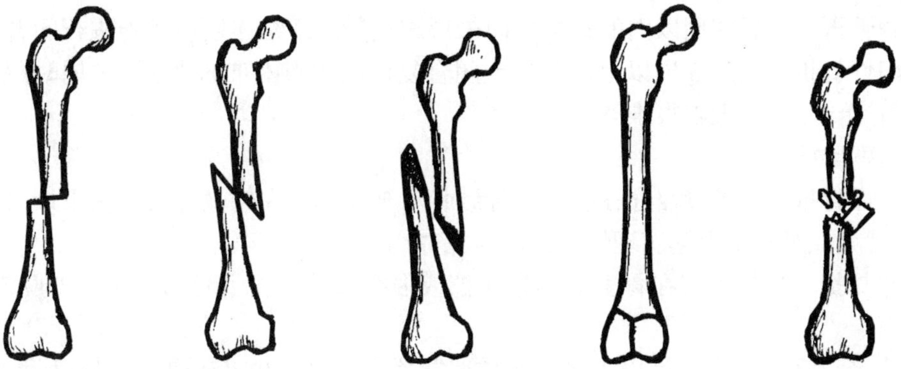

（1）横行骨折　（2）斜行骨折　（3）螺旋形骨折　（4）“T”形骨折　（5）粉碎性骨折

图 50-4　骨折的类型

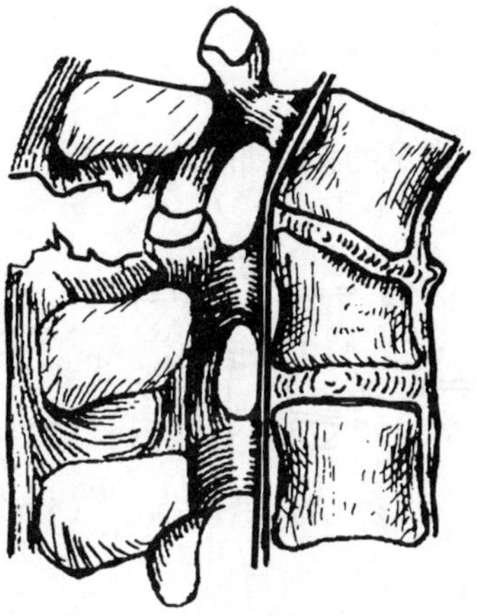

图 50-5　压缩骨折

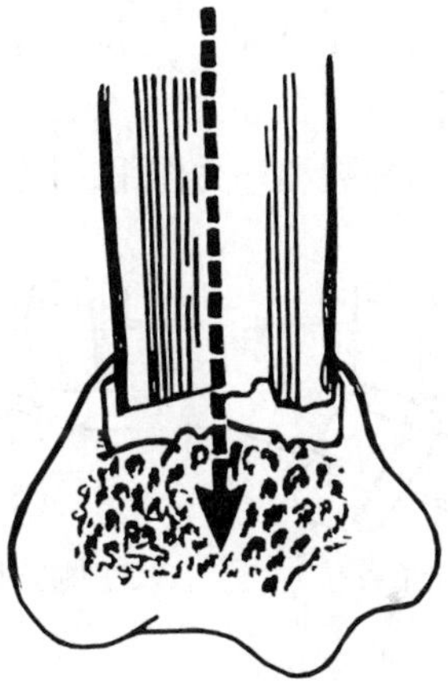

图 50-6　嵌插骨折

1．横行骨折　骨折线与骨纵轴接近垂直。

2．斜行骨折　骨折线与骨纵轴斜向交叉成一定角度。

3．螺旋形骨折　骨折线呈螺旋形。

4．粉碎性骨折　骨碎裂成 3 块或 3 块以上。

5．嵌插骨折　多发生在长管状骨干骺端，密质骨嵌插于松质骨内，如股骨颈骨折。

6．压缩骨折　松质骨因受压而变形，如胸椎、腰椎椎体压缩骨折后呈楔状变形。

7．骨骺分离　是指通过骨骺的骨折。骨骺的断面可带有数量不等的骨组织。多发生于小儿。

（四）按复位和外固定后骨折的稳定程度分类

1．稳定性骨折　骨折复位外固定后不容易再发生移位，如嵌插骨折、横行骨折等。

2．不稳定性骨折　骨折复位外固定后容易再发生移位，如斜行骨折、螺旋形骨折、粉碎性骨折等。

➢考点：骨折的分类。

（五）按骨折线是否延伸到关节区域分类

1．关节内骨折　骨折线延伸到关节区域。

2．关节外骨折　骨折线没有延伸到关节区域。

（六）按骨折发生的时间分类

1．新鲜骨折　伤后3周以内的骨折或尚未形成充分的纤维连接，还能进行闭合复位者。

2．陈旧性骨折　伤后3周以上的骨折或闭合复位已相当困难的骨折。3周时限仅供参考，如小儿肘部骨折超过10天就很难整复。

（七）特殊骨折

1．病理性骨折　患者骨骼存在疾病，导致骨质被破坏，在轻微外力作用下即可发生骨折。骨质疏松、感染、肿瘤是引起病理性骨折的常见原因。

2．撕脱骨折　是指附着在骨上的韧带牵拉或强有力的收缩引起的骨折，如肱骨大结节撕脱骨折。

3．以人名定义的骨折　是以人名命名的骨折类型，如：Colles骨折（桡骨远端骨折，伴有桡骨远端向背侧的移位，可以有或没有尺骨干的骨折）、Smith骨折（桡骨远端骨折，伴有桡骨远端向掌侧的移位，又称反Colles骨折）、Barton骨折（累及桡骨远端关节面移位的骨折，可能发生腕关节半脱位，骨折线可以发生在背侧或掌侧）、Bennett骨折（第一掌骨基底的斜行骨折，掌骨近端形成轴向移位，掌侧边缘形成三角形的骨碎片）。

【移位】

由于骨骼断裂和外力作用、肌肉牵拉等常使骨折移位，常见的移位如图50-7所示。

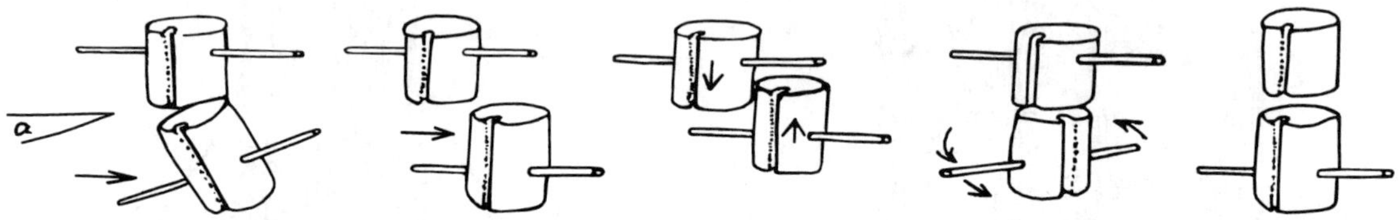

（1）成角移位　（2）侧方移位　（3）短缩移位　（4）旋转移位　（5）分离移位

图50-7　骨折移位示意图

第二节　骨折的诊断

骨折的诊断包括明确有无骨折存在，骨折的部位和类型、移位情况，有无并发症等。应详细询问病史，明确暴力方式（如坠落、打击、挤压、碾轧等），暴力的性质（如直接外力、间接外力、肌肉拉力等），暴力大小和损伤程度。了解受伤的环境、时间、地点、体位和体内情况，以及患者受伤前后的局部和全身表现。要注意是否为病理骨折。认真分析症状和体征，再结合X线检查，得出全面、正确的诊断。

【临床表现】

（一）全身表现

要注意患者的体温、脉搏、呼吸、血压、神志等重要体征，分析有无休克、内出血（骨盆或股骨干骨折出血一般可达2000 ml以上）（图50-8）、内脏破裂、颅脑损伤等合并症。骨折后体温一般正常，血肿吸收时可出现低热，但一般不超过38℃。开放性骨折患者出现高热时，应考虑感染的可能。

（二）局部表现

1．骨折的一般表现

（1）疼痛、压痛、叩击痛：除神经麻痹者外，骨折部均有疼痛、压痛。纵向叩击痛有助于了解骨折部位，骨盆挤压分离试验可引出骨折部的疼痛。因此，间接压痛比直接压痛更有意义。

（2）肿胀、瘀斑：外伤后，在骨折或着力点部位可出现肿胀或瘀斑。

（3）功能障碍：表现为活动受限、不能负重等，可因疼痛、肌肉痉挛、肌肉失用的杠杆作用，或神经、肌肉、血管等软组织损伤所致。

2．骨折的特有体征　畸形、异常活动、骨擦音或骨擦感是骨折的特有体征。

（1）畸形：是指骨折移位时躯干或肢体的外形异常，可有短缩、旋转和成角等畸形，应与健侧对比，并了解伤前情况。

（2）异常活动：在肢体非关节的部位，伤后所出现的不正常活动。

（3）骨擦音或骨擦感：有移位的骨折两断端之间互相摩擦时产生的声音或感觉。该检查不宜反复进行，以免加重损伤。

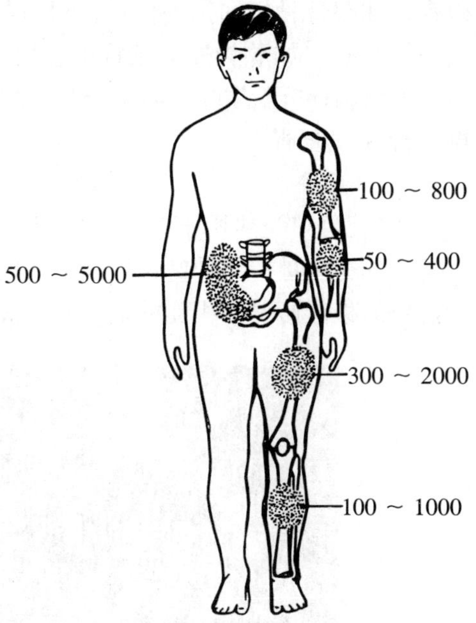

图 50-8　各部位骨折的失血量（ml）

➢考点：骨折的特有体征。

骨折的特有体征具备其中一项即可确诊为骨折。但无上述特有体征也不能除外骨折，如嵌插骨折、裂缝骨折或无成角移位的青枝骨折，患者可无上述特有体征。

【影像学检查】

最常应用的放射学检查是 X 线检查。计算机断层扫描（CT）、磁共振成像（MRI）、核医学、超声等检查在骨折的诊断中发挥了较大的作用。

【影像学种类】

（一）X 线检查

X 线检查为首选的影像学检查，可协助确定诊断，进一步明确骨折的部位、类型、移位情况及病理变化（图 50-9）。检查时，应根据需要进行正位、侧位、斜位或其他特殊体位的 X 线

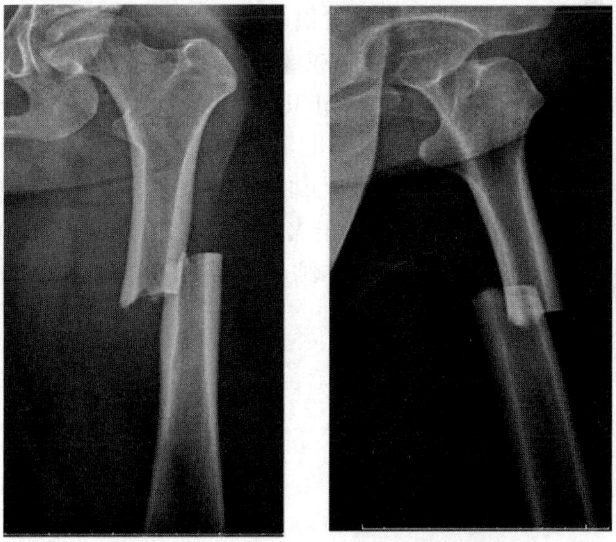

正位　　侧位

图 50-9　股骨骨折正、侧位 X 线表现

检查，如跟骨骨折加拍轴位片，对骨折的治疗有重要意义。对有些裂缝骨折（如腕舟骨骨折）或嵌插骨折（如肱骨外科颈骨折、股骨颈骨折）患者，在早期 X 线检查时不易看出骨折线，2 ~ 3 周后骨折断端吸收时方能显示出来，故在上述部位可疑骨折时，应密切观察，在适当时再进行 X 线复查。

（二）CT

CT 已经广泛应用于骨折的早期诊断，尤其适用于骨形态复杂而常规 X 线检查难以显示的骨折，如脊柱骨折、骨盆骨折、关节内骨折等（图 50-10）。三维重建 CT 可以清晰地显示各个骨折块的移位情况和相互关系，对于关节内骨折的诊断和治疗常有重要意义。

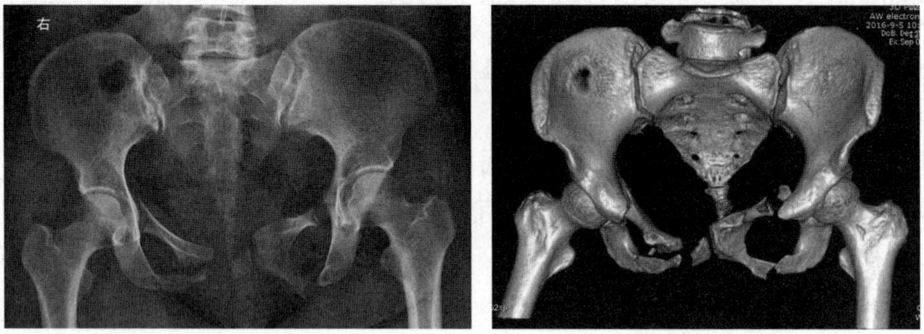

（1） （2）

图 50-10 骨盆骨折 CT 骨三维重建

（1）骨盆 X 线表现；（2）骨三维重建

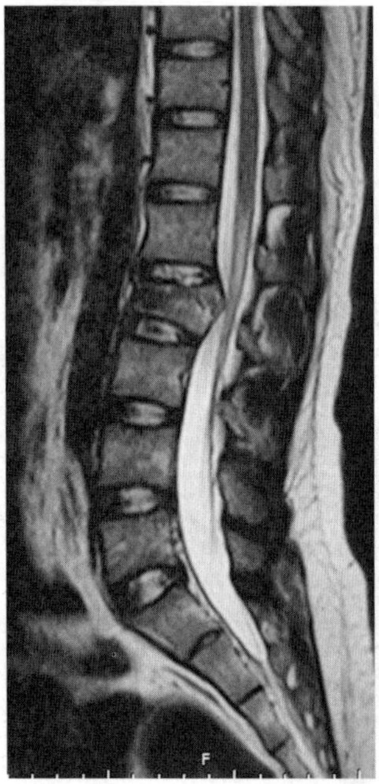

图 50-11 L_2 椎体压缩骨折合并脊髓受压的 MRI 表现

（三）动脉造影

动脉造影对于骨折的诊断没有意义，但对于骨折的合并损伤——血管损伤，具有很好的诊断价值。如骨盆骨折合并失血性休克时要高度怀疑盆腔血管损伤，进行动脉造影可以发现血管损伤部位并同时行栓塞治疗。

（四）超声检查

超声检查是一种非介入性的诊断方法，对骨折患者合并血管损伤有诊断意义。超声检查对于骨折后出现的深静脉血栓形成也具有很好的诊断价值。

（五）磁共振成像（MRI）

MRI 能使软组织很好地显像。通过这项技术能够清晰地显示 X 线及 CT 检查不能显示的隐匿性骨折、关节的软组织损伤、椎管内脊髓损伤情况、血管变性、可疑肿瘤等（图 50-11）。MRI 对于骨折的敏感性高于 X 线及 CT，但对于骨骼的显像不如 CT，有时对于骨折患者，需结合 X 线和 CT 检查结果进行综合分析。

知识链接

骨折线的观察

骨折线的表现可说明骨骼发生断裂以及骨骼的连续性发生中断，X线检查时显示的低密度透亮线即骨折线。发生骨折后，骨皮质中断，骨骼错位、扭曲、变形，骨小梁亦发生中断。CT在骨折的相关临床应用方面中主要用于诊断细微骨折与隐匿性骨折。进行CT扫描时要注意扫描平面须与骨折线呈一定角度，否则骨折线容易显示不佳。MRI主要应用于观察骨髓内水肿，单纯为观察骨折线则没有必要进行MRI检查。只有对极少数患者需要除外是否存在隐匿性骨折时，才进行MRI检查。骨折复位后必须观察疗效及骨折愈合情况，判断复位后质量主要是通过观察骨折部位的对位和对线情况；评估骨折愈合情况则要观察内骨痂与外骨痂。普通X线检查可明确显示上述状况，只有当骨折不愈合或部分愈合时，进行CT或MRI检查才有助于确诊和查找骨折不愈合的原因（如感染、骨坏死等），甚至对有些骨折旋转错位也可以通过CT检查进行确定。

第三节　骨折的并发症

案例 50-1

患者，女性，30岁，因高处坠下后右膝部上方疼痛、肿胀3小时入院。体格检查：患者神志清楚，精神状态一般，血压120/80 mmHg。右膝部肿胀、触痛，右股骨下端成角畸形，右膝关节活动受限，X线检查显示右股骨下段骨折。入院后予以止痛、消肿对症治疗，告知患者病情，密切观察病情变化，安抚患者情绪。半天后发现患者右足背动脉搏动弱，足部发凉，皮肤颜色苍白。

问题与思考：

1．此患者的诊断是什么？

2．此患者出现了骨折的哪种并发症？

骨折的并发症是医生最应该认识和注意的问题之一。全身或局部并发症往往影响骨折的处理和预后，严重的并发症对人体的危害远远超过骨折本身，如对于休克，颅脑、肝、肺、肾等内脏损伤，大血管损伤等患者，应首先抢救生命，然后再处理骨折。骨折治疗的最终目的是使患者的功能得到最大限度的恢复。掌握和认识骨折并发症的发生规律可以有效地预防骨折并发症的发生。常见的骨折并发症有以下两类：

（一）骨折的早期并发症

1．休克　由于严重创伤，骨折引起大出血或重要器官损伤所致，多为低血容量性休克。

2．脂肪栓塞综合征　发生于成人，是由于骨折处髓腔内血肿张力过大，骨髓被破坏，脂肪滴进入破裂的静脉窦内，引起肺、脑脂肪栓塞。临床上出现呼吸功能不全、发绀，胸部X线检查显示有广泛性肺实变。动脉低氧血症可致患者出现烦躁不安、嗜睡，甚至昏迷或死亡。

3．重要内脏器官损伤　如肝、脾破裂伤，肺损伤，膀胱和尿道损伤，直肠损伤等。

4．重要周围组织损伤

（1）血管损伤：骨折可通过骨折断端压迫、挫伤、刺破、切断等造成附近大血管损伤。如肱骨髁上骨折可损伤肱动脉；胫骨上段骨折可损伤胫前、后动脉（图 50-12）。

（2）神经损伤：脊椎骨折或脱位可伤及脊髓（图 50-13），受损平面以下表现为不同程度的瘫痪。肱骨干骨折可合并桡神经损伤，肱骨髁上骨折可损伤正中神经。早期神经损伤可因突然牵拉、骨折断端压迫、挫伤或刺伤所致。

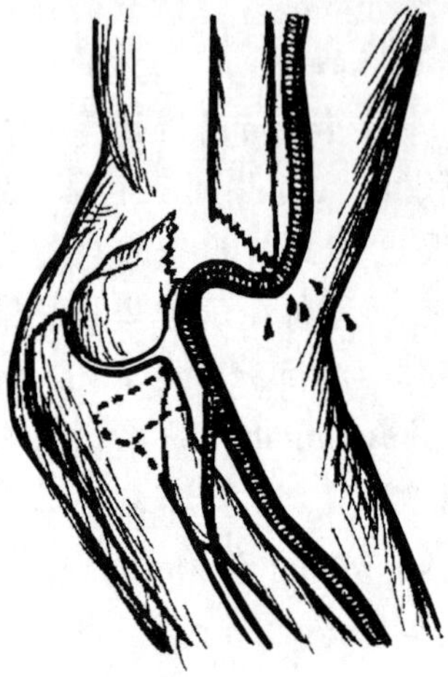

图 50-12　肱骨髁上骨折损伤肱动脉

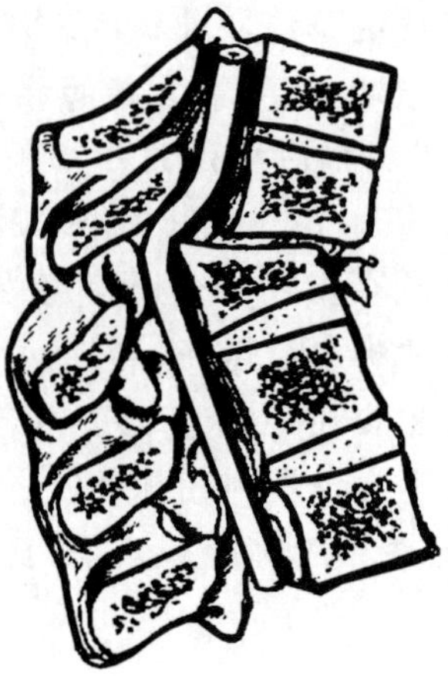

图 50-13　脊柱骨折脱位时损伤脊髓

5．骨筋膜室综合征（osteofascial compartment syndrome）　由骨、骨间膜、肌间隔和深筋膜形成的骨筋膜室内的肌肉和神经因急性缺血而产生的一系列早期症状，多见于前臂掌侧和小腿，可导致休克、心律失常和急性肾衰竭（图 50-14，图 50-15）。

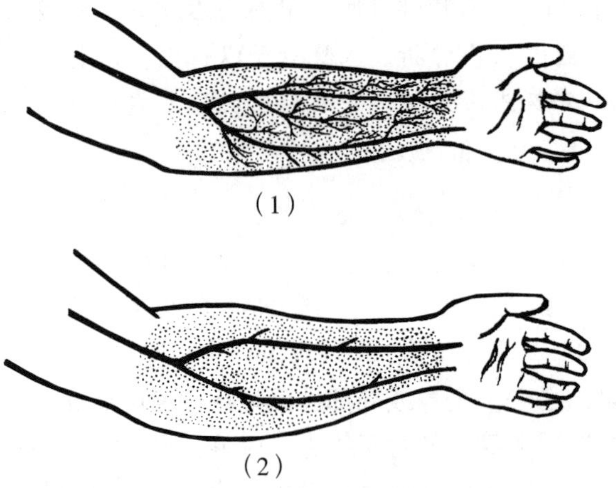

图 50-14　骨筋膜室综合征发展过程示意图

（1）早期肌肉的毛细血管血液循环开始受压；
（2）若骨筋膜室内张力继续增加，肌肉的血液供应可完全丧失，但远侧的动脉搏动还可以存在。所以临床上不能以此作为安全的客观指标

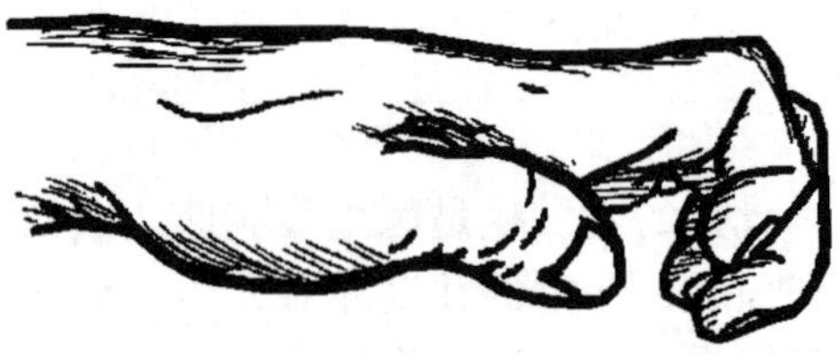

图 50-15　前臂缺血性肌挛缩后的典型畸形——“爪形手”畸形

➢考点：骨折的早期并发症。

（二）骨折的晚期并发症

1．坠积性肺炎　主要发生于因骨折长期卧床不起的患者，特别是老年患者。

2．压疮　常见于骨折后需长期卧床的患者，由于身体骨性突起部位受压，局部血液循环障碍引起。病变多见于骶尾部、足跟部。患者可出现皮肤坏死、溃烂，创面经久不愈、感染，必要时需转移皮瓣修复。压疮的治疗困难，重在预防。

3．下肢深静脉血栓形成　创伤引起血管内膜损伤、易造成血液呈高凝状态，患者卧床后下肢肌肉收缩对深静脉的挤压作用消失，使得血流缓慢，易于造成血栓形成。加强下肢肌肉收缩锻炼有助于预防其发生。

4．感染　开放性骨折污染严重或清创不及时、不彻底，均可能导致化脓性感染，严重者可发生骨髓炎、败血症。若发生厌氧菌感染，可引起破伤风、气性坏疽。

5．骨化性肌炎　又称损伤性骨化。关节内血肿和关节附近的软组织血肿广泛骨化，可造成关节功能的严重障碍，多见于肘关节。

6．创伤性关节炎　关节内骨折，关节面破坏，治疗时未达解剖复位，骨愈合后关节面不平整，长期磨损等，易引起创伤性关节炎。

7．关节僵硬　长期广泛固定，可致肌肉失用性萎缩，关节内、外积血机化，关节囊挛缩，关节周围软组织粘连，关节功能受限。

8．急性骨萎缩　即损伤所致关节附近的痛性骨质疏松，也称反射性交感神经性骨营养不良。

9．缺血性骨坏死　骨折断端因血运遭到破坏，骨细胞死亡而造成骨坏死。股骨颈头下型骨折、腕舟骨近极骨折、距骨骨折患者骨坏死发生率高，而且常因骨质硬化变形而继发骨性关节炎。

10．骨生长障碍　儿童骨折伤及骺板可导致骨生长障碍，骨骺早闭合，导致两侧肢体不等长。

11．骨折畸形愈合　骨折复位不佳，修复塑形结果差可导致骨折部终身畸形，所致畸形影响功能者即称为骨折畸形愈合，需通过手术矫正畸形。

➤考点：骨折的晚期并发症。

第四节　骨折的愈合

【骨折的愈合过程】

骨折后经处理和一定时间的修复，重新获得连接并恢复骨的功能，为骨折愈合。骨折愈合过程需要具备三个条件：骨折断端无嵌入软组织的合理接触、正确的固定和骨折部良好的血液供应。骨折愈合过程可分为血肿机化期、原始骨痂形成期和骨痂塑形改造期三个逐渐演进的过程（图 50-16 ~图 50-18）。

1．血肿机化期　骨折后，骨折断端及周围软组织血管破裂出血，形成血肿。骨折断端因创伤、缺血，有少量骨皮质坏死，遗留几毫米的腔隙。伤后 6 ~ 8 h 血肿凝成血块，新生的毛细血管、吞噬细胞和成纤维细胞侵入血凝块和坏死组织，使血肿机化形成纤维组织。骨内膜和骨外膜的成骨细胞增生，约 3 周形成与骨干纵轴平行的骨样组织，三者使骨折断端纤维连接，成为纤维骨痂。

2．原始骨痂形成期　由骨内、外膜转化的成骨细胞在骨折断端内外形成的骨样组织逐渐钙化形成新生骨，即膜内化骨。两者紧贴在骨皮质的内（内骨痂）、外（外骨痂）两面，逐渐向骨折处汇合，形成两个梭形短管；骨折断端间和髓腔内的纤维组织，先转化为软骨组织，然后软骨细胞增生、钙化，即软骨内化骨，形成环状骨痂和腔内骨痂。膜内化骨和软骨内化骨的

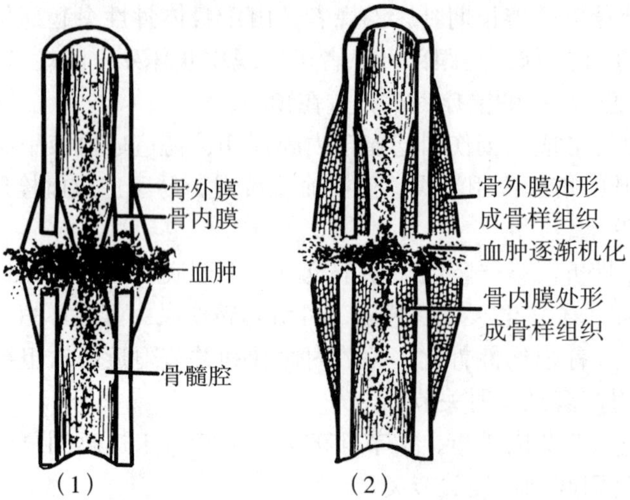

图 50-16 骨折愈合过程的血肿机化期

(1) 骨折后血肿形成；(2) 血肿逐渐机化：骨内、外膜处开始形成骨样组织

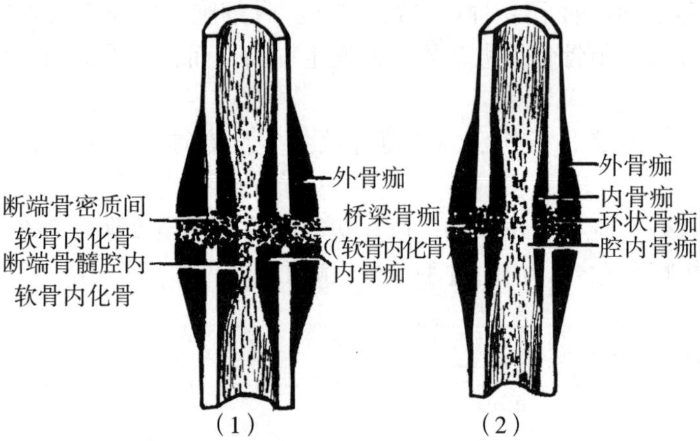

图 50-17 骨折愈合过程的原始骨痂形成期

(1) 膜内化骨及软骨内化骨过程逐渐完成；(2) 膜内化骨及软骨内化骨过程基本完成

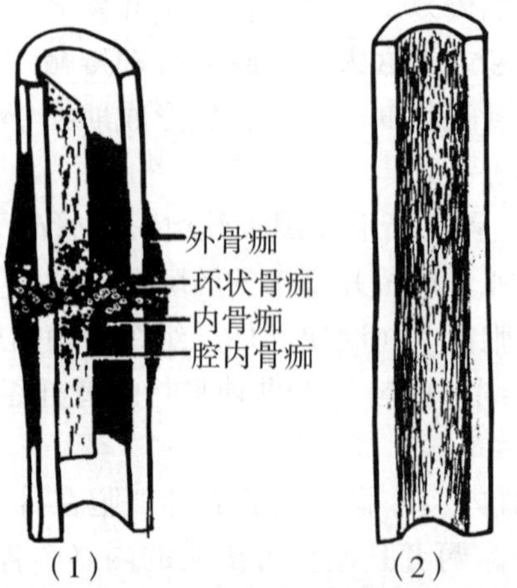

图 50-18 骨折愈合过程的骨痂改造塑形期

(1) 外骨痂、内骨痂、环状骨痂及腔内骨痂形成后的立体剖面示意图；(2) 骨痂改造塑形已完成

相邻部分交叉、融合并完全骨化，称为原始骨痂形成期，即临床愈合期。

3．骨痂塑形改造期　原始骨痂由排列不规则的骨小梁组成，经过破骨细胞吸收死骨和多余的骨组织，同时成骨细胞按应力需要，产生新骨，形成永久骨痂，恢复正常的骨结构、形态和功能，即骨痂改造塑形期。

【骨折愈合标准】

（一）骨折临床愈合标准

1．局部无压痛、无纵向叩击痛。

2．局部无反常活动。

3．X 线检查显示骨折线模糊、有骨小梁和连续性骨痂通过骨折线。

4．外固定解除后伤肢可满足以下要求：上肢能向前平举 1 kg 重量达 1 min；下肢能不扶拐在平地连续步行 3 min，并不少于 30 步。

5．去除外固定后观察 2 周，局部不变形。从观察之日起到最后一次复位日期，所经过的时间为临床愈合时间。

➤考点：骨折的愈合标准。

（二）骨折骨性愈合标准

X 线检查显示骨折线消失。

【影响骨折愈合的因素】

（一）年龄

小儿生长活跃，骨折愈合速度较成年人快，老年人愈合时间长。

（二）骨折部的血液供应

血供是骨折愈合的重要因素。两骨折断端血液供应均良好，骨折愈合快；两骨折断端之一血液供应减弱，如胫骨中、下 1/3 骨折，滋养动脉断裂后，远侧段丧失大部分血液供应，仅靠骨外膜小血管网供应，故骨折愈合较慢。两骨折断端的血液供应均减弱，如胫骨中、下段两处骨折时，上折部比下折部血液供应好，故上折部比下折部先愈合。骨折段完全丧失血供，如股骨颈头下型骨折，易发生股骨头缺血性坏死；切开复位时，骨膜剥离面过广，可影响愈合（图 50-19，图 50-20）。

（三）骨折类型

骨折接触面越大，愈合越快，斜行骨折较横行骨折愈合速度相对快。多发性骨折或一骨多段骨折愈合慢。

（四）软组织损伤程度

软组织损伤越重，骨折愈合越慢。直接暴力、火器伤所致开放性骨折，软组织损伤严重，骨折愈合慢；间接暴力所致的闭合骨折，软组织损伤轻，骨折愈合速度相对快。

（五）软组织嵌入

肌肉、肌腱等软组织进入骨折断端，影响骨折断端接触，则可导致骨折愈合困难甚至不愈合。

（六）治疗不当的医源性影响

反复的手法复位；骨折固定不确切；过度牵引，骨折断端分离；对位不良、骨质缺损或无血运，游离骨块过大；手术切开复位剥离骨膜过多，破坏局部血液供应。以上因素均是影响骨折愈合速度的因素。

（七）感染

开放性骨折患者若发生感染，可引起骨髓炎，导致出现死骨和软组织坏死，影响骨折愈合。

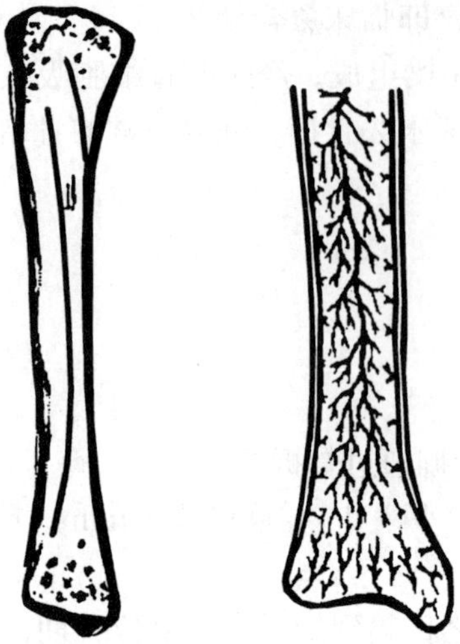

（1）　　（2）

图 50-19　胫骨血液供应示意图

（1）胫骨两端有许多小孔，许多小血管即由关节囊、韧带、肌腱等附着处穿入这些小孔进入骨内，故胫骨两端有充足的血液供应。在胫骨干中、下 1/3 内完全没有血管孔，仅在上、中 1/3 交界处之后侧面有一血管孔；（2）滋养动脉由此血管孔进入骨干后，即自上而下承担整个中、下 1/3 骨干的大部分血液供应

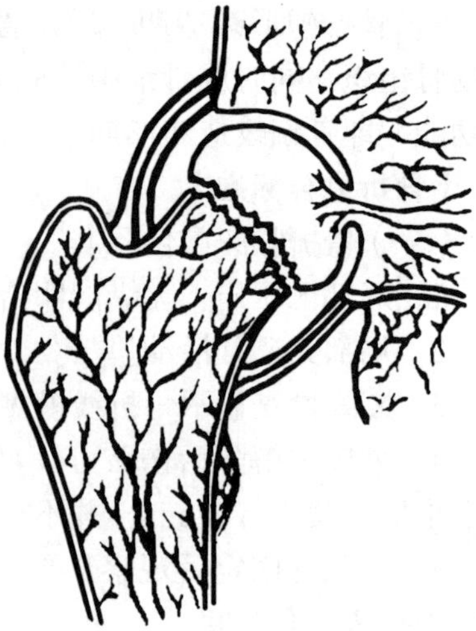

图 50-20　股骨颈头下型骨折

关节囊内股骨颈骨折后，股骨头因缺乏血液供应而发生缺血性坏死

（八）健康状况不良

营养不良、糖尿病、钙磷代谢紊乱、骨质疏松、贫血、恶性肿瘤等均可使骨折愈合时间延迟。在临床工作中，应避免骨折愈合的不利因素，以促进骨折正常愈合。

第五节　骨折的急救

骨折急救的目的，在于用简单、有效的方法抢救生命，保护创部，防止再度损伤和污染，创造安全条件，迅速将患者送到附近医院。现场急救，不仅须注意骨折的处理，而且更重要的是妥善处理全身情况。

（一）首诊处理

简要了解病史，估计伤情，重点检查。首先抢救生命，如患者有休克，则首先要进行抗休克治疗；若患者合并颅脑损伤，则要注意保持呼吸道通畅。

（二）伤口处理

采用现场急救包扎，应用现场相对清洁的布类等织品包扎，对一般性出血通过加压包扎可达到有效止血的目的。当大血管出血时，需用止血带进行止血。用止血带部位在上臂上 1/3、大腿根部，应注意其松紧度，并记录时间。每小时须放松止血带一次并间隔 3 ～ 5 min 再次上扎止血带，且每次上扎止血带时间需依次缩短 5 ～ 10 min。如骨折断端已戳出伤口并已被污染，但无神经压迫，则不宜立即复位，以免将污物带入伤口深部。若包扎或转运过程中骨折断端滑入伤口，则将患者送至医院后，须向负责医师说明情况。

（三）临时固定

对骨折患者，须经临时固定后再行搬运。临时固定可减少对软组织的进一步损伤，减轻患者疼痛，便于转运。但盲目复位会加重损伤，延误急需的诊治。如患者有明显畸形，则可用手牵引患肢使之伸直，然后固定。可就地取材，用树枝、木棍、木板等代替夹板。若无可取的材料，则可将受伤的上肢绑在患者胸部，将下肢与健侧绑在一起。

（四）迅速转运

完成妥善包扎、固定等处理后，应迅速将患者运往医院。

第六节　骨折的治疗原则

治疗骨折有三大原则，即复位、固定和功能锻炼。骨折治疗的最终目的是使患者恢复至受伤前的生活和功能水平。

一、骨折的复位与固定

（一）手法复位与外固定

应用手法使移位的骨折复位，称为手法复位。通常，手法复位后用石膏或支具外固定。如果固定不稳定，可考虑行骨牵引或手术内固定等。

1．复位时间　骨折复位越早越好，能在肿胀发生之前复位更好。若患者有休克或其他合并损伤，需在全身情况稳定后进行。若患者肢体肿胀严重或出现水疱，最好在短期内尽快消肿后进行复位。

2．复位标准

（1）解剖复位：矫正各种移位，恢复正常的解剖关系，对位、对线良好者，称为解剖复位。

（2）功能复位：临床上已尽最大努力，但未能达到解剖复位，而愈合后对肢体功能无明显影响者，称为功能复位。功能复位的标准：①肢体骨折成角移位轻微，所成角度如果与关节活动方向一致，日后可在骨痂塑形改造期自行矫正。如果向侧方成角与关节活动方向垂直，则必须完全复位。肱骨干稍有畸形，对功能影响不大。前臂双骨折要求对位、对线都好，否则将影响前臂旋转功能。②长骨干横行骨折，要求在对线良好的前提下，对位应至少达 1/3 左右。干骺端骨折侧方移位经复位后，至少应对位达 3/4 左右。③成人骨折下肢复位后，患肢短缩不应超过 1 cm。④儿童处于生长发育期，下肢缩短 2 cm 以内，且无骨骺损伤者，可在生长发育过程中自行矫正。⑤对旋转移位、分离移位者，必须完全纠正。

临床工作中，对骨折患者应争取解剖复位，但一味追求解剖复位而反复进行手法复位，滥用粗暴方法或采取切开复位等，则对骨折的修复和功能恢复都是不利的。但应注意，对骨折患者须达到功能复位。

3．麻醉选择　可根据情况选用局部麻醉或神经阻滞麻醉。对小儿患者可采用全身麻醉。麻醉完成后将患肢置于肌肉松弛位。

4．复位手法　手法复位须集体协调进行，复位前要制订一个成熟的整复方案，统一认识，以期达到密切配合，以远侧骨折段对准近侧骨折段为原则。常用的手法有以下几种：

（1）手摸心会：将 X 线检查显示的骨折移位方向和患者的实际情况结合起来，在头脑中形成一个骨折移位的立体概念，为手法复位做准备。

（2）拔伸牵引：牵引开始时，肢体要保持原位，沿肢体纵轴牵引，用力要持续，力度由轻到重，不要骤然使用暴力。通过拔伸牵引克服肌肉张力，矫正缩短移位和成角移位，恢复肢体的轴线和长度。

（3）旋转屈伸：对于关节附近的骨折，应屈伸或旋转骨折远端，以适应骨折近端，矫正旋转移位或成角移位。

（4）端挤提按：缩短、旋转及成角移位被矫正后，对左右侧方移位者在牵引下用端挤手法。将外侧骨折端向内挤压，内侧骨折端则向外挤。对前后移位者在牵引下用提按手法。术者用两手拇指压住骨折突出的远端并向下按，其余各指环抱，将近端上提，上提与下按动作同时进行（图 50-21，图 50-22）。

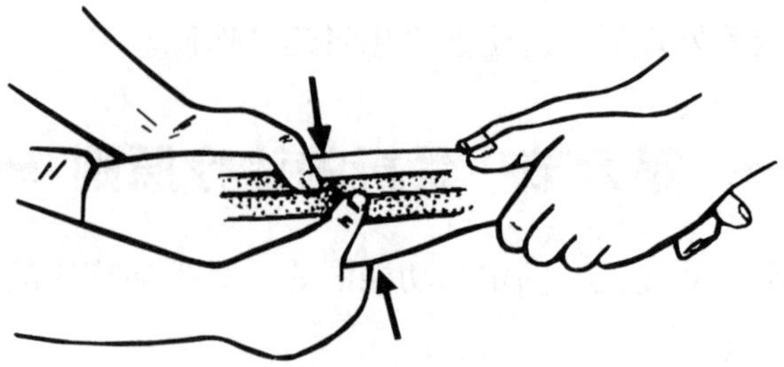

图 50-21　端挤手法矫正左右侧方移位

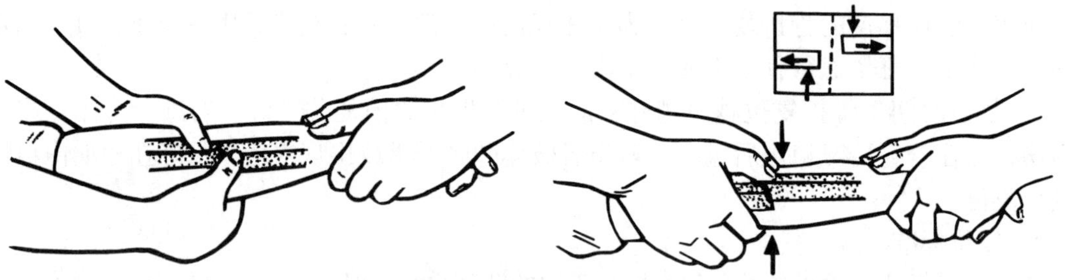

图 50-22　提按手法矫正前后侧方移位

（5）折顶回旋：横行骨折或骨折断端具有较长尖齿时，有时单靠手力牵引不易完全矫正缩短移位，可用折顶手法。术者用两手拇指下压突出的骨折端，其余两手四指环抱下陷的另一骨折端，先加大骨折原有成角，待拇指感到两骨折断端的皮质已经接触时，即可反折伸直，使断端对合（图 50-23）。回旋手法用于背靠背的斜行骨折患者。应首先判断背向移位的旋转途径，然后循原路回旋，使两骨折面吻合，即面对面而复位。进行回旋手法时不可用力过猛，以免损伤血管、神经（图 50-24）。

（6）分骨扳正：对于两骨并列部位骨折，如尺桡骨干双骨折、胫腓骨干双骨折、掌骨骨折、跖骨骨折后，骨折段因发生成角移位及侧方移位而互相靠拢时，术者可用分骨手法，以两手拇指及示指、中指和环指，分别挤捏骨间隙背侧及掌侧，使靠拢的骨折断端分开，矫正成角移位及侧方移位（图 50-25）。青枝骨折或仅有成角移位时，可用两手拇指压住角顶，其余四指分别折远、近两骨折段，即矫正成角移位（图 50-26）。

5．外固定　手法复位后须有效、持续地固定在良好的位置上，直至愈合。目前常用的外固定有小夹板、石膏绷带、聚氨酯绷带、外固定架等支具和持续牵引等。

（1）小夹板固定：小夹板固定是利用有弹性的小夹板，加上横布带和固定垫，绑在骨折部肢体的外面。由于横布带对夹板的约束力和固定垫对骨折的效应力，肌肉收缩产生骨折断端间的压应力，肌肉收缩时可对小夹板、横布带和固定垫产生侧压力，不仅能达到有效固定，而且可继续纠正侧方移位和成角移位。小夹板固定具有确实可靠、骨折愈合快、功能恢复好、并发症少、患者痛苦轻等优点。应当注意：必须正确掌握小夹板的应用原则和方法，如绑扎太松、固定垫使用不当，则可失去固定作用，使骨折再度移位；如绑扎过紧，则可导致压迫性溃疡、缺血性肌挛缩，甚至肢体坏疽等严重后果。小夹板的固定指征：①四肢闭合性稳定性骨折者；②四肢开放性骨折，创面小或经处理后创面已愈合者；③陈旧性骨折，适用于手法复位者。

（2）石膏绷带固定：利用无水硫酸钙粉末撒在特制的稀孔纱布绷带上，制成石膏绷带。经水浸泡后其结晶呈长条形，互相交织，十分坚固。石膏绷带可按肢体外形塑形为各种石膏托、

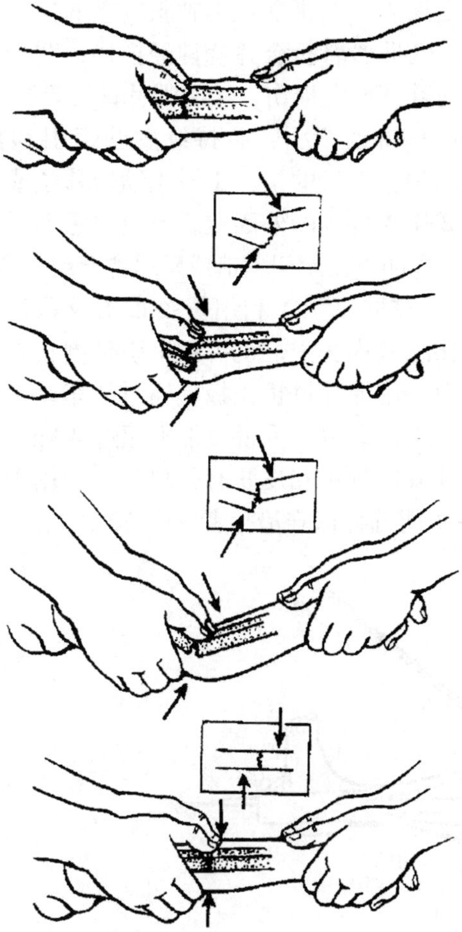

图 50-23　折顶手法

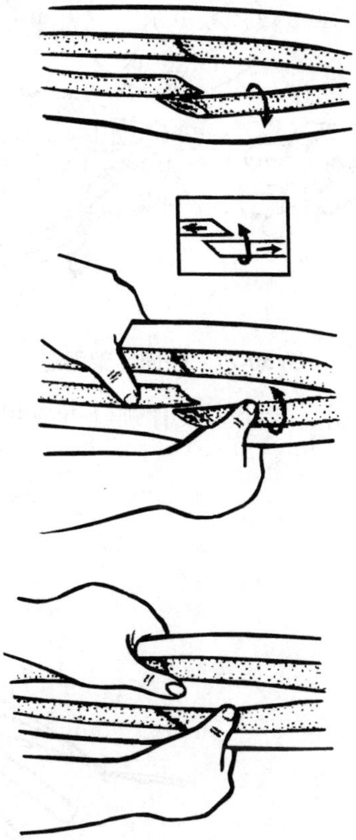

图 50-24　回旋手法

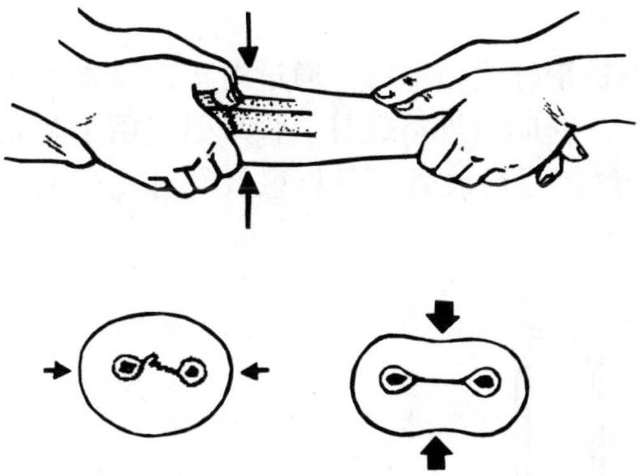

图 50-25　分骨手法

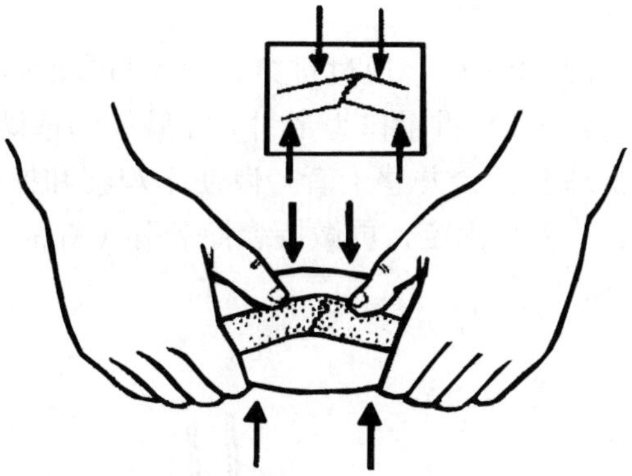

图 50-26　扳正手法

石膏夹板或石膏管型，对骨折部进行固定。缺点是无弹性，不能随肌肉收缩而变形，不能调节松紧度，须超关节固定，不利于功能锻炼。石膏绷带固定的指征：①小夹板难以固定的某些部位骨折者；②开放性骨折伤口尚未愈合者；③需要将关节固定于特定体位者。目前临床上多用高分子夹板代替石膏绷带。

（3）外固定架固定：利用铅丝夹板、铝板或木板制成的外固定架通过石膏绷带绑于患者的侧方后，可将肩、肘、腕关节固定于功能位，也可在外固定架上做持续皮肤牵引（图 50-27）。

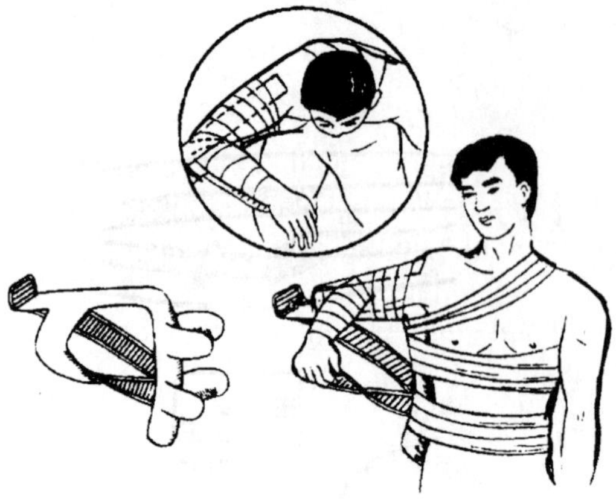

图 50-27 外固定架固定

外固定架固定的指征：①肿胀较重的上肢闭合性损伤；②肱骨骨折合并桡神经损伤；③严重的上臂或前臂开放性损伤；④肩胛骨骨折等。

（4）持续牵引：有持续皮肤牵引和持续骨牵引两种。其目的是：①矫正缩短移位或成角移位；②作为持续的外固定。但应注意牵引重量和方向，以防过度牵引，造成延迟愈合或不愈合。

1）皮肤牵引：利用宽胶布条或乳胶海绵条粘贴在患肢皮肤上，也可用牵引带绑扎在患肢皮肤表面，用绳穿过扩张板，通过滑车，系以一定的重量进行牵引。重量通常不超过 4 kg，不宜应用于开放性骨折和皮肤有伤口者。常用于小儿股骨干骨折、老年人股骨颈骨折或粗隆间骨折不能手术而选择保守治疗者（图 50-28）。

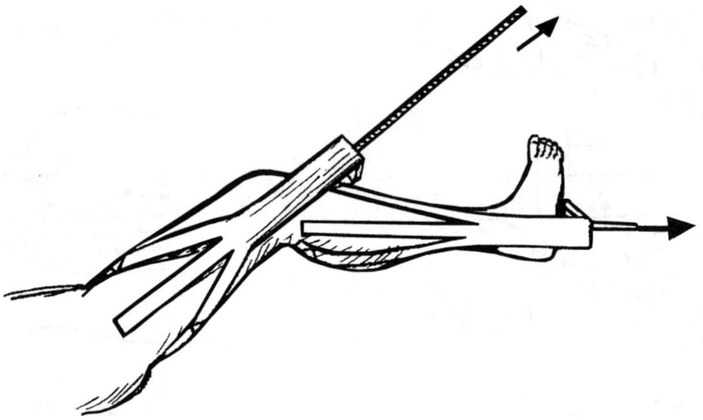

图 50-28 下肢持续皮肤牵引（胶布条粘贴法）

2）骨牵引：通过贯穿骨端松质骨的骨圆针、不锈钢针或布巾钳，通过滑车，以患者体重的 1/7 ~ 1/8 重量作为牵引力在肢体的远端持续牵引。时间可维持数月。骨牵引多用于开放性骨折或骨折合并感染者，以便于观察和换药。对新鲜闭合性股骨干骨折患者，可先行手法复位、小夹板固定，再做持续骨牵引（图 50-29）。

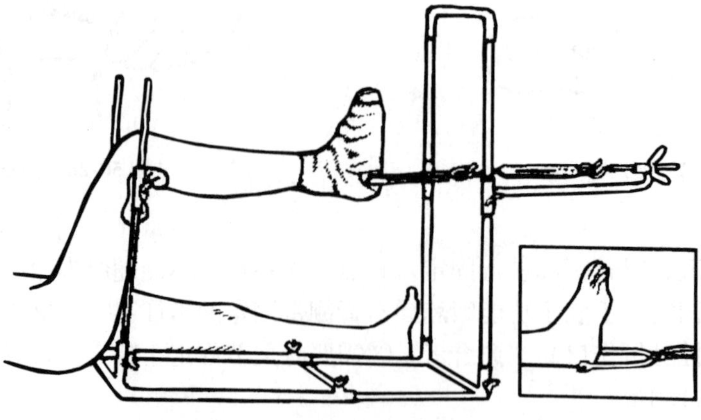

图 50-29 胫腓骨干双骨折进行螺旋牵引

（二）切开复位内固定

切开复位是手术切开骨折部的软组织，暴露骨折断端，在直视下将骨折复位，然后用对人体组织无不良反应的金属内固定物（如接骨板、螺钉、髓内针、骨圆针等），或采用自体或异体植骨片，将骨折段固定，从而达到解剖复位和相对固定的要求。

1．切开复位内固定的手术适应证

（1）骨折断端间有软组织嵌入，经手法复位后失败者。

（2）关节内骨折手法复位后对位不好，影响关节功能者。

（3）近关节部位骨折的年迈患者，长时间固定可引起关节永久性僵硬者。

（4）手法复位与外固定后，不能达到功能复位标准，而将严重影响功能者。

（5）骨折并发主要血管损伤，在处理血管时，应同时行切开复位内固定术者。

（6）外固定影响生活和工作的骨折患者急需尽快康复者。

2．切开复位的禁忌证

（1）外伤性休克，患者无法承受手术打击者。

（2）患有严重的心、脑血管疾病，糖尿病（伴有酮症酸中毒）、重度骨质疏松症等患者。

（3）开放性骨折重度污染及皮肤和软组织损伤严重者。

骨折的内固定材料：以国际内固定研究学会（Association for the Study of Internal Fixation）材料为代表的骨科内固定材料发展迅猛。国内外医用产品逐渐成熟，目前有不锈钢板、钛金属板（图 50-30、图 50-31）、记忆合金固定材料和各类髓内钉（带锁髓内钉）等。

手法复位外固定与切开复位内固定各有优、缺点。手法复位外固定的优点：花费少，患者不需承受手术痛苦；缺点：患者易出现关节僵硬、骨折断端再移位、静脉血栓形成、日常生活不方便等。切开复位内固定的优点：患者可早期进行功能锻炼、固定牢固、可减少关节僵硬等并发症；缺点：花费高，患者易发生手术切口感染、排异反应，需进行二次手术等。我们应根据患者的骨折部位、类型、年龄、经济状况以及患者需求等综合分析并选择。

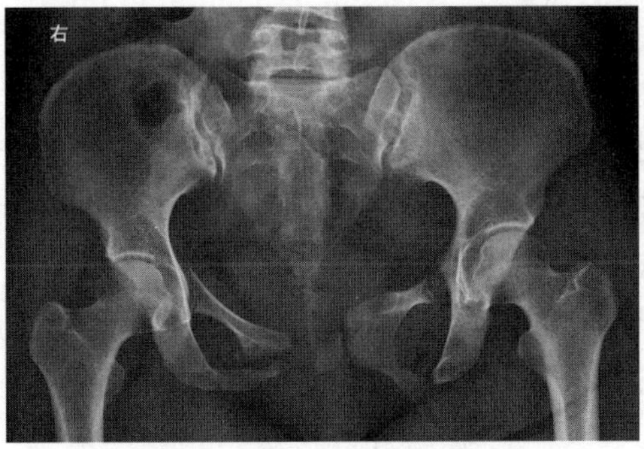

图 50-30　骨盆骨折术前 X 线表现

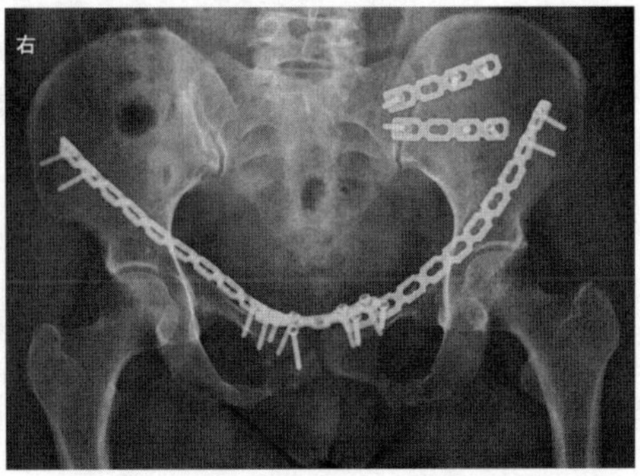

图 50-31　骨盆骨折术后 X 线表现

二、功能锻炼

功能锻炼可促进骨折部的血液循环，有利于消除肿胀，防止关节僵硬和肌肉萎缩。功能锻炼的原则是循序渐进，由轻到重，由小到大，以主动活动为主，被动活动为辅，允许压应力，避免剪切应力。

（一）骨折早期

伤后 1 ~ 2 周，伤肢肿胀、疼痛，骨折断端容易移位，该期功能锻炼的内容应是使患肢进行肌肉舒缩活动。上肢可采用屈、伸手指，握拳，吊臂，提肩等动作。下肢可采用踝关节背伸及股四头肌收缩等活动。

（二）骨折中期

伤后 3 ~ 4 周，疼痛消失，患肢肿胀消退，骨折断端已形成纤维连接，并逐步形成骨痂。骨折断端较稳定，在持续有力的肌肉收缩活动的同时活动患部上、下关节。可用小云手、撑臂抬臀、屈髋、屈膝等活动形式。伤后 5 ~ 6 周骨折部有足够骨痂时，可进一步增加活动范围和活动量，如大云手等。

（三）骨折后期

伤后 7 ~ 10 周，骨折已达到临床愈合，可增加关节活动范围和逐渐进行负重性关节活动，使关节迅速恢复正常的活动范围。

➤考点：骨折的治疗原则。

第七节　开放性骨折的处理原则

开放性骨折患者有发生感染的危险，必须争取时间，尽早正确处理伤口，防止感染，争取创口早期愈合，使开放性骨折变为闭合性骨折。处理时应针对不同情况，采取相应的措施。

（1）对伤后 6 ~ 8 h 以内的开放性骨折，伤口污染程度轻，软组织损伤不严重者，应彻底清创。清创时，要尽量保留与软组织相连的小碎骨，明显污染的骨折断端或留用的游离大骨片，需凿去表层，并刮除一层骨髓。术中须同时予以骨折复位，如为稳定性骨折，可采用石膏托或持续牵引固定，此法较为安全、可靠。对不稳定骨折患者需选用内固定器材，如克氏针、螺钉及钢板螺钉内固定等。对皮肤损伤严重或粉碎性骨折严重者可应用骨折外固定架进行固定等。根据需要可行血管、神经、肌腱等修复，创口行一期缝合，放置引流条或引流管。

（2）对受伤超过 8 ~ 12 h，伤口污染不严重者，可考虑清创缝合。对不稳定骨折患者可考虑行外固定架固定骨折。创口行一期缝合或延期缝合，放置引流条或引流管。

（3）对伤后超过 12 h 的患者，伤口创面多被炎性物质浸润，常不能通过一次清创获得一期关闭伤口的机会，可敞开伤口，用生理盐水冲洗创面，待清除异物后，根据情况决定延期缝合。若在冬季，气温低，创口污染较轻，即使超过 12 h，也可考虑清创缝合术。关于骨折的复位与固定，通常采用持续骨牵引，对无移位者可用石膏管型固定，但如果患者需要尽早进行并达到最好的功能恢复，有条件的情况下可优先考虑行外固定架固定骨折。这样既便于伤口护理，又能较早地进行功能锻炼。注意全身应用足量、有效的抗生素。

第八节　骨折延迟愈合与不愈合的处理原则

案例 50-2

患者，男性，65 岁，因摔伤后左小腿疼痛、肿胀 3 小时入院。体格检查：左小腿畸形、肿胀、触痛，左小腿中下段可见异常活动，左膝关节及左踝关节活动度患者因疼痛拒绝检查，左下肢末梢血运、感觉正常。X 线检查示左胫腓骨中下段粉碎性骨折。

既往史：患者有糖尿病病史 10 年，未接受系统治疗，有吸烟史 40 余年，每日吸烟 20 余支。

入院后给予完善常规术前检查，控制血糖。待患者肿胀消退后行左胫腓骨粉碎性骨折切开复位钢板内固定术，手术过程中为使胫骨骨折块复位良好，将周围骨膜剥离较多，术后 X 线检查见骨折断端复位良好。

术后 4 个月复查 X 线见左胫骨骨折断端无骨痂生长，骨折线清晰，术后 11 个月复查X线见骨折断端无骨痂，骨折断端增生、硬化，骨折线清晰可见，考虑发生骨折不愈合。

问题与思考：

1．请分析患者出现骨折不愈合的原因。

2．下一步应当如何处理？

骨折经治疗后，若已超过一般愈合所需时间，而仍无临床愈合现象，X线片上见骨折端被浓密硬化的骨质所封闭即为骨折不愈合（nonunion）（图 50-32）。若达到一般骨折愈合所需时间而没有愈合，但连续临床复查发现骨折愈合仍有进展，则为骨折延迟愈合（delayed union）。对于骨折延迟愈合患者，应去除导致延迟愈合的原因，如骨折端间存在不利于骨折愈合的应力、感染、牵引过度、固定不确切、骨折复位后固定时间过短以及不正确的功能锻炼等。然后应继续积极治疗，仍有愈合可能。对骨折不愈合患者，则需要进行植骨（图 50-33）、内固定，必要时辅以石膏管型外固定治疗。首先应切除骨折断端硬化骨及瘢痕组织，凿通髓腔，以利于骨痂形成。骨折的内固定在长管状骨可选择加压钢板螺钉固定或髓内针固定。常用的植骨方法有松质骨植骨、贴附植骨、滑移植骨、镶嵌植骨、骨钉植骨、带肌肉骨瓣植骨等。可根据具体情况灵活选择具体术式。

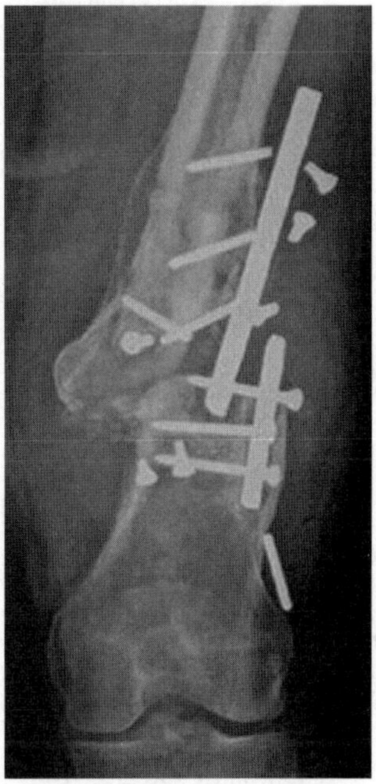

图 50-32　股骨骨折术后 12 年骨不连、内固定失效

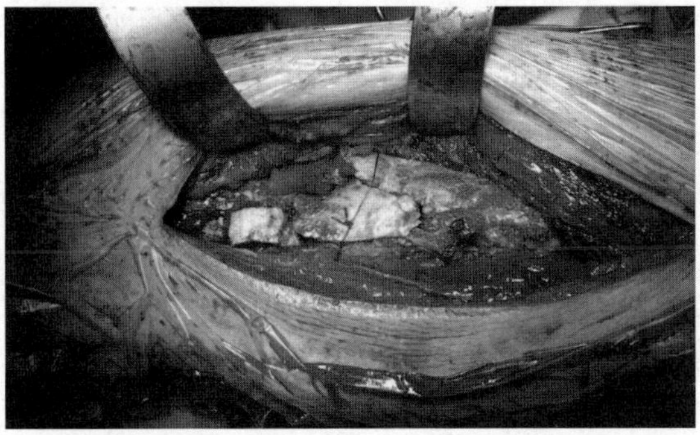

图 50-33　股骨骨折术后 12 年骨不连、术中植骨

自测题

一、选择题

1．下列哪项骨折为不完全骨折

A．粉碎性骨折

B．嵌插骨折

C．螺旋形骨折

D．横行骨折

E．裂缝骨折

2．属于稳定性骨折的是

A．斜行骨折

B．螺旋形骨折

C．多段骨折

D．横行骨折
E．粉碎性骨折

3．骨折导致休克的主要原因是
A．精神刺激
B．疼痛刺激
C．骨折出血
D．不正确的搬运
E．不正确的固定

4．患者外伤后，考虑为骨折，关于骨折的临床表现与诊断，下列描述错误的是
A．骨折的特有体征包括畸形、异常活动及骨擦音或骨擦感
B．对可疑骨折患者，体检时应尽量诱发骨擦音或骨擦感出现，以明确诊断
C．只要具备骨折特有体征其中一项，即可诊断为骨折
D．临床未发现骨折特有体征时，不能排除骨折
E．骨折时可以没有骨擦音或骨擦感

5．患者，男性，16岁，右肘部摔伤2天，右肘关节肿胀、压痛明显，活动受限，内上髁处有骨擦感。对诊断有意义的首选检查是
A．放射性核素骨扫描
B．X线检查
C．B超
D．CT
E．MRI

6．患者车祸伤导致左胫腓骨干双骨折。体格检查：左小腿明显肿胀，可见张力性水疱，触诊左小腿张力高，有触痛、被动牵拉痛，左足背动脉搏动弱，对此患者需立即进行的处理是
A．抬高患肢
B．消肿、止痛治疗
C．手术固定骨折
D．急诊手术切开骨筋膜室减压
E．继续观察病情

7．患者，男性，32岁，摔伤后右上臂疼痛、肿胀不适。体格检查：右上臂肿胀、畸形、触痛、活动受限，右手虎口区感觉减弱，右手垂腕、垂指畸形，X检查见右肱骨中下1/3骨折，此患者合并的损伤是
A．桡神经损伤
B．尺神经损伤
C．正中神经损伤
D．桡动脉损伤
E．尺动脉损伤

8．骨折血肿机化演进期大约需要
A．3天
B．5天
C．1周
D．2～3周
E．6周

9．患者骨折后8周复查X线，医生判断患者骨折达到临床愈合，下列关于骨折的临床愈合标准，不正确的是
A．局部无压痛
B．局部无叩击痛
C．局部无反常活动
D．局部无畸形
E．X线检查见骨折线模糊，有连续性骨痂通过

10．胫骨中下1/3段骨折愈合较慢的主要原因是
A．附近的主要血管损伤
B．近骨折段血液供应减少
C．远骨折段血液供应减少
D．两骨折段血液供应减少
E．常合并开放性骨折

11．有关骨折急救处理时妥善固定的目的，下列错误的是
A．早期复位
B．避免骨折断端在搬运过程中加重软组织损伤
C．减轻疼痛
D．便于运输
E．减少二次损伤

12．患者，男性，45岁，车祸伤导致右小腿开放性骨折，在受伤现场对患者进行处理，错误的是
A．若有休克，抢救休克
B．包扎止血
C．暂时固定

D．迅速转运
E．彻底清创

13．骨折的治疗原则是
A．抢救生命，保护患肢
B．迅速转送，积极治疗
C．复位、固定、功能锻炼
D．保证不出现畸形愈合
E．消除疼痛，改善功能

14．骨折切开复位的适应证，下列哪项**不是**
A．手法复位不能达到解剖复位要求
B．关节内骨折手法复位后未达到解剖复位
C．骨折端有软组织嵌入，手法复位失败
D．骨折并发主要血管或神经损伤
E．全身多处骨折或老年人骨折

二、名词解释

1．骨折　2．骨筋膜室综合征　3．解剖复位　4．骨折不愈合

三、问答题

1．简述骨折愈合过程及骨折愈合标准。
2．试述骨折功能复位的标准。
3．简述切开复位内固定的手术适应证。

（孙全波）

第五十一章

上肢骨折

第五十一章数字资源

思政之光

学习目标

通过本章内容的学习，学生应能够：

识记：

1. 说出锁骨骨折、肱骨外科颈骨折、肱骨干骨折、肱骨髁上骨折、前臂骨折、桡骨远端骨折的特有体征。
2. 列举上肢骨折治疗的目的。

理解：

1. 肱骨干骨折、肱骨髁上骨折、前臂骨折出现并发症的原因。
2. 上肢骨折保守治疗和手术治疗的适应证。

运用：

1. 评估上肢骨折患者，并选择合适的影像学检查方法。
2. 评估上肢骨折患者，并提供适合的治疗方案。

第一节 锁骨骨折

案例 51-1

患者，男性，43 岁，摔伤，左肩部着地受伤，致左锁骨区疼痛，活动受限半小时入院。体格检查：患者左锁骨中段软组织肿胀，皮下瘀斑，呈垂肩姿态，头偏向左侧，右手托住左肘部。左锁骨中段可触及骨折断端，压痛明显，有骨擦感。左上肢感觉与末梢循环无明显异常。X 线检查提示：左锁骨中段粉碎性骨折。

问题与思考：

1. 锁骨骨折的治疗方法有哪些？
2. 该患者应选择哪种治疗？

【解剖概要】

锁骨连接并支撑躯干与上肢，呈“S ”形。近端与胸骨柄构成胸锁关节，并有胸锁乳突肌附着；远端与肩峰构成肩锁关节，并有喙锁韧带一起固定锁骨。

【病因与分类】

锁骨骨折好发于儿童及青壮年，发生率占全身骨折的 5%～10%，多发生在锁骨中段。

锁骨骨折多为间接暴力引起，侧方摔倒时，手掌、肘部或肩部着地，暴力传导至锁骨，可发生斜行或横行骨折。直接暴力引起锁骨骨折者较少见，外力直接撞击锁骨，可导致粉碎性骨折。儿童骨折多为青枝骨折。

锁骨中段骨折后，由于胸锁乳突肌的牵拉，近折端可向上、向后移位，远折端由于上肢的重力作用及胸大肌的牵拉而向前、向下移位，并有骨折断端重叠移位（图 51-1）。锁骨后有臂丛神经和锁骨下血管经过，若暴力作用强大，骨折移位明显，则可造成神经、血管损伤，甚至气胸。

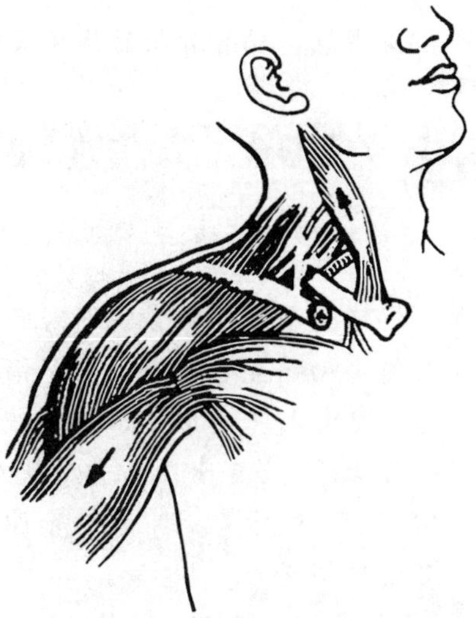

图 51-1　锁骨骨折典型移位

【临床表现与诊断】

1．有明确外伤史。

2．锁骨局部肿胀、瘀斑，呈垂肩姿态。患者常用健侧手托住患肘，头偏向患侧，以减轻肩部活动与胸锁乳突肌牵拉骨折端而导致的疼痛。

3．可触及骨折断端，有局限性压痛与骨擦感。

4．X 线检查可明确诊断。

【治疗】

1．三角巾悬吊　用于儿童青枝骨折、成人无移位骨折者，三角巾悬吊患肢 3 ～ 6 周即可。

2．手法复位外固定　用于有移位的中段骨折者，以横形“8”字形绷带固定。

（1）复位方法：患者取坐位，骨折局部浸润麻醉。术者站在患者背后，用膝部顶住患者胸背部，两手握住患者上臂使肩向后、上、外牵拉，患者挺胸即可达到复位（图 51-2）。

（2）固定方法：复位成功后，做横形“8”字形绷带固定或双圈固定。术后严密观察双上肢血液循环及感觉和运动功能，若出现肢体肿胀、麻木，表示固定过紧，应及时放松固定。术后 1 周左右，由于肿胀消退，常使固定绷带松弛而导致骨折再移位，因此复位后 2 周内应经常检查固定是否可靠，及时调整固定的松紧度（图 51-3）。

3．手术复位内固定　用于有合并症或手法复位外固定失败者。切开复位时先对合并症进行探查及处理，再行复位后选择钢板、螺钉或克氏针固定。

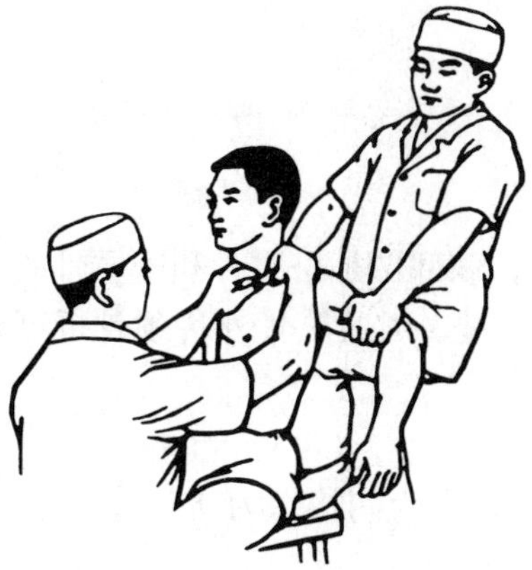

图 51-2　锁骨骨折手法复位

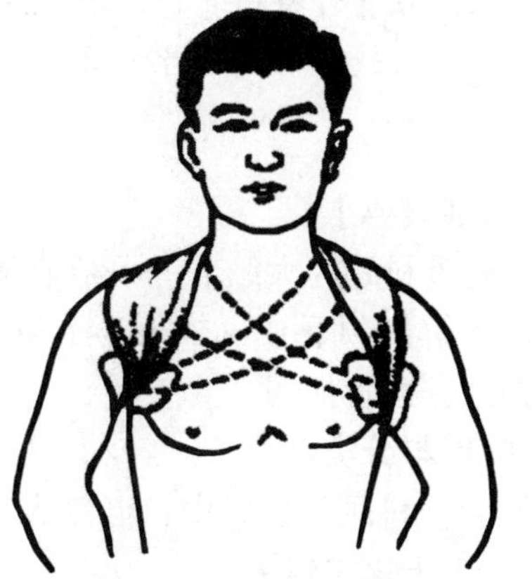

图 51-3　锁骨骨折横形“8”字形绷带固定法

➤考点：锁骨骨折的临床表现、诊断和治疗。

知识链接

锁骨骨折的治疗提示

绝大多数锁骨骨折不需要手术治疗，即使锁骨骨折出现畸形愈合或骨不连，对肩部功能影响明显者也不多见。锁骨骨折的手术指征：①锁骨外 1/5 骨折合并喙锁韧带断裂者；②骨折严重成角，影响皮肤表面完整性者；③锁骨中 3/5 粉碎性骨折或明显移位，短缩大于 2 cm 者；④骨折块压迫锁骨下动静脉或臂丛神经者；⑤不能长时间忍受外固定者，如帕金森病、癫痫等神经肌肉疾病患者；⑥锁骨开放性骨折者；⑦锁骨骨折合并多发性损伤者。

第二节 肱骨外科颈骨折

案例 51-2

患者，男性，74 岁，因摔伤致左肩部疼痛、左肩关节活动受限 2 h 入院。体格检查：患者左肩部肿胀、瘀斑、畸形。左肩关节活动障碍，左肱骨近端压痛明显。可触及骨擦感。左上肢感觉与末梢循环无明显异常。左肩正位及腋位 X 线检查结果如图 51-4 所示。

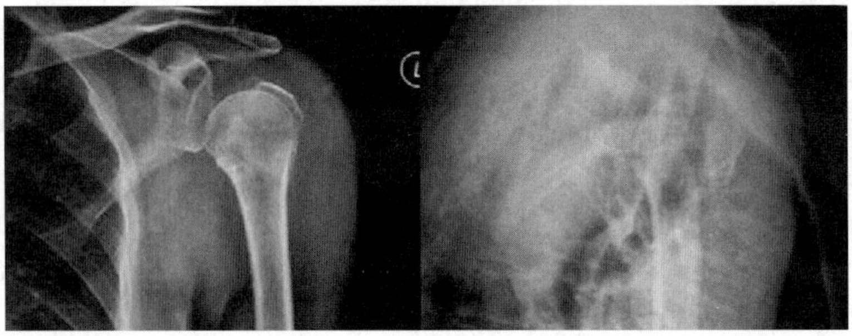

图 51-4 左肩正位及腋位 X 线表现

问题与思考：

1．肱骨外科颈骨折的治疗方法有哪些？

2．应选择哪种治疗方法？

【解剖概要】

肱骨外科颈为大结节、小结节移行为肱骨干的交界部位，该部位是松质骨和密质骨的交界处，位于解剖颈下 2 ~ 3 cm，有臂丛神经、腋血管在内侧经过，因此肱骨外科颈骨折可合并相应神经、血管损伤。

【病因与分类】

肱骨外科颈骨折以中、老年人为多，尤其有骨质疏松者，多为间接暴力所致。

（一）无移位骨折

无移位骨折包括裂缝骨折和嵌插骨折。一般情况下，直接暴力常导致裂缝骨折（图 51-5），间接暴力由手掌向上传递，可导致嵌插骨折。

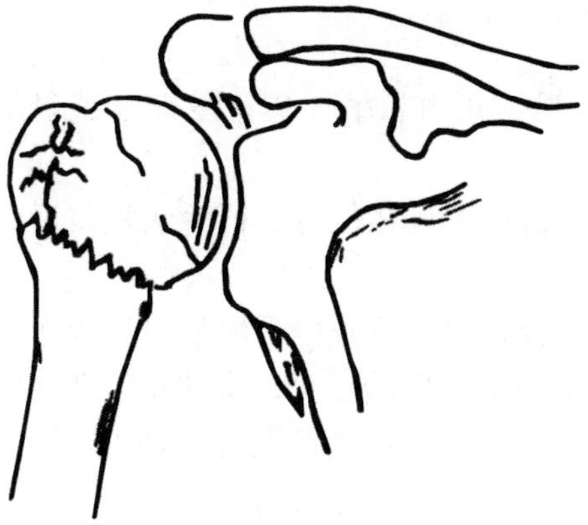

图 51-5　肱骨外科颈裂缝骨折

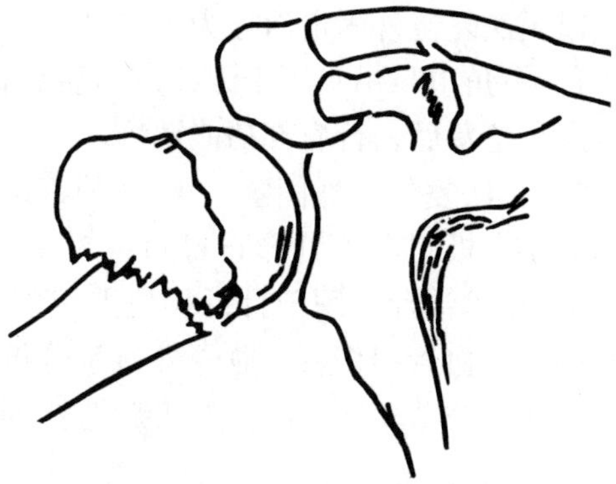

图 51-6　肱骨外科颈外展型骨折

（二）外展型骨折

外展型骨折多为间接暴力引起。若患肢处于外展位，跌倒时手掌着地，暴力自下向上传递，即发生外展型骨折，骨折近折端呈内收位（图 51-6），可能有向内的侧方移位和成角畸形，并伴有肱骨大结节撕脱。

（三）内收型骨折

内收型骨折常为间接暴力所致。当上肢处于内收位跌倒时，手掌或肘部着地，暴力向上传导撞击肩部，引起内收型骨折，骨折远折端位于肱骨头外侧（图 51-7），可产生向外方的成角畸形或侧方移位。

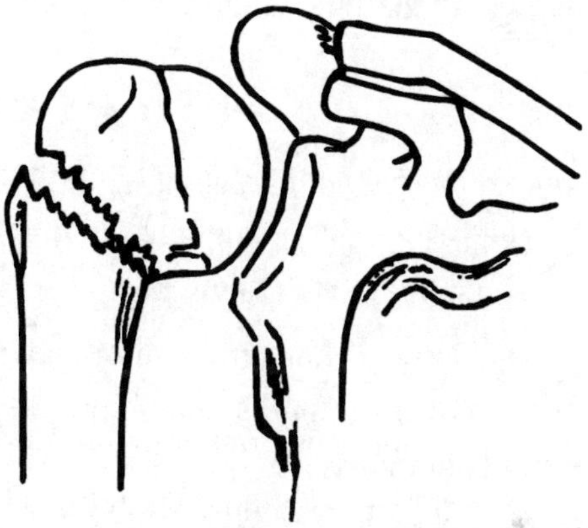

图 51-7　肱骨外科颈内收型骨折

（四）粉碎性骨折

这类骨折常由于强大暴力作用所致，或见于骨质疏松患者。暴力向上传导至关节盂及肩峰下时，由于肩峰的阻挡作用，肱骨发生粉碎性骨折，可合并肱骨头脱位（图 51-8，图 51-9）。

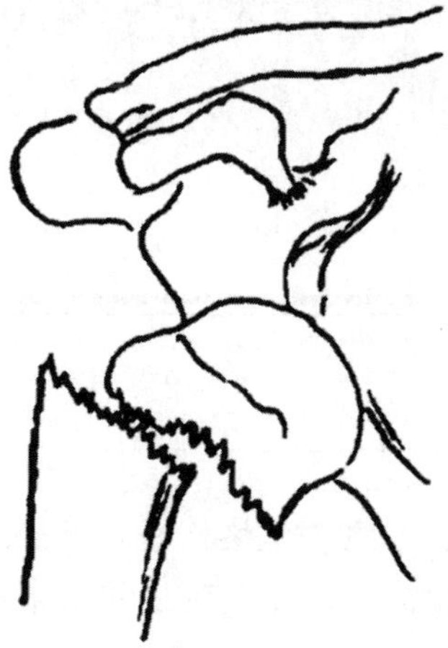

图 51-8　肱骨外科颈骨折合并肱骨头脱位

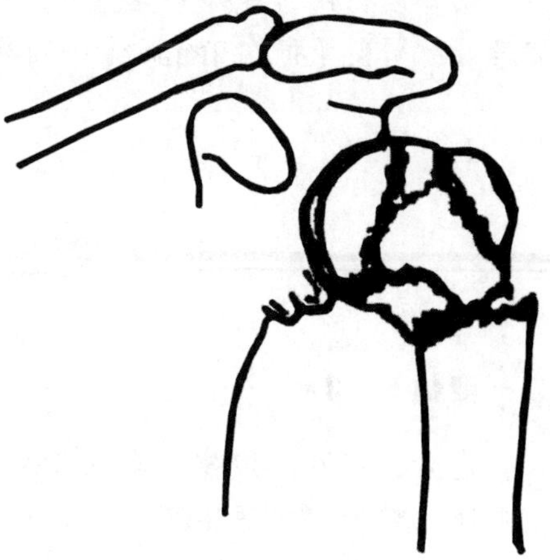

图 51-9　肱骨近端粉碎性骨折

【临床表现与诊断】

受伤后肩部疼痛、肿胀，有瘀斑、畸形。肩关节活动障碍，肱骨近端明显压痛，可触及骨擦感。通过肩部正位及穿胸位 X 线检查，可明确诊断及了解移位情况。

【治疗】

以手法复位外固定治疗为主。

1．三角巾悬吊　用于无移位的裂缝骨折患者，用上肢三角巾悬吊 3 周，复查 X 线显示有骨折愈合迹象后，行肩部功能锻炼。

2．手法复位后外固定　用于外展型骨折和内收型骨折有明显移位者，行手法复位后，采用超肩小夹板固定或 U 形石膏固定 3 ～ 4 周。

3．手术治疗　用于骨折移位严重伴软组织嵌入，或合并肩关节脱位手法复位失败者，以及有神经、血管损伤者。肱骨外科颈骨折较易愈合，但对肩关节影响较大，应注意早期功能锻炼，防止肩关节功能受限。对于病情特别复杂的老年骨折患者，也可选择人工肱骨头置换术。

➢ 考点：肱骨外科颈骨折的解剖、分型和治疗。

知识链接

肱骨近端骨折的 Neer 分类及治疗提示

肱骨近端骨折的 Neer 分类是根据四部分骨折块，即肱骨头、大结节、小结节和肱骨干之间的位置关系分成 6 型。Neer 定义的骨折移位标准为：相邻骨折块彼此移位 ≥ 1cm 或成角 ≥ 45°，即至少满足上述标准之一者才能称为 1 个骨折块。

Neer Ⅰ型：一部分骨折，无移位或仅有轻度移位（移位＜ 1 cm 或成角＜ 45°）。

Neer Ⅱ型：两部分骨折，肱骨近端四部分中，某一部分移位，常见外科颈骨折和大结节撕脱骨折。

Neer Ⅲ型：三部分骨折，外科颈合并大结节或小结节骨折，且有移位。

Neer Ⅳ型：四部分骨折，四个解剖部位均有骨折和移位。

Neer Ⅴ型：肱骨近端骨折合并肱骨头脱位。

Neer Ⅵ型：肱骨头劈裂骨折，还可造成肱骨头骨折或肩盂关节面塌陷。

治疗原则：Ⅰ型骨折可行保守治疗；Ⅱ型骨折，尽量闭合复位；Ⅲ型和Ⅳ型骨折，多需切开复位内固定；Ⅴ型骨折，对肱骨头复位后大结节移位明显者需行手术复位内固定治疗；Ⅵ型骨折，可行肱骨头置换。

第三节　肱骨干骨折

案例 51-3

患者，男性，49 岁。车祸致左上臂肿痛、活动受限 4 h 入院。体格检查：患者左上臂肿胀、畸形，皮下瘀斑，上肢活动障碍，有异常活动与骨擦感。左上肢感觉与末梢循环无明显异常。左肱骨正、侧位 X 线检查结果如图 51-10 所示。

问题与思考：

1．肱骨干骨折的治疗方法有哪些？

2．该患者骨折容易出现哪些并发症？

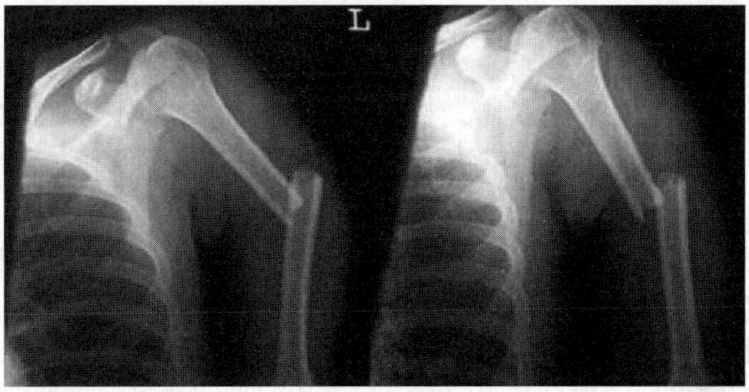

图 51-10

【解剖概要】

肱骨外科颈下 1 ~ 2 cm 至肱骨髁上 2 cm 内的骨折称为肱骨干骨折。在肱骨干中下 1/3 后外侧有桡神经沟，桡神经自内后方紧贴骨面斜向外前方进入前臂，此处骨折可因直接撞击桡神经或外侧肌间隔卡压桡神经而导致桡神经损伤。

【病因与分类】

肱骨干骨折可由直接暴力或间接暴力引起。骨折端的移位取决于外力作用的大小、方向和肌肉牵拉方向等。在三角肌止点以上的骨折，近折端受胸大肌、背阔肌、大圆肌的牵拉向内、向前移位，远折端受三角肌、喙肱肌、肱二头肌、肱三头肌的牵拉向外、向近端移位（图 51-11）。当骨折端位于三角肌止点以下时，近折端由于三角肌的牵拉向前、向外移位，远折端因肱二头肌、肱三头肌的牵拉向近端移位（图 51-12）。另外，由于肢体的重力作用或不恰当的外固定物的重量，可引起骨折端分离移位或旋转畸形。肱骨干下 1/3 骨折的移位方向与暴力作用方向和肘关节所处的位置有关，大多数患者有成角、短缩及旋转畸形。

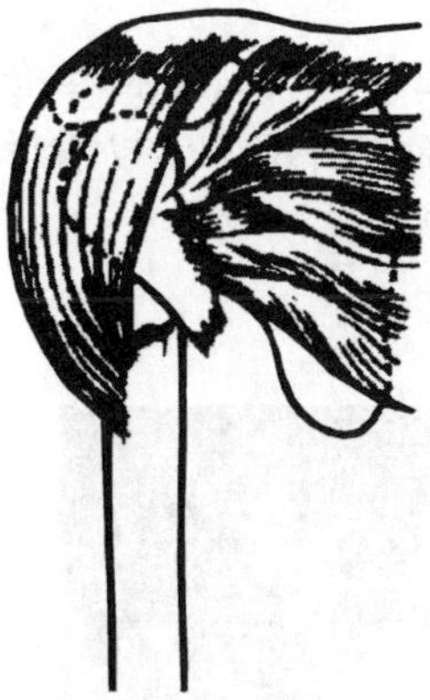

图 51-11 肱骨干骨折、骨折线在三角肌止点以上的移位情况

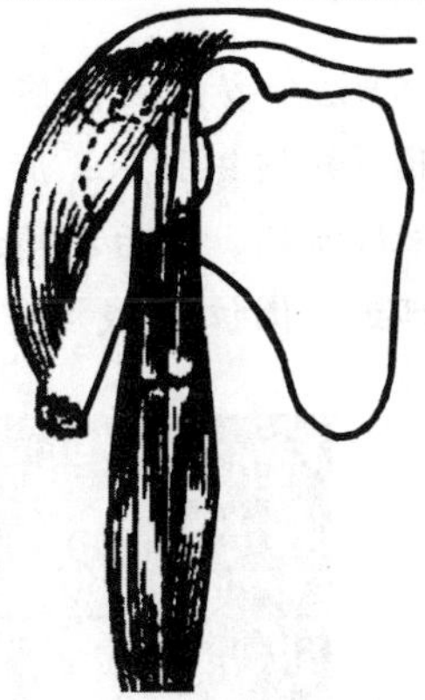

图 51-12 肱骨干骨折、骨折线在三角肌止点以下的移位情况

【临床表现与诊断】

受伤后，患者上臂疼痛、肿胀、畸形，出现皮下瘀斑，上肢活动障碍。体格检查有异常活动，骨擦感。X 线检查可确定骨折的类型和移位方向。若合并桡神经损伤，则可出现垂腕，拇指不能伸，前臂旋后障碍，各手指掌指关节不能背伸，手背虎口区皮肤感觉减退或消失。

【治疗】

对于大多数肱骨干横行或短斜行骨折患者，可采用非手术方法治疗。

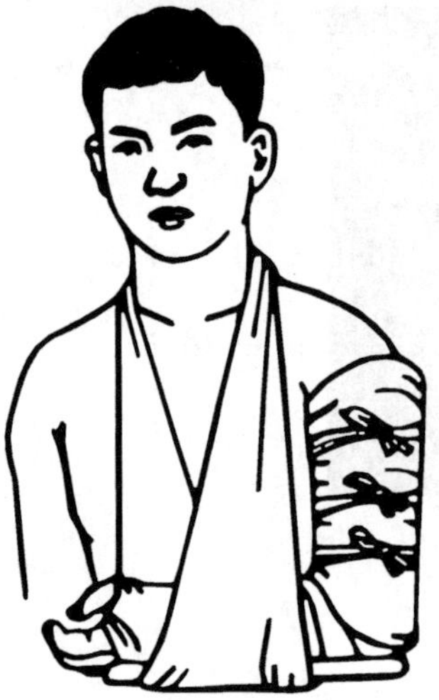

图 51-13 肱骨干骨折夹板固定

（一）手法复位外固定

1．小夹板固定　手法复位后用小夹板固定。对上 1/3 肱骨干骨折者，要用超肩关节固定；对下 1/3 肱骨干骨折者，要有超肘关节固定，屈肘 90° 用三角巾悬吊。成人固定 6 ～ 8 周，儿童固定 4 ～ 6 周（图 51-13）。

2．石膏固定　对手法复位后比较稳定的骨折患者，可用 U 形石膏固定。对复位后不稳定的骨折患者，采用上肢悬垂石膏固定，但有可能因重量太大，导致骨折端分离而发生骨折延迟愈合和不愈合，应在固定期间严密观察骨折对位、对线情况。

（二）切开复位内固定

手术适应证为反复手法复位失败，或骨折不愈合，或合并神经血管损伤者。用加压钢板螺钉或髓内钉固定。术后不必行外固定，可早期进行功能锻炼。对骨折端进行切开复位时，要注意保护桡神经。

（三）功能锻炼

无论采用何种固定方式，术后均应早期进行功能锻炼。复位后抬高患肢，主动练习手指屈伸活动。2 ～ 3 周后开始腕、肘关节主动屈伸活动和少量肩关节外展、内收活动。6 ～ 8 周后加大活动量，并做肩关节旋转活动。

➢ 考点：肱骨干骨折的临床表现、诊断、并发症和治疗。

第四节　肱骨髁上骨折

案例 51-4

患者，男，7 岁，因摔伤致左肘部疼痛、活动受限 2 h 入院。体格检查：左肘部呈半屈曲畸形，软组织肿胀，肘部向后突出，局部压痛明显，有反常活动与骨擦音。肘前方可触及骨折断端。肘后三角正常。左上肢感觉与末梢循环无明显异常。

左肘部正、侧位 X 线检查结果如图 51-14 所示。

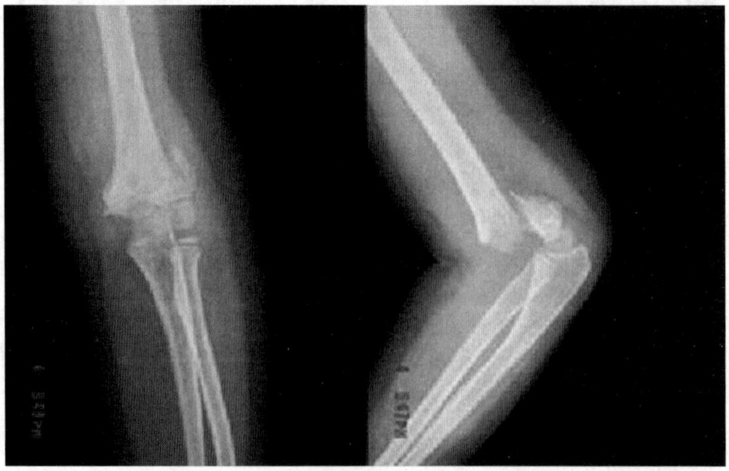

图 51-14　左肘部正、侧位 X 线表现

问题与思考：

1．肱骨髁上骨折有哪些分型？

2．该患者骨折容易出现哪些并发症？

【解剖概要】

肱骨髁上骨折是指肱骨干与肱骨髁交界部位发生的骨折。肱骨干轴线与肱骨髁轴线之间有 30° ~ 50° 的前倾角（图 51-15），这是容易发生肱骨髁上骨折的解剖学因素。在肱骨髁前内侧，有肱动脉、正中神经通过。在神经血管束的浅面有坚韧的肱二头肌腱膜，后方为肱骨，一旦发生骨折，这些神经、血管就易受到损伤。在肱骨髁内侧有尺神经，外侧有桡神经，它们均可因肱骨髁上骨折的侧方移位而受到损伤。

肱骨髁上骨折多发生于 10 岁以下儿童。儿童期肱骨下端有骨骺，若骨折线穿过骺板，有可能影响骨骺的发育，因而常出现肘内翻或外翻畸形。根据暴力性质的不同和骨折移位的方向，可将肱骨髁上骨折分为屈曲型和伸直型（图 51-16）。

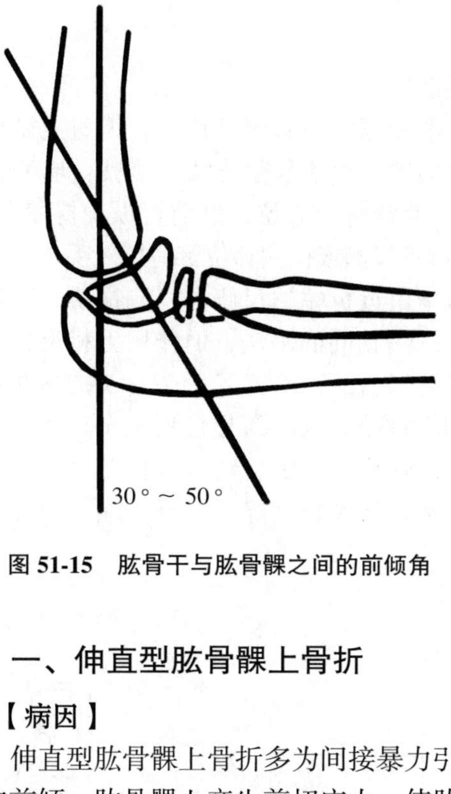

图 51-15　肱骨干与肱骨髁之间的前倾角

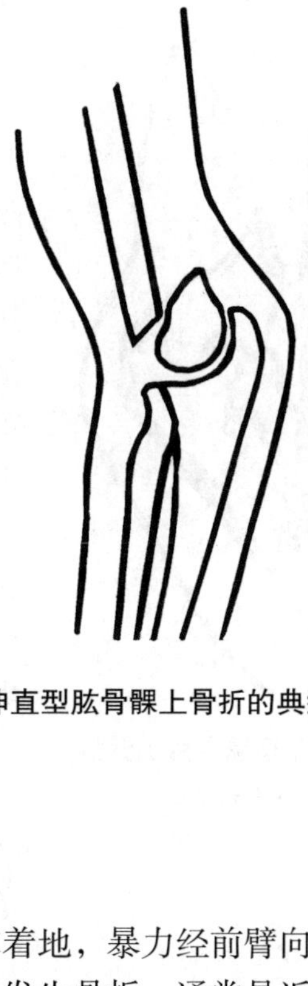

图 51-16　伸直型肱骨髁上骨折的典型移位表现

一、伸直型肱骨髁上骨折

【病因】

伸直型肱骨髁上骨折多为间接暴力引起。当跌倒时，手掌着地，暴力经前臂向上传递，身体向前倾，肱骨髁上产生剪切应力，使肱骨干与肱骨髁交界处发生骨折。通常是近折端向前下移位，远折端向上移位。如果在跌倒的同时遭受侧方暴力，则可发生尺侧或桡侧移位（图 51-17，图 51-18）。

【临床表现与诊断】

儿童有手着地受伤史，肘部出现疼痛、肿胀、皮下瘀斑，肘部向后突出并处于半屈曲位畸形。体格检查可见局部明显压痛，有骨擦音及异常活动，肘部前方可触到骨折断端，肘后三角关系正常。诊断时应注意有无神经、血管损伤（图 51-19），肘部正、侧位 X 线检查不仅能明确骨折的存在，还能判断骨折移位情况。

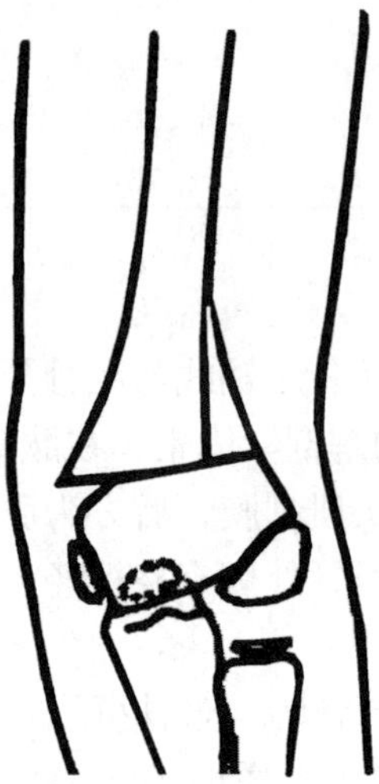

图 51-17 伸直型肱骨髁上骨折远折端向桡侧移位

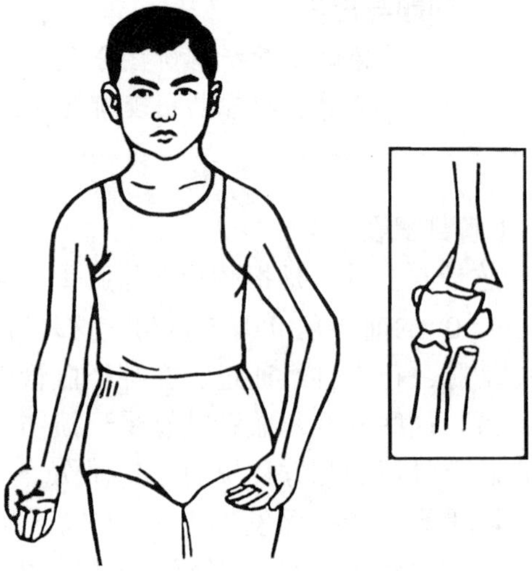

图 51-18 伸直型肱骨髁上骨折远折端向尺侧移位

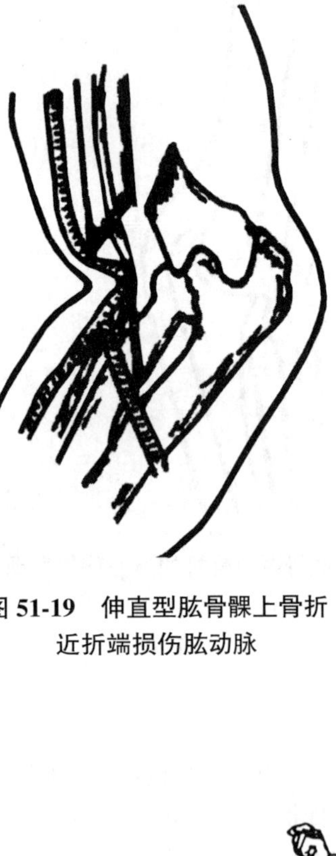

图 51-19 伸直型肱骨髁上骨折近折端损伤肱动脉

【治疗】

（一）手法复位外固定

对受伤时间短，局部肿胀轻而有明显移位，无血液循环障碍者，可行手法复位外固定。手法复位方法与步骤：麻醉成功后，使患者屈肘约 50°，前臂呈中立位，沿前臂纵轴持续牵引，纠正重叠畸形。然后先矫正尺侧或桡侧移位，应用双手 2 ～ 5 指顶住远折端桡侧，用拇指由近折端的尺侧向桡侧推挤，即可矫正尺侧移位（图 51-20）。用相同的手法，但作用力相反，可矫正桡侧移位。然后在持续牵引下，术者双手 2 ～ 5 指顶住骨折近端，拇指在远折端用力推挤，同时缓慢使肘关节屈曲 90° 或 100°（图 51-21），即可达到复位。用后侧石膏托在功能位固定 4 ～ 5 周，X 线检查证实骨折愈合良好，即可拆除石膏，开始进行功能锻炼。

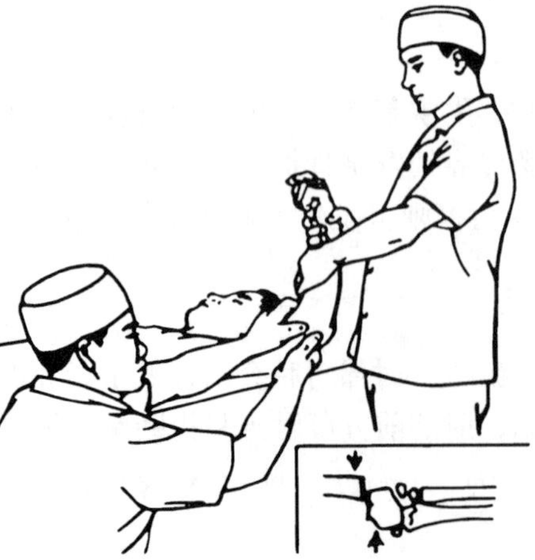

图 51-20 伸直型肱骨髁上骨折手法复位矫正远折端向尺侧移位和旋前移位

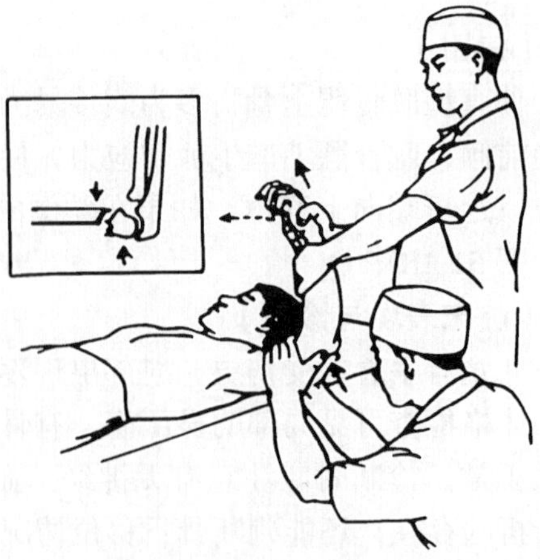

图 51-21 伸直型肱骨髁上骨折手法复位矫正远折端向后侧移位

对远折端骨折片较小，整复后不易固定的不稳定骨折患者，可采用皮肤牵引法达到复位和固定的目的。对伤后时间较长，局部组织严重肿胀，皮肤有水疱形成者，可用尺骨鹰嘴悬吊牵引（图 51-22），同时加强手指活动，待肿胀消退后进行手法复位。

（二）手术治疗

手术治疗适用于手法复位失败或合并有神经、血管损伤者。复位后用加压螺钉或交叉钢针内固定。若合并神经损伤，则在进行骨折复位时，应仔细检查神经，进行松解或修复手术。

（三）康复治疗

无论是采用手法复位外固定，还是行切开复位内固定，术后均应严密观察肢体血液循环、手部感觉及运动功能。手法复位外固定后，抬高患肢，早期进行手指及腕关节屈伸活动，有利于减轻水肿。4 ～ 6 周后可进行肘关节屈伸活动。对手术切开复位内固定稳定的患者，术后 2 周即可开始进行肘关节活动。

伸直型肱骨髁上骨折由于近折端向前下移位，极易压迫肱动脉或刺破肱动脉，加之受伤后的组织反应，局部肿胀严重，均会影响远端肢体血液循环，导致前臂骨筋膜室综合征。如果早期未能做出诊断及予以正确的治疗，则可导致缺血性肌挛缩。

二、屈曲型肱骨髁上骨折

【病因】

屈曲型肱骨髁上骨折多为间接暴力引起。跌倒时，肘关节处于屈曲位，肘后方着地，暴力传导至肱骨下端可导致骨折。

【临床表现与诊断】

患者伤后局部肿胀、疼痛，肘后部凸起，皮下瘀斑。检查可发现肘上方压痛，后方可触及骨折断端。X 线检查可发现骨折和典型的骨折移位，即近折端向后下移位，远折端向前移位，骨折线呈现由前上斜向后下的斜行骨折（图 51-23）。由于肘后方软组织较少，骨折断端锐利，可刺破皮肤形成开放性骨折。由于暴力作用的方向及跌倒时的体位改变，骨折可出现尺侧或桡侧移位，较少合并神经、血管损伤。

【治疗】

治疗的基本原则与伸直型肱骨髁上骨折相同，但手法复位的方向相反。在肘关节屈曲 40°

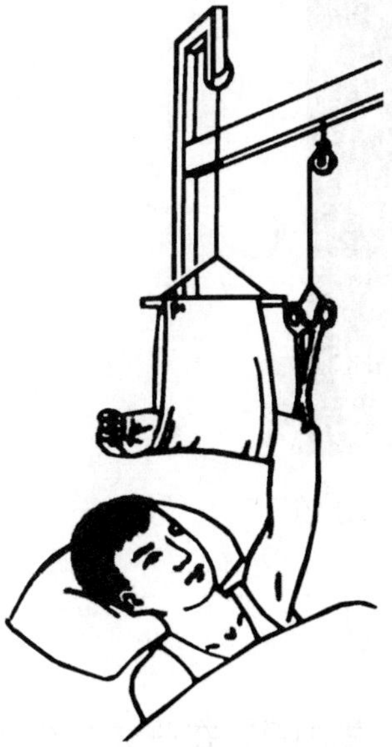

图 51-22　肱骨髁上骨折行尺骨鹰嘴悬吊牵引

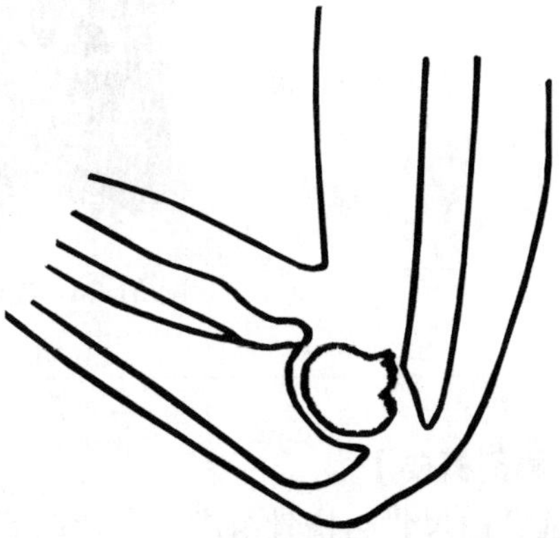

图 51-23　屈曲型肱骨髁上骨折的典型移位表现

左右行外固定，4 ~ 6周后开始主动练习肘关节屈伸活动。

➢考点：肱骨髁上骨折的解剖、分型、临床表现、诊断和治疗。

知识链接

肱骨髁上骨折 Gartland 分型：

Ⅰ型：无移位。

Ⅱ型：有移位，但后侧皮质完整。

Ⅲ型：有移位，且断端骨皮质无接触。

治疗原则：对Ⅰ型骨折患者可采用闭合复位外固定（石膏）治疗，效果满意。对Ⅱ型骨折有移位，难以复位也难以用外固定维持复位者，建议行切开复位内固定。对Ⅲ型骨折向内后或外后移位者，如不采用内固定，几乎不能维持复位，须行切开复位内固定。

第五节　前臂双骨折

案例 51-5

患者，女性，24 岁，因机械绞伤导致左前臂疼痛、活动受限，伤口活动性出血 1 小时入院。体格检查：左前臂成角、扭转畸形，前臂中段有直径约 2 cm 的伤口，桡骨近骨折端有骨外露，伤口活动性出血，左手感觉与末梢循环无明显异常。一期清创闭合伤口，用石膏托外行固定。左侧尺骨与桡骨正、侧位 X 线检查结果如图 51-24 所示。

问题与思考：

1．前臂双骨折固定时需要注意什么？

2．该患者骨折容易出现哪些并发症？

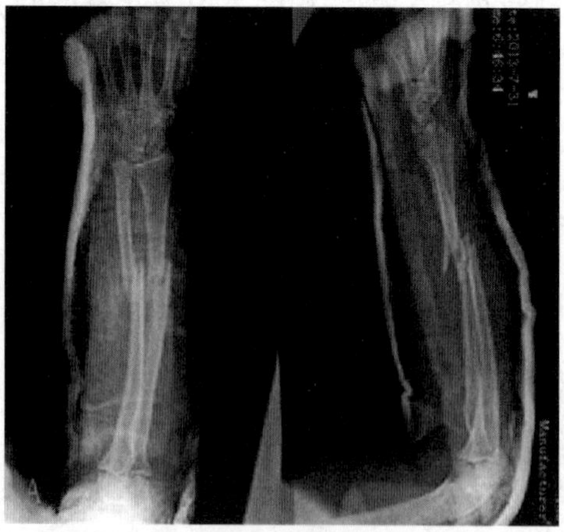

图 51-24　左侧尺骨与桡骨正、侧位 X 线表现

【解剖概要】

前臂由尺骨与桡骨组成，桡骨近端细小，远端粗大，尺骨则相反。在前臂中段两者粗细大致相当。两骨由上、下尺桡关节和骨间膜紧密相连。前臂旋转时，桡骨以尺骨为轴可旋转幅度约

150°。骨间膜附着于尺桡骨骨间嵴。前臂呈中立位时，两骨干中部距离最宽，为 1.5 ~ 2.0 cm，骨间膜最紧张。当前臂旋前或旋后时，两骨干间隙变小，骨间膜松弛。骨间膜的纤维走向由尺侧下方斜向桡侧上方，当尺、桡两骨中有一骨发生骨折时，暴力可由骨间膜传导到另一骨干，发生前臂双骨折。因此在治疗尺、桡骨骨折时，应充分应用上述关系，使骨间膜紧张度一致时手法复位才易成功。另外，起止于前臂的肌肉较多，骨折的移位与肌肉牵拉有一定关系，常导致复杂的移位，复位与固定时也应注意这些因素。

【病因与分类】

（一）直接暴力

前臂双骨折多由重物打击、机器或车轮挤压等直接暴力所致。两骨多在同一平面骨折，可为横行、粉碎性或多段骨折，多伴有较严重的软组织损伤。

（二）间接暴力

跌倒时手掌撑地，暴力沿桡骨向近端至中上段发生横行或短斜行骨折，残余暴力沿骨间膜斜行向远侧传至尺骨，造成低位尺骨骨折。

（三）扭转暴力

如跌倒时手掌撑地，前臂受到传导力作用的同时发生旋前或旋后，即可造成两骨螺旋形或斜行骨折。其骨折线方向一致，而尺骨的骨折线高于桡骨骨折线（图 51-25）。

前臂骨折时，影响骨折移位的因素，除与骨折时肢体的位置、作用力的大小及方向有关外，肌肉的拉力也起重要作用。如桡骨上 1/2 骨折，骨折线位于旋前圆肌止点以上，近端受肱二头肌及旋后肌的牵拉而呈屈曲旋后位，远端受旋前圆肌和旋前方肌的牵拉而旋前。桡骨下 1/2 骨折，骨折线位于旋前圆肌止点以下，近端因受旋后肌和旋前圆肌的作用力相互抵消而呈中立位，远端受旋前方肌的牵拉而旋前（图 51-26）。

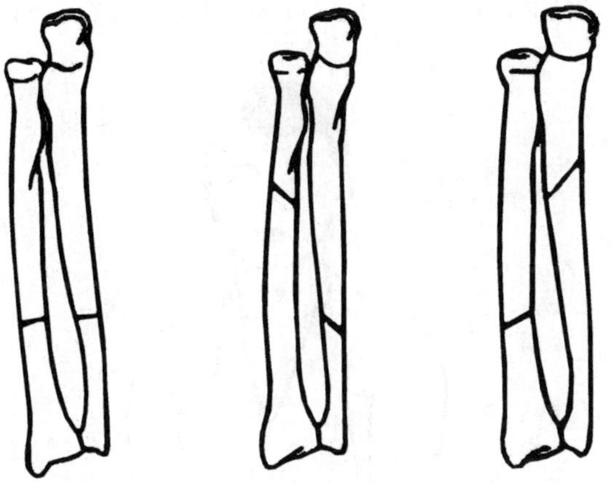

（1）直接暴力　（2）间接暴力　（2）扭转暴力

图 51-25　不同暴力造成的前臂双骨折

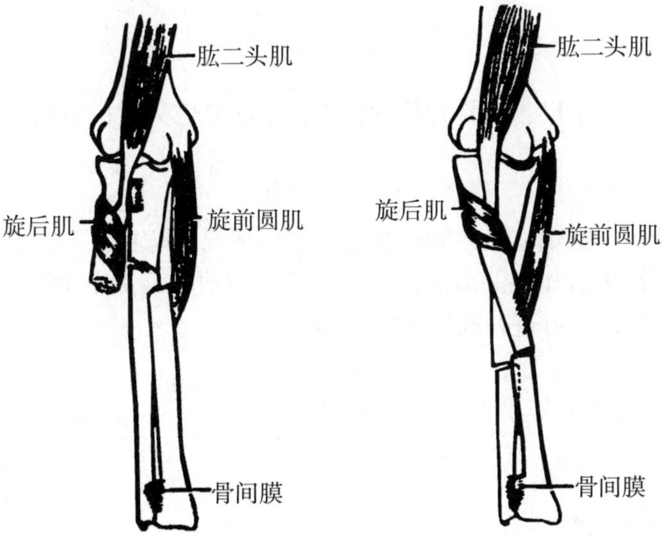

（1）桡骨上 1/2 骨折　（1）桡骨下 1/2 骨折

图 51-26　前臂骨折的移位情况

【临床表现与诊断】

前臂尺桡骨骨干双骨折后，患者局部肿胀、疼痛，出现功能障碍，有畸形、异常活动及骨擦音、骨擦感。X 线检查应包括肘关节和腕关节，可明确骨折的准确部位和移位情况，以及是否合并桡骨头脱位和尺骨小头脱位。尺骨上 1/3 骨折合并桡骨头脱位，又称孟氏骨折；桡骨中下 1/3 骨折合并下尺桡关节脱位，又称盖氏骨折。

【治疗】

前臂双骨折移位复杂，若治疗不当，则可发生尺、桡骨交叉愈合，影响前臂旋转功能。治疗的目标除达到良好的对位、对线外，还应特别注意防止出现旋转畸形，所以复位要求高，难度大，容易顾此失彼。因此，复位时应详细分析骨折移位情况，制订出合理的复位方案，遵循先易后难的原则，先整复较稳定的骨折，后整复不稳定骨折。如双骨折稳定性相同，则先整复尺骨，然后整复桡骨。

（一）手法复位外固定

手法复位外固定适用于单纯闭合性骨折患者。麻醉后，在适当牵引下，使骨折远端对近端复位。酌情使用分骨、折顶、端提、捺正等手法进行复位。复位成功后用 4 块夹板固定，以预防发生旋转（图 51-27），或用超关节石膏管型固定于功能位（图 51-28）。

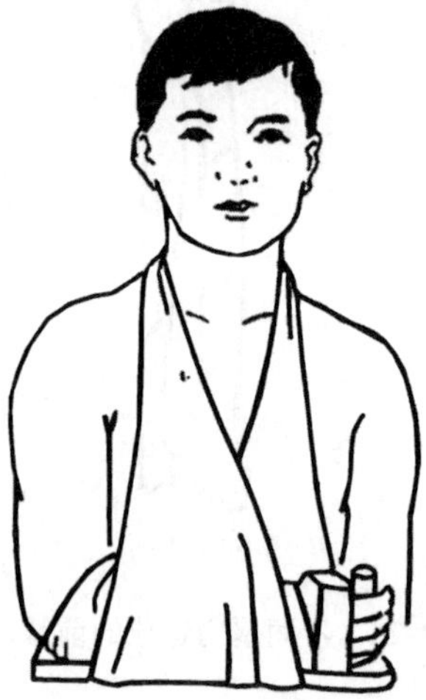

图 51-27　前臂防旋转小夹板外固定

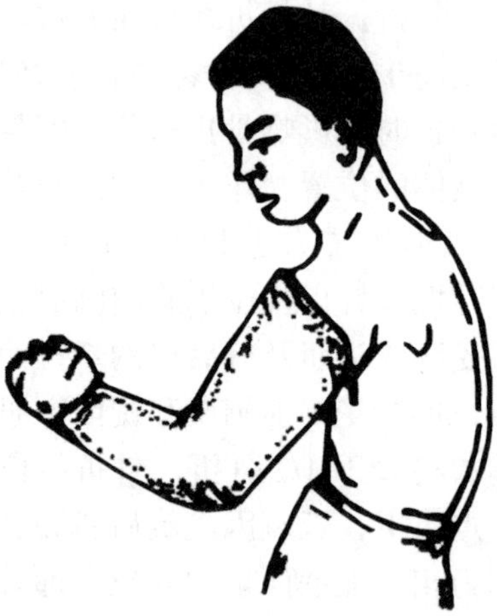

图 51-28　上肢石膏管型固定

（二）手术复位内固定

手术复位内固定适用于尺、桡骨开放性骨折，手法复位失败的骨折患者。手术复位后用加压钢板螺钉或髓内针固定。

（三）功能锻炼

早期应抬高患肢，严密观察肢体肿胀和血液循环情况，防止骨筋膜室综合征的发生。术后 2 周开始进行手指屈伸活动和腕关节的活动，逐步练习肘、肩关节活动。须待 8 ~ 10 周后经 X 线检查证明骨折愈合，才可进行前臂的旋转功能锻炼。

➢考点：前臂双骨折的临床表现、诊断和治疗。

知识链接

孟氏骨折（Monteggia 骨折）Bado 分型

Ⅰ型：尺骨上 1/3 骨折并桡骨头前脱位，尺骨向前成角；
Ⅱ型：尺骨上 1/3 骨折并桡骨头后脱位，尺骨向后成角，常伴桡骨头骨折；
Ⅲ型：尺骨靠近冠突部骨折，桡骨头向侧方脱位；
Ⅳ型：尺骨上 1/3 骨折并桡骨头前脱位，桡骨骨折在肱二头肌结节下（图 51-29）。

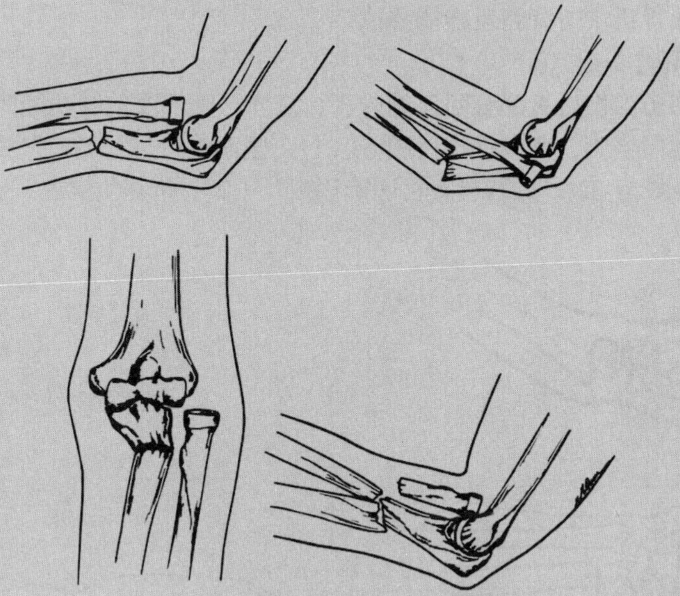

图 51-29　孟氏骨折 Bado 分型

第六节　桡骨远端骨折

案例 51-6

患者，女性，64 岁，因摔伤致左腕部疼痛、活动受限 1 h 入院。体格检查：左腕部肿胀，正面观呈“刺刀”样畸形，侧面观呈“餐叉”样畸形，局部压痛，有反常活动与骨擦感。左手感觉与末梢血液循环正常。左腕部正、侧位 X 线检查结果如图 51-30 所示。

问题与思考：

1. 引起该患者左腕部正面观呈“刺刀”样畸形，侧面观呈“餐叉”样畸形的原因是什么？

2. 目前应当采用什么治疗方案？

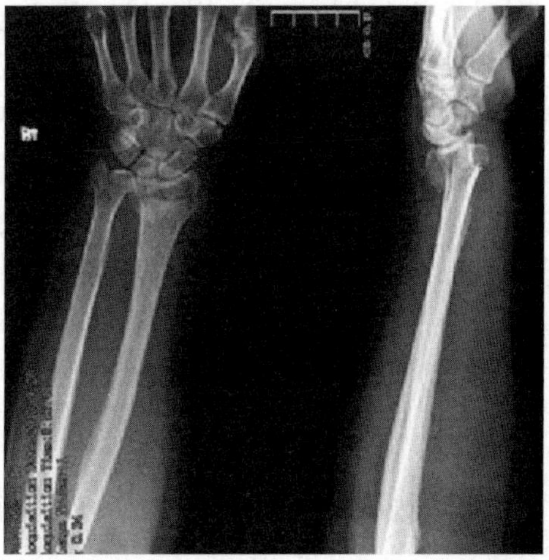

图 51-30　左腕部正、侧位 X 线表现

【解剖概要】

桡骨远端骨折是指发生在距桡骨远端关节面 3 cm 以内的骨折。这个部位是松质骨和密质骨的交界处，为解剖薄弱部位，容易发生骨折，多见于老年人。根据骨折移位特点，可将桡骨远端骨折分为伸直型和屈曲型两种，前者多见。

一、伸直型桡骨远端骨折（Colles 骨折）

【病因与病理】

此骨折多为跌倒时，前臂旋前、腕关节背伸手掌着地引起桡骨远端骨折，

移位特点是远端骨折块向背侧及桡侧移位。

【临床表现与诊断】

患者有典型外伤史。伤后腕部有明显的肿胀、疼痛，腕部及前臂功能障碍。腕部及前臂有典型的畸形，因远端向桡侧、背侧移位（图 51-31），侧面观可呈“餐叉”样畸形，腕部正面观呈“刺刀”样畸形（图 51-32）。X 线检查可明确诊断及了解骨折移位情况。

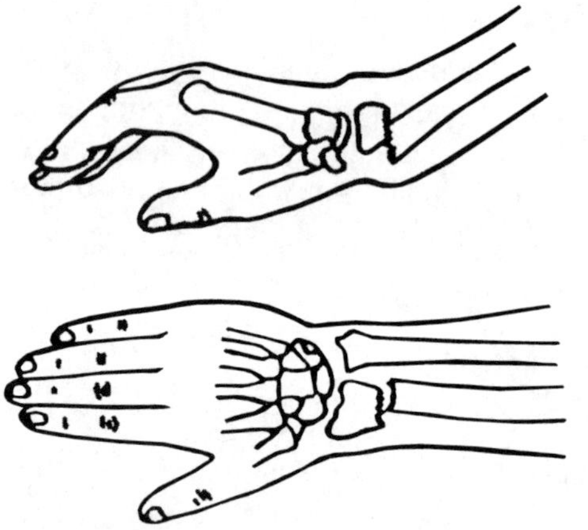

图 51-31　伸直型桡骨远端骨折的典型移位表现

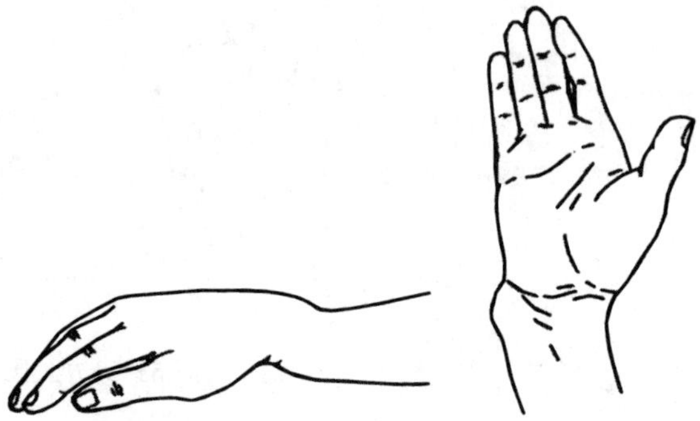

图 51-32　伸直型桡骨远端骨折的畸形表现

左：侧面观，呈“餐叉”样畸形；

右：正面观，呈“刺刀”样畸形

【治疗】

1．手法复位外固定　伸直型桡骨远端骨折的主要治疗方法为手法复位外固定。麻醉后，行手法纵向牵引以纠正重叠移位。然后按压远端背侧及桡侧，以纠正远端桡侧、背侧移位。在屈腕、尺偏位检查复位情况后，行小夹板固定或石膏托固定。固定后注意末梢血运情况，小夹板固定可随时调节布带松紧度。石膏固定 2 周水肿消退后，可在腕关节呈中立位情况下更换石膏托或前臂石膏管型固定。可以行早期手指屈伸功能锻炼，3 周后去夹板或石膏，行前臂旋转功能锻炼。

2．切开复位内固定　手术适应证：①严重粉碎性骨折移位明显，桡骨下端关节面被破坏；②手法复位失败，或复位成功，外固定不能维持复位。手术时在直视下复位，松质骨以螺钉、“T”形钢板或钢针固定。

二、屈曲型桡骨远端骨折（Smith 骨折）

屈曲型桡骨远端骨折多由跌倒时腕关节屈曲，手背着地而致，骨折远端向掌侧移位，又称反 Colles 骨折。此型骨折较少见（图 51-33）。

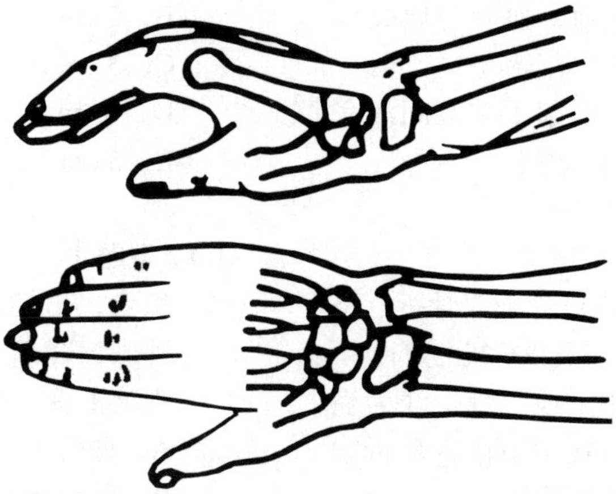

图 51-33　屈曲型桡骨远端骨折的典型移位表现

【治疗】

对屈曲型桡骨远端骨折患者，主要采用手法复位外固定。由于屈曲型骨折与伸直型骨折移位方向相反，远折端向掌侧、桡侧移位，因此，手法复位时操作方法也相反。即在牵引时，术者把远端骨折片向背侧推挤，固定时使腕部呈轻度背伸。对复位后极不稳定，外固定不能维持复位者，须行切开复位，用钢板或钢针内固定。

➢ 考点：桡骨远端骨折的分型、临床表现、诊断和治疗。

知识链接

桡骨远端骨折复位指南

桡骨在远端尺桡关节缩短< 5 mm

前后位 X 线检查显示桡骨远端尺侧倾斜> 15°

侧位 X 线检查显示矢状位倾斜在背侧 15° 和掌侧 20° 之间

桡腕关节内的脱位或间隙< 2 mm

桡骨远端半月切迹关节错位< 2 mm

自测题

一、选择题

【A1 型题】

1．锁骨骨折在绷带固定后，通常还可能出现骨折的再次移位，这其中最主要的原因是功能锻炼方法不当，下列功能锻炼正确的是

A．肘关节的屈伸活动和用力握拳

B．早期做肩后伸及扩胸活动

C．肩外展和外旋练习

D．平抬患肢

E．耸肩练习

2．肱骨外科颈骨折是中老年常见的骨折，在临床上骨折愈合后常遗留肩关节的活动功能障碍，导致这种情况的原因一般不包括

A．骨折仅达到功能复位而未达到解剖复位

B．受伤后局部出血，血肿与肩关节周围软组织发生粘连
C．骨折移位可能引起了结节间沟完整性与平滑度的改变
D．骨折固定时间较长
E．未及时进行功能锻炼

3．传达暴力导致的桡尺骨干双骨折，桡骨与尺骨骨折线形态及骨折线的走行为
A．桡骨骨折在中上段，骨折线为横行；尺骨骨折在中下段，骨折线从外上斜行到内下方
B．桡骨骨折在中上段，骨折线为横行；尺骨骨折在中下段，骨折线从内上斜行到外下方
C．尺骨骨折在中上段，骨折线为横行；桡骨骨折在中下段，骨折线从外上斜行到内下方
D．尺骨骨折在中上段，骨折线为横行；桡骨骨折在中下段，骨折线从内上斜行到外下方
E．桡骨骨折在中上段，尺骨骨折在中下段，骨折线走行一致，方向是从内上斜行到外下方

4．伸直型桡骨远端骨折后，骨折远端的移位方向是
A．桡侧和背侧
B．桡侧和掌侧
C．尺侧和掌侧
D．尺侧和背侧
E．以上都不是

5．桡骨远端骨折是指发生在桡骨远端多少范围内的骨折
A．1 cm
B．2 cm
C．3 cm
D．4 cm
E．5 cm

【A2 型题】

6．患者，男性，37 岁，伤后臂部疼痛、肿胀，臂部有明显的环状压痛，并出现腕下垂，应考虑的诊断是
A．肱骨干骨折
B．肱骨外科颈骨折
C．肱骨髁上骨折
D．肱骨干骨折合并桡神经损伤
E．肱骨内髁骨折

7．患者，女性，66 岁，伤后右腕关节上方明显肿胀、疼痛，腕关节活动受限，桡骨下端处压痛明显，侧面观桡骨远端呈“餐叉样”畸形，应考虑的诊断是
A．Colles 骨折
B．Smith 骨折
C．Barton 骨折
D．桡骨远端掌侧缘劈裂骨折
E．尺桡骨双骨折

8．患儿，女，10 岁，玩耍时不慎跌倒，右肘部着地，伤后右肘部肿胀、疼痛、畸形，不能自主活动，最可能的诊断是
A．屈曲型肱骨髁上骨折
B．伸直型肱骨髁上骨折
C．肘关节脱位
D．耻骨鹰嘴骨折
E．肘部软组织损伤

二、问答题

1．比较肱骨外科颈骨折外展型与内收型移位的不同。
2．试述肱骨干骨折诊疗的注意事项。

（黄铭祥）

第五十二章

下肢骨折及关节损伤

第五十二章数字资源

思政之光

学习目标

通过本章内容的学习，学生应能够：

识记：

1. 说出股骨颈骨折、股骨转子间骨折、股骨干骨折、股骨髁上骨折、小腿骨折、踝部骨折、足部骨折的特有体征。
2. 说出膝关节交叉韧带损伤、侧副韧带损伤及半月板损伤的诊断要点。

理解：

1. 解释股骨颈骨折、小腿骨折、踝部骨折的常见并发症及其原因。
2. 解释下肢骨折的治疗目的及注意要点。

运用：

1. 评估下肢骨折患者，并选择合适的影像学检查方法。
2. 培养爱伤观念，评估下肢骨折患者，并提供适合的治疗方案。

第一节　股骨颈骨折

案例 52-1

患者，女性，71 岁，行走时不慎摔倒，左髋部先着地，左髋关节疼痛，尚可下地行走。X 线检查示：左股骨颈相比对侧短缩，见可疑透亮线。

问题与思考：

1. 患者的诊断可能是什么？尚需做什么检查进一步确诊？
2. 对此患者治疗时应该注意什么？

【解剖概要】

股骨近端包括股骨头、颈和大、小转子。股骨颈的轴心线和股骨干的纵轴线形成颈干角。正常范围为 110° ～ 140°，成年人平均为 127°。儿童颈干角大于成年人，平均为 151°。此角大于正常范围称为髋外翻，小于正常范围为髋内翻（图 52-1）。股骨颈的轴心线与股骨两髁中点间的连线在额状面上形成一个角，称为前倾角。儿童前倾角较大，随年龄增长而逐渐减小。成年人为 12° ～ 15°（图 52-2）。

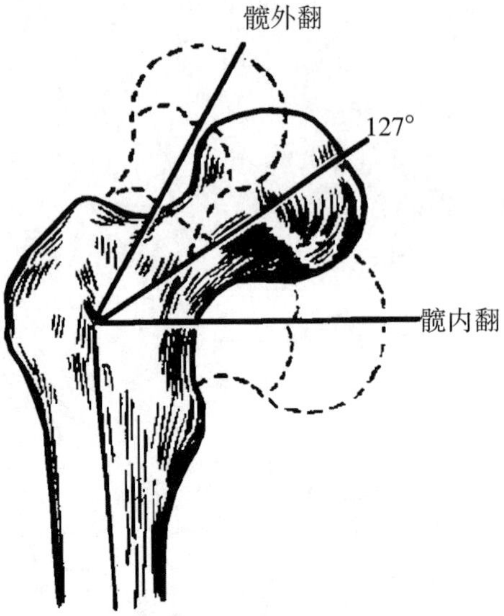

图 52-1 股骨颈的颈干角

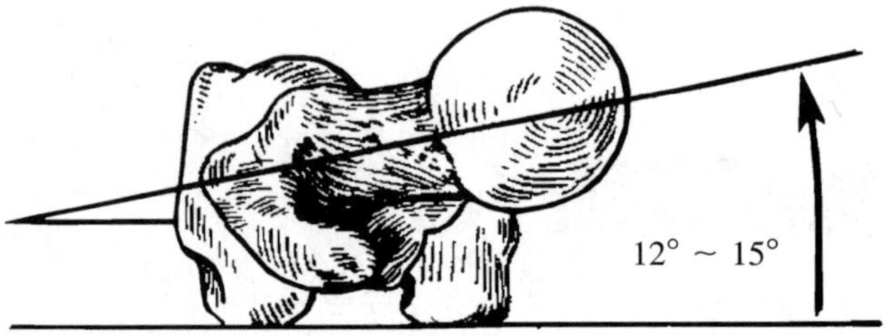

图 52-2 股骨颈的前倾角

股骨颈前面和后面的内下 2/3 在关节囊内，后上半远端在关节囊外。因此，股骨颈基底部骨折为囊外骨折，其余部位骨折均为囊内骨折。股骨头的血液供应有三个来源：① 股骨头圆韧带内的小凹动脉，只局限于股骨头凹部的供血。②股骨颈髓腔内的滋养动脉，供血量很少。③旋股内、外侧动脉的分支是主要供血来源，两者均来自股深动脉，以旋股内侧动脉供血量较多。两者在股骨颈基底部形成动脉环（图 52-3）。

➢考点：股骨颈的解剖。

【病因与分类】

老年人因骨质疏松，股骨颈脆弱，跌倒或下肢突然旋转的外力可引起股骨颈骨折。按不同方法将其分类如下。

1．根据骨折线的部位分类 ①股骨头下骨折；②经股骨颈骨折；③股骨颈基底骨折（图 52-4）。

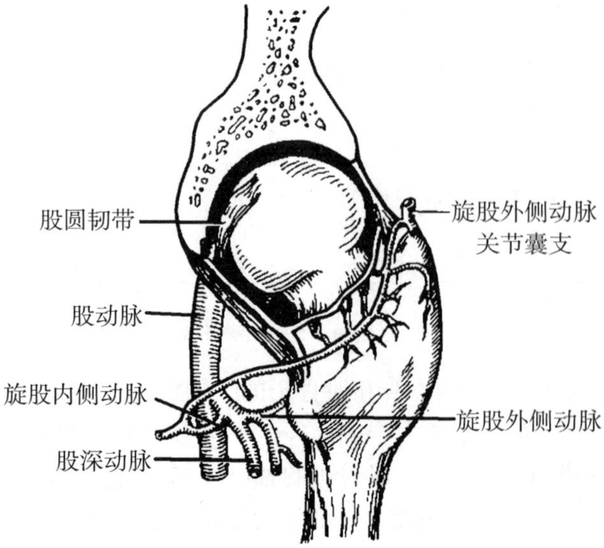

图 52-3 股骨头的血液供应

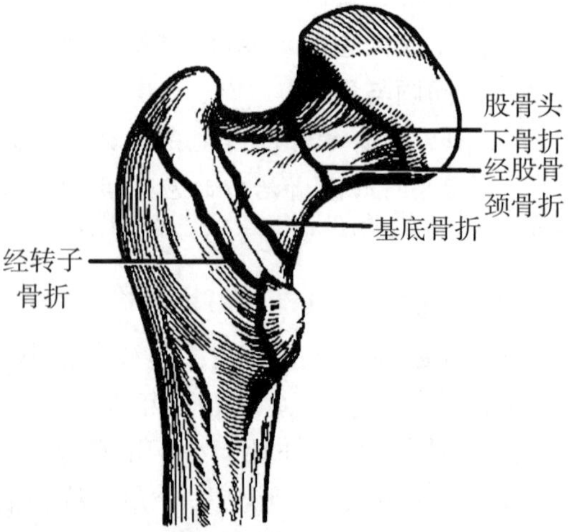

图 52-4 股骨颈骨折的不同部位

2．根据 X 线表现分类　按骨折线与两髂嵴连线所构成的角度（称 Pauwels 角）分为：①内收型，该角大于 50°，由于骨折面接触较少，容易再移位，属不稳定骨折；②外展型，该角小于 30°，由于骨折面接触多，不容易再移位，属于稳定性骨折；③中间型，该角为 30° ~ 50°（图 52-5）。

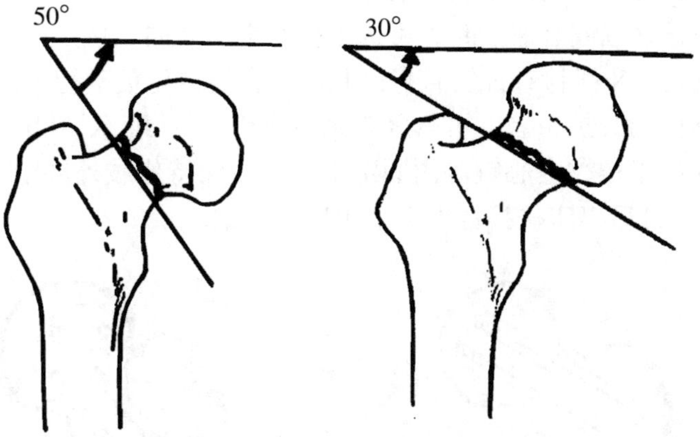

（1）内收型骨折　　（2）外展型骨折

图 52-5　股骨颈骨折线与两髂嵴连线所形成的角——Pauwels 角

3．根据骨折移位程度可进行 Garden 分类　①不完全骨折；②完全骨折，无移位或嵌插移位；③完全骨折，部分移位且股骨头与股骨颈有接触；④完全骨折，完全移位（图 52-6）。

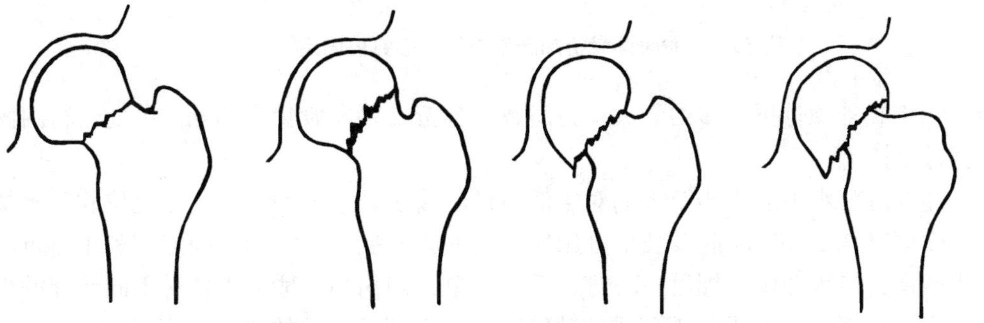

（A）不完全骨折；（B）无移位的完全骨折；（C）完全骨折，部分移位；（D）完全骨折，完全移位

图 52-6　不同移位的各类股骨颈骨折——Garden 分类

【临床表现与诊断】

1．患者有明显的外伤史，伤后髋部疼痛，不能活动和行走。

2．检查可发现伤肢有轻度的短缩，呈屈髋屈膝、外旋畸形。

3．局部可有轻度肿胀、明显压痛和间接叩击痛。

4．骨折移位明显者可测出 Bryant 三角底边较健侧短缩，以及大转子上移的体征。

5．X 线检查通常可以诊断。如果临床高度怀疑骨折，而标准前后位及侧位 X 线检查为阴性，内旋 15° ~ 20° X 线检查可改善骨结构的显像。高度怀疑时，CT 或 MRI 可显示是否有骨折。或嘱患者卧床休息，2 周后再行 X 线检查，可因骨折局部骨质吸收而显示骨折线，注意不可轻易否定骨折的存在。

【并发症】

1．股骨头坏死　坏死股骨头可塌陷、碎裂、变形，引起创伤性关节炎，严重影响功能。其病理大致分为三个阶段，即坏死期、修复期和塌陷变形期，反映了显微骨折，骨小梁骨折，骨损害及其修复过程。通常认为股骨头坏死由血运障碍而致骨细胞死亡引起，故称为缺血性坏死（avascular necrosis）。但许多学者又发现股骨头坏死与复位不良，即畸形愈合引起的生物学异常有密切关系。

2．骨折不愈合 未经治疗的移位骨折由于骨折界面长久存在剪切应力，故多不能愈合。

【治疗】

根据骨折的类型、程度及病情不同，治疗方法如下。

外展型骨折无明显移位或有嵌插时，可选用皮肤牵引 8 周，然后扶拐离床活动，半年内不负重，不宜侧卧及盘腿。X 线检查证实骨折已坚固愈合后方可负重行走。

对内收型及有移位的骨折患者，可行胫骨结节牵引 7 ~ 10 天。当基本牵引复位后，行股骨颈骨折三刃钉或加压半螺纹空心钉等内固定术。术后保持伤肢外展中立位（图 52-7）。患者应加强功能锻炼，3 个月后离床扶拐行走，半年后可负重。

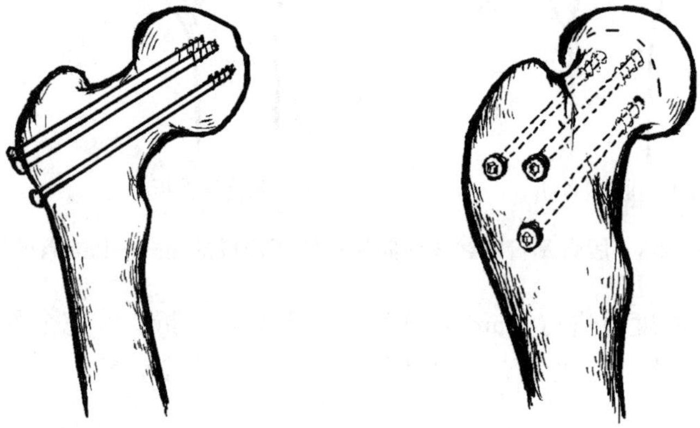

图 52-7 股骨颈骨折加压半螺纹空心钉内固定

儿童和青壮年股骨颈骨折，多由强大暴力所致，骨折易并发股骨头坏死。因此，行内固定后，患者不宜过早持重。

近年来，随着医学水平的进步及人们对生活质量的追求，常早期进行良好复位和手术加压固定治疗，这样可以减少卧床时间及长期卧床所导致的并发症，同时加压固定有利于骨折的愈合。固定方式通常为使用加压半螺纹空心钉，手术简单、创伤小，适用于各种不同情况的患者（图 52-8）。手术后患者可早期进行不负重的功能锻炼，有利于骨折的愈合和康复。

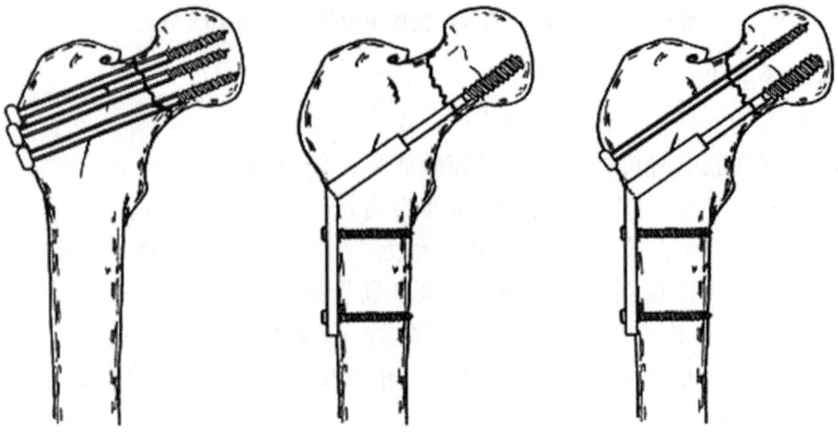

（1） （2） （3）

图 52-8 股骨颈骨折内固定方法

（1）空心拉力螺纹钉固定；（2）动力髋螺纹钉固定；（3）空心拉力螺纹钉与动力髋螺纹钉联合应用固定

年龄在 65 岁以上，有明显移位的股骨头下型股骨颈骨折患者，易发生骨折不愈合，股骨头坏死率高，如无手术禁忌证，可行人工关节置换术（图 52-9）。对陈旧性股骨颈骨折不愈合的患者，可先通过下肢牵引纠正短缩畸形，对老年患者则可直接行人工关节置换术；对年轻患者可以考虑在给予骨折断端处理后，行内固定术。对于畸形愈合者，可行粗隆间截骨术，以改变负重力线。

➢考点：股骨颈骨折的分类、临床表现、诊断和治疗。

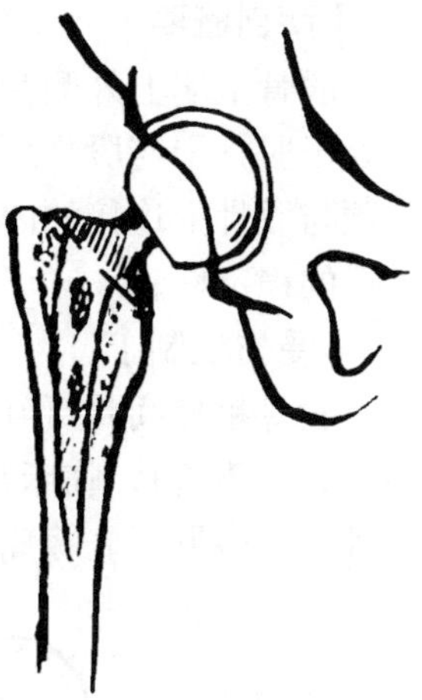

图 52-9　人工股骨头置换术

知识链接

人工关节置换术

人工关节置换术是指采用金属、高分子聚乙烯、陶瓷等材料，根据人体关节的形态、构造及功能制成人工关节假体，通过外科技术植入人体内，代替患病关节，达到缓解关节疼痛，恢复关节功能的目的。

人工关节作为一种器官替代物，必然存在磨损与失败的问题，但现代人工关节假体已经能够达到良好的长期生存率。国家医疗服务体系（National Health Service，NHS）提出了人工关节置换术的标准，即 10 年成功率已达到 90%以上，称为 NICE 标准。而在临床实践中，已有大量数据表明通过良好的手术技术，选择合适的人工关节假体，在患者的充分配合下，进行人工关节置换，特别是膝关节、髋关节置换的 20 年优良率可达 90%以上。

人工关节置换术后，患者可以重新恢复正常的工作、生活和社交活动，除了医生认为不能或者不建议从事的剧烈对抗性活动以外，患者可以进行跑步、游泳、羽毛球、高尔夫球、自行车、骑马、舞蹈、太极等各项运动。

第二节　股骨粗隆间骨折

案例 52-2

患者，男性，78 岁，因摔伤致左髋部肿痛，活动障碍 5 小时入院。体格检查：左髋部局部肿胀，左侧大粗隆周围可见瘀斑，触之有压痛，左下肢外旋畸形，左下肢较右下肢短缩约 1.5 cm，有轴向叩击痛，左髋关节活动障碍，左足背动脉搏动好，左下肢感觉正常。

问题与思考：

1．该患者考虑是什么损伤？下一步应如何检查？

2．请为该患者列出治疗方案。

【解剖概要】

股骨上端上外侧为大粗隆，下内侧为小粗隆。大粗隆、小粗隆及粗隆间均为松质骨。粗隆间处于股骨干与股骨颈的交界处，是承受剪切应力最大的部位。由于力线分布的特殊性，在股骨颈与股骨干连接的内后方，形成致密的纵行骨板，称为股骨距。股骨距的存在决定了转子间骨折的稳定性。

【受伤机制】

股骨粗隆间骨折好发于老年人，多由于摔伤导致，年轻患者则常发生于高能量损伤（如车祸、高处坠落），临床常用 Tronzo Evans 分型（图 52-10）。10% 为应力骨折及癌转移病灶之继发骨折，多见于乳腺癌。30% 的粗隆下骨折合并长骨骨折。5% 有腹内损伤，6% 有神经损伤。

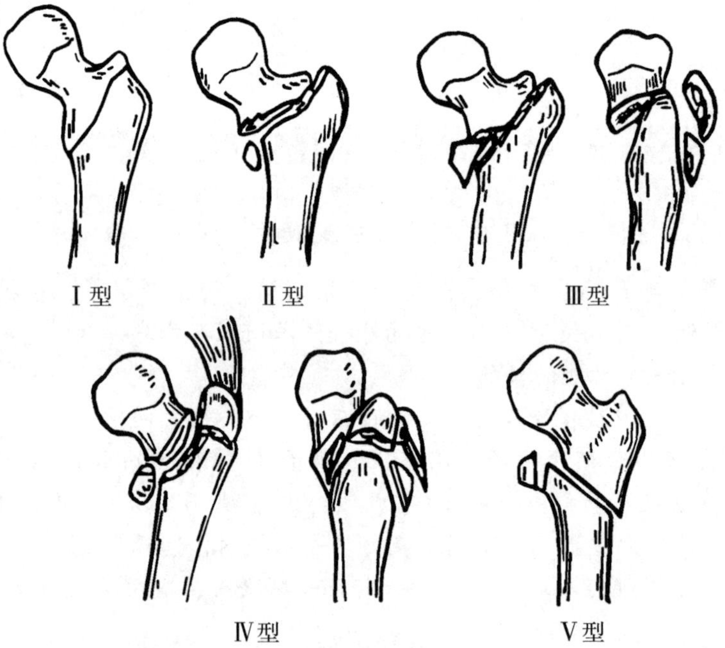

图 52-10　股骨粗隆间骨折的 Tronzo Evans 分型

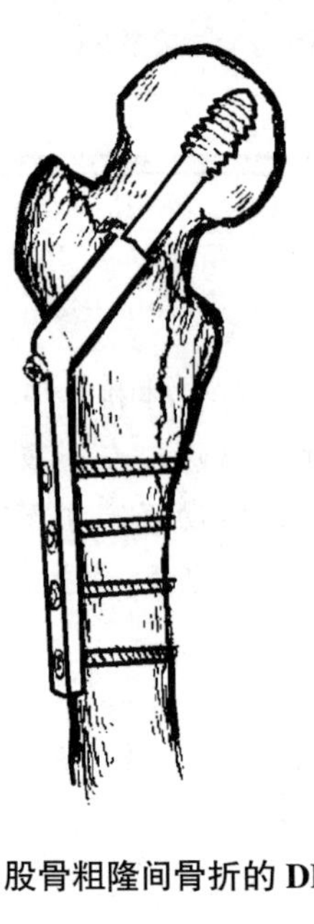

图 52-11　股骨粗隆间骨折的 DHS 内固定

【诊断】

由于骨折位于关节囊外，故患者常有大量失血，但在血液循环不稳定时，仍应着重考虑腹腔内及胸腔内出血。单纯骨折一般不会造成低血压。

【治疗】

对所有髋部骨折患者均应行紧急外科处理。超过 48 h 将增高术后并发症发生率及 1 年病死率。内科处理限于对术前并存疾病的治疗，以备手术。对近期有或并发心肌梗死的患者应推迟手术，因为如果对此种情况的患者进行手术，则有 40%可能术后 3 个月内再次发生心肌梗死。为尽量避免拖延，内科医生应请骨科医生会诊，尽快开始术前必需的药物处理，如停用抗凝血药等。与处理股骨颈骨折相同，外科治疗的目的是尽可能恢复正常功能状态。因为粗隆间及粗隆下骨折多发生在老年人，外伤后长期卧床的并发症可使老年人死亡率增高，所以伤后根据患者术前全身情况及术前功能评定，在各项手术适应证允许的范围内尽早行手术固定治疗，可以使患者早期康复并最大限度地恢复功能。常用的手术方式为钢板螺钉固定，如动力髋钢板螺钉（DHS）（图 52-11）、动力髁钢板螺钉（DCS）（图 52-12）、三刃钉等；髓内针内固定，如γ钉、股内近端髓内钉（PFN）（图 52-13）、股骨近端防旋转髓内钉（PFNA）（图 52-14）等。对年龄在 70 岁以上，伴有严重骨质疏松的股骨粗隆间粉碎性骨折，同时又无法耐受长期卧床的患者，有学者报道采用股骨上端特制假体进行治疗，可取得良好愈后及术后功能康复效果。良好的内固定可以允许患者在床上或离床早期活动，加速康复过程。

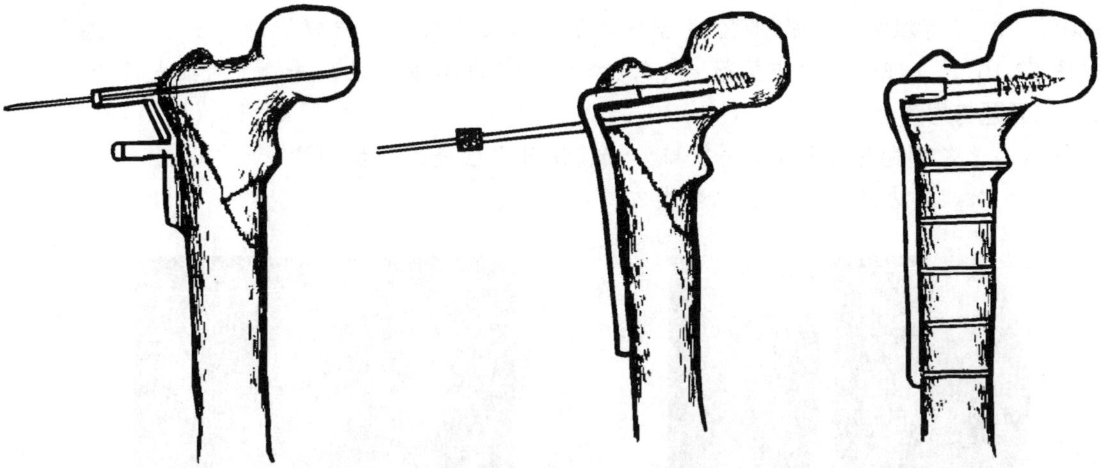

图 52-12　股骨粗隆间骨折的 DCS 内固定

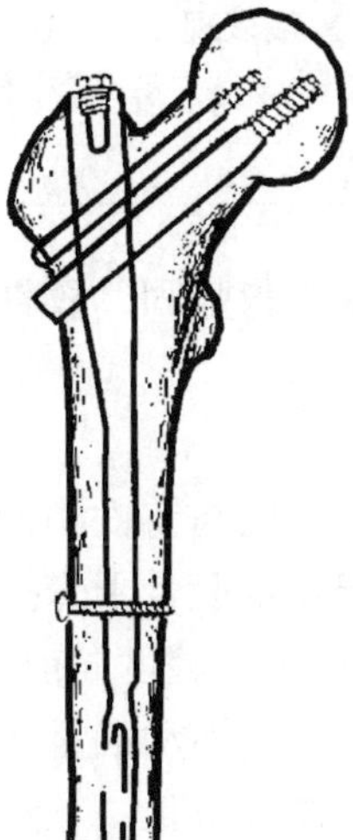

图 52-13　股骨粗隆间骨折的 PFN 内固定

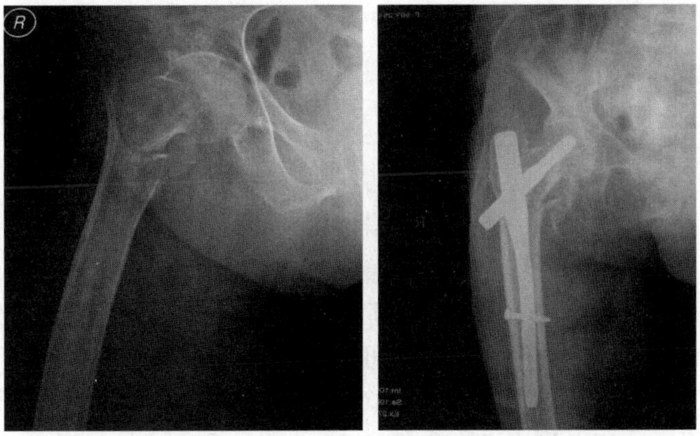

图 52-14　股骨粗隆间骨折的 PFNA 内固定

➢考点：股骨粗隆间骨折的分型、临床表现和治疗。

第三节 股骨干骨折

案例 52-3

患者，男性，24 岁，因车祸致左大腿疼痛、肿胀、活动受限入院。X 线检查示：左股骨干骨折（图 52-15）。入院后 2 天行左股骨切开复位髓内钉内固定术。术后 8 h 患者突然出现抽搐，意识丧失，大动脉搏动消失，呼吸急促，心率 160 次 / 分，血氧饱和度 80%。肺部有湿啰音。胸部 X 线检查显示满布大片及斑片状模糊影，呈“暴风雪”样（图 52-16）。立即予以心肺复苏、气管插管，呼吸机辅助呼吸，并给予对症支持治疗。

问题与思考：

1．患者可能发生了什么并发症？尚需做什么检查进一步确诊？

2．对此患者治疗中应该注意什么？

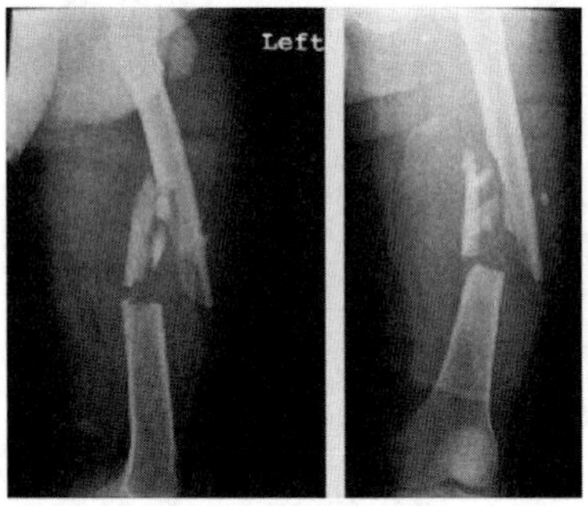

图 52-15　左股骨干粉碎性骨折

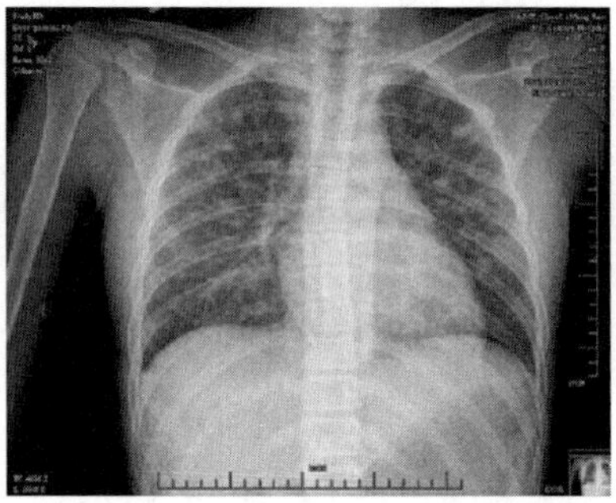

图 52-16　胸部 X 线表现
胸部满布大片及斑片状模糊影，呈“暴风雪”样

股骨干是指小粗隆下、股骨髁上这一段骨干的骨折，此处较近端股骨坚固，故骨折多由较强大暴力所致。

【解剖概要】

股骨干是人体最粗、最长、承受应力最大的管状骨。股骨的抗弯强度与铸铁相近，弹性比铸铁更好。由于股骨的解剖学及生物力学特点，需遭受强大暴力才能发生股骨干骨折，同时骨折后的愈合与重塑时间也更长。股骨干骨折占成人骨折的 2.2%。股骨干有轻度向前外的弧度。股骨干后面有股骨嵴，为股骨后部肌肉附着处。股骨部肌群是膝关节屈伸活动的重要结构。导致股骨干骨折的暴力同时也可使周围肌肉、筋膜损伤，再加上出血后血肿机化、粘连、骨折的固定等，使肌肉功能发生障碍，从而导致膝关节活动受限。

【病史与体格检查】

临床表现很明显。患者疼痛剧烈不能行走，患侧髋、膝不能活动。畸形可提示骨折部位、周围肌肉的牵拉及出血程度。尽管股骨干骨折出血可达 1000 ml，但必须排除其他引起休克的因素，决不能简单地将血流动力学不稳定归因于骨折。必须检查伴发损伤，同侧患肢可能会伴有股骨颈、股骨髁上或髌骨骨折。约有 1/3 的患者可出现同侧膝关节韧带损伤。

【分类】

（一）按受伤机制分类

1．直接暴力骨折　如车祸、重物撞击、火器伤等所致骨折，骨折多为横行或粉碎性骨折，软组织损伤也较重。

2．间接暴力骨折　如高处跌下、机器绞伤等所致骨折，骨折线多为斜行或螺旋形骨折。

3．病理性骨折　如骨髓炎、骨肿瘤等患者，受轻微外力即可发生骨折，此类骨折较少见。

（二）按骨折部位分类

股骨干骨折可因骨折部位不同，以及肌肉拉力的关系而使骨折移位有一定规律，与治疗有密切关系。

1．股骨干上 1/3 骨折　骨折近端受髂腰肌、臀中肌、臀小肌及髋关节外旋肌群的作用而呈屈曲、外展、外旋位，骨折远端因受内收肌的牵拉而向内、向后、向上移位，形成向外成角和短缩畸形。

2．股骨干中 1/3 骨折　因股骨前、后肌群的牵拉可有短缩畸形，骨折远端因内收肌的作用内收而呈向外成角畸形。

3．股骨干下 1/3 骨折　骨折远端主要受腓肠肌的牵拉而向后移位，易伤及股部血管及神经（图 52-17）。

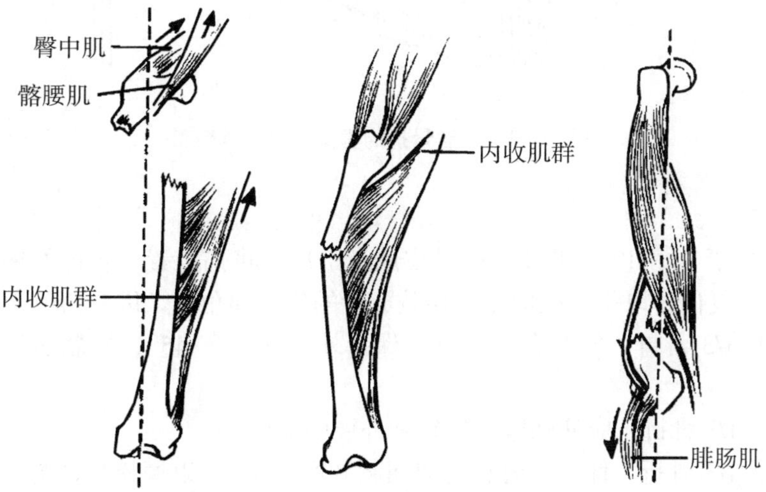

（1）上 1/3 骨折　（2）中 1/3 骨折　（3）下 1/3 骨折

图 52-17　股骨干上、中、下 1/3 骨折移位表现

【治疗】

股骨干骨折的治疗，首先要注意全身治疗，尤其是对休克的防治，应及时补足血容量和止痛，同时对骨折根据伤情给予及时、合理的治疗。

知识链接

脂肪栓塞

循环血流中出现脂肪滴阻塞小血管，称为脂肪栓塞（fat embolism），常见于长骨骨折。严重脂肪组织挫伤或脂肪肝挤压伤时，脂肪细胞破裂，游离出的脂肪滴经破裂的小静脉进入血流而引起脂肪栓塞。脂肪栓塞的后果取决于脂肪滴的大小和量的多少，以及全身受累的程度。脂肪栓塞主要影响肺和神经系统。

临床表现方面，在损伤后 1 ~ 3 天内患者可出现突然发作性呼吸急促、呼吸困难和心动过速，并出现特征性的瘀斑、皮疹。脑脂肪栓塞还可引起兴奋、烦躁不安、谵妄和昏迷等。

（一）双腿悬吊皮肤牵引

双腿悬吊皮肤牵引适用于 3 岁以下小儿。以臀部离开床面一拳为宜，牵引时间为 4 周（图 52-18）。

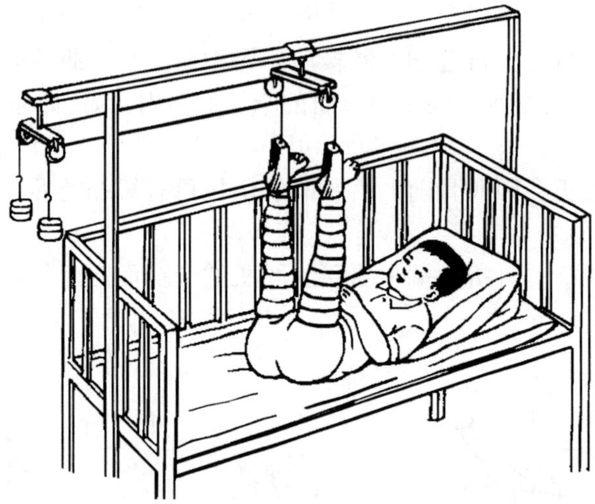

图 52-18 儿童骨折的垂直悬吊皮肤牵引

（二）皮肤牵引

皮肤牵引适用于 4 ～ 12 岁儿童，伤肢皮肤牵引后，将伤肢置于合体的环式牵引架或托马架上，可在牵引下复位，以小夹板固定。伤肢放置的位置和角度，因骨折的部位而异。

1．股骨干上 1/3 骨折　伤肢在牵引下应保持外展 30° ～ 45°，屈髋 30° ～ 45° 及轻度外旋位。

2．股骨干中 1/3 骨折　应使伤肢保持轻度外展中立位。

3．股骨干下 1/3 骨折　伸直型骨折时应屈膝 30° ～ 45°，以便松弛膝关节后侧关节囊及腓肠肌，减少远端向后移位。对屈曲型骨折患者应在伸膝位予以牵引。

（三）骨牵引与小夹板固定

骨牵引与小夹板固定适用于 12 岁以上的青少年及成人股骨干骨折。对股骨干中 1/3 骨折、上 1/3 骨折患者采用胫骨结节牵引，对股骨干下 1/3 骨折患者多采用股骨髁上牵引。将伤肢置于牵引架上，骨牵引后定期进行 X 线检查。待伤肢短缩移位基本纠正后，行手法复位小夹板固定。在牵引下继续加强功能锻炼。

上述保守治疗方法应考虑到患者肢体的康复，有条件时应进行手术治疗，尽可能避免跨关节的长期固定和不利于功能锻炼的牵引治疗，可进行手术复位内固定，如外固定支架、带锁髓内钉（图 52-19）、DCP 或 LCP 金属板及髁钢板固定（图 52-20）治疗。

（四）手术

1．适应证

（1）股骨干骨折合并血管损伤需探查修复者。

（2）骨折断端有软组织嵌入者。

（3）经牵引、手法复位失败者。

（4）陈旧性骨折畸形愈合严重影响下肢功能者。

（5）股骨干骨折不愈合者。

（6）对功能恢复要求较高或不能耐受长期卧床的患者。

2．股骨干骨折内固定物的选择　上 1/3 和中 1/3 股骨干骨折多选用髓内针内固定，下 1/3

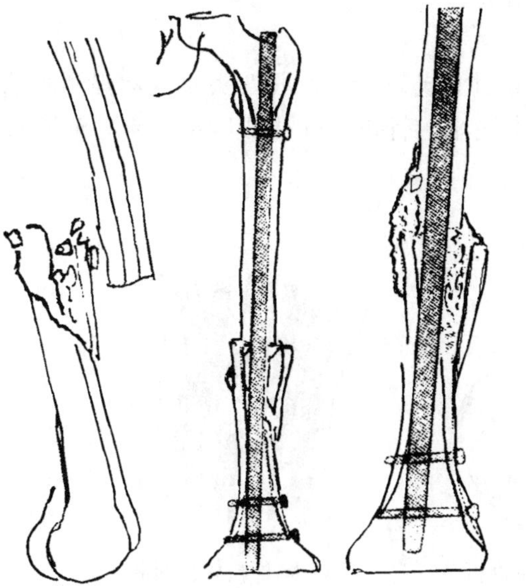

图 52-19　股骨干骨折带锁髓内钉固定技术

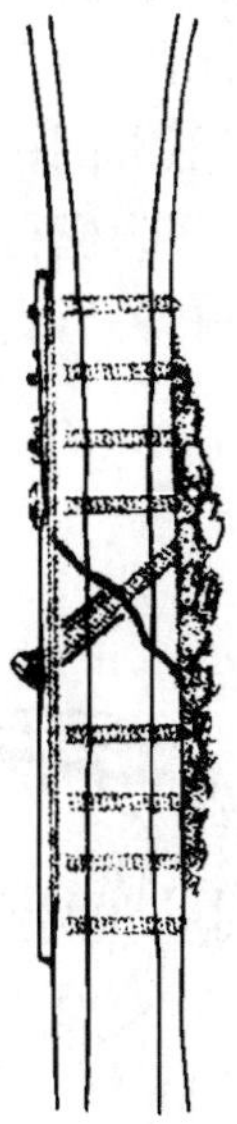

图 52-20　股骨干骨折钢板固定技术

多选用钢板作内固定物。随着骨折固定由力学朝生物力学方向发展，符合生物力学固定方式的长骨髓内固定越来越受到重视，出现了符合不同部位的带锁髓内钉固定系统。手术复位内固定术后应根据骨折的类型及术中固定的稳定程度，指导患者进行适当的功能练习，包括患者主动和被动的 CPM 练习。防止股四头肌腱的粘连及挛缩，促进患肢及患者的早期康复。

➢ 考点：股骨干骨折的临床表现、诊断、治疗。

第四节　髌骨骨折

案例 52-4

老年女性患者，因上楼梯时不慎摔倒，左膝部着地，伤后感左膝部剧烈疼痛，活动障碍，出现肿胀。体格检查：左膝部轻度肿胀，髌前皮肤见挫伤，无破溃，髌前部压痛（+），可触及分离的骨折块，左膝屈伸活动受限，左下肢远端感觉、血运正常。

问题与思考：

1．该患者应考虑什么诊断？

2．需进一步做什么检查来明确诊断？

【解剖概要】

髌骨是人体中最大的籽骨，略呈三角形，是股四头肌伸膝作用的主要支点。髌骨位于膝前，与股骨髁上部位构成髌股关节。髌骨在膝关节活动中有重要的生物力学功能，具有保护膝关节和增强股四头肌力量的作用，不可随意切除。

【病因与分类】

髌骨骨折多见于 30 ～ 50 岁的成年人，儿童少见。

（一）直接外力

由暴力直接撞击髌骨导致骨折，如跪倒时髌骨着地，骨折呈粉碎性，髌旁腱膜和关节囊损伤较轻，髌股关节面破坏严重，易并发创伤性关节炎。

（二）间接外力

如运动时突然滑倒，髌骨被卡在股骨髁间关节面上成为支点，股四头肌突然强烈收缩，将髌骨折成两块，多为横行骨折。骨折块上段大，下段小。骨折近端受股四头肌牵拉而造成分离移位，髌旁腱膜和关节囊破裂（图 52-21）。

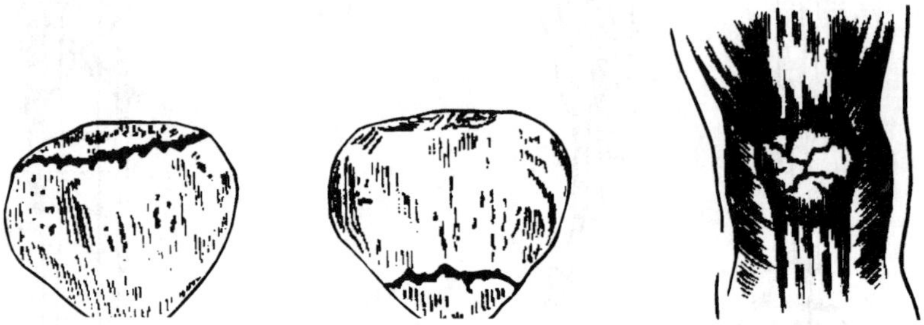

（1）髌骨上极骨折　（2）髌骨下极骨折　（3）髌骨粉碎性骨折

图 52-21　髌骨骨折的类型

【临床表现与诊断】

1．有明显外伤史。

2．患膝局部有剧烈疼痛、肿胀、皮下淤血和膝关节内积血。

3．膝关节不能完全伸直。

4．局部有明显压痛，可触及浮动的骨折块。

5．X 线检查可明确骨折的类型和移位情况。

【治疗】

髌骨骨折的治疗要求恢复关节面的平滑，防止创伤性关节炎的发生和恢复伸膝功能。对各种类型骨折患者均应及时治疗。

1．石膏托固定　适用于无移位或移位不明显的骨折。先抽尽关节内积血，局部加压包扎。膝关节屈曲 30° 位，用抱膝环固定于石膏托上。4 ～ 6 周后去外固定练习膝关节屈伸运动。

2．手法复位抱膝环固定　适用于横行骨折、骨折块分离在 0.5 ～ 1.0 cm 以内者。先抽尽关节内积血，然后双手上下推挤上下分离骨块使之合拢。复位满意后用抱膝环固定骨折，长腿石膏托固定。6 周去外固定，开始膝关节功能锻炼。

3．手术复位内固定　适用于移位明显，手法复位失败者。可进行切开复位克氏针、钢丝张力带内固定或记忆合金髌爪内固定（图 52-22）。同时要修复损伤的髌韧带和关节囊。可根据手术固定的情况，指导患者进行早期的主动或被动的连续被动运动机（continous passive motion machine，CPM）练习（图 52-23）。

4．髌骨部分切除术　髌骨中段以下的粉碎性骨折无法复位固定者，可行髌骨下段碎骨切除，上段骨折块缝合于髌韧带上。同时修复髌旁腱膜及关节囊。术后伸膝位石膏托固定 4 周。

5．髌骨全部切除术　适用于髌骨严重性粉碎性骨折，尤其是老年人，可行髌骨全部切除术，将股四头肌腱与髌韧带缝合。如不能直接缝合者，可用股四头肌腱瓣翻转修补。术后长腿石膏托固定 3 周后锻炼膝关节活动。

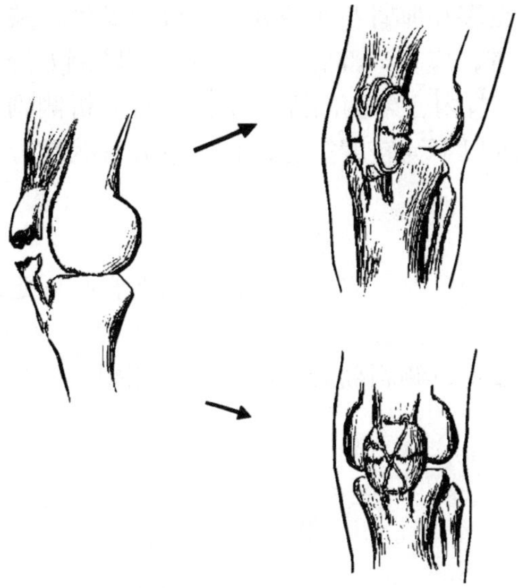

图 52-22　髌骨骨折切开复位张力带及记忆合金髌爪内固定

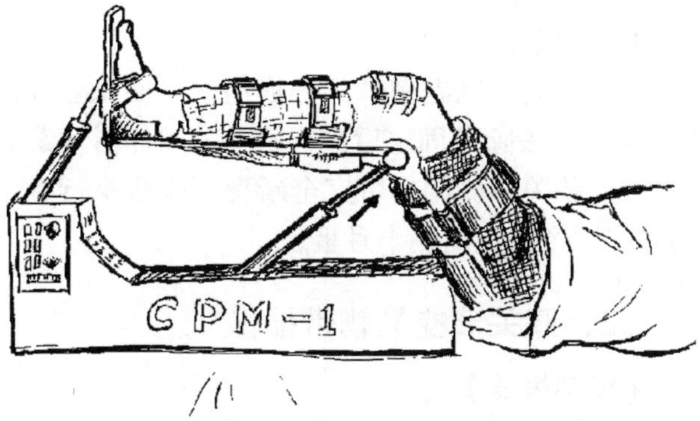

图 52-23　髌骨骨折手术内固定后进行 CPM 练习

第五节　膝关节韧带损伤及半月板损伤

案例 52-5

患者，男性，25 岁，踢足球时左膝关节扭伤，左膝关节疼痛，活动轻度受限，偶有弹响和交锁现象。X 线检查示：暂未见明显骨折。

问题与思考：

1. 患者的诊断可能是什么？尚需什么做检查进一步确诊？
2. 对此患者治疗中应该注意什么？

一、膝关节侧副韧带损伤

【解剖概要】

膝关节内、外两侧各有一条侧副韧带。内侧副韧带最为重要，其起自内收肌结节的远端，止于胫骨的内侧面，是一条坚韧的宽韧带。其浅层为三角形，深层为关节囊增厚的部分，与内侧半月板相连。其后缘与关节囊相连，前缘与股四头肌扩张部和髌韧带相连接。外侧副韧带起自股骨外上髁，止于腓骨小头。在韧带与外侧半月板之间有腘肌腱和滑液囊相隔。外侧副韧带比较薄弱。当膝关节完全伸直时，两侧副韧带拉紧，膝关节没有内收、外展和旋转功能。当膝关节屈曲时，两侧副韧带松弛，膝关节的内收、外展和旋转功能增强。

【病因与病理】

单纯的膝关节侧副韧带损伤比较少见，多与关节囊、交叉韧带或半月板同时损伤。当膝关节呈伸直位或轻度屈曲位时，膝部或小腿外侧受到暴力而过度外展，则可发生内侧副韧带拉伤。如果膝部内侧受到暴力使膝部过度内收则可导致外侧副韧带损伤。内侧副韧带损伤多见，因暴力多来自外侧。

【临床表现与诊断】

患者有明显的外伤史，伤后局部肿胀、疼痛、淤血及伤侧膝部不能伸直。内侧副韧带损伤时，压痛点多在股骨内上髁；外侧副韧带损伤时，压痛点多在腓骨小头或在股骨外上髁处。关节间隙处很少发生损伤。侧方分离试验呈阳性。X 线检查，应在局部麻醉下，进行双膝侧方分离试验。双膝关节正位 X 线检查，可比较并观察双膝关节内、外侧间隙的变化，对分析侧副韧带损伤程度有重要意义。一般认为两侧间隙相差 4 mm 以下为轻度扭伤，4 ~ 12 mm 为部分断裂，12 mm 以上为完全断裂。

【治疗】

1．膝关节侧副韧带部分损伤　可使患者屈膝 10° ~ 20° 内收或呈外展位，以石膏托固定 3 ~ 4 周，去除外固定后进行膝关节屈伸活动锻炼。

2．膝关节侧副韧带完全断裂　应尽早行手术修补膝关节侧副韧带。膝关节内侧副韧带损伤时应注意探查内侧半月板。

二、膝关节交叉韧带损伤

【解剖概要】

膝关节内有两条交叉韧带，前交叉韧带起自胫骨髁间棘前方，止于股骨外侧髁内侧面；后交叉韧带起自胫骨髁间棘后方，向前、向上、向内止于股骨内侧髁的外侧面。前交叉韧带能防止胫骨上端向前移动和旋转，后交叉韧带能防止胫骨上端向后移动和旋转。膝关节屈伸的轻度螺旋运动是由交叉韧带和半月板控制和导向的，同时可防止胫骨上端的前后移动。

【病因与病理】

交叉韧带单纯损伤少见，多伴有半月板和侧副韧带损伤。

1．前交叉韧带损伤　暴力直接撞击胫骨上端后方，使胫骨向前过度滑移而致前交叉韧带损伤，可伴有胫骨髁间棘撕脱骨折、内侧副韧带和半月板损伤。

2．后交叉韧带损伤　多为膝关节半屈曲位时，来自前方或外侧的暴力直接撞击胫骨上端，使胫骨上端过度后滑移动，导致后交叉韧带从起点或止点处被撕断。

【临床表现与诊断】

1．交叉韧带损伤多见于青壮年，为强大暴力所致，伤后膝关节松弛而不稳。

2．膝关节疼痛，血肿明显，活动受限。

3．前抽屉试验呈阳性，为前交叉韧带损伤。

4．后抽屉试验呈阳性，为后交叉韧带损伤（图 52-24）。

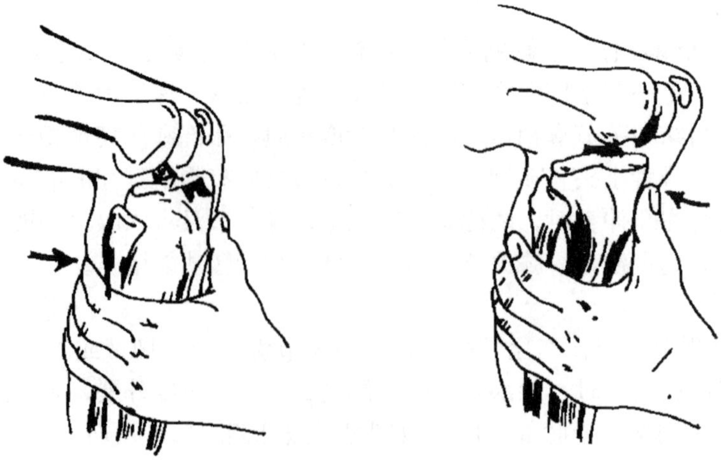

（1）前交叉韧带损伤　（2）后交叉韧带损伤

图 52-24　抽屉试验

5．X 线检查可见胫骨移位和撕脱骨折。

6．MRI 检查可以清晰地显示前、后交叉韧带的情况，还可以发现意想不到的韧带结构损伤与隐匿的骨折线。

【治疗】

胫骨髁间棘撕脱骨折的治疗取决于骨片的移位程度。

（1）对轻度移位者可行膝关节伸直位石膏管型固定 6 ～ 8 周。

（2）若髁间棘移位较明显，膝关节不能伸直，应行胫骨髁间棘内固定术，同时探查半月板是否正常，如有损伤应及时处理。术后使膝关节屈曲 30°，以石膏管型固定，6 ～ 8 周可治愈。

（3）对前交叉韧带完全断裂者目前主张在关节镜下行韧带重建术，可选用自体骨 - 髌韧带 - 骨、自体半腱肌 - 股薄肌腱、异体肌腱或人工韧带作为移植材料。

（4）后交叉韧带损伤：对后交叉韧带断裂者是否需要进行韧带重建术以往有争论，目前的观点偏向于在关节镜下行早期修复重建。对无移位的后交叉韧带损伤患者，可抽尽积血后，使患者屈膝 15° 以长腿石膏管型固定 6 周，早期进行股四头肌功能锻炼。

➢考点：膝关节韧带损伤的临床表现与诊断。

三、膝关节半月板损伤

【解剖概要】

在膝关节股骨的内、外侧髁与胫骨平台之间，各有一个月牙形的纤维软骨，称为半月板。每个膝关节有两个半月板，即内侧半月板与外侧半月板。其周边厚，中央薄，可加深胫骨髁的凹度。内侧半月板呈“C”形，前窄后宽，中心缘薄而游离，前角附着在前交叉韧带前方的髁间窝，后角附着于后交叉韧带止点前方的髁间窝。中部外缘与内侧副韧带紧密相连，活动范围较小。外侧半月板小而厚，近似“O”形，前后等宽，内侧缘游离，前角附着于前交叉韧带前方的髁间窝，后角附着于胫骨髁间棘和内侧半月板后角之前，其外缘与外侧副韧带不相连，所以活动范围较大。膝关节屈伸和轻度旋转时，半月板也随之在关节内滑动，起稳定作用。并与交叉韧带协同，控制引导膝关节的轻微旋转活动。外侧半月板常有先天性盘状半月板畸形，易损伤。半月板的营养主要来源于滑液，其边缘可从滑膜得到少量血液供给。因此，半月板一旦损伤，即不易自行修复。

【病因与分类】

当足固定，膝关节呈半屈曲位时，膝关节处于不稳定状态，突然内收或外展，同时伴有股骨髁强力旋转时，卡在股骨髁与胫骨平台之间的半月板受到挤压和研磨的外力，即可发生破裂。因此，造成半月板损伤必须有四个因素，即膝关节的半屈曲、内收或外展、挤压和旋转。半月板损伤按部位和形态进行分类（图 52-25）。

【临床表现与诊断】

半月板损伤多见于运动员、搬运工人、矿工等。男性发病多于女性。

诊断依据：

1．多数患者有明显膝部外伤史，伤后膝部剧痛、肿胀，不能运动。

2．急性期过后，膝关节无力、不稳，出现腿软无力和绞锁现象。

3．检查可见患肢股四头肌萎缩。膝关节间隙处可查出定点压痛，与半月板损伤的部位有关。

4．检查半月板是否损伤的试验方法有：

（1）膝关节过伸试验：膝关节完全伸直并轻度过伸时，半月板破裂处受牵拉或挤压而产生

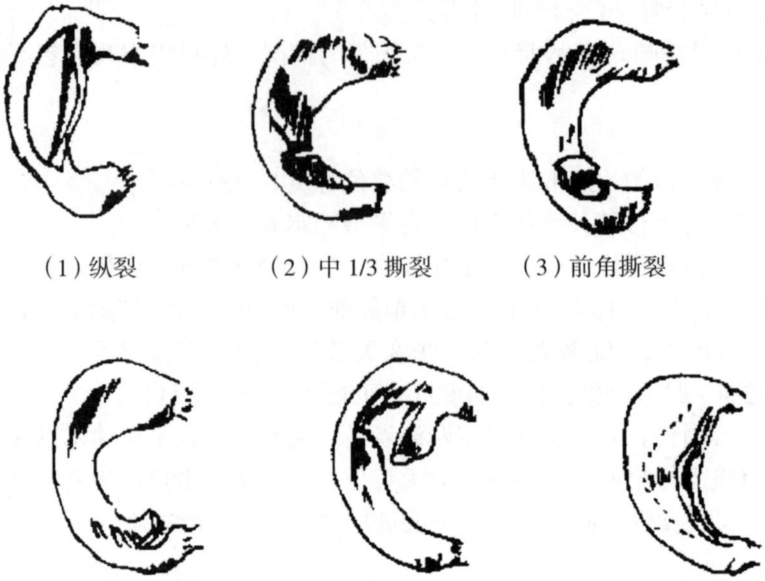

（1）纵裂　（2）中 1/3 撕裂　（3）前角撕裂

（4）前 1/3 撕裂　（5）后 1/3 撕裂　（6）分层掰裂

图 52-25　半月板损伤部位和形态分类

疼痛。

（2）膝关节过屈试验：将膝关节极度屈曲，破裂的后角因被卡住而产生疼痛。

（3）研磨试验（图 52-26）：患者取俯卧位，膝关节屈曲呈 90°，检查者将患者小腿用力下压并使之做内旋和外旋运动，使股骨与胫骨关节面之间发生摩擦，若外旋产生疼痛，则提示为内侧半月板损伤。然后将患者小腿上提，并使之做内旋和外旋运动，如外旋时引起疼痛，则提示为内侧副韧带损伤。

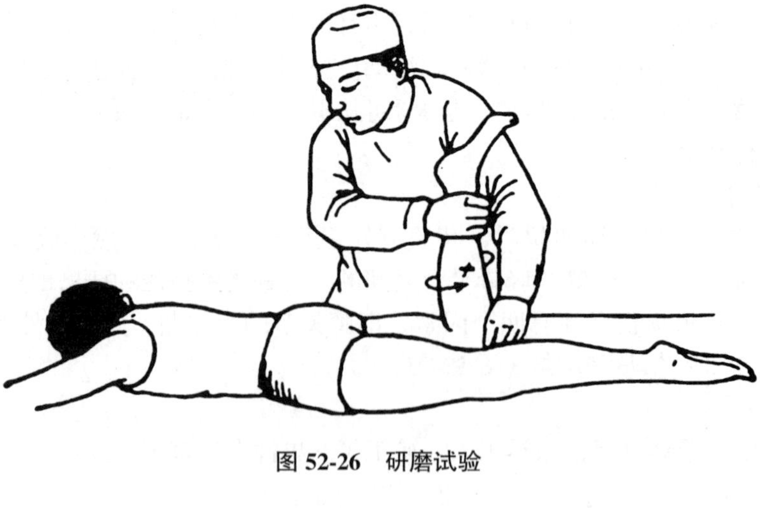

图 52-26　研磨试验

（4）半月板回旋挤压试验（McMurray 征，图 52-27）：患者取仰卧位，患侧膝部完全屈曲，检查者一手放在关节间隙处进行触诊，另一手握住足跟后，在对膝关节联合施加外旋和外翻应力的同时，逐渐伸直膝关节，出现疼痛提示外侧半月板撕裂；同理，检查内侧半月板撕裂时需联合施加内旋和内翻应力。

上述各种检查方法是从各个角度屈伸、旋转膝关节，以达到挤压、研磨损伤的半月板而引起弹响和疼痛，从而证实是否有半月板损伤的体征。

5．X 线检查　X 线检查不能显示半月板损伤，但是可除外膝关节的其他病变。膝关节造影可协助诊断，MRI 对半月板损伤具有诊断价值。

6．膝关节镜检查　可用于诊断半月板损伤的部位和程度，必要时可在镜下进行半月板的修复或切除手术。

【治疗】

1．急性期治疗　急性半月板损伤时，应先抽尽关节腔内积血，加压包扎，然后以长腿石膏托固定于膝关节松弛位 4 周。患者疼痛减轻后即可开始进行股四头肌锻炼。

2．慢性期治疗

(1) 边缘型半月板损伤：可行边缘半月板修补术。

(2) 边缘型以外的半月板损伤：可酌情行半月板切除术或部分切除术。术后须进行股四头肌锻炼。

(3) 应用膝关节镜可进行半月板损伤的诊断和治疗。

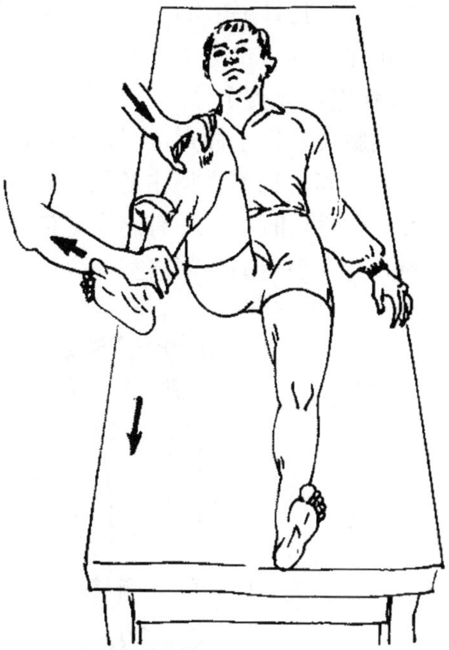

图 52-27　半月板回旋挤压试验

知识链接

关节镜是一种观察关节内部结构的直径为 5 mm 左右的棒状光学器械，是用于诊治关节疾病的内镜。关节镜在一根细管的端部装有一个透镜，将细管插入关节内部，关节内部的结构便会在监视器上显示出来。因此，应用关节镜可以直接观察到关节内部的结构。关节镜不仅可用于疾病的诊断，而且已经广泛用于关节疾病的治疗。

关节镜适用于半月板损伤、前交叉韧带和后交叉韧带断裂、关节软骨损伤、关节内游离体（又称关节鼠）、骨性关节炎、炎症性关节、色素沉着绒毛结节性滑膜炎、晶体性关节病、感染性关节炎和创伤性关节炎等多种疾病的诊断和治疗。

第六节　小腿骨折

案例 52-6

患者，男性，43 岁，因车祸致右小腿疼痛、肿胀、活动受限 24 h 入院。X 线检查示：右胫腓骨粉碎性骨折。患者出现右小腿疼痛、肿胀明显，肢体远端感觉麻木，甲床充盈时间延长，足背动脉搏动减弱。

问题与思考：

患者可能发生了什么并发症？需要什么做检查及治疗？

一、胫骨平台骨折

【解剖概要】

胫骨上端有两个轻微的凹面，中间为胫骨髁间隆起，两个轻微的凹面称为平台，与股骨髁构成关节。胫骨平台端主要由松质骨构成，易被撞击而塌陷。平台两侧有膝关节侧副韧带与股骨髁相连。

【病因与分类】

当膝关节处于伸直位时，暴力撞击膝关节外侧，使膝外翻，造成内侧副韧带断裂和胫骨外侧平台塌陷。当暴力撞击膝关节内侧时，使膝内翻造成外侧副韧带断裂和胫骨内侧平台塌陷。胫骨平台骨折时可合并有侧副韧带、膝关节交叉韧带和半月板损伤。有可能损伤膝后的血管和神经，造成小腿的骨筋膜室综合征。根据暴力的不同，胫骨平台骨折可分六型（图 52-28）。

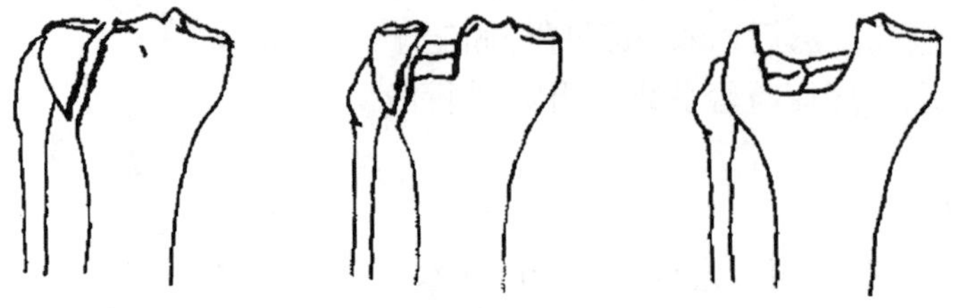

（1）单纯外髁劈裂　（2）劈裂加凹陷　（3）单纯中央凹陷

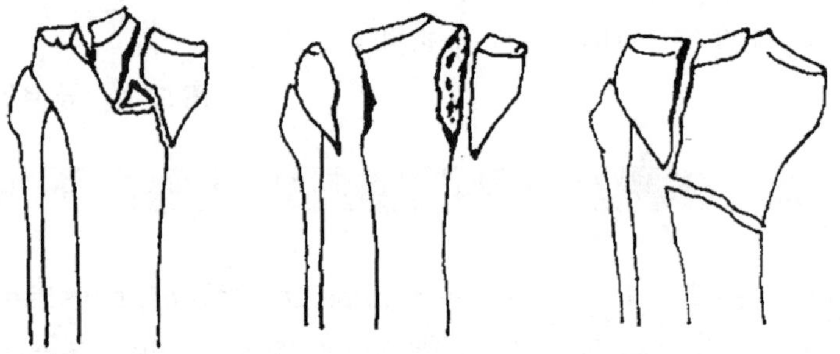

（4）内侧平台骨折　（5）单纯双髁骨折　（6）平台骨折合并干骺端骨折

图 52-28　胫骨平台骨折的六种类型

知识链接

骨筋膜室综合征

骨筋膜室综合征又称急性筋膜间室综合征、骨筋膜间隔区综合征。骨筋膜室是指由骨、骨间膜、肌间隔和深筋膜所构成。骨筋膜室内的肌肉、神经因急性缺血、缺氧而产生的一系列症状和体征。多见于前臂掌侧和小腿。骨筋膜室综合征可有“5P”，即苍白（pallor），感觉异常（paresthesia），无脉（pulseless），瘫痪（paralysis）以及拉伸骨筋膜室时产生的疼痛（pain）。

【临床表现与诊断】

胫骨平台骨折都有明显的外伤史。伤后膝部疼痛，肿胀和下肢不能负重等症状。膝关节主动、被动活动受限，胫骨近端和膝关节局部触痛。仔细检查是否出现静止痛、被动牵拉相关肌肉诱发剧痛、小腿骨筋膜室紧张及足部感觉减弱等体征。如伴有腓骨颈骨折时，应注意腓总神经是否有损伤。X 线片检查可明确骨折的部位及类型，CT 或 MRI 可明确诊断隐性和复杂的平台骨折。

【治疗】

胫骨平台骨折是通过关节的骨折，治疗的要求是恢复关节面的平整，尽力预防创伤性关节炎。根据骨折的具体情况治疗如下：

1．长腿石膏靴固定　适用于无移位的平台骨折患者。应先抽尽关节内积血，再行石膏固定。

2．手法复位和石膏固定　适用于骨折移位不重而且平台塌陷不明显的骨折患者。在适当的麻醉下，抽尽关节内积血后行手法复位，复位成功后行长腿石膏靴固定。

3．手术复位内固定　是胫骨平台骨折的主要治疗方法。对于平台塌陷或劈裂大于 2 mm 的骨折患者，常进行手术复位固定治疗。术中复位后在平台下方常出现骨缺损，应填充植骨。内固定材料常选用松质骨螺钉、“T”形金属板或高尔夫球棒固定板（图 52-29）；对于严重粉碎的平台骨折患者，可采用外固定架支撑固定。术后根据固定情况，进行早期主动或被动连续被动运动机（continous passive motion machine，CPM）膝关节屈伸活动锻炼。3 个月后，待明确骨折愈合后，逐渐进行负重锻炼。

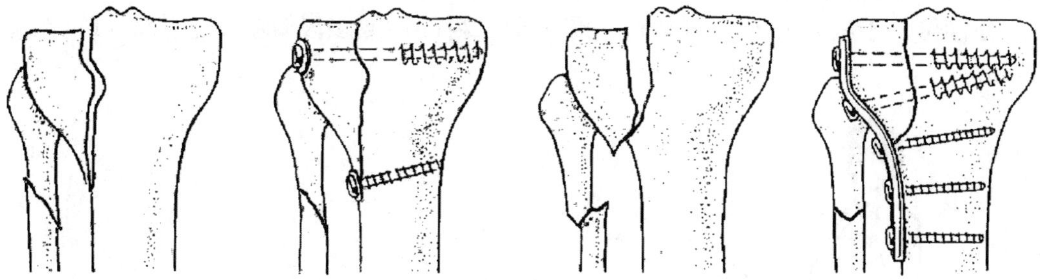

a　　b　　c　　d

图 52-29　胫骨平台骨折的螺钉及“T”形金属板内固定术

➢考点：胫骨平台骨折的分型和治疗。

二、胫腓骨干双骨折

【解剖概要】

胫腓骨干双骨折是较常见的骨折。与骨折有关的解剖特点为：胫骨干中段的横断面呈三棱形，至下 1/3 呈四方形，中、下 1/3 交界处最细弱，易发生骨折。胫骨的前缘及前内侧面位于皮下，骨折断端易穿破皮肤造成开放性骨折。胫骨虽有生理弧形，但膝关节和踝关节的关节面是相互平行的，骨折的成角和旋转畸形愈合，均可破坏两关节轴的平行关系而继发创伤性关节炎。胫骨上 1/3 与腘动脉及其分支解剖关系密切。该部位骨折时，易造成腘动脉及分支断裂或者栓塞，导致小腿骨筋膜室综合征。胫前区骨筋膜室的四壁坚韧、弹性差，胫骨中 1/3 骨折和严重挤压伤后，易发生骨筋膜室综合征。胫骨中、下 1/3 处血供不丰富，无肌肉附着。骨折后，易发生延迟愈合或不愈合。腓骨小头外、下、前方有腓总神经绕过腓骨颈，腓骨上段骨折时易伤及此神经。

【病因与分类】

1．直接暴力　重物直接撞击，机器或车祸等挤压伤可导致胫腓骨干双骨折，以横行、短斜行和粉碎性骨折多见。胫腓骨干双骨折的骨折线多在同一水平面，易发生开放性骨折。

2．间接暴力　由高处跌下时，足部着地或滑倒时足部固定，身体强烈扭转，可引起小腿长斜行或螺旋形骨折。胫腓骨干双骨折的骨折线不在同一水平面，腓骨骨折面高于胫骨骨折面。患者软组织损伤较轻，但由于骨折端锐利及移位严重，可刺破皮肤形成开放性骨折。儿童可形成青枝骨折或裂缝骨折。

【临床表现与诊断】

1．外伤后局部有肿胀疼痛、淤血和功能受限。

2．伤肢可有短缩、成角和旋转畸形，有异常活动和骨擦音。

3．儿童的青枝或裂纹性骨折症状和体征均较轻，以局部肿胀和压痛多见，并拒绝站立。可疑时应行 X 线检查确诊。

4．小腿骨折时，应特别注意是否有腓总神经、腘动脉及分支的损伤征象。要注意骨筋膜室综合征的检查，应及时诊断、及时处理。

5．X 线检查可明确诊断。

【治疗】

1．无移位的骨折或青枝骨折　用石膏固定 2 ～ 3 周后改用夹板固定。

2．有移位的稳定性骨折　可用手法复位，长腿石膏固定。3 周后改用夹板固定，加强功能锻炼。同时，注意避免长期的跨关节固定治疗。

3．有移位的不稳定骨折　对斜行、螺旋形、粉碎性或多段骨折等患者，可行跟骨牵引（图 52-30）。

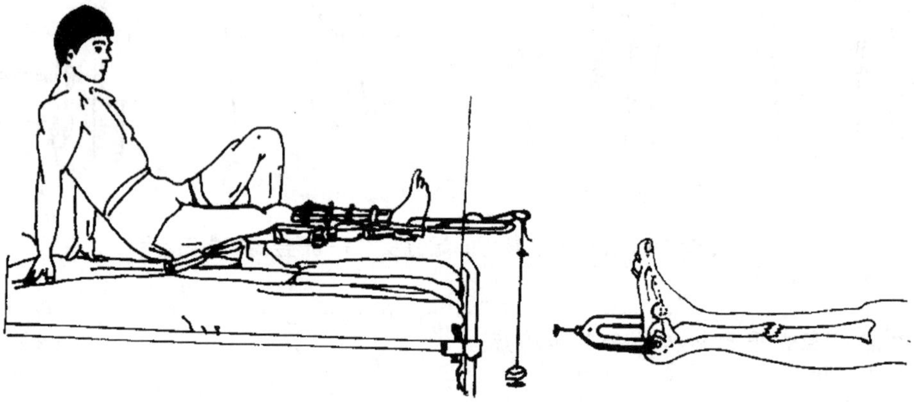

（1）胫腓骨干双骨折复位及小夹板固定后置于矫形架上进行跟骨牵引　（2）跟骨牵引

图 52-30　胫腓骨干双骨折后跟骨牵引

4．手术治疗　对开放性骨折、各类复杂骨折、手法复位失败，以及合并有神经、血管损伤和骨筋膜室综合征的患者，应及时予以手术治疗。对于开放性骨折患者，进行彻底清创后可采用外固定架固定。对于胫骨中下 1/3 骨折的患者，尽可能不用金属板固定治疗，可采用闭合复位，带锁髓内钉或外固定架固定（图 52-31）。胫骨带锁髓内钉可用于不同部位较复杂的骨折患者。上述固定方法允许术后患者早期进行患肢的功能训练及部分负重行走锻炼。

➢考点：胫腓骨骨折的解剖、并发症和治疗。

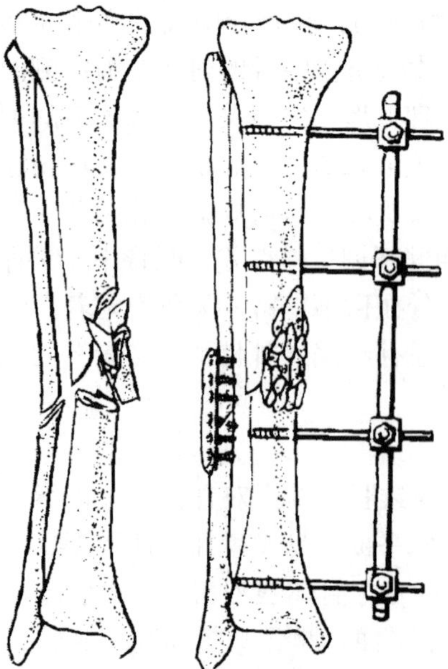

a　b

图 52-31　胫腓骨干双骨折后外固定架固定

第七节　踝关节损伤

案例 52-7

患者，男性，20 岁，下楼时踩空扭伤左踝部，致左踝关节处疼痛、肿胀、活动受限。体格检查：左踝关节处肿胀明显，皮肤轻度青紫、完整，局部触痛、压痛阳性，局部可触及明显骨擦感，可闻及骨擦音，左下肢纵向叩击痛为阳性，左侧踝关节主动和被动活动均明显受限。双下肢等长，左下肢肌力因疼痛未检查，左下肢感知觉及肌张力正常，足背动脉搏动正常，末梢血液循环良好。

问题与思考：

该患者的诊断可能是什么？尚需什么做检查进一步确诊？

一、踝关节扭伤

踝关节损伤是急诊最常见的损伤之一。

【解剖概要】

踝关节由胫骨远端、腓骨远端和距骨体构成。胫骨远端内侧突出部分为内踝，后缘呈唇状突起部分为后踝，腓骨远端突出部分为外踝。外踝与内踝不在同一冠状面上，较内踝略偏后，外踝远端较内踝远端低 1 ~ 1.5 cm，偏后 1 cm。由内踝、外踝和胫骨下端关节面构成踝穴，包容距骨体。距骨体前方较宽，后方略窄，使踝关节背屈时，距骨体与踝穴匹配度好，踝关节较稳定。跖屈时，距骨体与踝穴的间隙增大，因而活动度增大，使踝关节相对不稳定，这是踝关节在跖屈位容易发生损伤的解剖学因素。在负重中期，关节面承受的压力约为体重的 2 倍，在负重后期则可达 5 倍，这也是踝关节容易受伤、发生退变性关节炎的原因之一。

【病因与分类】

踝关节扭伤多为间接外力所致。

1．内翻外力　由各种原因而致足部突然内翻，使外侧副韧带被过度牵拉，造成扭伤或撕裂，有时可伴有外踝尖端骨折。

2．外翻外力　各种使踝关节突然外翻的暴力，如小腿外侧受到暴力或行走不平路面时重心突然向内侧偏移而使踝关节突然外翻，此时易造成胫腓韧带断裂、内踝骨折及踝内侧三角韧带损伤。因三角韧带坚韧，故损伤机会较少。

【临床表现与诊断】

踝关节扭伤患者一般均有明显的扭伤史。伤后内踝、外踝及附近组织肿胀、淤血、疼痛及压痛。在内翻或外翻位牵拉损伤韧带时，可引起疼痛加剧。损伤严重时，患者可有踝关节半脱位症状。X 线检查可明确是否存在踝关节半脱位或骨折。

【治疗】

1．踝部韧带轻度扭伤　急性期可采用局部制动及冷敷法，以达到减少出血、消肿、止痛的目的。内服活血化瘀、止痛药物。

2．韧带严重损伤　可在局部进行封闭止痛，同时用宽胶布对踝关节做与损伤方向相反的固定 3 周，也可用石膏对踝关节做方向相反的固定。

3．外侧副韧带完全断裂及踝关节半脱位　用手法复位后行石膏管型固定，使踝关节呈 90° 和轻度外翻位，4 ~ 5 周后去除固定。

4．反复扭伤　主要是早期损伤处理不当而导致关节松弛，可穿过踝矫形鞋以保护踝部。

二、踝部骨折

【病因与分类】

踝部骨折是最常见的关节内骨折，多由间接暴力所致。根据受伤机制可分为不同类型的骨折。

（一）外翻骨折

外翻骨折通常由于足部受强力外翻所致。根据损伤程度可分为三种类型（图 52-32）。

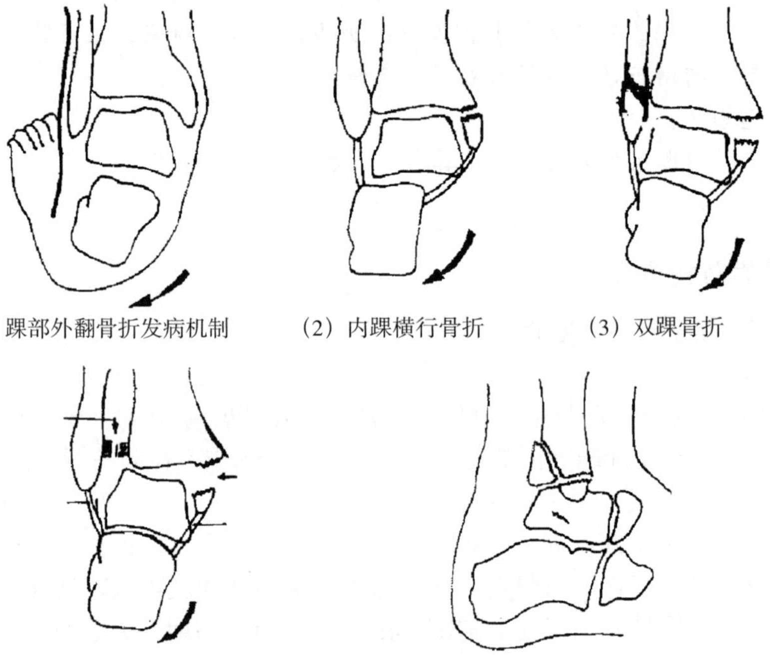

（1）踝部外翻骨折发病机制　（2）内踝横行骨折　（3）双踝骨折

（4）内踝骨折，胫腓下韧带断裂及距骨向外侧脱位　（5）内、外踝及后踝骨折

图 52-32　踝部外翻骨折

1．内踝横行骨折。

2．双踝骨折　内踝骨折后，外力继续作用使距骨体推挤外踝，则外踝可发生斜行或横行骨折。同时，可伴有距骨向外侧脱位。

3．三踝骨折　在上述双踝骨折的基础上，还可出现后踝骨折。

（二）内翻骨折

内翻骨折通常由于踝关节受强力内翻所致。如由高处落地或踏不平路面时，足外缘着地，使足部突然内翻而造成踝部骨折（图 52-33）。按损伤程度可分为：

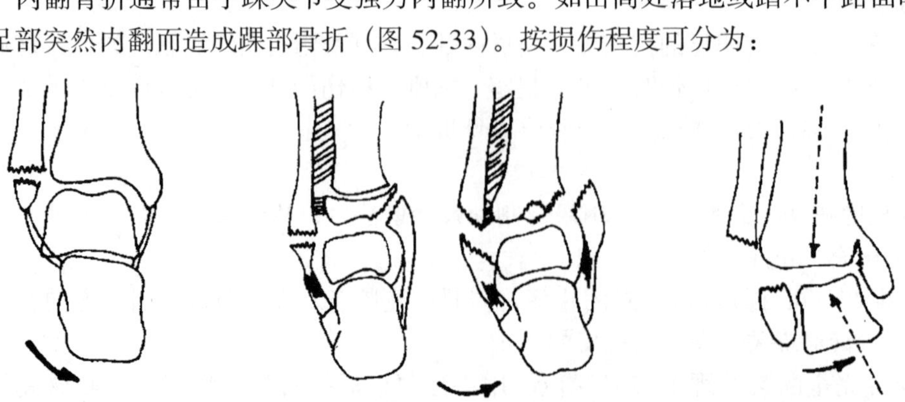

（1）外踝横行骨折　（2）外踝横断、内踝斜行骨折　（3）外踝骨折及距骨向内侧脱位或半脱位

图 52-33　踝部内翻骨折

1．外踝横行骨折。

2．双踝骨折　外踝骨折后，内翻外力继续作用而使距骨体撞击内踝引起内踝斜行骨折。也可出现距骨脱位。

3．三踝骨折　在内翻力的作用下，同时伴有跖屈的外力，在双踝骨折基础上，还可造成后踝骨折。

（三）背屈骨折

背屈骨折较少见，从高处落下时，足部强力背屈，距骨撞击胫骨下端前缘而造成骨折，骨折远端向前上移位（图 52-34）。

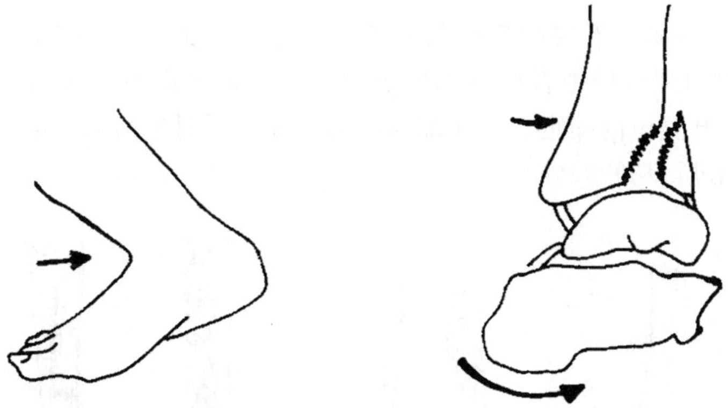

（1）发生背屈骨折的机制　　（2）背屈骨折

图 52-34　背屈骨折

（四）跖屈骨折

跖屈骨折较少见，通常因足部受强大的跖屈外力所致。当踝部强力跖屈时，距骨向后上撞击而发生后踝骨折（图 52-35）。

（五）纵向挤压骨折（Pilon 骨折）

自高处落下时，足部平放着地，距骨向上的反冲击外力使胫骨下端发生劈裂骨折，骨折块向两侧分离。也可发生踝部的粉碎性骨折，胫骨远端关节面发生多骨折块的劈裂和塌陷（图 52-36）。

纵向挤压骨折属于严重骨折，治疗棘手且预后不佳。

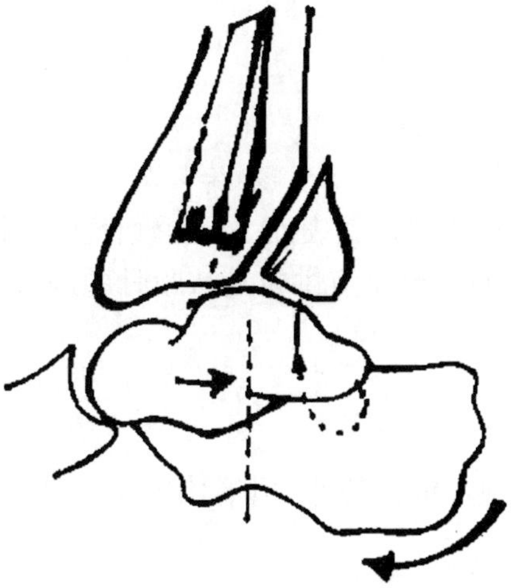

图 52-35　跖屈骨折（后踝骨折）

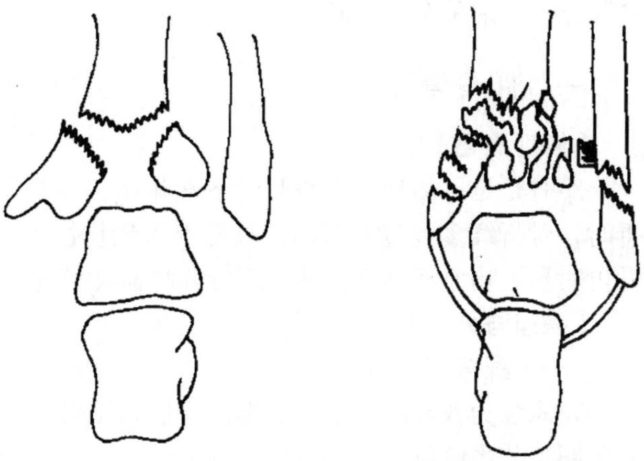

（1）胫骨下端“T”形骨折　　（2）踝部粉碎性骨折

图 52-36　踝部纵向挤压骨折

【临床表现与诊断】

1．患者有明显的踝部外伤史，伤后踝部明显肿胀、疼痛、皮下淤血及功能活动受限。

2．踝部可有内翻或外翻畸形。内踝、外踝可触及移动的骨折块。

3．X 线检查可显示骨折线情况及骨折移位情况，也可显示骨折的类型。

【治疗】

1．无移位的单踝或双踝骨折　可用夹板或小腿石膏固定于中立位，4 周后去除外固定，加强踝关节功能锻炼。

2．有移位的踝部骨折　应行手法复位，并用与受伤机制相反的位置行踝部石膏或夹板固定。

3．对手法复位失败，有胫腓韧带断裂者，应行手术复位内固定术。对外踝骨折患者可行金属板钉固定。对内踝骨折患者可行加压螺钉或张力带固定治疗（图 52-37）。对垂直压缩性骨折患者多需行切开复位内固定，将压缩塌陷部位复位后对遗留的骨缺损用自体松质骨或人工骨充填。注意早期进行功能锻炼。

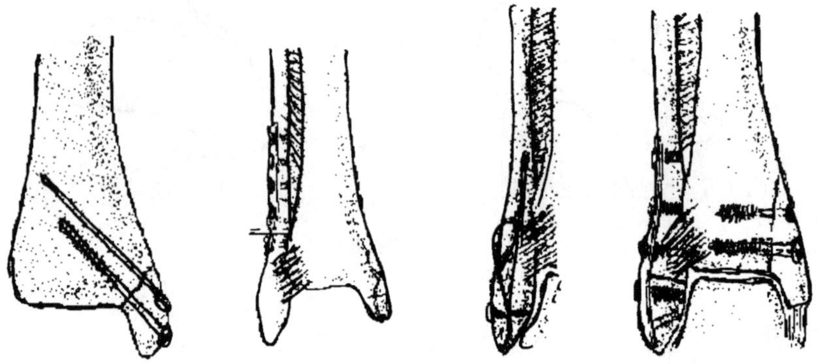

图 52-37　双踝骨折后采用金属板钉进行内固定治疗

第八节　足部骨折

足部由 28 块骨组成，包括跗骨 7 块、跖骨 5 块、趾骨 14 块和固定籽骨 2 块，它们之间由韧带和肌肉相连。正常足部，由骨和关节形成内侧纵弓、外侧纵弓和前面的横弓，这是维持身体平衡的重要结构。足弓有负重、推进行走及缓冲人体震荡的功能。足部骨折的治疗目的是恢复其正常解剖关系及功能。

一、距骨骨折

【解剖概要】

距骨是足弓的顶，上与胫骨下端相接，下与舟骨、跟骨相连接。其表面 3/5 为软骨面。骨折时，骨折线多经过关节面，故易引起创伤性关节炎。距骨的主要血液供应是从距骨颈进入，骨折时易影响血液供应，导致距骨体缺血性坏死。

【病因与分类】

（一）踝背屈外力

足踝强力背屈时，胫骨下端前缘嵌入距骨颈，引起距骨颈骨折，若外力继续作用，则可引起距跟关节半脱位。

（二）踝跖屈外力

足踝强力跖屈时，胫骨后与距骨后突然收到猛烈撞击而导致距骨后突骨折。

【临床表现与诊断】

1．患者有明显的外伤史。

2．伤后踝部肿胀、疼痛，踝中部出现明显压痛及活动受限。

3．X 线检查可明确诊断骨折部位及其程度。

【治疗】

1．手法复位短腿石膏靴固定

(1) 踝背屈型骨折：手法复位后，用短腿石膏靴将踝关节固定于跖屈轻度外翻位 6 ～ 8 周，然后改为功能位固定至骨折愈合。

(2) 踝跖屈型骨折：一般不用复位，用短腿石膏托于功能位固定 4 ～ 6 周。

2．手术复位内固定　对手法复位失败者，可行手术复位、埋头钉或可吸收钉内固定术（图 52-38）。

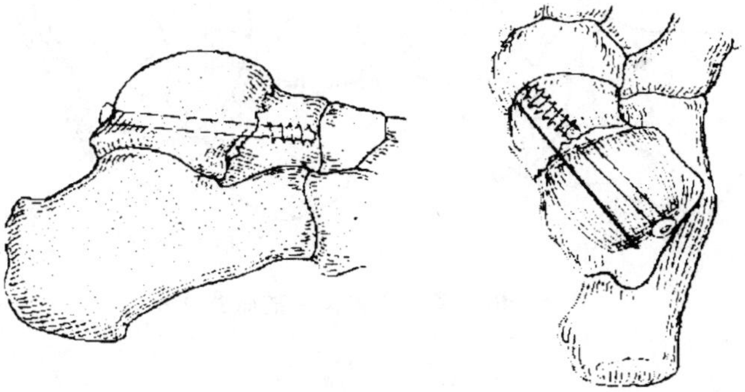

图 52-38　距骨骨折后采用埋头钉固定治疗

二、跟骨骨折

跟骨是足部骨中最大的骨，以松质骨为主，呈不规则长方体而略有弓形。跟骨后端为足弓的着力点之一。跟骨与距骨形成距跟关节，在坠落伤后可出现跟部疼痛、肿胀、皮下瘀斑，足底扁平及局部畸形，不能行走。检查跟部有局限性压痛，跟骨横径较健侧增宽，应怀疑有跟骨骨折。踝关节正位、侧位和跟骨轴位 X 线检查可明确骨折的类型及移位程度。

【病因与分类】

跟骨骨折多由于自高处坠落时足跟着地而致，少数为撕脱骨折，常合并有脊柱骨折。跟骨骨折依据跟骨与距下关节的关系分为以下几种（图 52-39）：

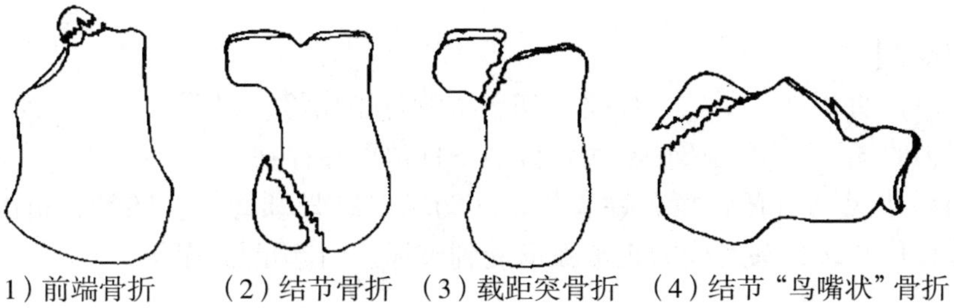

图 52-39　未波及距下关节的跟骨骨折

1．未波及距下关节的骨折

(1) 跟骨前端骨折，可波及跟骰关节。

(2) 跟骨结节垂直骨折。

（3）载距突骨折。

（4）跟骨结节“鸟嘴状”骨折。

2．波及距跟关节的骨折　患者由高处坠落，跟骨着地，由于强力挤压使距跟关节塌陷，关节面断裂、碎裂，跟骨增宽，跟骨结节上移（图 52-40）。

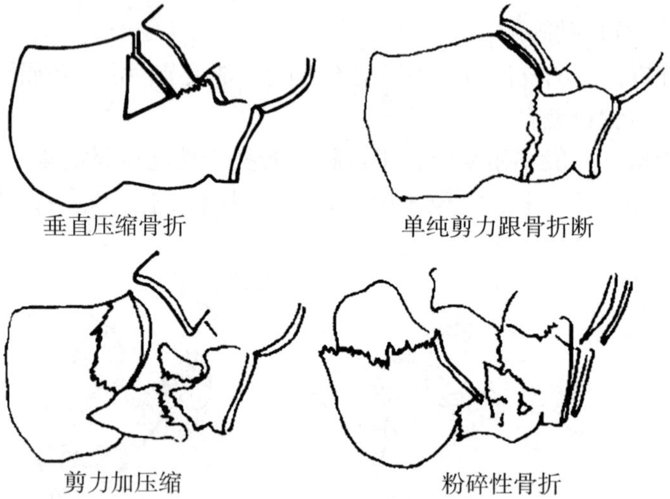

图 52-40　波及距跟关节的跟骨骨折

【临床表现与诊断】

伤后患者足跟部疼痛、肿胀、淤血，足底扁平增宽和外翻畸形。应注意有无合并脊柱骨折。X 线检查可明确诊断骨折及其性质。

【治疗】

1．对无移位的跟骨骨折患者，可行石膏管型固定 4 ～ 6 周。

2．手法复位石膏固定　适用于骨折线不通过关节面的骨折及粉碎性骨折患者。用手法或跟骨夹从跟骨两侧向中间挤压。复位后，用石膏靴于功能位固定 4 ～ 6 周。对“鸟嘴状”骨折患者，用手法复位后，应于跖屈位固定 3 ～ 4 周，然后改为功能位固定。

3．手术复位内固定　适用于跟骨结节撕裂性骨折或距下关节面无粉碎的大块塌陷骨折患者。通过手术将塌陷的骨块撬起，使关节面恢复平整，用钢针固定，或用特制的跟骨板固定，以期能够早期进行功能锻炼（图 52-41）。

三、跖骨骨折

【病因与分类】

跖骨骨折多由直接外力所致，如挤压伤、重物打击伤等。以第二、三、四 跖骨骨折多见。由腓骨短肌强力收缩所致第五跖骨基底骨折多发且常单独存在。

跖骨骨折较少见的有跖骨疲劳性骨折，多为第二跖骨颈骨折。跖骨骨折的骨折线多为斜行，并有重叠移位。跖骨头连线的正常弧形受到破坏，引起足弓塌陷。

【治疗】

跖骨骨折的治疗原则是纠正突向跖侧的畸形，恢复正常足弓。

1．无移位的跖骨骨折　可用石膏托固定。

2．有移位的跖骨骨折　应用手法复位，以石膏托固定，将足底塑成弓形。如手法复位失败，则应行手术复位克氏针或钢板螺钉内固定。

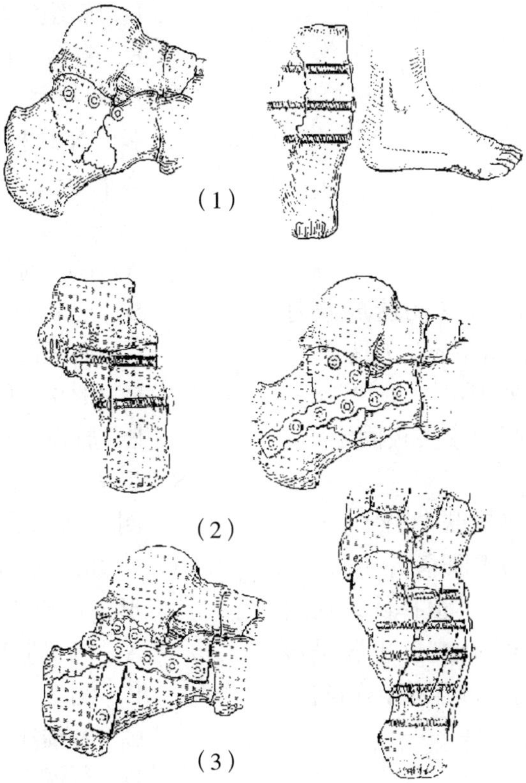

图 52-41　跟骨骨折后的手术复位内固定治疗

四、趾骨骨折

趾骨骨折多由于重物砸伤所致。近侧趾骨骨折由于骨间肌与蚓状肌的牵拉而常有向跖侧的成角畸形，足趾呈爪状，影响行走，应尽早复位。将足趾屈曲，用石膏管型固定 3 ～ 4 周。粉碎性骨折多由于单个趾或几个趾骨被重物砸伤所致。骨折移位不严重，可用胶布或绷带包扎固定，2 周后开始进行步行训练。

自测题

一、选择题

【A1 型题】

1．下肢短缩、外展，呈极度外旋位的是

A．股骨颈骨折

B．股骨粗隆间骨折

C．股骨上 1/3 骨折

D．股骨上中段骨折

E．股骨髁上骨折

2．骨折的远折段向后倾斜移位的是

A．股骨颈骨折

B．股骨粗隆间骨折

C．股骨上 1/3 骨折

D．股骨上中段骨折

E．股骨髁上骨折

3．运动员百米赛跑途中突然闻及左膝撕裂声，然后倒地。体格检查见左膝部不能主动屈伸，X 线检查显示髌骨中断骨折。考虑造成骨折的原因是

A．直接暴力

B．间接暴力

C．病理性骨折

D．肌肉拉力

E．积累性劳损

4．股骨颈骨折按骨折线的部位分类，不包括

A．头上型骨折
B．头下型骨折
C．经颈型骨折
D．基底部骨折
E．横型骨

【A2 型题】

5．患儿，2.5 岁，因不慎受伤造成股骨干横行骨折，较好的治疗方法是
A．手法复位石膏外固定
B．持续骨牵引，配合小夹板固定
C．手术内固定
D．右下肢垂直悬吊皮肤牵引
E．双下肢垂直悬吊皮肤牵引

6．患者，女性，70 岁，不慎摔倒，伤后右髋部疼痛，但仍能行走。患肢呈短缩外旋畸形，患侧髋部压痛，轴向叩击痛。最可能的诊断是
A．右股骨颈骨折
B．右股骨骨折
C．右髋关节脱位
D．软组织损伤
E．右转子间骨折

7．患者男性，36 岁，因车祸伤及左小腿，X 线检查示胫骨中下段及腓骨上段骨折，入院检查见患者左足下垂，其主要原因是
A．感觉障碍
B．运动障碍
C．血运障碍
D．肌肉 / 肌腱损伤
E．腓总神经损伤

8．患者，男性，59 岁，不慎在浴池滑倒，因伤后右下肢疼痛而就诊。体格检查：患者跛行，右下肢有外旋畸形，还应进行的检查是
A．测量肢体长度
B．测量 Bryant 三角底边
C．做抽屉试验
D．行髋关节 X 线检查
E．进行下肢轴向叩击痛检查

二、问答题

1．简述股骨颈骨折的诊断要点。
2．胫骨下 1/3 骨折患者容易出现不愈合的原因是什么？

（黄铭祥）

第五十三章

手外伤

第五十三章数字资源

思政之光

学习目标

通过本章内容的学习，学生应能够：

识记：

1. 说出手休息位和功能位的区别。
2. 列举手外伤的治疗原则。

理解：

1. 解释手部解剖结构和功能的特点。
2. 解释肌腱的缝合方法。

运用：

1. 采用手外伤的检查方法为患者做详细检查，不漏诊。
2. 评估手外伤患者，并提供适合的治疗方案，必要时将患者及时转送到专业治疗机构。
3. 通过我国手外伤在国际上的领先地位，培养学生民族自豪感。

案例 53-1

患者，女性，33 岁，因右腕部被玻璃割伤 3 h 入院。患者伤后伤口呈喷射性出血，予以简单包扎，手部活动受限，感觉麻木。

体格检查：血压 80/50 mmhg，右腕掌侧横行裂伤，喷射性出血，拇指、示指、中指呈伸直位，不能主动屈曲，拇指、示指、中指及环指感觉麻木，伤口远端桡动脉搏动不可触及。

问题与思考：

1．患者的诊断是什么？

2．首先应予以何种治疗措施？

3．患者一般情况稳定后，应进行什么治疗，治疗原则是什么？术后是否需要进行患肢固定？

手外伤是临床急诊工作中最常见的创伤，据统计，手外伤占骨科急诊的 26.8%。手具有高度复杂而又准确、精细的感觉与运动功能，作为人类主要的劳动器官，在工作、生活中受伤概率大，伤后组织修复及功能重建的难度也较大，涉及骨科、创伤、整形、神经外科等多学科领域，因此，正确地认识手部组织解剖，正确地诊断和处理各种手外伤，对其后期的功能恢复至关重要。

人类对于手外伤及相关疾病的系统认识始于19世纪，随着对基础解剖等认识的加深，各种手术技巧的发展及完善，手外科领域取得了长足的进步。我国手外科成立于1958年，近年来我国一批专业手外科医生在治疗手外伤领域取得了令人瞩目的成绩，在国际专业舞台上已占有一席之地。

目前对手外伤的救治，不仅要求最大限度地保留及恢复手的功能，而且也要注重外观及形态的满意。本章将介绍手外伤的相关知识。

【解剖概要】

手的姿势有休息位和功能位。手的休息位即手处于自然静止状态的姿势，手部肌肉、关节囊、韧带的张力处于相对平衡状态，表现为腕关节背伸10°～15°，轻度尺偏，掌指关节和指间关节呈半屈曲位。从示指到小指，越向尺侧，屈曲程度越大，各指尖指向手舟骨结节，拇指轻度向掌侧外展，其指腹接近或触及示指远侧指间关节桡侧（图53-1）。如肌腱损伤，则可使手的休息位发生改变。

手的功能位是手发挥功能（如握拳、捏物等）的准备位置，表现为腕关节背伸20°～25°，轻度尺偏，拇指处于对掌位，其掌指关节和指间关节微屈曲，其他手指略微分开，掌指关节及近侧指间关节呈半屈曲位，远侧指间关节轻微屈曲，各指的关节屈曲程度较一致（图53-2）。对于严重手外伤术后患者，特别是估计日后关节功能难以恢复正常，甚至会发生关节强直者，在此位置固定可使患肢保持最大的功能。

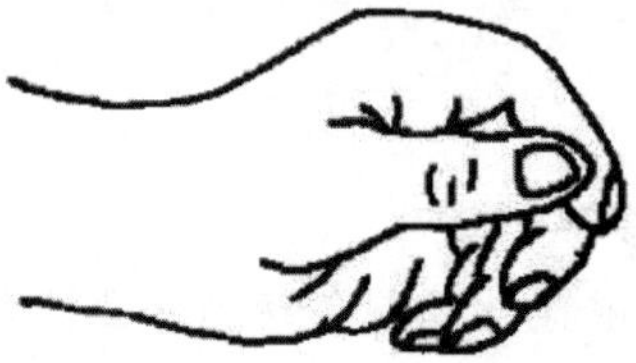

图53-1 手的休息位

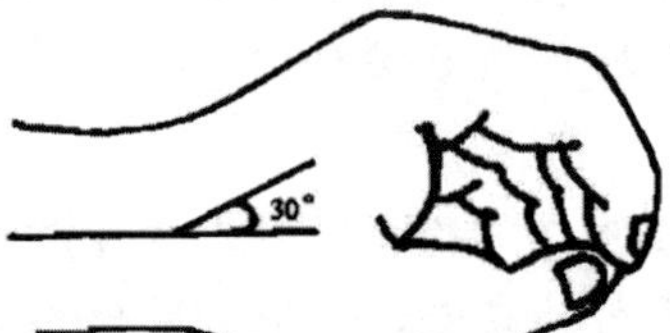

图53-2 手的功能位

【检查与诊断】

进行手部检查时应暴露患肢，检查应系统、全面、有序地进行，范围应包括皮肤、肌腱、肌肉、血管、神经和骨骼等。检查者应充分了解手部各组织的解剖分布及走行，以及各组织所具有的功能，以便对手部组织损伤有全面的了解和正确判断。

1．皮肤损伤的检查　皮肤损伤的检查主要依据创口的部位及损伤的性质。根据创口的部位情况，并结合局部解剖关系，可以初步推测深层各种重要组织（如肌腱、神经、血管等）损伤的可能性；根据外伤的性质（切割伤、挤压伤、撕脱伤等），结合皮肤的毛细血管反应，可以初步判断皮肤的活力，了解皮肤缺损的程度及范围，为手术的皮肤覆盖做好准备工作。

2．肌腱损伤的检查　手部肌肉分为外在肌及内在肌。外在肌指的是肌腹在前臂，而肌腱止点在手部，包括屈肌及伸肌两大组。屈肌肌腹多位于前臂掌侧及内侧，功能为屈曲腕关节及手指；伸肌肌腹多位于前臂背侧及桡侧，功能为背伸腕关节及手指。内在肌的起点与止点都位于手内，作用也与外在肌完全不同。

肌腱断裂首先表现为手的休息位发生改变，如屈指肌腱断裂时该手指伸直角度加大，伸指肌腱断裂则表现为该手指屈曲角度加大。另外，还可表现为受伤手指的主动屈曲或伸直功能丧失。临床上会出现一些典型的畸形，如指深、指浅屈肌腱同时断裂，受伤手指呈伸直状态；掌指关节背侧近端的伸肌腱断裂表现为掌指关节呈屈曲位畸形；近节指骨背侧伸肌腱损伤表现为近侧指间关节呈屈曲位畸形；中节指骨背侧伸肌腱损伤表现手指末节屈曲，呈锤状指畸形（图53-3）。应该注意的是，同一关节有多条肌腱参与作用或有联合腱存在时，其中一条肌腱损伤，可不出现明显的主动运动功能障碍或畸形。在这种情况下，还应该根据患者的受伤部位、深度

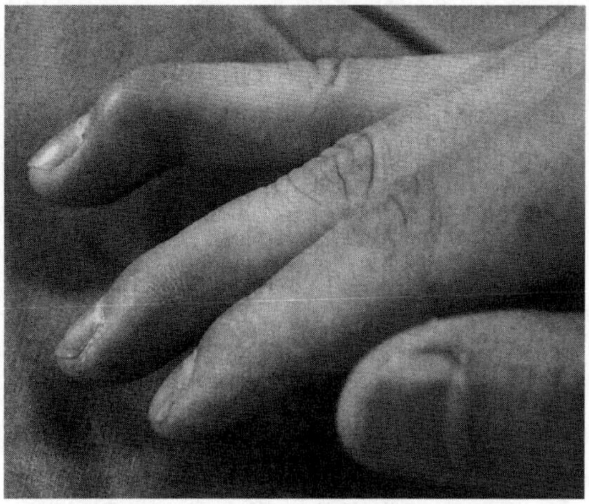
图 55-3　锤状指畸形

及受伤机制几方面联合判断。

伸指肌腱的检查方法为：检查拇长伸肌腱时，应将患侧手置于伸腕、伸掌指关节及拇指内收位，嘱患者伸直拇指指间关节，如主动伸直不能，则提示拇长伸肌腱断裂（图 53-4）。检查指总伸肌腱时，应将腕关节稳定于背伸位，主动屈曲两个指间关节，嘱患者抗阻力伸展掌指关节，如不能伸展，则提示指总伸肌腱断裂（图 53-5）。单指指总伸肌腱断裂时，可能并不表现为不能伸直该手指，而是伸直力度及范围与其余手指不同，亦可据此诊断，临床上应予以注意。示指与小指各有一根固有伸肌腱，使得这两个手指可以单独伸直，检查时将其余三指固定于屈曲位，嘱患者单独伸直示指或小指，可以用以诊断固有伸肌腱断裂（图 53-6、53-7）。

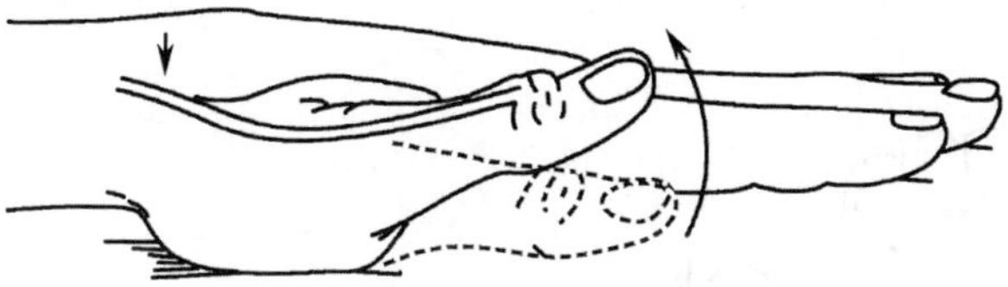
图 53-4　拇长伸肌腱检查法

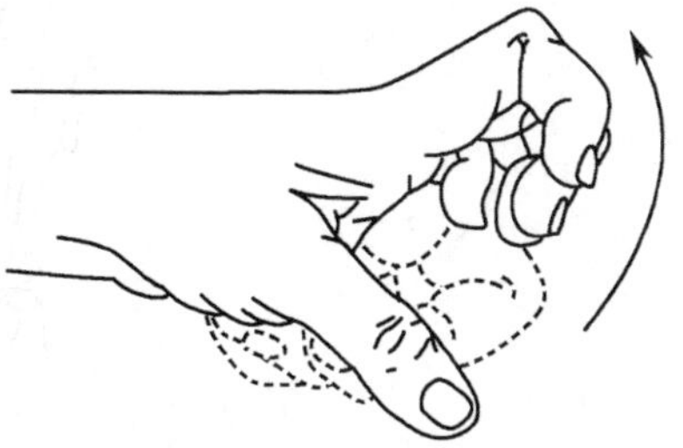
图 53-5　指总伸肌腱检查法

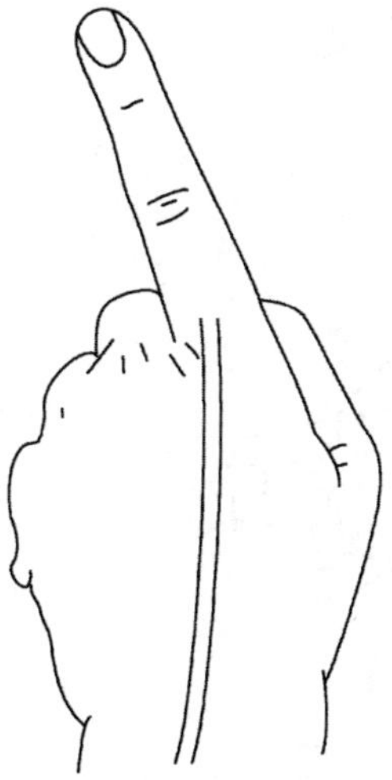
图 53-6　固有伸示指肌腱检查法

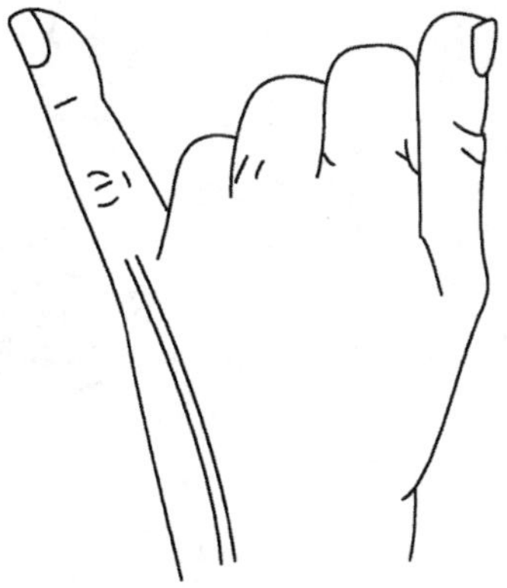
图 53-7　固有伸小指肌腱检查法

屈指肌腱的检查方法为：检查指深屈肌腱时，应固定患指中节，嘱患者主动屈曲远侧指间关节，若不能屈曲，则为指深屈肌腱断裂（图 53-8）。检查指浅屈肌腱时，将除被检查的患指以外的其他三个手指固定于伸直位，嘱患者主动屈曲手指，若近侧指间关节不能屈曲，则为指浅屈肌腱断裂（图 53-9），这是由于指深屈肌肌腹起源相同，固定其余手指时，指深屈肌腱不起作用。当指深、指浅屈肌腱均断裂时，则该指两指间关节不能屈曲。检查拇长屈肌腱功能

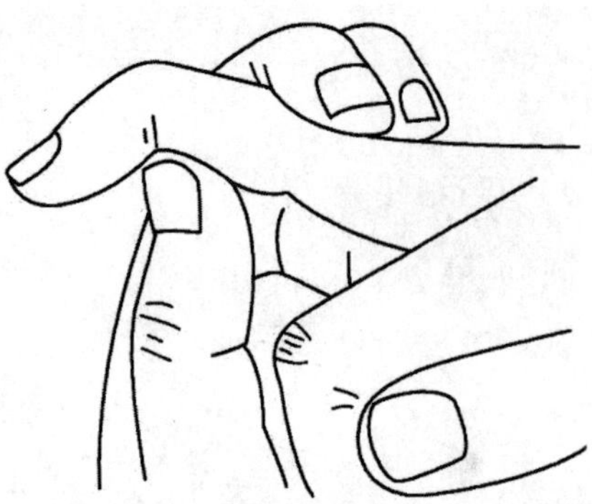

图 53-8　指深屈肌腱检查法

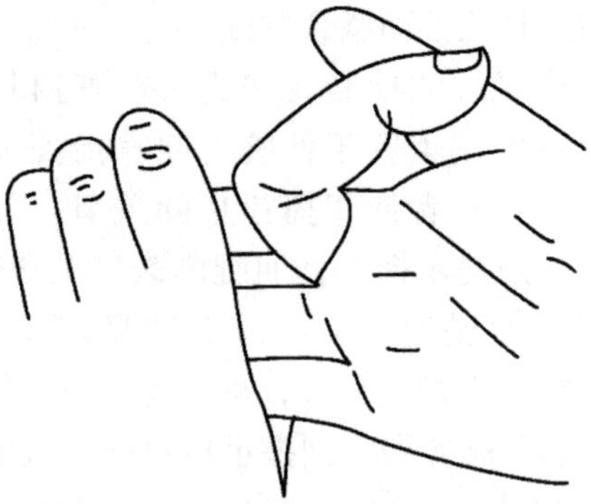

图 53-9　指浅屈肌腱检查法

时，需固定拇指近节，嘱患者主动屈曲拇指指间关节，如果患者主动屈曲指间关节功能丧失，则提示拇长屈肌腱断裂（图 53-10）。由于蚓状肌和骨间肌等内在肌具有屈曲手指掌指关节的功能，因此屈指肌腱断裂不影响掌指关节的屈曲，应予以注意。

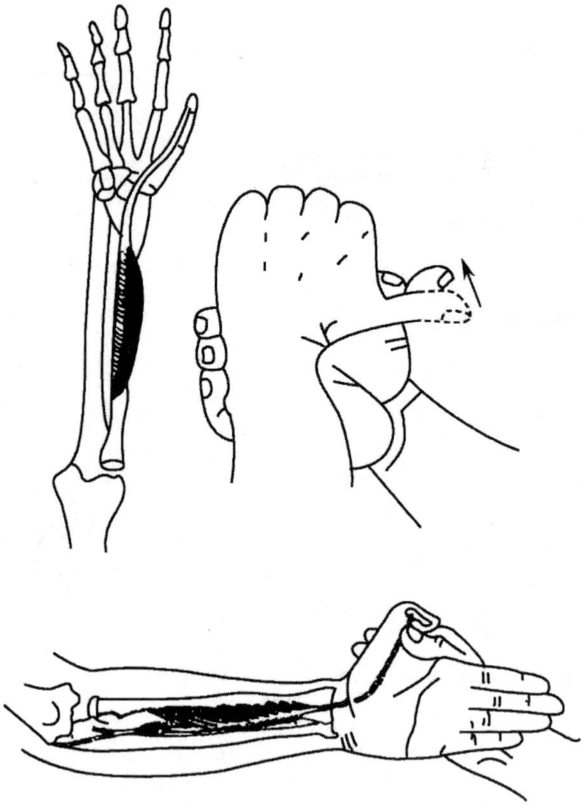

图 53-10　拇长屈肌腱检查法

3．神经损伤的检查　手部的运动和感觉功能分别由来自臂丛神经根组成的正中神经、尺神经和桡神经支配。根据各神经分支发出顺序不同，损伤可造成不同的结果，主要表现为损伤远端感觉分布区的感觉缺失及运动功能障碍（图 53-11）。

正中神经感觉支支配拇指、示指、中指及环指桡侧半的掌侧及示指、中指、环指桡侧半近侧指间关节以远的指背皮肤，运动支支配拇短展肌及拇对掌肌。正中神经损伤时，可造成相应的感觉障碍及拇指外展、对掌不能。

尺神经感觉支支配小指及环指尺侧半掌背侧皮肤及手背尺侧皮肤感觉，运动支支配小鱼际

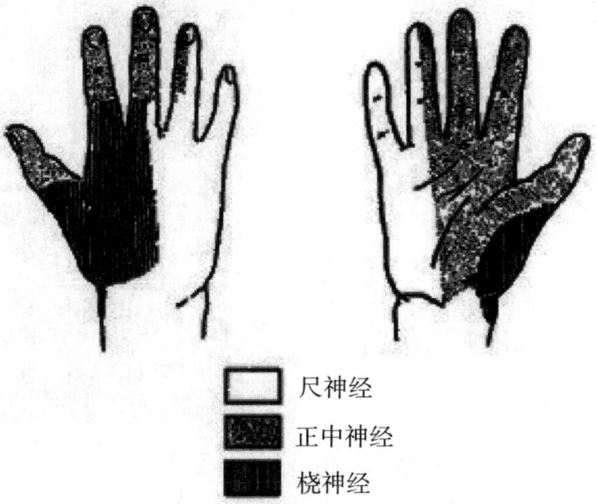

图 53-11 手部感觉神经的分布

肌（小指展肌、小指对掌肌及小指短屈肌）、骨间肌、环指与小指的蚓状肌及部分或全部拇收肌。尺神经损伤时，骨间肌和蚓状肌麻痹可致环指、小指呈“爪形手”畸形（图 53-12），第 2 ～ 4 指主动内收、外展运动消失，以及相应感觉分布区的感觉障碍，夹纸试验呈阳性（图 53-13），拇、示指捏夹试验（Froment 征）呈阳性（图 53-14）。

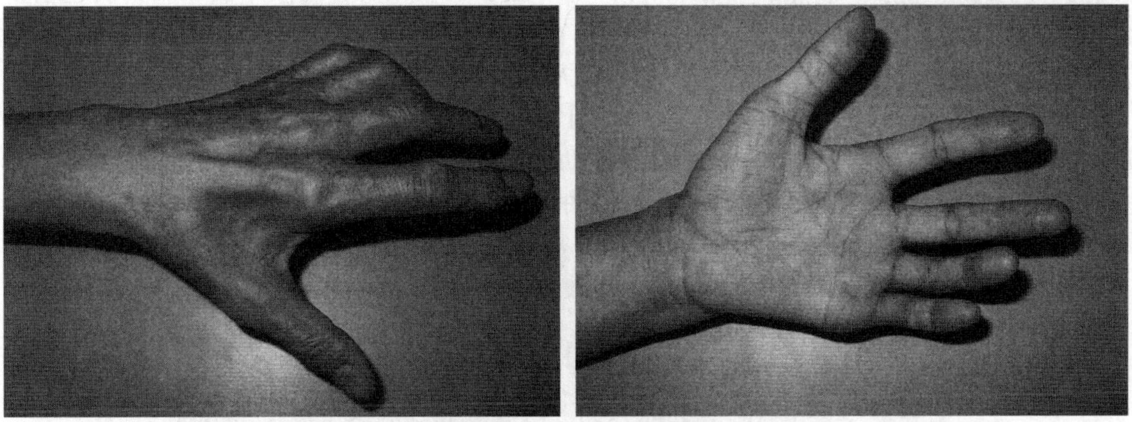

图 53-12 “爪形手”畸形

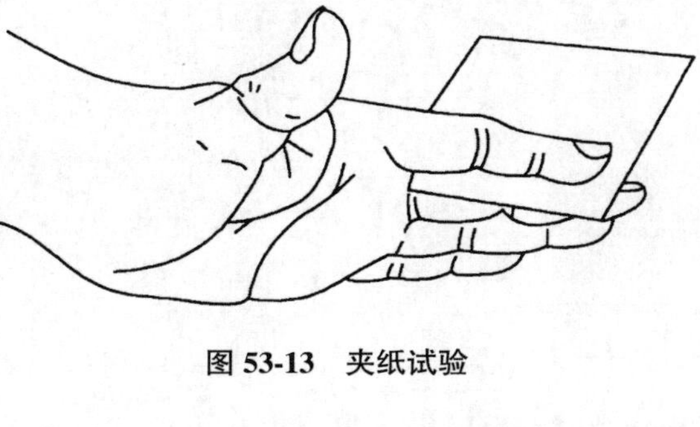

图 53-13 夹纸试验

桡神经在腕部以下无运动支，其感觉支支配手背桡侧 3/4 皮肤及拇指背侧、示指、中指、环指桡侧半近侧指间关节以近的指背皮肤感觉，因此腕部水平的桡神经损伤仅造成相应分布区的感觉障碍。但肘部以上桡神经损伤则表现为垂腕垂指垂拇畸形（图 53-15），前臂近侧的

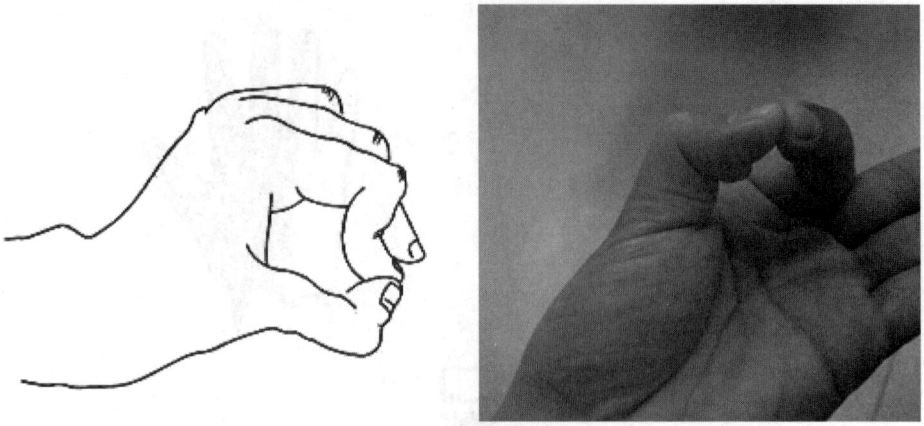

图 53-14　拇、示指捏夹试验

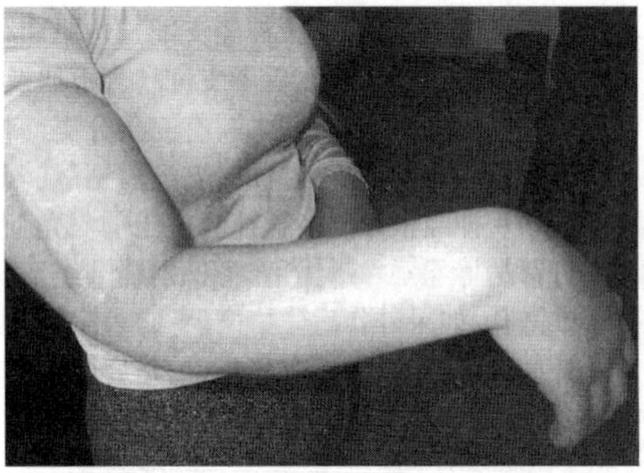

图 53-15　垂腕垂指垂拇畸形

骨间背侧神经损伤，因为桡侧腕伸肌的肌支已经发出，仅表现为垂指垂拇畸形。

4．血管损伤的检查　手部血运丰富，侧支循环多，主要依靠尺动脉和桡动脉供血。尺动脉、桡动脉在手掌部互相吻合成掌浅弓和掌深弓，使手部具备双套血液供应。检查可通过手指的颜色、温度、指腹张力、毛细血管反应和血管搏动来判断。如皮色苍白，皮温降低，指腹瘪陷，毛细血管反应缓慢或消失，动脉搏动消失，则表示为动脉损伤。如皮色青紫、肿胀、毛细血管反应加快，动脉搏动良好，则为静脉回流障碍。可用血管通畅试验（Allen 试验）检查桡动脉、尺动脉的通畅度以及它们之间的吻合情况(图 53-16)。Allen 试验也可用于检测一个手指的两侧指固有动脉的通畅情况。

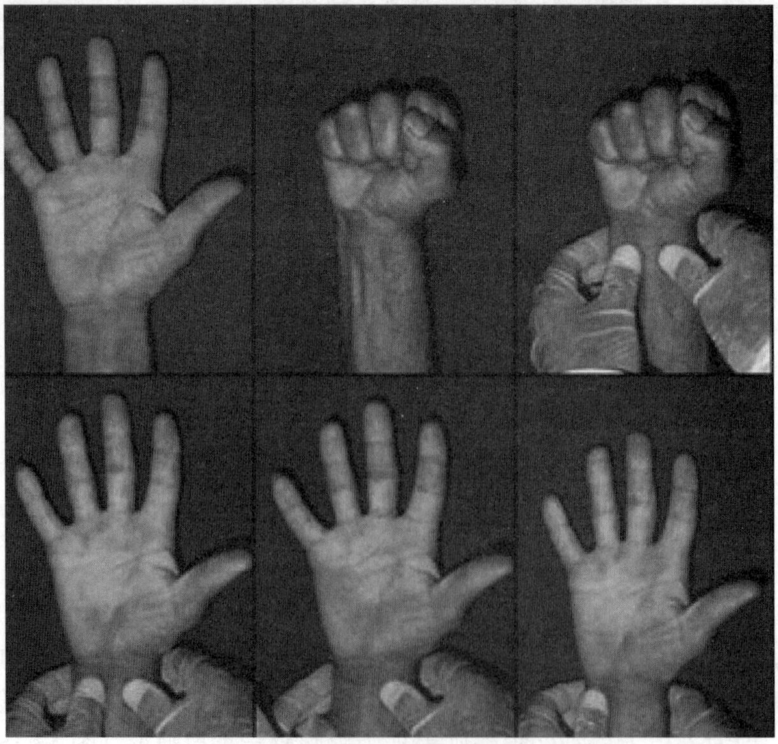

图 53-16　Allen 试验

5．骨关节损伤的检查　对出现局部疼痛、肿胀、畸形及功能障碍者，应怀疑有骨关节损伤。对手指呈现明显短缩、旋转、成角或侧偏畸形及异常活动者，应考虑掌、指骨骨折或关节脱位（图 53-17、图 53-18）；鼻烟窝肿胀、压痛，手舟骨结节部位压痛，示指出现纵向叩击痛，提示腕舟骨骨折的可能。诊断时进行 X 线检查可确诊，必要时可采用不同角度检查，包括手部正位、侧位及斜位检查。对怀疑腕舟骨骨折者应拍摄腕关节舟骨位，急性腕舟骨骨折早期 行 X 线检查容易漏诊（图 53-19）。如临床症状高度怀疑为腕舟骨骨折，则建议行 CT 检查。

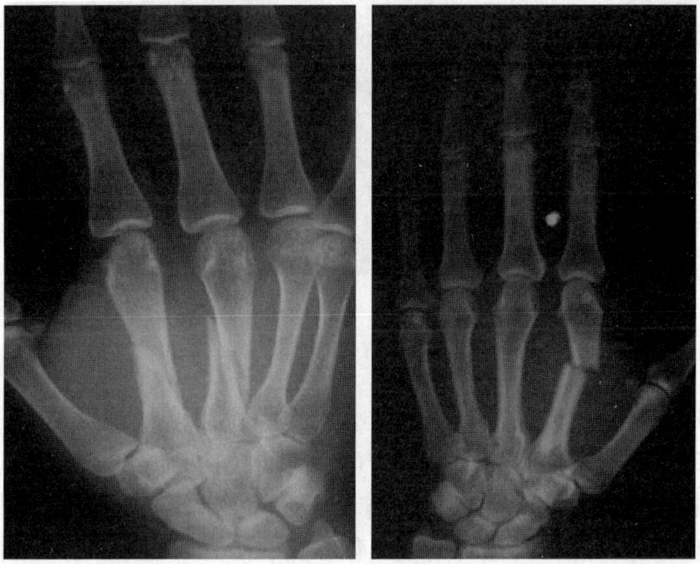

图 53-17　掌骨骨折

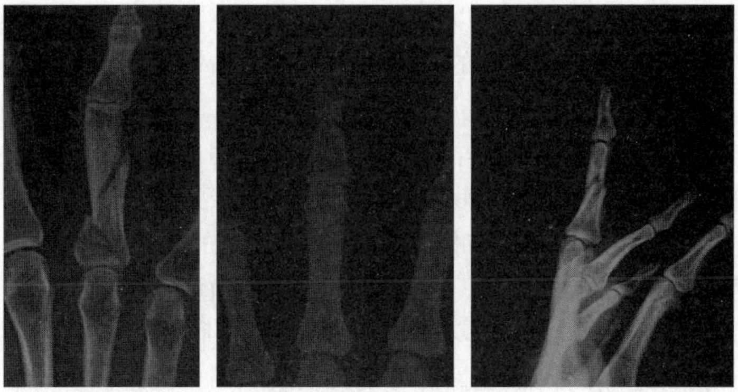

图 53-18　指骨骨折

【处理】

1．现场急救　处理原则包括止血，创面包扎，局部固定和迅速转运，防止加重组织损伤。局部加压包扎是手部创伤最简便而有效的止血方法，对少数大血管损伤所致大出血患者才采用止血带。将气囊止血带缚于上臂中上 1/3，敷好衬垫，记录时间，使压力控制在 33.3 ~ 40 kPa，略高于患者动脉血压。如时间超过 1 h，则应放松 5 ~ 10 min 后再加压，以免造成神经损伤，甚至肢体缺血性肌挛缩或坏死。伤口应用无菌敷料或清洁布类包扎，不必涂用药液或药膏。局部固定可因地制宜、就地取材（如木板、竹片、硬纸板），固定至腕平面以上，以减轻转运途中因局部反常活动而引起的疼痛，防止组织进一步损伤。应争取迅速转运，赢得处理的最佳时机。

2．早期彻底清创　清洁创面是处理手部外伤的主要原则，清创的目的是清除异物，彻底

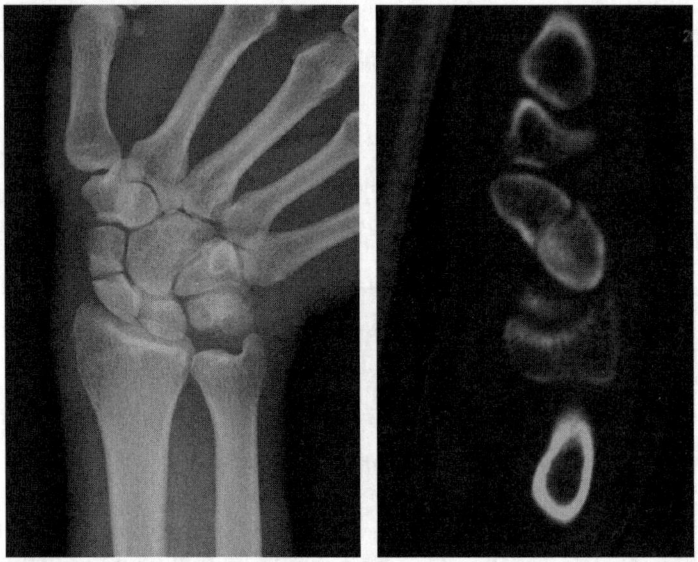

图 53-19　腕舟骨骨折

切除被污染和遭破坏失活的组织，使污染创口变为清洁创口，达到一期愈合。清创越早，感染机会越小。一般争取在伤后 6 ～ 8 h 内进行清创，时间较长的创口根据污染程度而定。清创应在良好的麻醉和气囊止血带控制下进行，由浅入深，顺序将各组织进行清创，剪除坏死组织和污染物，对潜行的伤口要彻底打开进行清创。创缘皮肤不宜切除过多，特别是手掌及手指，避免缝合时张力过大。

3．正确处理深部组织损伤　手术时应尽可能对深部组织进行修复，恢复重要组织（如肌腱、神经、血管、骨关节）的连续性，以便手部功能尽早恢复。若创口污染严重，组织损伤广泛，伤后时间超过 12 h，或者缺乏必要的条件，则可仅做清创后闭合创口，待创口愈合后，再行二期修复。

（1）手部骨折与脱位：治疗原则为早期准确复位和牢固地固定，对于关节内骨折应做到解剖复位，恢复手的骨骼支架，为软组织修复和功能恢复创造条件。

关节脱位复位后，应注意患者关节侧副韧带和关节囊的修复。对掌骨、指骨骨折者应立即复位，并根据患者情况用石膏外固定、克氏针内固定、微型钢板螺钉固定或外固定架等固定（图 53-20）。对末节指骨骨折，无明显移位者，一般不需要行内固定。如移位明显，多采取克氏针内固定。对末节指骨远端的粉碎性骨折可视为软组织损伤处理。如患者有甲下血肿，可在指甲上刺孔引流，达到减压和止痛的目的。

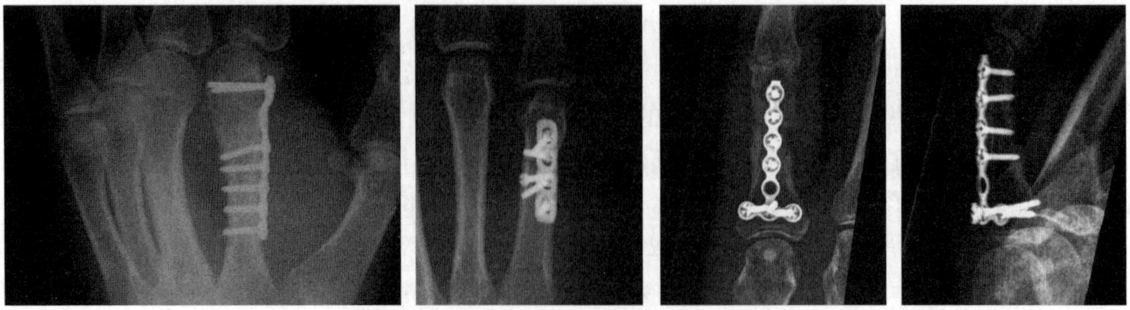

图 53-20　掌骨、指骨骨折内固定

（2）肌腱损伤：对肌腱损伤者，应尽量行一期修复。除损伤的肌腱功能可被其他肌腱所替代而不须予以修复外，对其余肌腱均应予以修复。如为单纯指浅屈肌腱损伤，且损伤部位在腱鞘区，则术后粘连可能性大，其功能可被指深屈肌腱所替代，可不予以修复。伸指肌腱无腱鞘，具有腱周组织，位于手背皮下疏松结缔组织中，术后粘连较轻，断裂后主张行一期修复，术后效果良好。屈指肌腱，特别是从中节指骨中部至掌横纹，即指浅屈肌腱中节指骨的止点到掌指关节平面的屈肌腱鞘起点，亦称“无人区”，此区内有指深、指浅屈肌腱，单纯指浅屈肌腱损伤可不予修复，而指深、指浅屈肌腱均损伤时，可只修复指深屈肌腱。目前主张对于任何部位的屈指肌腱损伤，包括“无人区”损伤，均应在清创后行一期修复，并主张同时修复腱鞘。肌腱损伤的修复方法有很多，常用的包括“8”字缝合法、Kessler 缝合法、改良 Kessler 缝合法和 Kleinert 缝合法等（图 53-21）。

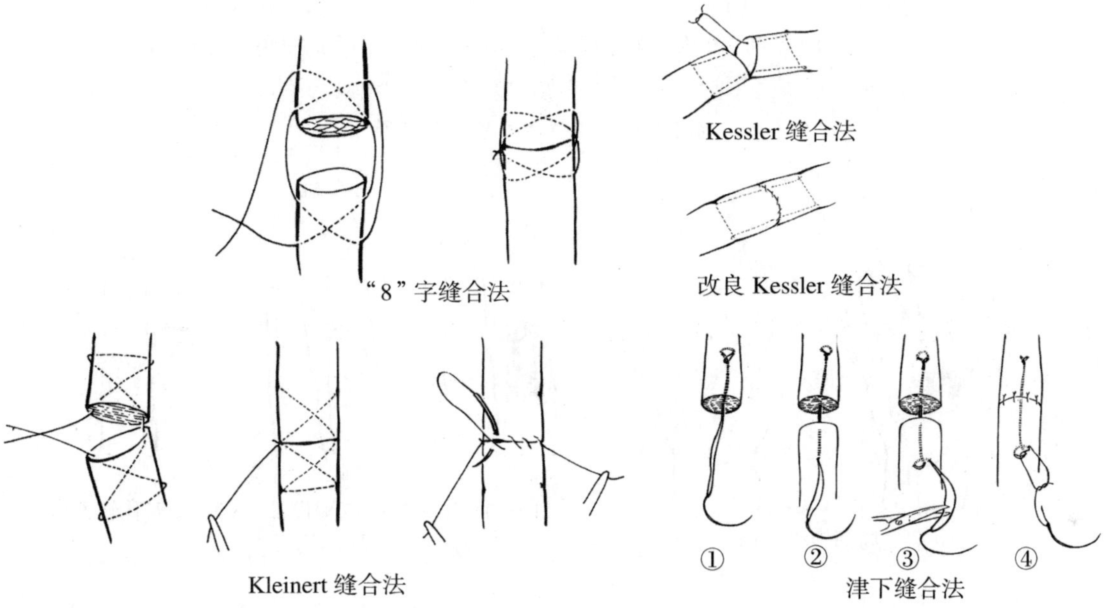

图 53-21　肌腱缝合法

肌腱缝合后，一般应固定在肌腱无张力位 3 ～ 4 周。近年来认为肌腱缝合后早期活动有利于减少粘连和促进功能恢复，主张屈指肌腱断裂修复后将患指用橡皮条固定在屈曲位，术后早期进行主动伸指、被动屈指的保护性被动活动锻炼。

（3）神经损伤：对神经横断伤患者，修复越早，治疗效果越好。对于创口较清洁、皮肤覆盖良好，具备一定技术和修复条件者，应尽量行一期修复，方法包括神经外膜吻合及束膜吻合。如缺乏条件，则应及时将患者转送至条件较好的医院治疗，或将神经两断端的神经外膜固定于周围组织，防止神经退缩，记录损伤情况，待伤口愈合 2 ～ 3 周后再行修复。

4．一期闭合创口　对创口整齐、无明显皮肤缺损者可采用直接缝合。如创口纵行越过关节、与指蹼边缘平行或与皮纹垂直，则应采用“Z”字成形术的原则（图 53-22），避免术后瘢痕挛缩，影响手部功能。对张力过大或有皮肤缺损，而基底部软组织良好或深部重要组织能被周围软组织覆盖者，可采用自体游离皮肤移植修复。对皮肤缺损而伴有重要深部组织（如肌腱、神经、骨关节）外露者，不适宜进行游离皮肤移植，可选择性应用局部转移皮瓣、带血管蒂的岛状皮瓣、带蒂远隔皮瓣或游离皮瓣等（图 53-23）修复。

5．正确的术后处理　包扎伤口时应用敷料垫于指蹼间，以免汗液浸泡皮肤而发生糜烂，对游离植皮处应适当加压。应当用石膏托将患肢固定，以利于修复组织的愈合。对关节被破坏，难以恢复活动功能者，应将其手部各关节固定于功能位。神经、肌腱和血管修复后固定的

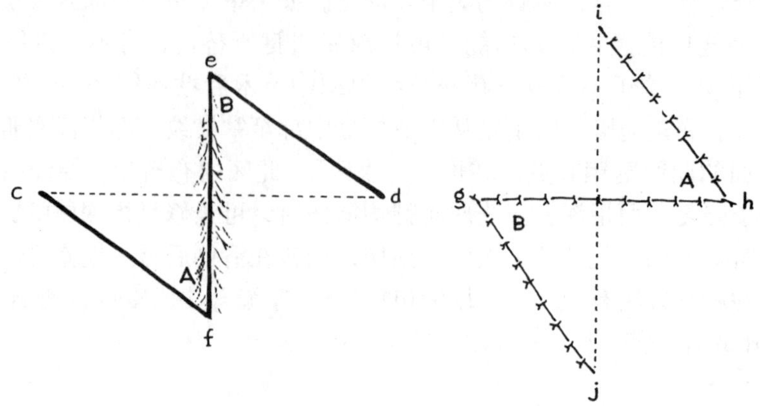

（1）　　　　（2）

（1）术前：ef 为挛缩瘢痕线；∠ A = ∠ B = 50° 的三角瓣

（2）术后：ij = cd；gh = ef；延伸长度= cd－ef

图 53-22 “Z”字成形术示意图

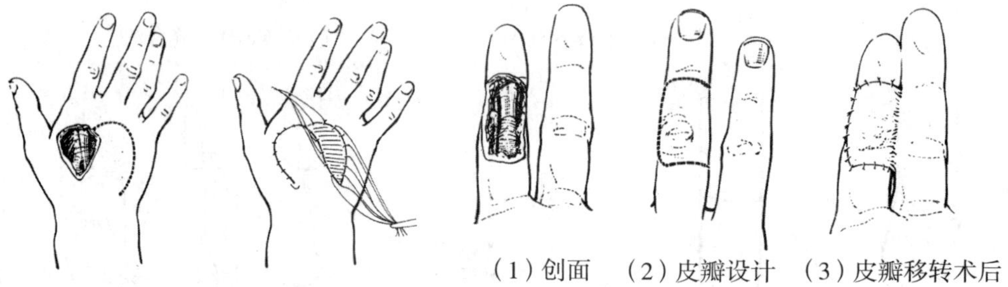

局部转移皮瓣

（1）创面　（2）皮瓣设计　（3）皮瓣移转术后

邻指皮瓣

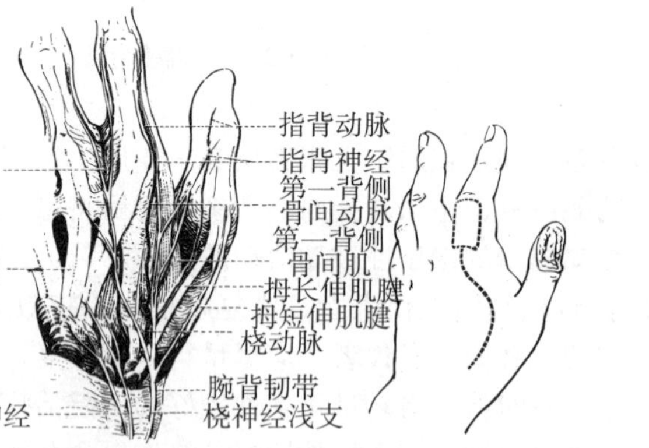

（1）血管解剖，第一掌骨背动脉为轴心血管（2）手术切口示意图

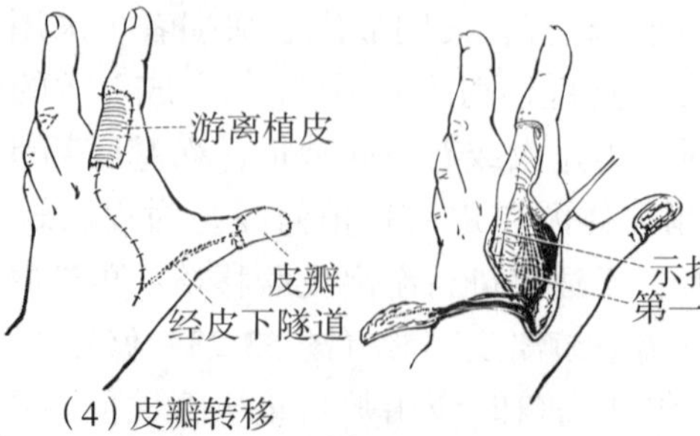

（4）皮瓣转移

岛状皮瓣

图 53-23 各种皮瓣示意图

位置应以修复的组织无张力为原则。固定时间根据修复组织的性质而定，如血管吻合后固定2周，肌腱缝合后固定3～4周，神经修复后根据有无张力固定4～6周，关节脱位后固定3周，骨折后固定4～6周。应用破伤风抗毒素和抗生素预防感染。对于需行二期修复的深部组织，根据创口愈合和局部情况，在2周～3个月内进行修复。

➢考点：手外伤的现场急救、治疗原则。

【常见类型】

1．刺伤　常见为玻璃、尖刀或锐器伤，特点是创口小而深，可达深部组织，容易被漏诊，还可将污物带入深部组织内，造成异物遗留及感染。必要时需进行X线检查以了解深部组织情况。此类创口的创缘比较整齐，组织多无缺损，可在清创后一期修复深部组织，单纯缝合创口。

2．切割伤　常见于劳动时损伤，如被冲床、切纸机、电锯等损伤。其特点是创口整齐，污染较轻，但出血较多，有深部组织（如肌腱、神经、血管等）的切断伤，或造成指端缺损或断肢。对于有深部组织损伤者，宜行一期修复。指端缺损类型较多，一般可按下列情况处理。

若为单纯指端皮肤缺损，则无论缺损是在指腹还是在指侧方，创面无骨质裸露，或裸露部分仍可用周围软组织覆盖者，均可用中厚皮片移植闭合创口。

若骨质裸露，无法用周围软组织覆盖，甲床损伤大，则可考虑做指短缩术、两侧局部组织推进的“VY”成形皮瓣（图53-24）等方法修复。

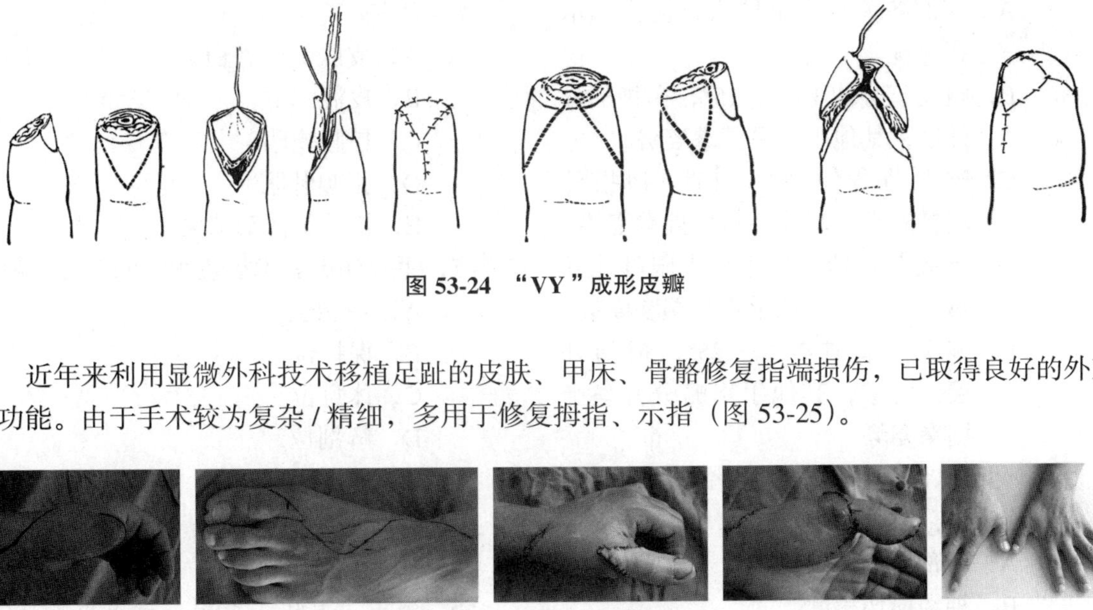

图53-24　“VY”成形皮瓣

近年来利用显微外科技术移植足趾的皮肤、甲床、骨骼修复指端损伤，已取得良好的外观和功能。由于手术较为复杂/精细，多用于修复拇指、示指（图53-25）。

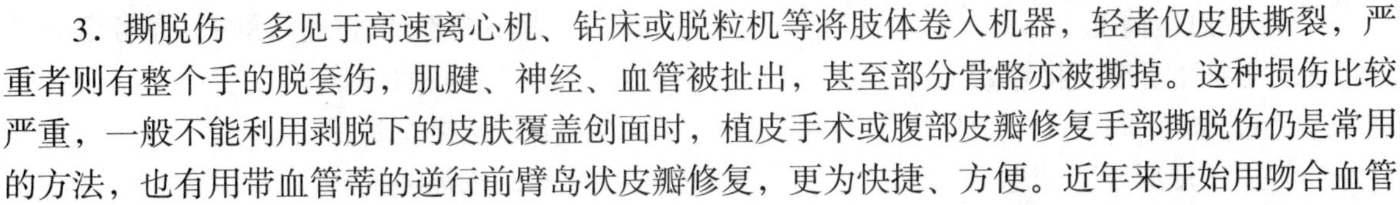

图53-25　足趾移植再造拇指

3．撕脱伤　多见于高速离心机、钻床或脱粒机等将肢体卷入机器，轻者仅皮肤撕裂，严重者则有整个手的脱套伤，肌腱、神经、血管被扯出，甚至部分骨骼亦被撕掉。这种损伤比较严重，一般不能利用剥脱下的皮肤覆盖创面时，植皮手术或腹部皮瓣修复手部撕脱伤仍是常用的方法，也有用带血管蒂的逆行前臂岛状皮瓣修复，更为快捷、方便。近年来开始用吻合血管的皮瓣一期修复手部严重撕脱伤，效果更好。对于深部组织损伤和缺损，除骨折、脱位尽量行一期复位固定外，其他肌腱、神经损伤只有在早期和污染较轻，以及软组织覆盖良好的条件下，方能行一期修复，否则宜做二期修复。

4．挤压伤　多见于机器、车轮或滚筒的挤压伤，轻者常限于指端甲下积血，甲床撕裂、远节指骨骨折等，严重者可造成多发性开放性骨折、脱位或大块软组织挫裂毁损伤。

甲下积血表现为指甲下呈瘀黑色，指甲与甲床剥离，有剧痛。若合并远节指骨骨折，指腹压力增高，则疼痛更剧烈。必要时可在指甲上刺孔引流减压或者拔除指甲，修补甲床。对远节指骨骨折无移位者，行外固定 3 周。对远节指骨骨折移位明显者，可一期进行内固定术。

严重的手部挤压伤常伴有多发性开放性骨折。手内在肌碾挫伤，尤其骨间肌的撕裂毁损，对于手的功能影响极大。清创时，宜将没有活力的组织全部清除，不可姑息，否则，一旦发生感染，手内在肌挛缩，后果更为严重。

5．臂丛神经损伤　多见于高能量损伤，如车祸伤、机器卷拉伤。对开放性臂丛神经损伤患者，应争取行一期神经吻合或神经移植术，有助于神经的早日恢复。对于闭合性臂丛神经撕脱伤患者，临床治疗较为困难，效果往往不佳，近年来用神经移位术、肌肉移位术、肌腱移位术恢复臂丛神经损伤后的肢体功能，取得了良好的临床效果。应根据伤情，仔细分析，综合制订治疗方案。

自测题

一、选择题

【A1 型题】

1．手的功能位是指

A．手部各关节完全伸直，拇指和示指靠拢

B．腕关节背伸 10° ~ 15°，拇指部分外展，其他手指呈握拳姿势

C．腕关节背伸 10° ~ 15°，拇指外展、对掌，其他手指呈握拳姿势

D．腕关节背伸，拇指最大限度地外展、对掌，其他手指呈握拳姿势

E．腕关节背伸 20° ~ 25°，拇指外展、对掌，其他手指略分开呈半握拳姿势

2．对于急诊严重手外伤患者的诊治，应该首先了解的是

A．手部功能情况

B．神经损伤程度

C．肌腱损伤程度

D．骨关节损伤程度

E．血运情况

3．尺神经断裂后将导致

A．腕下垂

B．“爪形手”畸形

C．“猿手”畸形

D．拇指外展和对掌功能障碍

E．拇指、示指、中指不能屈伸

4．有关手部动脉损伤后，下列叙述错误的是

A．皮肤颜色苍白

B．皮温降低

C．指腹瘪陷

D．指腹肿胀

E．桡动脉搏动消失

5．手外伤患者术后应固定的姿势一般是

A．功能位

B．保护位

C．休息位

D．解剖位

E．手指伸直位

【A2 型题】

6．患者，男性，25 岁，右腕部被锐器切割伤 8 小时。已行伤口消毒包扎，注射破伤风抗毒素等处理，检查发现患者小指不能外展。诊断首先考虑的是

A．骨间肌损伤

B．屈指肌腱损伤

C．桡神经损伤

D．尺神经损伤

E．正中神经损伤

二、问答题

1．简述手外伤现场急救的目的和处理原则。

2．试述手外伤的清创处理。

（黄铭祥）

第五十四章

脊柱与骨盆骨折

第五十四章数字资源

思政之光

学习目标

通过本章内容的学习，学生应能够：

识记：

1. 说出脊柱骨折、骨盆骨折的诊断要点。
2. 列举脊髓损伤的临床表现。

理解：

1. 解释脊柱骨折的损伤机制。
2. 描述骨盆骨折的并发症。

运用：

1. 评估脊柱骨折及骨盆骨折患者，并提供紧急治疗方案。
2. 培养爱伤观念，创造条件及早转运脊髓损伤患者。

第一节　脊柱骨折

脊柱骨折是较严重的创伤性疾病。严重的脊柱骨折及其并发症会给伤病员造成严重的后果。随着社会高度现代化，出现了不同以往的高能量、高速度的复合伤和多发伤，使得脊柱骨折的发生率、骨折发生的年龄组等都发生了相应的变化。以往对绝大多数脊柱骨折患者均采用保守治疗，由此导致脊柱不稳定、脊柱畸形，以及继发全身性及代偿性畸变等严重并发症。随着基础研究、边缘学科、脊柱生物力学及工业技术水平的进步，脊柱骨折的诊治方法获得了较为迅速的发展，使得脊柱骨折的诊治发生了巨大的变化，这也给脊柱骨折患者的愈后和康复带来了新的生机。

【解剖概要】

整个脊柱由 32 块椎骨联结而成。每个椎骨分为椎体和附件两部分。椎体前方有前纵韧带，后方有后纵韧带，棘突尖端有棘上韧带等。这三条长韧带自颅骨底部至骶尾部，连接各椎骨形成脊柱。脊柱的颈椎和腰椎的活动范围较大。胸椎的上 10 节活动度小，较为稳定。躯干某处受暴力作用时，暴力沿脊柱传导，常在脊柱稳定部分和活动部分交界处的椎骨形成损伤。胸、腰段（T_{11}、T_{12} ~ L_1、L_2）交界处脊柱活动较多，最常受伤。各个椎骨的椎孔相连成椎管，自枕骨大孔通向末节骶椎。脊髓在椎管内通过，并从每一节段发出一对脊神经。胎儿 1 ~ 3 个月时脊髓与椎管长度一致，自第 4 个月起，脊髓与椎骨的生长速度不一致，椎骨生长速度快而脊髓慢，使脊髓节段和椎骨平面不相符。新生儿脊髓的下端平对第 3 腰椎，至成人则平对第 1 腰椎

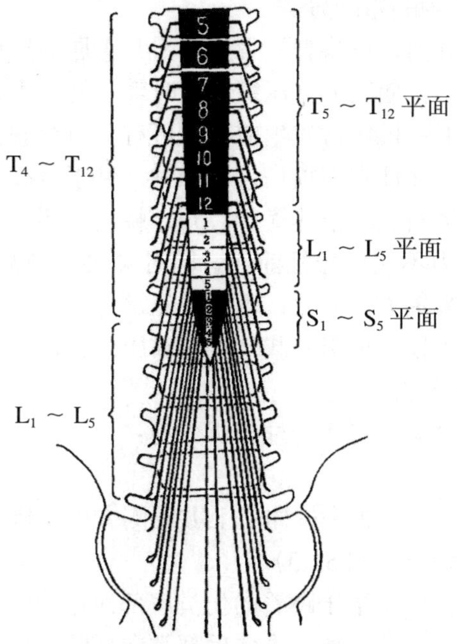

图 54-1　椎体平面与脊髓节段关系示意图

下缘（图 54-1）。第 2 腰椎平面以下是马尾神经。了解各个椎骨与脊髓节段间的关系，对于判断脊髓损伤的平面有指导意义。

【病因与分类】

脊柱骨折绝大多数是由间接暴力引起的，如从高空落下，头、肩部或足、臀部着地，身体的重力遇到地面的阻挡，使身体猛烈屈曲，常致颈椎骨折或胸、腰段交界处椎骨骨折。弯腰工作时，重物落下打击头、肩部或背部等，使脊柱急剧屈曲，也可产生同样的损伤。20 世纪 60 年代初，汽车安全带的出现造成了较多的水平外力损伤。作用于脊柱的暴力，可分为垂直分力和水平分力：垂直分力越大，越容易发生压缩骨折；水平分力越大，越容易发生脱位（图 54-2）。脊柱骨折少数是由直接暴力所致，如枪弹伤或车祸中的直接撞伤等。

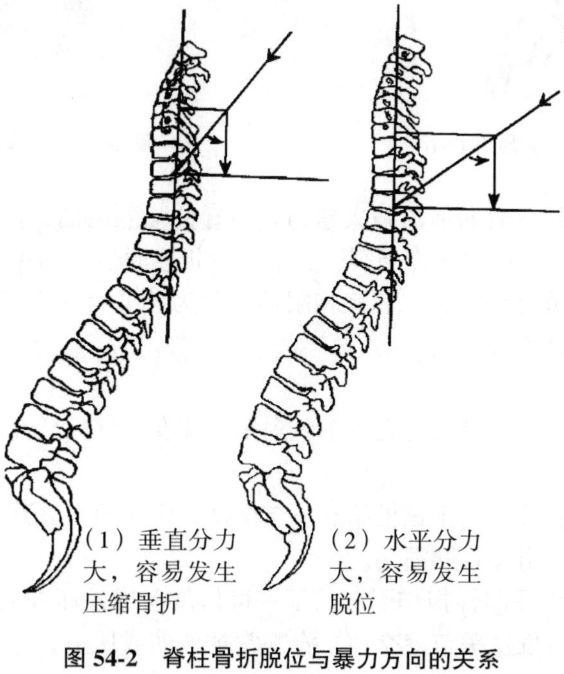

图 54-2　脊柱骨折脱位与暴力方向的关系

（一）根据受伤时暴力作用的方向分类

根据受伤时暴力作用的方向，可将脊柱骨折分为：①屈曲型损伤，最常见。受伤时暴力使身体猛烈屈曲，椎体互相挤压，使其前方压缩，同时棘上韧带也常断裂而分离。如暴力的水平分力较大，就易产生脱位，上一椎体常发生前移，可有关节突脱位或骨折。屈曲型损伤最常发生于胸、腰段交界处的椎骨。②伸直型损伤，极少见，见于从高空仰面落下，中途背部被物体阻挡，使脊柱过伸，前纵韧带断裂，椎体横行裂开，棘突互相挤压而断裂，或上一椎体向后移位。③屈曲旋转型损伤，暴力不仅使脊柱前屈，同时又向一侧旋转，可发生椎间小关节脱位。④垂直压缩型，暴力与脊柱纵轴方向一致，垂直挤压椎骨，如从高处落下时，足跟或臀部垂直着地，或在站立时重物落于头顶，可引起胸腰椎粉碎压缩骨折或寰椎裂开骨折。

（二）根据损伤的程度和部位分类

根据损伤的程度和部位分类，可将脊柱骨折分为：

1．胸腰椎骨折与脱位

（1）椎体单纯压缩骨折：1 ～ 2 个椎体前上方或侧方由于传导的屈曲暴力而被压缩成程度不等的楔形。其他部位没有骨折（图 54-3）。

（2）椎体粉碎压缩骨折：重物坠于蹲着的伤员肩部而迫使脊柱突然向前极度屈曲，使椎体被压碎后变宽、变扁，或有碎骨片分离。椎体后部常向后凸，压迫脊髓，导致不完全性或完全性截瘫（图 54-4）。

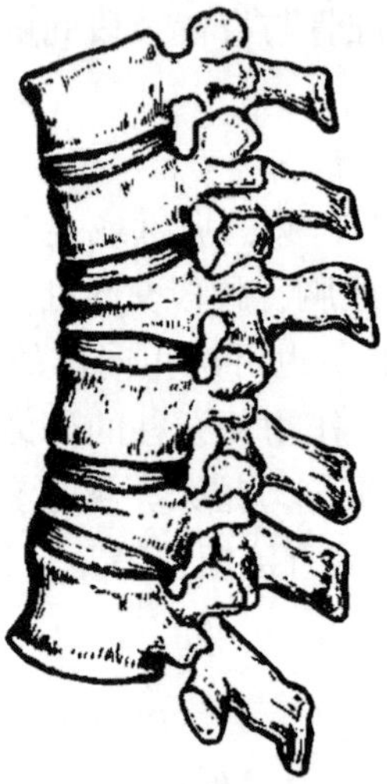

图 54-3　椎体单纯压缩骨折

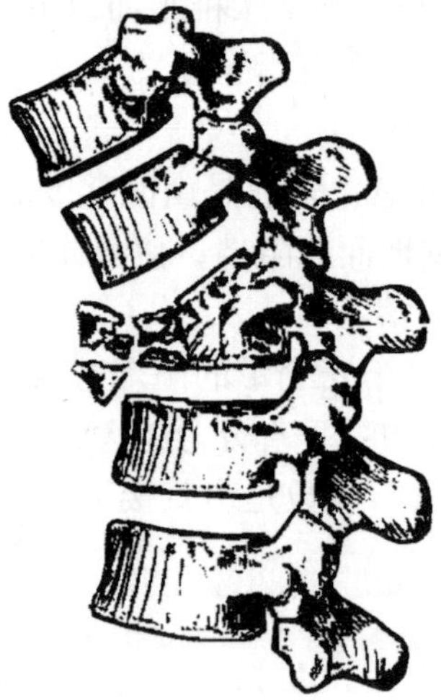

图 54-4　椎体粉碎压缩骨折

（3）椎骨骨折脱位：自后向前的强大暴力，使脊柱强烈屈曲，同时使上段椎骨向前移位，导致椎体前部压缩或崩裂，后方韧带断裂，关节突骨折或脱位。当关节突完全脱位时，下关节突移到下一椎骨的上关节突前方，二者互相阻挡，称为关节突交锁（图 54-5）。患者椎管连续性被破坏，常伴严重的脊髓损伤。

2．颈椎骨折与脱位

（1）颈椎半脱位：比较多见。可因汽车急刹车，乘客头部因惯性作用猛向前倾而引起。这种损伤易被忽视，可引起截瘫。

（2）颈椎椎体骨折：多发生于颈椎第 5 ～ 7 椎体，由于强力导致过度屈曲而引起，常合并脱位及椎间盘急性突出，引发脊髓损伤。

（3）颈椎脱位：多由屈曲性损伤引起。下一椎体的前缘被压缩后，脱位的椎体向前移位，一侧或两侧椎间小关节可发生关节突交锁，脊髓常被挫伤或压迫。

（4）寰枢椎骨折与脱位：在颈椎屈曲型损伤时，寰椎横韧带断裂，寰椎向前移位（图 54-6）。另外，还可发生枢椎齿状突基底骨折，寰椎向前移位（图 54-7）。两种情况均可引起脊髓损伤。但后者因断裂的齿突与寰椎一齐向前移位，脊髓受压的危险性较小。枢椎齿突基底骨折时，也可能因当时寰椎移位不明显而被忽视，骨折未能及时固定而不愈合或延迟愈合，之后症状减轻，患者开始活动时，可发生寰椎迟发性前脱位和迟发性截瘫。寰、枢椎亦可发生伸展型骨折与脱位，齿突基底骨折，寰椎向后脱位，黄韧带被挤入椎管内，引起脊髓损伤。暴力垂直向下，击到头部，挤压侧块，使其向两侧分开，寰椎前、后弓较薄弱，可发生骨折（图 54-8）。

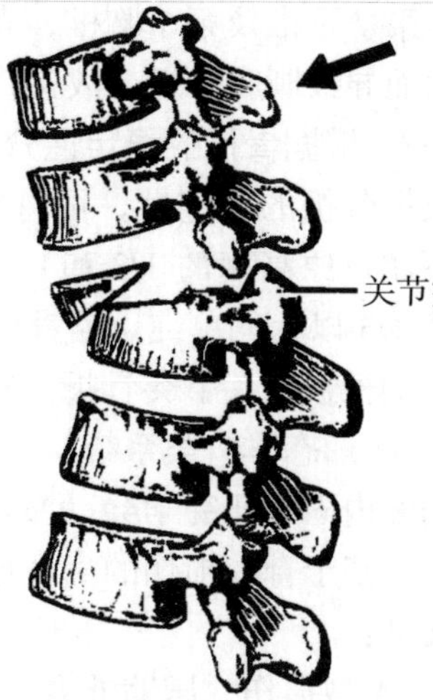

图 54-5　椎体骨折伴脱位

3．附件骨折　常与椎体压缩骨折合并发生，如关节突骨折，椎间小关节脱位，椎板、椎弓根、横突和棘突骨折等。椎弓峡部骨折多见于下部腰椎（图 54-9）。双侧发生时可引起损伤性脊椎滑脱。横突骨折以 L_2、L_3、L_4 为常见，可为一侧或双侧骨折，多因腰方肌或腰大肌猛烈收缩所致。这种损伤虽然较轻，但肌肉、筋膜与腱膜可有广泛撕裂，并有出血与浆液性渗出，不可忽视。棘突骨折

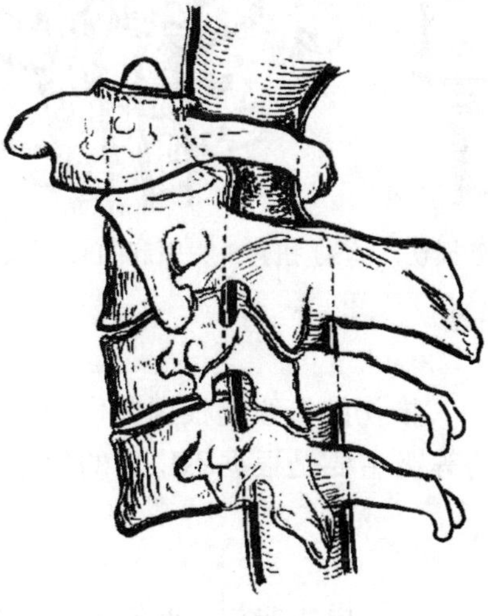
图 54-6　寰椎骨折
寰椎横韧带断裂，寰椎向前移位

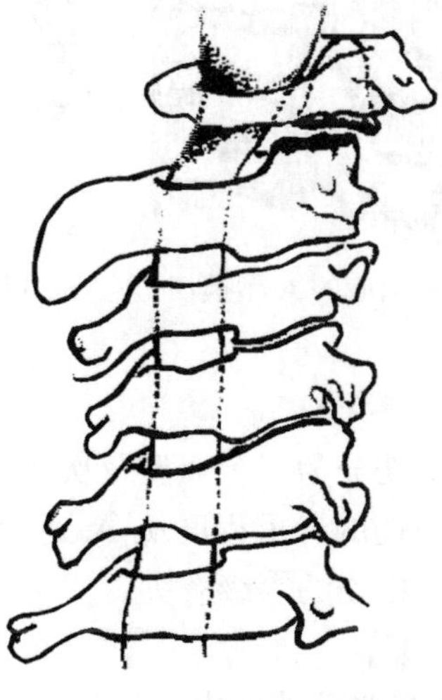
图 54-7　枢椎齿突基底骨折
寰椎向前移位

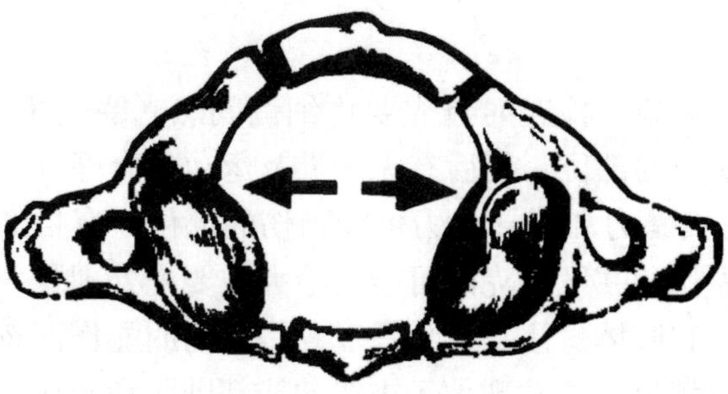
图 54-8　寰椎裂开骨折

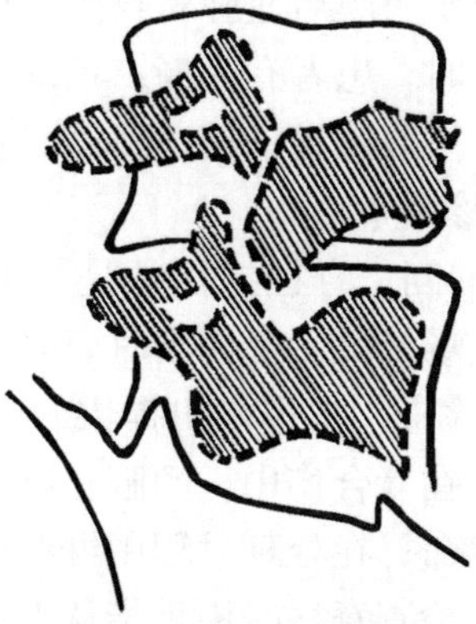
图 54-9　椎弓峡部骨折

好发于第 7 颈椎及第 1 胸椎，多因劳动时将盛满泥土的铁铲向上投掷，附着于棘突上的肌肉猛力收缩而导致撕脱骨折，故又将其称为铲土者骨折。

（三）根据骨折的稳定性分类

根据骨折的稳定性，可将脊柱骨折分为稳定性骨折和不稳定骨折。单纯压缩骨折，椎体压缩不超过原高度的 1/3 和 L_4、L_5 以上的单纯附件骨折，不易再移位者，为稳定性骨折。椎体压缩 1/3 以上的单纯压缩骨折、粉碎压缩骨折、骨折脱位、第 1 颈椎前脱位或半脱位，以及 L_4、L_5 的椎板和关节突骨折，复位后容易再移位者，为不稳定骨折。

（四）形态学分类系统

国际内固定研究学会（Association for the Study of Internal Fixation，AO）在经过大量病例分析后，基于脊柱损伤的病理形态学特点，为反映损伤的外力及外力的效应，将脊柱骨折分为以下几型：

1．A 型损伤　压缩外力，可引起压缩性和爆散性损伤。

2．B 型损伤　牵张外力，它引起的损伤伴有横向结构的损伤。

3．C 型损伤　轴向扭转外力，可引起旋转性损伤（图 54-10）。

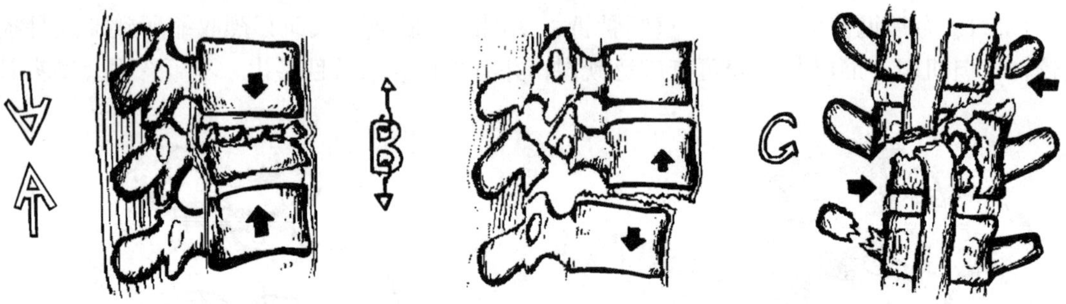

（1）压缩力引起的 A 型损伤　（2）纵向牵张力引起的 B 型损伤　（3）扭转外力引起的 C 型损伤

图 54-10　脊柱骨折的分型

每一种损伤分为三个亚型及次亚型。在此分类系统中，损伤的等级是根据损伤的严重程度排列的，即损伤的严重程度从 A 到 C 逐级加重，损伤的等级主要是根据不稳定的程度来决定的，预后也与损伤的等级有关。

【临床表现】

1．患者有严重外伤史，如从高空落下，重物打击头、颈、肩或背部，跳水受伤，塌方事故时被泥土、矿石掩埋等。

2．胸腰椎损伤后，患者有局部疼痛，腰背部肌肉痉挛，不能起立，翻身困难，感觉腰部软弱无力。由于腹膜后血肿对自主神经的刺激，使肠蠕动减慢，常出现腹胀、腹痛、便秘等症状。颈椎损伤时，患者有头痛、颈部痛，不能活动，常用两手扶住头部。如患者有瘫痪，则表现为四肢或双下肢感觉、运动障碍。

【检查与诊断】

1．病史询问　脊柱损伤常是严重复合伤的一部分。检查时首先要详细询问患者受伤史、受伤原因、现场情况、受伤当时姿势、直接受到暴力的部位、伤后有无感觉及运动障碍等。

2．体格检查　根据病史提供的线索，考虑直接暴力和传导暴力可能损伤的部位，有目的地进行检查。在复合伤中，颅脑、胸、腹部脏器损伤和并发休克的可能性最大。要先处理紧急情况，抢救生命，在处理过程中继续检查患者脊柱和肢体。注意避免只看到一处的明显伤而忽视其他损伤，检查脊柱时用手指从上到下逐个按压棘突，可发现位于中线的局部肿胀和明显的局部压痛。胸、腰段损伤时，患者常有后凸畸形。颈椎损伤时，肿胀和后凸畸形并不明显，但有明显压痛，应当检查是否有脊髓损伤的体征。

3．X 线检查　对于明确诊断，确定损伤部位、类型和移位情况，以及指导治疗，均有重要意义。以胸、腰段椎骨骨折为例，X 线表现是：侧位片观，椎体前上部有楔形改变，或整个变扁；椎体前方边缘骨的连续性中断，或有碎骨片，粉碎压缩骨折时，椎体后部可向后突出成弧形。合并脱位时，椎体间有前后移位，关节突的关系有改变，或有关节突骨折。正位片观，可见椎体变扁，或一侧呈楔形；其两侧的骨连续性中断，或有侧方移位，也可有椎板、关节突、横突骨折等。对颈椎损伤患者进行 X 线检查时，应特别注意。不要强行搬动头部，否则可使骨折移位，加重脊髓损伤，患者甚至突然死亡。检查颈椎时，须包括颈椎第 1 ～ 2 椎体的侧位片。必要时加做张口位 X 线检查，因为枢椎齿状突骨折或寰椎向前半脱位容易被漏诊，数月后，患者可能因寰椎脱位加重而出现迟发性四肢瘫痪。

4．CT 检查　进行 CT 检查时，虽然需要把患者移到扫描仪中，但它能够精确了解复杂骨折的情况。对于了解软组织损伤的初步情况以及明确 X 线检查不能显示的骨折碎片的位置都有很大的帮助。同时，CT 检查配合椎管内注入水溶性对比剂，能够更清楚地显示脊髓、神经根以及硬膜的损伤情况。

5．MRI 检查　对于脊柱骨折患者，进行 MRI 检查的效果不如 CT 检查，但它能够较清楚地显示脊髓损伤和受累情况。

5．脊髓造影　这种检查适用于 MRI 和 CT 因各种条件限制均无法进行时。

【急救搬运】

1．正规的急救转运系统　应使用有固定颈椎和腰椎的急救转运担架，紧急现场可用木板或门板搬运。先使患者双下肢伸直，双上肢也伸直置于身体两侧。将木板放在患者一侧，由两个人至三个人扶患者躯干，使患者躯干形成一个整体并将其滚动至木板上，注意不要使躯干扭转；或三个人用手同时将患者平直托至木板上。禁用搂抱或一人抬头、一人抬足的方法，因为这些方法将增加脊柱的弯曲度，加重椎骨和脊髓损伤。

2．对颈椎损伤患者，要有专人托扶其头部，沿纵轴向上略加牵引，使头、颈部随躯干一同滚动。严禁随便强行搬动患者头部。搬到木板上后，用沙袋或折好的衣物放在颈部两侧加以固定。

【治疗】

在进行治疗之前，首先应确定可能危及患者生命的损伤已经得到处理，其他损伤也已得到检查。为了防止进一步损伤，应将患者固定于硬板担架上，并保证可疑的受伤部位上下均无移动，直至恢复稳定为止。

（一）胸腰椎骨折或脱位

1．治疗目的

（1）复位。

（2）维持稳定。

（3）尽可能恢复受损的神经系统功能。

（4）防止进一步损伤。

（5）保证早期活动与康复。

2．治疗原则

（1）对所有骨折患者，都应由有经验的骨科医生进行处理。需观察一段时间，以除外神经系统障碍或隐匿性脊髓损伤。

（2）如有可能且患者病情稳定，则应转至邻近的脊柱中心。

（3）无神经损害的稳定性骨折患者首先应卧床，然后对其进行理疗，使用腰部支架固定 4 ～ 6 个月。

（4）小肠梗阻可伴腰椎骨折，应及时处理。

(5) 对受伤在 8 小时以内者，使用甲泼尼龙冲击治疗是一种可选的治疗手段。按每千克体重 30 mg 剂量一次给药，15 分钟静脉注射完毕，然后休息 45 分钟。在之后 23 小时内以 5.4 mg/(kg · h) 的剂量持续静脉滴注。其作用机制为大剂量甲泼尼龙能阻止类脂化合物的过氧化反应和稳定细胞膜，从而减轻外伤后神经细胞的变性，减轻组织水肿，改善脊髓血流量，预防损伤后脊髓缺血进一步加重，促进新陈代谢和预防神经纤维变性。

3．手术治疗　手术只能解除对脊髓的压迫和恢复脊柱的稳定性，目前还无法使损伤的脊髓恢复功能。

(1) 手术适应证：

1) 脊柱骨折 - 脱位有关节突交锁者。

2) 脊柱骨折复位不满意，或仍有脊柱不稳定因素存在者。

3) 影像学检查显示有碎骨片突入椎管内压迫脊髓者。

4) 截瘫平面不断上升，提示椎管内有活动性出血者。

(2) 手术方法：根据骨折的类型以及骨折的稳定程度，是否合并脊髓及神经根损伤，进而采用不同的手术入路及决定采用何种固定形式。

1) 常规椎板切除术对脊髓减压有效。

2) 可通过前路、后路或两者相结合的手术入路减压。

3) 可用内固定器械固定：①将哈氏牵开棒固定于椎体和棘突上，通过两侧固定复位并维持稳定。②哈氏收缩棒与牵开棒固定相似，但应用于侧块，可维持复位并使之加强。③近年来通过脊柱生物力学研究显示，可根据骨折的不同类型及骨折后不稳定的部位，而采用脊柱前路固定系统（图 54-11）以及后路椎弓根固定系统（图 54-12），如 Dick 钉、USS、TSRH 等系统。

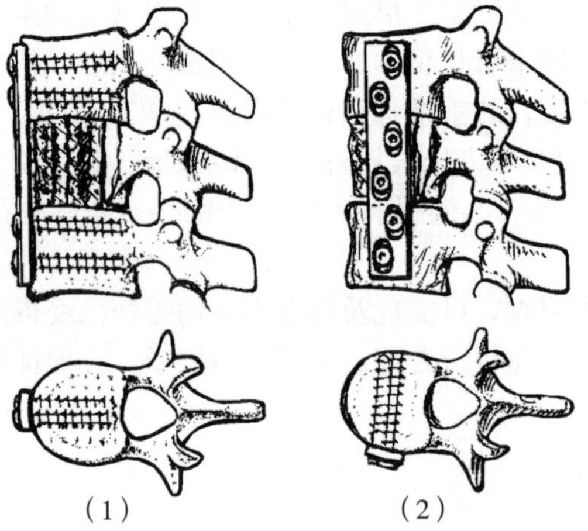

图 54-11　脊柱骨折的前路固定模式图

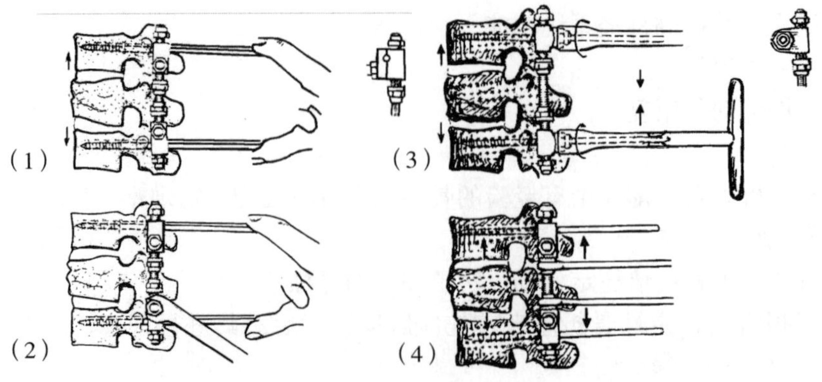

图 54-12　脊柱骨折的后路椎弓根固定模式图

（3）并发症：

1）在围术期未发现的脊柱不稳定会加重脊髓损伤。

2）固定器械损伤脊髓。

3）骨不连。

（二）颈椎骨折或脱位

（1）对压缩或移位较轻者，可用颌枕带在卧位牵引复位（图 54-13A），牵引重量为 3 ～ 5 kg。复位后随即用头颈胸石膏固定，固定时间约为 3 个月。石膏干硬后，患者即可起床活动。

（2）对于有明显压缩或移位，或有半脱位者，可用持续颅骨牵引复位（图 54-13B），牵引重量为 3 ～ 5 kg，必要时可增加到 6 ～ 10 kg。应及时进行 X 线复查，如已复位，即可用头颈胸石膏固定。固定时间约为 3 个月。

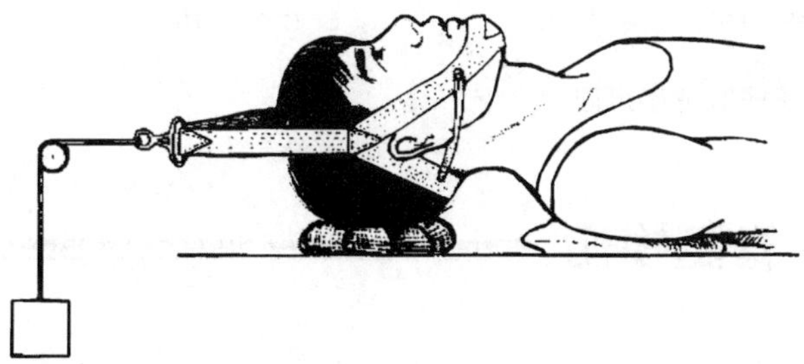

图 54-13A　颌枕带牵引

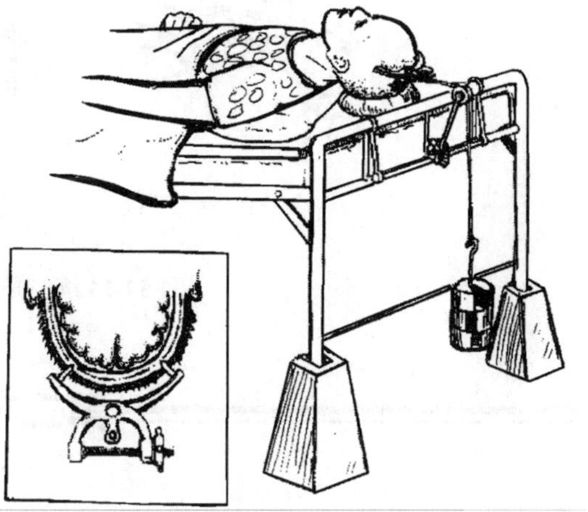

图 54-13B　颅骨牵引

（3）颈椎骨折脱位有关节突交锁者或颈椎不稳定、合并有颈髓或神经根损伤者，病情较复杂，危险性较大。须行手术切开复位，并进行适当的前路或后路固定（图 54-14），有利于骨折患者的早期康复。

➢考点：脊柱骨折的临床表现、影像学检查、诊断和治疗。

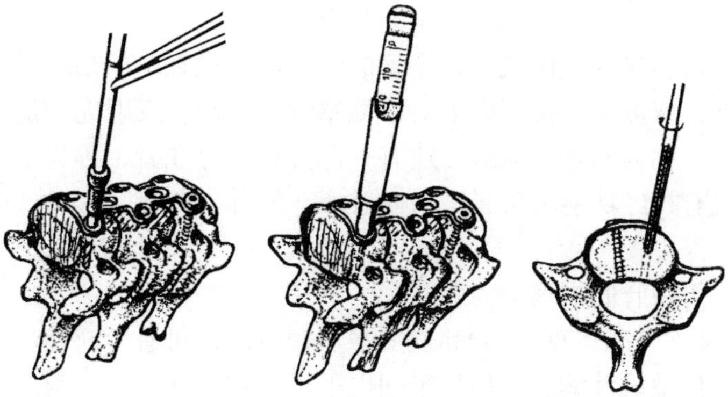

a　b　c

（1）颈椎骨折前路固定

图 54-14　颈椎骨折或脱位手术固定治疗

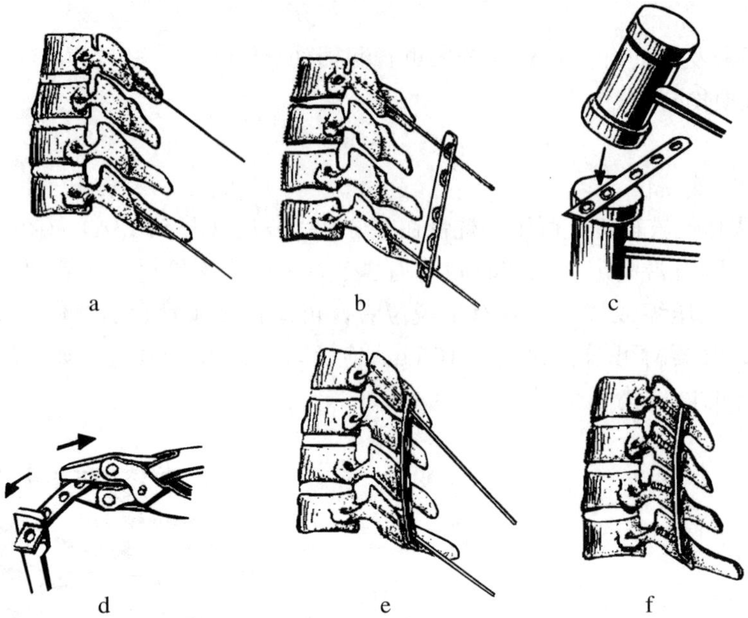

（2）颈椎骨折后路固定

图 54-14 续　颈椎骨折或脱位手术固定治疗

第二节　脊髓损伤

案例 54-1

患者，女性，39 岁，因车祸砸伤腰背部，感到腰痛，伴双下肢运动障碍及排尿、排便失禁 24 h 入院。体格检查：患者腹胀、肠蠕动减慢，胸腰段有后凸畸形，按压和叩击有明显疼痛。患者耻骨上平面以下感觉丧失，双下肢运动功能丧失，但左足趾及踝部尚有主动伸屈活动，X 线检查示 T_{12} 粉碎压缩骨折，$T_{12} \sim L_1$ 有移位。

问题与思考：

1．患者的初步诊断是什么？

2．为进一步了解损伤的程度并指导治疗，最有意义的辅助检查是什么？

椎骨或附件骨折，移位的椎体或突入椎管的骨片可压迫脊髓或马尾，使之发生不同程度的损伤。受伤平面以下，双侧胸、腹部以下对称性感觉、运动、反射完全消失，且膀胱、肛门括约肌功能完全丧失者，称为完全性截瘫。还有一部分功能存在者，称为不完全性截瘫。颈段脊髓损伤后，双上肢也有神经功能障碍者，为四肢瘫，简称“四瘫”。

【病理】

根据损伤程度，可将脊髓损伤分为：

1．脊髓震荡（又称脊髓休克）　脊髓遭受强烈震荡后，可有暂时性功能抑制，发生传导障碍。伤后患者立即发生弛缓性瘫痪，损伤平面以下的感觉、运动、反射及括约肌功能丧失，可为不完全性，即使表现为完全性者，也常在数小时至数日后大部分恢复，最后可完全恢复。

2．脊髓损伤　①脊髓受压，骨折脱位的移位、小骨折片、突出的椎间盘、向内挤入的黄韧带及硬膜外血肿等压迫脊髓，早期也呈弛缓性瘫痪。及时解除压迫后，脊髓功能可部分或全部恢复，但若压迫时间过久，脊髓则可因血液循环障碍而发生软化和萎缩，瘫痪不能恢复。

②脊髓实质性破坏，可为挫伤、裂伤。有时外观虽完整，但脊髓内部可有出血、神经细胞破坏和神经纤维束撕裂。脊髓裂伤可分为部分或完全横断裂伤。

3．脊髓和神经根损伤　在 T_{10} 至 L_1 之间，腰段、骶段脊髓分别与腰、骶神经根相邻。该处骨折脱位可发生：①脊髓损伤，神经根完整；②脊髓损伤合并部分神经根损伤；③脊髓和全部神经根损伤。脊髓横断后，功能不能恢复，神经根若损伤不严重，经过神经再生，其功能可恢复，若支配髋关节、膝关节重要肌群的功能得以恢复，则患者还能行走。

4．马尾损伤　第 2 腰椎以下骨折脱位可引起马尾损伤。马尾完全断裂者少见，马尾完全断裂可导致损伤平面以下感觉、运动、反射消失，膀胱无张力。若马尾未完全断裂，或断裂后予以缝合，经过神经再生，则功能可完全或大部分恢复。

【临床表现与诊断】

脊髓损伤后，应进行系统的神经功能检查，包括感觉、运动、反射、括约肌功能及自主神经功能检查。脊髓损伤由于受伤部位、损伤原因和损伤程度不同，患者可出现不同的体征。脊髓半横切损伤者，损伤平面以下同侧肢体的运动及深感觉消失，对侧肢体痛觉和温度觉消失。颈髓部分受压者，由于控制上肢运动的锥体束位于脊髓内侧而控制下肢运动的锥体束位于外侧，因此，有时下肢可发生瘫痪而上肢仍可活动。颈髓前方受压严重者，可出现前侧脊髓综合征，患者有时可出现四肢瘫，但下肢和会阴部仍保留位置觉和深感觉。早期应经常检查瘫痪平面有无改变，平面下降为恢复的表现，平面上升为椎管内有活动性出血的表现，四肢瘫的患者，常因肋间肌瘫痪导致呼吸困难而出现腹式呼吸。呼吸道分泌物不易排出，易发生肺部感染。截瘫和四肢瘫早期都表现为弛缓性瘫痪，常在 3 ～ 6 周后逐渐转变为痉挛性瘫痪。

【治疗原则】

及早解除对脊髓的压迫是保证脊髓功能恢复的首要问题，对椎骨骨折或骨折脱位患者，须尽早予以复位。不完全性截瘫患者经正确治疗后，脊髓功能可有程度不等的恢复。

手术适应证：①颈椎、胸椎、腰椎骨折与脱位有关节突交锁者，应切开复位。②对影像学检查（X 线或 CT 检查）显示有碎骨片突入椎管压迫脊髓者，应行椎板切除术，取出骨片，解除压迫。③截瘫平面不断上升者，多为椎管内有活动性出血，应行椎板切除术止血。④手法复位不满意和腰椎穿刺（在俯卧或侧卧不弯腰的情况下进行）、压颈试验（Queckenstedt 试验）显示脑脊液仍有梗阻者，说明有压迫因素存在，应考虑行椎板切除探查及减压术，根据骨折的类型以及手术入路，可给予相应的固定，如 Harrington 棒内固定、Dick 钉、Uss 系统等，以稳定脊柱，有利于早期康复。

脊髓损伤早期应用大剂量激素治疗，尤其在损伤后 24 小时内应用冲击量激素治疗。大量试验及临床资料表明，伤后 24 小时内持续滴注甲泼尼龙，有利于脊髓功能的恢复。按每千克体重 30 mg 剂量一次给药，15 分钟内静脉注射完毕，然后休息 45 分钟，在之后 23 小时内以 5.4 mg/（kg · h）的剂量持续静脉滴注。

排尿、排便失控的手术治疗：脊髓损伤的严重后果除肢体瘫痪外，主要还有排尿、排便失控，患者生活质量极差。排尿障碍和一再复发的泌尿系统感染常引起严重肾损害，是脊髓损伤患者最常见的死亡原因。

功能锻炼：调动伤员的积极性，积极进行功能锻炼，可使其树立战胜病残，达到生活上部分自理，并争取做些力所能及之事的信心。功能锻炼还能避免骨质脱钙和尿道结石的形成，又能改善机体代谢状况，增强体质。一般应早期鼓励患者积极活动未瘫痪的肢体，在伤后 6 ～ 8 周，骨折已基本愈合时进行锻炼，如开始利用床架，进行卧位引体上升，训练上肢和腰肌的力量，逐渐练习起坐、自行翻身和在双下肢支架保护下扶双拐站立及练习行走等。

【并发症的防治】

（1）防治压疮：截瘫患者皮肤感觉丧失，长期卧床，骨隆突处皮肤长期受压，易发生压疮，引起感染和产生大量渗出物。伤口向深部发展，可达骨骼，极难愈合，患者甚至可因大量消耗和感染而死亡。在护理过程中，须注意护理受压部位，预防擦伤皮肤，每小时改变患者的体位，提供足够的营养和水分，注意个人卫生等。

（2）防治泌尿系统感染和结石：因患者膀胱瘫痪，尿潴留，需长期留置导尿管，因此易发生泌尿系统感染和结石。在插导尿管时，须严格执行无菌操作。每天冲洗膀胱 1 ~ 2 次。鼓励患者多饮水。

（3）便秘的处理：做腹部按摩，促进肠蠕动和肠内容物移动。常规使用润肠药，必要时灌肠排便。

（4）防治呼吸道感染：高位截瘫患者易发生呼吸道感染。防治方法是经常注意翻身，鼓励患者做深呼吸运动，按住腹部咳嗽，辅助排出分泌物或用吸引器将分泌物吸出。如患者年龄较大，气管内分泌物较多且不易排出，则应及时行气管切开术。

（5）体温失调的处理：颈髓损伤时，患者常出现高热（体温达 40℃以上），或低体温（体温常在 35℃以下），死亡率很高。治疗主要针对高热，采取物理降温，同时应调节室温，治疗并发症，应用抗生素、输液等。

➢ 考点：脊髓损伤的分类、临床表现、诊断、并发症和治疗。

第三节　骨盆骨折

案例 54–2

患者，男性，40 岁，因重物压伤骨盆 2 h 入院。体格检查：血压 68/30 mmHg，脉搏 110 次 / 分，神志清楚，呼吸急促，面色苍白，下腹部压痛，腹肌紧张，骨盆挤压试验呈阳性。

问题与思考：

1. 首先应采取的处理措施是什么？
2. 为排除腹腔内脏器损伤，最简单、可靠的检查是什么？

骨盆骨折的发病率呈双峰型，高峰期分别在生命的第二个 10 年以及 65 岁以后。流行病学调查结果显示，骨盆骨折 60% 是由机动车意外或机动车与行人相撞所致，30% 由高处坠落伤所致，10% 由于老年人摔倒及运动员的运动损伤所致。

【解剖概要】

骨盆类似一个弓形，具有其固有的稳定性，分为前后两部分，由 3 块骨构成：髂骨、坐骨及耻骨。骨盆前方以耻骨联合相连，骨盆的稳定性有赖于完整的后侧负重弓，它由强壮的韧带连接，提供弹性并有助于缓冲冲击（力），骨盆骨折意味着有相当大的外力传导到身体，通常是快速减速或挤压，能量会疏散到多个解剖部位，可能损伤盆腔内脏器及血管、神经，因此要求对所有骨盆骨折患者的邻近及远处损伤进行检查（图 54-15）。

【病史】

清醒患者的主诉能引导发现特殊损伤。对后背、臀部、骨盆、腹股沟、会阴部、髋部或大腿部疼痛以及任何下肢的麻木、感觉异常和无力均应记录，直肠、膀胱功能不全或会阴部感觉减退提示脊髓受累。如患者可以负重行走，则可除外所有不稳定性损伤，但不能除外稳定性骨折的可能。

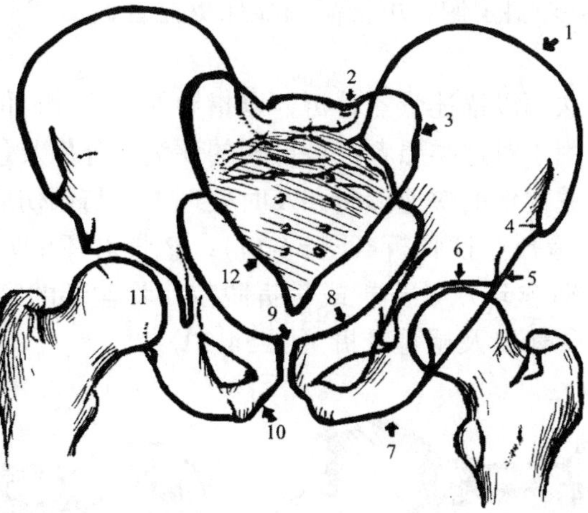

图 54-15　骨盆

1. 髂嵴　2. 骶骨　3. 骶髂关节　4. 髂前上棘　5. 髂前下棘　6. 髋臼　7. 坐骨结节　8. 耻骨上支　9. 耻骨联合　10. 耻骨下支　11. 股骨头　12. 尾骨

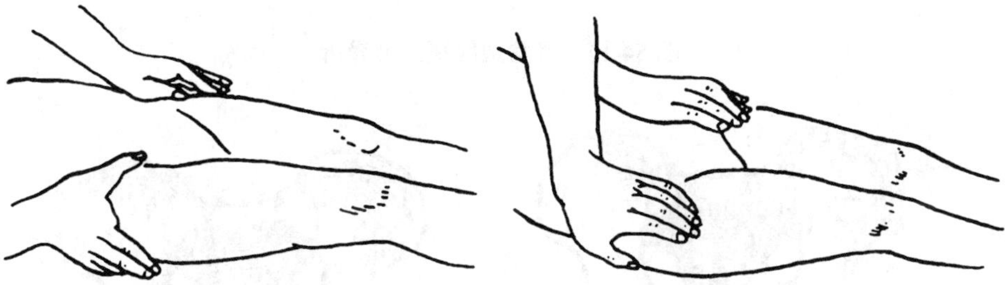

图 54-16　骨盆分离试验与挤压试验

【体格检查】

1．骨盆分离试验与挤压试验阳性（图 54-16）　检查者双手交叉撑开两侧髂嵴，使骨盆前环产生分离，如出现疼痛，则为骨盆分离试验阳性。检查者用双手挤压患者两侧髂嵴，伤处出现疼痛为骨盆挤压试验阳性。进行以上两项检查时偶尔会闻及骨擦音。

2．肢体长度不对称　测量胸骨剑突与两侧髂前上棘之间的距离，向上移位的一侧长度可变短。也可测量脐孔与两侧内踝尖端之间的距离。

3．会阴部瘀斑　是耻骨和坐骨骨折的特有体征。

【影像学检查】

1．X 线检查　是诊断骨盆骨折的主要方法。仅在前后位骨盆片上就能看到 90% 的创伤性骨盆损伤。加做其他位置的 X 线检查可使损伤发现率增高至 94%。

2．CT 检查　有一定的诊断价值。它不仅能确定骨折的移位，而且更重要的是可以显示相关的软组织损伤。需要系统阅读前后位骨盆片。

进行 X 线检查时应仔细观察骨盆的对称性以及骨皮质和骨小梁的完整性；软组织线和骨盆内脂肪垫移位是血肿形成的间接征象；注意成人骨盆环单处断裂很少见，常存在第二处断裂，而在骨盆环完整的情况下儿童却有很高的单骨损伤率。

【特殊位置平片】

1．骨盆上口像，向尾侧倾斜 35° ～ 40°，有助于确定骨盆边缘或髋臼前、后弓骨折的中心型移位。

2．骨盆下口像或切线位像，向头侧倾斜 35° ～ 40°，可进一步明确骶骨和骶髂关节。

3．Judet 像或 3/4 内、外斜位像，可使髋臼显像更显著。

【分类】

目前已有多种分类方法用以描述骨盆骨折，以指导外科治疗，但这些分类方法与患者出血程度的相关性不好，不适用于对这类患者进行最初的评估、分拣及急诊处理。因此，急诊医师必须把注意力转移到对相关损伤的快速诊断和及时处理上。与创伤后骨盆的稳定性和临床治疗有关的分类为：①骨盆边缘孤立性骨折（图 54-17）；②骨盆环单处骨折，骨盆环的完整性未遭到破坏（图 54-18）；③骨盆环双处骨折或骨折脱位，骨盆环的完整性遭到破坏，并有不同程度的移位（图 54-19）；④骶骨及尾骨骨折（图 54-20）。

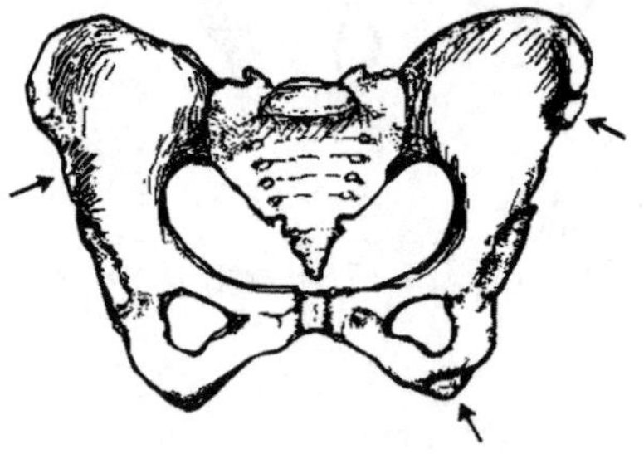

图 54-17　骨盆边缘孤立性骨折

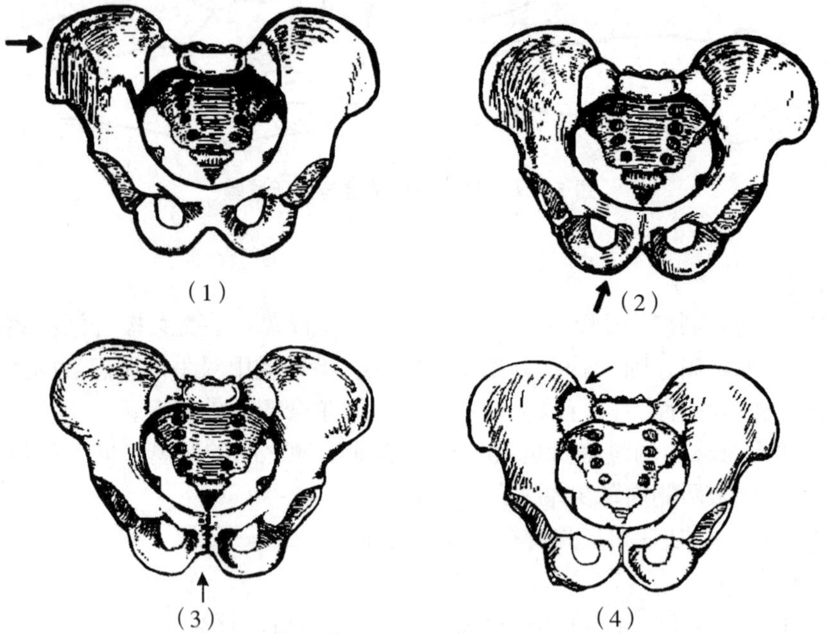

图 54-18　骨盆环单处骨折

【诊断】

患者多有强大暴力外伤史，主要是车祸、高空坠落和工业意外。患者多存在严重的多发伤，以休克常见。如为开放性损伤，则患者病情更为严重，死亡率高达 40% ～ 70%。疼痛比较广泛，坐位或下肢移动时疼痛加重，卧位时减轻。局部肿胀、皮下瘀斑及压痛均极为显著。在骶髂关节脱位时，患侧髂后上棘较健侧明显凸起，并较健侧为高，与棘突间的距离也较健侧缩短，表示髂后上棘向后、向上、向中线移位。骨盆分离试验与挤压试验呈阳性，患侧肢体缩短。X 线、CT 检查可显示骨折类型及骨折块移位情况。

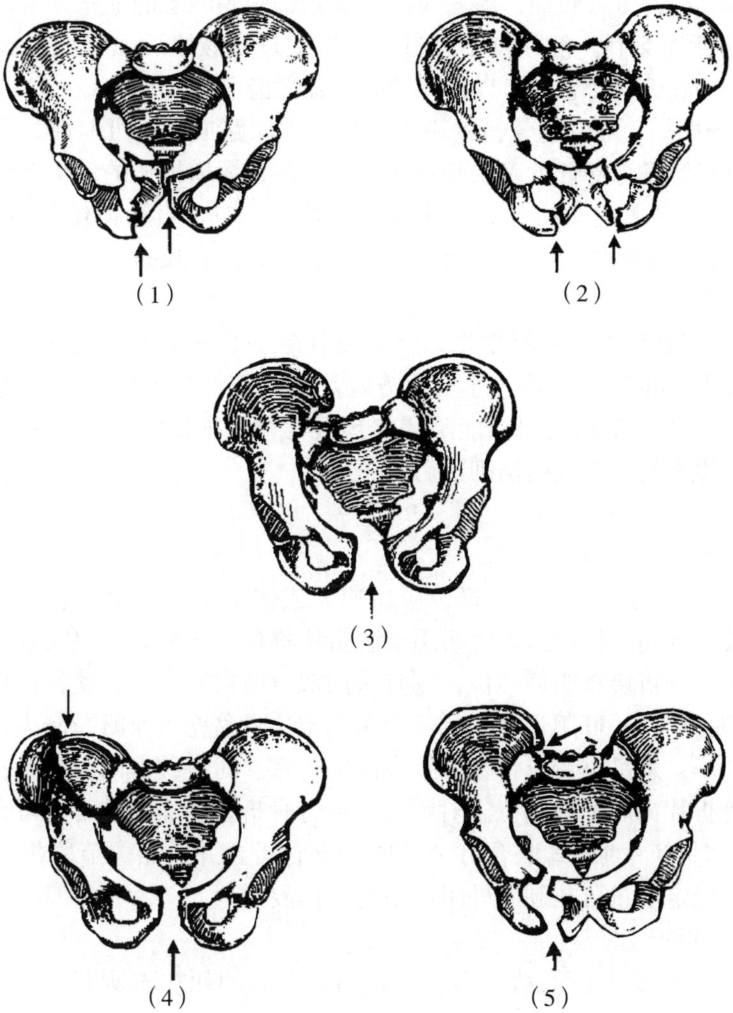

图 54-19　骨盆环双处骨折

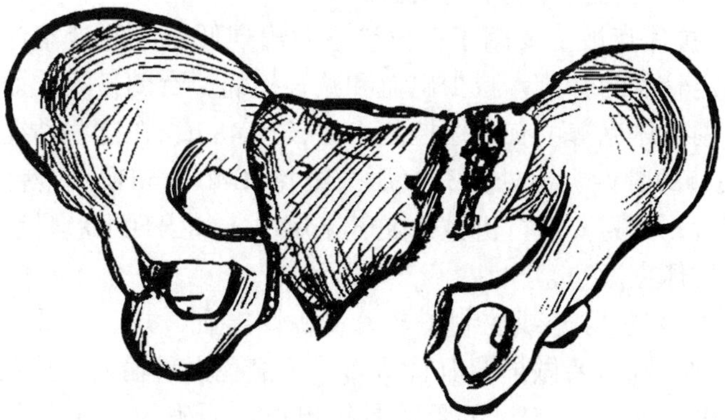

图 54-20　骶骨及尾骨骨折

【并发症】

骨盆骨折患者常伴有严重的并发症，而且常较骨折本身更为严重，应予以重视。常见并发症的有：

1. 腹膜后血肿　骨盆各骨主要为松质骨，邻近又有许多动脉和静脉丛，血液供应丰富，因此，骨折后可引起广泛出血。巨大血肿可沿腹膜后疏松结缔组织间隙蔓延到肾区、膈下或肠系膜。患者常有休克，并可有腹痛、腹胀及腹肌紧张等腹膜激惹的症状。为了与腹腔内出血鉴别，可进行腹腔诊断性穿刺。但穿刺不宜过深，以免进入腹膜后血肿内，误认为是腹腔内出血。如为髂内动、静脉破裂，患者可以迅速致死，需紧急手术止血。

2．尿道或膀胱损伤　对骨盆骨折的患者应考虑下尿路损伤的可能性。尿道损伤远较膀胱损伤为多见。当有双侧耻骨支骨折以及耻骨联合分离时，尿道损伤的发生率较高。

3．直肠损伤　除非骨盆骨折伴有会阴部开放性损伤时，直肠损伤并不是常见的合并症。直肠破裂如发生在腹膜反折以上，可引起弥漫性腹膜炎；如在反折以下，则可发生直肠周围感染，常为厌氧菌感染。

4．神经损伤　多在骶骨骨折时发生，组成腰骶神经干的 S_1 及 S_2 最易受伤，可出现臀肌、腘绳肌和小腿腓肠肌群的肌力减弱，小腿后方及足外侧部感觉丧失。在 S_1 神经损伤严重时可出现踝反射消失，很少发生括约肌功能障碍。预后与神经损伤的程度有关，轻度损伤预后较好，一般 1 年内可望恢复；严重损伤则预后差。

【治疗】

（一）急诊治疗

急诊治疗与对所有的创伤患者一样，应快速完成体格检查，发现危及生命的病情时尽快处理，并除外相关的创伤。骨盆双处骨折患者骨折块移位不明显时，仅需卧床休息。若为双侧耻骨上、下支骨折，骨折块有明显移位，则宜采用双下肢皮肤牵引，使骨折块复位。对骨盆骨折伴有骨盆环破裂分离者，可用骨盆兜悬吊牵引固定。骨盆兜用厚帆布制成，其宽度上抵髂骨翼，下达股骨大转子，悬吊重量以将臀部抬离床面为宜。对有移位的骶骨骨折患者，可将手指插入肛门内，将骨折片向后推挤复位。对陈旧性尾骨骨折，疼痛严重者，可在尾骨周围做醋酸泼尼松龙局部封闭治疗。对耻骨联合分离或耻骨支骨折合并骶髂关节脱位伴有半侧骨盆移位者，待其一般情况稳定后，可在硬膜外阻滞下行手法复位。

（二）控制严重骨折出血

骨盆骨折唯一的危及生命的情况是出血，出血引起的死亡占所有骨盆骨折死亡的 65%。控制骨盆骨折出血的方法有：

1．输液 / 输血　骨盆骨折引起的隐蔽性出血可以是相当严重的，腹膜后间隙能容纳 4 L 血液。对血流动力学不稳定的患者应早期输血。

2．穿抗休克裤　抗休克裤主要用于在急诊室对出现低血压的骨盆骨折患者进行稳定、制动。抗休克裤可以稳定骨盆的骨块，减少出血和减轻疼痛，有助于防止血块松动和进一步血管破裂。骨盆骨折后使用抗休克裤可有效地控制出血长达 48 h，在这些情况下，必须很好地衬垫髂棘、膝关节及踝关节的骨性突出处，充气压力维持＜ 40 mmHg，然后再进行骨折的其他治疗。对出现呼吸困难者，常需要进行机械性通气来解决。如出现下肢骨筋膜室综合征，则常难以决定是否延长使用抗休克裤。

3．血管造影栓塞　对已除外或控制了非骨盆源性出血，并已大量输液、输血，但患者仍存在持续低血容量表现，则需要做早期血管造影。为避免大量输血产生的并发症，应在损伤 6 h 内进行血管造影，仅有 5%～ 15% 的骨盆骨折出血由明确的动脉出血引起，但对于这些患者，早期进行动脉造影可以挽救其生命。选择性血管造影栓塞优于开放性手术结扎髂内动脉或下腹部动脉。中等大小的动脉或小动脉能被血管造影栓塞。如果血管造影显示主动脉、髂总动脉、股动脉或髂外动脉这类大血管破裂，则需进行手术修复。对于许多病例，显著的动脉出血只有在进行血管造影或手术后才能确认，因此，一些中心采用联合方式在血管造影设备的引导下快速完成血管栓塞。

（三）手术治疗

1．外固定　通过固定针置入髂骨嵴并用外固定架固定的前方外固定系统，适用于有移位且血流动力学不稳定的骨盆骨折患者，可使死亡率从 22% 降至 8%。外固定能在急诊室快速完成。唯一的绝对禁忌证是骨块粉碎。抗休克骨盆夹是另一个技术上相对简单的外固定器，它能在急性期治疗中提供对血流动力学早期的充分控制。对垂直性骨折患者，外固定器是临时性的，仅用于帮助控制出血，还需要内固定进行确切治疗。

2．内固定　对于不稳定以及无法复位的骨盆骨折患者，或合并髋臼骨折及活动性出血的患者，可进行切开复位内固定，采用特制的骨盆重建金属板钉固定治疗，或应用加压螺钉及螺栓固定治疗，可以起到稳定骨盆及止血的目的（图 54-21）。

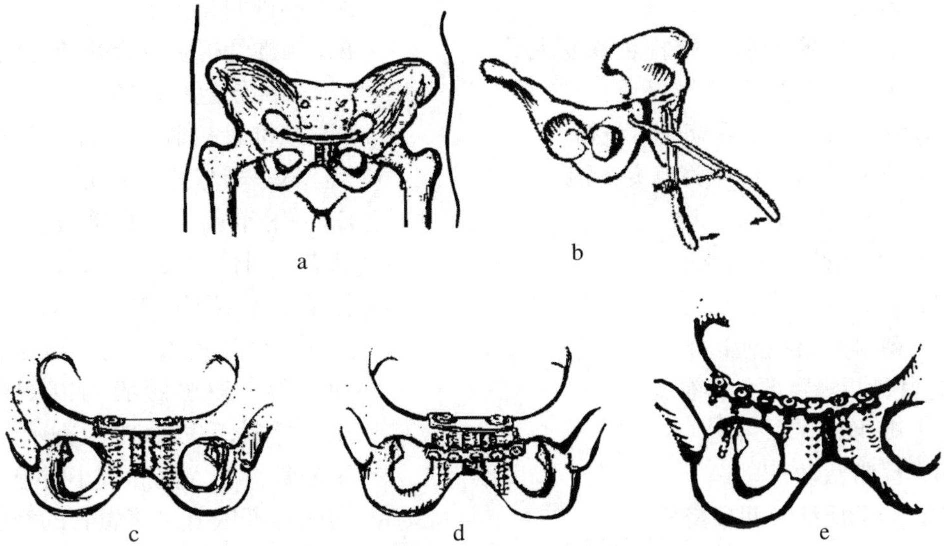

图 54-21　骨盆骨折后应用重建金属板钉进行固定

（四）积极治疗并发症

对膀胱破裂者可进行修补术，同时行耻骨上膀胱造瘘术。对尿道断裂者，宜先放置导尿管，防止尿液外渗。导尿管插入有困难时，可进行耻骨上膀胱造瘘及尿道会师术。术后 2 ~ 3 周，尿道断裂处修复后可拔除导尿管。由于断裂处瘢痕形成，容易引起尿道狭窄，以后须定期进行尿道扩张术。对直肠损伤者应进行剖腹探查，做结肠造口术，使粪便暂时改道，缝合直肠裂口，直肠内放置肛管排气。

➢考点：骨盆骨折的临床表现、诊断和并发症。

自测题

一、选择题

【A1 型题】

1．胸椎压缩骨折，患者有神经症状，脊髓损伤的节段是

A．胸段脊髓

B．胸、腰段脊髓

C．腰段脊髓

D．腰、骶段脊髓

E．骶段脊髓

2．CT 检查用于胸腰段骨折的意义不包括

A．显示椎体骨折情况

B．显示有无碎骨片突入椎管内

C．显示脊髓损伤情况

D．计算椎管前后径损失多少

E．计算椎管横径损失多少

3．关于脊柱外伤与脊髓损伤的关系的叙述，下列错误的是

A．脊髓损伤节段与椎骨受伤平面不一致
B．胸椎较固定，所以胸椎脱位者多无脊髓损伤
C．有的病例表现为脊髓损伤，但X线表现却无骨折脱位
D．屈曲型骨折脱位造成脊髓损伤最多见
E．椎管狭窄患者，脊柱创伤更易发生脊髓损伤

4．脊髓损伤的手术适应证不包括
A．脊柱骨折脱位伴关节突交锁
B．脊柱骨折不稳定
C．中央管周围综合征
D．碎骨片压迫脊髓
E．截瘫平面不断上升

5．骨盆骨折最重要的体征是
A．畸形
B．反常活动
C．局部压痛及间接挤压痛
D．骨擦音及骨擦感
E．肿胀及瘀斑

6．骨盆骨折最危险的并发症是
A．盆腔内出血
B．膀胱破裂
C．尿道断裂
D．骶丛神经损伤
E．直肠损伤

【A2型题】

7．患者，男性，15岁，从约2米高处摔下，头后枕部着地，颈部活动受限，下颈椎压痛明显，四肢弛缓性瘫痪，躯干感觉平面在胸骨柄以下，痛觉、温度觉消失，不能自行排尿，首先考虑的诊断是
A．颈椎间盘突出
B．颈椎骨折脱位合并颈髓损伤
C．颈部软组织损伤
D．颈椎骨折脱位合并臂丛神经与腰丛、骶丛神经损伤
E．胸椎骨折合并脊髓损伤

7．患者，男性，26岁，建筑工人，因高处坠落至双下肢麻木无力1小时来院急诊。体格检查：患者腰椎压痛，活动受限，双侧腹股沟以下感觉，运动及反射消失。CT检查示：T_{12}椎体压缩骨折，入院后2小时患者双下肢功能逐渐恢复。该患者的脊髓损伤可能是
A．脊髓震荡
B．脊髓出血
C．脊髓水肿
D．脊髓受压
E．马尾损伤

二、问答题

1．简述脊髓损伤的并发症。
2．简述骨盆骨折的并发症。

（黄铭祥）

第五十五章

关节脱位

学习目标

通过本章内容的学习，学生应能够：

识记：

1．说出关节脱位的临床特征。

2．列举关节脱位的治疗原则。

理解：

1．解释肩关节、髋关节脱位的类型及其机制。

2．解释肘关节脱位及小儿桡骨小头半脱位的发生原因。

运用：

1．评估肩关节、肘关节、髋关节脱位患者，并提供治疗方案。

2．评估桡骨小头半脱位患儿，并进行正确复位。

第一节　概　述

关节脱位也称脱臼，是指组成关节的各部分失去正常的对应关系，离开原来的解剖位置。脱位一般由外伤引起，部分失去对应关系者称为半脱位。关节脱位通常是以关节远侧端的移位方向来命名的。关节脱位后患者疼痛明显，往往需要紧急处理。

【分类】

（一）按病因分类

1．外伤性脱位　因遭受暴力而发生的脱位，临床最多见。

2．先天性脱位　因胚胎发育过程中出现关节发育异常，在出生后呈脱位状态，以先天性髋关节脱位最多见。

3．病理性脱位　关节结构病变破坏或肌肉病变而导致的脱位。如关节结核或化脓性关节炎引起的脱位、肌无力引起的脱位。

4．复发性脱位　脱位关节恢复后，因遭受一定的外力而又出现一次以上的脱位，可能原因是第一次脱位时处理不当，导致关节相对松弛，如肩关节复发性脱位。

（二）按脱位时间分类

1．新鲜脱位　脱位发生在 3 周以内者。

2．陈旧性脱位　脱位发生超过 3 周者。

（三）按关节腔是否与外界相通分类

1．闭合性脱位　脱位关节腔不与外界相通者。

2．开放性脱位　脱位关节腔与外界相通者。

【病理】

关节的稳定性需要坚强的韧带和关节囊来维持，外伤导致韧带和关节囊结构遭到破坏就会引起脱位，外伤性脱位多为间接暴力所致。脱位时，关节面正常的解剖对应关系被破坏，关节囊、韧带损伤。严重者还可能合并关节周围的血管和神经损伤或骨折，甚至出现开放性脱位。陈旧性脱位时，关节腔内被机化的血肿或结缔组织填充，损伤的韧带和关节囊瘢痕化，手法复位困难。

【临床表现】

1．明确的外伤史　患者有时所遭受的暴力很大，例如车祸或高处坠落。

2．症状　疼痛是关节脱位最早期、最明显的症状。表现在脱位关节部位的剧烈疼痛，不能活动关节。关节肿胀是另一大特点，由于损伤后局部出血，软组织水肿致局部张力增高，也会加重局部疼痛。如果合并血管及神经损伤会出现相应的症状。

3．体征　关节脱位患者除出现局部肿胀、压痛外，还有其典型的特殊体征：

（1）畸形：因关节脱位后，关节各部分脱离原来位置而失去正常的对应关系，呈畸形状态，可在异常位置摸到移位的骨端。

（2）弹性固定：外力移动脱位部分时，有抵抗感，当去除外力后，脱位部分又会自动回到起始的位置。

（3）关节盂空虚：关节头移位离开关节盂后，留下空虚的关节盂腔。

4．辅助检查　X线检查是诊断关节脱位最常用和有效的手段。通过关节正、侧位X线检查能确定诊断，同时能确定关节脱位的类型和程度，以及是否合并骨折，必要时行CT检查可了解骨折移位情况。

【治疗】

1．治疗原则　复位、固定和功能锻炼。关节脱位后，应在尽早复位，以免软组织和关节软骨进一步损伤，增加患者的痛苦。但在具体操作时一定要掌握闭合复位和切开复位的适应证。

（1）手法复位适应证：适用于所有新鲜的外伤闭合性关节脱位患者。

（2）切开复位适应证：经手法复位失败者；陈旧性脱位者；关节脱位合并有血管、神经损伤需手术探查者。

2．治疗方法

（1）复位：在局部麻醉或静脉麻醉下，使肌肉和软组织松弛，利用手法沿与脱位相反的方向复位。如果手法复位失败，则可以改变麻醉方法行切开复位。

（2）固定：固定是关节复位后的重要治疗手段，合理的固定能使复位后的关节和损伤的软组织得到修复，使患者可以及时开始康复锻炼。固定的方法很多，如石膏、支具、上肢吊带等。如果需要更为牢靠的固定，则可以采用外固定支架。

（3）功能锻炼：固定解除后，需要及时开展关节的康复锻炼，以免出现关节粘连、僵硬及肌肉萎缩。早期可以进行被动训练，逐渐过渡到主动训练。如果是上肢悬吊固定或使用可调式外固定架固定，则康复时间可以提前到固定后的2～3周，以便能更早地恢复关节功能，有利于改善软组织血运和消除肿胀。锻炼期间可以使用一些非甾体抗炎药，以消除锻炼时的疼痛。

第二节　肩关节脱位

肩关节脱位最为常见，约占全身关节脱位的50%，这与肩关节的解剖和功能特点有关。

肱骨头大，关节盂浅，关节囊松弛，关节稳定性弱。同时，肩关节活动范围大，功能复杂，容易受到外在暴力的影响。肩关节脱位多见于青壮年男性。

【脱位机制】

肩关节脱位按肱骨头的位置分为前脱位和后脱位。其中前脱位最为多见，常因间接暴力引起，如跌倒时手掌或肘部着地而上肢在外展外旋位，外力沿肱骨向上冲击，肱骨头自肩胛下肌和大圆肌之间向前下脱出，形成前脱位。肱骨头被推至肩胛骨喙突下，形成喙突下脱位，如暴力较大，则肱骨头再向前移至锁骨下，形成锁骨下脱位（图 55-1）。后脱位少见，多由于肩关节受到由前向后的暴力作用或在肩关节内收内旋位跌倒时手部着地引起。肩关节前脱位时可能造成前方肩关节盂撕裂或肱骨头后方损伤造成 Bankart 损伤或 Hill-sacks 损伤。如首次肩关节脱位治疗不当，则可发生复发性脱位。

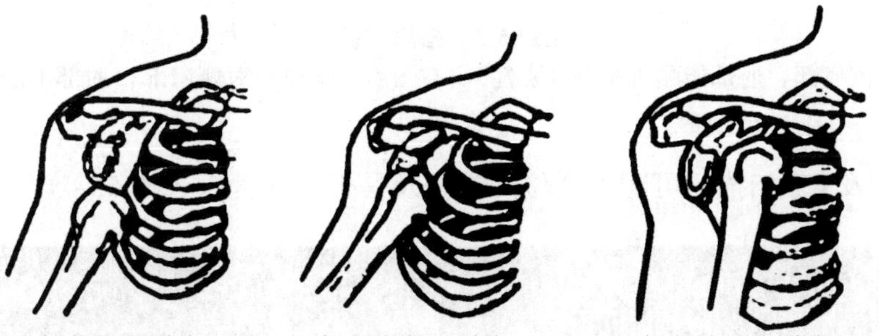

图 55-1　肩关节前脱位的三种类型

【临床表现】

1．伤侧肩部疼痛、肿胀，主动和被动活动均受限。

2．伤侧肩部固定于轻度外展位，就诊时往往以健侧手托住患肘。

3．患者肩部塌陷，呈方肩畸形，关节盂空虚，在腋窝、喙突下或锁骨下可摸到移位的肱骨头。

4．搭肩试验（Dugas 征）阳性　患肢肘部贴近胸壁时，手部不能碰到对侧肩部；反之，手搭在肩部时，肘部则碰不到胸部。

【影像学检查】

普通 X 线检查是诊断肩关节脱位非常重要的手段，能帮助确定是否有肩关节脱位及脱位的类型。如果影像学检查阴性而临床又高度怀疑时，可以加做身体倾斜 30° 正位和“Y”位 X 线检查，甚至腋位 X 线检查，以明确诊断。如果合并大结节骨折或怀疑肱骨头损坏，则需行三维 CT 检查。

【诊断】

1．患者有明确的外伤史，受伤时上肢呈外展位，手部着地。

2．患者肩部疼痛、肿胀，拒动。

3．患者以健侧手托住患侧前臂或肘部，呈方肩畸形，肩关节盂处可扪及空虚感，脱出的肱骨头如位于喙突下或锁骨下，则用手可以触摸到（图 55-2）。

4．搭肩试验（Dugas 征）阳性　正常情况下将手搭到对侧肩部时，肘部可以贴近胸壁，称为搭肩试验阴性。

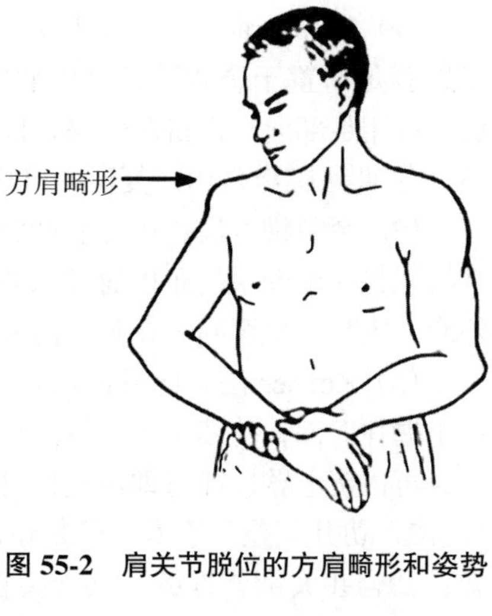

图 55-2　肩关节脱位的方肩畸形和姿势

肩关节脱位时，将患侧肘部紧贴胸壁时，手搭不到健侧肩部；或手搭在健侧肩部时，肘部无法贴近胸壁，称为搭肩试验阳性。Dugas 征还可用来判断肩脱位复位是否成功（图 55-3）。

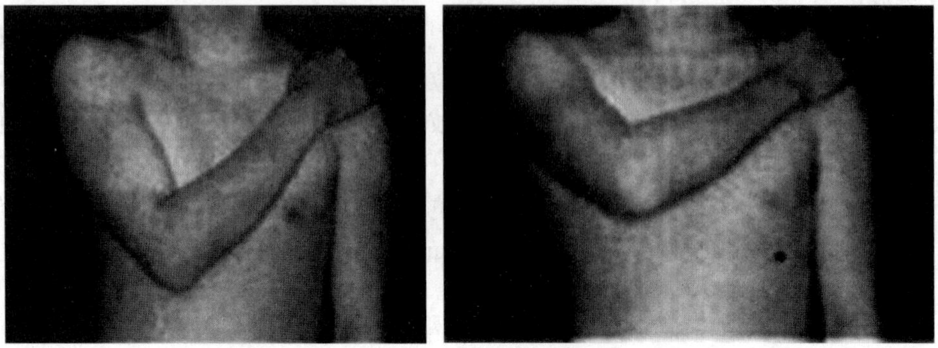

图 55-3　搭肩试验

左图：手掌放在对侧肩部，肘部能贴近胸壁（阴性）；右图：手掌放在对侧肩部，肘部不能贴近胸壁（阳性）

5．X 线检查及 CT 扫描　可明确脱位的类型及是否合并骨折（图 55-4）。

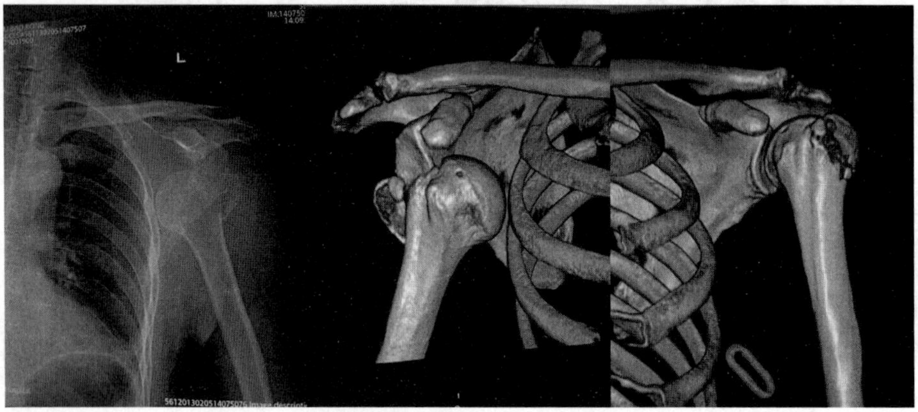

图 55-4　左侧肩关节脱位伴大结节骨折及复位后

【治疗】

（一）复位

1．手法复位　一般不需要麻醉，也可以采取局部麻醉。复位方法有：

（1）Hippocrates 法：又称足蹬法。患者取仰卧位，术者位于患侧，双手握住患肢腕部，将患者足部置于患侧腋窝（患肩如为右侧，则用右足，反之亦然），两手持续在稍外展位牵引，并用足部向外推挤肱骨头，同时适度旋转，再内收上臂即可复位。复位时可听到响声（图 55-5）。此法临床常用。复位后可用 Dugas 征阴性来验证，同时复查 X 线确认。

（2）牵引推拿法：患者取仰卧位，一个助手固定患者胸部或用布单套住胸廓向健侧做对抗牵拉，另一个助手用布单通过患者腋下套住患肢向外上方牵拉，术者握住患肢手腕向下牵引并外旋、内收。也可同时在腋下向外推挤肱骨头。

（3）Kocher 法：使患者肌肉松弛，一手握住腕部，使其屈肘至 90°，使肱二头肌松弛，另一手握住肘部，持续牵引，轻度外展，逐渐将上臂外旋，然后内收使肘部向胸壁近中线方向移动，再内旋上臂，此时即可复位（图 55-6）。

2．切开复位　手术切开复位的适应证：①闭合复位失败，可能有软组织卡压或肌腱阻挡者；②合并大结节骨折，肱骨头复位后大结节复位不良，需要切开进一步处理移位的大结节

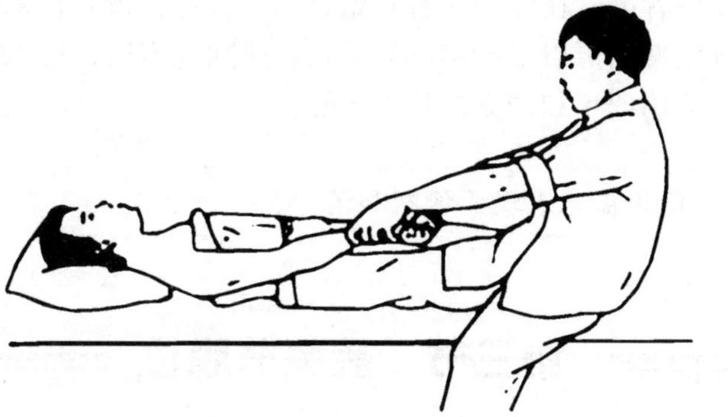

图 55-5　Hippocrates 法
患者取仰卧位，术者位于患侧，双手握住患侧手腕外展牵引，足部顶住腋窝并向外推挤肱骨头

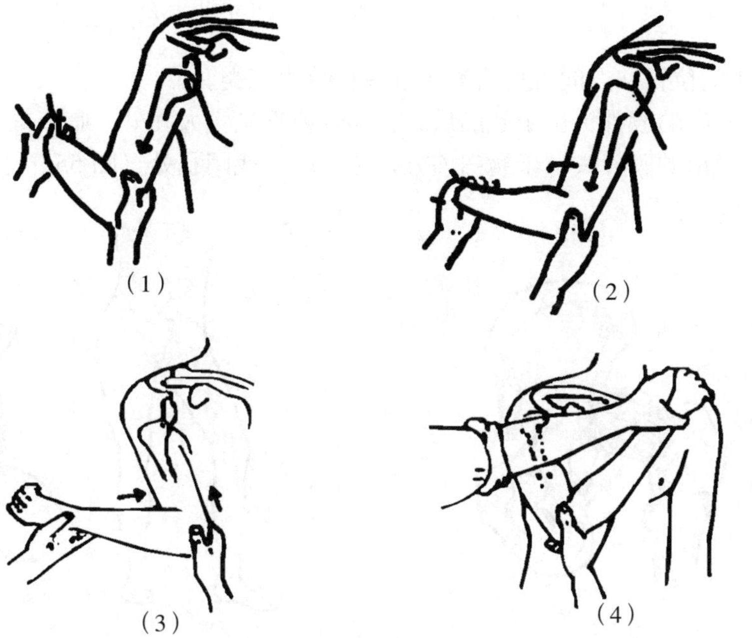

图 55-6　Kocher 法
患者呈屈肘位，术者一手握住腕部，一手握住肘部，做外展位牵引，逐渐外旋，然后内收至胸前并内旋

者；③合并肱骨外科颈或解剖颈骨折，无法闭合复位者；④合并腋部血管或神经损伤者，闭合复位可能加重其损伤。⑤陈旧性脱位，不能闭合复位者。

（二）固定

对所有肩关节脱位患者，复位后均需要固定，稳妥的固定才能使损伤的关节囊、韧带及肌腱等软组织结构得到及时修复。固定相对简单。可用三角巾悬吊上肢于胸前，使肘关节屈曲 90°，腋窝部垫一个软垫（图 55-7）。固定时间为 3 ~ 6 周。单纯肩关节脱位患者 3 周后可以开始适度进行功能锻炼。

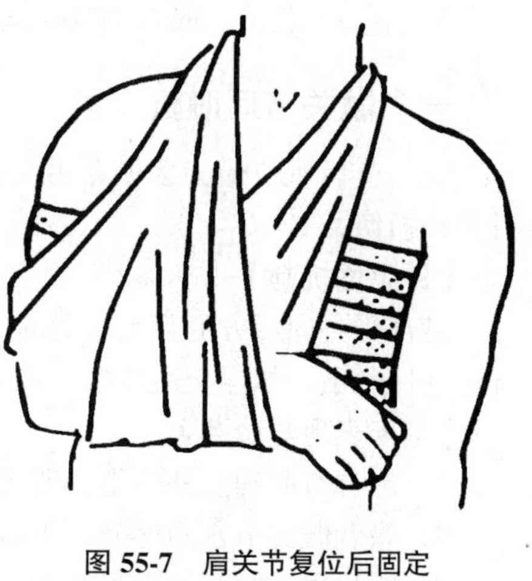

图 55-7　肩关节复位后固定
患肢三角巾屈肘位固定

（三）功能锻炼

功能锻炼是保证治疗效果的重要手段，应当早期开

始，循序渐进。单纯脱位者可以在3周左右开始，如果合并骨折并且未做内固定，功能锻炼应适度延缓1～2周。固定期间可以活动腕部与手指。解除固定后，可以将主动锻炼和被动锻炼结合起来进行，且配合使用理疗和药物，效果更好。

➢考点：肩关节脱位的临床表现、诊断和治疗。

第三节　髋关节脱位

髋关节由股骨头和髋臼组成。髋臼深，可容纳股骨头的大部分。特殊的骨结构，加之髋臼边缘突出的盂唇及关节囊、坚强的韧带和发达的肌肉，都有利于髋关节的稳定，使之一般不容易脱位，只有强大的暴力才可能造成脱位。髋关节脱位占全身关节脱位的第三位，以青壮年多见。

【分类】

按股骨头脱出的位置和方向，可将髋关节脱位分为三类。

1．后脱位　脱出的股骨头位于髋臼后方、髂骨或近坐骨大孔处，临床最多见（图55-8）。

2．前脱位　脱出的股骨头位于髋臼前方，位于耻骨或闭孔处（图55-9）。

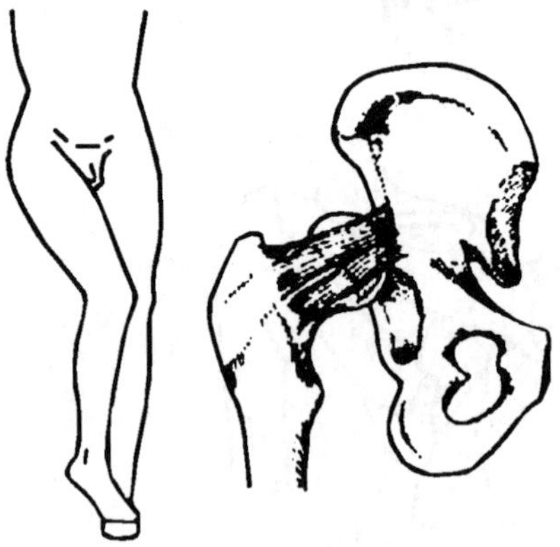

图55-8　髋关节后脱位畸形
屈曲、内收、内旋及短缩

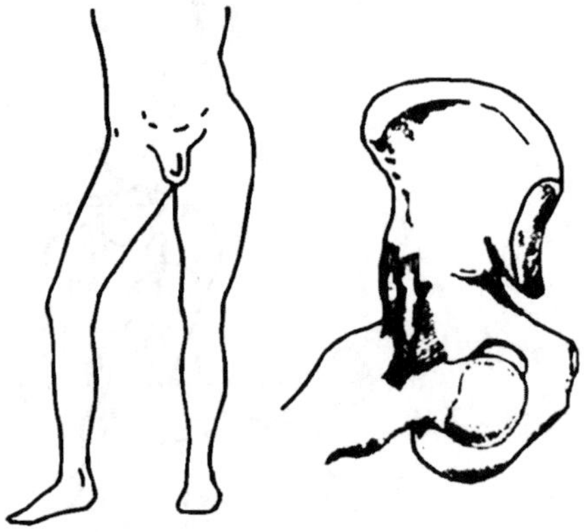

图55-9　髋关节前脱位
外展、外旋、屈曲及短缩畸形

3．中央型脱位　股骨头被挤向中线，随移位的髋臼骨折块进入骨盆。

一、髋关节后脱位

髋关节后脱位最为多见，占全部髋关节脱位的85%～90%，有时可合并髋臼缘骨折和坐骨神经损伤。

【后脱位机制】

膝部受到向后方的强大暴力时，患肢处于屈膝、屈髋及内收位，股骨头从髋关节囊的后下部薄弱区脱出。如遇交通事故，伤者膝部受到向后的挤压和冲击。

【临床表现与诊断】

1．患者有明确的外伤史，所遭受的暴力大，如遭遇交通事故受伤。

2．患者髋关节剧烈疼痛，下肢不能活动。

3．明显下肢畸形　患肢短缩，髋关节呈屈曲、内收、内旋畸形。患肢拒动。可以在臀部触及脱出的股骨头。

4．X 线检查　可确定是否脱位及其类型，是否合并骨折。辅助 CT 扫描可以协助确定诊断及指导治疗。

【治疗】

单纯髋关节后脱位时首选闭合复位。合并后壁较大骨折，影响稳定性时，需行切开关节复位和髋臼壁固定。

1．复位

（1）提拉法（Allis 法）：闭合复位常用提拉法，应尽早在手术室进行，在静脉麻醉下，肌肉放松即可开始。患者仰卧于降低的手术床上，助手用双手按住患者骨盆。术者使患者髋关节及膝关节各屈曲 90°，双手交叉套住患者膝部后方，然后用力向上提拉，提拉时可适当外旋其髋部，即可使股骨头还纳至髋臼内，复位成功时可感到明显的弹跳感或听到弹响声。本法简单、安全、实用，且容易掌握（图 55-10）。

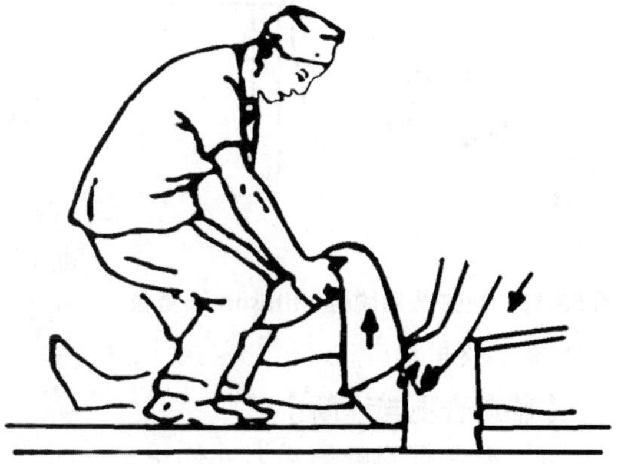

图 55-10　髋关节后脱位提拉法（Allis 法）复位 90°

（2）问号法（Bigelow 法）：患者取仰卧位，采用静脉麻醉，助手固定患者骨盆。将患者髋部、膝部屈曲至术者一手握住患肢踝部，另一前臂放在其腘窝处向上牵引，开始先使髋关节屈曲、内收、内旋，然后一边持续牵引，一边将关节外旋、外展、伸直，使股骨头滑入髋臼而复位。行左侧复位时，髋部的复位动作如一个正“问号”，而右侧复位形如一个反“问号”（图 55-11）。

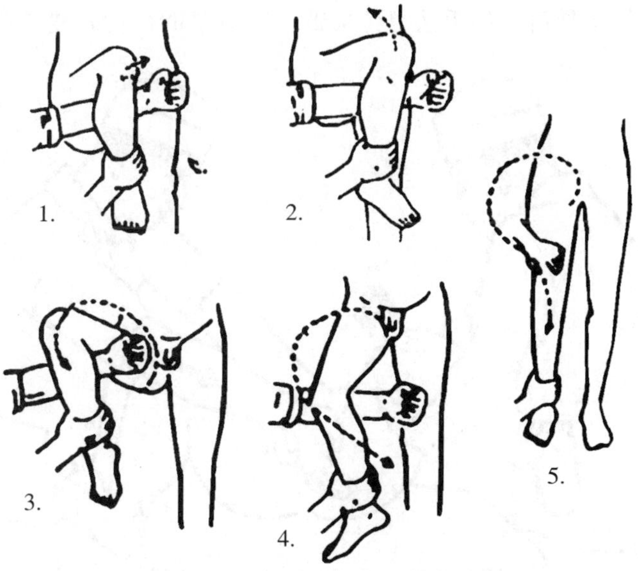

图 55-11　右侧髋关节脱位的问号法（Bigelow）复位

（3）Stimson 法：患者取俯卧位，下肢于另一端悬空，髋部、膝部均屈曲 90°。一个助手固定患者骨盆，另一个助手一手握住患者踝部，另一手放在小腿近腘窝处，向下沿股骨方向用力推压小腿。术者双手置于脱出的股骨头上，沿股骨方向向下用力推压即可复位（图 55-12）。

2．固定　复位后患者卧床，将患肢于外展、外旋位行皮肤牵引 3 ~ 6 周。

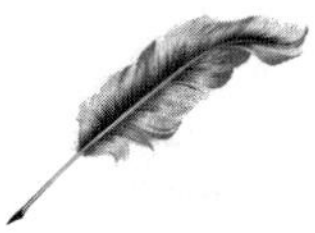

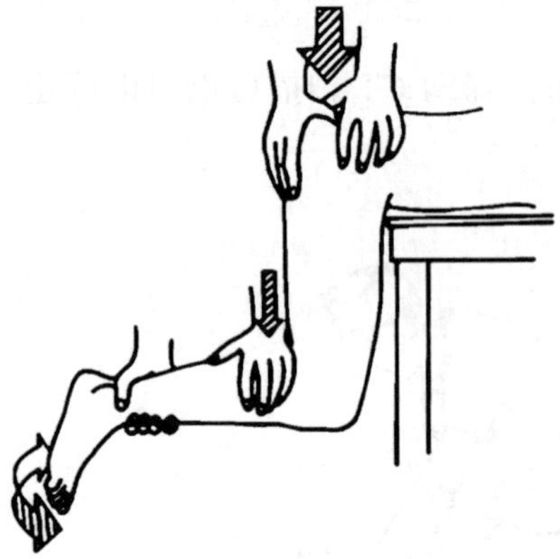

图 55-12 髋关节后脱位 Stimson 法复位

3．功能锻炼 牵引期间做股四头肌舒缩活动。3 周后去牵引，然后开始开始活动关节或用 CPM 锻炼，4 周后扶双拐下地活动，3 个月后可完全承重。对合并髋臼后壁骨折无需切开复位者，牵引时间最少需 6 周。

二、髋关节前脱位

【前脱位机制】

髋关节前脱位少见。当膝部前方受到冲击力时，患者处于髋关节外展、外旋位和屈膝位，股骨头从髋关节前方关节囊薄弱区脱出。髋关节前脱位可分别移位至闭孔下、髂骨下及耻骨下。

【临床表现与诊断】

1．患者有明确的暴力外伤史。

2．伤后患者髋部剧烈疼痛，下肢活动受限。

3．患肢出现典型畸形，即外展、外旋和屈曲畸形。患肢变长，腹股沟处肿胀，甚至可摸到股骨头。

4．X 线检查可以明确诊断。必要时可以行三维 CT 扫描。

【治疗】

1．复位 应当在全身麻醉或椎管内麻醉下尽早行手法复位。患者仰卧于手术台上，术者握住伤侧腘窝部位，使髋部轻度屈曲与外展，并沿着股骨的纵轴做持续牵引；助手站在对侧以双手按住大腿上 1/3 的内侧面与腹股沟处并向外施加压力。术者在牵引下使患者做髋部内收及内旋动作，即可完成复位（图 55-13）。手法复位不成功往往提示前方关节囊有缺损或有卡压，用暴力复位会引起股骨头骨折。如手法复位失败，则应早期行切开复位。

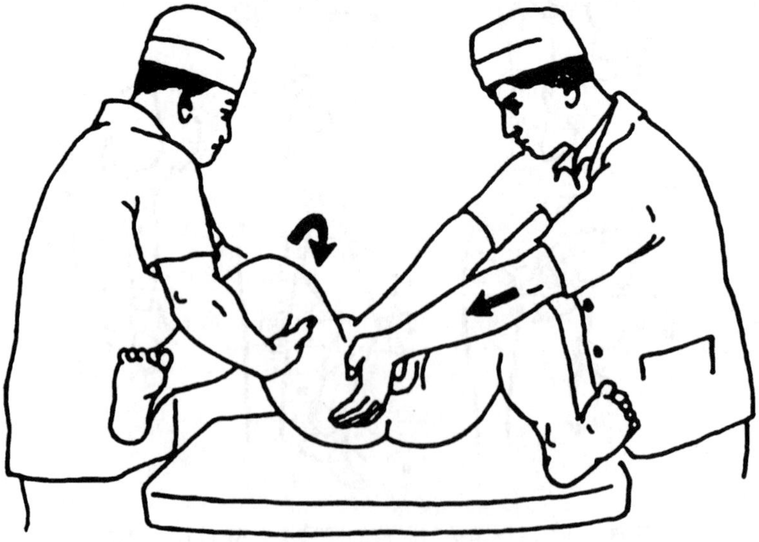

图 55-13 髋关节前脱位复位

2．固定 复位后，患者卧床，下肢呈中立位，做皮肤牵引皮肤牵引 3 周。去除牵引后即可开始做髋关节的屈伸活动。

3．功能锻炼 同髋关节后脱位。

三、髋关节中心脱位

【中心性脱位机制】

髋关节中心脱位多数情况下与骨盆骨折合并存在，髋臼顶壁骨折合并脱位时就会出现中心性脱位，即股骨头突破髋臼进入骨盆。来自髋部侧方的挤压暴力或直接打击暴力作用在股骨大粗隆部，由股骨头向内撞击髋臼壁，发生骨折并向骨盆方向移位；或坐位时膝关节受到沿股骨干方向的直接撞击；也可能是由于高处坠落伤所导致。

【临床表现与诊断】

1．患者有明确的外伤史，如发生交通事故或高处坠落伤。

2．患侧髋部疼痛剧烈、活动障碍，肢体缩短不明显。

3．合并骨盆骨折或其他骨折时，患者可出现失血性休克。

4．X 线检查可确诊，应该常规行 CT 扫描，以了解髋臼骨折的详细情况，三维 CT 扫描可以指导骨折复位。

【治疗】

髋关节中心脱位患者合并休克时，必须优先处理和纠正休克。患者伤情重，病情不稳定时，可临时行患肢固定制动或骨牵引。

1．保守治疗　对股骨头内移程度小、患者高龄及身体状况差不能耐受手术者。可以采取股骨髁上或胫骨结节牵引 6 ～ 8 周。

2．手术治疗　对髋臼骨折影响髋关节的对合关系者，如果无手术禁忌证，一般均需要行手术治疗。

➢考点：髋关节脱位的分类、后脱位的临床表现、后脱位的诊断与治疗。

第四节　肘关节脱位

肘关节脱位（dislocation of elbow joint）是肘部常见损伤，多见于 10 ～ 20 岁人群，一般由于较大暴力所导致，老年人少见。桡骨头半脱位多见于幼儿。

【解剖概要】

肘关节为复合关节，由肱尺关节（肱骨滑车 - 尺骨滑车凹）、肱桡关节（肱骨小头 - 桡骨小头凹）、近侧桡尺关节三组关节包于一个关节囊内复合构成，以肱尺关节对肘关节的稳定性最重要。肘关节囊、侧副韧带和肌肉对维持关节的稳定亦有重要作用，肘关节后脱位主要发生在肱尺关节。肱骨滑车与尺骨半月切迹构成的肱尺关节属于蜗状关节，是肘关节的主体部分；肱骨小头与桡骨头凹构成肱桡关节，属于球窝关节；桡骨头环状关节面与尺骨的桡骨切迹构成桡尺近侧关节，属于车轴关节。这些关节主要完成屈伸活动及轻度尺偏、桡偏旋转活动。关节囊附着于各关节面附近的骨面上，肱骨内、外上髁均位于囊外。关节囊前后松弛薄弱，两侧紧张增厚形成尺侧、桡侧副韧带。成人的肘关节脱位多累及肱尺关节。在桡骨头周围有环状韧带，此韧带与切迹一起形成一个漏斗形的骨纤维环，包绕桡骨头。

3 岁以下的幼儿，桡骨头发育不全且环状韧带较松弛，故当肘关节呈伸直位牵拉前臂时易发生桡骨头半脱位（subluxation of radial head）。

【病因与病理】

成人肘关节脱位最常见的是肘关节后脱位（posterior dislocation of elbow joint），多由间接暴力和杠杆作用导致。当前臂呈旋后位以手掌撑地摔倒时，暴力向上传至伸直的肘关节，尺骨鹰嘴尖端撞击鹰嘴窝，产生较大的杠杆作用，导致关节囊前部及肱肌撕裂，肱骨下端向前下方移动，尺骨鹰嘴向后上方移动，肘关节后脱位随之发生。受伤时患者体位和暴力作用方向不同，也可导致肘关节前脱位、侧方脱位等，还可发生向内侧或外侧的移位，导致侧副韧带撕裂。当肘关节后脱位同时伴有桡骨头和尺骨冠状突骨折时，称为肘关节恐怖三联征（terrible triad of the elbow）。此时肘关节因骨折和韧带损伤非常严重而导致极其不稳定，多需要手术治疗。肘关节后脱位可合并肱骨内上髁骨折、正中神经和尺神经损伤，桡神经受损机会较小。

【临床表现与诊断】

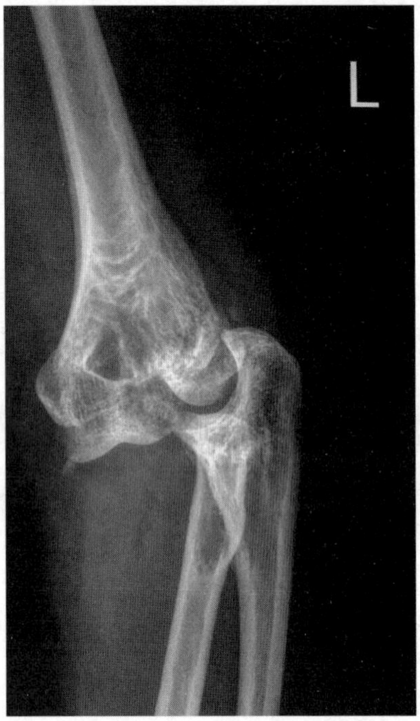

图 55-14　肘关节后脱位合并内、外髁撕脱骨折

1．临床表现　患者有明确的外伤史，伤后肘关节局部疼痛、肿胀和功能受限。肘关节呈 130° 弹性固定于半屈曲位，患者因疼痛而不敢屈伸。

2．特异体征　患者具有一般关节脱位的体征。畸形：肘后骨性异常隆起，前后径增宽而内外径正常，尺骨鹰嘴和肱骨内、外侧髁所构成的肘后三角相互关系改变，鹰嘴突高出内、外侧髁，肘前部皮下可触及肱骨下端。弹性固定：肘关节处于半屈曲近于伸直位，屈伸活动时有阻力伴疼痛；肘后部空虚凹陷：肘后侧可触及鹰嘴的半月切迹。

3．X 线检查　肘关节正、侧位 X 线检查可证实脱位及发现合并的骨折（图 55-14），注意肱骨远端、桡骨头、冠状突有无骨折存在，肱骨髁有无撕脱骨折等，必要时可以行三维 CT 扫描。

除检查脱位外，还要注意检查患肢手部的血运、运动及感觉，确定有无神经、血管损伤，必须在病例中记录。伴有软组织损伤较重的肘关节后脱位患者复位时容易发生神经卡压。若肘关节严重肿胀，则应注意合并血管损伤或骨筋膜室综合征的可能，必要时应将患者留院观察，以便及时处理。

【治疗】

1．复位　一般均能通过闭合复位完成。对少数有软组织或骨折块嵌入关节间隙者需要行手术切开复位。复位前应进行神经、血管功能检查。如受伤时间不长，可不用麻醉；如需要关节腔内注射局部麻醉药，应注意严格执行无菌操作，避免关节感染。一名助手握紧患者前臂，另一名助手握紧患者上臂做对抗牵引约 3 min，使肌肉张力减小。术者从患者肘后部用双手环握住肘关节，以拇指推压尺骨鹰嘴向前下复位，同时矫正侧方移位。助手在复位过程中维持牵引并逐渐使患者屈肘，感觉到弹跳感一般提示复位成功。轻柔活动患者肘关节可感觉到被动屈伸活动时无阻抗。此时应再次进行神经、血管功能检查，并再次进行正、侧位 X 线检查。对复位前后均有神经损伤者，最好先观察一段时间，向患者说明可能需要进行手术探查。保守治疗一段时间后可进行肌电图检查，牵拉或压迫肌肉造成的神经损伤多为短暂性麻痹，有可能逐渐恢复。若患者 3 个月仍不恢复，则应进行手术探查。对伴有严重骨折者应根据情况考虑行切开复位手术，避免多次手法复位进一步损伤软组织。

2．固定　用长臂石膏夹板固定肘关节于功能位，约 3 周后去除固定。

3．功能锻炼　去除石膏保护后，患者应适当主动活动关节，避免超范围和暴力牵拉关节。应当定期复查 X 线观察患者恢复情况。肘关节软组织损伤较重的患者晚期可发生骨化性肌炎。

【附】 桡骨头半脱位

桡骨头半脱位是小儿多见的日常性损伤，俗称牵拉肘，多发生在 5 岁以下的儿童，以 2 ~ 3 岁最常见。

【解剖概要】

桡骨头呈椭圆形，最近端为浅凹状关节面，与肱骨小头凸面形成关节，与肱尺关节一起完成屈伸活动。桡骨头的尺侧与尺骨鹰嘴半月切迹形成上尺桡关节，有环状韧带包绕，与下尺桡关节一同完成前臂旋转活动。桡骨头及桡骨颈位于肘关节囊内，没有韧带、肌腱附着，因此稳定性较差。桡骨头的关节面和桡骨纵轴并不垂直，而是有一定的倾斜度，其大小与前臂旋转活动有关，这种倾斜度变化即使之易于脱位。小儿的桡骨头周径比桡骨颈粗 30%～60%，桡骨头横截面呈椭圆形而非圆形，其矢状面直径大于冠状面。前臂旋前时，桡骨头短直径部分从冠状位转为矢状位，容易从环状韧带的撕裂中脱出，使环状韧带嵌于肱桡关节间隙内。

【损伤机制与病理】

当患儿肘关节处于伸直位而前臂旋前时，手腕或前臂突然受到纵向牵拉，环状韧带（annular ligament）远侧缘在桡骨颈附着处的骨膜发生横行撕裂，肱桡关节间隙变大，关节囊及环状韧带上部由于关节腔的负压作用，只需滑过桡骨头倾斜远端的一部分关节面，就可嵌顿于桡骨关节间隙，从而阻止桡骨头复位，造成桡骨头半脱位（图 55-15）。通常，环状韧带滑脱不超过桡骨头周径的一半，所以屈肘和前臂旋后容易复位。5 岁以后，环状韧带增厚，不再容易发生脱位。

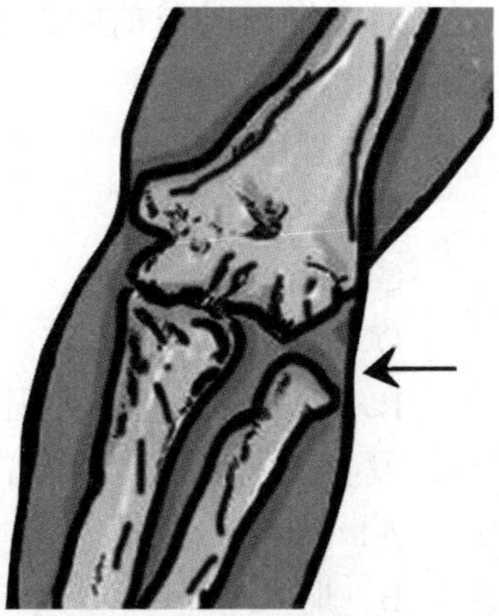

图 55-15 桡骨头半脱位后上尺桡关节间隙稍增大

【临床表现与诊断】

患儿被牵拉受伤后因肘部疼痛而哭闹，疼痛可放射至腕部，并且不让触动患处，不肯使用患肢，特别是举起前臂。检查可发现患儿前臂肿胀和畸形；肘关节活动受限，旋后时疼痛明显加重。若无牵拉病史的其他损伤，则一般不考虑桡骨头半脱位。X 线检查无阳性发现。诊断主要依靠牵拉病史、症状和体征。绝大多数情况下，桡骨头为向桡侧的半脱位，完全脱位的情况很少发生，向前方的脱位更为少见。

【治疗】

1．复位 闭合复位多能成功。术者一手握住患儿腕部，另一手托住肘部，以拇指压在桡骨头部位，将肘关节屈曲至 90°，然后做轻柔的前臂旋后、旋前活动，反复数次，并用拇指轻轻推压桡骨头即可复位。复位成功时常能感到轻微弹响或弹动，肘关节旋转、屈伸活动正常，而且疼痛即刻消除，患儿能停止哭闹，并可抬起前臂用手持物。有时桡骨头半脱位时间长，复位后症状不能立刻消除，需观察一段时间后才能明确复位是否成功。

2．固定 复位后无需特殊固定，用三角巾或布带悬吊患肢于功能位 1 周即可。须告知家长平时牵拉小儿手部时，应同时牵拉衣袖；与小儿嬉闹时应注意方法，不能只牵手；注意保护避免反复脱位。

➢考点：桡骨头半脱位的临床表现、诊断和治疗。

自测题

一、选择题

【A1 型题】

1．下述关节脱位的特有特征，正确的是
   A．肿胀，畸形，功能障碍
   B．压痛，肿胀，瘀斑
   C．畸形，反常活动，关节空虚
   D．畸形，反常活动，弹性固定
   E．畸形，弹性固定，关节空虚

2．对新鲜肩关节前脱位患者，治疗时首选的方法是
   A．悬吊牵引
   B．皮肤牵引
   C．骨牵引
   D．手法复位外固定
   E．手术切开复位内固定

3．发生脱位率最高的关节是
   A．肩关节
   B．肘关节
   C．髋关节
   D．膝关节
   E．骶髂关节

4．关节脱位的特有特征是
   A．疼痛与压痛
   B．反常活动
   C．运动消失
   D．关节面外露
   E．弹性固定

5．Dugas 征阳性表现为
   A．肩关节脱位
   B．肘关节脱位
   C．髋关节后上脱位
   D．髋关节前下脱位
   E．髋关节中心脱位

【A2 型题】

6．1 岁患儿上楼梯时，其父向上牵拉右上肢，随后患儿哭叫，诉肘部疼痛，不肯用右手取物，最可能的诊断是
   A．肘关节脱位
   B．桡骨头骨折
   C．桡骨头半脱位
   D．肌肉牵拉伤
   E．尺骨鹰嘴撕脱损伤

7．患者跌倒，手掌撑地，肩外展、外旋，出现肩痛、肿胀、活动受限，体格检查示 Dugas 征阳性。该患者肩部的畸形是
   A．屈曲外展，外旋
   B．屈曲内收，内旋
   C．方肩
   D．肩过度后伸
   E．肩过度膨隆

二、问答题

1．按病因如何对脱位进行分类？
2．简述脱位的诊断。

（黄铭祥）

第五十六章

周围神经损伤

第五十六章数字资源

学习目标

通过本章内容的学习，学生应能够：

识记：

1. 说出周围神经损伤的临床表现。
2. 列举周围神经损伤的分类。

理解：

1. 解释上肢周围神经损伤的特征。
2. 解释下肢周围神经损伤的特征。

运用：

1. 评估患者，能早期做出周围神经损伤的诊断。
2. 评估周围神经损伤患者，并提供治疗方案。

第一节　概　述

【解剖概要】

周围神经系统是连接中枢神经系统（脑、脊髓）与外周器官神经末梢效应器之间的神经。周围神经分为脑神经、脊神经和自主神经，遍及全身皮肤、黏膜、肌肉、骨关节、血管及内脏等。

神经纤维是神经元的细胞突起，外面包被施万细胞，形成有髓神经纤维和无髓神经纤维，周围神经由神经纤维和结缔组织（神经外膜、神经束膜及神经内膜）组成，为一种富有弹性的组织结构。

【分类】

周围神经损伤的原因有切割伤、牵拉伤、挤压伤、火器伤、冷热伤、电烧伤及化学损伤等，其损伤程度通常分为以下三类（Seddon 分类）：

1．神经失用（neuropraxia）　多由轻度牵拉、短时间压迫引起。临床表现为暂时的感觉、运动丧失，神经纤维出现局部脱髓鞘改变，神经轴索和鞘膜完整，一般在数日内或数周内自行恢复。

2．轴突断伤（axonotmesis）　多由钝性打击或持续压迫引起。神经轴索连续性丧失，完全断裂，表现为支配区运动、感觉功能丧失，出现营养障碍及肌肉萎缩。损伤平面远端的轴索和髓鞘发生沃勒变性（Wallerian degeneration），神经内膜结构完好，轴索可以沿原来的内膜管再生。多数病例可以自行恢复，恢复的时间取决于损伤平面与效应器之间的距离。

3．神经断伤（neurotmesis） 神经干的全部或部分断裂，受损严重，损伤的结构包括神经轴索、神经内膜、神经束膜及神经外膜，多见于开放性损伤、化学损伤等。支配区以远相应的神经功能全部丧失，远端发生沃勒变性，多需显微外科手术修复。患者功能可完全恢复，有时只能部分恢复。

【病理】

神经断裂损伤后，末梢侧的全部和中枢侧的 1 ～ 3 个郎飞结（Ranvier node）发生沃勒变性，有髓神经纤维伤后数分钟、无髓神经纤维数日内即开始发生变性，变性的轴索和髓鞘失去原有的结构，崩解成碎片并被增生的吞噬细胞清除。与此同时，施万细胞增生，细胞增殖及分裂活性增强，2 ～ 3 周形成管状结构，为神经再生提供通道。在损伤较轻或修复手术完成后，神经将进入再生阶段；如果神经断裂没有及时修复，则再生轴索向远端生长 2 ～ 3 个郎飞结以后，将停止再生，形成神经瘤。神经修复后，要经过变性、再生，穿越吻合瘢痕及终末器官生长成熟等过程，其再生速度平均为每天 1 ～ 2 mm。

（一）神经的沃勒变性

其出现在神经损伤 3 ～ 4 天之后，主要表现有以下几方面：

1．轴索变性 伤后轴索与神经细胞分离，失去轴浆流的营养，24 h 即发生溃变，48 h 轴突碎裂成碎片，传导功能消失。

2．髓鞘变性 2 ～ 3 天后髓鞘出现断裂，被施万细胞吞噬。3 ～ 6 周仅残存施万细胞空管。

3．施万细胞增生 伤后 24 h，施万细胞活力和代谢活动增强，10 ～ 15 天增生呈管状，2 年后退化成结缔组织，管道闭塞。神经沃勒变性除远端可发生外，近端也同样可以发生，但变化不超过 1 ～ 2 个郎飞结。

（二）神经再生

神经断裂修复后数日，吻合处被两端的施万细胞和纤维细胞填充并连接。神经纤维自近端长入远端施万管内，并以每天 1 ～ 2 mm 的速度向远端生长。如果神经纤维未进入远侧端的施万管内，再生的神经纤维无规则地生长形成假性神经瘤。而远端由于施万细胞和成纤维细胞增生形成膨大的断端，称为胶质瘤。

（三）神经元的变性与再生

神经损伤后，不仅神经干发生变性，而且也影响到相应的神经元发生变性和再生。其主要表现为神经元尼氏体消失，核外移，严重者可发生坏死。其再生过程从伤后 3 周开始，维持 3 个月高峰期，到 6 个月才减退。

（四）神经末梢的变性与再生

运动神经的终板可发生与神经干损伤类似的变性，超过 2 年则再生可能性很小。而感觉神经末梢变化很小，并且再生与伤后时间关系也不大。

【临床表现与诊断】

1．下运动神经单元型瘫痪 受损神经所支配的肌肉呈迟缓性瘫痪，患者主动运动、肌张力及反射消失，并逐渐发生肌肉萎缩。支配关节活动的肌肉失衡，出现特殊畸形或者关节挛缩。

2．感觉功能障碍 受损神经支配区的深、浅感觉消失。由于感觉神经相互交叉、重叠支配，实际感觉完全消失的范围很小，称为该神经的绝对支配区。感觉功能检查对神经功能恢复的判断亦有重要意义。

3．自主神经功能障碍 受损神经支配区早期可出现血管扩张而皮温稍高、潮红，后期血管收缩而皮温低、苍白，皮肤萎缩、发亮、变薄，汗腺停止分泌、皮肤干燥，指甲增厚，出现纵嵴，生长缓慢等。在观察过程中，如发现患者皮肤已能出汗，则表示神经功能有所恢复，化学方法的检查更为客观。淀粉碘试验是测定汗腺分泌功能的较好方法。其方法是在检查部位涂 1.5% 碘酊，待干燥后撒上淀粉，然后用红外线灯烘烤，如出现蓝色，则表明患者有发汗功能。

此外，还有茚三酮试验，即将患侧手指腹印压在涂有茚三酮的试纸上，出现蓝紫色指纹，则表示患者有汗。

4．神经干叩击试验（Tinel 征）　是检查神经再生的一种简单方法。患者神经轴突再生，尚未形成髓鞘之前，对外界的叩击可出现疼痛、放射痛和过电感的敏感现象，Tinel 征阳性则是神经功能恢复的表现。

5．电刺激试验　用感应电及直流电刺激肌肉，一般神经断裂后 3 ~ 7 天，受支配的肌肉对感应电刺激失去反应。12 ~ 14 天后对直流电尚有反应，但较之前有显著变化。

6．神经电生理检查　肌电图检查对神经损伤的诊断和恢复期的观察有一定价值。利用肌电图可测定神经传导速度。正常四肢周围神经传导速度为 40 ~ 70 m/s。神经部分受损后，神经传导速度减慢，神经完全断裂，神经传导速度为零。此外，还可以测定损伤部位及神经再生恢复情况。

知识链接

肌　电　图

肌电图是将肌肉、神经兴奋时生物电流的变化描记成图，从而判断神经肌肉所处的功能状态。正常的肌肉呈松弛状态没有兴奋时，不产生电位，描记图形呈一条直线，称为电静息。轻微收缩时，呈单个或多个运动单位电位，称为单纯相。中度收缩时，有些电位相互重叠干扰，有些仍可见清晰的单个电位，称为混合相。最大程度收缩时，运动单位电位密集、杂乱、互相干扰，称为干扰相。神经损伤 3 周后，肌电图呈现失神经支配的纤颤电位、正相电位。神经修复后，随着神经功能的逐渐恢复，纤颤电位和正相电位逐渐减少直至消失，并出现新生电位，逐渐转为复合电位，直到恢复为混合相和干扰相肌电图。同时，还可利用肌电图测定单位时间内传导神经冲动的距离，称为神经传导速度。正常四肢周围神经传导速度一般为 40 ~ 70 m/s。神经受损时，神经传导速度减慢，神经断裂时则传导速度为 0。由于肌电图检查也会受一些因素干扰，因此应将其结果与临床结合起来进行分析、判断。

【治疗】

神经致伤的病因和时间对神经损伤后的恢复及肌肉功能的恢复影响较大。对神经损伤患者，应尽可能早地恢复其神经的连续性，以获得较好的预后。

（一）闭合性神经损伤的处理

1．致伤原因为挤压、牵拉及挫伤等因素造成的神经损伤，通常属于神经传导功能障碍或神经轴索损伤，多能自行恢复。可行非手术治疗，使患者肢体固定于神经松弛位，配合针灸及物理疗法治疗。对于经过 3 个月的治疗与观察无效者，可采取手术治疗。观察期间应行必要的药物治疗、理疗及功能锻炼，预防关节僵硬等。

2．对致伤原因为神经受压及摩擦所造成的神经损伤患者，应及时去除病因，如对石膏、夹板压迫所致神经损伤须及时修正。对由于组织内压迫而致的腕管综合征、肘外翻所致的尺神经炎等，均应及时行手术松解神经。

（二）开放性神经损伤的处理

通常在清创术后，局部条件较好时，应一期修复神经，否则应待伤口愈合 2 ~ 3 周后二期修复神经。

神经修复的方法基本有三种：

1．神经松解术　解除神经内、外的粘连和瘢痕压迫。又分为：

（1）神经外松解术。

（2）神经内松解术：应用显微外科技术效果更好。

（3）神经减压术：在早期神经探查时，纵行切开外膜，以清除挫伤处的血肿，减轻局部肿胀，减少对神经轴索的压迫。

2．神经缝合术

（1）部分神经缝合术。

（2）神经缝合术，行端对端吻合术时可采取神经外膜缝合术（图 56-1），也可用显微外科技术行神经束膜缝合术（图 56-2）。

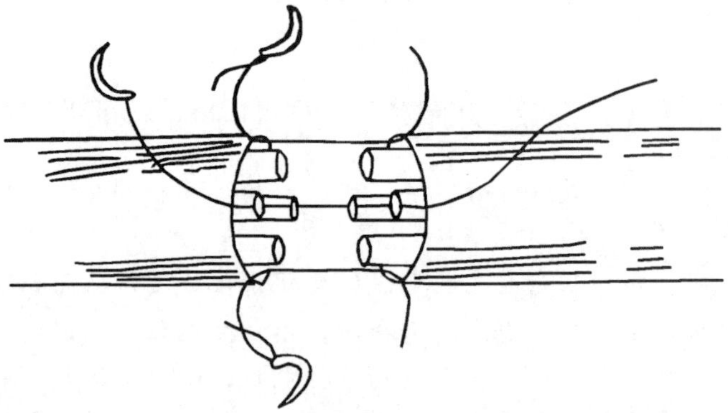

图 56-1　神经外膜缝合术

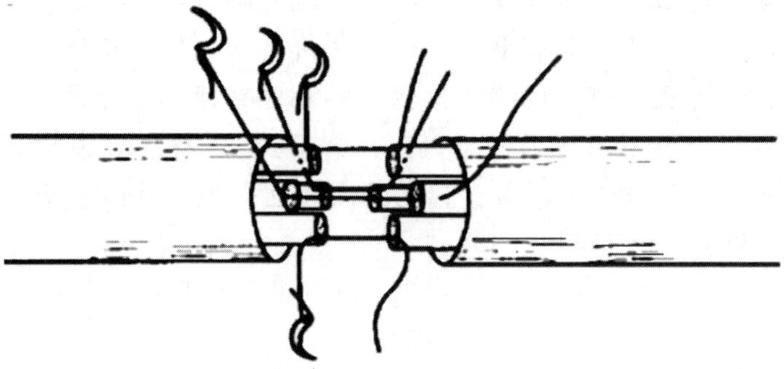

图 56-2　神经束膜缝合术

行神经缝合时，应注意两断端对位要准确，不能扭转，要在无张力下缝合。当神经缺损较多而不能直接缝合时，可采取下列方法消除缺损：①游离神经远端和近端；②屈曲邻近关节；③神经改道；④骨短缩；⑤神经移植。神经修复后，用石膏托将肢体固定在缝合处无张力的位置 4 周，下肢较粗的神经可延长至 6 周，然后逐步做关节的屈伸活动。

第二节　上肢神经损伤

案例 56-1

患者，女性，45 岁，2 个月前于工作中不慎被锐器戳伤右前臂，已清创缝合。体格检查：前臂可见陈旧性手术瘢痕，右手鱼际肌萎缩，手掌平坦，拇指、示指、中指掌面感觉障碍。

问题与思考：

1．目前出现的畸形考虑是什么神经损伤？

2．下一步的治疗方案是什么？

一、臂丛神经损伤

【解剖概要】

臂丛神经由第5～8颈神经根及第1胸神经根前支组成（以下简写为 C_5、C_6、C_7、C_8 及 T_1）。上述神经根穿出椎间孔后，经前斜角肌与中斜角肌之间和锁骨后方进入腋窝，可分为根、干、股、束四段，并发出许多分支穿出。C_5、C_6 合成上干；C_7 为中干；C_8、T_1 合成下干。三干在锁骨中 1/3 后方，各自分成前、后两股。三个后股合成后束，上、中干的前股合成外侧束，下干的前股单独形成内侧束。这三束分别延伸到腋动脉的后侧、外侧和内侧，并以此而得名。自后束发出到上肢的神经有腋神经和桡神经，外侧束发出肌皮神经和正中神经外侧头，内侧束发出正中神经内侧头、尺神经、臂内侧皮神经和前臂内侧皮神经，正中神经外侧头、内侧头合成正中神经。

【病因】

1．直接暴力　如砍伤、刺伤、锁骨骨折等，均可引起臂丛神经损伤，易合并血管损伤。

2．间接暴力　多为牵拉暴力所致。头部与肩部反向分离，均可造成臂丛神经部位的牵拉伤。如新生儿手部受牵拉而引起产瘫。肩部受各种突然向下的暴力，使肩部突然被下拉，也可使臂丛神经被牵拉而致伤。

【临床表现与诊断】

臂丛神经损伤后，主要表现为损伤神经支配区的肌肉瘫痪、感觉障碍等。由于外力作用的方式、损伤部位不同，临床可见以下三种类型。

1．上干损伤　又称上臂型损伤。受伤时外力作用于肩部上方，而头部向对侧猛然侧屈时，易造成臂丛上干损伤。临床主要表现为 C_5、C_6、C_7 所支配的肌群麻痹，如肩胛背神经支配的大、小菱形肌和肩胛提肌，以及胸长神经支配的前锯肌可出现瘫痪。

2．下干损伤　上肢过度外展、外旋受到强力牵拉时，易伤及臂丛下干，又称为前臂型或下臂型损伤。临床表现为 C_7、C_8 和 T_1 损伤，即环指、小指屈伸功能障碍，屈腕功能障碍。有时患者可出现霍纳征（Horner sign），临床表现为患侧上睑下垂，眼裂变窄，瞳孔缩小，面、颈部无汗等。

3．全臂型损伤　由于暴力过大，导致臂丛神经损伤广泛，可造成上肢运动与感觉完全麻痹。如果损伤接近椎间孔，即可出现霍纳征。

【治疗】

（一）非手术治疗

1．将伤肢固定于外展、外旋、屈肘 90°，前臂旋后、腕背伸位。

2．配合针灸、理疗、神经营养性药物及主动与被动功能锻炼。

（二）手术治疗

1．对开放性神经损伤患者，应及时行臂丛神经吻合术或3周后行延期吻合术。

2．对闭合性臂丛神经损伤患者，经临床观察3～6个月仍毫无恢复时，应行臂丛神经探查术，进行臂丛神经松解、移植修补及缝合术。

3．对于晚期或根部的臂丛损伤患者，无法行手术修补神经时，可根据残存的肌肉情况进行肌腱移位或关节融合术，以重建部分上肢的重要功能。

二、桡神经损伤

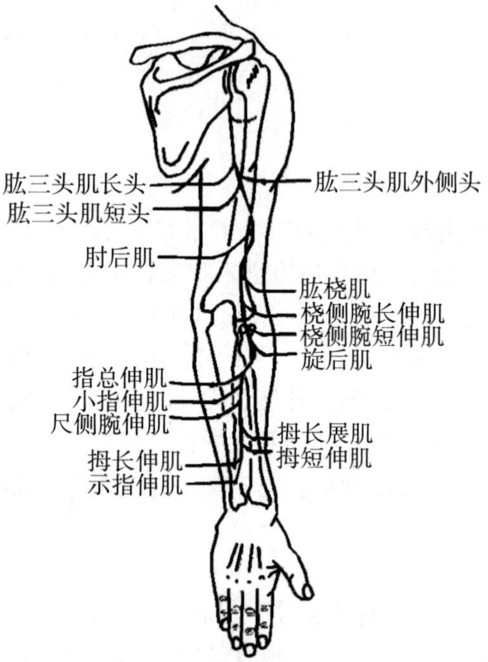

图 56-3　桡神经支配的肌群

【解剖概要】

桡神经来自臂丛后束，主要为运动纤维。在腋动脉后方，经过肩胛下肌、大圆肌和背阔肌的浅面，斜行至上臂后方，在腋部发出数支至肱三头肌，行经肱骨的桡神经沟达肱骨中段外侧，在肱骨中下1/3 交界处穿过外侧肌间隔。此处桡神经紧贴肱骨，因此当此处骨折时易伤及桡神经。然后其继续下行在肱肌与肱桡肌之间并转向肘前方，并分为深、浅两支。深支又称骨间背侧神经，通过旋后肌绕过桡骨进入前臂背侧。浅支与桡动脉伴行，在肱桡肌深面于桡骨茎突上 5 cm 处转向背侧。桡神经在上臂发出肌支支配肱三头肌、肘肌、肱桡肌、桡侧腕长伸肌和肱肌。深支在前臂支配所有前臂的伸腕、伸指肌群（图 56-3）。浅支支配腕、手背部桡侧两个半手指皮肤的感觉。

【病因】

病因包括开放性损伤（如刀刺伤及手术误伤）、肱骨骨折、挤压伤。

【临床表现与诊断】

1．感觉变化　桡神经在不同平面的损伤，可出现相应支配区的皮肤感觉迟钝或消失。

2．运动障碍　桡神经损伤可引起所支配区的肌肉麻痹，出现肘关节伸直受限，垂腕、垂指、拇指不能外展、伸拇受限和前臂旋前畸形。

【治疗】

1．闭合性损伤　如因肱骨骨折、挤压伤等而出现桡神经麻痹症状时，桡神经多为不全损伤，可行骨折复位功能位固定。同时应经常观察患者桡神经恢复情况，如 3 个月以上仍未恢复，则应行手术探查桡神经，并酌情进行神经松解、吻合、修补等手术。

2．开放性损伤　如果出现桡神经损伤症状和体征，则应在清创时，探查桡神经并行神经吻合术或二期修复。术后应行相应的神经松弛位固定。对晚期功能不恢复者，可行肌腱移位，重建伸腕、伸拇、伸指功能。

三、正中神经损伤

【解剖概要】

正中神经由臂丛神经的内、外侧束的内侧根和外侧根汇合而成。在上臂行于肱动脉的内侧与之伴行，在肘部通过肱二头肌腱膜经旋前圆肌的二肌头之间进入前臂，行于屈指深浅两层肌之间至腕部，位于桡侧腕屈肌和掌长肌肌腱之间，通过腕管进入手掌。其分支在前臂支配旋前圆肌、桡侧屈腕肌、掌长肌、屈指浅肌、屈指深肌（示、中指）、屈拇长肌及旋前方肌（图 56-4）。腕部以下，又分出分支支配鱼际肌及桡侧半蚓状肌；感觉支分布于桡侧三个半手指。

【病因】

1．闭合伤　多见于骨折和脱位，正中神经在肘部上方无分支，其损伤可分为高位损伤（肘部上方）和低位损伤（腕部），如肱骨髁上骨折、肩关节脱位、月骨脱位等。闭合伤多为急性挤压、挫伤和牵拉因素所致。腕管内有效容积变小，也可出现慢性正中神经压迫症状。

2．开放性损伤　一些锐器刺伤或切割伤，也易伤及正中神经，尤其在前臂，正中神经走行较表浅。

【临床表现】

1．感觉改变　正中神经支配区的皮肤感觉迟钝或消失，即手掌侧桡侧三个半指及示指、中指远节感觉障碍。

2．运动变化

（1）受伤平面位于肘关节以上时，则出现患肢前臂旋前障碍，桡侧屈腕、屈拇、屈示指、屈中指深肌功能丧失，鱼际肌萎缩，拇指对掌功能丧失。

（2）损伤平面位于腕关节时，则出现拇指对掌功能丧失，鱼际肌萎缩。

【治疗】

1．非手术治疗　对于因骨折、脱位引起的正中神经损伤患者，可行闭合复位骨折和脱位，然后固定，并严密观察神经恢复情况。3个月仍无恢复时，应行手术探查。

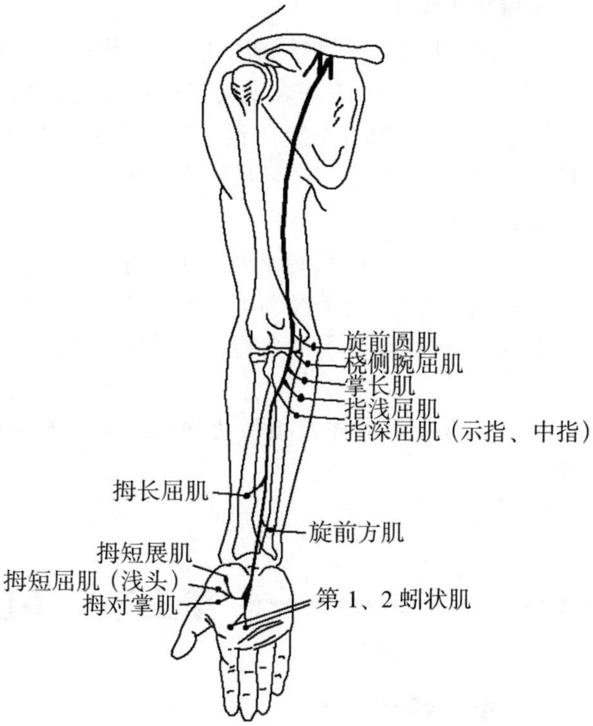

图 56-4　正中神经支配的肌群

2．手术治疗　对开放性损伤神经断裂者，应及时缝合神经。对于因闭合性损伤引起的神经损伤患者，通过观察仍未恢复或诊断为神经断裂时，应行手术探查神经，根据情况进行神经松解术、吻合术等手术。

3．肌腱移植术　适用于正中神经损伤的晚期病例，患者功能不能恢复时，可行肌腱移植，以改善手的屈拇、屈指及拇指的对掌功能。

四、尺神经损伤

【解剖概要】

尺神经起自臂丛神经内侧束，在上臂位于肱动脉内侧下行，在中部逐渐转向尺侧，经肱骨内上髁后方的尺神经沟，穿过尺侧腕屈肌肱骨头与尺骨头之间进入前臂，行于尺侧腕屈肌与指浅屈肌之间至前臂中部，与尺动脉伴行。尺神经在前臂远端行于尺侧腕屈肌腱桡侧，至腕部绕豌豆骨桡侧在腕横韧带浅面而入手掌。尺神经在上臂无分支，在肘关节以下分出肌支，支配尺侧腕屈肌和第 4、5 指的指深屈肌。在手部分支，支配小鱼际肌群，骨间肌，第 3、4 蚓状肌，拇收肌和拇短屈肌的深头（图 56-5）。其感觉支分布于手掌尺侧一个半指的皮肤。

【病因】

1．闭合性损伤　多见于肘部骨折与脱位的合并伤。神经损伤多为牵拉伤和挤压伤。患者多年后也可发生迟发性尺神经炎。

2．开放性损伤　多见于前臂的刺伤或切割伤。

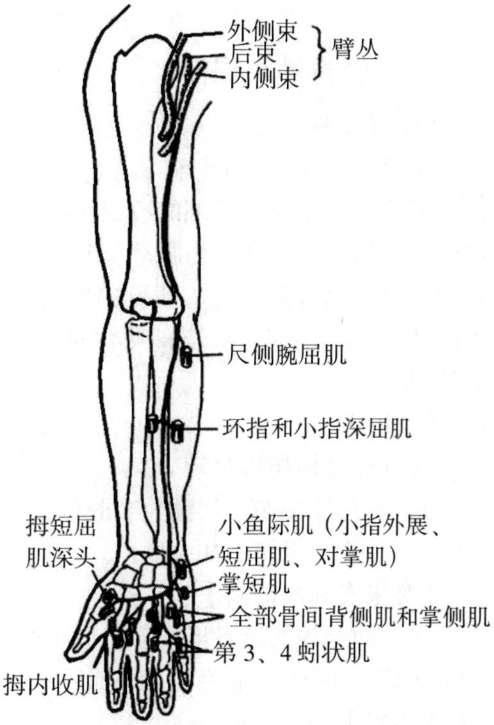

图 56-5　尺神经支配的肌群

【临床表现】

1．感觉障碍　尺神经损伤后可出现手掌尺侧一个半指的皮肤感觉减退或消失。

2．运动障碍　主要表现为尺神经支配的肌群麻痹，尺侧屈腕障碍，环指和小指掌指关节不能屈曲，指间关节不能伸直，各指不能内收和外展，拇指不能内收。患者出现 Froment 征，骨间肌及小鱼际肌萎缩，呈爪形手畸形。

【治疗】

应根据尺神经损伤的原因及时治疗。如为神经断裂，应及时行吻合术；如患者为严重肘外翻及内上髁骨折，尺神经沟不平滑，则应行尺神经前移术或同时做神经松解术。因尺神经主要支配手部肌肉，所以手的功能恢复较为困难。

➢ 考点：正中神经损伤的临床表现、尺神经损伤的临床表现，以及桡神经损伤的临床表现。

第三节　下肢神经损伤

案例 56-2

患者，男性，37 岁，不慎摔伤左膝关节。X 线检查提示左髌骨骨折，诊断为左髌骨骨折，行下肢石膏固定。近期患者出现足背不能背屈，足下垂且内翻。

诊断：左髌骨骨折石膏固定后神经损伤。

问题与思考：

1．石膏固定过程中应注意什么，出现上述症状应如何处理？

2．对于该患者，考虑是什么神经损伤？

一、坐骨神经损伤

【解剖概要】

坐骨神经由 L_4、L_5 和 S_1、S_2、S_3 组成，经坐骨大孔于梨状肌下缘穿出，沿大腿后部下行，沿途分支支配股后部的股二头肌、半腱肌和半膜肌，在股后侧中下 1/3 分为胫神经和腓总神经。在腘部，胫神经与腘动脉和静脉伴行，然后与胫后动脉伴行，经内踝后方进入足底。腓总神经沿腘窝外侧股二头肌腱内侧向下，绕过腓骨颈后分为深、浅两支，浅支又称腓浅神经，支配腓骨长、短肌；深支即腓深神经，支配胫前肌、趾长伸肌、踇长伸肌、第三腓骨肌和趾短伸肌。

【病因】

坐骨神经损伤机会较少。

1．闭合性损伤　如髋关节脱位、骨盆骨折等。

2．开放性损伤　如火器伤。

【临床表现与诊断】

坐骨神经损伤患者根据损伤平面可出现相应支配的肌群麻痹；膝关节的屈肌群、小腿和足部的全部肌群瘫痪；大腿后侧、小腿后侧及外侧和足部的全部感觉消失，膝部、踝部腱反射消失。

【治疗】

1．闭合性神经损伤　可采用非手术治疗，对于通过观察仍未恢复者可行手术探查。对晚期功能未恢复者，可考虑分期进行膝关节、踝关节融合术。

2．开放性损伤　应及时采取手术治疗，行神经吻合术。术后将伤肢固定于伸髋屈膝位。

二、腓总神经损伤

【病因】

腓总神经位置表浅，经腓骨长肌两头之间绕腓骨颈，故损伤机会较多。腓骨头骨折、膝关节外侧脱位及不正确地使用石膏或夹板，均可造成腓总神经的牵拉伤或挤压伤。

【临床表现与诊断】

腓总神经损伤后，可出现该神经支配的肌群功能障碍和感觉障碍。

1．腓总神经损伤　患者可出现胫前肌，踇长伸肌，趾长伸肌，趾短伸肌和腓骨长、短肌瘫痪。足部呈马蹄内翻畸形。小腿外侧和足背感觉消失。

2．腓深神经损伤　患者表现为胫前肌、趾长伸肌、踇长伸肌、第三腓骨肌和趾短伸肌麻痹，呈垂足畸形。踇趾和第二趾背侧间区皮肤感觉障碍。

3．腓浅神经损伤　患者表现为腓骨长、短肌麻痹，足部不能外翻。小腿外侧及足背外侧皮肤感觉消失。

【治疗】

1．对神经断裂诊断明确者，应及时手术行神经吻合术。

2．对挤压伤者应解除压迫，将患肢固定于功能位，以防止关节畸形。对晚期神经功能未恢复者，可行关节融合术或肌移位术。

三、胫神经损伤

【解剖概要】

胫神经自坐骨神经发出后，垂直下行经股二头肌内侧缘穿出，沿腘窝中线下行至腘肌下缘进入比目鱼肌深面，主要支配腘肌、腓肠肌、比目鱼肌、胫骨后肌、踇长屈肌、趾长屈肌、跖肌，经踝管后分为足底内、外侧神经。

【病因】

1．闭合性损伤　如胫骨上段骨折等。

2．开放性损伤　如火器贯通伤。

【临床表现】

胫神经损伤后主要表现为小腿后部肌群瘫痪而使踝关节和足趾不能跖屈，足不能内翻，呈仰趾外翻畸形，足底感觉消失。

【治疗】

1．对神经断裂者应及早行神经缝合术，术后固定于神经松弛位。

2．神经功能恢复不良而影响关节稳定时，可行肌腱移植或关节融合术。

➢考点：坐骨神经损伤的临床表现、腓总神经损伤的临床表现。

自测题

一、选择题

【A1 型题】

1．上臂受伤后出现腕关节下垂，此时最可能的损伤是

A．锁骨骨折

B．肱骨颈骨折

C．肩关节脱位

D．肱骨干骨折

E．肱骨髁骨折

2．腕关节掌侧被刀片割伤，有正中神经损伤的体征为

A．伸指受限

B．拇指外展和对掌受限

C．小指外展受限

D．伸腕受限

E．并指功能受限

3．右膝部外侧闭合性损伤，伤后右足不能主动背伸，其原因为

A．坐骨神经损伤

B．胫前肌损伤

C．腓总神经损伤

D．胫后神经损伤

E．胫后肌损伤

4．肱骨颈骨折可合并

A．尺神经损伤

B．正中神经损伤

C．桡神经损伤

D．肌皮神经损伤

E．腋神经损伤

5．骨折合并神经损伤，下列描述正确的是

A．腓骨小头骨折合并胫神经损伤

B．肱骨内上髁骨折合并正中神经损伤

C．肩关节脱位合并臂丛神经损伤

D．肱骨干中下 1/3 骨折合并桡神经损伤

E．股骨颈骨折合并坐骨神经损伤

【A2 型题】

6．患者腕掌部切伤，6 个月后表现为成铲状畸形，大、小鱼际肌明显萎缩，手指感觉丧失，对掌功能丧失，该患者最可能出现的损伤是

A．尺神经损伤

B．正中神经损伤

C．指深、指浅屈肌腱损伤

D．正中神经、尺神经联合损伤

E．桡神经、尺神经联合损伤

7．患者颈肩部外伤后出现垂腕、垂指，拇指不能外展和三角肌麻痹，该患者出现的神经损伤是

A．臂丛神经损伤

B．高位桡神经损伤

C．颈丛神经损伤

D．高位正中神经损伤

E．尺神经损伤

二、问答题

1．简述闭合性神经损伤的治疗。

2．神经轴突断裂后是否需要手术修复？

（黄铭祥）

第五十七章

运动系统慢性损伤

第五十七章数字资源

思政之光

学习目标

通过本章内容的学习，学生应能够：

识记：

1．说出常见运动系统慢性损伤的分类、临床特点和治疗原则。

2．列举慢性软组织损伤、骨慢性损伤、软骨慢性损伤的临床特点和治疗原则。

3．描述周围神经卡压综合征的应用解剖、病因、临床表现、诊断和治疗。

理解：

分析常见运动系统慢性损伤的发病机制。

运用：

评估运动系统慢性损伤患者，并予以正确诊断及治疗。

第一节 概 述

运动系统慢性损伤是临床常见疾病，较急性损伤多见。机体组织无论是骨、关节、肌腱、韧带、筋膜、滑囊，还是相关的血管、神经等，均可因慢性损伤而出现相应的临床征象。尽管运动系统慢性损伤累及的多为非重要部位、非重要组织或器官，但其顽固性病痛常给患者生活与工作带来很大不便和痛苦，应引起临床医生高度重视。长期、反复、持续的姿势或职业动作作用于局部，导致组织肥大、增生、代偿，当超越代偿能力即形成轻微损伤，累积、迁延而形成慢性损伤。一些特殊职业者、手工业和半机械化产业工人、体育工作者、戏剧和杂技演员、伏案工作者及家庭妇女均是本类疾病的好发者。

【分类】

1．软组织慢性损伤　包括肌肉、肌腱、腱鞘和滑囊的慢性损伤。

2．骨慢性损伤　主要是指在骨结构较纤细及易产生应力集中部位的疲劳性骨折。

3．软骨慢性损伤　包括关节软骨及骨骺软骨的慢性损伤。

4．周围神经卡压伤　神经组织因频繁的重复活动或受到周围组织卡压而引起的慢性损伤。

【临床特点】

慢性损伤可发生在多种组织及器官，临床表现常有以下共性：①躯干或肢体某部位长期疼痛，但无明显外伤史；②特定部位有明确压痛点或肿物，常伴有某种特殊的体征；③局部炎症不明显；④患者近期有与疼痛部位相关的过度活动史；⑤部分患者有产生慢性损伤的不良姿势、习惯和职业史。

➢考点：运动系统慢性损伤的特点。

【治疗原则】

慢性损伤是可以预防的，应防治结合。单纯治疗而不加以预防，则患者症状往往会复发。对于病情反复发作者，治疗往往比较困难。

1．减少损伤因素　纠正不良姿势，限制致伤动作，定时改变姿势，使应力分散。同时，加强肌力是治疗的关键。

2．理疗、按摩　可改善局部血液循环、减少粘连，有助于改善症状。局部外用非甾体抗炎药，也可取得较好的近期效果。

3．局部注射肾上腺皮质激素　有助于抑制损伤性炎症，减少粘连，是临床上最常用的有效治疗方法。使用时须注意：①诊断明确，患者必须是慢性损伤性炎症，而非细菌性炎症或肿瘤。②严格执行无菌操作技术。③注射部位准确，不能误入血管或神经。④按规定剂量及方法进行。⑤注射后局部出现红、肿、热、痛等表现时，按感染处理，给予广谱抗生素并进行热敷等处理。无论疗程是否完成，均应停止再次局部注射。

4．非甾体抗炎药　可减轻局部炎症发生，缓解症状。长期使用患者可出现不同程度的不良反应，其中以胃肠道黏膜损害最多见，其次为肾、肝损害。使用时应注意以下几点：①必要时短期用药；②病灶局限且较表浅者使用外用涂擦剂；③为减少对胃肠道损害，宜首选环氧合酶 2（COX-2）抑制剂、前体药物及各种缓释剂、肠溶片、栓剂等；④肾功能欠佳者可选用短半衰期药物、对肾血流量影响较小的药物；⑤为降低对肝功能的影响，可选用结构简单、不含氮的药物，避免使用吲哚美辛和阿司匹林；⑥非甾体抗炎药应单独使用，联合应用疗效并不增加，而不良反应却成倍增加。

5．手术治疗　对某些非手术治疗无效的慢性损伤（如狭窄性腱鞘炎、神经卡压综合征及腱鞘囊肿等）患者，可行手术治疗。

➢考点：运动系统慢性损伤的治疗原则。

【预防】

对多数慢性损伤均能预防。对运动员、戏剧和杂技演员应当进行科学训练；长期固定姿势工作者，要定时改变姿势等，有助于分散应力、改善血液循环，以减少局部累积性损伤。当慢性损伤症状首次发生后，在积极治疗的同时，应提醒患者重视损伤局部的短期制动，以巩固疗效，减少复发。

第二节　软组织慢性损伤

一、滑囊炎

滑囊是位于骨与皮肤，肌腱与肌腱之间等的结缔组织囊性间隙，是人体摩擦频繁或压力较大处的一种缓冲结构。其外层为纤维结缔组织，内层为滑膜，平时囊内有少量滑液，有利于肌腱等组织的滑动。由于关节周围结构复杂，活动频繁，故人体滑囊多存在于大关节附近，如髌前、肩峰下、坐骨结节、尺骨鹰嘴等处（图 57-1）。

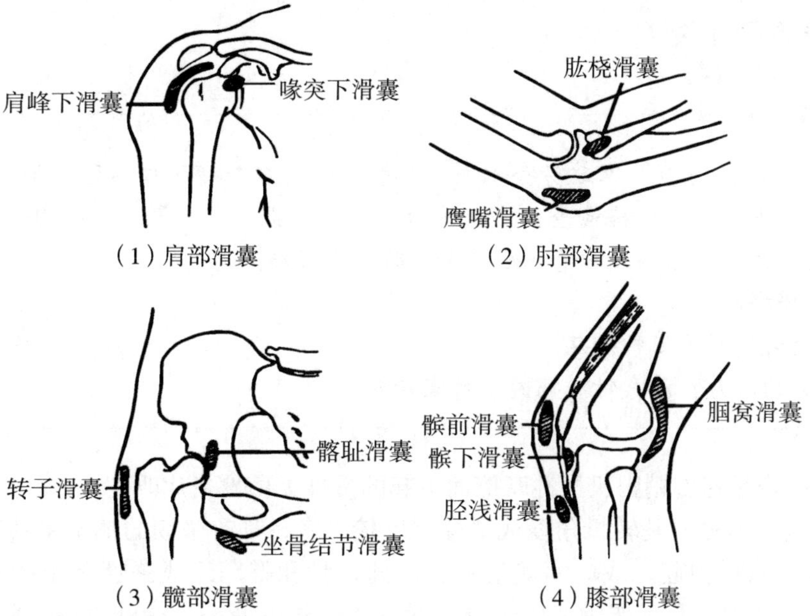

图 57-1　大关节附近常见的滑囊（肩、肘、髋、膝）

【病因与病理】

滑囊炎根据其病因、性质可分为创伤性滑囊炎、化脓性滑囊炎、结核性滑囊炎、类风湿性滑囊炎、痛风性滑囊炎和化学性滑囊炎等。

1．慢性滑囊炎　骨结构异常突出的部位，受到长期、持续、反复的摩擦和压迫是产生滑囊炎的主要原因。病理变化为滑膜水肿、充血、增厚，呈绒毛状，滑液增多，囊壁纤维化等。

2．急性滑囊炎　滑囊在慢性损伤的基础上，突发急性损伤导致炎症加剧，滑膜小血管破裂，滑液呈血性。

【临床表现】

1．患者多无外伤史，在关节或骨突出部位逐渐出现一圆形或椭圆形肿物，缓慢长大伴压痛。

2．病变表浅者边界清楚，有波动感，皮肤无炎症；病变部位深者，边界不清，波动感不明显。

3．当受到较大外力后，肿物可快速增大，伴剧烈疼痛。此时皮肤可有红、热表现，但无水肿。

4．行肿物穿刺囊内容物，慢性期为清澈黏液，急性损伤后则为血性黏液。偶尔因皮肤磨损而继发感染，则有化脓性炎症的表现。

【治疗】

1．改变不适当姿势，避免继续摩擦或压迫，缓解局部应力，是减轻症状、避免复发的基本方法。

2．经穿刺抽出囊内容物后注入醋酸泼尼松龙，加压包扎，适当制动并辅以理疗。

3．如有骨的畸形突起，则应予以切除。对少数囊壁增厚患者，经非手术治疗无效，可行滑囊切除术。如继发感染，则应先切开引流，之后再切除滑囊。

二、狭窄性腱鞘炎

案例 57-1

患者，女性，45 岁，家政劳务人员，1 年前出现右手指疼痛不适，早晨有发僵感，手指活动时可有响声。体格检查：右手无畸形，无肿胀，右手第三、第四手指掌指关节处可触及黄豆大小的结节，结节在屈伸手指时上下移动。

问题与思考：

1. 此患者诊断为何种疾病？
2. 应如何治疗？注意针对病因进行宣传教育。

狭窄性腱鞘炎是指腱鞘因机械性摩擦而引起的慢性无菌性炎症改变。

肌腱在跨越关节处，凡转折角度或滑移幅度较大者，都有坚韧的腱鞘将其约束在骨膜上，以防止肌腱呈弓弦样弹起，或向两侧滑移。因此，骨和腱鞘组成弹性极小的“骨纤维隧道”（图 57-2）。在日常生活和工作中，由于频繁活动引起过度摩擦，这种机械性刺激在早期引起无菌性炎症反应。长期、反复、过度用力摩擦，则可引起慢性纤维结缔组织增生、肥厚、粘连，导致腱鞘增厚。腱鞘的厚度可由正常时的 1 mm 以内增厚至 2 ~ 3 mm，由于腱鞘增厚致使腱鞘狭窄。腱鞘与肌腱之间可发生不同程度的粘连，肌腱也发生变性。因腱鞘坚韧而缺乏弹性，如同增生、水肿的腱鞘卡压肌腱，故称为狭窄性腱鞘炎。

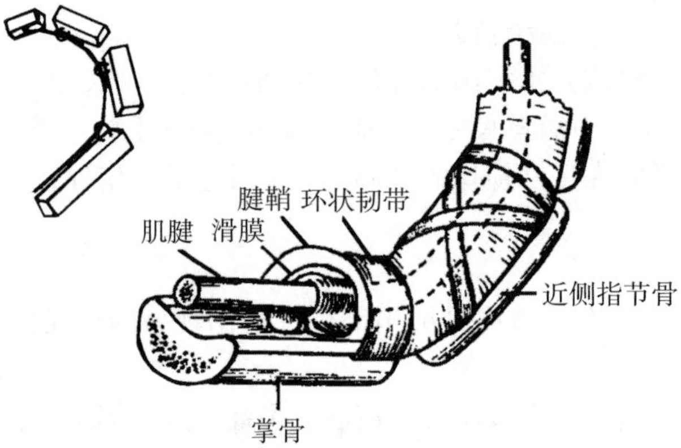

图 57-2 屈指肌腱的“骨纤维隧道”示意图

知识链接

腱 鞘

腱鞘分为两层，外层为纤维性鞘膜，内层为滑液膜。滑液膜又分为壁层和脏层。脏、壁层两端形成盲囊，其间含有少量滑液，起着润滑和保持肌腱活动度的作用。

四肢肌腱凡经过骨纤维隧道处均可发生腱鞘炎。在手指常发生屈肌腱鞘炎，又称弹响指或扳机指；在拇指为拇长屈肌腱鞘炎，又称弹响拇；在腕部为拇长展肌和拇短伸肌腱鞘炎，又称桡骨茎突狭窄性腱鞘炎。

【病理】

狭窄性腱鞘炎时，肌腱和腱鞘均有水肿、增生，使“骨纤维隧道”狭窄，进而压迫本已水肿的肌腱，使水肿的肌腱被压成葫芦状，阻碍肌腱的滑动并可出现肌腱的粘连和变性。用力屈伸手指，葫芦状膨大部在环状韧带处强行挤过，即产生弹拨动作和响声，并伴疼痛，故称弹响指（图 57-3）。

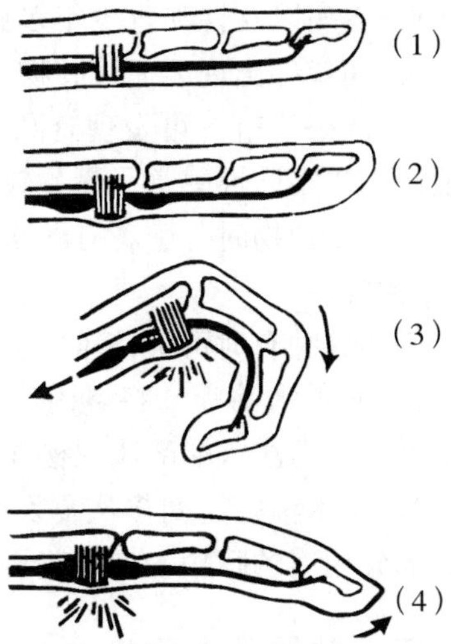

图 57-3　弹响指发生机制示意图

(1) 正常肌腱与腱鞘；(2) 发病后，肌腱呈葫芦状肿大，腱鞘肿胀；(3) 手指主动屈曲时，远侧膨大挤过狭窄的腱鞘，发生弹响；(4) 手指伸直时也同样发生弹响

【临床表现】

（一）手指屈肌腱鞘炎

1．起病缓慢。初时，晨起患指发僵、疼痛，缓慢活动后消失。随病程延长，患指逐渐出现弹响伴明显疼痛，严重者患指屈曲，不敢活动，甚至呈闭锁状态。

2．体检时，可扪及黄豆大小的痛性结节，该结节在屈伸患指时随屈肌腱上下移动，或出现弹拨现象。

（二）桡骨茎突狭窄性腱鞘炎

1．患者腕关节桡侧疼痛，逐渐加重，无力提物。

2．检查时皮肤无炎症表现，在桡骨茎突表面或其远侧有局限性压痛，有时可扪及痛性结节。

3．拇指屈曲，其他四指握住拇指后，被动尺偏腕关节，引起腕关节桡侧疼痛为握拳尺偏试验（又称称 Finkelstein 试验）阳性（图 57-4）。

【治疗】

1．局部制动、理疗，有一定疗效。

2．局部封闭，腱鞘内注射醋酸泼尼松龙疗效较好，一般只注射一次或两次，不可多次注射，以免引起广泛粘连。

3．如非手术治疗无效，可考虑行狭窄腱鞘切除术（图 57-5）。

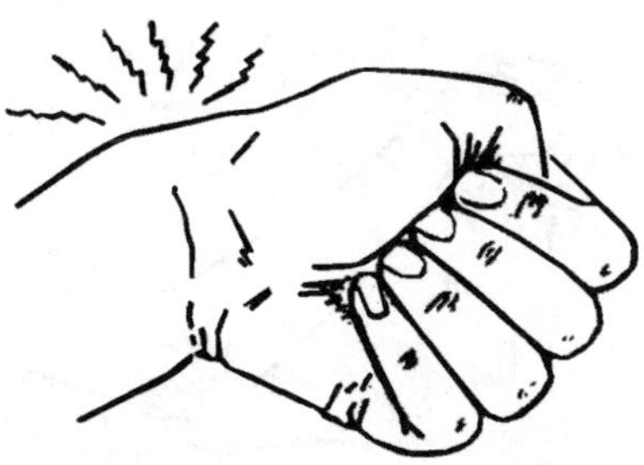

图 57-4　握拳尺偏试验（Finkelstein 试验）

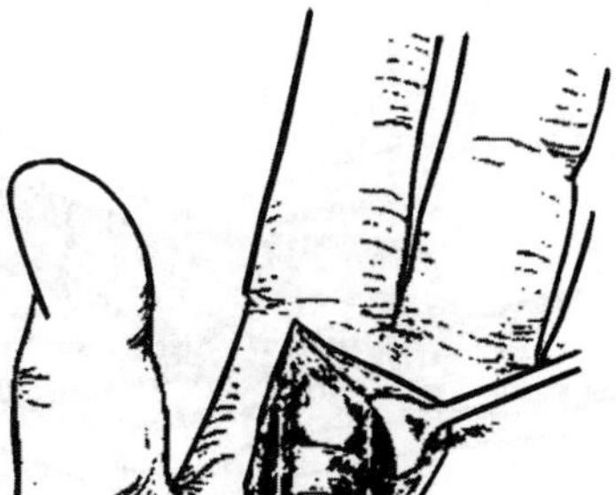

图 57-5　弹响指术中所见

三、腱鞘囊肿

腱鞘囊肿是因关节附近的腱鞘内滑液增多而引起的囊性肿块。慢性损伤使滑膜腔内滑液增多而形成囊性疝出；结缔组织发生黏液退行性变，也是发病的重要原因。囊的外壁由致密的纤维组织构成，内壁由滑膜细胞构成光滑面，囊内为无色透明的胶状黏液。

【临床表现】

1．本病以女性和青少年多见。腕背及足背部为好发部位。

2．病变部出现无痛性肿物，初发时无症状，增长到一定程度活动关节时有酸胀感。

3．体格检查　可发现有圆形或椭圆形肿物，表面光滑，不与皮肤粘连，张力较大，扪之有硬橡皮样实质性感觉。囊颈较小者，略可推动；囊颈较大者，则不易推动，易被误诊为骨性肿物。重压肿物时，患者有酸胀痛。用粗针头穿刺可抽出透明胶冻状物。

【治疗】

腱鞘囊肿有时可被挤压破裂而自愈。临床治疗方法较多，但易复发。

1．非手术治疗　将囊内容物排出后，在囊内注入药物并加压包扎，使囊腔粘连而消失。通常是在囊内注入醋酸泼尼松龙 0.5 ml。本方法简单，且患者痛苦少，复发率也较低。

2．手术治疗　对多次复发的腱鞘囊肿，可予以手术切除。术中应完整切除囊肿，并同时切除部分相连的腱鞘；如关节囊滑膜疝出，应在根部缝扎切除，以减少复发机会。

四、肱骨外上髁炎

肱骨外上髁炎是肱骨外上髁处、伸肌总腱起点附近的慢性损伤性炎症。因网球运动员易患此病，故又将其俗称为“网球肘”。

在前臂过度旋前或旋后位，被动牵拉伸肌（握拳、屈腕）和主动收缩伸肌（伸腕）将对肱骨外上髁处的伸肌总腱起点产生较大张力。如长期反复做此类动作，即可引起该处的慢性损伤。损伤局部以筋膜、骨膜炎为主。凡需反复用力活动腕部的职业和生活动作均可导致这种损伤，因此本病好发于网球、羽毛球、乒乓球运动员，钳工，厨师和家庭妇女等。

【临床表现】

1．患者逐渐出现肘关节外侧痛，在用力握拳、伸腕时加重，以致不能持物。

2．检查时，肱骨外上髁和桡骨头有局限性、极敏锐的压痛（图 57-6），皮肤无炎症，肘关节活动不受影响。

3．腕伸肌紧张试验（Mills 征）　肘关节伸直，前臂旋前同时被动屈腕，肘外侧出现疼痛者为阳性（图 57-7）。

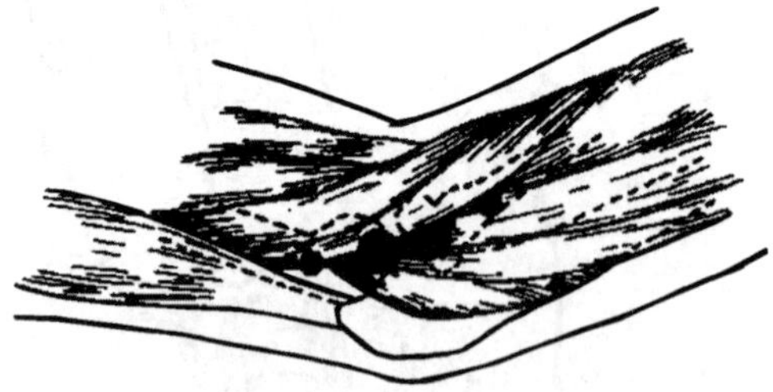

图 57-6　肱骨外上髁炎的压痛部位

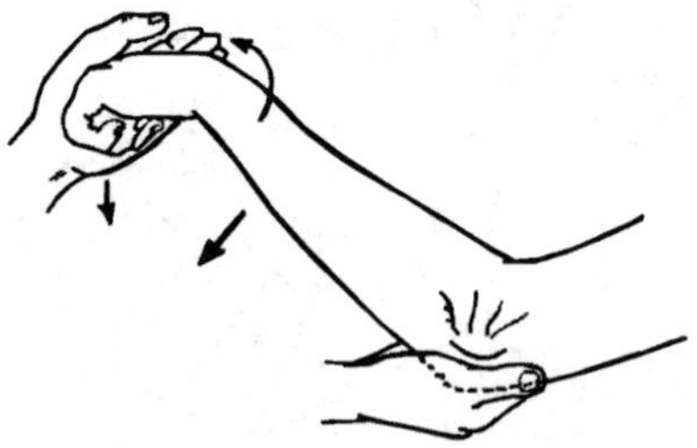

图 57-7　前臂腕伸肌紧张试验（Mills 征）

【治疗】

1．治疗原则　限制患者腕关节的活动，尤其是限制用力握拳伸腕动作是治疗和预防复发的基本原则。此外，还应减少活动量，可同时在桡骨头下方伸肌上捆扎弹性保护带，以减小肌腱起点处的牵张应力。

2．痛点封闭　于痛点准确注射醋酸泼尼松龙 1 ml 和利多卡因 1 ～ 2 ml 的混合液，能取得极佳的近期效果。

3．局部理疗　如蜡疗、按摩等，具有一定疗效。

4．手术治疗　对非手术治疗效果不佳者，可施行伸肌总腱起点剥离松解术或卡压神经血管束切除结扎术。

五、肩关节周围炎

案例 57-2

患者，女性，53 岁，于半年前无明显诱因出现左肩部疼痛不适，之后疼痛范围逐渐增大，夜间翻身移动肩部疼痛明显加重。目前患者左肩部活动明显受影响，不能完成梳头、洗脸等动作。体格检查：患者左肩部肌紧张，左肩关节周围明显压痛，左肩关节外展、外旋、后伸明显受限，左上肢血运。感觉无异常。X 线检查未见明显异常。

问题与思考：

1．诊断此患者为何种疾病？

2．应当如何治疗？

肩关节周围炎简称肩周炎，俗称冻结肩，是肩关节周围肌肉、肌腱、滑囊及关节囊的慢性损伤性炎症。因患者肩关节内、外粘连，而以活动时疼痛、功能受限为其临床特点。本病女性发病多于男性，好发于 40 ～ 60 岁中老年人，50 岁左右为高发，又称“五十肩”。

【病因】

1．肩部因素　中老年人软组织退行性变，对各种外力的承受能力减弱是基本因素。长期过度活动，姿势不良等所产生的慢性致伤力是主要的激发因素。

2．肩外因素　颈椎病、心脏病、肺部疾病、胆道疾病引发的肩部牵涉痛，因原发病长期不愈使肩部肌肉和韧带持续性痉挛、缺血而形成炎性病灶，逐渐进展即转变为真正的肩周炎。

【临床表现】

1．起病缓慢，患者逐渐出现肩部某一处疼痛，与动作、姿势有明显关系。随病程延长，疼痛范围扩大，伴肩关节活动受限（图 57-8）。

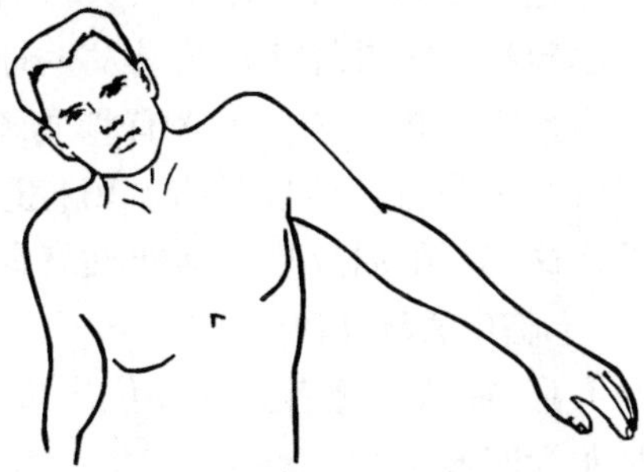

图 57-8　肩关节周围炎患者外展时姿势

2．体格检查　患者肩部有轻度肌萎缩、肌痉挛。肩关节周围有明显压痛。肩关节以外展、外旋、后伸受限最明显，少数人内收、内旋亦受限。

3．X 线检查　无特殊表现，病程较长者可见肩部骨质疏松，或冈上肌腱、肩峰下滑囊钙化征。肩关节造影可见关节腔容量减少。

【治疗】

本病多为自限性，自然病程为半年到 2 年。但若不配合治疗及功能锻炼，即使患者自愈，也将遗留不同程度的功能障碍。

1．早期给予理疗、针灸，适度地配合推拿、按摩，可改善症状。

2．痛点局限时，可局部注射醋酸泼尼松龙，能明显缓解疼痛。

3．疼痛持续、夜间难以入睡时，可短期服用非甾体抗炎药，并加以适量口服肌肉松弛药。

4．无论病程长短，症状轻重，患者均应每日进行肩关节的主动活动，活动时以不引起剧痛为限。

5．对肩外因素所致肩周炎患者，除局部治疗外，还需对原发病进行治疗。

➢考点：肩周炎的治疗原则。

知识链接

肩袖损伤

冈上肌、冈下肌、小圆肌、肩胛下肌越过盂肱关节，止于肱骨上端，与关节囊紧密相连，并覆盖关节，形成关节的袖状结构，称为肩袖。慢性劳损或急性损伤可引起炎症，致肩部疼痛，活动受限，为肩袖损伤。

第三节　骨的慢性损伤

一、疲劳性骨折

健康的骨组织要发生骨折，通常是由于遭受巨大暴力。但在骨的某些相对纤细部位或骨结构形态变化大的部位，都易产生应力集中。当受到较长时间反复、集中的轻微伤力后，这些部位首先发生骨小梁骨折，并随即进行修复。但在修复过程中如果继续受到外力作用，则可导致修复障碍，骨吸收增加。这一过程反复进行，则最终可因骨吸收大于骨修复而导致完全骨折。

疲劳性骨折好发于第二跖骨干和肋骨。第三、四跖骨，腓骨远侧，胫骨近侧和股骨远侧也可发生。

【病因】

虽然慢性损伤是疲劳性骨折的基本原因，但发生在不同部位时，各有其致病因素。如患者有先天性第一跖骨短小畸形，则足底负重点就从第一跖骨头转移到第二跖骨头，但第二跖骨干远较第一跖骨纤细，故易发生骨折。由于这种骨折常发生在新兵训练或长途行军之后，故又称为行军骨折。老年人多有骨质疏松，如因慢性支气管炎而长期咳嗽，肋间肌反复猛烈收缩，则可产生肋骨疲劳性骨折；田径运动员和芭蕾舞演员腓骨下 1/3 或胫骨上 1/3 易发生疲劳性骨折，这与小腿肌反复、猛烈收缩有关，又与足底跳跃着地的间接暴力有关。

【临床表现】

1．症状　患者损伤部位出现逐渐加重的疼痛为主要症状。这种疼痛在训练中或训练结束时尤为明显。

2．体格检查　患者有局部压痛及轻度骨性隆起，但无反常活动。少数可见局部软组织肿胀。

3．X 线检查　在出现症状的 1 ~ 2 周内常无明显异常，3 ~ 4 周后可见一横行骨折线，周围有骨痂形成。病程长者，骨折周围的骨痂有增多趋向，但骨折线更为清晰，且骨折端有增白、硬化征象。因此，当临床疑有疲劳性骨折，而 X 线检查又是阴性时，其早期诊断方法是进行放射性核素骨显像。

【治疗】

疲劳性骨折的治疗方法与暴力骨折相同。由于患者骨折多无移位，故治疗时仅需进行局部牢固的外固定和正确的康复功能锻炼。应注意的是，就诊较晚的疲劳性骨折患者，因骨折断端已有硬化现象，故骨折愈合较为困难。近来有人建议用微电流或骨诱导、生长因子等方法来促进骨折愈合。

合理治疗能获良好效果。但在恢复训练前必须制订妥善计划，纠正错误动作和姿势，以免再伤。老年人肋骨疲劳性骨折时，还应治疗慢性咳嗽。

二、跟痛症

跟痛症是指多种慢性疾病所致的跟骨跖面疼痛（图 57-9），是临床上较为常见的疾病。

【病因】

（一）足跟脂肪纤维垫炎

足跟脂肪纤维垫简称跟垫，是足跟皮肤与跟骨之间由与皮肤垂直的纤维及弹性脂肪组织构成，可缓冲震荡。跟部受外伤、压迫时，可使跟垫退化、萎缩、变薄，或导致跟垫发生炎症。

（二）跟骨下骨刺

跟骨下骨刺好发于跟骨结节处，由于受跖腱膜和趾短屈肌的不断牵拉，使跟骨形成尖角状骨质增生（图 57-10）。但不是所有的骨刺都会引发跟痛，而且跟痛症状的轻重和骨刺的大小不呈正比。

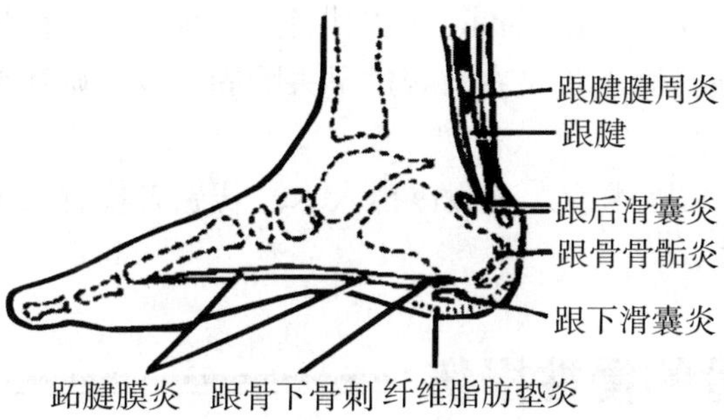

图 57-9　跟痛症的常见原因

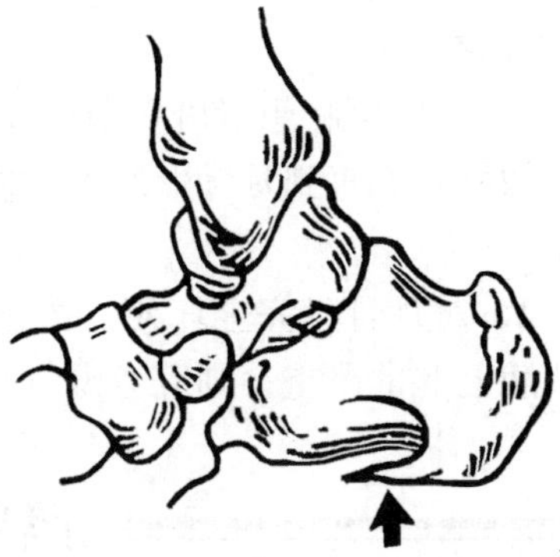

图 57-10　跟骨下骨刺

（三）跖腱膜炎

跖腱膜起自跟骨结节，止于跖骨，是维持足纵弓的纤维结构。人体站立、步行时，肌肉、筋膜持续牵拉，可导致跖腱膜炎。

【临床表现】

1．疼痛　患者跟骨跖面疼痛、肿胀、压痛，压痛点在足跟负重区略偏内侧，有时可触及跟骨下滑囊或皮下脂肪纤维组织块。

2．跖腱膜炎是在足持重时，有跟骨下、足底疼痛及足底胀裂感，压痛点局限于跟骨结节的跖腱膜和肌肉附着部。

【治疗】

1．热敷、理疗、中药熏洗等可减轻症状。

2．局部封闭　用醋酸氢化可的松或泼尼松龙 25 mg，加 2%普鲁卡因 4 ml 于痛点注射封闭，效果较好。

3．指导患者　穿有软垫的鞋，鞋垫于跟部挖空，在持重时使痛点置于孔穴上，可避免受压和摩擦。

4．手术治疗　可行骨刺切除或跟骨减压术。

三、月骨无菌性坏死

月骨无菌性坏死又称 Kienbock 病，好发于 20 ～ 30 岁的年人，此时骨骺已闭合，故本病不属于骨骺的慢性损伤，而是骨的慢性损伤。

【病因】

月骨位于近排腕骨中心，活动度大，稳定性较差。其血供主要依靠桡腕关节囊表面的小血管和腕骨间韧带内小血管。腕部活动频繁者，尤其是某些手工业工人，以及风锯、振荡器操作者，长期对月骨产生振荡、撞击，使关节囊、韧带小血管损伤、闭塞，导致月骨缺血。而缺血的月骨骨内压力又增高，进一步使循环受阻，从而导致缺血性坏死。

【临床表现】

1．症状　缓慢起病，患者腕关节胀痛、乏力，活动时加重，休息后缓解。随着疼痛加重，患者腕部逐渐肿胀、活动受限而无法坚持原工作。

2．体格检查　患者腕背部轻度肿胀，月骨区有明显压痛，叩击第三掌骨头时，月骨区疼痛。患者腕关节各方向活动均可受限，以背伸受限最明显。

3．X 线检查　早期无异常，数月后可见月骨密度增加，表面不光滑，形态不规则。骨中心有囊状吸收。周围腕骨有骨质疏松。

4．放射性核素骨显像　可早期发现月骨处有异常放射性浓聚。

【治疗】

1．早期可将患者腕关节固定在背伸 20° ~ 30°。固定期间，应定期行 X 线或放射性核素骨显像检查，直到月骨形态和血供恢复为止，通常需 1 年左右。若过早去除固定物，则病变易复发。

2．对月骨已完全坏死、变形者，可行月骨切除术或人工假体植入术。若患者桡腕关节骨关节病已非常严重，则应考虑行桡腕关节融合术。

第四节　软骨的慢性损伤

一、髌骨软骨软化症

髌骨是全身最大的籽骨，上极与股四头肌腱相连，下极由髌韧带固定于胫骨结节。其关节面与股骨内、外侧髁共同形成髌股关节。髌骨软骨软化症是髌骨软骨面因慢性损伤后，软骨肿胀、侵蚀、龟裂、破碎、脱落，最后与之相对的股骨髁软骨也发生相同的病理改变，而形成髌股关节的骨关节病。

【病因】

1．髌骨不稳定　先天性髌骨发育障碍、位置异常及股骨髁大小异常，或后天性膝关节内、外翻，胫骨外旋畸形等，均可使髌骨不稳定，在滑动过程中髌股关节面压力集中于某点，成为慢性损伤的基础。

2．慢性损伤　膝关节长期用力、快速屈伸，可增加髌股关节的磨损，如自行车、滑冰运动员的训练，常引起此病。

【临床表现】

1．本病在青年运动员较多见。初期为髌骨下疼痛，稍加活动后缓解，过久训练又可导致病情加重，休息后可逐渐消失。随病程延长，患者不能下蹲，上、下楼梯困难或突然无力而摔倒。

2．髌骨边缘压痛　伸膝位挤压或推动髌骨可有摩擦感，伴疼痛。后期形成髌股关节骨关节病时，可继发滑膜炎而出现关节积液。病程长者，有股四头肌萎缩。

3．X 线检查　早期无异常，晚期可见髌骨边缘骨赘形成，髌股关节面不平滑或间隙狭窄。

【治疗】

本病以非手术治疗为主。

1．患者出现症状后，首先制动膝关节 1 ～ 2 周。同时进行股四头肌抗阻力锻炼，以增加膝关节稳定性。

2．肿胀、疼痛突然加剧时，应行冷敷，48 h 后改用湿热敷和理疗。

3．晚期患者出现骨性关节炎时，于关节腔内注射玻璃酸钠可增加关节液的黏稠性和润滑功能，保护关节软骨，促进关节软骨的愈合和再生，缓解疼痛症状。

4．关节腔内注射肾上腺皮质激素　虽然可以缓解症状，但由于其抑制糖蛋白、胶原的合成，对软骨修复不利，故应慎用。

5．对严格非手术治疗无效，或有先天畸形者，可采取手术治疗。手术治疗目的：增加髌骨在关节活动过程中的稳定性，如外侧关节囊松解术、股骨外侧髁垫高术。刮除髌股关节软骨上较小的侵蚀病灶，促进恢复。对髌股关节软骨破坏严重者，可行髌骨切除术。

二、胫骨结节骨软骨炎

胫骨结节是髌韧带的附着点，属于牵拉骨骺。股四头肌是全身最强大的一组肌肉，其牵拉力通过髌骨、髌韧带常使尚未骨化的胫骨结节骨骺产生不同程度的撕裂。18 岁前此处易受损而产生骨骺炎，甚至缺血、坏死（图 57-11）。

【临床表现】

1．本病好发于 12 ～ 14 岁好动的男孩，多为单侧发病。患者常有近期剧烈运动史。临床上以胫骨结节处逐渐出现疼痛、肿块为特点，疼痛与活动有明显关系。

2．体格检查　可见胫骨结节明显隆起，皮肤无炎症。触之局部质硬，压痛较重。自拍伸膝抗阻力动作时疼痛可加剧。

3．X 线检查　可显示胫骨结节骨骺增大、致密或碎裂，周围软组织肿胀等（图 57-12）。

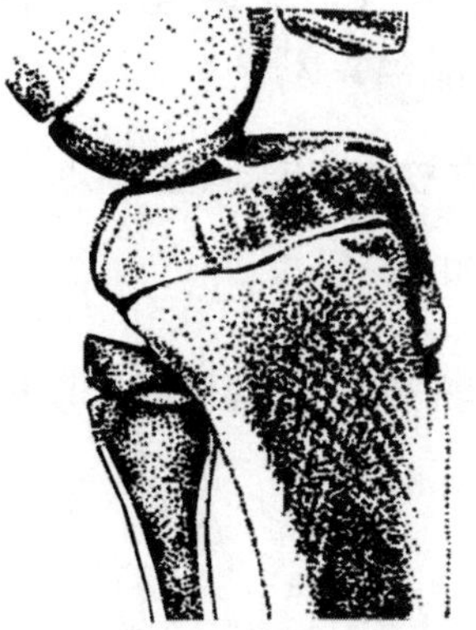

图 57-11　胫骨结节骨骺

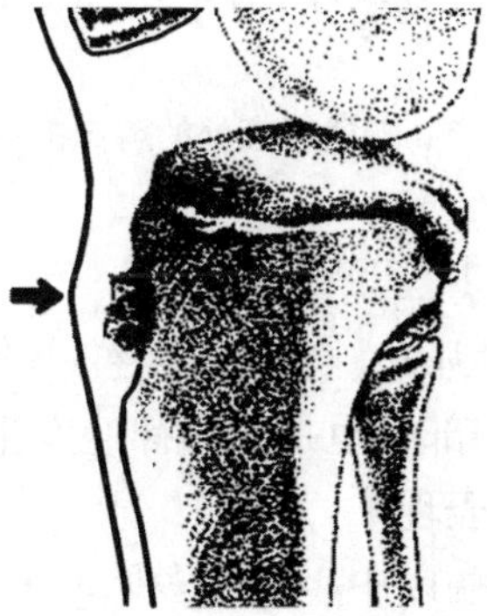

图 57-12　胫骨结节骨软骨炎

骨骺撕裂，密度加深，软组织肿胀

【治疗】

1．在 18 岁前，只要减少膝关节剧烈活动，患者症状即可缓解。对有明显疼痛者，可辅以理疗、局部涂擦止痛药或膝关节短期制动，用伸直位石膏托固定 4 ～ 6 周。

2．在 18 岁后，胫骨结节与胫骨上端骨化，患者症状即自行消失，但局部隆起不会改变。

3．患者一般无需服用止痛药，亦不宜局部注射皮质类固醇激素。因骨骺难以注入，而将药物注入皮下不会有效，反而可以引起皮肤坏死，骨骺外露，长期不愈。

第五节 周围神经卡压综合征

周围神经在行径中，经过某些骨纤维隧道，或跨越腱膜，穿过筋膜处，其活动空间均受到明显限制。当这些隧道、腱膜、筋膜由于各种原因而狭窄、增生、肥厚、粘连等，均可使经过该处的神经受到挤压，产生神经传导功能障碍，严重者则可致永久性神经功能障碍，临床上称为周围神经卡压综合征。

一、腕管综合征

腕管综合征是正中神经在腕管内受压而表现出的一组症状和体征，是周围神经卡压综合征中最常见的一种。

【解剖概要】

腕管是由腕骨构成底和两侧壁，腕横韧带覆盖上方的骨纤维隧道（图 57-13）。腕管内有多条肌腱和正中神经通过（图 57-14）。当腕关节掌屈时，正中神经受压，同时用力握拳则可致受压加剧。

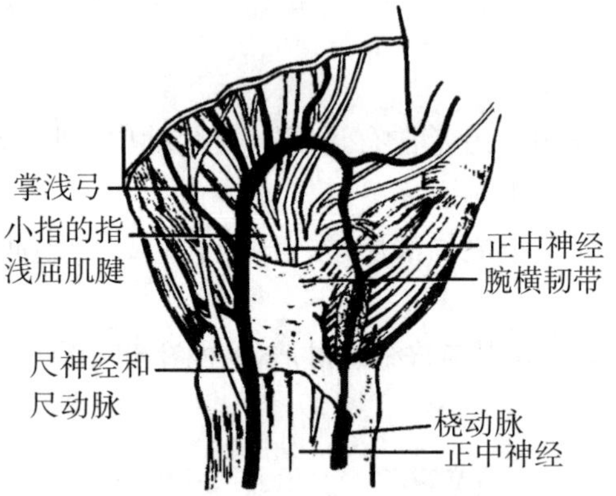

图 57-13 腕横韧带处的解剖关系

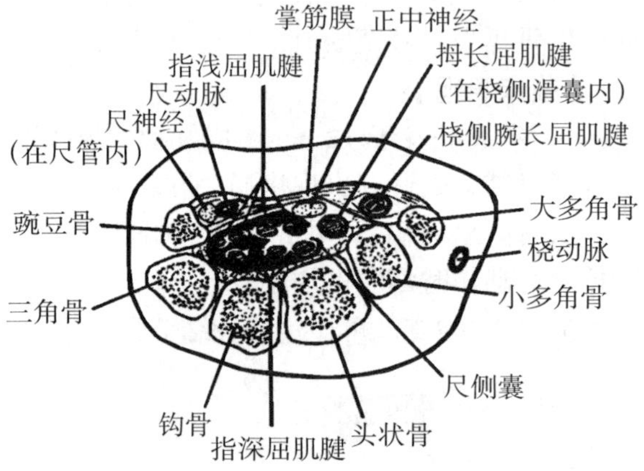

图 57-14 腕管横断面示意图

【病因】

外源性压迫、管腔本身变小及腔内容物增多、体积变大等均是其病因。部分患者长期过度用力使用腕部，也是正中神经发生慢性损伤的原因。

【临床表现】

1．本病以中年女性多见，患者常有职业病史。

2．患者首先出现桡侧三个手指端麻木或疼痛，持物无力，以中指为甚。夜间或清晨症状最重，适当活动手腕可以使症状减轻。感觉异常仅出现在腕下正中神经支配区。

3．体格检查 患者拇指、示指和中指有感觉过敏或迟钝，大鱼际肌萎缩，拇指对掌无力。患者腕部正中神经 Tinel 征阳性。腕掌屈试验：屈肘、前臂上举，双腕同时屈曲 70° ~ 90°，1 min 内患侧即会诱发出正中神经刺激症状，阳性率约为 70%（图 57-15）。

4．电生理检查 肌电图示正中神经传导速度测定有神经损害征。

【治疗】

1．制动、封闭 早期患者腕关节于中立位制动休息。对病程长者可在腕管内注射醋酸泼尼松龙，通常可获得较好的效果。应注意不能将药物注入正中神经内，否则可能因类固醇晶体蓄积而产生化学性炎症，反而使症状加重。

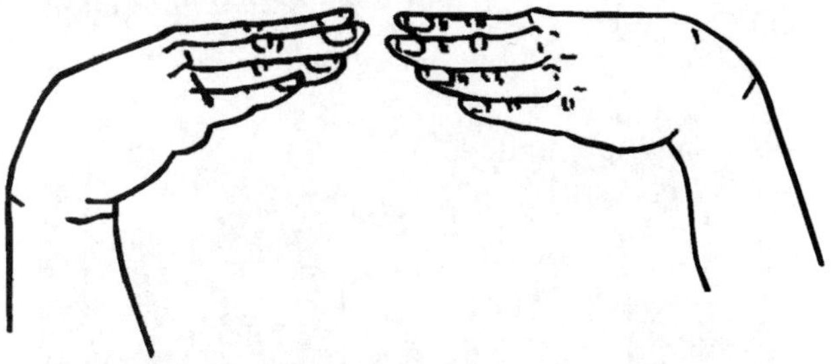

图 57-15　腕掌屈试验（Phalen 试验）

2．手术治疗　对腕管内腱鞘囊肿、慢性滑膜炎患者，可采取手术切除治疗。对腕管壁增厚、腕管狭窄者可行腕横韧带切开减压术。如果发现正中神经已变硬或局限性膨大，则应做神经外膜切开、神经松解术。除经典术式外，还可行腕管小切口松解减压术，操作简单，易于掌握，值得推广。

二、肘管综合征

案例 57-3

患者，男性，45 岁，建筑工人，因右手小指、环指麻木不适 1 年，右手小指畸形半年就诊。体格检查：右手小指、环指尺侧皮肤感觉减退，右手小鱼际肌、骨间肌萎缩，右手小指呈爪状畸形，夹纸试验阳性，右侧尺神经沟处 Tinel 征阳性，右肘关节活动受限，活动度为 10° ～ 95°。

问题与思考：

1．此患者的诊断是什么？

2．下一步应如何治疗？

肘管综合征是指尺神经在肘部尺神经沟内的一种慢性损伤，较为常见。肘外翻、尺神经半脱位、肱骨外上髁骨折、肘部创伤性骨化性肌炎为临床上较常见的病因。

【解剖概要】

尺神经在上臂下段走行于肱二头肌筋膜浅面内侧，经尺神经沟到前臂肌间下行。尺神经沟的浅面有尺侧副韧带和尺侧腕屈肌筋膜共同形成的顶，两者之间的通道称为肘管。尺神经即被约束在肘管之中。当肘关节屈、伸时，尺神经在肘管内被反复牵张或松弛。

【临床表现】

1．患者首先出现手背尺侧、小鱼际、小指及环指尺侧半感觉异常，通常为麻木或刺痛。继而出现小指对掌无力及手指活动不灵活。

2．体格检查　可见患者手部小鱼际肌、骨间肌萎缩，以及环指、小指呈爪状畸形。前述区域皮肤痛觉减退。患者夹纸试验及尺神经沟处 Tinel 征阳性。

3．电生理检查　可发现肘下尺神经传导速度减慢，小鱼际肌及骨间肌肌电图异常。

4．基本疾病表现　如肘外翻、尺神经沟处增厚或有肿物。X 线检查可显示局部有移位的骨块或异常骨化等。

【治疗】

尺神经前置术是基本的治疗方法（图 57-16）。如术中发现该段尺神经较硬，则应切除神

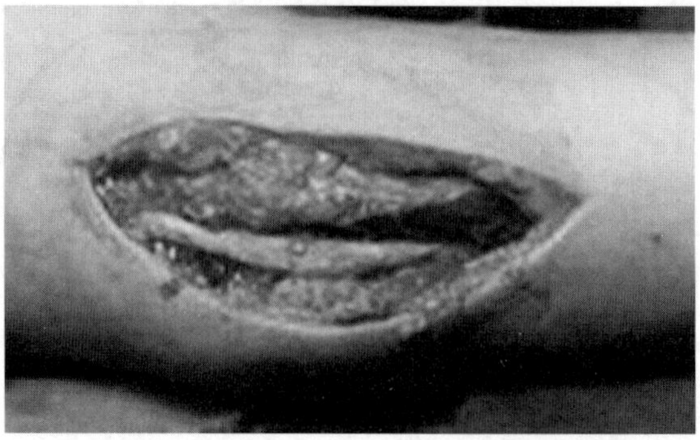

图 57-16　肘管综合征尺神经前置术中所见

经外膜，并行束间松解术才能彻底解决问题。术后患者多能较快恢复正常感觉，但已萎缩的肌肉则较难恢复正常。

知识链接

肘管综合征的鉴别诊断

1．神经根型颈椎病　下颈段的颈椎病患者可因椎间孔狭窄而发生 C_8 神经刺激症状，以手部尺侧麻木、乏力为主要表现，这与肘管综合征有相似之处。主要区别在于颈椎病时肘管区无异常发现。

2．神经鞘膜瘤　肘部尺神经鞘膜瘤与肘管综合征有同样的表现，检查时多可扪及阶段性增粗的尺神经，Tinel 征呈阳性，而患者无肘部骨关节病变。鉴别困难时，需要在术中或行病理学检查明确诊断。

三、旋后肌综合征

旋后肌综合征是桡神经深支（骨间背神经）在旋后肌腱弓附近被卡压，以前臂伸肌功能障碍为主要表现的一种综合征。

【解剖概要】

旋后肌位于肘后，起于尺骨上端后方桡侧，止于桡骨上段桡侧，分为深、浅两层。桡神经深支经旋后肌两层之间穿过，除支配旋后肌外，还支配尺侧腕伸肌、指总伸肌、示指和小指固有伸肌，拇长伸肌、拇短伸肌及拇长展肌，是一种单纯的运动神经。在旋后肌浅层的近侧缘是较坚韧的腱性结构，称为旋后肌腱弓，神经常在此处受压（图 57-17）。

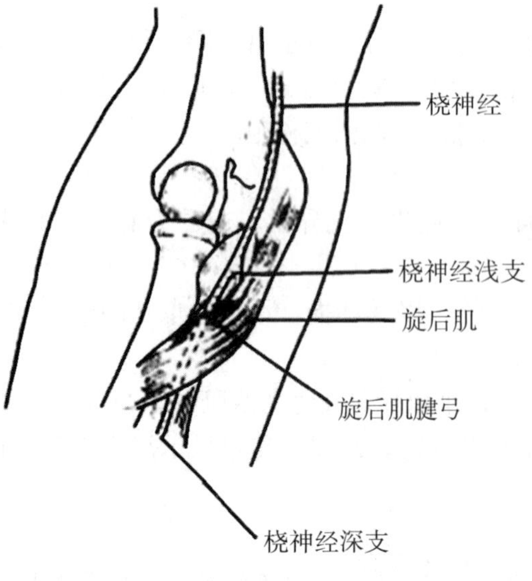

图 57-17　桡神经深支的解剖关系

【病因】

手工业工人、键盘操作者及某些运动员因前臂伸肌使用过度可导致旋后肌慢性创伤性炎症；类风湿性关节炎所致非感染性炎症可使旋后肌腱弓处增生、粘连和形成瘢痕。此外，旋后肌处良性占位性病变（如腱鞘囊肿、脂肪瘤等），以及桡神经在旋后肌内走行异常，均可使神经受到过大压力而发生功能障碍。

【临床表现】

1．患者通常表现为桡神经深支支配的肌肉不完全性麻痹，包括拇指外展、伸直障碍，第2～5指掌指关节不能主动伸直，而前臂旋后障碍可能较轻。

2．患者腕关节可以主动伸直（桡侧伸腕肌不属于桡神经深支支配），但偏向桡侧。患者没有虎口区感觉异常。

3．电生理检查　可见上述肌肉的失神经改变和前臂段桡神经运动传导速度减慢，而感觉传导速度正常。

【治疗】

一旦诊断成立，即应行神经探查术，切开旋后肌腱弓减压，并切除致压物，需要时可行神经束间松解术。经治疗后，患者桡神经深支功能多可得到较好的恢复。

四、梨状肌综合征

梨状肌综合征是坐骨神经在臀部受到卡压的一种综合征，在下肢神经慢性损伤中最为多见。由于本病易与腰椎间盘突出症所致的坐骨神经痛混淆，故应予以注意。

【解剖概要】

梨状肌是髋关节外旋诸肌中最上方的一个，坐骨神经约85%经梨状肌下缘出骨盆，向下行于上孖肌、闭孔内肌、下孖肌、股方肌和臀大肌之间，然后到大腿后方支配大腿后侧及膝以下的运动和感觉。

【病因】

臀部外伤出血、粘连、瘢痕形成，注射药物使梨状肌变性、纤维挛缩，髋臼后上部骨折移位、骨痂过大等，均可使坐骨神经在梨状肌处受压。

【临床表现】

1．梨状肌综合征以患者坐骨神经痛为主要表现，疼痛从臀部经大腿后方向小腿和足部放射。由于症状较剧烈且影响行走，故患者就诊时间较早，肌力的下降多不太严重。

2．检查时患者有疼痛性跛行，轻度小腿肌萎缩，小腿以下皮肤感觉异常。有时在患者臀部可扪及索状（纤维瘢痕）或块状物（骨痂）。“4”字试验时予以外力拮抗可加重或诱发坐骨神经痛。臀部压痛处Tinel征可呈阳性。

3．对有髋臼骨折病史者行X线检查，可显示移位的骨块或骨痂。

【治疗】

对早期梨状肌综合征患者可经保守治疗而使其症状得到缓解。对病因不能解除，已形成较重瘢痕粘连或有骨痂压迫、神经走行变异者，则需行手术治疗。手术治疗效果与病程长短关系密切。

➢考点：不同周围神经卡压综合征的卡压神经。

自测题

一、选择题

1．下列关于运动系统慢性损伤描述**不正确**的是

A．患者多无明确外伤病史

B．局部可有压痛或肿块

C．多与职业工种或过度活动有关

D．止痛药可用非甾体抗炎药，可联合应用

E．痛点局限时可进行封闭

2．患者，女性，50 岁，晨起左手中指发僵、疼痛，缓慢活动后症状可消失，屈曲中指时有弹响。最可能的诊断是
A．类风湿性关节炎
B．狭窄性腱鞘炎
C．腱鞘囊肿
D．滑囊炎
E．创伤性关节炎
3．下列情况不是狭窄性腱鞘炎的体征是
A．弹响指
B．弹响拇
C．扳机指
D．锤状指
E．握拳尺偏试验阳性
4．肱骨外上髁炎的临床表现下列错误的是
A．本病多见于反复、长期用手、腕部劳动者
B．本病是外上髁的慢性损伤性炎症
C．患者 Mills 征阳性
D．患者肱骨外上髁附近疼痛、压痛
E．患者局部可出现红、肿、热、痛等表现
5．患者，女性，53 岁，右肩部疼痛不适 1 个月，早期痛点局限，后期痛点广泛，夜间翻身时疼痛明显加重。体格检查：右肩关节外展，外旋、后伸明显受限，此患者最可能的诊断是
A．右侧肩关节周围炎
B．颈椎病
C．右肩部外伤
D．右肩胛骨结核
E．右肩关节脱位
6．肩关节周围炎不正确的治疗方法是
A．理疗
B．封闭
C．按摩
D．服用非甾体抗炎药
E．限制肩关节活动

二、名词解释

1．Mills 征　2．肩周炎　3．腕管综合征　4．肘管综合征

三、问答题

1．描述运动系统慢性损伤的治疗原则。
2．简述肩关节周围炎的特点。
3．试述腕管综合征的临床特点。

（孙全波）

第五十八章

腰腿痛

第五十八章数字资源

学习目标

通过本章内容的学习，学生应能够：

识记：

1. 说出腰椎间盘突出症的定义、临床表现、诊断与治疗原则、手术指征；腰椎管狭窄症的定义、临床表现及治疗原则。
2. 描述腰腿痛的性质、腰椎间盘突出症的分型、急性腰扭伤的治疗原则与预防、腰肌劳损的临床表现与治疗原则。

理解：

解释腰椎间盘突出症及腰椎管狭窄症相关临床表现的产生机制。

运用：

评估腰椎间盘突出症、腰椎管狭窄症患者，并做出正确的诊断，制订合适的治疗方案。

腰腿痛是指下腰、腰骶、骶髂及臀部等处的疼痛，可伴有一侧或双侧下肢痛、马尾神经症状。腰腿痛不是疾病名称，也不是病理诊断，而是以腰腿部疼痛为代表的一组症状群或症状综合征。约有80%的人在一生中会有腰痛的经历。腰腿痛的临床表现多样，病程长，治疗较为困难，研究其病因对预防有重要意义。

第一节 概 述

【解剖生理概要】

1．腰椎　存在生理性前凸，而骶椎后凸，直立时应力会集中在胸腰段和腰骶段生理性弯曲交界处，从而导致下腰部容易发生急、慢性损伤及腰椎退行性变。

2．腰椎的稳定结构　有椎体、椎间盘、椎间关节以及前纵韧带、后纵韧带和黄韧带。骶棘肌、腰背肌和腹肌等肌筋膜也协助其维持稳定性。以上任何一种结构的病损，均会使脊柱的稳定性受到破坏而出现症状。

3．椎间盘　由上、下软骨板以及中心的髓核与四周的纤维环构成。软骨板是厚度约为1 mm的透明软骨，连接于椎体与椎间盘之间。各种原因的损伤导致纤维环破损时，髓核将突出于纤维环以外。当突出方向为后方或后外侧时，即可压迫神经根及马尾，从而引发腰痛及下肢的神经症状。

4．不同姿势下腰椎间盘受力不同。以站立位时脊柱受力为100%计算，在坐位时可增加到150%，而站立位前屈时为210%，坐位前屈时为270%，用腰围或支具负荷可使受力减少

30%。这说明前屈位负重或活动是导致腰段脊柱发生退行性变或损伤的不良姿势和行为，因此相关职业劳动者（汽车驾驶员、弯腰工作工人等）易发生腰腿痛。

【病因与分类】

腰腿痛的病因较为复杂，创伤、感染、结核、肿瘤、代谢紊乱、软组织病损，以及神经根粘连、卡压等都可以引起腰痛。本病的病因也可以是腰椎以外的因素，如起源于脏器的疾病、神经疾病、血管疾病以及心理因素等（表 58-1）。

表 58-1 腰腿痛的常见病因

	脊柱	软组织	椎管	内脏
损伤	骨折和（或）脱位 峡部不连 腰椎滑脱 腰椎间盘突出	腰部扭伤 腰肌劳损 棘上韧带、棘间韧带劳损	陈旧骨折脱位 畸形 硬脊膜囊肿	肾挫伤
炎症	结核 骨髓炎 强直性脊柱炎 类风湿性关节炎	腰背部筋膜炎 臀上皮神经炎 第 3 腰椎横突综合征	蛛网膜炎 硬膜外感染 脊髓炎 神经根炎	消化性溃疡 胰腺炎 上尿路结石 肾炎、肾盂肾炎 前列腺炎 盆腔炎
退变	腰椎骨性关节炎 腰椎小关节紊乱 骨质疏松症		椎体后缘骨赘 腰椎管狭窄 黄韧带肥厚	内脏下垂
发育异常	脊柱裂 移行椎 脊柱侧凸或后凸	脊柱肌肉瘫痪	脊膜膨出 椎管内囊肿 血管畸形	游走肾 多囊肾
肿瘤	椎体原发性及转移性肿瘤	脂肪瘤 纤维瘤 血管瘤	脊髓及神经根肿瘤	腹腔脏器肿瘤 腹膜后肿瘤 盆腔肿瘤

【疼痛性质及压痛点】

1．疼痛性质

（1）局部疼痛：多由于肌肉、筋膜及韧带疾病或骨性病变继发性肌痉挛所致。疼痛局限，患者多有固定的明显压痛点，行局部封闭治疗，疼痛可迅速缓解。

（2）牵涉痛或感应痛：亦称反射痛，是指腰骶部骨骼及软组织或腹膜、盆腔脏器疾病时，刺激沿脊神经后根向中枢传导，使同一节段其他分支的神经支配区出现疼痛感觉。疼痛部位较模糊，患者少有神经损害体征，可伴有肌痉挛。

（3）放射痛：是神经根受刺激的特有表现。患者疼痛尖锐并沿受损神经向末梢放射，有明确的节段性感觉、运动、营养及反射异常的神经体征。病程长者有肌萎缩及皮肤神经营养不良表现。

2．压痛点　嘱患者取俯卧位，放松肌肉后易找准压痛点。表浅组织疾病患者的压痛点常是特定的部位。深部结构病变（小关节、椎体、椎间盘等）者，仅在该结构的体表处有深压痛或叩击痛，不如软组织病变时明确。腰椎常见的压痛点如图 58-1 所示。

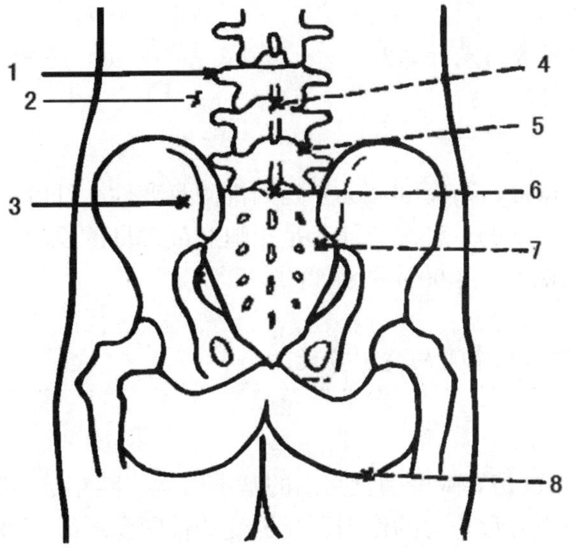

图 58-1　腰部的常见压痛点

1．第 3 腰椎横突尖；2. 骶棘肌；3. 臀肌筋膜炎；4. 腰椎棘上韧带；5. 腰椎间盘突出症椎旁压痛点；6. L_5 ～ L_1 棘间韧带；7. 骶髂关节；8. 坐骨神经出口部

第二节　腰椎间盘突出症

案例 58-1

患者，男性，43 岁，出租车司机，因反复腰痛伴右下肢放射痛 1 年入院。体格检查：患者腰部活动受限，右足外侧、足底感觉减弱，右踇趾跖屈肌力 4 级，右侧直腿抬高试验 30°（+），右膝反射正常、右跟腱反射减弱，双侧下肢病理征（–）。对此患者经严格保守治疗半年无效，影像学检查结果如图 58-2 所示。

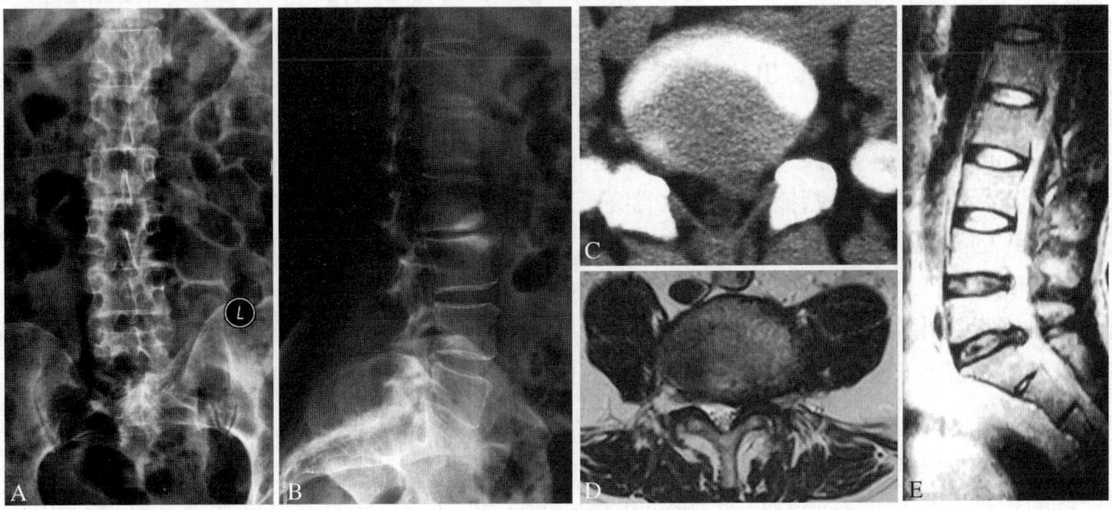

图 58-2　患者影像学检查表现

问题与思考：

1．此患者目前诊断考虑是什么？

2．下一步应当如何治疗？

腰椎间盘突出症（lumbar disc herniation）是因椎间盘变性、纤维环破裂、髓核突出刺激或压迫神经根、马尾神经所出现的一种综合征，是腰腿痛最常见的原因之一，腰椎间盘突出症中以 $L_{4\sim5}$、$L_5\sim S_1$ 发病率最高，占 90%～96%。

➢考点：腰椎间盘突出症常见的突出节段。

【病因】

1．椎间盘退行性变　这是导致椎间盘突出的基本因素。随年龄增长，椎间盘含水量减少，且变性逐渐加重。在劳损积累和外力的作用下，退变的椎间盘纤维环破裂，髓核向后突出，严重者可出现神经压迫症状。

2．损伤　外力的积累损伤是椎间盘变性的主要原因，也是椎间盘突出的诱因。抬重物、反复弯腰、扭转动作最易引起椎间盘损伤。

3．解剖因素　椎间盘的纤维环在后方最薄，正中有后纵韧带，故一般情况下髓核较易向后外侧突出。椎间盘有时可向前方或侧方突出，但由于很少引起症状，而不被认知。

4．妊娠　妊娠期盆腔、下腰部组织充血明显，各种结构相对松弛，而腰骶部又承受较平时更大的负荷，这样就使椎间盘突出的风险增加。

【分型与病理】

腰椎间盘突出症分型的方法较多，各有其依据及侧重面，从病理变化、突出程度及 CT、MRI 发现，结合治疗方法可进行如下分型。

1．膨出型　患者纤维环完整或部分破裂，髓核因压力作用而向椎管内均匀隆起，表面光滑。此型在临床上较为常见，在正常人群中亦常见。许多患者无明显症状或只有轻度腰痛，但其腰痛并非均由椎间盘膨出所致。经保守治疗，此型患者症状大多可缓解或治愈。

2．突出型　患者纤维环完全破裂，髓核通过破裂的通道突向椎管，形成局限性突起。此型常因压迫神经根而导致患者产生临床症状。对此型患者，常需行手术治疗。

3．脱垂游离型　破裂突出的椎间盘组织或碎块脱入椎管内或完全游离。此型腰椎间盘突出不但可引起神经根症状，还易压迫马尾神经。对此型患者，非手术治疗往往无效。

4．Schmorl 结节及经骨突出型　前者是指髓核经上、下软骨板的发育性或后天性裂隙突入椎体松质骨内；后者是髓核沿椎体软骨终板和椎体之间的血管通道向前纵韧带方向突出，形成椎体前缘的游离骨块。这两型患者临床上仅出现腰痛，而无神经根症状，无需手术治疗。

【临床表现】

腰椎间盘突出症常见于 20～50 岁患者，男女发病率之比为 4～6∶1，20 岁以内发病者占 6%左右，老年人发病率最低。

（一）症状

1．腰痛　大多数患者所具有的临床症状，常为患者的首发症状。多数患者先有反复的腰痛，此后出现腿痛，部分患者腰痛与腿痛同时出现，也有部分患者只有腿痛而无腰痛。由于纤维环外层及后纵韧带受到突出髓核的刺激，经窦椎神经而产生的下腰部感应痛，有时亦影响到臀部。

2．坐骨神经痛　大多数患者是 $L_{4\sim5}$、$L_5\sim S_1$ 对此型患者，对此型患者，患者椎间盘突出，故坐骨神经痛最为多见，发生率达 97%左右。典型坐骨神经痛是从下腰部向臀部、大腿后方、小腿外侧直到足部的放射痛。有的患者为了减轻疼痛，松弛坐骨神经，行走时取前倾位，卧床时取弯腰侧卧屈髋屈膝位。

知识链接

坐骨神经痛的病因

引起坐骨神经痛的原因包括：①破裂的椎间盘组织产生化学性物质的刺激及自身免疫反应使神经根发生炎症；②突出的髓核压迫或牵张已有炎症的神经根，使其静脉回流受阻，进一步加重水肿，从而对疼痛的敏感性增高；③受压的神经根缺血。这三种原因相互关联，难以截然分开。

➢考点：腰椎间盘突出症最常见的症状。

3．马尾神经损害　向正后方突出的髓核或脱垂、游离的椎间盘组织可压迫马尾神经，导致排尿、排便障碍，鞍区感觉异常，发生率为 0.8% ~ 24.4%。

（二）体征

1．腰椎侧弯　是一种姿势代偿性侧弯。如果突出的椎间盘位于神经根外侧，则躯干向健侧弯曲；如果突出的椎间盘位于神经根内侧，则躯干向患侧弯曲（图 58-3）。如果神经根与脱出的髓核已有粘连，则无论腰椎凸向何侧，均不能缓解疼痛。

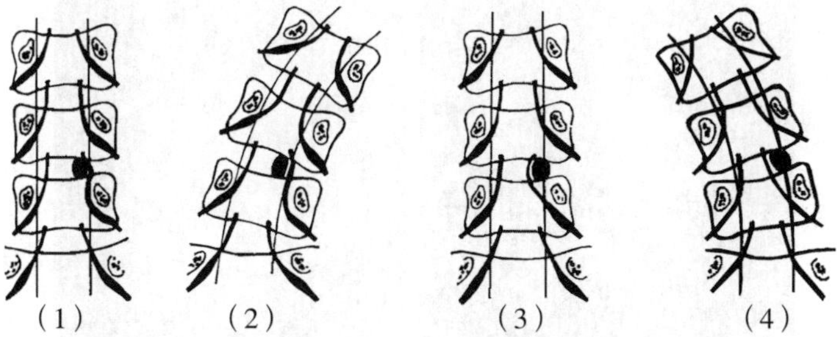

（1）　（2）　（3）　（4）

图 58-3　姿势性脊柱侧凸与缓解神经根受压的关系

（1）椎间盘突出在神经根内侧时；（2）神经根所受压力可因脊柱凸向健侧而缓解；（3）椎间盘突出在神经根外侧时；（4）神经根所受压力可因脊柱凸向患侧而缓解

2．腰部活动受限　绝大多数患者都有不同程度的腰椎活动受限。由于窦椎神经受到刺激，使患者因腰部疼痛而影响活动。此外，腰椎活动特别是前屈活动将会对受压的神经根产生牵张作用，加重下肢的放射痛，导致患者腰椎活动明显受限。

3．压痛及骶棘肌痉挛　多数患者病变节段的棘突间或椎旁会有压痛，严重时按压局部会引发或加重坐骨神经痛。约 1/3 患者有腰部骶棘肌痉挛，使腰部固定于强迫体位。

4．直腿抬高试验及加强试验　患者取仰卧位，伸膝、被动抬高患肢，正常人神经根有 4 mm 范围的活动度，下肢抬高至 60° ~ 70° 开始可感觉腘窝不适，若抬高在 60° 以内出现坐骨神经痛，则称为直腿抬高试验阳性，其阳性率约 为 90%。在直腿抬高试验呈阳性时，缓慢降低患肢高度，待放射痛消失，这时再被动背屈患肢踝关节以牵拉坐骨神经，如又出现放射痛，则称为加强试验阳性。

5．神经系统表现　腰椎间盘突出压迫神经将导致神经损害，从而出现其支配区的感觉、运动障碍。L_4 神经根受损将出现小腿内侧针刺觉减退，股四头肌肌力减弱和（或）胫前肌肌力减弱，膝跳反射减弱。$L_4 \sim L_5$ 椎间盘突出常压迫 L_5 神经根，出现小腿外侧及足背皮肤针刺觉减退，踇背伸肌肌力减弱和（或）胫前肌、腓骨长、短肌肌力减弱。$L_5 \sim S_1$ 椎间盘突出常压迫 S_1 神经根，表现为足外缘针刺觉减退，小腿三头肌无力，跟腱反射减弱或消失。若马尾神经受损，则患者除可出现上述神经根受损体征外，还可能出现鞍区针刺觉异常、肛门括约肌张力下降及肛门反射减弱或消失。

（三）辅助检查

1．X 线检查　作为常规检查。腰椎正侧位 X 线检查不能显示椎间盘和神经结构，但 X 线表现为椎间隙变窄、椎体边缘增生及脊柱侧凸等退行性改变。如发现腰椎、骶椎结构异常（移行椎、椎弓根崩裂、脊椎滑脱等），说明相邻椎间盘将会由于应力增加而加快变性，增加突出的机会。若椎间盘突出合并纤维环钙化，有时在椎间盘后缘处可见钙化影。此外，通过 X 线检查还可以排除腰椎肿瘤、感染以及畸形等。腰椎过伸、过屈侧位 X 线检查能够反映病变节段的稳定性，这对全面评价患者病情十分重要。

2．CT 检查　CT 可以清楚地显示腰椎骨性结构，包括椎管形态、椎间盘钙化或椎体后缘离断等。腰椎间盘突出时 CT 可表现为椎管内椎体后缘出现突出的椎间盘影，椎管与硬膜囊间的脂肪层消失、神经根受压移位、硬膜囊受压变形等。此外，CT 还可显示椎间小关节及黄韧带情况。

3．MRI 检查　MRI 对神经及硬膜囊的显影效果明显优于 CT 检查。通过 MRI 可全面地观察突出的髓核、硬膜囊及神经根之间的关系。同时，还可以观察在圆锥以下是否存在高位腰椎间盘突出以及神经畸形（如脊髓栓系综合征）。此外，MRI 还能够显示和分辨椎间盘的退变程度，为临床提供重要的诊断信息（图 58-4）。

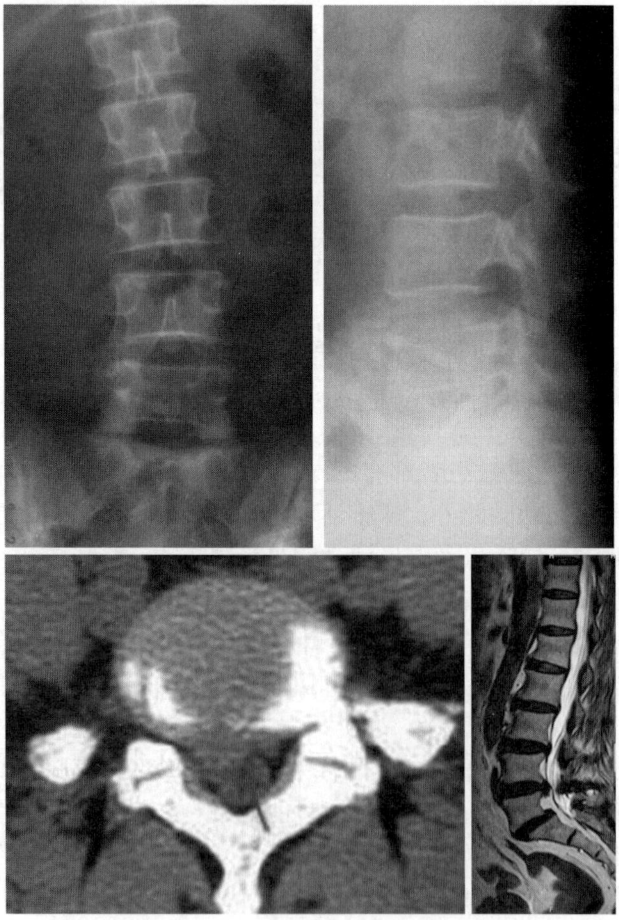

图 58-4　腰椎间盘突出症的影像学表现

4．其他检查 肌电图检查可以协助确定神经损害的范围及程度。通过对下肢不同组肌肉的电生理检查，可根据异常结果来判定受损的神经根。

【诊断】

对典型的腰椎间盘突出症患者，根据病史、症状、体征，结合X线、CT、MRI等检查，能准确地进行病变间隙、突出方向、突出物大小、神经受压情况及主要引起症状部位的诊断。注意临床症状、体征及影像学结果三者须相符，否则诊断无法确立。如仅有CT、MRI表现而无临床表现，则不应诊断为本病。

➢考点：腰椎间盘突出症最主要的诊断依据。

【鉴别诊断】

由于腰椎间盘突出症患者早期可仅表现为腰痛，后期才有腰腿痛，这与多数可引起腰痛、腿痛及少数可同时有腰腿痛的其他疾病相混淆，故其鉴别诊断既重要又复杂。

（一）与腰痛为主要表现的疾病鉴别

1．腰肌劳损和棘上、棘间韧带劳损 其病因常与过度劳累或久坐有关，主要表现为慢性腰部酸胀痛，休息后可缓解，但卧床过久后会出现不适，活动后可缓解，活动过久则腰痛会再次加剧。疼痛有时有明确的痛点。患者往往无下肢放射痛及麻木，疼痛节段不会超过膝关节，影像学检查也没有椎间盘突出神经受压的表现。

2．腰椎小关节紊乱 腰椎小关节的上、下关节突在活动中发生异常错动所引发的临床症状，中医常称之为腰椎小关节紊乱。在西医中尚无被公认的诊断名称来反映此类病症，临床上常将其诊断为腰椎筋膜炎或急性腰扭伤等。此种疼痛多发生于一侧椎旁，该病患者放射痛一般不超过膝关节，且不伴有感觉、肌力减退及反射消失等神经根受损的体征。对鉴别困难的病例，可在病变的小关节突附近进行局部封闭治疗，如症状消失，则可排除腰椎间盘突出症。

3．椎弓根峡部不连与脊椎滑脱症 这两者均可能导致下腰痛，患者脊椎滑脱程度较重时，还可出现神经根症状。腰骶部X线斜位片可证实椎弓根峡部不连；侧位片可显示有无椎体向前滑脱及其程度。

4．腰椎结核 早期局限性腰椎结核可刺激邻近的神经根，造成腰痛及下肢放射痛。腰椎结核患者有结核病的全身反应，如低热、盗汗、消瘦、食欲缺乏等，腰痛常较严重。实验室检查表现为红细胞沉降率加快，C反应蛋白增加。X线检查可见椎体或椎弓根被破坏，椎间隙变窄。CT扫描可显示X线检查不能显示的椎体早期局限性结核病灶。有时通过CT或MRI检查可以发现椎旁脓肿形成。

5．腰椎肿瘤 患者疼痛较剧烈，有时夜间加重。若合并有神经压迫，则可引发下肢放射痛甚至马尾神经损害。X线检查可见椎体溶骨性破坏，但椎间盘一般无异常。CT及MRI检查可确定椎体破坏的范围以及神经受压的程度。局部CT引导下穿刺活检可提高诊断率，亦有利于发现肿瘤的来源。

（二）与腰痛伴坐骨神经痛疾病的鉴别

1．神经根及马尾肿瘤 发病较缓慢，呈进行性损害，X线检查不一定有椎间盘退行性变的表现，而椎弓根距离及椎间孔的孔径均多增大。CT、MRI表现是主要鉴别诊断依据。

2．腰椎管狭窄症 神经源性间歇性跛行是最突出的临床表现。患者症状重而体征轻，即症状与体征分离，这是本病的一个重要临床特点。部分患者有根性神经损伤的表现。影像学检查显示腰椎中央管和（或）神经根管狭窄，神经受压。过去认为有无神经源性间歇性跛行是腰椎间盘突出症和腰椎管狭窄症的重要区别，但实际上大于30%腰椎间盘突出症患者合并有间歇性跛行。两者的鉴别还需要结合影像学检查。

（三）与坐骨神经痛为主要表现的疾病鉴别

1．梨状肌综合征　坐骨神经从梨状肌下缘（84.2%）或穿过梨状肌（15.8%）下行。如梨状肌因外伤、先天异常或炎症而增生、肥大、粘连，均可在肌肉收缩过程中刺激或压迫坐骨神经而使患者出现症状。患者以臀部和下肢痛为主要表现，症状的出现或加重常与活动有关，休息后即明显缓解。体格检查时可见臀肌萎缩，臀部深压痛及直腿抬高试验阳性，但神经的定位体征多不太明确。髋关节外展、外旋位抗阻力时（梨状肌强直性收缩）可诱发症状，这在椎间盘突出症患者较少见。

2．盆腔疾病　如早期盆腔后壁的炎症、肿瘤等，当疾病本身症状尚未充分表现出来时，患者即可因病变刺激腰、骶神经根而出现骶部痛，或伴单侧或双侧下肢痛，这时鉴别诊断较为困难。故对不典型的腰腿痛患者，应考虑盆腔疾病的可能，常规进行直肠、阴道检查及骨盆 X 线、B 超检查。即使未发现异常，也应严密随访患者，直到确诊疾病为止。

【治疗】

1．非手术治疗　约 80%的患者可经非手术治疗使症状得到缓解。非手术治疗的目的是使椎间盘突出部分和受到刺激的神经根的炎性水肿加速消退，从而减轻或解除对神经根的刺激或压迫。非手术治疗的适应证包括：①病程较短，症状较轻的患者；②疼痛症状较重，但病程短且神经功能基本正常者；③病程虽然较长，但对工作、生活影响较小，且神经功能（特别是肌力）基本正常者；④虽然病史较长，但以往经非手术治疗有效者；⑤全身状态较差，无法耐受手术者或不同意手术者。

（1）绝对卧床休息：要求患者绝对卧床 3 周。卧床可以有效降低椎间盘的压力，从而缓解神经根所受到的挤压，同时还可以消除腰椎椎旁肌的紧张以及由于下床活动所造成的神经根动态挤压和刺激，有利于神经根炎症的消退。对卧床姿势并无特殊要求，患者可以根据疼痛缓解的程度选择平卧或侧卧。3 周后带腰围逐渐下床活动。

（2）药物治疗：包括营养神经、使用非甾体抗炎药以及活血化瘀等。对于疼痛症状重，但神经损害较轻的患者，除上述药物外，还可以静脉应用甘露醇及激素治疗 3 ～ 5 天。对于高龄或体弱患者，若应用脱水药，则应注意肾功能和水、电解质平衡。

（3）牵引：采用骨盆牵引可使椎间隙略为增宽，降低椎间盘内压，增加椎管容量，从而减轻对神经根的刺激或压迫。牵引也可以减轻腰部肌肉的痉挛。注意对于腰椎间盘巨大突出或脱出的患者应慎用牵引，以免导致神经损害加重。

（4）理疗和推拿、按摩：通过理疗和推拿、按摩，可使痉挛的肌肉松弛，进一步减轻椎间盘压力。应注意的是，暴力推拿、按摩往往弊多于利。适应证掌握不好会造成较多后遗症。在采用此方法治疗前，建议先行 CT 或 MRI 检查，以明确椎间盘突出程度及神经受压情况。

2．手术治疗　适应证包括：①病史超过 3 个月，经严格保守治疗无效者；②保守治疗有效，但仍反复发作且症状重者；③对神经损害严重，出现足下垂或马尾神经损害者，应行急诊手术治疗；④患者疼痛严重，无法入睡，取强迫体位，经保守治疗无效，即使未出现足下垂或马尾损害，也可作为考虑行急诊手术。

腰椎间盘突出症的手术治疗方法有很多种，主要包括微创治疗、经典的椎板间开窗椎间盘切除术、椎间盘切除融合内固定术等。椎间孔镜目前在医院应用越来越广泛，具有创伤小、恢复快等优点，但应注意其适应证。

➢考点：腰椎间盘突出症的治疗原则。

【预防】

由于腰椎间盘突出症是在退行性变的基础上受到积累伤所致，而积累伤又是加速退变的重要因素，故减少积累伤就显得非常重要。长期坐位工作者需注意桌、椅的高度，定时改变姿势。职业工作中常弯腰劳动者，应定时做伸腰、挺胸活动，并使用宽腰带。治疗后患者在一定时期内佩戴腰带，但应同时加强腰背肌训练，增加脊柱的内在稳定性。长期使用腰带而不锻炼腰背肌，可因失用性肌萎缩而造成不良后果。如需弯腰取物，最好采用屈髋、屈膝下蹲方式，以减少对椎间盘后方的压力。

第三节　腰椎管狭窄症

案例 58-2

患者，女性，68 岁，因双下肢间歇性跛行 5 年，加重半年入院。患者现行走约 100 米即出现双侧下肢酸胀、放射痛伴麻木，坐位休息或弯腰后症状可部分缓解，仍可继续行走。患者症状反复出现，骑自行车不受影响。体格检查：双侧小腿外侧感觉稍弱，双下肢直腿抬高试验（–），双下肢膝跳反射、跟腱反射减弱，双侧踇长伸肌肌力为 4 级，肛周感觉减弱，双下肢病理征（–），影像学检查经过如图 58-5 所示。

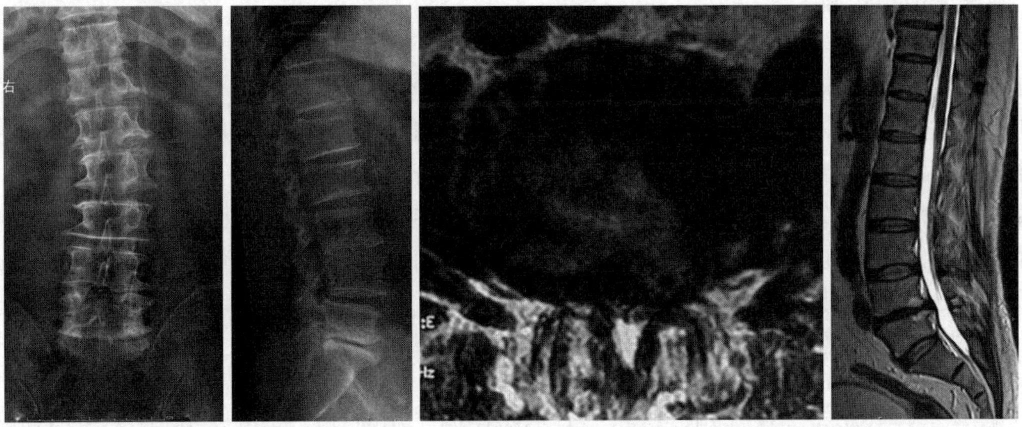

图 58-5　患者影像学检查表现

问题与思考：

1．此患者目前的诊断是什么？需与哪些疾病相鉴别？

2．下一步应如何进行治疗？

腰椎管狭窄症是腰椎中央管、神经根管、侧隐窝或椎间孔由于骨性或纤维性结构异常增生，导致不同范围管腔内径狭窄，从而造成神经结构受压，引发相应的临床症状。老年人发病率较高，女性发病率高于男性。

【病因与分类】

腰椎管由 5 个腰椎椎孔连接而成，第 1、2 腰椎椎孔为卵圆形，而第 3 ~ 5 腰椎椎孔因为关节突向外及侧隐窝形成，多为三角形或三叶草形，因此，下腰椎椎管的容积较上腰椎减小。本病的发生有骨性因素、软组织因素和先天性因素，而最多的是退行性变因素。孩子可在自然姿势下产生症状，也可在改变体位时才出现症状。下腰椎负重最大，活动最频繁，退行性变明显，损伤机会亦多，故 L_4、L_5 发病率亦最高。

腰椎管狭窄导致腰腿痛的病理生理机制可以归纳为以下几方面：①椎管容积减小，导致椎管内压力增加，神经根缺血；②神经根受压或腰椎活动时，神经根被增生的组织摩擦充血，同时由于椎管内压力增加，导致椎管内硬膜外静脉丛血液回流障碍和椎管内无菌性炎症，引起相应的神经根症状；③由于神经根受压、血液循环障碍造成充血和水肿以及无菌性炎症，在炎症介质作用下又可加重局部组织渗出、充血和水肿。

知识链接

腰椎管狭窄的分类

依据腰椎管狭窄的部位分为可将其分为：①中央型椎管狭窄，即椎管中央矢状径狭窄，矢状径＜ 10 mm 为绝对狭窄，矢状径 10 ～ 13 mm 为相对狭窄。②神经根管狭窄，腰神经根管是指神经根自硬膜囊根袖部发出，斜向下至椎间孔外口所经的管道。各腰神经发出的水平不同，故神经根管的长度与角度各异。③侧隐窝狭窄，侧隐窝分为三个区，即入口区、中间区和出口区。侧隐窝是椎管向侧方延伸的狭窄间隙。侧隐窝存在于三叶形椎孔内。侧隐窝前后径正常在 5 mm 以上，前后径＜ 3 mm 为狭窄。

【临床表现与诊断】

（一）症状

1．神经源性间歇性跛行　多数患者在走一段路程（50 ～ 1000 m）后下肢出现酸、麻、胀或疼痛，出现跛行，不能继续行走，需坐下或蹲下休息后（即腰椎屈曲后），症状会逐渐缓解，又可行走，但行走一定距离后症状复现，再次引起跛行，如此反复。

2．腰腿痛　多数表现为腰、腿皆疼痛，腿痛可在单侧或双侧。疼痛多见于站立位、过伸位或行走较久。若取前屈位、卧位、坐位、蹲下以及骑自行车时疼痛消失或减轻。

3．其他　马尾神经受压的患者，可出现会阴区麻木、异常感觉和针刺样感觉。部分患者还可出现排尿、排便障碍及性功能障碍。

（二）体征

本病患者症状较重而体征相对较轻，有少数病例，特别是早期患者，临床检查时可无任何阳性体征。

1．脊柱　常见腰椎前凸变平、活动范围减少。患者腰椎前屈不受限，取过伸位及侧屈位半分钟左右可诱发症状，腰椎前屈时症状消失。

2．下肢神经功能障碍　神经根管狭窄严重的患者，可出现下肢感觉障碍、肌力减弱、腱反射减弱或消失，往往表现在两侧。

3．其他　直腿抬高试验阳性者相对少，放射痛不明显。严重者可有鞍区麻木，肛门括约肌松弛无力。

（三）影像学检查

进行腰椎 X 线检查能发现退变征象、有无畸形及腰椎不稳定。CT 可清楚地显示椎管和神经根管的断面形态以及前后径和横径的大小，也能清楚地显示侧隐窝及神经根管的情况。MRI 能清楚地显示狭窄的部位、范围和严重程度，可显示腰椎管的全貌，是评价腰椎管狭窄的重要方法。

（四）诊断

如上所述，患者有神经源性间歇性跛行、主观症状重而客观体征相对较少、影像学检查显示椎管或侧隐窝狭窄，压迫硬膜囊和神经根，可做出诊断。需要注意鉴别脊髓源性间歇性跛行与血管源性间歇性跛行。脊髓源性间歇性跛行是由于脊髓型颈椎病、胸椎管狭窄症、椎管内肿瘤等疾病引起脊髓受压，表现为下肢无力、发沉，行走协调性降低，患者可有踩棉花感，可有胸腹部束带感。体格检查为肌张力增高，膝跳反射及跟腱反射亢进，髌阵挛、踝阵挛，Babinski 征多为阳性。血管源性间歇性跛行是由于下肢动脉供血不足，患者行走或骑车时出现下肢后部肌肉疼痛，与神经根分布无明显相关性，足背动脉和胫后动脉搏动减弱或消失。

【治疗】

1．保守治疗　对退行变性腰椎管狭窄症患者，在确诊后首选保守治疗，包括卧床休息，应用非甾体抗炎药、活血化瘀药、营养神经药物，实施推拿、按摩、针灸，指导患者进行腰肌锻炼、腰围保护以及行骨盆牵引等。

2．手术治疗　适应证主要有非手术治疗不能控制且不能耐受的严重下肢疼痛，伴或不伴腰痛者；持续出现下肢疼痛症状，进行性间歇性跛行经过 2 ～ 3 个月非手术治疗无明显效果者；出现严重神经压迫和进行性神经功能丧失者；马尾神经综合征者。手术方法包括椎板间开窗减压术、椎板切除减压固定融合术（图 58-6）等。

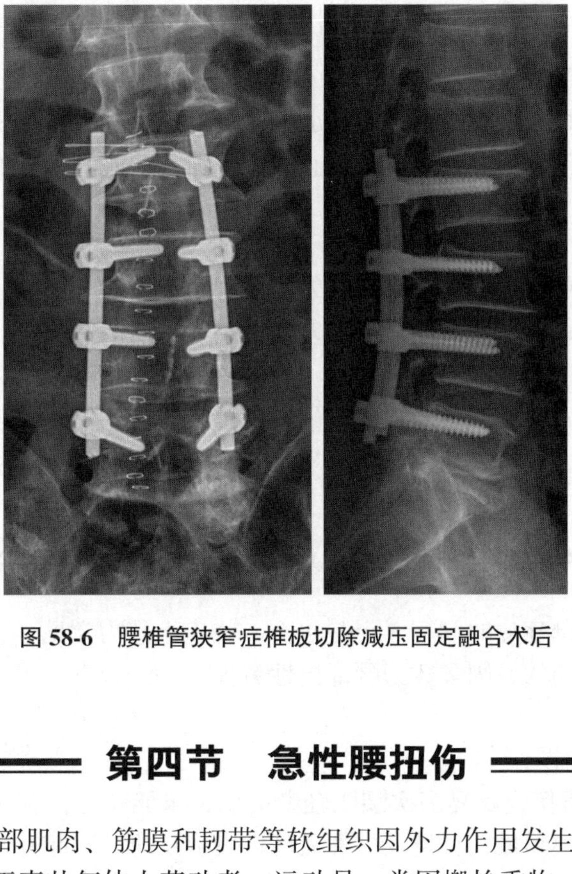

图 58-6　腰椎管狭窄症椎板切除减压固定融合术后

第四节　急性腰扭伤

急性腰扭伤是指腰部肌肉、筋膜和韧带等软组织因外力作用发生突然的过度牵拉，引起急性撕裂伤。本病多见于青壮年体力劳动者、运动员，常因搬抬重物，腰部肌肉强力收缩等所引起。

【病因与病理】

腰部负荷过重、活动范围过大及动作不协调是腰扭伤的原因。急性扭伤可使腰骶部肌肉附着点、骨膜、筋膜和韧带等组织撕裂，发生充血、水肿、渗出等急性炎症反应，刺激和压迫神经末梢而导致腰痛。为减少病变部位的活动和降低张力，腰部肌肉呈痉挛状态。

【临床表现】

1．腰扭伤时患者多主诉腰部有撕裂声或断裂感，伤后腰部剧痛，活动时疼痛显著，不能翻身。咳嗽、大声说话、腹部用力时均感疼痛加重。轻者受伤当时症状不显著，数小时后或次日往往腰痛更严重。

2．体格检查　可见患者腰肌痉挛，僵硬或呈强直状态，腰椎生理性前凸消失，活动困难。腰部有明确的压痛点，腰肌损伤者压痛点在两侧骶棘肌处、髂嵴后部边缘；棘上、棘间韧带损伤，局部有明显而固定的压痛；椎间关节扭伤时在棘突旁有明显的压痛。

3．急性腰扭伤患者一般无下肢痛，有时可出现牵涉性腿痛，但直腿抬高试验及加强试验多为阴性。

4．在诊断急性腰扭伤时，应做腰部 X 线检查，排除腰骶部骨性损伤。急性腰扭伤本身的 X 线表现一般无特殊异常，可见腰椎生理性弯曲消失或痛性侧弯，以及原有的骨关节增生退变及先天性骨关节畸形等。

【治疗】

1．卧床休息　可减轻疼痛及腰肌痉挛，有利于损伤组织的修复。轻者休息数日，重者需卧床 2 ～ 3 周。

2．服用非甾体抗炎药、解除肌肉痉挛药（如盐酸乙哌立松）、活血化瘀药。采取理疗、针灸、局部轻手法按摩。

3．局部封闭疗法　对于疼痛剧烈伴有肌肉痉挛者可行痛点封闭，每周 1 次。一般 1 ～ 3 次治疗后，患者病情即有明显好转。

4．康复期腰背肌锻炼　2 ～ 3 周损伤处即逐渐愈合，患者可以开始进行腰肌功能锻炼，以恢复肌力。早期不宜活动过量，应先从静止状态下肌肉自主收缩开始，无明显疼痛后再逐渐增加活动量。

【预后及预防】

经正规治疗者，95%以上可完全愈合而不遗留任何后遗症。若治疗不当，则易转为慢性腰痛，主要由于撕裂伤处愈合不良、瘢痕过多及肌肉松弛等所引起。

预防措施包括在劳动前适当活动腰部，掌握体育训练（锻炼）中的要领，对于各项劳动与运动均应量力而行，对腰部肌力较弱者或活动强度较大时，则应预先用宽腰带将腰部保护起来，以增强腰部肌力。

第五节　慢性腰痛

慢性腰痛一般指腰部疼痛时间在 3 个月以上，临床上甚为常见，它不是疾病的名称，而是一组症状。引起慢性腰痛的原因多数为腰部慢性劳损。

【病因与病理】

（一）腰骶部慢性劳损

1．继发于急性腰扭伤或反复多次腰肌轻微损伤，未能及时、有效地治疗，损伤的软组织不能充分修复，导致瘢痕形成、粘连及慢性无菌性炎症反应，引起慢性腰痛。

2．长期弯腰工作或腰部长期超负荷受力等，使肌肉、韧带过度紧张牵拉，导致在其附着点的积累性损伤。早期损伤的组织发生撕裂、充血、水肿、渗出等炎症反应，久而久之即引起粘连、肥厚、瘢痕、挛缩、变性等，从而导致慢性腰痛。

3．腰骶部先天性畸形（如脊柱裂、腰椎骶化、骶椎腰化、半椎体畸形等）使脊柱稳定性减弱。腰部活动时，肌肉、韧带受力不对称，使腰部软组织发生继发性劳损，成为慢性腰痛的原因。

4．陈旧性胸腰椎骨折　若早期治疗不当产生后凸畸形，使腰背部肌肉长期处于紧张状态，腰椎代偿性前凸增加，即引起慢性腰痛。

（二）其他

腰椎骨关节退行性变、肿瘤、感染、骨软骨病、骨质疏松症、强直性脊柱炎、脊柱侧凸畸形以及椎管内疾病、内脏疾病的神经牵涉痛等，均可引起慢性腰痛。

【临床表现】

本节仅讨论慢性腰肌劳损。

1．病史　患者多无明确的外伤史，但有重体力劳动、长期弯腰或持续特殊体位工作的病史，少数患者曾有急性腰扭伤史。

2．持续性腰痛　患者劳累后或腰部长时间处于某种姿势时腰痛加重，休息或稍做活动后可减轻，但卧床过久又感不适，活动过久也可出现腰痛加重。腰部按压、叩击时有舒适感。患者腰痛可持续数月至数年，时轻时重，有时呈急性发作，出现急性腰扭伤的症状。

3．疼痛的性质　疼痛多为隐痛，呈酸胀、重压、僵硬感。患者腰部活动受限，怕弯腰工作。

4．压痛点　压痛点位于第 3 腰椎横突处，为第 3 腰椎横突综合征；压痛位于棘突之上为棘上韧带劳损；压痛位于棘突间，前屈时疼痛加重，为棘间韧带劳损；压痛在腰骶关节，多为腰骶关节损伤；腰部两侧有广泛压痛，可触及条索或结节，为纤维织炎。

5．X 线检查　多无异常发现，有时可见腰椎退行性变、先天性畸形及腰骶关节间隙变窄。

【治疗】

1．寻找并避免引起腰部慢性劳损的原因　劳动中注意保护腰部，不宜在一种坐姿下持续过久，避免受凉等。

2．服用非甾体抗炎药、解除肌肉痉挛药（如盐酸乙哌立松）、活血化瘀药等。

3．局部封闭疗法　对有局限性压痛者，可行痛点封闭，每周 1 次。必要时可重复封闭。

5．腰背肌功能锻炼　是治疗慢性腰痛重要的方法，以增强肌力，减轻疼痛，避免复发。

6．针灸、理疗、热疗推拿与按摩　是治疗本症行之有效的方法，能缓解肌肉痉挛，促进血液循环，起到消肿、止痛的功效。

自测题

一、选择题

1．腰椎间盘突出症的好发年龄是
A．20 ～ 50 岁
B．20 岁以下
C．60 ～ 70 岁
D．40 ～ 60 岁
E．70 岁以上

2．腰椎间盘突出症最有意义的物理检查是
A．脊柱侧弯
B．腰部活动受限
C．腰部压痛
D．直腿抬高试验阳性
E．腰肌痉挛

3．腰椎间盘突出症与腰椎管狭窄症临床症状的主要不同之处在于
A．腰痛及下肢放射痛的程度
B．有无鞍区感觉障碍
C．双下肢无力的情况
D．有无间歇性跛行
E．是否有排尿、排便障碍

4．首次急性发作的腰椎间盘突出症，治疗首选的是
A．绝对卧床休息
B．佩戴腰带可离床活动
C．口服镇痛药物
D．推拿、按摩及针灸治疗
E．尽快手术治疗

5．腰椎间盘突出症引起马尾神经受压症状时，治疗首选的是
A．绝对卧床

B．休息与推拿、按摩
C．骨盆牵引
D．服用非甾体抗炎药
E．手术治疗

6．患者，男性，50岁，间歇性跛行5年，下蹲时疼痛减轻，骑自行车正常。直腿抬高试验阴性。X线检查：腰椎骨质增生明显，最可能的诊断是
A．腰椎管狭窄症
B．腰椎间盘突出症
C．慢性腰肌扭伤
D．棘间韧带损伤
E．腰椎结核

二、名词解释

1．腰椎间盘突出症　2．直腿抬高试验　3．间歇性跛行

三、问答题

1．简述腰椎间盘突出症的临床表现。
2．试述腰椎间盘突出症与腰椎管狭窄症的鉴别。

（孙全波）

第五十九章

颈肩痛

第五十九章数字资源

学习目标

通过本章内容的学习，学生应能够：

识记：

1．描述颈椎病的分型及各型的临床表现、诊断及治疗。

2．说出颈肩部软组织急性损伤的病因、临床表现、诊断及治疗，颈项部肌筋膜炎的病因。

理解：

1．理解颈椎相关解剖生理概要。

2．分析颈椎病的病因及发病机制。

运用：

评估颈椎病患者，并做出诊断及制订治疗措施。

第一节 解剖生理概要

一、颈椎

脊柱颈段共由7个颈椎构成，颈椎是整个脊柱中最小的椎骨。其中第1颈椎又称寰椎，呈环状，无椎体，由前弓、后弓以及两个侧块构成，寰椎上关节凹与颅骨枕髁形成寰枕关节。第2颈椎又称枢椎，其特点为椎体上方有呈柱状突起的齿状突，与寰椎前弓的齿突关节面形成寰齿关节，并与寰椎韧带相连。第7颈椎又称隆椎，为颈椎最下面一个椎体，此椎体棘突长且接近水平，末端不分叉，体表易于触及，常作为计数椎骨序数的标志。第3～6颈椎为普通颈椎，椎体小，横断面呈椭圆形。

第2～7颈椎均有横突孔，第2～6颈椎横突孔内有椎动脉、椎静脉丛和交感神经丛通过。椎动脉进入颅内之后，左、右椎动脉汇合成基底动脉，供应颅内血液。椎动脉受压可导致脑供血不足。

二、颈椎的连接特点

1．关节　椎体间由五个关节相连，分别为椎间盘、两侧钩椎关节、两侧关节突关节。寰椎与枢椎间无椎间盘，其余相邻椎体间都有椎间盘，颈椎椎间盘的总高度约占整个颈椎高度的1/4，且纤维环前部厚，后部薄，形成颈椎前凸曲度。第3～7颈椎椎体上面侧缘向上突起，称为椎体钩。椎体钩与上位椎体下面两侧唇缘形成钩椎关节，又称 Luschka 关节。此关节构成椎间孔前壁，其外侧与椎动脉相毗邻，如过度增生肥大，则可使椎间孔狭窄，压迫神经，产生症状。关节突关节的关节面与水平交角小，几乎呈水平，故易受屈曲暴力作用而造成脱位或半脱位（图 59-1）。

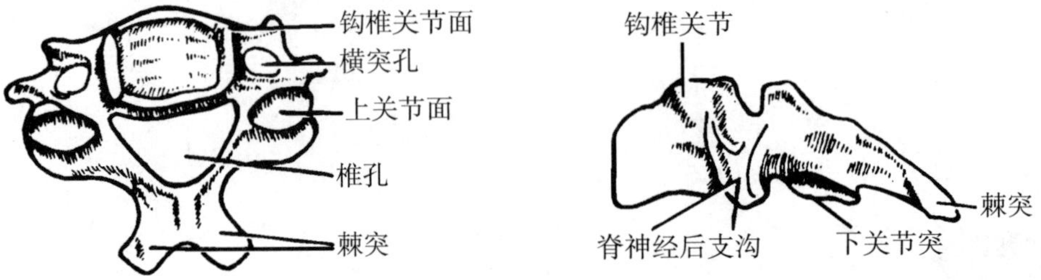

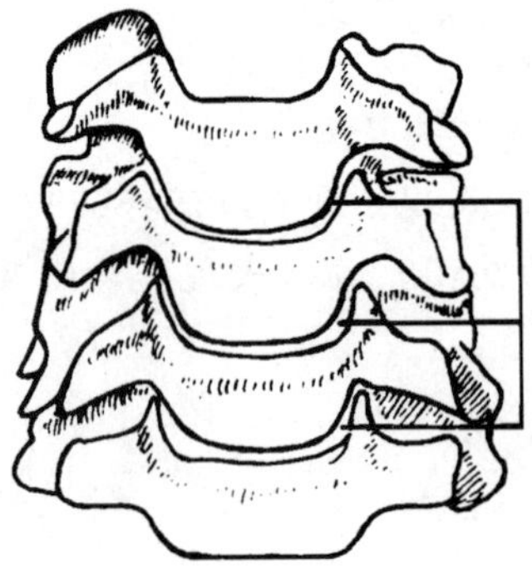

图 59-1　颈椎解剖

2．韧带　颈椎部位的韧带由前纵韧带、后纵韧带、黄韧带、项韧带等构成。前、后纵韧带分别位于椎体的前、后方，前纵韧带张力和弹性较大，有限制颈椎过度伸展的作用，黄韧带位于椎管内相邻两椎弓板间，有限制颈椎过度前屈的作用，项韧带为棘上韧带发育所形成，特别坚韧，可对抗颈椎前屈。

三、颈椎的运动

颈椎的活动范围在全脊柱中最大，主要包括屈伸、侧屈和轴向旋转。颈椎旋转功能范围的 60% 由寰枢关节来完成。颈部的屈伸活动主要发生在 第 2 ～ 7 颈椎，寰枢关节可使头部做屈伸活动。

四、颈部脊髓及神经

1．脊髓　颈膨大是脊髓最粗大的部分，是臂丛神经发出的部位，从而使椎管变得相对狭窄，内部结构易受到挤压而出现症状。

2．神经　8 对颈神经根经椎间孔穿出椎管，第 1 颈神经根穿行于枕骨和寰椎之间，第 2 ～ 7 颈神经根由相应颈椎上方穿出，第 8 颈神经根自第 7 颈椎和第 1 胸椎间穿出。颈神经在椎间孔内，前方为椎间盘及椎体，后方为关节突关节及韧带。

3．$C_{1\sim4}$ 神经的前支组成颈丛，发出运动支支配颈肌、膈肌及颈部、枕部、面部和外耳的皮肤感觉。其后支形成颈后丛，以 C_2 后支发出的枕大神经与临床关系较大，当其受刺激时，可出现枕部与颈部疼痛及同侧头皮感觉异常。

4．C_5 ～ T_1 脊神经前支组成臂丛，支配肩部及上肢的运动和感觉。

5．颈交感神经节前纤维起源于 T_1 以下脊髓侧柱细胞，上升至颈部形成交感神经节，由神经节发出节后纤维。节后纤维的走行分布：①进入脊神经，随脊神经的前支和后支抵达该神经的支配区。②支配眼内肌并与脑神经相通，分布于头颈部的动脉，并组成心脏神经丛。③经椎间孔进入椎管，分布于硬脊膜、后纵韧带和纤维环外层（图 59-2）。颈部交感神经受刺激后，可出现眼、耳、鼻、咽、头部、心前区和上肢症状。

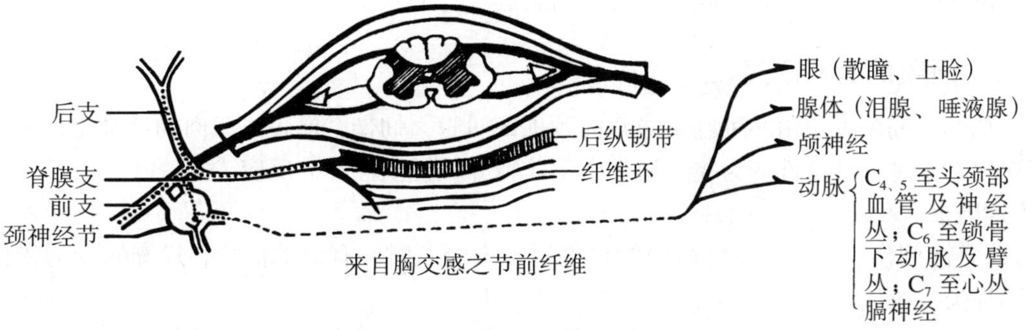

图 59-2 颈交感神经通路示意图

五、颈部肌肉组织

颈部肌肉组织一般分为前后部与深浅层肌组织，常见可引起颈肩部疼痛的肌肉组织主要有：前部的胸锁乳突肌、斜角肌和后方的斜方肌等。胸锁乳突肌的主要功能为稳定、旋转和弯曲头部与颈部，如急性外伤时可引起头颈部活动受限。斜角肌分为前、中、后斜角肌，其主要功能是使头部向两侧旋转，同时也可抬高胸廓，在反常呼吸时作为不适宜的辅助肌，因而斜角肌承受了很大的张力，易发生急、慢性损伤而引起疼痛。斜方肌的主要功能为后伸和转动头颈部，旋转并上旋、内收肩胛，是颈后部重要的肌肉组织，同时也是肩背部的肌肉组织，慢性疲劳性损伤时可引起颈肩背部广泛压痛。颈后部的头半棘肌、头夹肌等发生急、慢性损伤时也可引起颈部疼痛。

第二节 颈 肩 痛

颈肩痛是指颈、肩、肩胛等处的疼痛，有时伴一侧或双侧上肢痛、颈髓损害症状。颈肩痛在临床上较为常见。引起颈肩痛的原因很多，包括颈项部肌筋膜炎、颈椎间盘及关节退行性变、颈椎结构异常等。

一、颈肩部软组织急性损伤

【病因】

颈肩部软组织急性损伤的病因主要有两种情况：

1. 有明确外伤史 颈肩部软组织受到暴力直接打击、头部受力或“甩鞭”间接外力等导致颈肩部软组织急性扭伤而出现症状。

2. 无明确外伤史 睡眠时，头颈部姿势不良，导致颈部肌肉持续被动牵拉，晨起突发急性颈肩部软组织疼痛，患者多将其描述为“落枕”。

【临床表现】

患者在受到明确外伤后或晨起后出现颈部疼痛，疼痛可向上放射至枕顶部，向两侧放射至肩部，头颈部活动明显受限。体格检查可见患者头颈部处于被动体位，颈部僵硬，头偏向一侧。患者不敢转动头部，当需进行头部转动时，常需躯干也一同转动；颈后侧、患侧颈旁及肩部广泛压痛。X线检查仅可见颈椎僵直，生理前凸减少或消失。

【诊断】

结合病史及临床表现，体格检查颈部某肌肉组织明确压痛即可诊断。

【治疗】

治疗采取非手术方法。局部制动，可佩戴颈托固定。局部冷敷，伤后48 h热敷理疗，可应用非甾体抗炎药治疗，必要时可在局部痛点进行肾上腺皮质激素封闭治疗。

二、颈项部肌筋膜炎

颈项部肌筋膜炎是由多种因素导致的颈项部肌腱、韧带、筋膜或肌肉的纤维组织病变，以组织渗出、水肿、纤维性变为主，局部发生非特异性无菌性炎症反应。

【病因】

1. 急性创伤　颈项部急性软组织创伤后，未经及时、有效的治疗，逐渐转变为慢性创伤性无菌性炎症反应。

2. 慢性劳损　颈肩部长期维持某一特定姿势、动作，造成颈肩部软组织的疲劳损伤，局部形成非特异性无菌性炎症反应，导致疼痛出现。如长期伏案低头工作，长期应用电脑等，即可导致颈肩部慢性劳损。

3. 颈椎结构异常　由于颈椎不稳、曲度异常、先天结构异常等因素影响，颈肩部和颈项部肌腱、韧带、筋膜或肌肉的纤维组织等为维持颈部或躯体的平衡状态，而长期处于紧张状态，导致局部出现疼痛症状。

4. 环境因素　局部潮湿、寒冷等因素可导致颈肩部肌肉、筋膜代谢异常而引起疼痛，特别是天气冷热变化明显时影响较大。

5. 心理因素　精神焦虑、抑郁、强迫症等对此病的发生亦有一定影响。

6. 其他　临床研究发现，风湿疾病、某些病毒感染等与本病的发生亦有相关性。

【临床表现】

1. 主要症状　为颈肩背部的慢性持续性疼痛、不适、酸胀感等，活动后、局部轻度敲击捶打后疼痛略减轻，常反复发作。受凉受潮、劳累后症状加重，急性发作时局部肌肉可出现痉挛、活动受限等情况。

2. 体格检查　疼痛区内有明显压痛点、索状物，可有局部肌肉痉挛情况出现，严重者颈部活动受限，但无神经损伤的表现。

3. 辅助检查　以X线检查为主，一般可见颈椎曲度改变或退行性变，也可无任何阳性改变。

【诊断】

结合病史、症状、体征，一般均可做出诊断。患者既往多有反复发作病史，且有寒冷、潮湿环境下工作病史及慢性劳损病史。根据典型症状、体征，结合X线检查，即可诊断。

【治疗】

本病以非手术治疗为主，防治结合，大多数可取得良好的疗效。注意休息，局部热敷、理疗。避免引发疾病的不良姿势和体位，避免受潮、受凉，避免过度疲劳。口服非甾体抗炎药治疗。对于局部痛点明确，疼痛较重者，可采用局部肾上腺皮质激素封闭治疗，亦可行小针刀等局部软组织松解手术治疗。但此病易反复发作。

三、颈椎病

颈椎病（cervical spondylosis）是指因颈椎间盘退行性变及其继发性椎间关节退行性变所导致的脊髓、神经、血管等结构受压而表现出的一系列临床症状和体征。本病多见于中老年人，C_5、C_6发病最多。颈椎病是引起颈肩部疼痛的主要疾病，但不能说颈肩部疼痛就是颈椎病。

【病因】

1．颈椎间盘退行性变　是颈椎病发病的基本病因。颈椎活动度最大，椎间盘不断受到压应力、切应力和旋转应力，随着年龄的增长，使椎间盘发生退行性变，失去水分和弹性。椎间盘退行性变导致椎间隙变窄，进而使关节囊、韧带松弛，脊柱活动稳定性下降，导致椎体、关节突关节、钩椎关节、前纵韧带、后纵韧带、黄韧带、项韧带等结构变性、增生、钙化。长此以往，形成颈椎不稳定的恶性循环，最终出现脊髓、神经、血管受到刺激、压迫的表现。

2．损伤　对于已经发生退行性变的颈椎和椎间盘，急性损伤可加重其程度而导致发病，慢性损伤可加速其退行性变进程而导致提前出现症状。外伤所致的颈椎骨折、脱位及脊髓神经根损伤不属于颈椎病的范畴。

3．颈椎先天性椎管狭窄　在先天性椎管狭窄的基础上，轻微的退行性变即可引起相应的神经压迫症状而导致发病。

【临床表现及分型】

根据对神经、脊髓、血管等重要组织的压迫情况（图 59-3），可将颈椎病分为以下四种主要类型：

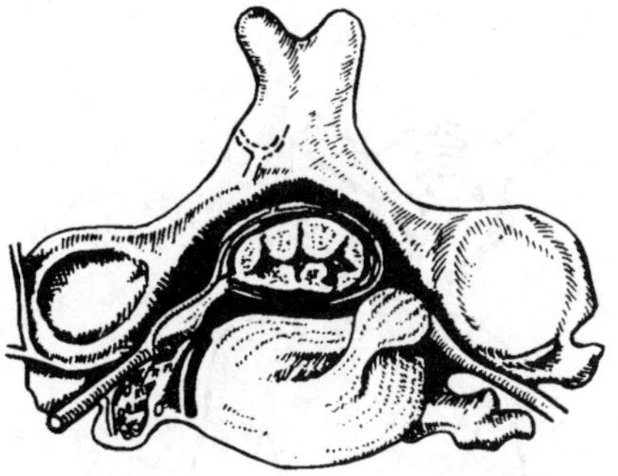

（1）

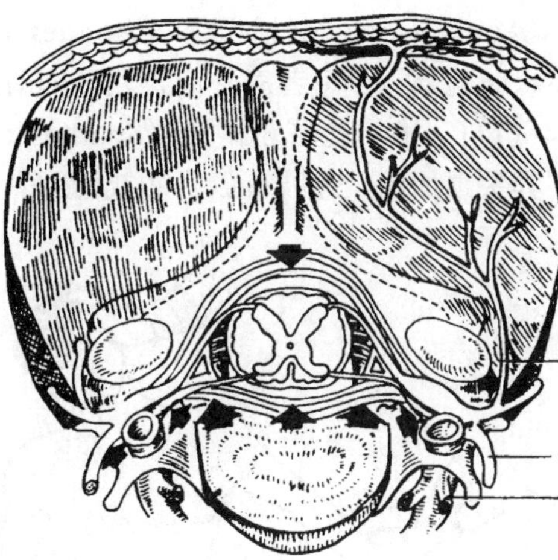

（2）

图 59-3　颈椎病神经、血管受压示意图

（1）颈椎间盘向后侧突出、挤压神经根；（2）$C_{5\sim6}$ 颈椎间盘横剖面立体示意图　棘突两旁为颈部肌肉。黑色箭头表示椎间盘突出。骨赘增生或黄韧带肥厚等可能压迫颈段脊髓、脊神经根、脊神经节。脊神经前支、支配后颈部肌肉皮肤的脊神经后支内侧支或椎动脉之处

（一）神经根型颈椎病

案例 59-1

患者，男性，40 岁，从事文秘工作，因颈肩部疼痛 2 年，右手麻木 2 个月就诊。

患者 2 年前无明确诱因出现颈肩部疼痛，经休息、理疗、热敷等处理可缓解，2 个月前出现右手拇指麻木，偶有颈部至右手过电样疼痛。

体格检查：患者神志清楚，颈部皮肤无红肿，颈部后侧广泛压痛，局部肌紧张，颈部活动受限。右手拇指皮肤感觉减退，右上肢肌力 5 级，右上肢活动良好，末梢血运正常。右上肢牵拉试验阳性及压头试验阳性。左上肢感觉、运动正常。双上肢生理反射正常、病理反射未引出。

辅助检查：X 线检查显示颈椎生理性弯曲消失变直，$C_{5\sim6}$ 椎间隙变窄，右侧 $C_{5\sim6}$

椎间孔变窄，$C_{5\sim7}$椎体前、后缘骨质增生等退行性变。MRI检查显示$C_{5\sim6}$椎间盘向右侧突出，相应水平硬脊髓膜囊及右侧神经根受压。

问题与思考：

1. 对此患者如何进行诊断？
2. 为此患者制订合理的治疗方案。

临床上以神经根型颈椎病最多见，约占颈椎病的60%。

➢考点：颈椎病最常见的类型。

神经根型颈椎病是由于颈椎间盘发生退行性变突向侧后方，以椎体后缘、钩椎关节等增生压迫神经根所致，多累及下段颈椎。患者起病缓慢，起初多为颈部不适或颈肩痛，随之疼痛向上肢放射，并沿神经根分布区出现放电样疼痛症状。皮肤可有麻木、感觉过敏等感觉异常。患者常有颈枕部、肩胛区、前胸部疼痛，低头过久、咳嗽、打喷嚏时疼痛加重。

体格检查可见颈部肌肉痉挛、压痛，颈部活动受限，可有感觉异常、肌力减退、肌萎缩、腱反射减弱等。臂丛神经牵拉试验（Eaton test）阳性：检查者站在患者侧方，一手推患侧头部，一手握患肢腕部，使患者肩外展，两手同时向相反方向推拉，患肢有放射痛或麻木者为阳性［图59-4（1）］。椎间孔挤压试验（Spurling test）：嘱患者取坐位，仰头并偏向患侧，检查者用手掌在其头顶加压，患肢有放射痛或麻木者为阳性［图59-4（2）］。

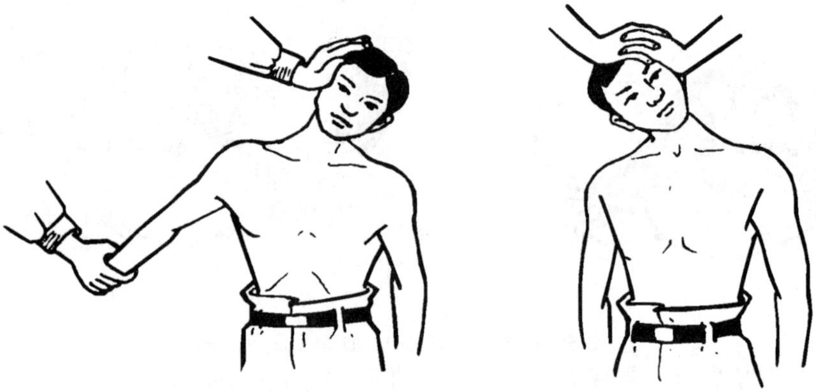

（1）臂丛牵拉试验　　（2）椎间孔压缩试验

图59-4　颈椎病的临床检查

（二）脊髓型颈椎病

案例59-2

患者，女性，48岁，从事文案工作，感觉四肢麻木不适1年余，未做特殊处理。患者近2个月感觉行走无力，有踩棉花感，双手活动不灵便，不能穿针，写字不受影响。患者1天前在诊所接受颈部按摩治疗，然后出现四肢无力，不能行走，双上肢不能持物，出现排尿障碍，胸腹部束带感。现来就诊。体格检查：患者神志清楚，精神状态尚可，双侧乳头平面以下感觉减退，双上肢肌力3级，双手握力差，以右侧为重，双下肢肌力2级，双膝腱反射亢进，双侧霍夫曼征（+），双侧巴宾斯基征（+）。

问题与思考：

1. 对此患者首先考虑什么诊断？诊断依据是什么？

2．下一步应如何处理？

3．患者为何按摩后症状加重？

脊髓型颈椎病占颈椎病的 10%～15%，由颈椎间盘突出的髓核、椎体后缘增生骨赘、增生钙化的后纵韧带或黄韧带压迫脊髓引起，病变主要以脊髓锥体束、侧束损害为主。患者表现为双下肢或上肢麻木无力，下肢发紧，足底有踩棉花感，步态不稳，手握力差，持物不稳，双手精细动作不能，胸部或腰部有束带感或负重感。重症者可出现行走困难，排尿、排便失禁及尿潴留等功能障碍，甚至四肢瘫痪，卧床不起。

（三）椎动脉型颈椎病

椎动脉自锁骨下动脉发出后，行经颈椎横突孔继续上行，然后进入颅底枕骨大孔左、右联合基底动脉，供应左、右大脑半球。颈椎发生退行性变、机械性压迫或颈椎不稳等均可导致椎动脉受压、被刺激、牵拉、痉挛，造成椎 - 基底动脉供血不足，从而出现症状。患者可出现头痛、头晕、耳鸣、视物模糊、记忆力减退等症状。头颅旋转可引起眩晕或猝倒是本病的特点，多发生于行走时猛然回头，跌倒后患者可立即起来，整个过程中患者神志清楚。

（四）交感神经型颈椎病

交感神经型颈椎病的发病机制尚不明确。临床表现复杂多样，主要表现为交感神经兴奋或抑制症状，如头痛、头晕、恶心、呕吐、视物不清、心率加速或过缓，一侧肢体出现多汗或少汗，也可出现耳鸣、耳聋、眼球震颤、眼睑无力、视物模糊、眼窝胀痛，血压升高或降低，流泪、鼻塞，胃肠胀气等较多症状，但主观症状多，客观体征少。

【影像学检查】

1．X 线检查　可见颈椎曲度改变，生理前凸减小、消失或反张，椎体前后缘骨形成及椎间隙狭窄，颈椎斜位 X 线检查可见椎间孔狭窄等。动力位过伸、过屈位 X 线检查可显示颈椎节段性不稳定。X 线检查主要用以排除其他病变。

2．CT 检查　可见颈椎间盘突出，颈椎管矢状径变小，黄韧带骨化，硬膜外腔脂肪消失，神经根、脊髓受压等征象。对椎动脉型颈椎病患者行椎动脉造影可见椎动脉狭窄、迂曲或不通等（图 59-5）。

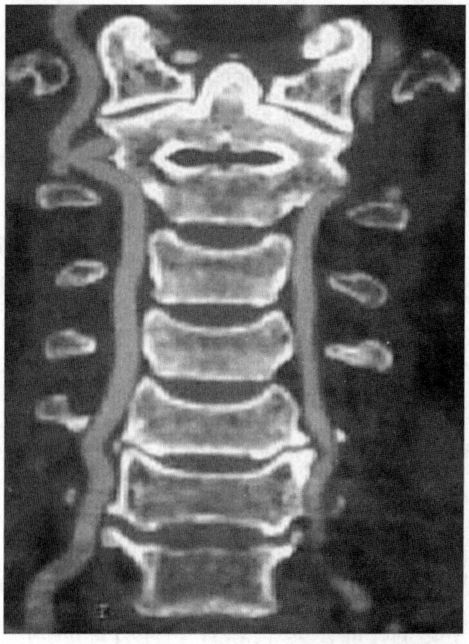

图 59-5　椎动脉 CT 造影表现

3．MRI 检查　优于 CT，是目前诊断颈椎病最常选用的检查，可清楚地显示椎间盘向椎管内突出、椎间盘退行性变情况，以及脊髓、神经根受压等病理改变（图 59-6）。

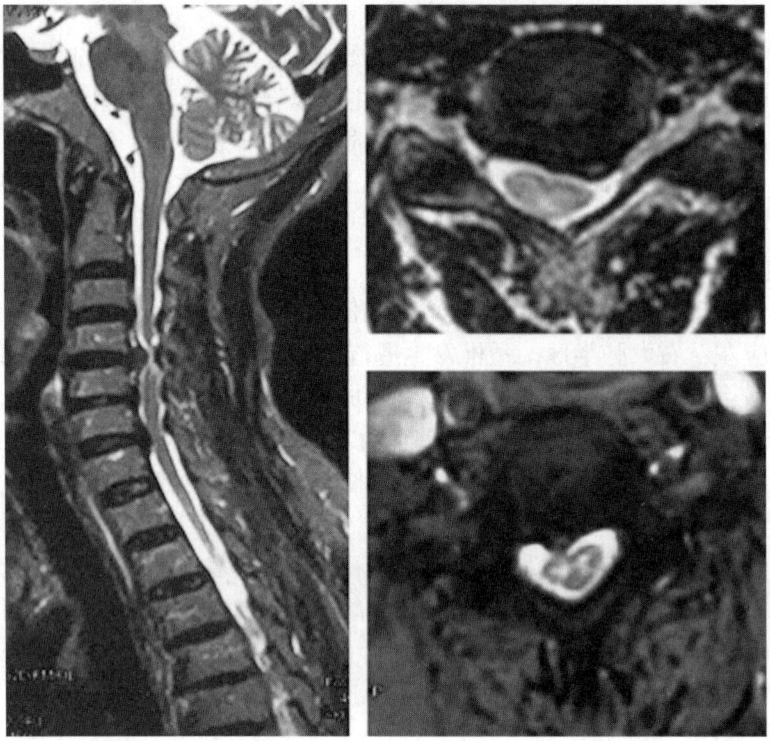

图 59-6　颈椎病 MRI 表现

【诊断与鉴别诊断】

对中年以上患者，根据病史和体格检查，特别是神经系统检查，结合 X 线检查以及 CT、MRI 等检查，一般能做出诊断。不能单独依靠影像学表现作为诊断的依据。神经根型颈椎病发病率高，临床表现多典型，诊断并不困难。其他类型颈椎病临床表现复杂，故鉴别诊断特别重要。

1．神经根型颈椎病

（1）肩周炎：患者肩痛伴肩关节外展、后伸受限，夜间疼痛加重，三角肌等肩部肌肉组织可触及明确压痛点，但颈部无压痛点，上肢无感觉、肌力改变。

（2）腕管综合征：主要表现为腕管内正中神经受压而出现的手部症状及体征，可通过 Tinel 征及屈腕试验来诊断该疾病。

（3）迟发性尺神经炎：主要表现为肘部尺神经沟区尺神经受压出现的症状及体征，可有 Tinel 征，肌电图异常，X 线检查显示肘关节局部骨质增生的异常表现。

2．脊髓型颈椎病

（1）脊髓空洞症：本病多见于青壮年，病程缓慢，早期影响上肢，呈节段性分节。患者感觉障碍以温、痛觉丧失为主，而触觉及深感觉则基本正常，此现象称为感觉分离。颈椎病患者无此表现。由于温、痛觉丧失，可发现患者皮肤增厚、溃疡，关节可因神经保护机制的丧失而损害，即夏科关节。MRI 示脊髓内有与脑脊液相通的异常信号区。

（2）肌萎缩侧索硬化：多见于 40 岁左右患者，发病突然，病情进展迅速，常以上肢运动改变为主要症状，一般有肌力减弱，但是无感觉障碍。肌萎缩以手内在肌明显，并由远端向近端发展，出现肩部和颈部肌肉萎缩，而颈椎病患者罕有肩部肌肉萎缩，故应检查胸锁乳突肌和舌肌。肌电图（EMC）示胸锁乳突肌和舌肌出现自发电位。

（3）后纵切带骨化：患者可出现与颈椎病相同的症状和体征。但侧位X线检查可发现椎体后缘有条状或点片状骨化影，CT可显示其断面形状和压迫程度。

3．椎动脉型颈椎病　此型颈椎病表现复杂，鉴别诊断较为困难。应与前庭疾病、脑血管病、眼肌疾病等相鉴别，排除梅尼埃病。颈椎动力位X线检查示颈椎不稳，椎动脉造影或磁共振成像椎动脉显影（MRA）显示椎动脉狭窄、迂曲或不通等，可作为此型颈椎病诊断的参考。

4．交感神经型颈椎病　临床表现复杂，患者常有神经官能症的表现，且少有明确诊断的客观依据。应排除心、脑血管疾病，并与引起眩晕的疾病相鉴别，如脑源性、耳源性、眼源性、外伤性以及神经官能症性眩晕等。

【治疗】

（一）非手术治疗

非手术治疗的目的是适度纠正颈椎病患者的病理解剖状态，停止或延缓病情的进展，有利于患者恢复，预防疾病复发。但应当明确的是，一旦明确诊断为神经根型或者脊髓型颈椎病，非手术治疗即只能在一定时间和一定程度上缓解症状，而不能从根本上解除颈椎退行性变引起的脊髓、神经根压迫，更不可完全逆转已经发生的神经功能损害。

非手术治疗的适应证：①神经根型颈椎病、椎动脉型颈椎病病程短、症状轻，保守治疗有效者；②早期脊髓型颈椎病患者；③交感神经型颈椎病患者；④颈椎病的诊断尚未肯定而需一边治疗一边观察者；⑤全身情况差，不能耐受手术者；⑥手术恢复期患者。

非手术治疗的常用方法：

（1）保持良好的体位：纠正与改变工作中的不良体位，定期改变头颈部体位，调整桌面（工作台）高度与倾斜度，改善与调整睡眠体位。

（2）颈椎制动：制动的目的是使颈部肌肉获得充分休息，缓解因肌肉痉挛所致的疼痛；减少突出的椎间盘或骨赘对脊髓、神经根及椎动脉的刺激；减少颈椎间盘的劳损、延缓退行性变；术后制动是为了使手术部位获得外在稳定，有利于手术部位的早日恢复。常用的颈椎制动包括使用颈围领、颈托等。

（3）颈椎牵引：颈椎牵引能限制颈椎活动，解除颈部肌肉痉挛，减轻神经根充血、水肿。通过牵引可增大椎间隙及椎间孔，减轻其对神经根的压迫，也可减轻椎间盘的压力，有利于已经突出的纤维组织回缩。常用的为颌枕带牵引。

（4）理疗：理疗是治疗颈肩痛的传统方法，对多数患者有治疗作用。其作用是增强局部血液循环，缓解肌肉痉挛，从而使局部疼痛和不适得以缓解。

（5）推拿、按摩：对颈椎进行大力的推拿和旋转，是很危险的一种操作。超乎颈椎生理范围的推拿只会加速椎间盘的退行性变，增加颈部创伤，严重者可致症状加重，甚至截瘫。应该严格规范推拿的使用适应证、操作手法。对脊髓型颈椎病患者禁止推拿、按摩。

（6）药物治疗：药物治疗应在医师的指导下进行。常用的药物有神经营养药物（如维生素B_1、维生素B_{12}），以及缓解局部症状的药物（如解热镇痛药、肌肉松弛药等）。

（二）手术治疗

手术治疗的主要目的是解除对脊髓、神经的压迫，重建并维持脊柱的曲度和稳定。

手术治疗的适应证：①神经根性疼痛剧烈，保守治疗无效者；②脊髓或神经根明显受压，伴有神经功能障碍者；③症状虽然不严重，但保守治疗半年无效，或影响正常生活和工作者。

颈椎病常用的手术方式有：

（1））颈椎前路减压融合术：最常用的术式是颈椎前路椎间盘切除或椎体次全切除、神经减压、椎间植骨融合术。必要时还可以切除钩椎关节，行椎间孔扩大减压术。

（2）颈椎后路减压术：通过脊髓后移而完成“间接减压”。传统的常用术式时颈椎半椎板切除减压术。颈椎全椎板切除减压术现已较少使用，目前常用的术式是椎板单（双）开门椎管扩大成形术。

➢考点：颈椎病的治疗原则。

自测题

一、选择题

1．颈椎病最基本的病因是
A．损伤
B．先天性颈椎椎管狭窄
C．颈椎间盘退行性变
D．上呼吸道感染及咽炎
E．外伤

2．颈椎病发病率最高的是
A．神经根型
B．脊髓型
C．椎动脉型
D．交感神经型
E．混合型

3．脊髓型颈椎病最重要的诊断依据是
A．头痛、头晕
B．双上肢麻木
C．眼痛、面部出汗失常
D．四肢麻木、无力，病理反射（+）
E．肢体发凉，无汗或少汗

4．患者，女性，52岁，四肢麻木不适，双下肢无力7个月。体格检查：颈部触痛，活动受限，步态不稳，无力，足底有踩棉花感，双侧腱反射亢进，双侧霍夫曼征阳性。MRI检查见$C_{5/6}$，$C_{6/7}$椎间盘后突，脊髓受压，此患者的诊断是
A．神经根型颈椎病
B．脊髓型颈椎病
C．椎动脉型颈椎病
D．交感神经型颈椎病
E．混合型颈椎病

5．患者，男性，40岁，颈肩痛2个月，向右上肢放射，右手拇指、示指感觉减退。患者无四肢无力、走路和持物不稳、头晕、眩晕、猝倒等症状。X线检查显示第5、6椎间孔狭窄。其最有可能的诊断是
A．脊髓型颈椎病
B．椎动脉型颈椎病
C．神经根型颈椎病
D．交感神经型颈椎病
E．复合型颈椎病

6．推拿、按摩**不适合**用于治疗的颈椎病类型是
A．神经根型
B．椎动脉型
C．脊髓型
D．交感神经型
E．混合型

二、名词解释

1．椎间孔挤压试验　2．臂丛神经牵拉试验　3．颈椎病

三、问答题

1．试述神经根型颈椎病与脊髓型颈椎病的病因及临床表现的不同。
2．简述颈椎病的治疗方法。

（孙全波）

第六十章

骨与关节化脓性感染

第六十章数字资源

学习目标

通过本章内容的学习，学生应能够：

识记：

1. 描述急性血源性骨髓炎、慢性骨髓炎以及化脓性关节炎的临床表现。
2. 说出骨与关节化脓性感染的治疗方法。

理解：

分析骨与关节化脓性感染的病理过程。

运用：

对骨与关节化脓性感染疾病做出诊断并制订初步治疗方案。

第一节　化脓性骨髓炎

化脓性骨髓炎（suppurative osteomyelitis）是由化脓性细菌感染而引起的骨膜、骨密质、骨松质与骨髓的化脓性炎症反应。本病是一种常见病，好发于长骨干骺端，儿童常见，男孩多于女孩，致病菌大多数是金黄色葡萄球菌，其次是溶血性链球菌，其他如大肠埃希菌、肺炎双球菌等也可引起。

化脓性骨髓炎有三个感染途径：①血源性感染：身体其他部位化脓性病灶中的细菌经血液循环播散至骨骼，称为血源性骨髓炎；②创伤后感染：开放性伤口使得细菌直接进入，如开放性骨折后发生感染或骨折手术后发生感染，称为创伤后骨髓炎；③蔓延性感染：邻近软组织感染直接蔓延至骨骼，引起骨髓炎，称为外来性骨髓炎，如脓性指头炎引起指骨骨髓炎、慢性小腿溃疡引起胫骨骨髓炎等。各种类型骨髓炎的发病机制和治疗方法也有差别。

➢考点：化脓性骨髓炎的常见致病菌。

一、急性血源性骨髓炎

案例 60-1

患者，男性，8 岁，因左大腿下段疼痛、肿胀 1 周入院。体格检查：体温 39.5℃，左大腿下段局部皮温高，深压痛，患儿拒绝左膝关节活动，局部穿刺抽出少量脓性液。

辅助检查：白细胞计数 18×10^9/L。此患者已应用抗生素治疗效果不佳。

问题与思考：

1．此患者穿刺抽出脓液培养，最大可能是哪种致病菌？

2．对此患者下一步应如何治疗？

【病因】

急性血源性骨髓炎（acute hematogenous osteomyelitis）最常见的致病菌是金黄色葡萄球菌，约占 75%，其次是溶血性链球菌，流感嗜血杆菌、大肠埃希菌和产气荚膜梭状芽孢杆菌、肺炎球菌和白色葡萄球菌也可致病。近年来金黄色葡萄球菌感染发病率有下降的趋势。

本病的致病菌通常为血源性播散，即通过身体其他部位的感染性病灶，如疖、痈等。原发病灶处理不当或机体抵抗力下降，可因细菌进入血液循环发生菌血症或诱发脓毒症。菌栓进入骨营养动脉后往往受阻于长骨干骺端的毛细血管内。一方面，由于在儿童干骺端毛细血管网内血流缓慢，容易使细菌停滞；另一方面，儿童骨骺板附近的微小终末动脉与毛细血管往往弯曲而呈血管袢，加之血流丰富而流动缓慢，使细菌更易沉积。因此，儿童长骨干骺端为本病的好发部位。

发病前患儿往往有外伤史。儿童好动，常会发生外伤。局部外伤后因组织创伤、出血而易于发病，可能是本病的诱因。

本病的发病与生活条件及卫生状况有关，以往农村发病率明显高于城市。近年来，本病在大城市已很罕见，但在边远地区仍是常见病。

【病理】

儿童骨骺板附近的微小终末动脉与毛细血管弯曲呈袢状，血流缓慢，容易使细菌停滞、沉积，引发感染，故儿童长骨干骺端为好发部位。

本病的特点是：骨质破坏、骨坏死和由此诱发的新骨形成并存。早期以骨质破坏和骨坏死为主，后期以新骨生成与骨性包壳形成为主。

细菌在长骨干骺端停滞、繁殖，使干骺端小血管阻塞，导致骨坏死，局部充血、渗出与白细胞浸润。白细胞释放的蛋白溶解酶破坏了细菌、坏死的骨组织与邻近的骨髓组织。渗出物和破坏的碎屑成为小型脓肿并逐渐增大，使骨腔内的压力增高。其他血管亦可受到压迫而形成更多的坏死骨组织。由于细菌进入血液循环和骨内感染灶形成后，周围为骨质，引流不畅，因此患儿多有脓毒症的表现。因为骨构造的特殊性，骨脓肿很难向周围自由进展。随着脓肿的不断扩大，感染沿局部阻力较小的组织向四周蔓延（图 60-1）。

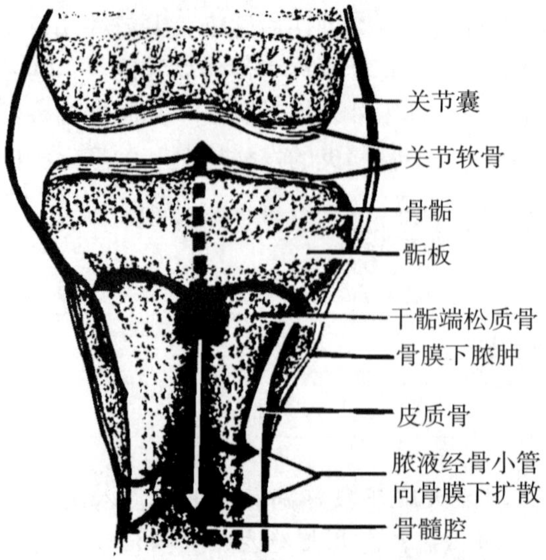

图 60-1　急性血源性骨髓炎的扩散途径

脓腔内高压的脓液可以沿着中央管蔓延至骨膜下间隙，将骨膜掀起成为骨膜下脓肿。密质骨外层 1/3 的血供来自骨膜，骨膜的掀起会剥夺外层密质骨的血供而使其成为死骨。骨膜穿过后，脓液便沿着筋膜间隙流注而成为深部脓肿。脓肿穿破皮肤，排出体外，即成为窦道。

脓肿也可以穿破干骺端的骨皮质，形成骨膜下脓肿，再由其他骨小管进入骨髓腔。

脓液还可以沿着骨髓腔蔓延，破坏骨髓组织、松质骨和内层 2/3 密质骨的血液供应。严重病例密质骨的内、外面都浸泡在脓液中而失去血供，以致形成大块死骨。

因儿童骨骺板具有天然的屏障作用，脓液进入邻近关节比较少见。但成人骺板闭合，血运减少，抵抗力下降，脓肿可进入关节腔形成化脓性关节炎。由于小儿股骨头骺板位于髋关节囊内的解剖学特点，该处骨髓炎可以直接穿破干骺端骨皮质进入关节。

骨组织失去血供后，部分骨组织因缺血而坏死，周围形成炎性肉芽组织。死骨的边缘逐渐被吸收，使死骨与主骨完全脱离。在死骨形成过程中，病灶周围的骨膜因炎性充血和脓液的刺激而产生新骨，包围在骨干的外层，形成骨包壳。由于骨包壳不断受到脓液的侵蚀，可形成若干小孔，称为骨瘘孔（cloaca），并与皮肤窦道相通。骨包壳内的死骨、脓液和炎性肉芽组织，往往引流不畅，形成感染性骨性无效腔。

骨性无效腔内的小片死骨可以被肉芽组织吸收，或被吞噬细胞所清除，也可经皮肤窦道排出。大块死骨则难以被吸收或排出，长期留存于体内，常有复发，使窦道经久不愈，形成慢性骨髓炎的病理基础。

【临床表现】

急性血源性化脓性骨髓炎可发生在任何年龄，以学龄儿童及青少年为多见，男孩较多。病变部位以胫骨上段和股骨下段最多见，其次为肱骨与髂骨，其他骨骼也可以发病。

患儿发病前往往有外伤史，但多难找到原发感染灶。

患儿起病急骤，开始即有全身中毒症状，表现为寒战，高热至 39℃以上。患儿可出现烦躁不安，脉搏快，口干、食欲缺乏，精神差，严重者可有头痛、呕吐，甚至谵妄、昏迷、脑膜刺激症状，可有贫血、脱水和酸中毒，重者可出现感染性休克。

病变早期，患肢剧痛，呈半屈曲状，周围肌肉痉挛。患儿因疼痛而拒绝运动及检查，局部皮温高，局部触痛明显，肿胀并不明显。数天后因骨膜下脓肿形成，局部出现红肿，压痛更为明显。脓肿穿破骨膜后形成软组织脓肿，因脓肿张力减小，患儿疼痛有所减轻，但局部红、肿、热、压痛都更明显。如病灶邻近关节，则可有反应性关节积液。若脓液沿着髓腔播散，则疼痛与肿胀范围更为严重。整个骨干都出现骨破坏后，则有发生病理性骨折的可能。

急性骨髓炎的自然病程可以持续 3 ～ 4 周。脓肿穿破后，患儿疼痛即可缓解，体温逐渐下降。脓肿穿破后形成窦道，病变转入慢性阶段。

部分低毒性细菌，特别是白色葡萄球菌所致的骨髓炎，患儿表现出的高热与中毒等症状不典型。

【辅助检查】

1．血细胞分析　白细胞一般都在 $10\times10^9/L$ 以上，中性粒细胞可占 90%以上。红细胞沉降率加快、C 反应蛋白升高。

2．血培养　早期血培养阳性率较高，但并非每次均可获得阳性结果，特别是使用过抗生素者阳性率更低。在寒战高热期抽血培养或初诊时每隔 2 h 抽血培养一次，共 3 次，可以提高血培养阳性率。局部脓液培养也可获得致病菌。对血培养及局部脓液培养所获得的致病菌，应做药物敏感试验。

3．局部脓肿分层穿刺　选用有内芯的穿刺针，在压痛最明显的干骺端刺入，边抽吸边深入，切忌一次穿入骨内，以免将单纯软组织脓肿的细菌带入骨内。抽出的液体应做涂片检查与细菌培养，涂片中发现多是脓细胞或细菌即可明确诊断。穿刺液应做细菌培养与药物敏感试验。

➤考点：急性血源性骨髓炎的确诊依据。

4．X 线检查　通常，患儿起病后 14 天内的 X 线检查无明显变化，3 周左右可有骨质脱钙、破坏，少量骨膜增生，以及软组织肿胀阴影等。使用过抗生素的病例 X 线表现可延迟至 1 个月左右出现。骨破坏后有死骨形成，小死骨表面为密度增高影，位于脓腔内，与周围骨组织完全游离。大死骨可为整段骨坏死，密度增高而无骨小梁结构可见。

5．CT 检查　可以提前发现骨膜下脓肿，对细小的骨脓肿仍难以显示。

6．放射性核素骨显像　一般发病后 48 h 即可有阳性结果，但不能作出定性诊断，仅能间接协助诊断。

知识链接

骨髓炎的影像学检查

MRI 被广泛用于发现早期骨感染，其发现病变的时间早于 X 线检查。水肿组织和渗出替代正常脂肪，炎症时在 T1 加权像信号低于脂肪，在 T2 加权像信号高于脂肪。骨髓炎的典型表现为 T1 加权像上为髓腔低信号，T2 加权像上为高信号。短 T 波反转恢复信号（STIR）对骨髓炎的阴性预测率很高，几乎可达到 100%。Boutin 等认为 MRI 是早期诊断骨髓炎最有效的工具。但是 MRI 信号改变没有特异性，任何造成水肿或充血的疾病（如骨折、肿瘤和无菌性炎性反应），均能够产生与骨髓炎相似的信号改变。

【诊断与鉴别诊断】

应尽早明确诊断与治疗，才能避免发展成慢性骨髓炎。

早期诊断依据：一是临床表现，如急骤高热与脓毒症的表现、长骨干骺端疼痛剧烈而不愿活动肢体、有明显压痛区、白细胞计数和中性粒细胞比例增高、局部分层穿刺阳性结果；二是血培养与分层穿刺液培养获得致病菌。为提高阳性率，需反复做血培养。

鉴别诊断时，本病应该与下列疾病相鉴别：

1．软组织炎症　急性骨髓炎早期与蜂窝织炎、丹毒等软组织炎症早期不易鉴别。软组织炎症时全身中毒症状较轻，而局部红肿较明显，压痛较浅。早期急性骨髓炎常发生于长骨干骺端处，疼痛剧烈，以单指检查时，患部肢体圆柱形深部压痛征（+）。软组织炎症时，因病变居于骨骼之一侧，故压痛只限于一两个平面，这一点对早期鉴别诊断有重要意义。如果鉴别困难，可作小切口引流，骨髓炎可发现骨膜下脓肿。

2．风湿病与化脓性关节炎　特别是儿童类风湿性关节炎，也可有高热、疼痛。两类疾病都是关节疾病，疼痛部位在关节，浅表的关节可以迅速出现脓肿与积液。急性化脓性骨髓炎早期一般 X 片无明显改变，急性化脓性关节炎早期 X 片表现为关节囊积液扩张。

3．尤因肉瘤　患者起病不急，常发生于骨干，范围较广，全身症状不如急性骨髓炎重，早期不会妨碍邻近关节活动，夜间痛明显，表面有血管曲张并可摸到肿块。X 线检查可见“葱皮样”骨膜下新骨形成等现象。部分病例表现与不典型的骨髓炎混淆不清，必要时须做活组织检查。

【治疗】

急性血源性骨髓炎治疗成功的关键是早期诊断、早期应用大剂量有效抗生素和适当的局部处理。

（一）全身治疗

加强全身支持，高热时降温、补液，纠正酸中毒。必要时少量多次输血，以增强患者的抵抗力。

（二）抗生素治疗

急性血源性骨髓炎为全身感染的一部分，应早期、足疗程应用抗菌药。初时根据致病菌进行经验性抗生素治疗（经验性使用抗生素时须注意与流行病学、患者年龄和致病原因结合），宜选用广谱抗生素，待培养出致病菌及药物敏感试验有结果后，根据结果有针对性地应用抗生素。对疑有骨髓炎的病例应立即开始给予足量抗生素治疗，在发病 5 天内使用抗生素往往可以控制炎症，而在 5 天后使用则会影响疗效。

由于致病菌大多为溶血性金黄色葡萄球菌，因此要联合应用抗生素。选用的抗生素一种为针对革兰氏阳性球菌的，而另一种则为广谱抗生素，待检出致病菌后再予以调整。抗生素的使用至少应持续至体温下降、症状消失后 2 周左右。

由于耐药菌增多，因此选择合适时机进行手术很有必要。

（三）局部治疗

早期应用夹板、石膏托或皮肤牵引，抬高患肢并保持功能位，可减轻疼痛、促进炎症消退、防止畸形和病理性骨折。

（四）手术治疗

手术治疗的目的是引流脓液，减轻脓毒症的症状，去除坏死组织和脓腔，促进愈合。手术治疗宜早进行，最好在抗生素治疗后 48 ～ 72 h 仍不能控制局部症状，穿刺抽出脓液时进行手术，也有主张提前到 36 h 者。延迟手术只能引流，不能阻止急性骨髓炎向慢性阶段演变。

➢ 考点：急性血源性骨髓炎的治疗原则。

手术包括钻孔引流术或开窗减压术两种。无论选择哪种手术，均应做到彻底引流和保护血供。在干骺端压痛最明显处做纵向切口，切开骨膜，放出骨膜下脓肿内的高压脓液。如无脓液，则在术中 X 线定位下于干骺端钻孔数个减压。如有脓液溢出，则可将各钻孔连成一片，用骨刀去除一部分密质骨，称为骨“开窗”。整个过程尽量不要剥离骨膜，以免人为造成无血供区。一般有骨膜下脓肿存在时，必然还有骨内脓肿。如钻孔后未发现骨内脓肿，则不要用探针去探查髓腔，亦不要用刮匙刮入髓腔内（图 60-2）。

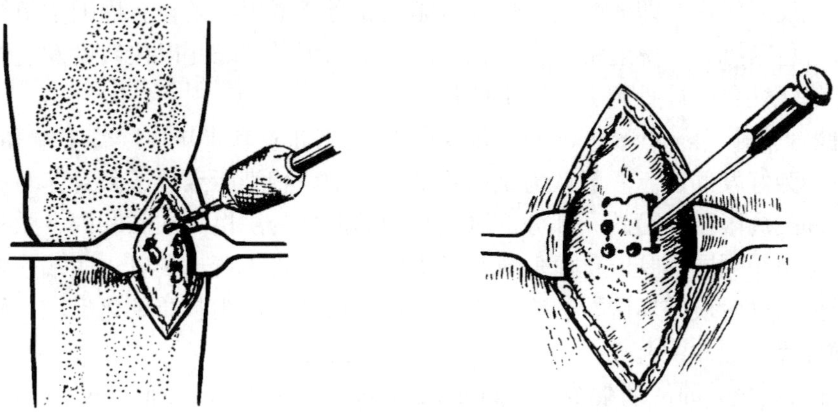

（1）钻孔引流　　（2）骨开窗引流

图 60-2　急性骨髓炎开窗引流术

对脓液多者，于伤口处做闭式灌洗引流，在骨腔内放置两根引流管进行连续冲洗与吸引，然后关闭切口。灌洗管以 1500 ~ 2000 ml 抗生素溶液连续滴注 24 h。也可以采用负压封闭引流技术引流脓液。一般引流 3 周，或待体温下降，引流液连续 3 次培养阴性即可拔除引流管。如脓液不多，则伤口出行单纯闭式引流，可放置单根引流管接负压吸引瓶，每日经引流管注入少量高浓度抗生素溶液。伤口不缝合，用碘仿纱布填充，或应用 VSD 海绵覆盖并引流，5 ~ 10 天后再做延迟缝合。

二、慢性血源性骨髓炎

案例 60-2

患者，男性，18 岁，1 年前患右股骨下段急性化脓性骨髓炎，经治疗后好转，但局部有窦道形成，常有少量稀薄黄色脓液流出。X 线检查显示有死骨存留，有骨无效腔，包壳形成充分。

问题与思考：

对于此患者，目前应当如何治疗？

慢性血源性骨髓炎（chronic hematogenous osteomyelitis）多是因急性骨髓炎治疗不当所致。急性血源性骨髓炎转入慢性阶段的原因有：①急性感染期未能彻底控制，反复发作演变所致；②低毒性细菌感染，在发病时即表现为慢性骨髓炎。

【病因与病理】

慢性血源性骨髓炎的致病菌主要是金黄色葡萄球菌，常为多种细菌混合感染，最常检出 A 型与非 A 型链球菌、铜绿假单胞菌、变形杆菌和大肠埃希菌。近年来，革兰氏阴性细菌引起的骨髓炎发病者增多。

从急性骨髓炎到慢性骨髓炎是一个发展变化的过程。若急性期未能予以适当治疗，则可形成死骨。虽然脓液穿破皮肤后得以引流，急性炎症可逐渐消退，但因死骨未能排出，其周围骨质增生，可形成无效腔。有时大片死骨不易被吸收，骨膜下新骨不断形成，可将大片死骨包裹起来，形成骨包壳。骨包壳被脓液侵蚀，形成瘘孔，经常有脓性分泌物自窦道流出。

由于病灶内的无效腔、死骨及附近瘢痕组织等缺乏血液供应，机体抗感染能力和药效难以达到，因此常有细菌残留，窦道常时而愈合，时而复发。因脓液得不到引流，或因死骨等异物存在，或患者抵抗力降低，即可出现急性炎症反应。待脓液重新穿破流出，炎症消退，伤口可暂时愈合。如此反复发作，即演变成为慢性骨髓炎，骨质增生、硬化。周围软组织有致密瘢痕增生，皮肤常有色素沉着。窦道附近皮肤长期受分泌物刺激，长此以往偶可发生癌变。

特殊类型的慢性化脓性骨髓炎有以下两种：

1．局限性骨脓肿（localized bone abscess） 多见于儿童和青年。胫骨上端和下端，股骨、肱骨和桡骨下端为好发部位。一般认为是由于低毒力细菌感染所致，或因身体对病菌抵抗力强而使化脓性骨髓炎局限于骨髓的一部分。脓液病菌培养常为阴性。在脓腔内，脓液逐渐为肉芽组织代替，肉芽组织周围因胶原化而形成纤维囊壁。X 线检查可见长骨干骺端或骨干皮质显示圆形或椭圆形低密度骨质破坏区，边缘较整齐，周围密度增高为骨质硬化反应，硬化带与正常骨质间无明确分界（图 60-3）。

2．硬化性骨髓炎 /Garré 骨髓炎（sclerosing osteomyelitis/Garré osteomyelitis） 是由低毒性感染引起、以骨质硬化为主要特征的慢性骨髓炎。病灶中细菌培养一般为阴性，患者因病变部位酸胀疼痛而就诊，多由骨质增生引起骨内张力增高所致。患者局部可有压痛，较少有全身症

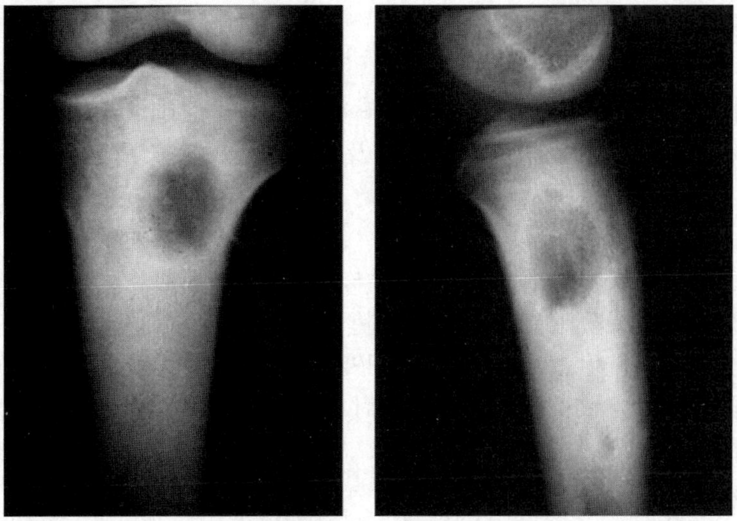

胫骨近端可见局限性低密度破坏，边缘较整齐，周围骨密度增高

图 60-3　胫骨近端局限性骨脓肿的 X 线表现

状，但往往有反复发作史。本病常见于较大儿童或成人，好发于长骨骨干，如胫骨、腓骨和尺骨等。X 线检查可见局限或广泛的骨质增生、硬化现象。患者骨皮质增厚，骨髓腔狭窄甚至消失，病骨密度增高，常呈梭形。在骨质硬化区内一般无骨破坏，但在病程较长的病例中，可见小而不规则的骨质破坏区，软组织多无肿胀（图 60-4）。

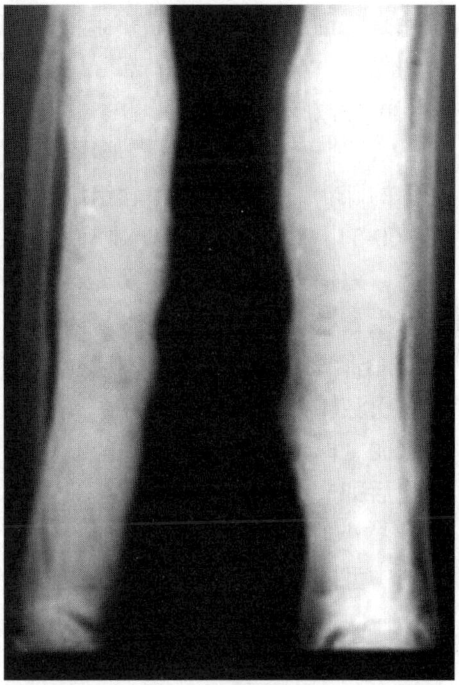

图 60-4　胫骨硬化性骨髓炎的 X 线表现

【临床表现与诊断】

1．病史　患者多有急性血源性骨髓炎、开放性骨折病史。

2．症状与体征　慢性骨髓炎患者可无自觉症状，骨失去原有形态，肢体增粗、变形。窦道口有肉芽组织增生，周围皮肤常有色素沉着，可流出脓液，有时窦道口会闭合。因肌挛缩可出现邻近关节畸形，窦道口皮肤反复受到脓液刺激则可能发生癌变。机体抵抗力下降时，患者病情可呈急性发作，表现为疼痛，表面皮肤转为红、肿、疼痛、流脓，压痛。患者可伴有寒战、发热等全身症状。窦道口排出脓液量增多，有时可排出死骨。在死骨排出后，窦道口即自动封闭，炎症逐渐消退。患儿往往因骨骺被破坏而影响骨骼生长发育，肢体出现缩短畸形。偶见病理性骨折。

3．影像学检查

（1）X 线检查：病变部位早期阶段有虫蛀状骨破坏与骨质稀疏，并逐渐出现硬化区。骨膜掀起并有新生骨形成。骨膜反应可为层状或呈三角状，如骨肿瘤。新生骨逐渐变厚和致密，坏死脱落成为死骨。死骨致密，周围可见一透亮带，是由肉芽组织或脓液将死骨与正常组织分离所致，为慢性骨髓炎的特征。

（2）窦道造影：将造影剂（12.5% 碘化钠溶液、碘油或硫酸钡胶浆）注入窦道内，进行透视和摄片观察，可充分显示窦道的深度、径路、分布范围及其与无效腔的关系，以便手术时彻底清除无效腔和窦道。

【诊断】

根据病史和临床表现，诊断不难，特别是有窦道及经窦道排出过死骨者。X线检查可以证实有无死骨及其形状、数量、大小和部位，以及附近包壳的生长情况。一般不需要做CT。对骨质显影浓白难以显示死骨者可做CT。

【治疗】

以手术治疗为主，原则是清除死骨、炎性肉芽组织和消灭无效腔，称为病灶清除术。对于有死骨形成、有无效腔或窦道流脓的慢性骨髓炎病例，均应行手术治疗。应注意急性发作时不宜做病灶清除术，应以抗生素治疗为主，积脓时宜切开引流；对大块死骨形成而包壳尚未充分生成者，过早取掉死骨可致长段骨缺损，此时不宜手术取出死骨，须待包壳完全生成后再手术。但近来已有在感染环境下植骨成功的报告，故大块死骨形成而包壳尚未充分生成，可视为相对禁忌证。

抗生素的使用应与手术相结合，单用抗生素不能奏效。手术前需取窦道溢液做细菌培养和药物敏感试验，最好在术前2天即开始应用抗生素，使局部组织有足够的药物浓度。

手术必须解决清除病灶、消灭无效腔与闭合伤口三个问题。

1. 清除病灶　定位病灶，在骨包壳上开窗，吸出脓液，清除死骨与炎性肉芽组织。病灶清除是否彻底是决定术后窦道能否闭合的关键。对于不重要的部位（如腓骨等），可将病骨整段切除，一期缝合伤口。部分患者病程较长，已有皮肤癌变或局部骨质损毁严重不可能彻底清除，可行截肢术。

2. 消灭无效腔　①蝶形手术：在清除病灶后再用骨刀将骨腔边缘削去一部分，使其成为平坦的碟状，以容纳周围软组织贴近而消灭无效腔，可用于无效腔不深，削去骨量不多的病例（图60-5）。②肌瓣填塞：对无效腔较深者，可将骨腔边缘稍做修饰后再将附近肌肉带蒂肌瓣填塞，以消灭无效腔，避免做碟形手术丧失的骨骼太多，以致发生病理性骨折。③闭式灌洗：小儿生长发育旺盛，骨腔容易闭合，可在伤口内上端置一根灌注管，下端置一根吸引管。术后经灌注管滴入抗生素溶液。起初24 h内为防止血块堵塞，应加快滴入。灌洗一般为2～4周，待吸引液转为清澈时即可停止。④庆大霉素骨水泥珠链填塞和二期植骨：将庆大霉素粉剂放入骨水泥（即聚甲基丙烯酸甲酯）中，制成直径为7 mm左右的小球，以不锈钢丝串连起来，聚合化后即成为庆大霉素骨水泥珠链，每一颗小球约含庆大霉素4.5 mg。将珠链填塞在骨腔内，有一粒小珠露于皮肤切口处，2周后即可拔去。小型的骨腔去除珠链后可迅速被肉芽组织填满，中型的尚须换药，大型的拔去珠链后需再次手术植入自体松质骨（图60-6）。

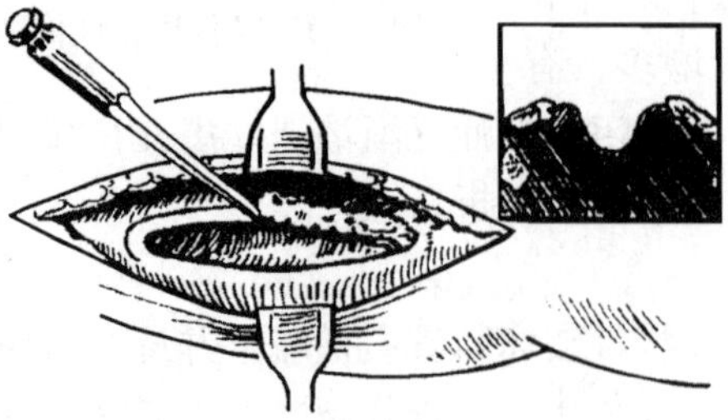

（1）碟形手术

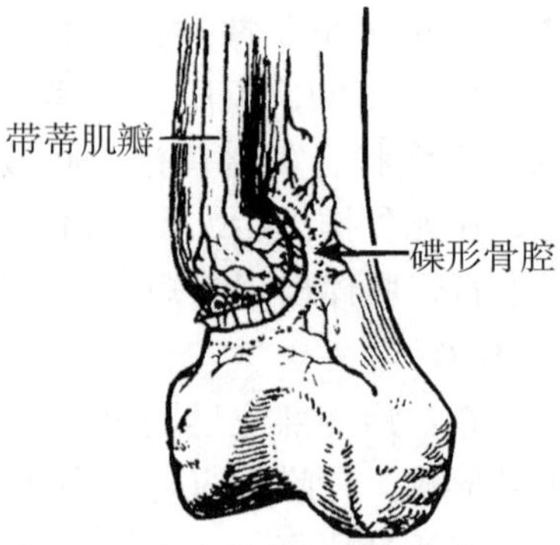

（2）带蒂肌瓣填充术

图60-5　慢性骨髓炎手术

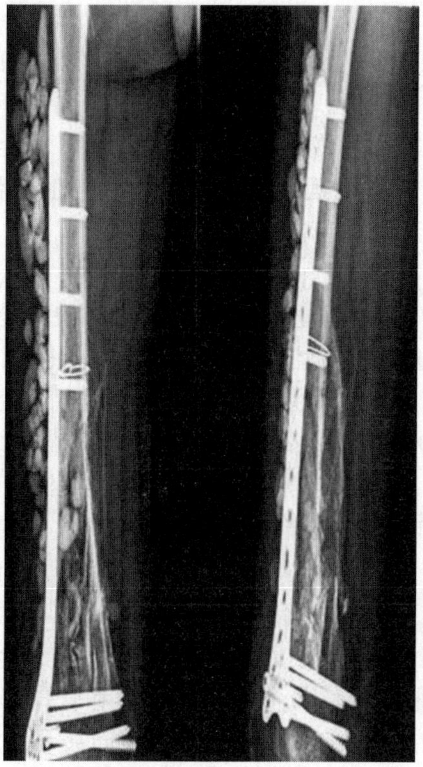

图 60-6　慢性骨髓炎骨水泥珠链填塞手术

3．闭合伤口　伤口应该尽可能一期缝合，并留置负压吸引管。一般在术后 2 ～ 3 天可拔管。软组织缺损时，可任其敞开，使骨腔内达到二期愈合，称为 Orr 疗法。对于部分病例，可采用负压封闭引流，以海绵覆盖创面并持续负压引流，二期关闭伤口。

➢考点：慢性血源性骨髓炎的手术适应证及治疗原则。

知识链接

负压封闭引流

负压封闭引流（vacuum sealing drainage）是近年来流行的处理感染或软组织缺损创面的操作技术。将 VSD 敷料覆盖创面，多侧孔连接敷料和负压装置。将生物膜黏附在敷料外形成一个与外界隔绝的空间，使得创面呈负压状态。负压的存在可以降低组织间的压力，减轻伤口周围的水肿。创口负压吸引可保证引流通畅并使创面处于相对干净的环境，可清除坏死组织，减少创面的细菌量，以利于创面肉芽组织生长，减轻创面肉芽组织肿胀，刺激组织产生更多的新生毛细血管。

第二节　化脓性关节炎

化脓性关节炎（suppurative arthritis）为关节内化脓性感染，多见于儿童，好发于髋、膝关节，其次为肘、肩和踝关节。本病常为手术感染、关节外伤性感染、关节内注射及无菌操作不严等所致。

【病因】

化脓性关节炎最常见的致病菌为金黄色葡萄球菌，其次为溶血性链球菌、白色葡萄球菌、淋病双球菌、肺炎球菌和肠道杆菌等。细菌进入关节内的途径有：①血源性感染，身体其他部位化脓性病灶内的细菌通过血液循环传播；②外来性感染，邻近关节的化脓性病灶直接蔓延至关节腔内，如股骨头或髂骨骨髓炎蔓延至髋关节；③创伤性感染，开放性关节损伤发生感染；④医源性感染，关节手术后感染和关节内注射后感染。

【病理】

化脓性关节炎的发展可分成三个阶段，这三个阶段时快时慢，有时难以区分。

1．浆液性渗出期　细菌进入关节腔后，滑膜明显充血、水肿，有白细胞浸润和浆液性渗出物。渗出物中含多量白细胞。本期无关节软骨破坏，病理改变为可逆性。如治疗及时，渗出物可以被吸收而不遗留功能障碍。

2．浆液纤维素性渗出期　病变继续发展，渗出物变混浊，数量增多，细胞增加。滑膜炎症因滑液中出现酶类物质而加重，使血管通透性明显增加，多量的纤维蛋白出现在关节液中。纤维蛋白沉积在关节软骨上可以影响软骨的代谢。白细胞释放出大量溶酶体酶，协同对软骨基质进行破坏，使软骨出现崩塌。修复后必然会出现关节粘连与功能障碍。本期出现不同程度的软骨损毁，部分改变呈不可逆性。

3．脓性渗出期　炎症已侵犯至软骨下骨质，滑膜和软骨都已被破坏，关节周围亦有蜂窝织炎。渗出物已转为明显的脓性。修复后关节重度粘连甚至呈纤维性或骨性强直，为不可逆性，可遗留重度功能障碍。

【临床表现】

1．原发化脓性病灶的表现可轻可重。患者一般都有外伤诱发病史。

2．起病急骤，患者有寒战、高热等症状，体温可达 39℃以上，可有菌血症表现，甚至出现谵妄与昏迷，小儿惊厥多见。

3．病变关节剧痛、功能障碍，常处于半屈曲位，这使得关节腔内的容量达到最大，而关节囊可以较松弛，以减轻疼痛。

4．浅表的关节（如膝、肘和踝关节），局部红、肿、热、痛明显；深部的关节（如髋关节），因有厚实的肌肉，局部红、肿、热都不明显，关节往往处于屈曲、外旋、外展位。

5．患者因剧痛而不愿活动和接受检查。

6．关节腔内积液，尤其在膝部最为明显。

7．病程较长者，可发生关节半脱位。

8．因关节囊坚厚结实，脓液难以穿透。一旦脓液穿透至软组织内，则蜂窝织炎的表现更为严重，深部脓肿穿破皮肤后会成为瘘管，此时炎症表现会迅速缓解，病变转入慢性阶段。

【辅助检查】

1．实验室检查　白细胞计数可升高达 10×10^9/L 以上，有多量中性多核粒细胞。红细胞沉降率增快、C 反应蛋白增高，降钙素原含量增加。寒战期血培养可检出病原菌。

知识链接

降钙素原

降钙素原（procalcitonin，PCT）是细菌感染的标志物。在细菌感染时，肝内巨噬细胞和单核细胞、肠道组织的淋巴细胞及内分泌细胞，可合成并分泌大量降钙素原。降钙素原在细菌感染引起的全身炎症反应早期（2 ~ 3 小时）即可升高，感染后

12 ～ 24 小时达到高峰。降钙素原浓度与感染严重程度呈正相关，感染消失后即恢复正常。我国 2012 年制订的“降钙素原急诊临床应用专家共识”中提到，降钙素原正常值为 ＜ 0.05 μg/L。0.05 ～ 0.50 μg/L 时，患者无或仅有轻度全身炎症反应。目前因检测方式不同，不同医院降钙素原的正常值也不同。

2．关节穿刺液　是诊断本病的金标准。穿刺液外观可为浆液性（淡黄色透明），纤维蛋白性（淡黄色混浊）或脓性。镜检可见多量白细胞。涂片后做革兰氏染色，可见大量白细胞、脓细胞和革兰氏阳性球菌。

3．X 线表现　早期仅可见关节周围软组织肿胀、积液，关节间隙增宽，软骨破坏后则出现关节间隙狭窄；后期可有挛缩畸形，甚至有骨小梁通过，成为骨性强直。有些邻近骨骼可出现骨髓炎改变。

【诊断】

根据全身与局部症状和体征，一般诊断不难。X 线表现较迟，不能作为早期依据。关节穿刺和关节液检查对早期诊断很有价值，应做细胞计数、分类，以及涂片行革兰氏染色找致病菌，并做细菌培养和药物敏感试验。

【鉴别诊断】

1．关节结核　患者发病比较缓慢，有结核中毒症状，罕见有高热，全身其他部位可找到结核病灶，局部红、肿、热、痛不明显。

2．风湿性关节炎　患者常为多发性、游走性、对称性关节肿痛，可有高热，但关节液澄清，无细菌。患者往往伴有心脏病变，治愈后无功能障碍。

3．类风湿性关节炎　患者虽有高热，但关节肿痛为对称性、多发性。病变关节可超过 3 个以上，个别病例为单关节型，可抽取关节液测定，类风湿因子阳性率高。

4．创伤性关节炎　患者没有发热，抽出液澄清或为淡血色，白细胞量少。

5．痛风　疼痛以足趾跖趾关节对称性发作最为常见，常为夜间发作，患者可有发热。根据病变部位与血尿酸增高可进行鉴别。关节抽出液中可找到尿酸盐结晶。

【治疗】

1．全身治疗　早期足量全身性使用抗生素，原则同急性血源性骨髓炎。

2．关节腔穿刺，腔内注射抗生素　用于浅表关节，每天做一次关节穿刺，抽出积液后注入敏感抗生素。如果抽出液逐渐变得澄清，而局部症状缓解，则可以继续治疗，直至关节积液消失，体温正常。如果抽出液变得混浊甚至脓性，说明治疗无效，应改为关节腔灌洗或切开引流。

3．关节腔灌洗　适用于浅表大关节，如在膝关节的两侧穿刺，经穿刺套管向关节腔内插入两根硅胶管，分别用于灌注和引流。每日经灌注管滴入抗生素溶液 2000 ～ 3000 ml。引流液转为澄清，经培养无细菌后可停止灌洗，但引流管应留置继续吸引数天，直至引流量减少或无引流液流出，且局部症状已消退。

4．关节切开引流　适用于较深的穿刺插管难以成功的大关节，如髋关节，应及时切开引流。切开关节囊，放出关节液，然后用生理盐水冲洗，在关节腔内留置 2 根引流管后缝合，按上述方法持续灌洗。目前可在关节镜辅助下进行此操作。

5．功能锻炼　为防止关节内粘连，应尽可能保留关节功能，可做持续性关节被动活动。开始锻炼得越晚，则关节功能恢复越不满意。

6．手术治疗　对关节强直于非功能位或有陈旧性病理性脱位者，须行矫形手术，最常采用关节融合术或截骨术、置换手术。

7. 为防止感染复发，术前、术中和术后都须使用抗生素。对此类患者行人工关节置换术后感染率高，须慎重考虑。如必须行人工关节置换术，也应在炎症完全治愈1年后施行。

自测题

一、选择题

1. 急性化脓性骨髓炎的好发人群是
   A. 儿童
   B. 青年
   C. 中青年
   D. 中老年
   E. 老年人
2. 化脓性骨髓炎是哪些组织的感染
   A. 骨髓
   B. 骨、骨膜、骨髓
   C. 骨皮质与骨髓
   D. 骨软骨与骨髓
   E. 骨皮质与骨松质
3. 急性血源性骨髓炎的病理特点是
   A. 骨质破坏与坏死
   B. 反应性骨质增生
   C. 骨质坏死和反应性骨质增生
   D. 骨质破坏
   E. 骨质破坏、骨坏死和反应性骨质增生
4. 下列关于急性化脓性骨髓炎的临床表现错误的是
   A. 寒战、高热
   B. 无明显压痛
   C. 干骺端剧烈疼痛
   D. 白细胞计数和中性粒细胞比例升高
   E. 严重者可伴有头痛、呕吐
5. 患儿，男，8岁，高热伴右下肢剧痛，不能活动36小时。体格检查：T 39.5℃，精神不振，右胫骨上端略肿胀，有深压痛。血常规示白细胞 23×10^9/L。X线检查未见明显异常。该患儿最可能的诊断是
   A. 风湿性关节炎
   B. 膝关节结核
   C. 急性化脓性骨髓炎
   D. 急性化脓性关节炎
   E. 尤因肉瘤
6. 患者，男性，23岁，右大腿远端剧痛不适2天。体格检查：体温38.9℃，右膝部上方深压痛。患者拒绝活动右膝，白细胞计数升高。对于此患者最有早期确诊意义的是
   A. 体温增高
   B. 右膝部上方剧痛及深压痛
   C. 白细胞计数升高
   D. X线检查
   E. 局部分层穿刺液检查
7. 急性化脓性骨髓炎患者的抗生素治疗正确的是
   A. 体温降至正常即停药
   B. 体温正常后继续用药3天
   C. 体温正常后继续用药7天
   D. 体温正常后继续用药2周
   E. 体温正常后改为口服抗生素
8. 患儿，女，9岁，5天前突然右髋部疼痛，并有高热。体温39.5℃，脉搏110次/分，白细胞 22×10^9/L。中性粒细胞98%，红细胞沉降率30 mm/h。右髋关节肿胀，不敢活动，主要考虑的诊断是
   A. 急性化脓性髋关节炎
   B. 急性风湿性关节炎
   C. 类风湿性关节炎
   D. 髋关节周围软组织炎
   E. 髋关节结核
9. 化脓性关节炎早期诊断中，最有价值的方法是
   A. 关节活动度检查
   B. X线检查
   C. MRI
   D. 手术探查
   E. 关节液检查
10. 慢性骨髓炎不可以选择手术治疗的情况是

A．窦道流脓长时间不愈合
B．慢性骨髓炎急性发作
C．有死骨形成
D．有骨无效腔
E．有充分骨包壳形成

二、名词解释

1．血源性骨髓炎　2．局限性骨脓肿　3．硬化性骨髓炎

三、问答题

1．简述慢性骨髓炎的手术治疗原则。

2．试述化脓性关节炎的临床表现。

（孙全波）

第六十一章

非化脓性关节炎

第六十一章数字资源

学习目标

通过本章内容的学习，学生应能够：

识记：

1. 说出骨性关节炎和类风湿性关节炎的典型症状、体格检查的阳性体征和特征性的X线表现。
2. 说出类风湿性关节炎的诊断标准。
3. 列举骨性关节炎和类风湿性关节炎的治疗方法。

理解：

分析骨性关节炎、类风湿性关节炎的发病机制。

运用：

评估骨性关节炎及类风湿关节炎患者，并做出正确的诊断及治疗。

非化脓性关节炎在临床上较为常见。与化脓性关节炎发病急骤的特点不同，非化脓性关节炎患者起病缓慢，常不急剧影响人体健康，从而不易引起人们早期重视。但由于非化脓性关节炎病变的持续存在和发展，常影响患者的生活或导致不同程度的病残。非化脓性关节炎的疾病种类繁多，目前最常见的疾病包括骨性关节炎、类风湿性关节炎和强直性脊柱炎。另外，痛风性关节炎、大骨节病、神经病性关节炎、色素沉着绒毛结节性滑膜炎关节炎、血友病性关节炎等，均属于非化脓性关节炎的范畴，应根据不同的致病原因和临床表现进行治疗。本章重点叙述骨性关节炎和类风湿性关节炎。

第一节　骨性关节炎

案例 61-1

患者，女性，72岁，因左膝关节间断疼痛10年，加重伴活动受限半年入院。体格检查：患者左膝关节肥大，关节间隙处压痛，左膝关节内翻畸形，活动度ROM 10°～90°。左膝髌骨研磨试验阳性。左下肢末梢血运、感觉正常。X线检查显示：左膝关节重度退行性变，内侧关节间隙消失，大量骨赘形成（图61-1）。

问题与思考：

1. 此患者的诊断是什么？
2. 目前如何制订治疗方案？

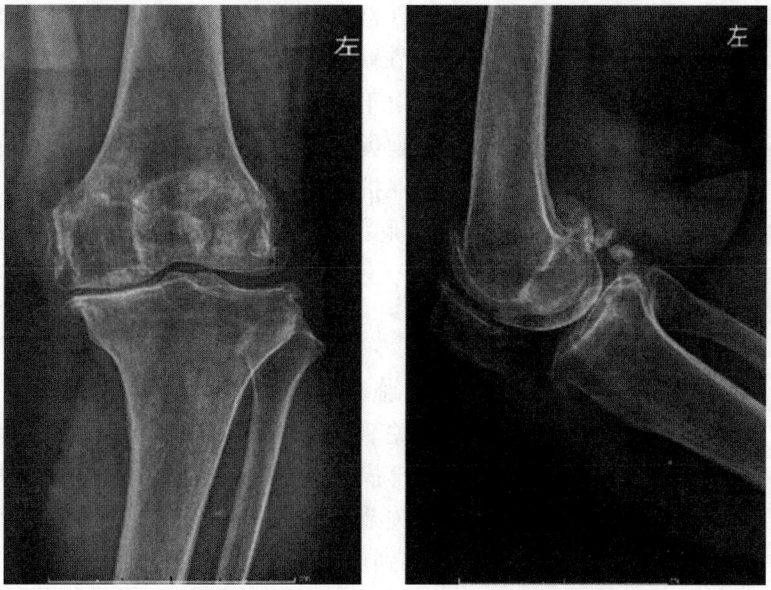

正位　　侧位

图 61-1　患者的影像学表现

骨性关节炎（osteoarthritis，OA）是一种最常见的慢性、进展性关节疾病，又称骨关节病、退行性关节炎、老年性关节炎、肥大性关节炎、增生性关节炎、软骨软化性关节炎等。主要病变是关节软骨的退行性变和继发性骨质增生。

本病发病率高，好发于中老年人，女性发病多于男性。65 岁以上人群发病率为 50%以上，年龄越大，发病率越高。我国西南、西北地区发病率高，农村发病率高于城市。

【病因】

根据致病因素可将骨性关节炎分为原发性和继发性两类。

（一）原发性骨性关节炎

原发性骨性关节炎是指人体关节常因承受不均应力而发生退行性变的骨关节病。随年龄的增长，再加上积累劳损，结缔组织易发生退行性变。软骨的变化最为显著。软骨可因承受不均应力而出现磨损和破坏，过多或长期超负荷的关节活动，身体肥胖、超重等都可使已存在的退行性变加速发展。病变以下肢关节尤其是膝关节和脊柱最为常见，髋关节及指间关节的骨性关节炎也较为常见。

（二）继发性骨性关节炎

继发性骨性关节炎是由于先前存在的畸形、创伤和疾病，导致日后关节软骨的退行性变而出现骨性关节炎。本病可发生于任何年龄，常见的原因有：①先天性关节构造异常，如先天性髋臼发育不良，先天性膝关节股骨外侧髁发育不良等；②创伤，如关节内骨折复位不良；③关节面后天不平整，如骨的缺血性坏死；④关节不稳定，如韧带、关节囊松弛等；⑤关节外畸形引起的关节对合不良，如肘内翻、膝内翻或外翻等；⑥炎症，如关节结核、化脓性关节炎等。

【病理】

关节软骨变性是最早也是最重要的病理变化。首先表现为软骨软化，出现裂隙和碎裂。承受压力和摩擦力最大的中央部位软骨发生磨损变薄，最后完全消失，使软骨下骨质外露。由于不断地摩擦，软骨下骨密度增加，骨小梁增粗，骨面光滑，可呈象牙样硬化骨。硬化骨上常有裂孔，关节负重活动时的压力可通过这些孔传导至下面的松质骨，进而使骨小梁受压，发生萎缩、骨质疏松或囊性变。机体自身为保证关节的稳定性，在关节边缘通过软骨内成骨，形成增

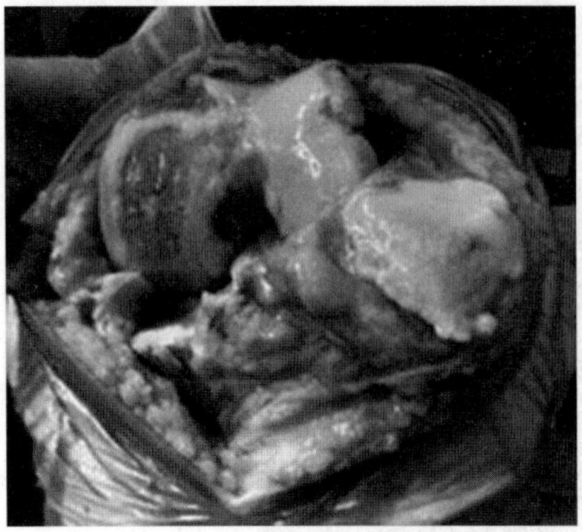

图 61-2　膝部骨性关节炎术中表现
软骨磨损缺如，骨质增生，骨赘形成

生的骨赘，以增加关节的稳定性。骨赘如断裂、脱落或关节软骨剥脱，则可形成关节内游离体。滑膜及关节囊由于慢性刺激而逐渐发生纤维变性和增厚，呈慢性滑膜炎病变。病变关节周围的肌肉由于疼痛而长期处于保护性痉挛状态，肌肉逐渐挛缩，关节活动减少并逐渐受限，导致纤维性僵直畸形（图 61-2）。

➢考点：骨性关节炎的基本病理变化。

【临床表现】

关节疼痛与压痛是骨性关节炎最常见的临床表现。

疼痛是本病患者最常见的主诉。早期为间歇性钝痛，关节活动时疼痛加重。初期疼痛为阵发性，之后逐渐转为持续性，有的患者在静止或晨起时感到疼痛，稍活动后疼痛减轻，活动增加则又使疼痛加重。疼痛与天气有一定关系。膝关节骨性关节炎患者症状在上下楼梯时更明显。另一症状为关节活动不灵活，并可有各种不同的关节活动时摩擦音。休息后，关节出现僵硬状态，尤其在晨起明显，但骨性关节炎患者的这种晨僵通常持续时间很短，一般为数分钟，最多不超过 30 min。疾病晚期，由于关节内可能存在游离体，有时可出现关节绞锁症状，即患者在正常活动时，突然因游离体卡压到关节面之间产生剧痛，而立刻停止任何活动，待患者轻微晃动关节数次后，游离体离开关节面之间，才能解除绞锁恢复活动。很多晚期重度骨性关节炎患者，尤其是膝关节骨性关节炎患者，由于内侧或外侧关节软骨完全磨损消失，可形成明显的膝关节内翻或外翻畸形。膝关节内翻畸形更常见。同时，很多患者膝关节长期处于屈曲位，可形成屈曲挛缩畸形。

➢考点：骨性关节炎的主要症状。

【体格检查】

患者关节可有肿胀、积液、肌肉萎缩。关节运动时有摩擦音，关节周围有压痛，有不同程度的关节活动受限及肌肉痉挛。晚期可见关节畸形。

骨性关节炎患者 X 线检查的三大表现为：非对称性关节间隙变窄，软骨下骨有硬化或囊性透亮区、关节边缘有骨赘形成。病变进展到后期，骨端变形，关节面凹凸不平，边缘大量骨质增生，有时可见游离体（图 61-3），甚至关节变形。

➢考点：骨性关节炎的典型 X 线表现。

知识链接

骨性关节炎 X 线表现的 Kellgren–Lawrence 分级

0 级：正常。Ⅰ级：关节间隙可疑变窄，可能有骨赘。Ⅱ级：有明显骨赘，关节间隙可疑变窄。Ⅲ级：有中等量骨赘，关节间隙变窄较明显，有硬化改变。Ⅳ级：有大量骨赘，关节间隙明显变窄，有严重硬化性病变及明显畸形。

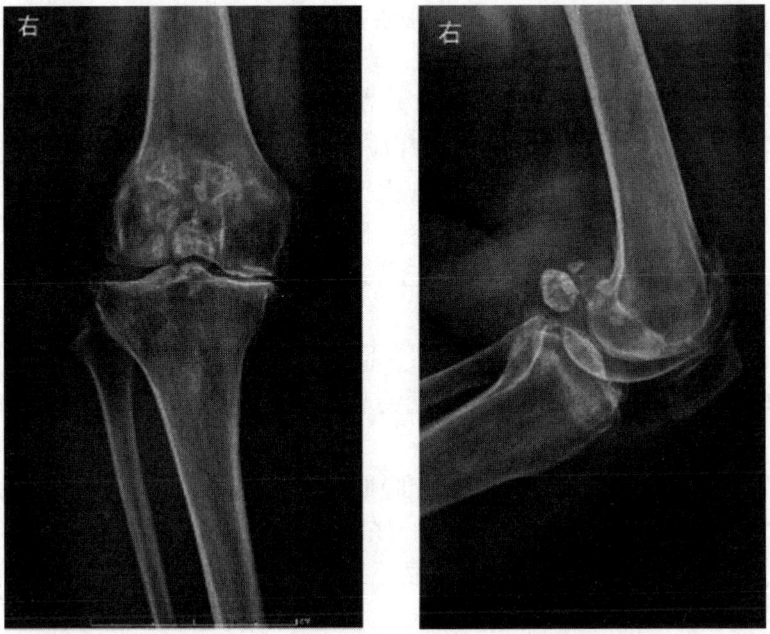

正位　　　　　　　　侧位

图 61-3　重度膝关节骨性关节炎晚期 X 线表现

【治疗】

骨性关节炎的治疗是阶梯治疗，主要的治疗目标包括：缓解疼痛症状，减轻炎症，延缓关节炎进展，改善关节功能，矫正关节畸形，以及提高生活质量。

（一）一般治疗

1．减少关节负重，保持关节稳定性　患者应减少活动，注意休息，避免过度劳累。减少对关节有损伤的活动。例如，膝关节骨性关节炎患者应减少跑、跳、蹲等动作，减少或避免爬楼梯、爬山等活动，增加游泳、骑车及散步等活动。减轻体重不但可以改善关节功能，还可以减轻关节疼痛。

2．肌肉训练　可改善关节稳定性、促进局部血液循环，对于改善骨性关节炎患者症状，延缓疾病进展有重要的作用。膝关节的肌肉训练为股四头肌训练，髋关节为髋外展肌训练，腰椎为腰背肌训练。肌肉训练应采用规律、短时程、重复进行的方式。

（二）理疗、按摩

通过理疗、按摩可改善局部血液循环，缓解肌肉痉挛及疼痛。理疗包括热疗、磁疗和牵引等。推拿与按摩的应手法轻柔、合理。关节疼痛明显时不宜按摩。

（三）药物治疗

1．非甾体抗炎药　是缓解疼痛、改善关节功能最常用的药物，但种类繁多，应酌情应用，同时要警惕此类药物的不良反应。有局限性压痛时，在服用口服药前，建议先选用外用贴剂或膏剂。口服药建议选用上消化道不良反应小的 COX-2 抑制剂，但应在用药前评估风险。

2．氨基葡萄糖　可阻断骨性关节炎的发病机制，促使软骨细胞合成具有正常结构的蛋白多糖，并抑制损伤组织和软骨的酶的产生，减少软骨细胞的损坏，改善关节活动，缓解关节疼痛，延缓病情进展。

3．透明质酸钠　关节腔内注射，因其是关节滑液的主要成分，对关节起润滑作用，故有保护关节软骨的作用。

4．活血化瘀的中草药　内服、外敷，对消除症状有一定作用。

5．近年来，应用生长因子和富含血小板的血浆治疗有症状的骨性关节炎患者，取得了一定效果，但对其作用机制和长期疗效需进一步研究。

（四）手术治疗

当患者有较严重的持续性疼痛及明显的关节活动障碍，保守治疗无效，影响生活及工作时，应考虑手术治疗。骨性关节炎的手术治疗应根据患者年龄、职业、病情选择不同的方法。常用的手术方法有关节镜手术、截骨术、人工关节置换术。

1．关节镜手术　是骨关节疾病的重要检查及治疗手段，可行关节腔内游离体摘除、关节冲洗、关节内致炎因素清理、滑膜切除等，已普遍应用于临床，尤其在膝关节骨性关节炎疾病中应用最为广泛。

2．截骨术　可最大限度地保留患者关节，适用于活动量大、力线不佳的单间室病变，膝关节屈曲超过 90°，无固定屈曲挛缩畸形，无关节不稳及半脱位，无下肢动、静脉严重病变的患者。

3．人工关节置换术　目前已经成为治疗晚期膝、髋关节疾病最重要的治疗手段，术后效果明显，能最大限度地缓解疼痛，纠正畸形，恢复关节的正常生理功能。对 60 岁以上的中晚期膝、髋关节炎患者，如疼痛、活动受限明显，关节出现明显的屈曲和内、外翻畸形时，可行人工膝、髋关节置换术（图 61-4）。

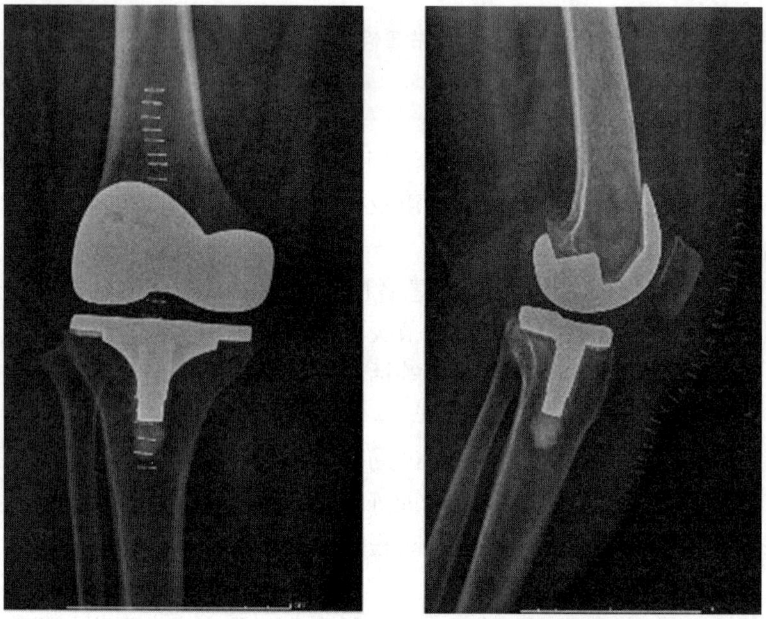

正位　　　　侧位

图 61-4　人工膝关节置换术后 X 线表现

知识链接

肺血栓栓塞症

骨科大手术后易发生深静脉血栓，若血栓脱落，则可引起肺血栓栓塞症（pulmonary thromboembolism PE）。PE 术后死亡率可达 0.32%～0.41%。其中以髋关节或膝关节置换术、髋部骨折手术后最为常见。

肺动脉栓塞的主要表现大致可分为两个方面，一是肺动脉阻塞的表现，以呼吸困难和气促最为常见。二是脑缺氧的表现，包括晕厥、焦虑不安、神志淡漠、呼之不应、恐惧、恶心和抽搐等。晕厥可为PE的唯一或首发症状。其中，呼吸困难、胸痛及咯血被称为肺栓塞三联征。

确诊PE后首先要采取绝对卧床休息、高浓度吸氧、监测中心静脉压、镇痛、抗休克和解痉处理。同时应用抗凝治疗，目的是防止血栓再形成和复发。常用药物包括低分子肝素、利伐沙班和阿哌沙班。如果有溶栓治疗的指征，可通过溶栓使血栓面积减小，进而使得血管部分再通。常用药物包括链激酶、尿激酶等。对于急性大面积PE、有溶栓禁忌证、经溶栓和内科治疗效果差的患者，可考虑通过外科手术取栓。

第二节　类风湿性关节炎

案例 61-2

患者，女性，55岁，因类风湿性关节炎20年余，双膝关节疼痛伴活动受限5余年入院。体格检查：患者行走困难，双手畸形，双手、双腕活动受限，双膝屈曲挛缩畸形，左膝活动度ROM 10° ~ 80°，右膝活动度ROM 10° ~ 70°。X线检查见双膝关节间隙变窄，关节破坏（图61-5）。

问题与思考：

对此患者下一步需如何治疗？

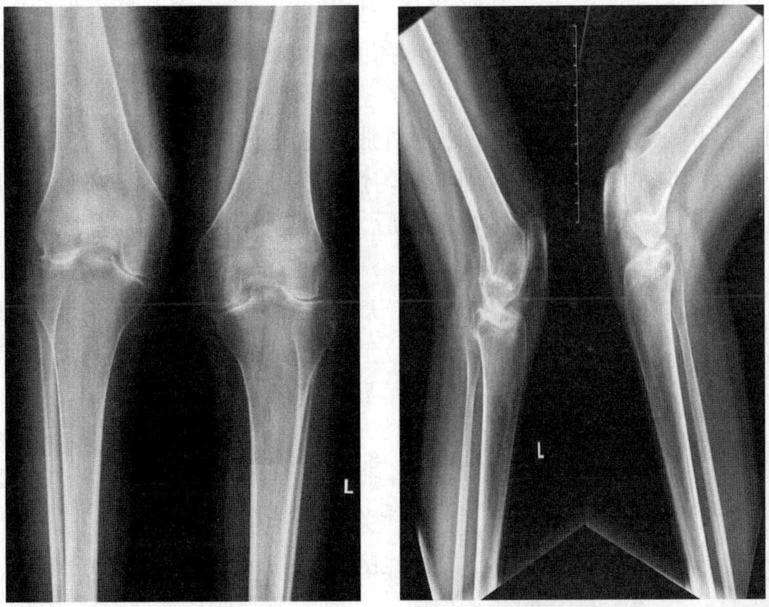

正位　　　　侧位

图 61-5　患者的影像学表现

类风湿性关节炎（rheumatoid arthritis，RA）是一种病因不明的自身免疫性疾病，多见于中年女性，我国发病率为0.32%～0.36%。本病的主要临床表现为对称性、慢性、进行性多关节炎。

【病因】

类风湿性关节炎的病因不明，目前研究认为可能与下列因素有关：

1．自身免疫反应　人类白细胞相关抗原HLA-DR4与本病有不同程度的相关性，在某些因素作用下可与短链多肽结合，激活T细胞，从而产生自身免疫反应，导致滑膜增殖、血管翳形成、炎症细胞聚集和软骨发生退行性变。

2．感染　本病发展过程的一些特征与病毒感染相符，多数人认为甲型链球菌感染是本病的诱因。

3．遗传　类风湿性关节炎有明显的遗传特点，发病率在类风湿性关节炎患者家族中明显增高。

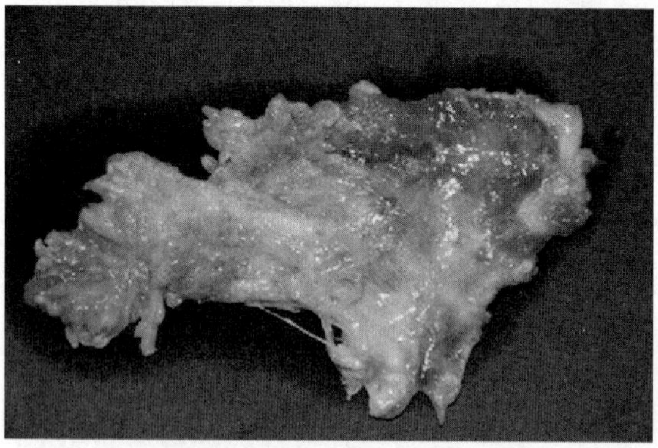

图61-6　类风湿性关节炎

膝关节增生滑膜及血管翳

【病理】

本病的基本病理变化是关节滑膜的慢性炎症。滑膜充血、水肿，单核细胞、淋巴细胞浸润，滑膜边缘部分增生形成肉芽组织血管翳，并逐渐侵犯关节软骨、软骨下骨、韧带和肌腱等，造成关节软骨、骨和关节囊破坏，最终导致关节畸形和功能丧失（图61-6）。

【临床表现】

本病多发生在20～45岁，女性多见。患者病情和病程有个体差异，从短暂、轻微的小关节炎到急剧进行性多关节炎均可出现。

1．关节痛与压痛　往往是最早出现的关节症状。受累关节以近端指间关节、掌指关节、腕关节、肘关节、肩关节、膝关节和足趾关节最为多见。病变多呈对称性、持续性。关节疼痛的轻重通常与其肿胀的程度相关，关节肿胀越明显，疼痛越重，甚至呈剧烈疼痛。

2．关节肿胀　凡是受累关节，均可出现肿胀，这是由于关节腔内渗出液增多及关节周围软组织炎症改变所致。典型表现为关节周围均匀性肿大，手指间关节的菱形肿胀是类风湿性关节炎患者的典型症状之一。关节肿胀反复发作后，受累关节附近肌肉萎缩。

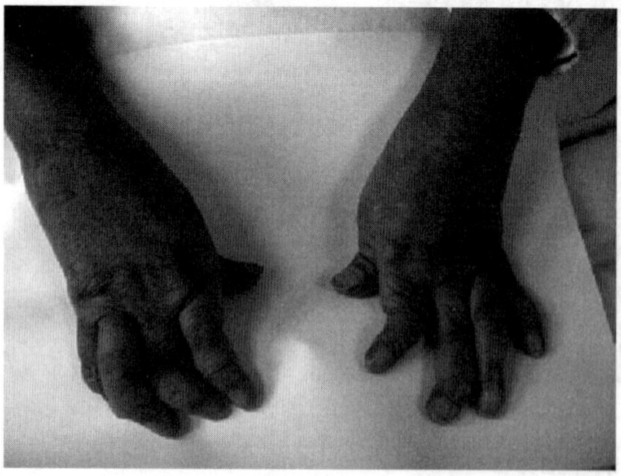

图61-7　类风湿性关节炎双手畸形

3．晨僵　95%以上的患者有关节晨僵。晨僵是指病变关节在静止不动后，出现受累关节的僵硬和活动受限，尤其清晨起床后最明显。晨僵时间通常大于半小时。

4．关节畸形　多见于较晚期患者。因滑膜炎的血管翳破坏软骨和软骨下骨质，造成关节纤维强直或骨性强直。又因关节周围的肌腱、韧带受损，使关节不能保持在正常位置，出现关节半脱位，如手部可出现尺侧偏斜、天鹅颈样畸形、纽扣花样畸形等（图61-7）。关节周围肌肉萎缩和痉挛则可使畸形更为严重。

5．关节功能障碍　关节肿痛和畸形可导致关节活动障碍。有的患者关节炎症消退后，活动的关节可以听到或触到嘎嗒声响，可能是类风湿伴有骨质增生所致，膝关节、髋关节最明显。

6．除关节症状外，还可出现类风湿结节和心、肺、肾等内脏病变以及周围神经及眼部病变。

➢考点：类风湿性关节炎的发病及临床特点。

【实验室检查】

1．血常规　多数活动期患者有轻至中度贫血，白细胞数大多正常，有时可见嗜酸性粒细胞和血小板增多。

2．血清免疫球蛋白　IgG、IgM、IgA 可升高，血清补体水平多数正常或轻度升高。

3．类风湿因子（RF）　60%～80% 患者有高水平类风湿因子，但 RF 阳性也可见于慢性感染（肝炎、结核等）、其他结缔组织病患者和正常老年人。

4．其他自身抗体　如抗角蛋白抗体（antikeratin antibody，AKA）、抗核周因子抗体（antiperinuclear factor autoantibody，APF）和抗环瓜氨酸肽抗体（anticyclic citrullinated peptide antibody，anti-CCP antibody）等自身抗体对类风湿性关节炎有较高的诊断特异性，敏感性为 30%～40%。

5．类风湿性关节炎活动期，滑膜炎症状严重时，红细胞沉降率、C 反应蛋白（CRP）、D-二聚体（D-dimer）升高明显。

【影像学检查】

RA 的 X 线早期表现为关节周围软组织肿胀，关节附近轻度骨质疏松，继之出现关节间隙狭窄，关节破坏，关节脱位或融合。根据关节破坏程度将 X 线改变分为Ⅳ期（表 61-1）。

表 63-1　类风湿性关节炎 X 线进展的分期

Ⅰ期（早期）
1* X 线检查无破坏性改变
2 可见骨质疏松
Ⅱ期（中期）
1* 骨质疏松，可有轻度软骨破坏，有或没有轻度软骨下骨质破坏
2* 可见关节活动受限，但无关节畸形
3 邻近肌肉萎缩
4 有关节外软组织病损，如结节和腱鞘炎
Ⅲ期（严重期）
1* 骨质疏松及软骨或骨质破坏
2* 关节畸形，如半脱位、尺侧偏斜，无纤维性或骨性强直
3 出现广泛的肌肉萎缩
4 有关节外软组织病损，如结节或腱鞘炎
Ⅳ期（末期）
1* 纤维性或骨性强直
2 Ⅲ期标准内各条
标有 * 者为病期分类的必备条件

表 61-2 1987 年美国风湿病学会类风湿性关节炎分类标准

标准	定义
晨僵	关节及其周围的晨僵在达到最大限度的改善之前至少持续 1 小时（病程≥ 6 周）
关节炎	三个或更多部位的关节炎；至少有三个关节出现软组织肿胀或积液（不是单纯的骨过度生长）；14 个可能受累的关节包括：左侧或右侧的近侧指间关节、掌指关节、腕关节、肘关节、膝关节、踝关节及跖趾关节（病程≥ 6 周）
手部关节炎	腕关节、掌指关节或近端指间关节炎中，至少有一个关节肿胀（病程≥ 6 周）
对称性关节炎	两侧关节同时受累（双侧近端指间关节、掌指关节及跖趾关节受累时，不一定绝对对称）（病程≥ 6 周）
类风湿结节	观察到骨突起处、伸肌腱表面或关节周围有皮下结节
血清类风湿因子	用任何一种方法证实血清 RF 含量异常，而这种方法在正常对照组的 RF 阳性率要小于 5%
X 线改变	手部和腕关节前、后位 X 线检查发现典型的类风湿性关节炎改变，必须包括受累关节或关节周围骨侵蚀或明确的骨脱钙

注：以上 7 条满足 4 条或 4 条以上，并排除其他关节炎，即可诊断为 RA

【诊断要点】

1．诊断标准　类风湿性关节炎的诊断主要依靠临床表现、自身抗体测定及 X 线改变。典型的病例根据 1987 年美国风湿病学学会分类标准（表 61-2）诊断并不困难，但以单关节炎为首发症状的某些不典型、早期类风湿性关节炎病例，常被误诊或漏诊。因此，2010 年美国风湿病协会 / 欧洲抗风湿病联盟（American College of Rheumatology，ACR/The European League Against Rheumatism，EULAR）联合推出新的早期类风湿性关节炎分类标准，以早期针对 RA。对临床症状不典型的患者，还可做关节超声、磁共振成像。

2．活动性判断　判断类风湿性关节炎活动性的项目包括疲劳严重程度、晨僵持续时间、关节疼痛和肿胀的程度、关节压痛和肿胀的数目、关节功能受限制程度以及急性炎症指标（如红细胞沉降率、CRP、D-dimer 和血小板）等。

【治疗】

对类风湿性关节炎尚无特效疗法。治疗目的为控制炎症、减轻症状、延缓病情进展、保持关节功能和防止畸形。治疗主要包括药物治疗、外科治疗和心理康复治疗等。

1．药物治疗　当前国内外应用的药物，包括植物药均不能完全控制关节破坏，而只能缓解疼痛、减轻或延缓炎症的发展。治疗类风湿性关节炎的常用药物分为四大类，即非甾体抗炎药（nonsteroidal anti-inflammatory drug，NSAID）、改善病情的抗风湿药（disease-modifying anti-rheumaticdrug，DMARD）、糖皮质激素和植物药。

（1）NSAID：通过抑制环氧化酶活性，减少前列腺素合成而具有抗炎、止痛、退热、消肿作用。选择性 COX-2 抑制剂（如昔布类）与非选择性的传统 NSAID 相比，能明显减少严重胃肠道不良反应。NSAID 虽能减轻类风湿性关节炎的症状，但不能改变病程和预防关节破坏，故必须与 DMARD 联合应用。

（2）DMARD：包括传统的 DMARD 和生物制剂。前者起效慢，临床症状明显改善需 1 ～ 6 个月，故又称慢作用药。它虽不具备即刻止痛和抗炎作用，但有改善和延缓病情进展的作用。这类药物包括：甲氨蝶呤、柳氮磺吡啶、来氟米特、氯喹、青霉胺、硫唑嘌呤、环孢素和环磷酰胺等。目前尚不清楚类风湿性关节炎的治疗首选何种 DMARD。从疗效和费用等考虑，一般首选甲氨蝶呤，并将它作为联合治疗的基本药物。目前，生物制剂［如抗肿瘤坏死因子 -α（抗 TNF-α）］已开始用于类风湿性关节炎的治疗。国内常用的生物制剂包括英夫利昔单抗（infliximab）、依那西普（etanercept）和阿达木单抗。此类药物起效快，同时具有抗炎、镇痛和控制病情进展的作用。

(3) 糖皮质激素：能迅速减轻关节疼痛、肿胀。对关节炎急性发作，或伴有心、肺、眼和神经系统等器官受累的重症患者，可给予短效激素，应同时服用 DMARD。激素治疗类风湿性关节炎的原则是：不需用大剂量时则用小剂量；能短期使用者，不长期使用。在治疗过程中，注意补充钙剂和维生素 D，以防止骨质疏松。关节腔内注射激素有利于减轻关节炎症状，改善关节功能。但 1 年内注射不宜超过 3 ～ 4 次。过多的关节腔穿刺除可并发感染外，还可发生类固醇晶体性关节炎。

(4) 植物药制剂：主要包括雷公藤、青藤碱和白芍总苷等。

2．外科治疗　类风湿性关节炎患者经过内科积极正规治疗或药物治疗，若病情仍不能控制，为防止关节的破坏，纠正畸形，改善生活质量，可考虑行手术治疗。但手术并不能根治类风湿性关节炎，故术后仍需进行内科药物治疗。常用的手术主要有滑膜切除术、人工关节置换术、软组织松解或修复手术、关节成形术及关节融合术。

(1) 滑膜切除术：对早期（Ⅰ期及Ⅱ期）患者经积极正规的内科治疗，若仍有关节肿胀、疼痛，且滑膜肥厚，X 线检查显示关节软骨已受侵犯，病情相对稳定，受累关节比较局限，为防止关节软骨进一步破坏，应考虑行滑膜切除术。应尽可能在关节镜下进行滑膜切除。滑膜切除术后仍需行内科正规治疗。

(2) 人工关节置换术：是一种挽救关节畸形和缓解症状的手术，其中髋关节、膝关节是目前临床置换最多的关节。其术后 10 年以上的成功率超过 90%。该手术对减轻类风湿性关节炎病变、关节疼痛、畸形、功能障碍以及改善患者日常生活能力有着十分明确的治疗作用，特别是对中晚期、关节严重破坏，由于疼痛、畸形、功能障碍不能正常工作和生活的患者尤为有效。

(3) 其他软组织手术：包括关节囊剥离术、关节囊切开术、肌腱松解或延长术等。

3．心理和康复治疗　类风湿性关节炎患者常形成特殊的人格特点，临床上有时称为“类风湿人格”。患者渴望接受治疗，却又担心药物不良反应或对药物实际作用效果信心不足。抑郁是最常见的精神症状，严重的抑郁可影响疾病的恢复。因此，在积极、合理地采取药物治疗和手术治疗的同时，还应注重类风湿性关节炎患者的心理治疗。另外，在治疗方案的选择和疗效评定方面亦应结合患者精神症状的改变。

4．休息与锻炼　急性期关节剧烈疼痛和伴有全身症状者应卧床休息，并注意休息时的体位，尽量避免关节受压。为保持关节功能位，必要时可短期使用夹板或支具固定，以防止畸形。在病情允许的情况下，进行被动和主动的关节活动度训练，可防止肌萎缩。对缓解期患者，在不使患者感到疲劳的前提下，多指导进行运动锻炼，恢复体力，并在物理康复科医师指导下进行治疗。

自测题

一、选择题

1．骨性关节炎的主要病变是
　A．关节内化脓性感染
　B．关节内特异性炎症
　C．关节软骨退行性变和继发性增生
　D．关节骨质疏松
　E．骨与关节慢性疼痛

2．下列不符合骨性关节炎表现的是
　A．是多发性、对称性关节炎
　B．主要症状为关节疼痛
　C．主要病变是关节软骨的退行性变和继发性骨质增生
　D．X 线检查表现为关节间隙变窄，边缘骨赘形成
　E．后期需行关节置换术

3．患者，60 岁，双膝关节疼痛不适 5 年，下蹲后站起困难，上下楼梯时膝关节

疼痛明显加重，现平地可行走约300米后疼痛明显加重。体格检查：患者双膝肿大，皮温正常，双膝内翻畸形。双膝关节活动范围受限，被动活动时双膝关节有摩擦感。双下肢末梢血运、感觉正常。X线检查见双膝关节间隙变窄，边缘增生。此患者诊断为

A．双膝骨性关节炎
B．双膝化脓性关节炎
C．双膝关节结核
D．双膝关节积液
E．双膝关节外伤

4．患者，女性，59岁，右膝关节疼痛反复发作8年，加重伴活动受限1年。体格检查：右膝关节内翻屈曲挛缩畸形。首选的检查方法是

A．X线
B．CT
C．MRI
D．超声
E．PET-CT

5．患者，65岁，女性，诊断为膝关节骨性关节炎，对患者采用运动疗法下列错误的是

A．以主动运动为主、被动运动为辅
B．局部运动与全身运动相结合
C．运动应循序渐进
D．鼓励患者进行大负荷运动
E．避免过度负荷运动

6．骨性关节炎的止痛治疗，下列方法中首选的是

A．口服非甾体抗炎药
B．关节腔内注射透明质酸钠
C．关节腔内注射糖皮质激素
D．口服糖皮质激素
E．口服氨基葡萄糖

7．膝关节骨性关节炎患者X线检查显示膝内侧关节间隙严重狭窄，髌骨关节严重磨损。最适合的治疗方法是

A．关节镜下清理术
B．消炎镇痛药物
C．膝关节融合术
D．胫骨高位截骨术
E．人工膝关节置换术

8．类风湿性关节炎最常累及的关节是

A．髋关节
B．肘关节
C．膝关节
D．肩关节
E．四肢小关节

9．患者，女性，48岁，对称性多关节肿痛伴晨僵1年余，近2周来疼痛加重，活动后可缓解。首先考虑的诊断是

A．骨性关节炎
B．痛风
C．银屑病关节炎
D．类风湿关节炎
E．风湿性关节炎

10．不属于治疗类风湿性关节炎的药物是

A．双氯芬酸钠
B．青霉素
C．甲氨蝶呤
D．雷公藤
E．糖皮质激素

二、名词解释

骨性关节炎

三、问答题

1．简述膝关节骨性关节炎患者出现关节绞锁症状最可能的原因及最佳的治疗方式。
2．人工膝关节置换术远期最常见的两个并发症是什么？
3．类风湿性关节炎时的晨僵和骨性关节炎时的晨僵有什么不同？

（孙全波）

第六十二章

骨与关节结核

第六十二章数字资源

学习目标

通过本章内容的学习，学生应能够：

识记：

1. 描述骨与关节结核（脊柱结核、髋关节结核）的临床表现与诊断。
2. 说出骨与关节结核的治疗方式。

理解：

分析骨与关节结核的鉴别诊断要点。

运用：

评估骨与关节结核疾病患者，并做出诊断及制订初步治疗方案。

第一节 概 述

骨与关节结核是由结核分枝杆菌（简称结核杆菌）感染而引起的一种慢性继发性特异性疾病。其原发病变多为肺结核，少数为消化道、淋巴结结核。结核分枝杆菌进入骨与关节的主要途径是血液循环，由邻近结核病灶直接侵袭者仅占少数。临床上以脊柱结核最多，约占全部病例的一半，其次为膝关节、髋关节和肘关节结核。近年来随着耐药菌的增加、一些免疫抑制剂的应用造成免疫力低下、人口流动性增大、地域性发病的特点改变等，结核病的发病率有上升趋势。

➢考点：骨与关节结核的发病情况。

知识链接

结核分枝杆菌在病原学分类上属于放线菌目、分枝杆菌科、分枝杆菌属，分为人型、牛型、非洲型、鼠型4型。在我国引起结核病发病的主要为人型分枝杆菌，牛型分枝杆菌很少。近年来国内外报道有鸟-胞内分枝杆菌、龟分枝杆菌、蟾分枝杆菌等非结核分枝杆菌引起骨与关节感染性疾病，其对常用抗结核药（如利福平等）多产生耐药性，疗效差甚至无效。结核分枝杆菌细长而稍弯，为（1～4）μm×0.4 μm，两端微钝，不能运动，无鞭毛或芽孢；严格需氧；不易染色，但经品红加热染色后不能被酸性乙醇脱色，故称为抗酸杆菌。结核分枝杆菌对不利环境和某些理化因素有较强的抵抗力，如在干燥痰液中可存活6～8个月，在低温湿冷条件下可存活4～5个月。结核分枝杆菌不耐热，对紫外线亦甚敏感，因此常应用加热或紫外线照射进行消毒。

【临床病理】

结核分枝杆菌侵入骨与关节组织后，根据解剖部位不同，分为骨结核、滑膜结核和全关节结核（图62-1）。

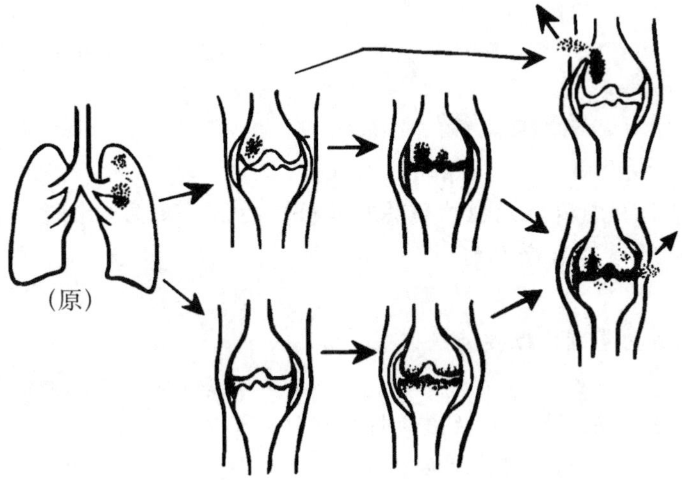

图62-1 骨与关节结核的临床病理过程示意图

（一）骨结核

1．松质骨结核 病灶位于骨端松质骨，根据病灶位置可分为中心型和边缘型两型。

(1) 中心型松质骨结核：病灶位于松质骨中心，血液供应差，病变以浸润及坏死为主。坏死骨组织与周围活骨游离，形成死骨。死骨被吸收或流出后遗留空腔。

(2) 边缘型松质骨结核：病灶位于松质骨边缘，骨质破坏范围一般不大，周围软组织血供丰富，病变组织多被吸收而形成骨缺损或脓肿，很少形成死骨。

2．密质骨结核 常发生于短管状骨。病变多自髓腔开始，以局限性溶骨性破坏和脓肿为主。因其外周血液供应丰富，一般不形成死骨。儿童骨膜成骨功能强，脓肿刺激骨膜增生，新生骨明显。老年人形成新生骨较少，以溶骨性破坏为主，应与肿瘤相鉴别。

3．干骺端结核 长管状骨干骺端既有松质骨又有密质骨。干骺端结核的病理改变则具有松质骨结核的溶骨性破坏、死骨形成以及密质骨结核的骨膜增生的双重特征。

（二）滑膜结核

滑膜分布于关节、腱鞘和滑囊的内衬。滑膜结核主要发生在滑膜含量丰富的膝、髋、肩、肘、踝等关节。滑膜受累的早期表现为充血、肿胀、炎症细胞浸润、关节内渗液增多。晚期滑膜增生、增厚，失去正常光泽，呈暗红色。表面有纤维蛋白沉积，滑液内凝固的纤维蛋白块经关节和肌腱的滑动作用可形成白色有光泽的小粒，犹如米粒，称为米粒体。腱鞘及滑囊的滑膜结核比较少见。

（三）全关节结核

全关节结核多发生于髋、膝、踝、肘等关节，多由单纯骨结核或单纯滑膜结核病变进一步发展成为全关节结核。骨结核病灶可穿破软骨进入关节腔，侵犯软骨与滑膜；滑膜结核病灶中的肉芽组织可由关节软骨边缘潜入关节软骨下方，使关节软骨坏死、脱落并破坏松质骨，最终使关节软骨、滑膜及骨端松质骨全部受累，形成全关节结核。全关节结核可分为早期全关节结核与晚期全关节结核。

【临床表现】

（一）全身症状

患者一般发病缓慢，早期或静止期无明显全身症状。活动期可有午后低热、周身乏力、消瘦、夜间盗汗、食欲缺乏和贫血等全身中毒症状。

（二）局部症状和体征

骨与关节结核多为单发。表浅关节早期表现为疼痛、肿胀和功能障碍。深部关节肿胀及疼痛均不明显，仔细检查并与健侧对比才能发现。随后出现肌肉痉挛及萎缩，关节呈梭形肿胀或屈曲畸形，关节功能障碍。在病灶周围或下垂部位可见脓肿。因脓肿表面皮肤无红、热等急性炎症表现，故称为寒性脓肿。脓肿即将破溃或混合感染时，可有急性炎症表现。脓肿向外破溃则形成窦道，流出米汤样脓液、干酪样物质或死骨。窦道长期不愈合，或时而愈合时而溃疡，常并发混合感染。脓肿向内破溃穿入空腔脏器（如食管、肺、肠管、膀胱等），则形成内瘘，患者咳出或排出脓液或干酪样物质。脊柱结核因脓肿、死骨、肉芽组织和坏死椎间盘压迫脊髓，可导致患者截瘫。

（三）实验室检查

1．血常规　患者常有轻度贫血。白细胞计数正常或稍高，合并混合感染时白细胞计数可明显增高。红细胞沉降率增快，可作为判断病灶活动程度和观察治疗效果的一项指标，对确定诊断有帮助。

2．结核菌素试验　骨与关节结核患者，结核菌素试验常为阴性。此试验对 5 岁以下儿童的早期诊断有帮助。如果结果为阴性，可排除结核；如果为阳性，说明近期曾感染过结核。对于 5 岁以上的患者诊断意义不大，但出现强阳性时应予以重视。

3．分子生物学检测　检测结核分枝杆菌应用最多的是聚合酶链反应（polymerase chain reaction，PCR），它具有极高的敏感性，理论上讲，只要检测标本中有一个结核分枝杆菌甚至一个基因拷贝即可检出。该项检测速度快，一般 2 ～ 4 h 即可完成，特异性高，目前已被临床广泛采用。

4．结核分枝杆菌培养　脓液结核分枝杆菌培养一般阳性率在 50%～ 60%。传统方法的培养时间较长，对临床有一定影响，但是对诊断、治疗具有决定性指导意义。近年来快速培养已应用于临床，但是其准确率有待进一步研究。

（四）X 线检查

X 线检查对诊断本病十分重要。早期松质骨中心型结核者骨小梁模糊，呈磨砂玻璃样改变，继而出现密度较高、边缘不齐的死骨。死骨被吸收或排出后，遗留骨空腔。松质骨边缘型结核者可见局限性溶骨性破坏，形成骨缺损，死骨形成较少见。密质骨结核者可见髓腔内不规则密度减低区，骨干周围骨膜增生呈葱皮状。干骺端结核具有松质骨和密质骨两种结核的特点。单纯滑膜结核患者局部骨质疏松，关节周围软组织肿胀、关节间隙增宽，不易与其他关节炎相鉴别。全关节结核患者除骨质疏松和关节肿胀外，还有软骨下骨质破坏，关节间隙变窄或消失，常合并关节畸形或脱位。脊柱结核患者除上述表现外，还可见脊柱后凸畸形和流注脓肿阴影，晚期可出现钙化影像。

（五）CT 检查

CT 检查较 X 线更具有优越性，能发现 X 线检查不能显示的病变，对于判定结核部位、范围以及脓肿大小、脊髓受压程度等有重要意义。

（六）MRI 检查

MRI 可在炎症浸润阶段显示异常信号，故在结核早期就可发现并确定病变范围。对脊柱结核患者，MRI 可清楚地显示椎体及椎管内组织的受累情况。另外，MRI 对于椎间盘病变和椎旁脓肿也能很好地显示，特别是对于一些疑难病例，MRI 检查往往有重要的鉴别价值。

【诊断】

骨与关节结核的早期诊断、早期治疗是缩短疗程、保留关节功能的关键。患者有结核病接触史或有其他部位结核，对本病的诊断很有帮助。结合临床症状、体征、实验室检查和 X 线及 CT 检查，一般都能做出诊断。单纯滑膜结核诊断较困难，有时需行病理学检查。

【鉴别诊断】

（一）类风湿性关节炎

类风湿性关节炎多见于 20 ～ 50 岁女性，常侵犯手足及其他关节，如肘、膝、踝关节等，并以小关节受累为主。患者可出现关节僵硬，血清类风湿因子检测呈阳性。

（二）强直性脊柱炎

本病好发年龄为 15 ～ 35 岁，以男性发病居多。病变早期多发生在一侧骶髂关节或髋关节，然后向上蔓延至脊柱，使脊柱僵硬、强直。病变发展常为多发性及对称性，无化脓及死骨形成。患者血清 HLA-B27 抗原多为阳性。

（三）化脓性关节炎

发病急骤，患者有发热等中毒症状，关节红、肿、热、痛明显。关节穿刺抽液做细菌学检查，即可确立诊断并与结核相鉴别。

（四）化脓性骨髓炎

急性化脓性骨髓炎发病急骤，患者全身中毒症状和局部体征明显，与骨关节结核不难鉴别。慢性化脓性骨髓炎的临床表现与骨关节结核有时很难鉴别，需依靠细菌学与病理学检查加以鉴别。

（五）骨肿瘤

本病的特征性表现为持续性剧痛，进行性加重，夜间疼痛明显。骨肉瘤患者 X 线检查可见溶骨性破坏和 Codman 三角或日光放射状骨膜反应。脊柱肿瘤患者骨质被破坏，压缩变形，椎间隙无狭窄，这与结核患者的椎间隙变窄有明显不同，确诊需行活组织检查。

【治疗】

骨与关节结核的治疗原则：加强营养，提高机体抵抗力；使用抗结核药，控制病情发展；争取在单纯结核阶段治愈，最大限度地保存、恢复关节功能，防止畸形与病残。

（一）全身治疗

1．休息与营养　休息能降低机体代谢，减少消耗，减轻疼痛，防止病变扩散，有利于增强机体抵抗力及组织修复。结核活动期、截瘫或脊柱不稳定者应严格卧床休息，结核稳定期可适当活动。给予高热量、高蛋白质、多维生素饮食，改善患者营养状况，促进病变修复。对严重贫血患者，要少量多次输血，改善患者的营养状况。

2．使用抗结核药　目前常用的抗结核药有异烟肼、链霉素、利福平、对氨基水杨酸和乙胺丁醇等。其用药原则为早期、联合、规律、适量、全程。其中，联合和规律用药最为重要。为增强药效，避免引起耐药性，应联合应用抗结核药。一般 3 个月为一个疗程，连续治疗 2 ～ 3 个疗程，通常用药 1 ～ 2 年。近年结核分枝杆菌对传统药物耐药性增加，导致结核病趋向难治，也造成手术后复发率增高。

知识链接

对于新发结核病例，需采用标准化治疗方案：2个月的强化期和4～6个月的巩固期。强化期通常联合应用3～4种杀菌药，如异烟肼、利福平、吡嗪酰胺和链霉素，尽快控制病情发展，改善症状。巩固期药物可以减少，但仍需应用杀菌药，以清除残余菌并防止复发。世界卫生组织推荐方案2HRZ/4HR（异烟肼、利福平、吡嗪酰胺2个月强化期/（异烟肼、利福平4个月巩固期）。

（二）局部治疗

1．局部制动　对骨与关节结核出现明显疼痛、肌肉痉挛或肢体畸形者，应给予局部制动。常用制动方法有石膏绷带、夹板或牵引等。应根据病变部位与病情合理选用。制动可减少局部负重，减轻疼痛，防止发生畸形、病理性骨折或脱位。

2．病灶清除术　目的是将病灶部位的脓肿、死骨、干酪样物质、结核性肉芽组织和病变滑膜彻底清除。

（1）适应证：①有大块死骨或较大脓肿不易自行吸收者；②脓肿破溃后形成久治不愈的窦道者；③脊柱结核合并寒性脓肿或截瘫者；④单纯骨结核或单纯滑膜结核经药物治疗无效，病情继续发展，有形成全关节结核可能者；⑤早期全关节结核，为更有效地保存关节功能者。

（2）禁忌证：①老年或儿童，健康状况差，不能耐受手术者；②多发性骨与关节结核，同时有活动性肺结核者；③身体衰弱，有多脏器（如心、肺、肝、肾）功能不全者；④病灶处于活动期，全身中毒症状严重者；⑤抗结核药治疗效果不佳或已产生耐药性者。对于经过一段时间非手术治疗，一般情况改善，结核病变及其他疾病得到控制，具备手术条件者，仍可采取手术治疗。

（3）术前准备：术前正规应用抗结核药2～4周。其目的是控制结核活动，观察对药物的敏感程度，防止术后结核扩散。改善患者全身营养状况，积极补充营养，纠正低蛋白血症；充分了解患者心、肺、肝、肾功能，以评估其对手术的耐受能力；加强体力训练，以改善患者心、肺功能，增强四肢肌力。对合并混合感染者，应给予有效抗生素，待炎症消退后，适时再做病灶清除术。一般红细胞沉降率在45 mm/h以下者，手术后复发率明显降低。

（4）其他手术：包括关节融合术、关节置换术、脊柱椎弓根内固定术、截骨融合术等。

（三）治愈标准

骨关节结核经手术或非手术治疗后，达到以下述标准，表明病变已静止。①全身情况良好，无结核中毒症状；②局部病变体征消失；③X线检查显示脓肿已吸收或消失，病灶边缘清晰或钙化，关节发生骨性融合；④起床活动1年或参加工作半年无复发。上述指标无改变者，表示已基本治愈。

➢考点：骨与关节结核病灶清除术的适应证及禁忌证。

第二节　脊柱结核

案例62-1

患者，女性，25岁，因腰背部疼痛不适2个月入院。患者有肺结核病史1年，近

2 个月低热。体格检查：患者腰椎轻度后凸畸形，L_3、L_4 棘突处叩击痛，拾物试验阳性。双下肢感觉、运动正常。腰椎 X 线检查示 L_3、L_4 椎间隙变窄，椎体边缘破坏，椎旁软组织阴影膨隆。实验室检查：红细胞沉降率为 60 mm/h。

问题与思考：

1．此患者最可能的诊断是什么？

2．若患者出现神经功能损害表现，需如何处理？

在全身骨与关节结核中，脊柱结核发病率最高，占 50%左右。其中，椎体结核约占 99%、附件结核约占 1%。本病的好发部位以腰椎最多见，胸椎次之，胸腰段、腰骶段、颈椎则依次减少。骶椎、尾椎结核最少见。脊椎结核多以一个椎体破坏为主，并侵犯相邻椎间盘和椎体。少数病例有两处或两处以上病灶，其间有健康椎体相隔，称为跳跃型椎体结核。

【病理】

椎体结核按原发病灶部位不同，分为两型。

（一）中心型

此型椎体结核多见于 10 岁以下儿童，好发于胸椎。病灶位于椎体中心，以骨质破坏为主，可形成死骨，死骨被吸收后遗留空洞。儿童病情进展快，易累及整个椎体和椎间盘，并压缩呈楔形改变。成人中心型结核病情进展缓慢，病变长期局限在椎体中心，可出现死骨，吸收后形成空洞，但很少侵犯椎间盘，应与椎体肿瘤相鉴别。

（二）边缘型

此型椎体结核多见于成人，腰椎为好发部位。病灶多见于椎体上、下缘，以溶骨性破坏为主，很少出现死骨。椎间盘受累并遭到破坏后，引起椎间隙变窄和寒性脓肿（图 62-2）。

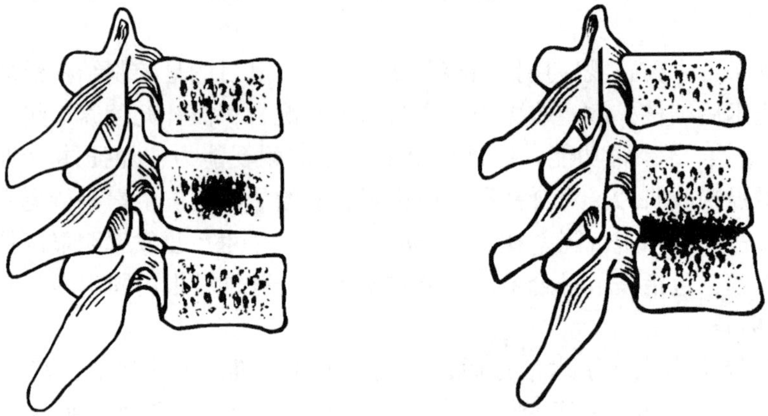

图 62-2　脊柱结核病理示意图

寒性脓肿的蔓延方式有：

（1）脓肿沿前纵韧带或椎体骨膜下向两端蔓延，形成椎旁脓肿，多见于胸椎结核。

（2）脓肿沿筋膜间隙流注，远离病灶，形成流注脓肿。

（3）脓肿穿破皮肤形成窦道，穿破胸、腹腔脏器，形成内瘘。

（4）脓液、干酪样物质、肉芽组织、坏死椎间盘可侵入椎管，压迫脊髓造成截瘫。

【临床表现】

（一）全身症状

患者通常发病缓慢，早期无症状或仅有轻微疼痛。活动期患者常有低热、盗汗、消瘦、乏力、食欲缺乏等症状。

（二）局部症状和体征

1．疼痛 通常是最先出现的症状，为轻微钝痛，常局限于病变部位或沿受累的神经根放射。劳累时加重，休息时减轻。受累椎体棘突有压痛或叩击痛。

2．脊柱畸形 脊柱后凸畸形是椎体破坏塌陷的结果，有时伴有侧凸。椎旁肌肉痉挛及病变段脊柱生理曲度改变。

3．姿势异常 颈椎结核患者可有斜颈、头前屈或短颈畸形。患者常用双手抵住下颌以减轻疼痛，颈椎活动受限。胸、腰椎结核患者走路时双手扶腰部，头和躯干后伸。因脊柱屈曲受限，患者拾物时可出现特殊姿态，即不敢弯腰拾物，而是屈髋、屈膝、挺腰下蹲，一手撑在大腿前部，另一手去拾地上的东西，这种特殊姿态称为拾物试验阳性。

4．寒性脓肿 寒性脓肿的流注部位因原发病灶的节段而异。颈椎结核患者常见咽后壁或食管旁脓肿，严重者可压迫气管及食管，导致呼吸困难或吞咽困难。胸椎结核患者多为椎旁脓肿，脓肿可沿肋间血管向远端流注。胸腰段和腰椎结核者可形成腰大肌脓肿，向下流注至髂窝、股三角和小粗隆部位（图 62-3）。腰大肌深层脓肿也可穿过腰筋膜至腰三角。在检查脓肿流注部位时，常可发现有饱满或隆起，可触到包块或波动感。

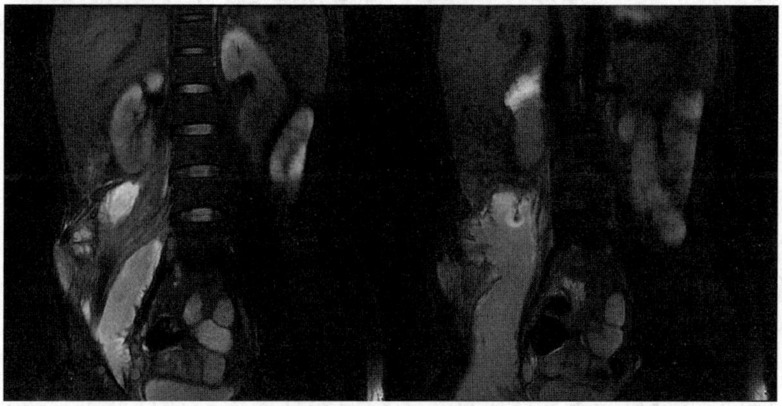

图 62-3 寒性脓肿

可见腰大肌脓肿向下流注至髂窝，穿过股三角

5．截瘫 约有 10% 的脊柱结核患者合并截瘫。以胸椎结核患者最多见。开始表现为轻度运动障碍，如肢体软弱无力、步态不稳、容易摔倒。病变继续进展，患者逐渐出现感觉减退，肌张力增高，腱反射亢进，肢体僵硬，继而出现痉挛性瘫痪。同时，患者还可有括约肌功能障碍，如排尿困难、便秘等。

（三）X 线检查

X 线检查对诊断本病极为重要。一般需行正、侧位 X 线检查，其主要表现有：

1．早期表现为骨纹理紊乱、骨质被破坏，可形成死骨或空洞。

2．椎体塌陷后可造成脊柱后凸，以病变椎体棘突处最明显。

3．椎间隙变窄或消失，有时两个相邻椎体压缩在一起，极似一个楔形椎体，应予以鉴别。

4．脊柱生理曲度失常，颈椎、胸椎、腰椎生理曲度改变或消失。

5．可见寒性脓肿影像，颈椎结核者表现为椎体前阴影增宽，胸椎结核者椎旁有圆形或梭形阴影，腰椎结核者可见腰大肌阴影增宽或膨隆。

（四）CT 检查

通过 CT 检查能早期发现椎体与椎间盘病变及寒性脓肿，可观察脊髓受压部位及程度，对选择手术入路及确定手术范围有指导意义。

（五）MRI 检查

MRI 检查具有早期诊断价值，不仅可显示骨与软组织的病变，同时可行多方位检查。对脊髓的受压程度和脊髓是否受压、变性有重要的诊断价值。

【诊断】

根据临床表现、X 线检查和实验室检查，多能做出诊断。早期诊断比较困难，需密切观察病情，定期复诊，方能做出诊断。现 MRI 可作为常规检查。

【治疗】

治疗目标是根除病灶、治疗神经功能障碍和防止脊柱畸形。

（一）非手术治疗

除正规应用抗结核药物、加强营养外，还应包括以下措施：

1．病变活动期，患者应卧床休息。

2．病变静止而脊柱不稳定者，应在支架、围腰、围领或石膏背心保护下活动。

3．对合并截瘫者要加强护理，预防肺部感染、压疮、泌尿系统感染和深部静脉炎等并发症。加强康复治疗，防止关节僵硬，为功能恢复创造条件。

（二）手术治疗

1．治疗目的　清除病灶，解除脊髓压迫，稳定脊柱，保存脊柱的功能。

2．手术适应证　①经保守治疗效果不佳，病变仍有进展者；②病灶中有较大的死骨及寒性脓肿者；③窦道经久不愈者；④骨质破坏严重，脊柱不稳定者；⑤出现脊髓或马尾神经受压迫症状或截瘫者；⑥严重后凸畸形者。手术中应当清除脓肿、死骨、肉芽组织、干酪样物质和坏死椎间盘，以改善局部血液循环，促进组织修复。对合并截瘫者，应清除致压物，以达到减压目的。可根据病变部位不同，选用不同手术入路。手术过程中应谨慎操作，防止损伤血管、脊髓和邻近脏器。近年来利用胸腔镜技术行胸椎结核病灶清除术，使创伤减小，取得了一定的临床效果，值得关注。

3．脊柱内固定及植骨融合术　单纯的病灶清除术，术后患者应继续卧床 3 ～ 6 个月，主要是脊柱不稳的问题未能解决。目前脊柱的稳定性已引起重视，在病灶清除的同时或二期行脊柱内固定及植骨融合术可保证脊柱稳定性，有利于病灶愈合和植骨融合，以及患者早期活动、进行功能锻炼，现在临床上已开始应用。

第三节　髋关节结核

案例 62-2

患儿，男，7 岁，因右髋部疼痛、活动障碍 4 个月入院。体格检查：体温 37.5℃，右髋关节局部皮温不高，无肿胀，局部轻度压痛，右髋关节活动受限，右 Thomas 征阳性，右“4”字试验阳性。辅助检查：血细胞分析 WBC 6.6×10^9/L，N 57.3%。血生化 CRP 7.2 mg/L。红细胞沉降率 48 mm/h，结核菌素试验（+）。右髋关节 X 线检查显示：骨质疏松，骨小梁变细，关节囊阴影扩大，关节间隙增宽。

问题与思考：

1．此患者的诊断？

2．本病例的治疗方案有哪些？

髋关节结核发病率仅次于脊柱和膝关节结核，居全身骨关节结核的第 3 位。本病多见于儿童和青壮年，常为单发，双侧同时发病者少见。

【病理】

髋关节结核多为单纯滑膜结核，很少形成脓肿和窦道。单纯骨结核好发于髋臼、股骨头和股骨颈邻近骺板处。局部为骨质破坏，死骨、空洞，并常见脓肿形成。脓肿穿破关节软骨，可导致全关节结核。股骨头被破坏、吸收后可发生病理性脱位。骺板被破坏或炎症刺激可造成肢体发育畸形，出现双下肢不等长。关节软骨面被破坏可导致关节纤维性或骨性强直。

【临床表现】

（一）全身症状

结核活动期患者常有午后低热、盗汗、食欲缺乏、消瘦等症状。儿童可有情绪急躁和夜间啼哭现象。

（二）局部症状

1．疼痛与跛行　患者早期可有关节轻度疼痛及跛行。疼痛有时表现在膝关节，而患者不主诉髋关节痛。这是髋关节病变刺激闭孔神经，疼痛放射至膝部所致，故当患者主诉膝关节痛时，必须检查同侧髋关节。随着病情进展，患者疼痛与跛行逐渐加重，并可出现下肢肌肉萎缩。

2．患髋运动受限或畸形　由于髋部肌肉痉挛，髋关节出现屈曲、内收畸形，关节活动明显受限，“4”字试验阳性，Thomas 征阳性。

3．髋关节病理性脱位　股骨头破坏、消失后，可出现患肢短缩畸形，严重者合并髋关节半脱位或完全脱位。检查见患髋屈曲、内收、内旋，大转子上移，骨盆倾斜。

（三）X 线检查

应做骨盆正位 X 线检查，以便于对比两侧髋关节。单纯滑膜结核者可见骨质疏松，骨小梁变细，骨密质变薄，关节肿胀和关节间隙增宽。单纯骨结核者髋臼顶部或股骨头、颈部骨质破坏，有死骨或空洞。晚期全关节结核患者，股骨头破坏或消失，关节间隙变窄，可有病理性脱位（图 62-4）。患者有感染时，骨密度增高，晚期可出现髋关节纤维性或骨性强直。

（四）CT、MRI 检查

CT 和 MRI 检查可用于评估关节腔积液、积脓、骨质破坏情况（图 62-5）。MRI 可发现微小骨破坏病灶，尚可显示骨内的炎性浸润。MRI 检查对鉴别股骨头无菌性坏死与髋关节结核有意义。

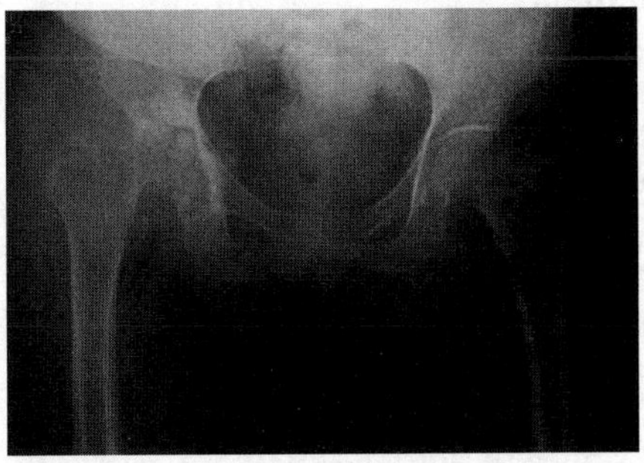

图 62-4　髋关节（右侧）结核晚期的 X 线表现

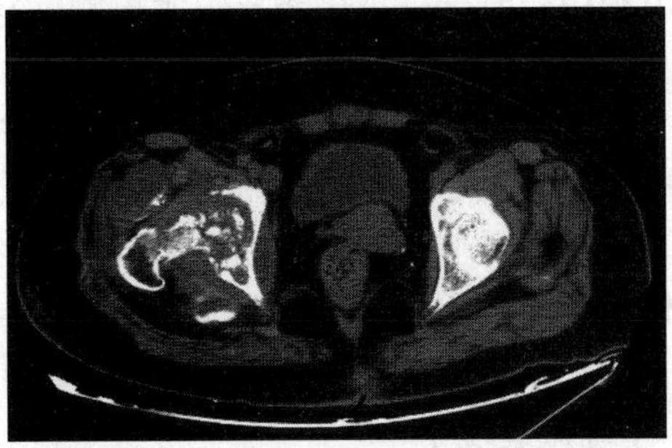

图 62-5　髋关节（右侧）结构的 CT 表现

平扫可见坏死骨质，积液

【诊断】

根据病史、症状、体征和 X 线检查，髋关节结核的诊断一般并不困难。但髋关节结核早期患者病变轻微时，容易发生误诊，需反复检查，仔细观察，认真对比双侧髋关节 X 线检查结果，借助髋关节穿刺、实验室检查及 PCR 技术，必要时可做病理学检查，才不致漏诊。

【治疗】

髋关节结核的治疗原则是早期诊断、早期治疗，保留髋关节的运动和负重功能。在抗结核药物治疗并辅以支持疗法的同时，重点是局部治疗。

（一）单纯滑膜结核

对患肢予以持续皮肤牵引，以减轻疼痛，防止肌肉痉挛和关节畸形。关节腔内注射抗结核药，在腹股沟韧带中点下方，股动脉和股神经外侧进针，直达关节腔内。一般注射链霉素溶液 1.0 g 或异烟肼溶液 100 ～ 200 mg。对疗效不佳者应尽快行滑膜切除术。术后穿矫形鞋并予以皮肤牵引，使患肢处于外展、内旋位。

（二）单纯骨结核

对股骨头及髋臼有脓肿、死骨或空洞者，应尽早行病灶清除术。对遗留骨空腔者用松质骨填充。术后应做髋关节人字形石膏固定或皮肤牵引，以保持关节的稳定性。

（三）早期全关节结核

如无手术禁忌证，应及早进行病灶清除术，以保留关节功能。术后予以皮肤牵引 3 周，然后指导患者开始进行髋关节功能训练。

（四）晚期全关节结核

对年龄在 15 岁以下者，应行病灶清除术。术后用髋关节人字形石膏固定 3 个月。对 15 岁以上患者，在病灶清除术后，对体力劳动者可同时做髋关节融合术。成年人髋关节应融合在屈曲 20° ～ 30°、外展 0° ～ 15°、外旋 15° ～ 20°。术后用髋关节人字形石膏固定 3 ～ 6 个月。对非体力劳动的女性患者不必行髋关节融合术，以保留部分关节的活动功能。

（五）病灶已静止

对病灶已静止，但有严重屈曲、内收畸形者，可行股骨转子下截骨术，以矫正畸形，改善肢体功能。近年来已有用人工髋关节置换术治疗髋关节结核的报道。人工髋关节置换术治疗髋关节结核，可改善关节功能，降低致残率，理论上其效果是肯定的。近年来报道成功率不断增高，可达 80%。但是对于置换的时机，一期病灶清除术后关节间隙的维持，病灶稳定后肌肉萎缩，防止病灶复发等，仍有待进一步研究。

第四节　膝关节结核

膝关节结核占全身骨关节结核的第二位，其高发病率可能与膝关节有丰富的松质骨及较多的滑膜组织有关。本病多发生于单侧，双侧同时发病者少见。

【病理】

膝关节滑膜组织含量丰富，因此单纯滑膜结核最多见。早期病变表现为滑膜充血、水肿、增厚，出现结核结节及结核性肉芽组织。后者经关节软骨边缘侵及软骨下方，使其破坏、游离，形成全关节结核。晚期全关节结核时半月板、交叉韧带亦受到侵犯，出现关节囊、侧副韧带松弛或胫骨后移，发生膝关节半脱位或脱位。儿童患者如胫骨上端或股骨下端骨骺被破坏，可引起患侧肢体短缩畸形。

【临床表现】

（一）单纯滑膜结核

早期表现为关节弥漫性肿胀、疼痛、关节活动受限或跛行。关节腔积液，浮髌试验阳性，关节腔穿刺可抽出黄色混浊液体。

（二）单纯骨结核

因病灶位于骨内，早期可无症状，后期在病灶部位可出现压痛。

（三）全关节结核

患者关节疼痛、肿胀和功能受限程度均较之前明显，出现跛行或不能走路，并出现关节屈曲畸形。晚期肌肉萎缩而关节肿大呈梭形肿胀，关节周围有脓肿或窦道，可导致关节强直或关节囊、韧带松弛，膝关节发生脱位、外翻或内翻畸形。

【X线检查】

单纯滑膜结核可见关节囊肿胀，髌下脂肪垫影模糊或消失。单纯骨结核早期，骨骺或干骺端骨质模糊，呈磨砂玻璃样改变。病变继续发展可见骨质破坏、死骨或空洞。全关节结核时骨质破坏程度加重，关节间隙变窄或消失。破坏严重者可发生关节半脱位或膝关节屈曲挛缩畸形。合并继发感染时可见骨质硬化。

【诊断】

根据病史、症状、体征和X线检查，一般都能做出诊断。单纯滑膜结核早期诊断比较困难，应注意与慢性滑膜疾病（如单发类风湿性关节炎、创伤性滑膜炎、化脓性关节炎等）加以鉴别。必要时可做关节液细菌学检查或滑膜活检，以明确诊断。

【辅助检查】

关节镜检查对早期诊断膝关节滑膜结核具有独特价值，可以做活检和镜下滑膜切除术。CT、MRI检查具有早期诊断的价值。PCR技术对关节液细菌学检查用于鉴别诊断有帮助。

【治疗】

全身应用抗结核药，辅以支持疗法，同时进行局部治疗。

（一）单纯滑膜结核

在总体治疗原则下可行关节腔穿刺注药疗法，部分病例可治愈。在严格无菌条件下于髌韧带两侧穿刺，抽出脓液后，注入异烟肼注射液200 mg，链霉素1.0 g，儿童用药量应酌减。每周1～2次，3个月为一个疗程。对治疗有效者可再进行2～3个疗程；对治疗无效者，则行滑膜切除术。术后予以持续皮肤牵引2～3周，然后指导患者进行膝关节功能锻炼。

（二）单纯骨结核

单纯骨结核者骨质破坏较重，容易形成全关节结核，应尽早行经关节外病灶清除术。对残留骨空腔者用松质骨充填。术后用石膏管型固定3个月，然后指导患者进行不负重的功能锻炼。

（三）全关节结核

对早期全关节结核和年龄在15岁以下患者仅行病灶清除术。对年龄在15岁以上，关节破坏严重者，在病灶清除术的同时，还应行膝关节加压融合术。保持膝外翻5°～15°、屈曲5°～10°。外固定架膝关节融合术，可提高关节融合的效果，术后患者能早期离床活动，值得推广。

自测题

一、选择题

1．关于全身骨与关节结核描述**错误**的是

A．多为继发性

B．多见于儿童和青少年

C．膝关节结核多见

D．血源性传播多见

E．多为单发

2．骨与关节结核的情况，下列**不适合**手术的是

A．单纯滑膜结核即将发展成为全关节结核者

B．有经久不愈的窦道者

C．有明显死骨形成，较大脓肿不宜自行吸收者

D．全身中毒症状严重，衰弱，重度贫血者

E．脊柱结核并发截瘫者

3．患者，女性，28岁，进行性背痛，下肢无力1个月。体格检查：腰背部叩击痛，拾物试验阳性。腰椎X线检查见第3、4腰椎间隙变窄，周围可见软组织阴影，可能的诊断是

A．类风湿性关节炎

B．强直性脊柱炎
C．腰椎结核
D．脊柱肿瘤
E．腰椎间盘突出症

4．患者，32岁，有肺结核病史10年，近日出现腰部疼痛不适。检查红细胞沉降率加快、C反应蛋白增高，考虑为脊柱结核，最有价值的检查是
A．血常规
B．X线检查
C．结核菌素试验
D．细菌培养
E．血生化检查

5．某男童，消瘦、低热、右髋疼痛，跛行步态，腹股沟及臀部可触及肿物，无红、热表现，“4”字试验阳性，其最有可能的诊断是
A．风湿性关节炎
B．类风湿性关节炎
C．骨肿瘤
D．髋关节结核
E．髋关节脱位

二、名词解释

1．寒性脓肿　2．拾物试验　3．“4”字试验

三、问答题

1．试述骨与关节结核的早期临床表现。
2．简述骨与关节结核病灶清除术的适应证。
3．简述骨与关节结核的治愈标准。

（孙全波）

第六十三章 运动系统畸形

第六十三章数字资源

思政之光

学习目标

通过本章内容的学习，学生应能够：

识记：

1. 描述先天性肌性斜颈、先天性马蹄内翻足、先天性髋关节脱位的临床表现。
2. 说出特发性脊柱侧凸的临床表现，䠖外翻的临床表现和手术适应证。

理解：

分析先天性运动系统畸形的治疗方法。

运用：

评估运动系统畸形疾病患者，并做出诊断及制订治疗方案。

第一节　先天性畸形

一、先天性肌性斜颈

先天性肌性斜颈（congenital myogenic torticollis）是一侧胸锁乳突肌发生肌纤维性挛缩而形成的畸形。多数学者认为本病的发病原因是一侧胸锁乳突肌在难产时受伤发生损伤出血、血肿机化导致肌纤维变性、挛缩而引起，亦有人认为与胚胎发育异常有关。仅少数病例有家族史。

知识链接

胸锁乳突肌的纤维性瘤变是先天性肌性斜颈的直接病因，而其根本病因尚不完全清楚。目前有三种学说：产伤学说、宫内发育障碍学说和缺血性肌挛缩学说。但这三种学说也不能完全解释本病。如主张产伤致病者认为，本病是由于肌肉撕裂产生血肿，最后发生纤维性挛缩而导致。但是剖宫产的婴儿亦有患肌性斜颈者。因此，产伤学说不能很好地解释本病的发生。主张缺血性肌挛缩者认为，因动脉供血不好，导致肌肉缺血而引起本病。但是临床上所见的缺血性肌挛缩（如 Volkmann 缺血挛缩）均无肌肉肿块。更有部分胎位正常，分娩正常的婴儿亦发生肌性斜颈者，因此，有学者认为胸锁乳突肌纤维化在母体内已经形成，是先天性或遗传因素所致的发育障碍。

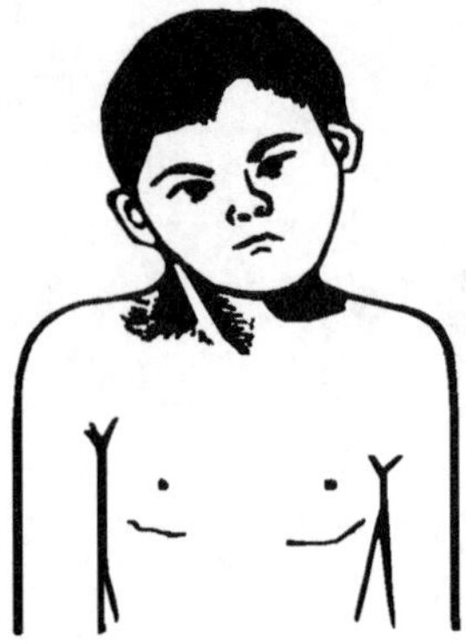

图 63-1　右侧先天性肌性斜颈

【临床表现】

婴儿出生后或出生后 2 周内，在一侧胸锁乳突肌内可摸到梭形肿块，质硬，随胸锁乳突肌被动移动而移动。3 ～ 4 个月后肿块逐渐消失，该肌发生挛缩，患儿逐渐出现斜颈（但亦有部分患儿病情较轻，不发生挛缩，也无畸形出现）。斜颈畸形到 1 周岁左右更为明显，具体表现为头部向患侧倾斜，下颌转向健侧。如勉强将患儿头部摆正，可见患侧胸锁乳突肌紧张而突出于皮下，形如硬索（图 63-1）。如早期未得到矫正，则随着生长发育，患儿颜面部可变得不对称，健侧饱满，患侧短小；健侧眼降低，额部缩短；双肩不平；头部活动受限，患侧头部发育差，扁平而小。

【诊断与鉴别诊断】

先天性肌性斜颈诊断并不困难，但应与其他原因引起的斜颈相鉴别。

1．骨性斜颈　因先天性颈椎畸形（如寰枢椎半脱位、先天性半椎体等）引起，X 线检查可确诊。患者胸锁乳突肌不挛缩，无颈部肿块。

2．颈椎结核　患者多有结核病史，颈部活动时疼痛和活动受限，X 线检查可加以鉴别。

3．麻痹性斜颈　由一侧肌麻痹所致，常为婴儿瘫后遗症。

4．姿势性斜颈　多见于 1 岁以下的婴儿，无胸锁乳突肌血肿和挛缩，属于暂时现象，可自行恢复正常。

5．眼疾性斜颈　因斜视或散光而以颈部偏斜协调视物。胸锁乳突肌无挛缩和硬索。

6．痉挛性斜颈　原因尚不明确，可能与颅内基底节或与其相连的椎体外束病变有关，其特点为头部阵挛性、间断性倾斜。

以上各种须鉴别的斜颈都没有胸锁乳突肌的特征性变化。

【治疗】

治疗原则是：早发现，早诊断，早治疗。年龄越大，斜颈和脸部畸形越难矫正。

1．非手术治疗　适用于 1 岁以内的婴儿。目的在于使肿块及早消散，防止肌挛缩，拉长变性的肌纤维。可采用局部热敷、按摩、理疗、手法扳正和固定头部等方法。

2．手术治疗　适用于 1 岁以上的患儿。只有早期手术，才有可能使患儿头面畸形完全恢复正常。

（1）胸锁乳突肌下方切断松解术：适用于 1 ～ 4 岁轻度畸形的患儿。在锁骨近端上方一横指处做横切口，切断胸锁乳突肌的锁骨头和胸骨头，可同时切断挛缩的胸锁乳突肌筋膜。术后将头置于过度矫正位，用头颈胸石膏固定 3 ～ 4 周。

（2）胸锁乳突肌远端、近端双极松解术：适用于超过 6 岁且畸形较严重的患儿。在耳后近端做短横切口，在紧靠乳突处横行切断胸锁乳突肌止点。在距锁骨内侧端和胸骨颈静脉切迹上方一横指宽处沿皮肤皱褶做一 4 ～ 5 cm 长切口。横向切断胸锁乳突肌的锁骨部，对其胸骨部行“Z”字成形术，从而保持胸锁乳突肌在颈部的正常“V”字形外观。术后行颈围固定 6 ～ 12 周。

无论采用哪种术式，都应防止损伤颈部血管、副神经、膈神经和舌下神经。在做上端切断术时还应避免损伤耳下通过的面神经。

二、先天性马蹄内翻足

先天性足部畸形中以马蹄内翻足（talipes equinovarus）最多见，男性发病多于女性，可单侧或双侧发病。

【病因】

本病主要是由于胚胎早期受到内、外因素的影响引起发育异常所致，也可能与胎儿足部在子宫体内位置不正常有关。

【病理】

先天性马蹄内翻足畸形有三方面改变：软组织异常、骨骼畸形和关节变位。

（一）软组织异常

跟腱挛缩，跖腱膜挛缩；足背和足外侧软组织因持续牵拉相应伸长，腓骨肌力弱。

（二）骨骼畸形

在患儿开始步行后逐渐发生，先出现跗骨排列异常，之后逐渐发展为跗骨发育障碍和变形，舟骨内移并向后旋转。距骨小，颈部常向下旋转，下垂内移。跟骨内翻。严重者常有胫骨内旋畸形。

（三）关节变位

踝关节呈跖屈位；距下关节呈内翻位；跗骨间关节呈内收、旋后、跖屈位。

【临床表现】

新生儿出生时即有一侧或双侧足部出现程度不等的跖屈内翻畸形（图 63-2）。马蹄内翻足畸形由三部分组成，即前足内收、内翻，后足内翻以及踝关节“马蹄”畸形；中足的高弓畸形是由于第一跖骨有明显的跖屈和旋前畸形所致。轻者可用手扳正，重者只能部分扳正。随年龄增长，畸形逐渐加重。患者无痛，行走时足外侧缘着地，严重者足背着地。这些异常着地负重处可产生胼胝或破溃。

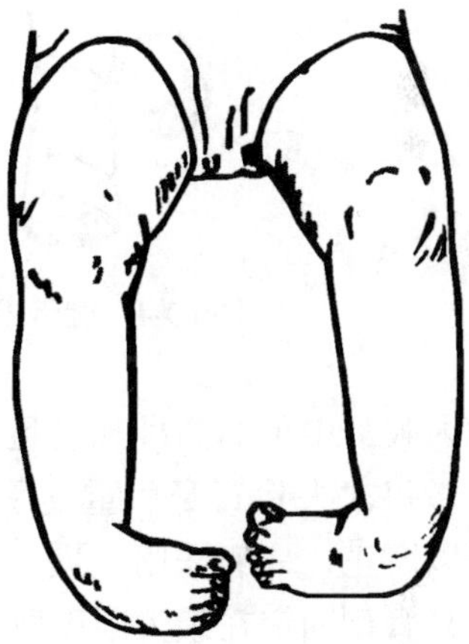

图 63-2　先天性马蹄内翻足

【诊断】

本病患者畸形明显，诊断不难。但新生儿畸形较轻者，常容易被忽略。最简便的诊断方法是，用手握足前部，做各个方向的被动活动，如足外翻背伸有弹性阻力，则应考虑本病，并尽早治疗。晚期足畸形更加严重，则治疗更加困难。

【鉴别诊断】

1．脊髓灰质炎后遗症　主要是肌麻痹，特别是腓骨肌麻痹造成跖屈和内翻。

2．脑性瘫痪　为痉挛性瘫痪，肌张力增高，腱反射亢进，有病理反射等。

3．脑脊膜膨出症　为脊柱和脊髓的先天性畸形，可引起足部畸形。

【治疗】

治疗目的是重新获得柔软的、功能正常、外形正常、跖掌部着地的足。治疗越早越好，应该在出生后立即开始，绝大多数患儿通过早期治疗可以获得满意的治疗效果。早期治疗以非手术治疗为主，包括用手法、夹板、绷带和石膏矫形。应当分期逐步矫正畸形。对难矫正的畸形和非手术治疗后的残余畸形，应行手术矫正。

（一）非手术治疗

1．手法矫正

（1）传统的 Kite 方法：适用于 1 岁以内的婴儿。由医生指导患儿母亲在哺乳时行手法扳正（图 63-3A），每天 2 次，手法要轻柔，防止损伤骨骺。先矫正前足的内收，继之矫正足跟内翻，最后矫正后足跖屈畸形（“马蹄”畸形）（图 63-3B），并对足外侧软组织和肌肉进行按摩。可用胶布、绷带或石膏将足固定在已矫正的位置（图 63-4），或穿矫形足托（图 63-5）。

（2）Ponseti 方法：是一种通过系列手法矫正，然后用系列石膏管型固定的逐步、渐进的畸形矫正方法。Ponseti 方法是用旋后外展手法矫正牵张、拉伸韧带和肌腱，可同时矫正前足

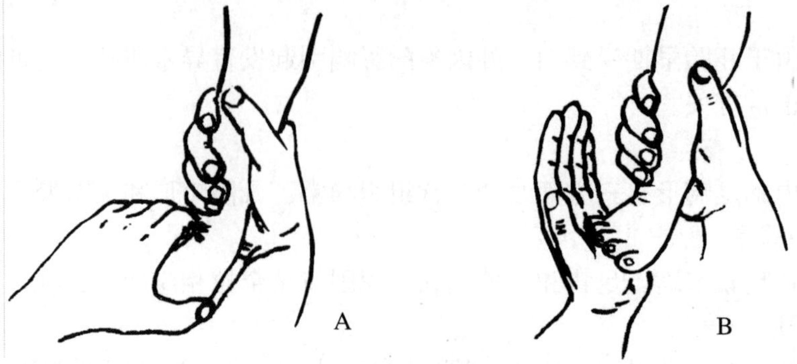

图 63-3 手法扳正

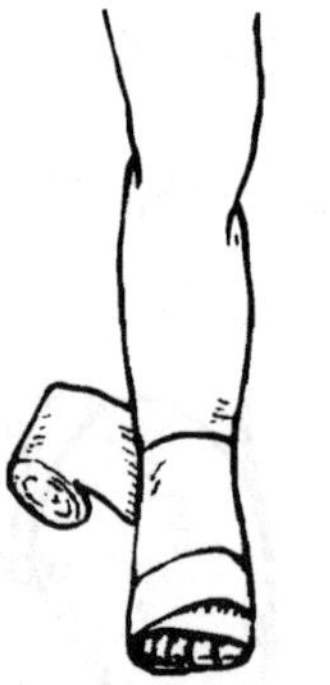

图 63-4 绷带固定

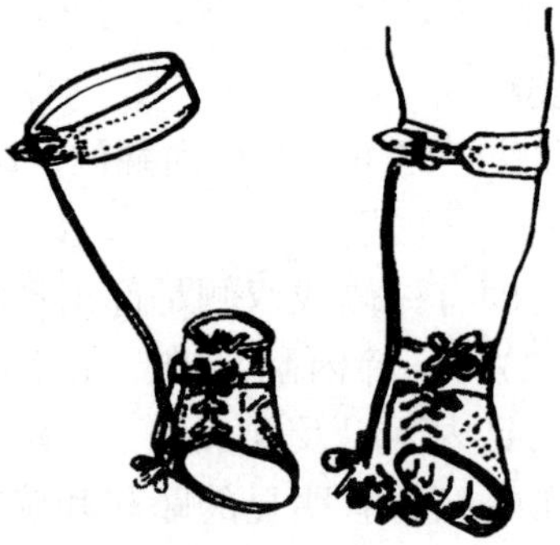

图 65-5 穿矫形足托

的内收、中足的高弓和后足的内翻、内旋畸形。手法矫正后用石膏管型固定，每周更换一次石膏。每次去除石膏后重复手法矫正 5 ~ 10 min，然后继续用石膏管型固定，使足部畸形逐渐得以矫正，一般需用 4 周。最后，在麻醉下经皮切断跟腱，纠正后足的“马蹄”畸形，然后用石膏管型固定在最大限度背屈、外展 60° 位 3 周。

（2）丹尼斯布朗（Denis-Browne）支架固定法（图 63-6）：适用于 1 岁以下儿童轻型患者，可于出生后 1 个月采用。

2．手法矫正石膏固定法　适用于 1 ~ 3 岁患儿，在全身麻醉下以同样的手法先行手法按摩，以缓解挛缩，用长腿石膏先固定于膝关节屈曲 90° 位（图 63-7），每 2 ~ 4 周更换 1 次石膏。逐步矫正足部畸形。

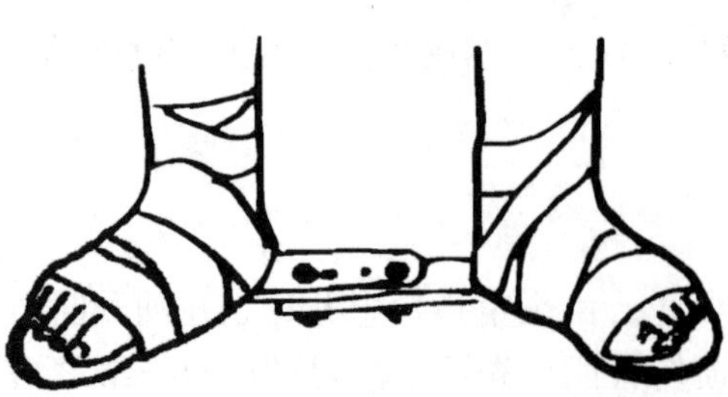

图 63-6 Denis-Browne 支架固定法

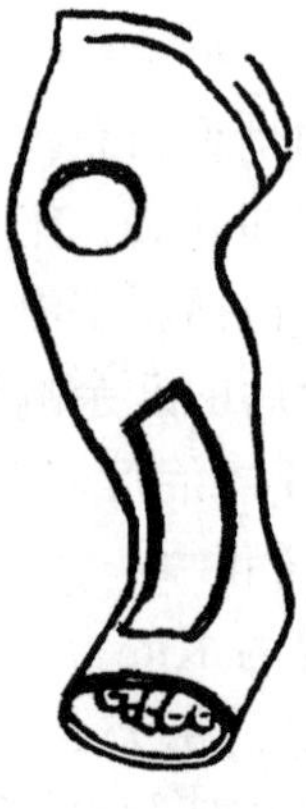

图 63-7 手法矫正石膏固定法

（二）手术治疗

手术治疗适用于 3 岁以上，手法治疗失败或未经治疗的患儿。

1．软组织手术　包括：跟腱延长，胫后、趾长屈肌腱延长，切开关节囊以恢复各关节的正常关系，跖腱膜切断，以及肌腱移位（常用胫前肌止点外移）等。

2．骨性手术　10～15 岁以后，骨骺已闭合，可考虑行足部三关节（即跟距、距舟和跟骰关节）融合术。术后用靴形石膏固定，直至融合牢固为止（图 63-8）。骨骺未闭合时切勿行此手术。

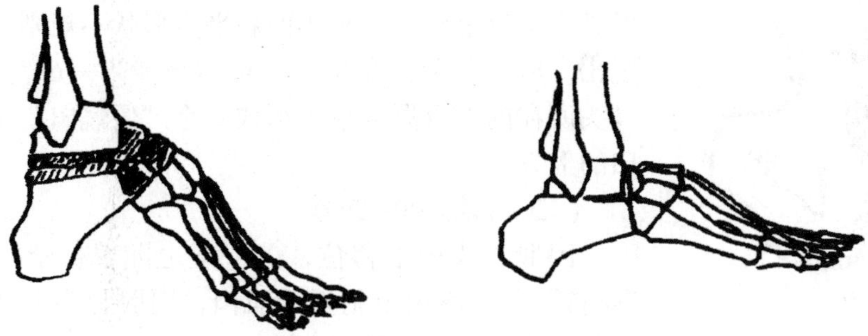

图 63-8　足部三关节融合术

三、先天性髋关节脱位

案例 63-1

患儿，女，10 个月，因被其父母发现双下肢不等长 6 个月来就诊。体格检查：患儿右大腿内侧皮肤皱褶变深，右下肢缩短约 0.8 cm，右下肢活动无力，可闻及弹响声。右侧内收肌紧张，右髋关节外展 70°，Allis 征阳性。

问题与思考：

1．为明确诊断，对此患者下一步需做什么检查？

2．明确诊断后应如何治疗？

先天性髋关节脱位（congenital dislocation of hip joint，CDH）是一种比较常见的先天性畸形，患儿该病呈现一种动态的发育异常，可能随婴儿生长发育而好转或加重，目前又被称作发育性髋关节脱位或发育性髋关节发育不良（developmental dislocation of hip joint，DDH）。女性发病多于男性，女性与男性发病比例之比约为 6∶1。左侧脱位多于右侧，双侧脱位者以右侧为重。

知识链接

髋关节解剖概要

髋关节是典型的球窝关节，由股骨头与髋臼构成。髋臼周围附有关节盂缘软骨，以加深关节窝，可容纳股骨头的 2/3。髋关节囊坚固，但后下方薄弱。关节囊内有股圆韧带（股骨头韧带）连于关节窝与股骨头凹之间。关节囊周围有韧带加强，前面有强大的髂股韧带，后面有坐股韧带。关节外还有强大的肌群包围，这样可保证髋关节的稳定性。

【病因】

病因尚不明确。近来的研究认为内分泌因素、遗传因素、胚胎期髋臼和股骨头发育不良、关节韧带松弛、胎儿在子宫内位置不正常等，是形成髋关节脱位的病因。也有人认为本病与臀位分娩有关，也可能与生活习惯和环境因素有关。

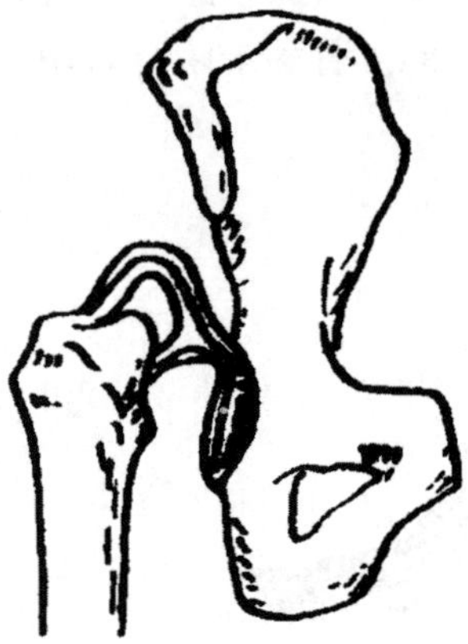

图 63-9 先天性髋关节脱位的病理变化

【病理】

随着年龄的增长，病理改变越来越明显。

（一）骨组织的变化

髋臼发育不全，浅而平坦，髋臼内充满脂肪和纤维组织。股骨头发育也较差，头小而扁平，形状不规则，向髋臼后上方脱出。股骨颈前倾角增大，可增至 45° ~ 60°。久而久之，股骨头所在的髂骨翼部位可形成一个“假髋臼”结构，位于真髋臼的上方。

（二）软组织的变化

因股骨头向上移位，关节囊也随着被牵拉向上延长，呈“哑铃”状。髋关节附近的肌肉，因股骨头上移而挛缩，造成股骨头复位困难（图 63-9）。

【临床表现与诊断】

因患者年龄不同，其症状程度亦不同。

（一）站立前期

此期极易漏诊，应仔细检查。

1．两侧大腿内侧皮肤皱褶不对称，患侧皮肤皱褶加深、增多。患侧股内收肌群紧张、挛缩。

2．会阴部增宽，双侧脱位更为显著。

3．患侧髋关节活动少，常处于屈曲位，蹬踩力量弱，髋关节外展受限。

4．患侧下肢短缩。

5．“弹进”和“弹出”试验（适用于产后 3 个月内患儿）阳性，髋、膝关节屈曲外展试验阳性，Allis 征阳性。

（二）站立后期

患儿开始行走的时间较正常婴儿晚，单侧脱位者步态呈跛行，双侧脱位者步行时出现左右摇摆，称为“鸭步”。患儿站立时，骨盆前倾，臀部后翘，腰部明显前凸（图 63-10）。患儿仰卧时，双侧屈髋、屈膝 90°，因患肢短缩，可见双膝不在同一平面。患侧臀部在坐骨结节和股骨大转子之间有一凹陷（图 63-11），健侧臀部饱满。推拉患侧股骨时，股骨头如打气筒样可上下移动。

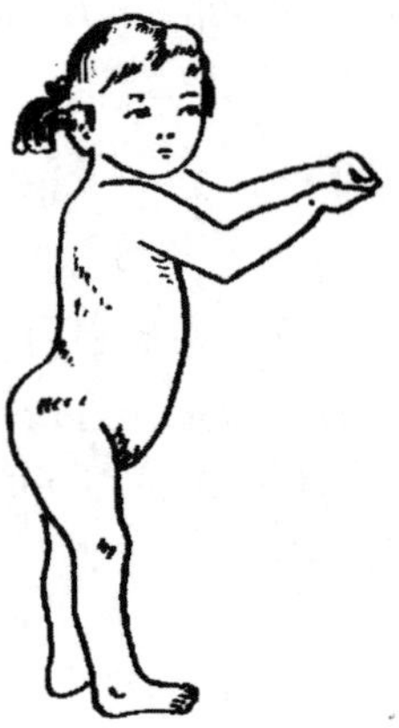

图 63-10 双侧先天性髋关节脱位
站立时腰部明显前凸

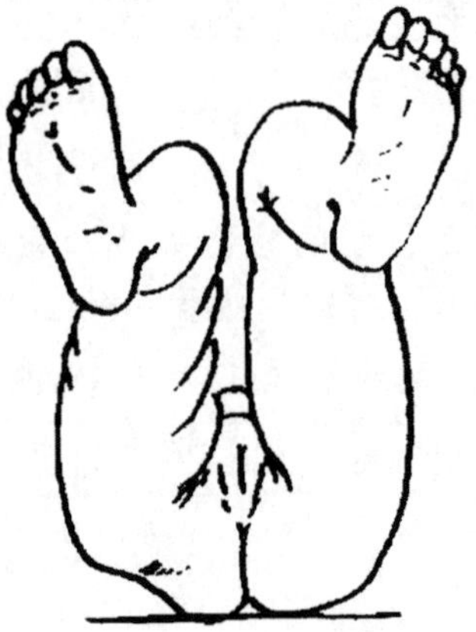

图 63-11 先天性右髋关节脱位
两下肢不等长，右大腿内侧皮肤皱褶增加，右臀部有一凹陷

2．患侧股内收肌紧张，髋关节外展受限（Telescope test）。

3．单足站立试验（Trendelenburg sign）阳性（图 63-12）　在正常情况下，臀中、小肌收缩，对侧骨盆抬起，才能保持身体平衡。髋关节脱位时，因患儿臀中、小肌松弛，对侧骨盆不但不能抬起，反而下降。X 线检查可确定脱位的性质和程度。

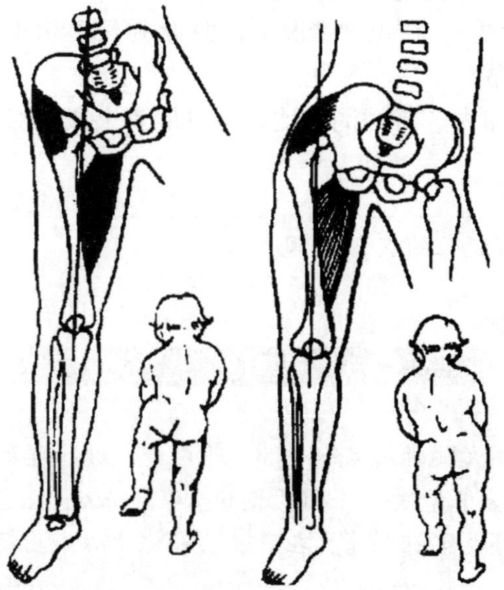

（1）正常　　（2）阳性

图 63-12　单足站立试验

（三）X 线检查

对疑有髋关节脱位者，应于出生后 4 个月进行包括双侧髋关节的骨盆正位 X 线检查，检查髋臼和股骨头的发育情况，即可诊断髋臼发育不良、半脱位或脱位（图 63-13）。

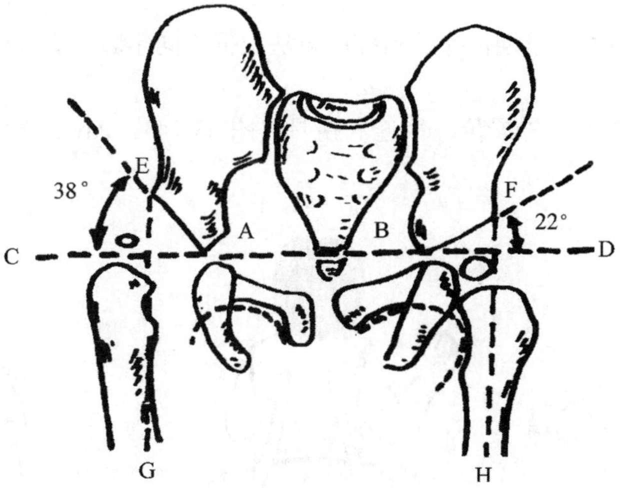

图 63-13　先天性髋关节脱位的 X 线征象

左侧正常，右侧脱位

1．髋臼角的测量方法　通过两侧髋臼软骨（Y 形软骨）顶点 A、B 画一条线 CD；再从 A、B 两点与髋臼上缘 E、F 各连一斜线 AE 和 BF，角 EAC 和角 FBD 即为髋臼角。新生儿髋臼角为 30° 左右，1 岁为 23° 左右，3 岁为 20° ～ 25°。凡大于此范围者，均表示髋臼发育不良，说明髋臼窝较浅，即使股骨头的骨化中心仍在髋臼内，之后仍有脱位的可能。

2．髋臼象限划分法　由髋臼外上缘向 CD 线画一垂直线 EG 和 FH（称为 Perkins 线），将髋臼分成四个象限。正常情况下，股骨头的骨化中心在内下象限，如不在此象限，则以其移位程度判定为半脱位或脱位。在新生儿和婴儿因股骨头骨化中心未出现，可观察股骨颈喙突在 Perkins 线内侧，髋关节脱位时则在其外侧。

3．患侧股骨头骨化中心因发育受影响，较健侧小。

4．颈闭孔线（Shenton 线）　在正常情况下，股骨颈下缘与闭孔上缘之间可连成一弧形曲线。若此弧线中断，则表示脱位。

5．患侧股骨颈前倾角加大，与健侧对比，可见股骨上段阴影有差异。股骨颈越短、粗，说明前倾角越大。

➢考点：先天性髋关节脱位的 X 线表现。

知识链接

Von- Rosen 线　双侧大腿外展 45° ~ 50° 并内旋，进行包括双侧股骨上端的骨盆正位 X 线检查。做双侧股骨中轴线，并向近侧延长，即 Von- Rosen 线。正常时此线通过髋臼外上角，脱位时则通过髂前上棘。在股骨头骨化中心未出现时，对诊断先天性髋关节脱位有一定价值。

中心边缘角（enter edge angle，CE 角）　是指股骨头中心点连线的垂线与髋臼外缘和股骨头中心点的连线所形成的夹角，其意义是检测髋臼与股骨头的相对位置，此角正常范围为 20° ~ 46°，平均为 35°；15 ~ 19° 为可疑脱位；小于 15°，甚至呈负角，则表示股骨头外移，为脱位或半脱位。

【治疗】

治疗应强调早期诊断、早期治疗。治疗的方法根据不同年龄和病理情况决定。

（一）1 岁以内

将双髋部保持在屈曲、外展位，用连衣挽具（图 63-14）、Pavlik 挽具、外展尿枕（图 63-15）固定 3 ~ 6 个月。

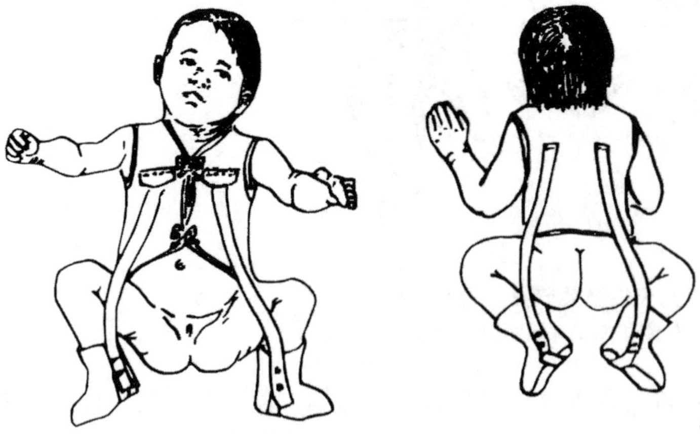

图 63-14　连衣挽具

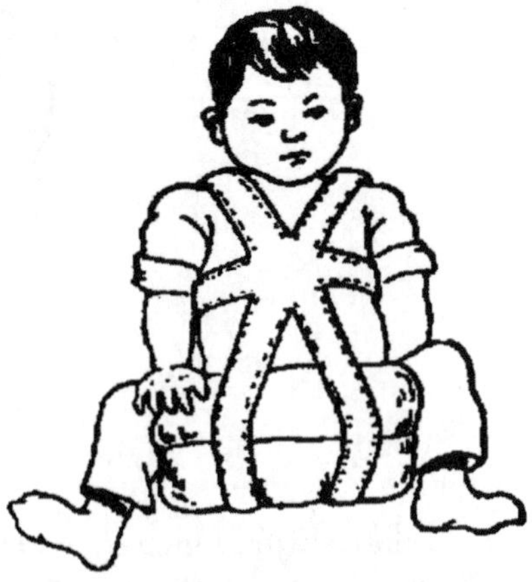

图 63-15　外展尿枕

（二）1～3岁

可于全身麻醉下行手法复位。如手法复位有困难，则可行股内收肌腱切断术。复位后采用髋关节人字形石膏固定，髋关节屈曲 95°，外展 40° ～ 45°（图 63-16），即 Salter 所倡导的人字形石膏固定法。对于 18 个月以上不能行手法复位或手法复位不佳者，可行切开复位，或骨盆或股骨截骨术。

（三）3岁以上

对手法复位失败者，应采用手术方法治疗。手术方法种类较多，常用的方法有单纯切开复位后石膏固定；对 18 个月至 6 岁患儿可采用沙特（Salter）骨盆截骨术（图 63-17）。对股骨颈前倾角大于 45° 者，应加做股骨旋转截骨术，使前倾角恢复正常。对年龄较大者，可采用查理（Chiari）骨盆内移截骨术（图 63-18）。

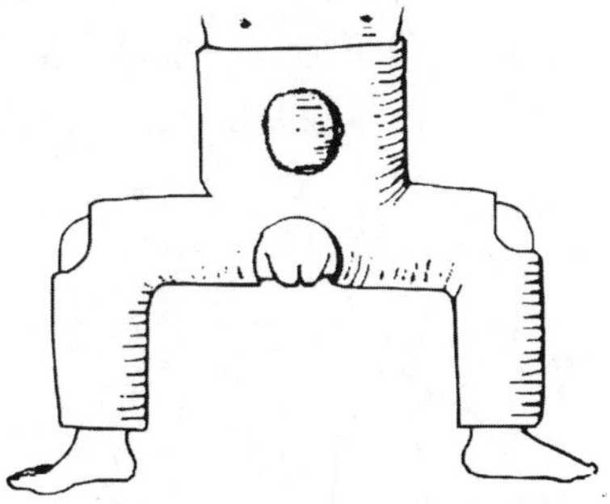

图 63-16　人字形石膏

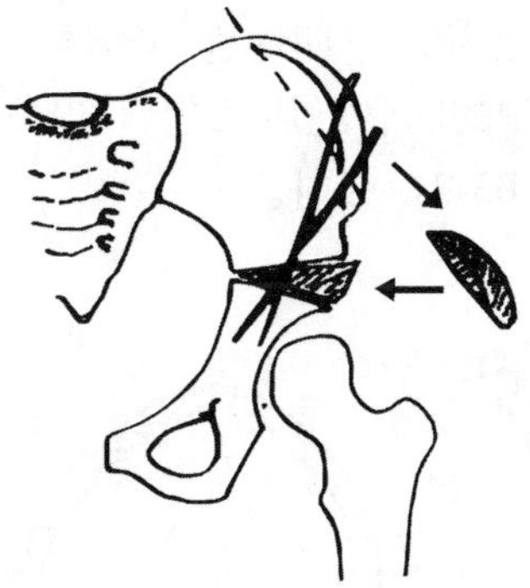

图 63-17　Salter 骨盆截骨术

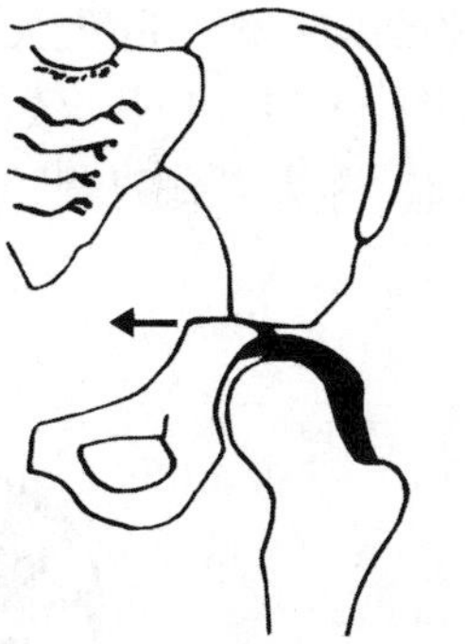

图 63-18　Chiari 骨盆内移截骨术

对于成年先天性髋关节脱位患者，由于不正常髋关节长期负重，易造成骨性关节炎（图 63-19），产生髋关节疼痛。如已影响髋关节功能，则可行人工全髋关节置换术（图 63-20）。

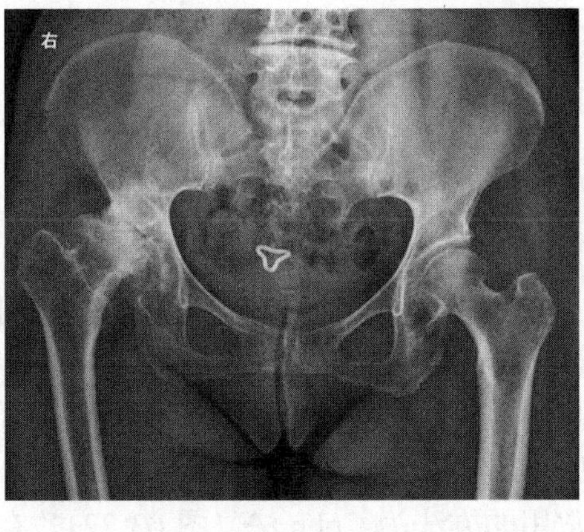

图 63-19　右侧 DDH 合并骨性关节炎术前表现

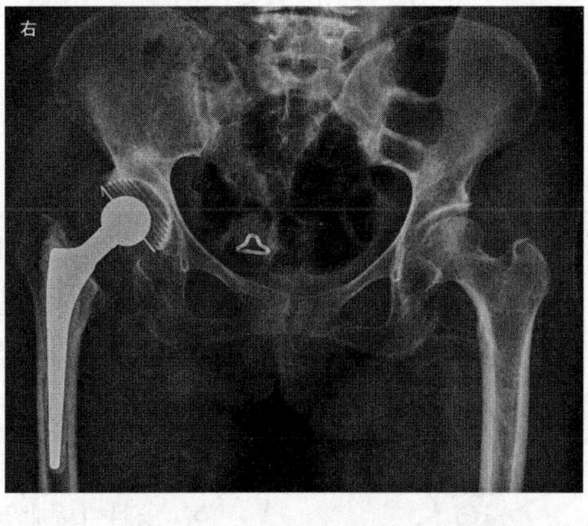

图 63-20　右侧 DDH 人工全髋关节置换术后表现

第二节　后天性畸形

一、特发性脊柱侧凸

脊柱在矢状面有四个生理弯曲，额状面不应有任何弧度，一旦向侧方出现弧度，就称为脊柱侧凸。

脊柱侧凸有多种类型：

1．特发性脊柱侧凸　原因不明，预后不一致，有的很快停止发展；有的则继续发展成为很严重的侧凸。此型最多见，故本节重点介绍。

2．麻痹性脊柱侧凸　大部分是由脊髓灰质炎后遗症引起的两侧肌力不平衡所致。

3．神经纤维瘤病性脊柱侧凸　由于脊椎病变引起，很早出现症状，发展迅速，同时合并全身的咖啡斑及多发的神经纤维瘤。畸形范围小但很严重，可引起严重的侧凸畸形，矫正很困难，须早期行手术治疗。

4．胸源性脊柱侧凸　儿童由脓胸、胸膜肥厚引起，或见于成人胸廓成形术后。

5．先天性脊柱侧凸　先天性半椎体、楔形椎体、肋骨畸形等均可引起脊柱侧凸。

【病理】

各种脊柱侧凸病因不同，但脊柱病理变化相似，侧凸多发生在脊柱的胸段和胸腰段，大多数凸向右侧，除先天性脊柱侧凸外，早期均为功能性。后期除侧凸外，脊柱同时还有旋转畸形[图 63-21（1)]，致使脊柱凸侧的肋骨向后凸起［图 63-21（2)]，肋骨角可形成一条嵴向后隆起，称为“剃刀背”畸形［图 63-21（3)]。

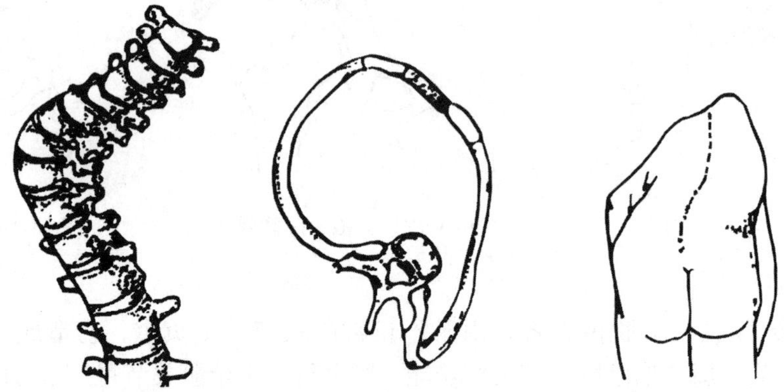

（1）　（2）　（3）

图 63-21　脊柱侧凸的病理变化

（1）胸腰段脊柱右凸合并旋转畸形；（2）脊柱旋转致右后肋向后凸起；（3）“剃刀背”畸形

【临床表现】

70%～80% 的脊柱侧凸属于特发性脊柱侧凸，故着重叙述这一类型。此型多见于儿童和青少年，女性较多，早期畸形不明显，无症状，无结构变化，易于矫正。一般在 10 岁后，畸形迅速发展，1～2 年内可见明显畸形。严重的脊柱侧凸可导致继发性胸廓畸形，引起气促、心悸、消化不良等内脏功能障碍。

X 线片上测定侧凸角度最常用的方法为 Cobb 法（图 63-22)，在曲线上端中立位椎体的上缘及下端中立位椎体的下缘，做平行线，在此两条线上再做垂直线相交所形成的角即为侧凸角度。

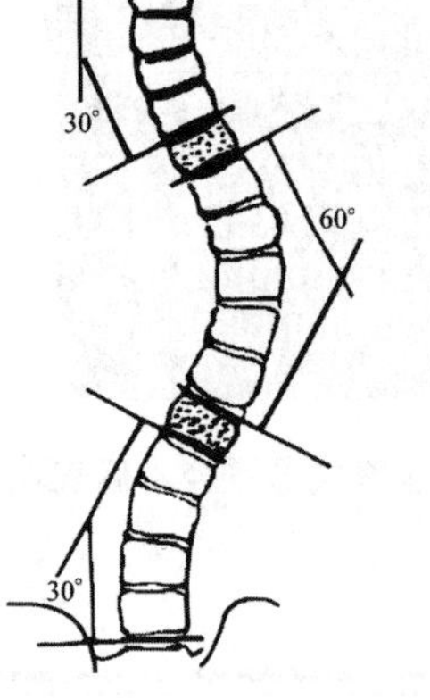

图 63-22　Cobb 法

【治疗】

特发性脊柱侧凸，没有骨性结构异常者，可穿戴支具，用加压垫挤压（图 63-23），密切观察畸形变化。患儿至 12 ~ 16 岁即青春期快速生长阶段，畸形容易恶化。经过非手术治疗后，如果畸形继续发展，或一经发现即为较严重者，应考虑手术治疗。

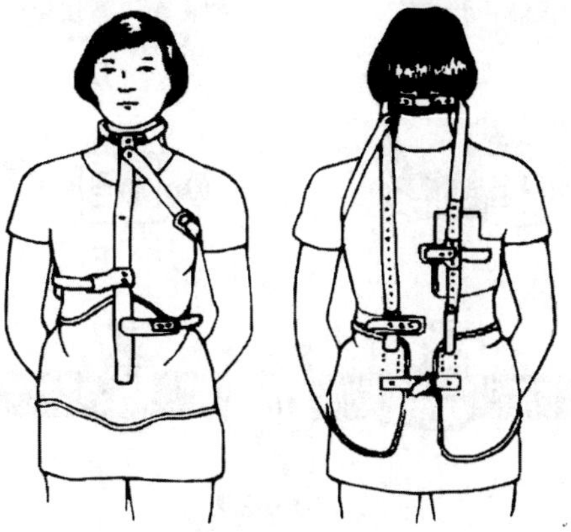

图 63-23　脊柱侧凸支架

脊柱侧凸的手术治疗方法很多，原则是最大限度地矫正畸形和恢复功能，手术内容包括三方面：软组织松解；骨性手术（植骨和截骨）；二维或三维特殊器械矫正。二维器械可以矫正脊柱侧凸，三维器械既可矫正脊柱侧凸，又可矫正脊柱旋转。任何脊柱侧凸的矫正手术都是这三种手术原则的综合应用。轻度脊柱侧凸可单行椎体间植骨融合术，或凸侧楔形截骨术。严重的脊柱侧凸常先行软组织松懈术，再用器械矫正侧凸畸形（即时或 2 周后），必要时辅以截骨或植骨。哈氏（Harrington）棒（图 63-24，图 63-25）是一种经典二维矫正器械。三维矫正器械种类很多，各有优、缺点。CD（Cotrel Dubousset）固定器械（图 63-26）是最早的三维矫正器械。脊柱侧凸手术方式和器械的选择要根据患者身体状况、医疗技术、设备条件综合考虑。

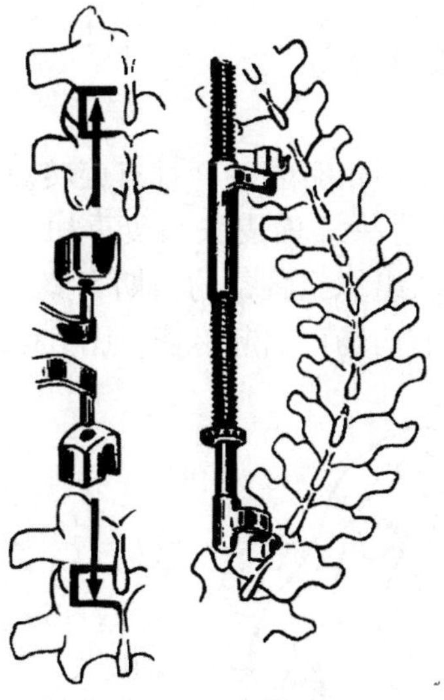

图 63-24　Harrington 棒撑开方法

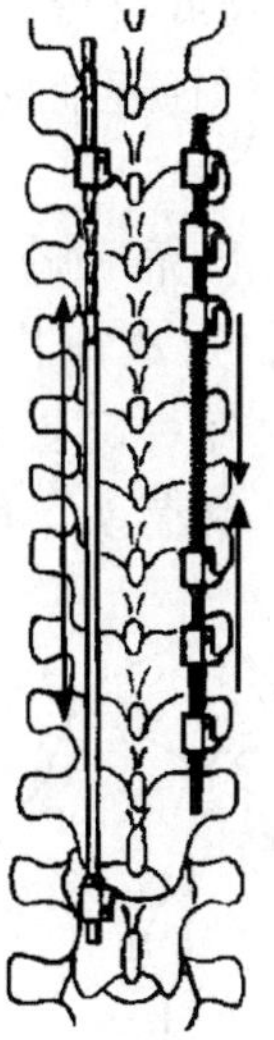

图 63-25　Harrington 棒矫正术后

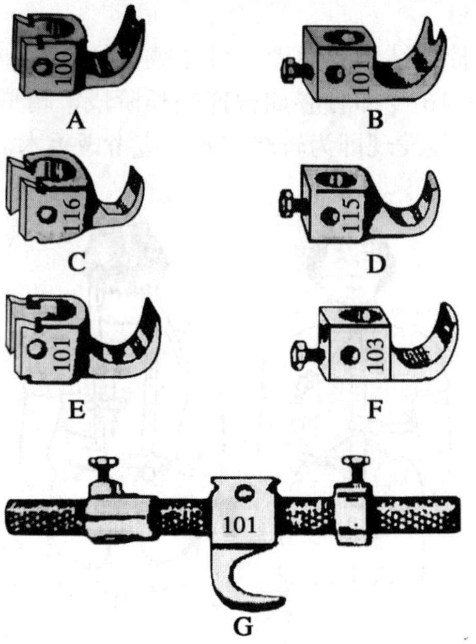

图 63-26 CD 固定器械

A、B，椎弓根钩；C、D，横突钩；E、F，椎板钩；G，横向牵引装置

二、踇外翻

踇外翻（hallux valgus）是一种常见的足部畸形，表现为趾的跖趾关节呈外翻位，严重者呈半脱位，并继发第一跖骨头内侧骨赘形成。踇外翻常见于妇女，女性与男性发病率之比为15 : 1。

【病因】

1．因穿鞋不合适，鞋前部太窄，长期压迫趾向外而引起。

2．平足症亦是踇外翻的原因之一。

3．第一跖骨过长或过短。

4．踇长伸肌腱行径逐渐移至跖趾关节外侧，使外翻畸形加重。

【临床表现】

主要为两方面：疼痛和畸形。外翻畸形常为对称性，趾不仅有外翻，且有旋转。严重者第二趾被挤向趾背侧，形成锤状趾（图 63-27），第二、三跖骨头跖面皮肤因负重加大易产生胼胝（俗称“鸡眼”）。第一跖骨头向内明显突出，跖骨头和软组织经鞋帮的长期摩擦，可形成骨赘和囊炎。锤状趾、跖骨头下胼胝、囊肿及跖趾关节骨关节病均可引起疼痛（图 63-28）。

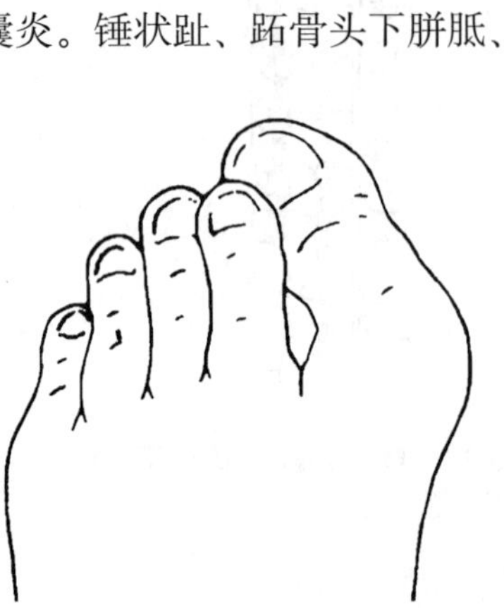

图 63-27 踇外翻

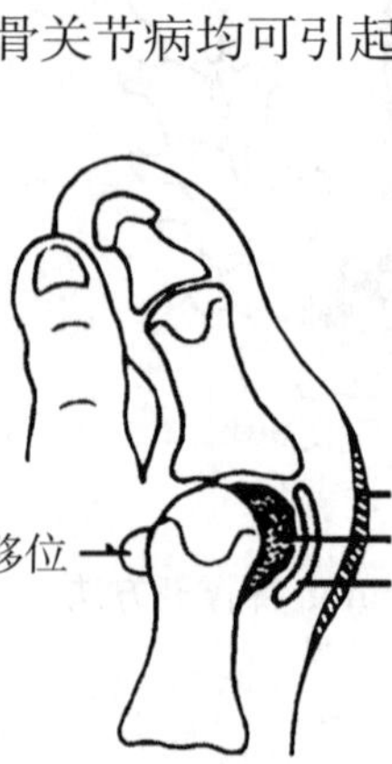

图 63-28 踇外翻形成囊肿及骨赘

【治疗】

1．保守治疗　若患者无疼痛而仅仅为改变外观，则不宜进行手术，选择保守治疗。对平足症者应早治疗，一般外翻常随平足症的改善而停止发展。穿鞋应合适，鞋跟不宜过高、鞋头不宜过尖，使趾稍有活动余地。

2．手术治疗　对畸形严重、疼痛明显者应手术治疗。手术可改善症状和外观。手术方法很多，但没有一个术式适用于所有患者，较常用的方法是：滑囊骨赘切除，重叠缝合跖趾关节内侧关节囊，收肌腱切断术和第一跖骨截骨术（图 63-29）。

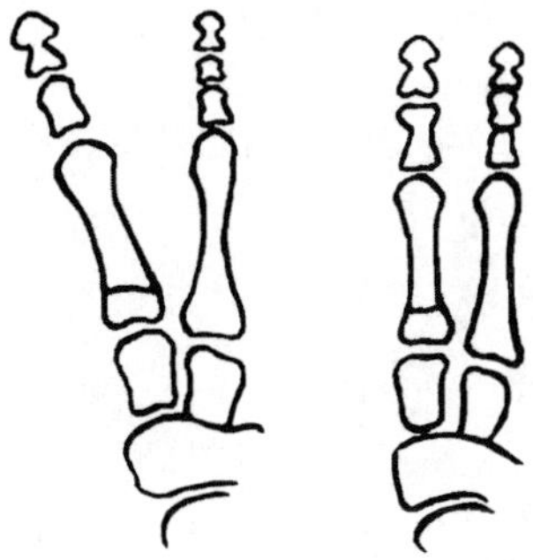

图 63-29　第一跖骨基底截骨术

自测题

一、选择题

1．下列不是先天性髋关节脱位体征的是
A．弹出试验阳性
B．脱位侧下肢延长
C．弹进试验阳性
D．Allis 征阳性
E．单足站立试验阳性

2．股骨头骨骺位于帕氏方格的
A．内下象限
B．外下象限
C．外上象限
D．内上象限

3．先天性肌性斜颈保守治疗年龄一般为
A．3 个月以内
B．6 个月以内
C．1 岁以内
D．2 岁以内
E．3 岁以内

4．X 片上测定脊柱侧弯最常用的方法为
A．Cobb 法
B．髋臼角
C．后凸角
D．椎间高度
E．外翻角

5．脊柱侧弯最常见的类型是
A．麻痹性脊柱侧弯
B．特发性脊柱侧弯
C．神经纤维瘤病性脊柱侧弯
D．先天性脊柱侧弯
E．胸源性脊柱侧弯

二、名词解释

单足站立试验

三、问答题

1．先天性肌性斜颈需与哪些疾病鉴别？

2．简述先天性髋关节脱位的临床表现。

3．简述跗外翻的临床表现及手术方法。

（孙全波）

第六十四章

骨肿瘤

第六十四章数字资源

思政之光

学习目标

通过本章内容的学习，学生应能够：

识记：

1. 说出骨肿瘤的临床表现，诊断方法。
2. 列举恶性骨肿瘤与良性骨肿瘤的鉴别要点。

理解：

1. 解释骨肿瘤的治疗原则。
2. 解释血钙、碱性磷酸酶及酸性磷酸酶升高在骨肿瘤诊断中的意义。

运用：

1. 初步诊断常见的骨肿瘤，为骨肿瘤患者提供合适的个体化治疗方案。
2. 对常见骨肿瘤疾病的相关治疗提供康复指导。
3. 对肿瘤患者提供人文关怀。

第一节　概　述

骨肿瘤是指发生于各种骨组织成分的肿瘤，无论是原发性、继发性还是转移性，均统称为骨肿瘤。根据其细胞来源及组织学特性，分为良性、中间性和恶性。良性骨肿瘤发病缓慢，很少转移，容易根治，预后良好。恶性骨肿瘤生长迅速，早期即可发生转移，预后较差。中间性是属于良、恶性之间的具有局部侵袭性及潜在恶性的肿瘤。

【临床表现】

良性原发性骨肿瘤比恶性多见。骨肿瘤发病与年龄有关，如骨肉瘤多发生于青少年，骨巨细胞瘤主要发生于成人。

（一）疼痛

疼痛是生长迅速的肿瘤的最显著症状。恶性肿瘤患者几乎均有疼痛，早期疼痛轻微，呈间歇性，以后疼痛常逐渐加重，并呈持续性剧痛，夜间尤甚，常影响食欲及睡眠；良性肿瘤者多无疼痛。但疼痛不一定都表明肿瘤为恶性，有些良性肿瘤，如骨样骨瘤可因反应骨的生长而产生剧痛。

（二）局部肿块与肿胀

良性肿瘤界限清楚，质硬，表面光滑、无压痛。恶性肿瘤多呈浸润性生长，界限不清，肿胀迅速，有压痛，皮肤红、热及局部血管怒张。

（三）功能障碍

靠近关节的骨肿瘤，由于疼痛、肿块和畸形，都可影响关节的活动。

（四）压迫症状

巨大的骨肿瘤可压迫周围的组织及血管而产生症状，脊柱肿瘤可压迫脊髓而导致截瘫，骨盆肿瘤可引起消化道和泌尿生殖道机械性梗阻症状。

（五）病理性骨折

肿瘤组织破坏骨质，活动或轻微外伤即可造成骨折，良、恶性肿瘤均可发生。肿瘤常因外伤被早期发现，但外伤不会导致肿瘤。

（六）肿瘤转移

恶性肿瘤进展可随血行或淋巴转移到其他部位，引起相应器官损伤的症状。

【影像学检查】

X 线检查能显示骨与软组织阴影，可反映骨肿瘤的基本病变，从而有助于诊断。CT、磁共振等影像学检查，除能协助诊断外，更能清楚反映肿瘤大小、性质及肿瘤侵袭范围，利于确定手术范围和评估治疗效果。对恶性肿瘤患者常规行胸部 CT，了解有无肺转移。全身骨扫描及 PET-CT 可以反映多发病变及全身转移情况。

【实验室检查】

对骨肿瘤病变应测定血钙、血磷、碱性磷酸酶和酸性磷酸酶等代谢指标。骨质迅速破坏时，如广泛溶骨性病变，血钙往往升高。血清碱性磷酸酶反映成骨活动水平，在成骨活跃的骨肿瘤（如骨肉瘤）中升高。男性酸性磷酸酶由前列腺分泌并贮存，此酶升高提示前列腺癌骨转移。骨髓瘤约有一半患者尿液中本周蛋白阳性。

【病理学检查】

病理学检查是鉴定肿瘤细胞来源和性质的唯一可靠检查。按照标本采集方式，可分为下列两种方法：

（一）切开活检

可分为切取式和切除式两种，显露或切除肿瘤后，在直视下切取组织块送检。因能切取较大块标本，有利于病理学诊断。但切取式手术可破坏肿瘤原有的包围带和软组织间室，容易造成肿瘤细胞的播散及出血。

（二）穿刺活检

用专用骨活检穿刺针取材，此法简单、安全、损伤小，多用于脊柱、骨盆及四肢的溶骨性病损。但因取材少，有时不易做出诊断及分级。

➢考点：良、恶性骨肿瘤的临床特点。

【诊断】

骨肿瘤的诊断必须坚持临床表现、影像学检查和病理学检查三者相结合，并结合生化测定及早做出正确诊断。

【外科分期】

手术切除是治疗恶性骨与软组织肿瘤的主要方法，需要一个外科分期系统以指导治疗。Enneking 根据病理分级（G）、外科区域（T）和区域性或远处转移（M）建立了骨肿瘤的外科分期（表 64-1）。

【治疗原则】

对骨肿瘤的治疗应根据肿瘤的性质、部位、浸润的范围及有无转移，选择不同的治疗方法。良性肿瘤以手术切除或刮除为主；恶性肿瘤则采取广泛切除及综合治疗。肿瘤的手术边界按切除平面及组织学所见分为 4 种（表 64-2），每种手术又可分为保留肢体切除和截肢（表 64-2）。恶性肿瘤广泛切除后，可通过瘤体骨灭活再植、异体骨移植或人工假体替代，进行保肢。

表 64-1　肌肉骨骼肿瘤的 Enneking 外科分期

良 性	1．静止性		
	2．活动性		
	3．侵袭性		
恶 性	Ⅰ．低度恶性无转移		
		A．间室内	B．间室外
	Ⅱ．高度恶性无转移		
		A．间室内	B．间室外
	Ⅲ．低度或高度恶性有转移		
		A．间室内	B．间室外

表 64-2　肿瘤的手术边界

种类	切除平面	组织学所见
囊内切除	肿瘤内手术	边界有肿瘤组织
边缘切除	在反应区内囊外	反应组织可有显微卫星肿瘤
广泛切除	超越反应区正常组织	正常组织可有跳跃
根治切除	正常组织间室外	正常组织

第二节　良性骨肿瘤

案例 64-1

男性青年患者，无意中发现右膝内下方有一硬性肿物，触之不痛，质地硬，边界清楚，右膝关节活动度良好。

问题与思考：

1．为明确诊断，对此患者下一步需做什么检查？

2．明确诊断后应如何治疗？

一、骨瘤

骨瘤（osteoma）是一种突出于骨表面的良性肿瘤，好发于青少年颅面骨，它没有软骨帽和滑囊，为真性骨瘤。

【临床表现】

骨瘤生长缓慢，多无症状。发生于面部者可引起面部变形，鼻旁窦堵塞，眼球突出或牙齿松动。发生在颅骨内板，可能有颅内压迫症状，如眩晕、头痛等。

影像学检查：表现为骨瘤突出于骨表面的致密骨性肿块，边界清楚，无骨纹理。

【治疗】

对无症状者不需处理；对有症状或瘤体较大者，可行手术切除，预后良好。

二、骨样骨瘤

骨样骨瘤（osteoid osteoma）是一种良性骨肿瘤，多见于儿童及青少年，好发部位以下肢长骨为主，发生于胫骨、股骨者约占病例总数的一半。

【临床表现】

疼痛是其主要症状，可逐渐加重至影响睡眠，多数患者服用阿司匹林类药物可缓解，并以此作为诊断依据。若病损在关节附近，可出现关节炎症状，影响关节功能。晚期疼痛加重呈持续性，可伴有肌肉萎缩、跛行、局部皮温升高等。

影像学检查：典型的 X 线表现为由反应骨包绕的直径不超过 1 cm 的圆形或卵圆形瘤巢，不持续生长，可有不同程度的钙化（图 64-1）。

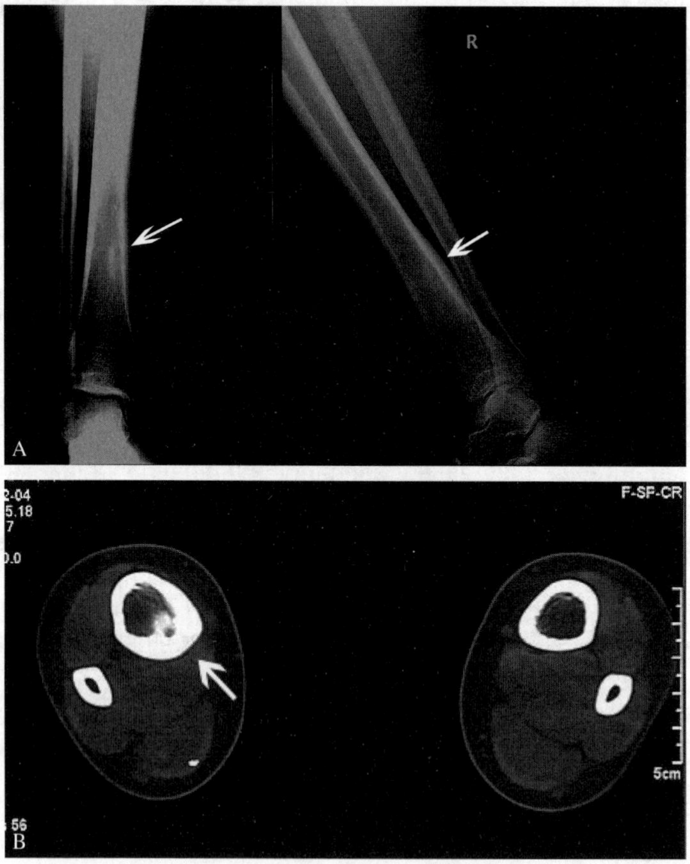

图 64-1　X 线及 CT 检查 显示胫骨骨样骨瘤
可见瘤巢及周围反应骨（箭头所示）

【治疗】

一旦明确诊断，应彻底切除瘤巢，防止复发。为了切除瘤巢，可适当去除部分周围反应骨，但不应过度，以防止骨折。

三、骨软骨瘤

骨软骨瘤（osteochondroma）是一种常见的良性骨肿瘤，好发于青少年，多见于长骨干骺端。肿瘤的结构由骨组织、软骨帽和表面的纤维膜构成，基底与正常骨干相连。多发性骨软骨瘤又称骨软骨瘤病，与遗传有关，可引起骨骺发育障碍及肢体短小畸形，恶变机会较单发者多。

【临床表现】

本病可长期无症状，若肿物增大，压迫周围组织，可引起疼痛和关节运动障碍。该肿瘤随人体发育增大，当邻近骺板闭合后，即停止生长。如肿瘤继续生长，应警惕发生恶变。

影像学检查：肿瘤为长骨干骺端与正常骨相连的骨性突起，形如球状或蒂状肿块（图64-2）。软骨帽可有散在钙化，若软骨帽有絮状钙化，提示有恶变的可能。

【治疗】

一般不需治疗。若肿瘤生长较快、较大，有压迫症状或有恶变倾向时，应行切除术。切除范围应从肿瘤基底四周部分正常骨组织开始，包括纤维膜、滑囊、软骨帽及肿瘤本身，切除要彻底，以免复发。

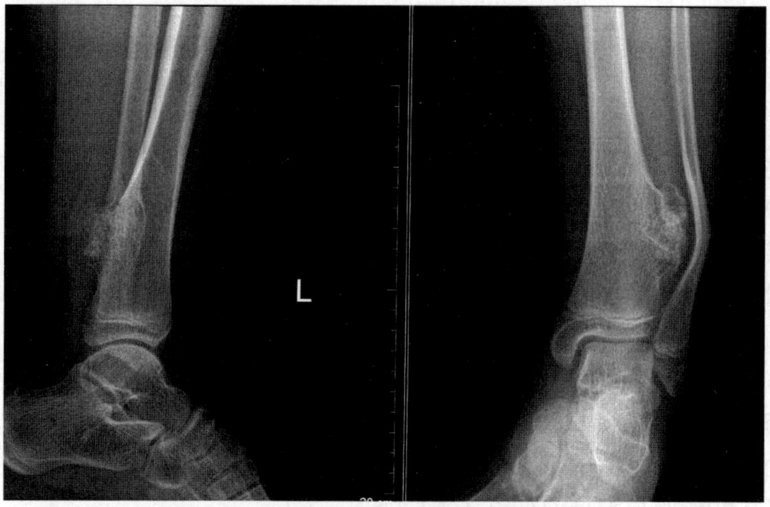

图 64-2 X 线检查显示胫骨下端骨软骨瘤

➢考点：骨软骨瘤的临床表现、诊断及治疗。

四、软骨瘤

软骨瘤（chondroma）是指好发于手和足部管状骨的一种良性肿瘤，一般由松质骨、透明软骨组织构成，位于骨干中心者称为内生软骨瘤。多发者称为内生软骨瘤病或 Ollier 病，常合并骨骼发育障碍和肢体畸形。少数患者可能恶变为软骨肉瘤。

【临床表现】

本病好发于青少年，手、足骨多见，亦可发生于长管状骨及扁骨。一般无症状，如出现肿胀、疼痛，应警惕恶变可能。发生病理性骨折时，也可有症状加重。

影像学检查：表现为受累骨干皮质内边界清楚的透明或半透明骨吸收区，并有斑点状钙化，骨皮质轻度膨胀变薄。如有内骨膜侵犯，应警惕软骨肉瘤的可能（图 64-3）。

【治疗】

以手术治疗为主，采用刮除或病段切除植骨术。对肿瘤较大，畸形严重的次要指（趾），

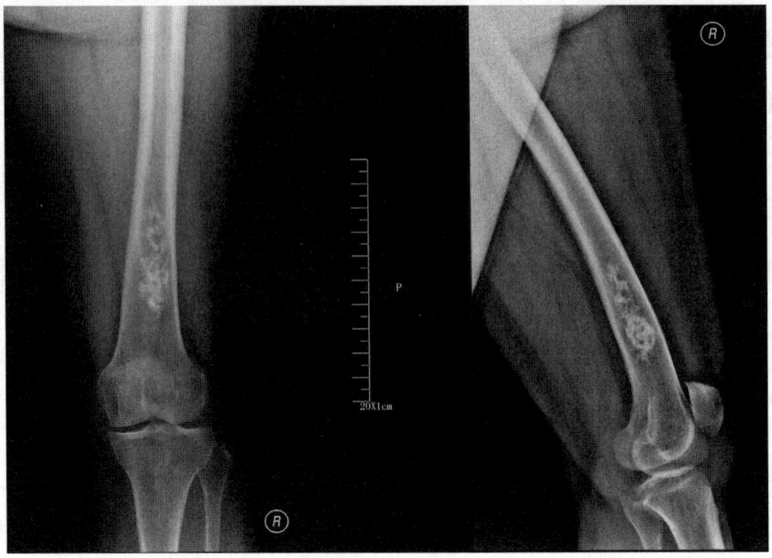

图 64-3　X 线检查显示股骨中下段内生软骨瘤

可行截指（趾）术。

五、骨巨细胞瘤

骨巨细胞瘤（giant cell tumor）是起源于松质骨并以溶骨性破坏为特征的具有局部侵袭性的潜在恶性骨肿瘤。肿瘤由基质细胞和多核巨细胞组成，其中基质细胞是真正的肿瘤成分。少数发生转移，甚至恶变。本病发病年龄多在 20 ～ 40 岁，女性发病者略多。本病好于长骨干骺端，以膝关节周围、桡骨远端和肱骨近端多见。

【临床表现】

以疼痛、肿胀为主，症状严重程度与肿瘤发展相关，晚期可呈恶性表现，可发生病理性骨折。

【影像学检查】

主要表现为长管状骨骨端的偏心性、膨胀性、溶骨性破坏，无骨膜反应，边缘清楚，其内可见骨嵴，呈多房性或肥皂泡样改变（图 64-4）。

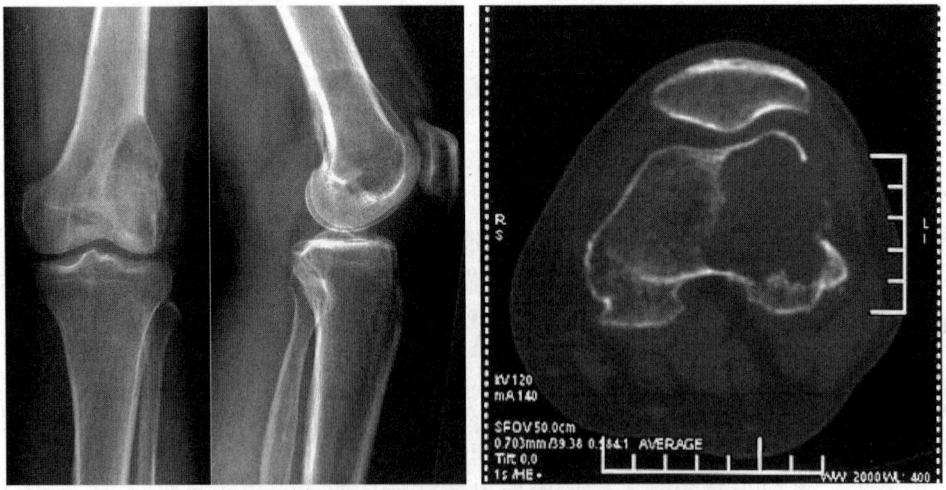

图 64-4　X 线及 CT 检查显示股骨下端骨巨细胞瘤

【治疗】

通常采用病灶刮除、磨钻打磨骨壁及对残腔进行化学灭活（氧化锌、无水乙醇等）处理，再行植骨或骨水泥充填。对于反复复发或关节破坏严重者，应做整块边缘或广泛切除重建保肢治疗。本病化疗无效，对发生于手术困难部位（如脊椎）者，可采用放、化疗，但放疗后易发生肉瘤变，应高度重视。

➢考点：骨巨细胞瘤的临床表现、诊断及治疗。

六、骨囊肿

骨囊肿（bone cysts）是常见的骨的瘤样病损，常见于儿童和青少年，男性发病者多于女性。囊肿好发于四肢长骨，始发于骺板附近，随着骨的生长，逐渐移向骨干。囊肿由一层含巨细胞的纤维包膜，内含浆液性或血性液体，包膜外围是薄层硬化骨壁。囊肿多为单腔或多房，易发生病理性骨折。

【临床表现】

一般无症状，多因外伤或发生病理性骨折后 X 线检查时意外发现，部分病例有局部隐痛或肢体肿胀。

【影像学检查】

病灶一般位于长管状骨的干骺端或骨干部，为圆形或椭圆形界限清楚的透亮区，骨皮质膨胀变薄，部分病例呈多房性改变，无骨膜反应及钙化（图 64-5）。

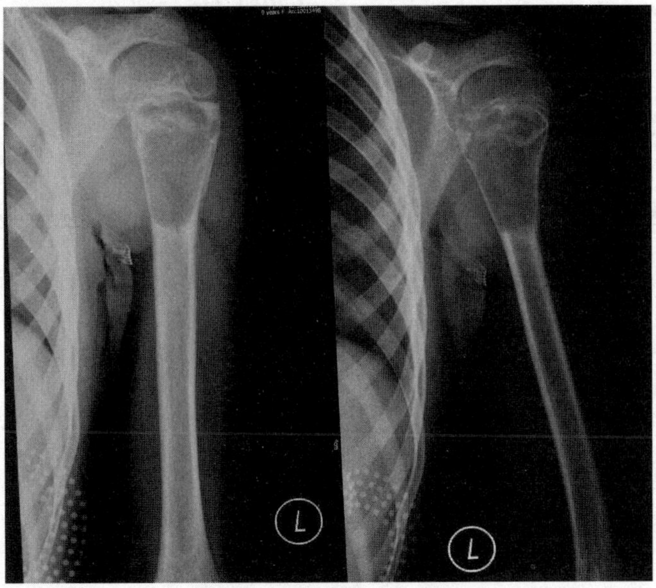

图 64-5 肱骨上端骨囊肿

【治疗】

治疗的目的在于彻底清除病灶，防止病理性骨折及畸形的发生。刮除植骨手术多用于青少年较为静止的病变，复发率低；对于儿童活动的骨囊肿，刮除后复发率较高，应尽量采取保守治疗，可向病灶内反复注射激素或人工骨，以诱导病变愈合；合并病理骨折者，有时病变可自行消退，可待骨折愈合后再行处理。

➢考点：骨囊肿的临床表现、诊断及治疗。

七、纤维性结构不良

纤维性结构不良（fibrous dysplasia）是发生于形成骨间充质的发育畸形，骨的发育停止在未成熟的编织骨阶段，而不能形成正常的骨小梁，病变可分为单发型、多发型和 Albright 综合征，即多发型的伴有内分泌障碍、皮肤色素沉着斑及骨骼生长停滞者。本病多见于青少年和成人。好发部位为股骨、胫骨及肋骨。

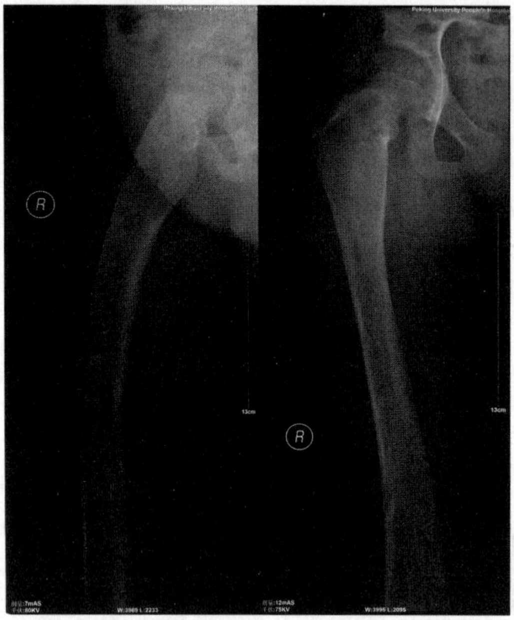

图 64-6　股骨上端纤维异样增殖症

【临床表现】

本病进展缓慢。单发性者多无症状或局部仅有轻微酸痛，不适感。主要症状为病变骨的膨胀变形。位于负重部位的病变，可发生病理性骨折。多发性者除骨骼病损外，背部及大腿内侧皮肤还可见边界清楚的牛奶咖啡斑。本病约有 10% 可发生恶变。X 线检查见病变多在长骨干骺端或骨干髓腔内。受累骨皮质膨胀、变薄。髓腔扩大呈磨砂玻璃样变，无骨膜反应。发生在股骨近端的病损可使股骨颈弯曲，出现髋内翻畸形（图 64-6）。

【治疗】

对单发且病变局限者无需治疗，对病损较大者可采用刮除植骨术。对发生在非负重部位（如腓骨、肋骨）者，可行节段切除术。合并病理性骨折时，按骨折处理。对有畸形者，可行截骨矫形术。

第三节　恶性骨肿瘤

案例 62-2

患者，男性，15 岁，6 个月前开始左上肢肿胀、持续性疼痛，夜间痛，X 线检查有“日光放射状”形态和成骨性骨质破坏，曾给予消炎治疗 2 周，疼痛症状略有缓解。

问题与思考：

1．此患者的诊断是什么？

2．明确诊断后应如何治疗？

一、骨肉瘤

骨肉瘤（osteosarcoma）是一种最常见的恶性骨肿瘤。本病以青少年多见。男女发病比例约为 2∶1。骨肉瘤好发部位为四肢长管状骨的干骺端，其中股骨下端和胫骨上端占 75%，其次为股骨上端、肱骨上端及腓骨。

【临床表现】

主要症状为局部疼痛。早期为隐痛，呈间歇性发作，以后变为持续性逐渐加重的剧痛，夜间尤甚。局部出现肿胀及肿块，肿块质硬韧，不活动，明显压痛。局部皮温增高，静脉怒张，部分触诊有血管搏动感。肿瘤附近关节功能活动受限。

【影像学检查】

根据肿瘤成分不同，可有不同形态，可表现为病变内有硬化及溶骨性破坏两种改变，两者常同时存在。肿瘤与正常骨无明显界限，骨膜反应可呈现 Codman 三角或呈“日光放射状”现象。病变突破骨皮质时可在软组织中产生大小不同的软组织肿块，CT、MRI 及骨扫描有助于确定骨肉瘤的诊断、范围及转移情况（图 64-7）。

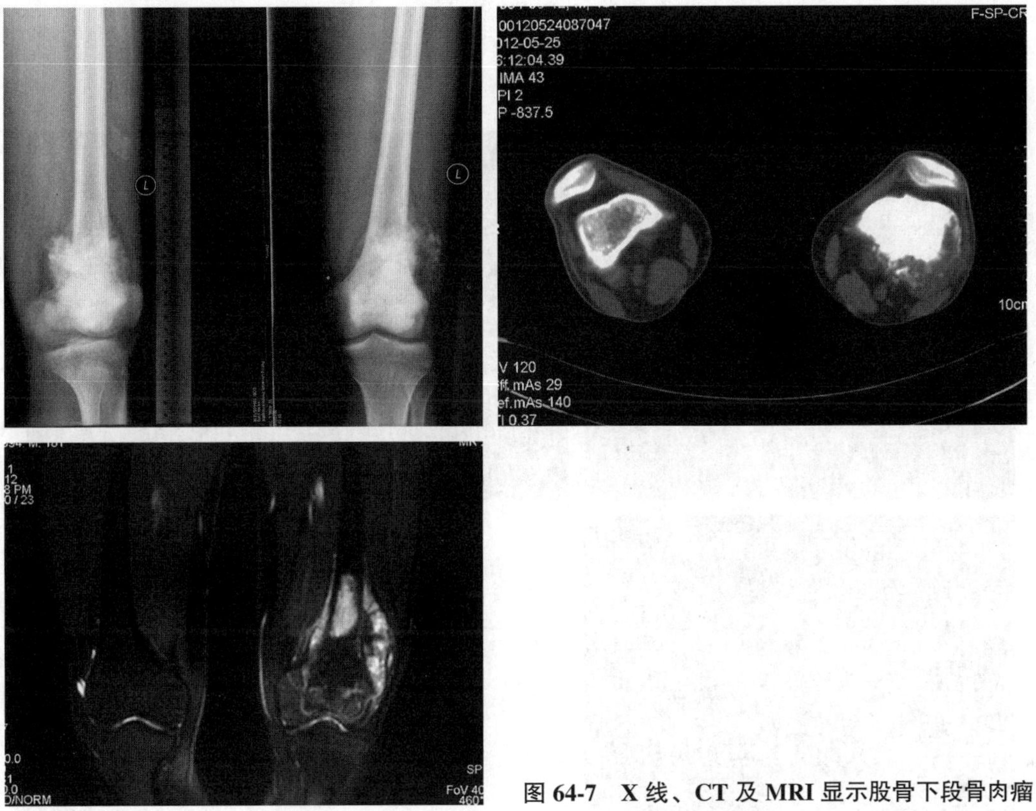

图 64-7　X 线、CT 及 MRI 显示股骨下段骨肉瘤

【实验室检查】

血清碱性磷酸酶常明显增高。如手术后碱性磷酸酶仍不下降或下降后又再次升高，提示肿瘤复发或转移。此外，还可有贫血、红细胞沉降率增快及白细胞计数增多。

【治疗】

多数病例为Ⅱ B 期肿瘤，采取综合治疗，提倡新辅助化疗联合广泛切除肿瘤。目前常用的药物为多柔比星、顺铂、大剂量甲氨蝶呤、异环磷酰胺。约 90% 的患者经过术前化疗，可进行保肢手术。近年来由于早期诊断和化疗迅速发展，经过规范治疗后，患者 5 年生存率可达 60% 以上。

➢考点：骨肉瘤的临床表现、诊断及治疗。

二、软骨肉瘤

软骨肉瘤（chondrosarcoma）是软骨性的恶性肿瘤，分为原发性和继发性两种。继发者多由软骨性肿瘤恶变而来，好发于成人和老年人，男性稍多于女性。病变好发于骨盆，其次是股骨近端、肱骨近端和肋骨。

【临床表现】

发病缓慢，主要症状为局部疼痛和肿块，开始为隐痛，呈间歇性，以后逐渐加重。肿瘤表面光滑，质硬，无压痛。肿块逐渐增大，转移较晚。肿块位于胸腔、盆腔者可出现压迫症状。肿瘤邻近关节可引起活动受限。

影像学检查：软骨肉瘤多破坏干骺端松质骨，出现大小不等、形状不规则的密度减低阴影。病灶中有斑点状或块状钙化点或絮状斑点，典型者可有云雾状改变。肿瘤附近骨皮质膨胀、变薄，可见不规则骨膜反应（图 64-8）。

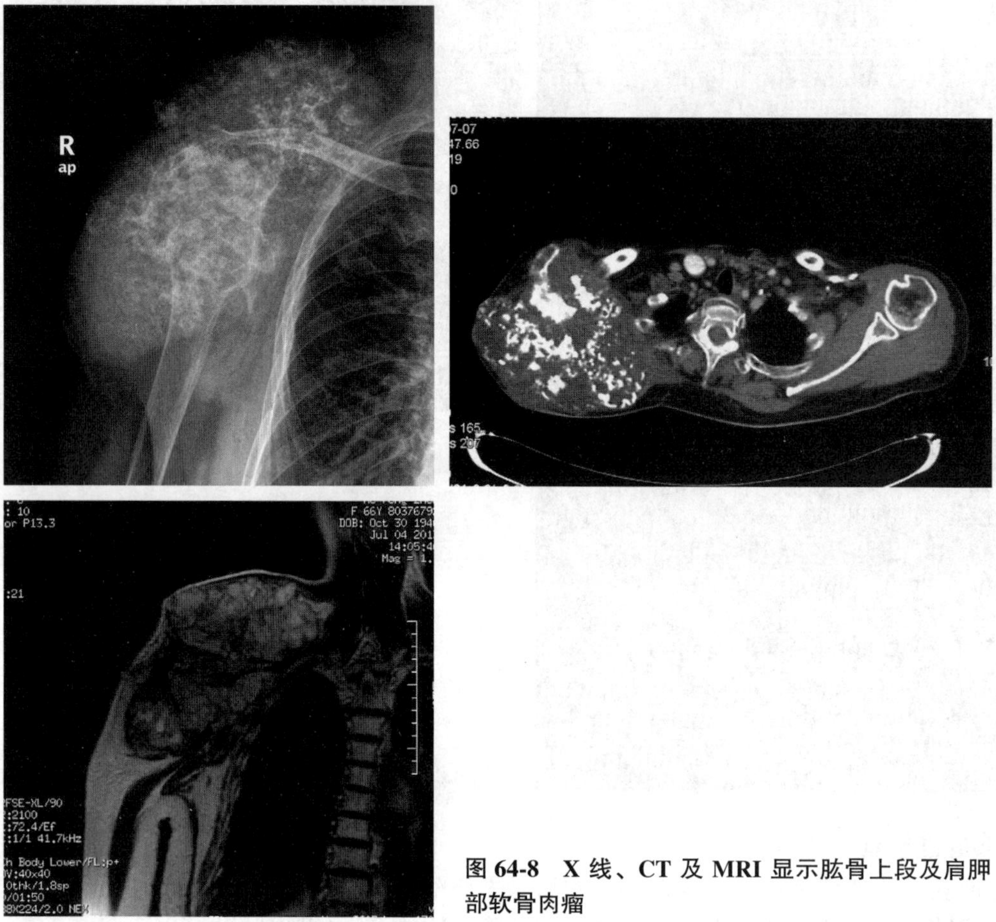

图 64-8　X 线、CT 及 MRI 显示肱骨上段及肩胛部软骨肉瘤

【治疗】

软骨肉瘤对化疗、放疗不敏感，广泛手术切除是唯一有效的治疗方法。切除不彻底易导致局部复发。Ⅰ～Ⅱ级软骨肉瘤生长缓慢，早期转移少见。Ⅲ级软骨肉瘤恶性度高，预后差。约 10% 复发的肿瘤在恶性程度上有所增加。

三、尤因肉瘤

尤因肉瘤（Ewing sarcoma）是表现为各种不同程度神经外胚层分化的圆形细胞肉瘤。好发于儿童，将近 80% 的患者小于 20 岁。男女发病比例约为 1.4 : 1。多见于长骨骨干、骨盆和肩胛骨。

【临床表现】

局部疼痛、肿胀是最常见的临床症状，并呈进行性加重。常伴低热、贫血、白细胞增多和红细胞沉降率增快等全身反应，易与骨髓炎等感染性病变混淆。

影像学检查：多表现为发生于长骨或扁平骨骨干上的渗透性或虫蚀样破坏，伴洋葱皮样多层骨膜反应（图 64-9）。

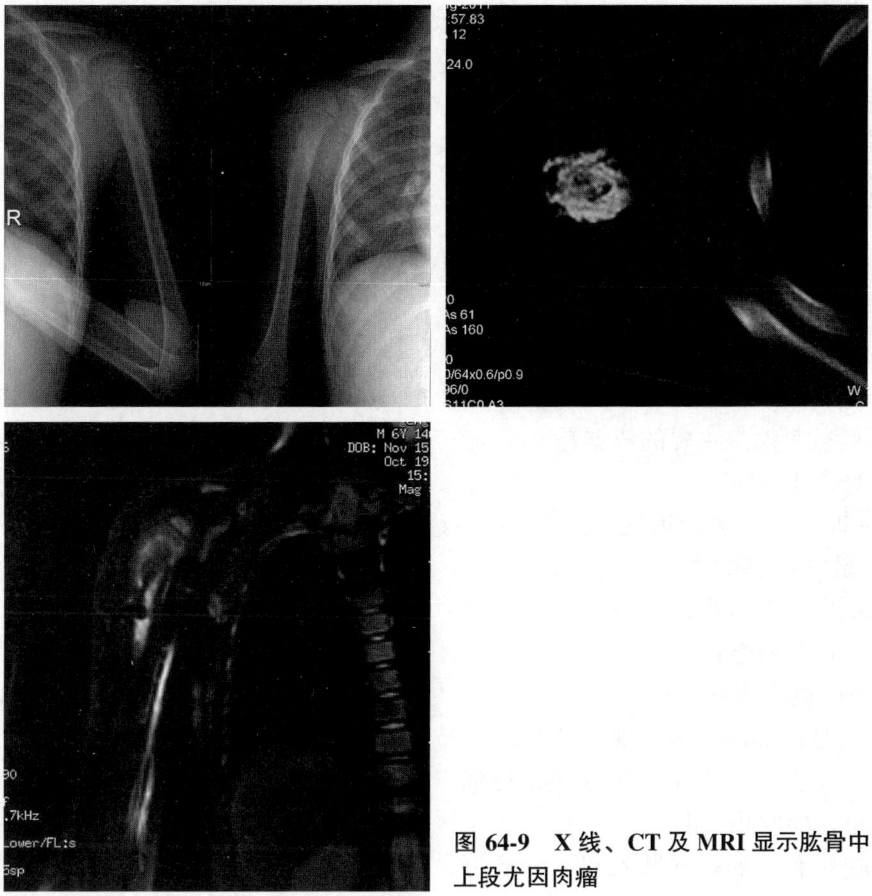

图 64-9 X 线、CT 及 MRI 显示肱骨中上段尤因肉瘤

【治疗】

肿瘤对于放、化疗敏感，应将其作为常规治疗措施。手术切除可以提高肿瘤的局部控制率。尤因肉瘤经规范治疗，目前的 5 年生存率已达到 50% 以上。提示预后不良的因素包括：在诊断时已发生转移，生长在脊椎、盆骨上的肿瘤。

知识链接

转移性骨肿瘤

转移性骨肿瘤是指原发于骨外器官或组织的恶性肿瘤，经血行或淋巴转移至骨骼并继续生长，形成子瘤。好发年龄为 40 ～ 60 岁；好发部位为躯干骨，常发生骨转移的肿瘤依次为乳腺癌、前列腺癌、肺癌、肾癌等。其主要症状是疼痛、肿胀、病理性骨折和脊髓压迫，以疼痛最为常见。X 线可表现为溶骨性（如甲状腺癌和肾癌）、成骨性（如前列腺癌）和混合性的骨质破坏，以溶骨性为多见，病理性骨折者多见。发生骨扫描是检测转移性骨肿瘤敏感的方法。转移性骨肿瘤通常不能治愈，且治疗是姑息性的。应采取积极态度，以延长寿命、解除症状、改善生活质量为目的。治疗时需针对原发癌和转移瘤进行治疗，采用化疗、放疗和内分泌治疗。其结果取决于原发部位和疾病的范围。

自测题

一、选择题

【A1 型题】

1．对恶性骨肿瘤的诊断，最有价值的是
A．X 线检查有骨质破坏，骨膜增生
B．肿胀及硬块
C．夜间剧痛伴低热
D．组织病理学检查
E．肢体活动功能障碍

2．诊断骨软骨瘤最主要的依据是
A．有骨性肿块
B．有肌腱、神经压迫症状
C．碱性硫酸酶增高
D．X 线检查示瘤体骨皮质、骨小梁与骨干相连
E．夜间剧痛伴低热

3．关于恶性肿瘤的临床表现，错误的是
A．多发生于青少年，生长快，疼痛重，伴发热、消瘦
B．肿块有压痛，皮肤发热，浅表静脉怒张
C．碱性磷酸酶增高
D．骨膜反应不明显
E．红细胞沉降率增快

4．骨肉瘤最好发的部位是
A．脊柱
B．肩关节附近
C．肘关节附近
D．髋关节附近
E．膝关节附近

5．下列骨肉瘤的诊断依据错误的是
A．靠近关节部位肿块，皮温增高，静脉怒张
B．疼痛明显，夜间尤甚，可影响睡眠
C．血清酸性磷酸酶增高
D．血清碱性磷酸酶增高
E．X 线检查可见骨膜反应呈“日光放射状”阴影

【A2 型题】

6．患者，男性，15 岁，自幼发现右膝关节内上方有一肿块，生长缓慢，不痛，表面无红肿及发热，X 线检查示右股骨下端内侧于干骺端有杵状肿块，边缘清楚，诊断最大可能是
A．骨瘤
B．软骨瘤
C．骨软骨瘤
D．骨样骨瘤
E．骨肉瘤

7．患者，男性，28 岁，1 年前左膝部外伤，近 2 个月来感左膝上内侧剧痛，膝关节屈曲尚可，X 线检查显示左股骨下端内髁骨皮质溶骨性破坏，皮质膨胀型改变，界限清楚，中央呈肥皂泡样透明阴影，无明显骨膜反应。最可能的诊断是
A．骨囊肿
B．骨结核
C．骨肉瘤
D．骨巨细胞瘤
E．尤因肉瘤

8．患者，女性，12 岁，右股骨下端发现肿块伴疼痛 1 个月。局部皮温增高，浅表静脉怒张；X 线检查显示右股骨下端有边界不清的骨质破坏区，骨膜反应呈“日光反射状”。最可能的诊断是
A．骨瘤
B．骨肉瘤
C．骨髓瘤
D．骨巨细胞瘤
E．骨髓炎

二、问答题

1．简述良性骨肿瘤和恶性骨肿瘤的区别。
2．试述骨肉瘤的临床表现。

（黄铭祥）

第六十五章

断肢（指）再植

第六十五章数字资源

思政之光

学习目标

通过本章内容的学习，学生应能够：

识记：

1．说出断肢（指）再植手术适应证和治疗原则。

2．描述断肢（指）的分类、保存方法。

理解：

分析断肢（指）术后常见并发症的产生原因、临床表现和处理方法。

运用：

1．对断肢（指）患者做出正确的处理。

2．培养学生的民族自豪感及现身医学事业的精神。

案例 65-1

患者，男性，28 岁，因右手示指刀割伤后 2 小时就诊。体格检查：右手示指近节处可见开放性伤口，伤口规整，可见肌腱和骨断端，远端完全离断。

问题与思考：

1．如何保存离断手指？

2．简述断指再植的手术步骤。

1963 年我国首次断肢再植成功，1965 年又成功开展了断指再植。显微外科从此在该领域发挥了巨大作用，断肢（指）再植在许多医院相继开展。显微外科血管吻合技术由原来的 3.5 mm 直径血管吻合成功到现在的 0.2 mm 直径血管吻合成功标志着断肢（指）再植技术已成熟。已有数例 10 指完全离断再植全部成活的报道，有 42 天婴儿断腕和 18 个月幼儿断指再植成功的报道，我国的断肢（指）再植在数量、成活率以及术后功能恢复方面均处于国际领先水平。再植已不仅限于单纯的成活，而是追求功能和外观完美的最佳结果。没有功能的断肢（指）再植，即使成活，也不能算为成功。

【分类】

1．根据肢体离断的程度分为完全性离断和不完全性离断。

（1）完全性离断：离断的肢体远近两端没有任何组织相连或只有少量损伤的组织相连，清创时必须将其切除。

（2）不完全离断：肢体离断后软组织离断超过肢体截面的 2/3，并有主要血管断裂，如不缝接血管将导致远侧肢体坏死。

“离断”这一概念强调远端肢体的血运障碍，要与开放性骨折合并血管、神经、肌腱损伤相鉴别。

2．根据损伤性质分为切割性、辗压性和撕脱性断肢三类。

（1）切割性断肢：是由锐性刀具损伤而致，断面比较整齐，污染轻，再植成功率高。

（2）辗压性断肢：是由冲床、车轮等辗压而致，组织损伤较前者广泛，污染较重，清创时需要切去被压轧部分，肢体适当短缩，使其接近切割性断肢。

（3）撕脱断肢：是由滚动的轮带等将肢体撕断。血管、神经、肌腱从肢体中抽出，创面不在同一水平，造成比较广泛的撕脱。手术比较复杂，成活率低，术后功能恢复差。

【再植手术适应证与禁忌证】

随着显微外科技术的普及与提高，断肢（指）再植的适应证不断扩大，对不少以往认为不能再植的肢体，现在可以成功地进行再植。

1．全身情况　患者全身情况良好是断肢（指）再植的首要条件。对休克患者，应先纠正休克，再施行再植。对有重要脏器（如心、肝、肾）严重疾病和严重感染、糖尿病、全身出血倾向者，不宜再植。

2．缺血时限　肢体离断后，究竟在多长时间内再植能成活，这与离断平面、保存方式有关。当离断肢体平面较高时，如大腿或上臂离断，由于离断的肢体包含肌肉较多，在常温下应以 6 ~ 8 h 为限。若离断平面低，如断足、断指等，离断肢体肌肉少，时限可延长到 12 ~ 24 h。断肢再植应分秒必争，时间越长，成活率越低。另外，缺血时限与断肢保存方式有关，冷藏（4℃）比常温下保存的肢体缺血时限可明显延长，有报道踝关节离断在冷藏条件下 36 h 再植成活。同样的缺血时间，冷藏比常温下保存再植成活率高。

知识链接

肢体离断后病理生理

当肢体离断后，组织细胞并非立即死亡，仍能依靠组织内残存的营养物质进行微弱的新陈代谢。环境温度越高，组织细胞的新陈代谢就越旺盛，断肢缺血耐受时间就越短。相反，环境温度低，新陈代谢减慢，断肢缺血耐受时间就相应延长。离断平面高，肌肉丰富的肢体，耐受缺血的时间较短；离断平面低，肌肉较少的肢体，耐受缺血的时间较长。目前还没有一个绝对的再植时间限度，应根据具体情况，将各种影响因素综合起来，进行正确的判断。

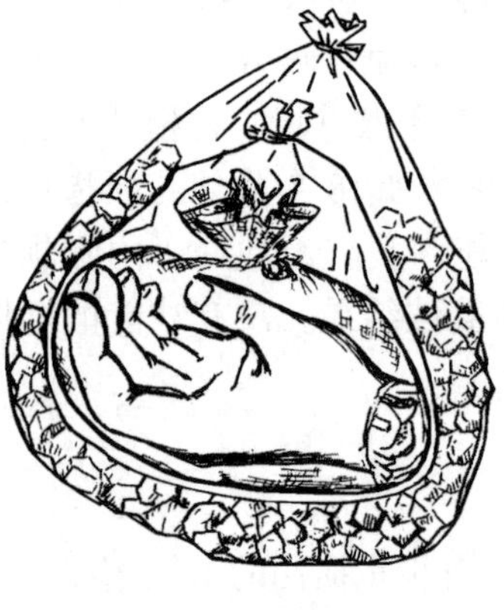

图 65-1　断手的保存方法

3．损伤严重的断肢（指）不宜再植。对于骨缺损过多，血管、神经、肌肉、肌腱挫伤或撕脱广泛的患者，再植后无法恢复功能，不要勉强再植。

4．断肢（指）经刺激性液体、高渗或低渗液体、消毒液体长时间浸泡者，不宜再植。

5．发生躁动性精神失常或治疗非常不配合者，不宜再植。

【断肢的保存】

采用干燥冷藏的方法，忌用任何液体浸泡。有条件时，以 4℃冰箱冷藏为宜。若受伤现场没有冰箱或在运送途中，宜用无菌或清洁敷料将断肢（指）包裹好，放入塑料袋中，再置于已放置冰块或易购的冰性食品的容器内或塑料袋中。整体塑料袋保存适用于离断大的肢体保存。这样既可避免断肢与冰块直接接触而冻伤，又可保持低温，有利于离断肢体的有效保存，为再植创造有利条件（图 65-1）。

➢考点：断肢（指）的保存方法。

【再植手术原则】

断肢（指）再植要求术者具有良好的外科基本功及娴熟的显微外科操作技术，须遵循外科手术的基本原则，按一定程序修复。

（一）再植程序

为了有利于操作和节省时间，再植要求按一定程序进行。一般断肢修复的顺序是清创，骨骼固定，肌肉、肌腱修复（以简单、快速而有效的方法修复，目的是进一步稳定离断肢体的固定，以利于血管、神经修复），静脉、动脉吻合，神经修复和皮肤缝合。如果离断肢体缺血时间过长，清创后可先行吻合动脉，恢复组织的血供，然后行吻合静脉以减少失血，再行修复其他组织。

（二）彻底清创

清创是再植成活和预防感染的关键，要求彻底清除污染、挫伤严重的组织，包括皮肤、皮下组织、筋膜、肌肉等，待肢体血循环恢复后，再一次检查肌肉血运情况，清除无血运的肌肉组织，防止术后液化感染。

（三）骨骼固定

骨是肢体的支架，应首先修复。肢体离断后由于软组织回缩和断面创伤组织的清除，再植时需要适当缩短骨骼，以减少软组织缝合张力。上肢骨骼短缩后，对功能影响不大，下肢短缩不应超过 4 cm（如果必须短缩，可先实施短缩再植，待后期可行肢体延长术或支具应用），指骨短缩 0.5 cm 为宜。内固定要求简单、可靠，可选用钢板、髓内针、外固定架、钢丝、克氏针等进行固定。

（四）肌肉和肌腱的修复

对肌肉、肌腱没有缺损者，争取一期缝合，先缝合伸肌腱，再缝合屈肌腱。断裂的肌肉采用褥式或“8”字缝合。肌腱缝合方法较多，目前多采用 3-0、5-0 尼龙线缝合。显微缝合修复的肌腱愈合快，粘连轻，术后可早期活动，有利于功能恢复。对于腕部离断患者，可以仅缝合功能重要的肌腱，满足手的主要功能。如果时间允许，可详尽修复。

（五）血管的修复

吻合血管前应切除挫伤的血管断端，血管要在无张力下吻合，缺损过多时要行血管移植。血管吻合方法常用端端吻合、套接吻合法等。修复动、静脉比例以 1： 2 为宜。先吻合静脉，后吻合动脉（如果断肢缺血时间长，则先吻合动脉，后吻合静脉）。

（六）神经的修复

神经吻合可行外膜缝合和束膜缝合。神经吻合要在再植时 I 期完成，Ⅱ期修复效果差。离断肢体的运动神经 I 期修复尤为重要。另外是手部功能面的感觉神经，也要尽量保证修复质量。

（七）闭合伤口

断肢（指）再植的创面宜一期闭合，不遗留任何创面。这一点在清创时应充分估计。缝合皮肤时，为了避免形成环形缩窄的瘢痕，可采用“Z”字成形术。若有皮肤缺损，应首先保证血管表面的软组织覆盖，缺损处可用植皮或皮瓣修复。

（八）包扎

用温生理盐水洗去血迹，松软包扎，将指间分开，使指端外露，以便于观察再植肢体的末梢循环。于功能位用石膏固定 4 ～ 6 周。

【再植术后处理】

再植术后治疗至关重要。再植肢体非常容易因术后的护理和治疗不及时或不当而形成血管危象、血管栓塞而导致再植失败。

（一）一般处理

将患肢相对抬高制动。监测血压、脉搏、血氧饱和度等生命重要指标。及时补足血容量，切忌使用升血压药。严格卧床，禁止吸烟以及外界干扰和刺激。抚慰伤员紧张情绪。严格止痛，避免一切导致血管收缩的潜在因素。冬天保持室温 23 ~ 25℃，床边用烤灯照射（勿离得太近，以免烫伤）。每 1 ~ 2 h 观察一次，观察指标主要是再植肢体的肢端色泽、毛细血管反应，肢端饱满情况，皮温变化等。以上检查以不引起伤员疼痛为原则。

（二）术后用药

抗血管痉挛药，如罂粟碱等；抗凝血药，如低分子右旋糖酐、小剂量肠溶阿司匹林等，肝素已不主张应用；抗感染药物以广谱抗生素为主。

（三）血管危象处理

血管危象是指再植术后已通畅的血管因血管吻合质量因素、身体内在因素、医疗、环境、患者情绪等因素引起血管通畅率减低；或因血栓阻塞而导致再植肢体出现血液循环障碍。再植术后 48 h 内易发生血管危象。动脉危象表现为指甲、指腹苍白、瘪陷，皮温降低，毛细血管无反应。静脉危象表现为指甲发绀，指腹张力增高，毛细血管反应变快，皮温从略升高至逐渐下降。发生上述情况时，应及时用罂粟碱等解痉药，观察 1 ~ 2 h 后，若不见好转，应考虑血栓形成，进行手术探查，切除血栓段，重新吻合。血管长度不够时，应移植血管。

（四）功能锻炼

术后 1 ~ 2 周配合理疗，早期进行功能训练，防止肌腱粘连。制订周密的治疗计划，力争最大限度地恢复再植肢体的功能（图 65-2，图 65-3，图 65-4）。

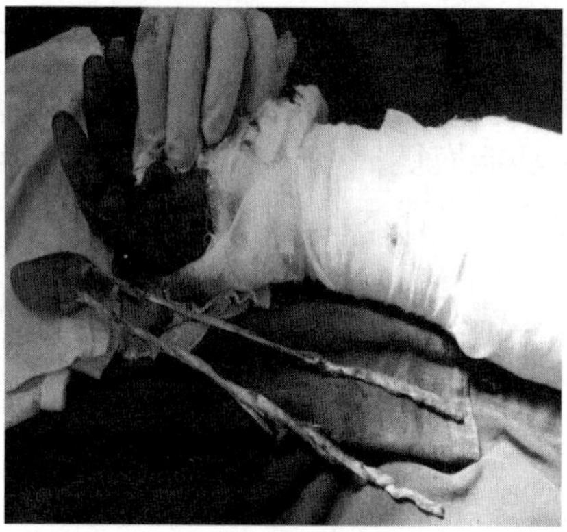

术前

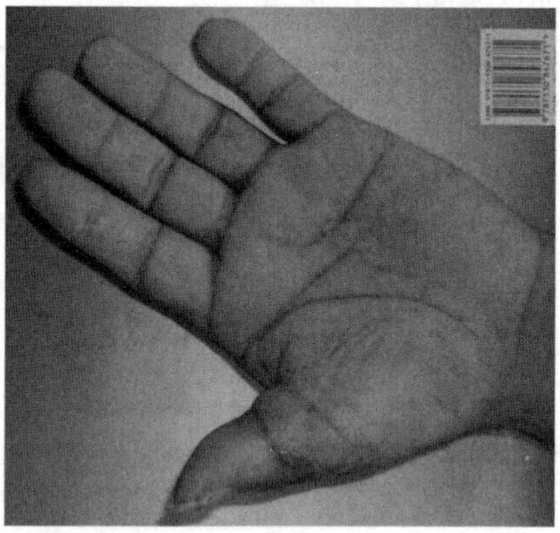

术后

图 65-2 断指再植术前、术后

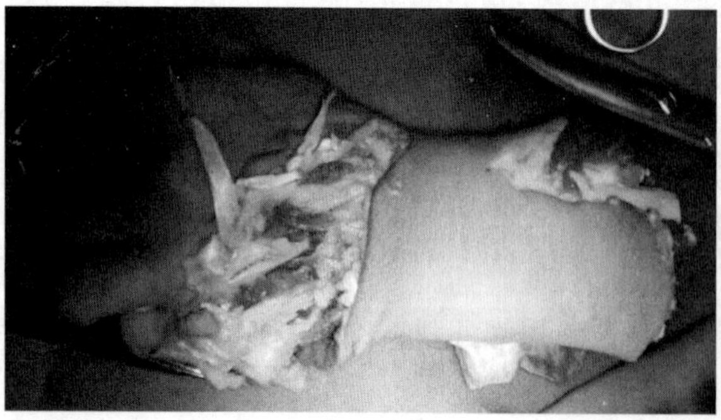

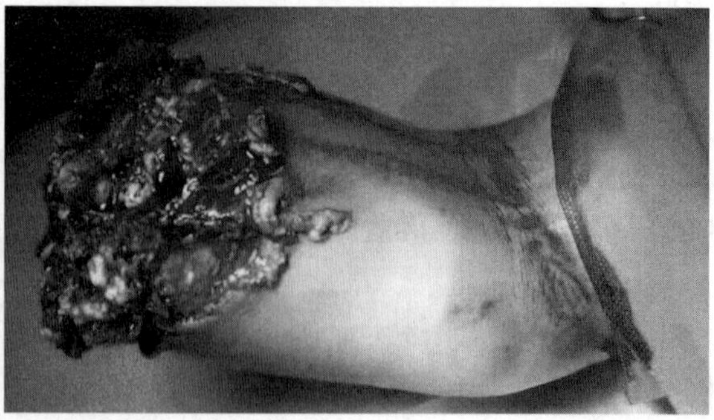

图 65-3 断肢再植术前

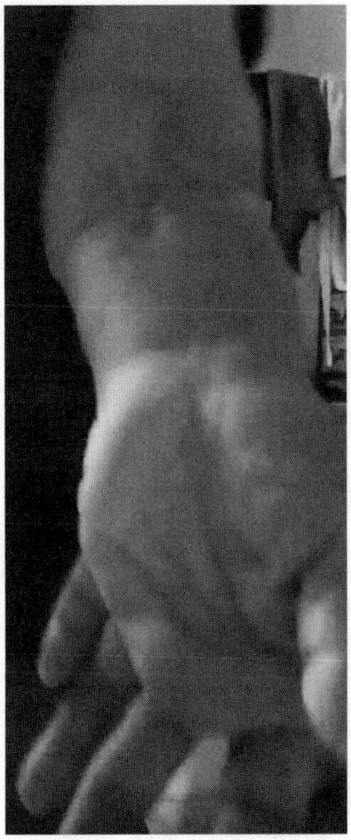

图 65-4　断肢再植术后

➢考点：断肢（指）再植的术后处理。

自测题

一、选择题

1．断肢（指）的现场急救**不包括**的是
A．清洗
B．止血
C．包扎
D．保存断肢（指）
E．迅速转运

2．断肢（指）再植的时限一般是
A．2 ~ 4 h
B．6 ~ 8 h
C．12 h
D．12 ~ 24 h
E．48 h

3．一般断肢（指）再植的顺序是
A．骨折固定、缝合神经、缝合肌腱、缝合血管
B．骨折固定、缝合肌腱、缝合神经、缝合血管
C．骨折固定、缝合肌腱、缝合血管、缝合神经
D．骨折固定、缝合血管、缝合肌腱、缝合神经
E．骨折固定、缝合血管、缝合神经、缝合肌腱

4．断肢（指）再植术后血管危象最常见于术后
A．24 h
B．36 h
C．48 h
D．60 h
E．72 h

5．关于断指再植术后包扎，下列**错误**的是

A．用温生理盐水洗净血迹后再包扎
B．用多层松软敷料包扎
C．指间分开
D．指端外露
E．单指再植不必用石膏外固定

二、名词解释

1．完全性离断　2．不完全离断

三、问答题

1．试述断肢（指）再植的适应证。
2．简述断肢（指）再植的术后处理。

（孙全波）

自测题参考答案

第一章　绪　论

问答题

外科学的范畴包括哪些？

答：外科学是在医学发展中自然分出的，是研究外科疾病发生、发展规律、临床表现、诊断、治疗和预防的科学，外科疾病大致可以分为五大类：损伤、感染、肿瘤、畸形、功能障碍性疾病。

第二章　水、电解质代谢及酸碱平衡失调

一、选择题

1．C　2．A　3．B　4．C　5．B　6．C　7．C　8．D　9．A　10．D

二、名词解释

1．等渗性脱水：又称急性脱水或混合性脱水，在外科临床上最为常见。水和钠呈比例地丧失，血容量减少但血清钠离子浓度位于正常范围，细胞外液为等渗状态，是典型的容量失调。

2．低渗性脱水：又称慢性脱水或继发性脱水。水、钠同时缺失，但缺水少于失钠。故血清钠离子浓度小于 135 mmol/L，低于正常范围，细胞外液呈低渗状态，属于浓度失调。

3．低钾血症：血清钾离子浓度低于 3.5 mmol/L 时，称为低钾血症。

三、问答题

1．简述等渗性脱水的常见病因、临床表现、诊断和治疗。

答：(1) 病因：①消化液的急性丧失，②体液丧失在感染区或软组织内。

(2) 临床表现：①恶心、厌食、乏力、少尿，但不口渴；②舌干燥、眼窝凹陷、皮肤干燥；③脉搏细速、血压不稳、休克。

(3) 诊断：依据病史和临床表现，患者血液浓缩，尿比重高。

(4) 治疗：①原发病的治疗；②静脉滴注平衡盐溶液或等渗盐溶液；③尿量达 40 ml/h 后补钾。

2．简述低钾血症的病因、临床表现、诊断和治疗。

答：(1) 病因：①长期进食不足；②应用呋塞米等利尿药；③补液中钾盐不足；④呕吐、胃肠减压；⑤钾离子向组织内转移。

(2) 临床表现：①肌无力，一旦呼吸肌受累，可致呼吸困难；②软瘫、腱反射减弱或消失；③腹胀、肠麻痹；④心律失常。

(3) 诊断：血清钾＞ 5.5 mmol/L；心电图检查有辅助诊断意义。

(4) 治疗：①停用一切含钾药物或溶液。②降低血清钾浓度，促使 K^+ 进入细胞内，应用

阳离子交换树脂，采用透析疗法。③对抗心律失常。

第三章 输 血

一、选择题

1．C 2．A 3．E 4．A 5．C

二、名词解释

1．成分输血：是将血液中各种成分经过一定处理后分离出来，精制成高浓度和高纯度的有效成分制品，根据病情需要，有选择地提取血液中的某种成分输给患者。

2．自身输血：是指采集患者体内血液或收集自体失血，需要时再回输给同一患者的方法。

三、问答题

1．如何预防溶血反应？

答：预防溶血反应要做到以下几点：

(1) 认真做好血型鉴定和交叉配血试验，输血前仔细查对，杜绝错误输血。

(2) 严格执行血液保存制度，不使用变质血液。

(3) 严格遵守输血操作规程，不向血液内加入任何药物，或高渗溶液，或低渗溶液。

(4) 严格掌握血液预热温度，输血前不可用力摇晃血袋或血瓶。

2．自身输血的优点有哪些？

答：自身输血有可避免输血反应和传播疾病、节约血液资源、刺激骨髓造血干细胞分化、加快术后造血速度、无需同种异体输血前的多项检测试验、降低血液黏滞性，改善微循环等优点。

第四章 休 克

一、选择题

1．C 2．E 3．C 4．B 5．A 6．E 7．E 8．A 9．D 10．E

二、问答题

1．休克时如何应用血管活性药物？

答：(1) 血管收缩药：此类药物多对休克的最终纠正不利，临床多采用小剂量、低浓度、短时间的使用原则，且多在紧急抢救低血压时使用。常用药物有多巴胺、去甲肾上腺素和间羟胺。

(2) 血管扩张药：① α 受体阻断药：酚妥拉明、酚苄明，能解除去甲肾上腺素引起的小血管收缩和微循环淤滞，并增强左心室收缩力。②抗胆碱能药：阿托品、山莨菪碱。山莨菪碱可对抗乙酰胆碱引起的平滑肌痉挛，使血管舒张，从而改善微循环。

(3) 强心药：①兴奋 α、β 肾上腺能受体，多巴胺、多巴酚丁胺等，可增强心肌收缩力，减慢心率。②强心苷、毛花苷C。

2．低血容量休克时如何补充血容量？

答：①根据血压和脉率的变化估计失血量和补充失血量。②首先快速补充平衡液或等渗盐溶液；③若上述治疗不能维持循环，则应输血；④应用血管活性药物；⑤病因治疗为首选，首先应止血及早施行手术止血。

第五章 外科营养

一、选择题

A1 型题

1．D 2．D 3．C 4．D 5．A 6．E 7．D 8．A 9．D 10．B

A2 型题

11．B　12．C

A3 型题

13．E　14．D　15．C

二、名词解释

1．肠内营养：肠内营养是指经胃肠道用口服或管饲来提供代谢需要的营养基质及其他各种营养素的支持方法。

2．肠外营养：肠外营养是通过静脉为无法经胃肠道摄取营养或摄取的营养物不能满足自身代谢需要的患者提供各种营养素的一种营养支持方法。

三、问答题

1．简述营养支持的基本指标。

答：（1）近期体重减轻大于正常体重 10%。

（2）血白蛋白小于 30 g/L。

（3）连续 7 天不能正常进食。

（4）已明确为营养不良。

（5）可能出现营养不良或手术并发症的高危患者。

2．简述肠内营养的适应证和并发症。

答：适应证：

（1）胃肠道功能正常，但营养物质摄入不足或不能摄入的营养不良者（吞咽和咀嚼困难、意识障碍或昏迷、大面积烧伤、口腔手术或大手术后危重患者）。

（2）胃肠道部分功能不良，吸收障碍者（短肠综合征、消化道瘘、急性坏死性胰腺炎患者）。

（3）胃肠道功能基本正常但伴有其他脏器功能不良者（糖尿病或肝、肾衰竭者）。

并发症：

（1）胃管误入气管：插管后必须通过抽吸、注气听诊等方法证实胃管在胃内。

（2）误吸和吸入性肺炎：因鼻胃管灌注时呕吐后误吸而导致吸入性肺炎。预防措施为灌注时，患者取床头抬高 30° 卧位，输入营养液后停输 30 mim，若回抽液量＞ 150 ml，则考虑有胃潴留存在，应暂停鼻胃管灌注，可改用鼻空肠管输入。

（3）肠道功能紊乱：表现为恶心、呕吐、腹痛、腹泻等，可由输注速度过快、膳食浓度高、量大、有异味、温度低等引起。应针对原因加以预防。

（4）水、电解质失衡：因体液不足或超负荷，大量电解质经肾和胃肠道丢失，膳食用量不足或过大。临床表现为血钠、血氯、血钾的增高和降低、高磷血症和低镁血症等。营养支持期间应定期检测，记录出入量。对肾功能不全者，改用低钾、低磷膳食，必要时行血液透析。

3．简述肠外营养的适应证和并发症。

答：适应证：

（1）营养不良。

（2）无法有效进食或有消化吸收障碍（高位小肠瘘、短肠综合征、恶性肿瘤化疗期间胃肠道反应严重）。

（3）消化道营养不能满足机体需要（大面积烧伤、严重感染）。

（4）特殊病情（坏死性胰腺炎、急性肾衰竭、肝衰竭）。

（5）不能正常饮食超过 5 ～ 7 天。

（6）低体重新生儿、早产儿。

并发症：

（1）技术性并发症：气胸、血胸、纵隔血肿、皮下血肿、胸导管损伤、空气栓塞等。

（2）代谢性并发症：血清电解质紊乱、微量元素缺乏、低血糖、高血糖等；胆囊内胆泥和结石形成、胆汁淤积；肝酶谱升高、肠道屏障功能减退。

（3）感染并发症：导管性脓毒症。

第六章　外科感染

一、选择题

A1 型题

1．D　2．C　3．D　4．C　5．C　6．D　7．E　8．A　9．B　10．C　11．A　12．C　13．D　14．D　15．A

A2 型题

16．D　17．B　18．A　19．C　20．A　21．A　22．D

A3 型题

23．E　24．C　25．C　26．D　27．B　28．B　29．D

二、名词解释

1．疖：单个毛囊及其附属皮脂腺的急性化脓性感染。

2．全身性感染：病原菌侵入血液循环，生长繁殖或产生毒素，引起严重的全身感染症状或中毒症状，称为全身性感染。

三、问答题

1．简述脓肿的临床表现、诊断及治疗原则。

答：（1）临床表现：浅表脓肿的临床表现为略高出于体表的局限性红、肿、热、痛和波动感，全身症状不明显，波动感与脓肿大小、位置、深浅及脓腔壁厚薄有关。脓肿小、位置深、腔壁厚时，波动感一般不明显。深部脓肿仅局部有疼痛及压痛，体表有水肿，而全身中毒症状明显。结核分枝杆菌引起的脓肿，病程长，发展慢，局部无典型红、肿、热、痛等表现，故常称为寒性脓肿，多继发于骨关节、脊柱结核。

（2）诊断：脓肿诊断一般不困难，必要时可做穿刺及超声检查以明确诊断。

（3）治疗：当脓肿尚未局限时，局部应热敷、理疗等。一旦脓肿形成，即应切开引流。全身症状明显时，应用抗菌药物治疗。

2．破伤风的临床表现及防治原则有哪些？

答：临床表现

（1）潜伏期：通常是 7 天左右，偶有仅 24 h 或长达几个月甚至数年者。

（2）前驱期：表现为乏力、头晕、头痛、兴奋、烦躁不安、下颌紧张、张口不便、反射亢进等。

（3）发作期：表现为肌肉持续收缩和痉挛性发作。

1）初始咀嚼不便，张口困难，继而出现牙关紧闭。

2）面部表情肌痉挛性收缩，出现蹙眉、口角歪斜，特征性的苦笑面容。

3）颈项肌肉痉挛，头后仰，颈强直。咽喉肌痉挛，导致吞咽及呼吸困难。

4）腹背肌收缩、腰部前凸，头和足后屈，形如弓状，称为角弓反张。

上述发作可因任何轻微的刺激（如声、光、震动、饮水、注射等）而诱发强烈的阵发性痉挛。痉挛发作时，患者满身大汗、面唇青紫、呼吸急促、流涎、口吐白沫、磨牙、表情十分痛苦。头频频后仰，手足抽搐不止。发作持续时间数秒至数分钟不等，间歇期长短亦不一。病情严重者，发作期长，间隔期短，且间隔期肌肉收缩持续存在。患者神志始终清楚，感觉也无异常。

预防

有效的预防措施如下。

（1）主动免疫：注射破伤风类毒素作为抗原，使人体产生抗体，从而起到主动免疫的作用，是目前最可靠的预防措施，但尚难推广。

（2）被动免疫：临床常用于未接受主动免疫注射的患者，在 24 h 内皮下或肌内注射破伤风抗毒素。

治疗原则

治疗原则包括清除毒素来源，中和游离毒素，控制和解除痉挛，保持呼吸道通畅和防治并发症等。

3．外科应用抗菌药物的适应证有哪些？

答：（1）无局限化倾向的外科感染。

（2）配合手术治疗外科感染。

（3）开放性骨折、火器伤、腹腔脏器破裂、严重污染的软组织损伤。

（4）大面积烧伤患者。

（5）多种特异性感染，如破伤风、气性坏疽等。

（6）急症手术患者，身体其他部位有化脓性感染者。

（7）营养不良，全身情况差或手术过程中伤口有明显污染者。

（8）人工材料体内移植术，如人造血管移植、人造关节、人造心脏瓣膜置换术等。

第七章　创　伤

一、选择题

1．D　2．E　3．D　4．E　5．B

二、名词解释

创伤：是指人体组织器官受机械因素的作用而发生组织结构破坏和功能障碍。

三、问答题

创伤现场急救措施有哪些？

答：创伤现场急救措施有：心肺复苏、及时止血、简单包扎。

第八章　肿　瘤

一、选择题

1．A　2、C　3、B　4、C　5.E　6.A　7.A　8.E

二、名词解释

肿瘤：是指机体细胞在内、外致瘤因素长期协同作用下导致其基因水平的突变和功能调控异常，从而促使细胞持续过度增殖并导致发生转化而形成的新生物。

三、问答题

简述 TNM 分期法。

答：T 指原发肿瘤、N 为淋巴结、M 为远处转移，然后根据肿块大小、浸润深度在字母后标以数字 0 ~ 4，表示肿瘤的发展程度。有远处转移为 M_1，无为 M_0。临床无法判断肿瘤体积时则以 Tx 表示。根据 TNM 的不同组合，临床将之分为Ⅰ期、Ⅱ期、Ⅲ期、Ⅳ期。

第九章　移　植

一、选择题

1．A　2．A　3．B　4．C　5．D

二、名词解释

1．移植：将某一个体的细胞、组织或器官用手术或其他方法，导入到自体或另一个体的某一部位，统称为移植。

2．同质移植：又称同基因移植。供者和受者为同卵双生，两者的抗原结构完全相同，移植后能永久存活而不产生排斥反应。

3．自体移植：供者和受者为同一个体，不会出现排斥反应。

三、问答题

1．移植排斥反应的类型有哪些？

答：超急性排斥反应、急性排斥反应和慢性排斥反应

2．简述供者的免疫学选择。

答：（1）血型：同种异体间的移植必须血型相同，或至少要符合输血原则。

（2）淋巴细胞毒交叉配合试验：指受者的血清与供者淋巴细胞之间的配合，是临床移植前常需进行的。如肾移植，一般淋巴细胞毒交叉配合试验必须＜10% 或呈阴性，才能施行。

（3）人类白细胞抗原（HLA）配型。

第十章　麻　醉

一、选择题

1．E　2．C　3．A　4．B　5．A　6．D　7．C　8．A

二、名词解释

1．吸入麻醉：是全身麻醉的一种，指麻醉药经呼吸道作用于中枢神经系统产生中枢神经抑制作用，使患者意识丧失，痛觉丧失、肌肉松弛、反射活力减弱。

2．局部麻醉药过敏反应：局部麻醉药应用过程中出现气道水肿、支气管痉挛、呼吸困难、低血压以及因毛细血管通透性增高所致的血管性水肿，皮肤则出现荨麻疹，并伴有瘙痒等临床表现，反应严重者可危及患者生命的反应称为过敏反应。常在应用小剂量或远低于常用量时出现，酯类局部麻醉药比酰胺类所致者多见。

3．全脊椎麻醉：行硬膜外阻滞时，如穿刺针或硬膜外导管误入蛛网膜下腔而未能及时发现，超过脊椎麻醉数倍量的局部麻醉药误入蛛网膜下腔，产生异常广泛的阻滞，称为全脊椎麻醉。

4．苏醒延迟：术后超过 30 min 呼唤不能睁眼和握手，对痛觉刺激无明显反应，即为苏醒延迟。

三、问答题

1．简述局部麻醉药中毒的临床表现及防治原则。

答：临床表现分为兴奋型和抑制型。

兴奋型：中枢神经系统和心血管系统兴奋。轻度表现为精神紧张、耳鸣、多语好动、口舌麻木、头晕、定向障碍、心率增快；中度表现为烦躁不安、恐惧、主诉气促、心率加快、血压升高；重度表现为缺氧、呼吸增快、心率加快、血压升高、肌张力增高、面部和四肢肌震颤，可出现抽搐或惊厥，以及呼吸、循环衰竭。

抑制型：中枢神经系统和心血管系统进行性抑制。轻度表现为神志淡漠、嗜睡或神志突然丧失；中度表现为呼吸浅而慢，可有呼吸暂停；重度表现为脉搏徐缓、心率慢于 50 次 / 分、心律失常、血压降低、心搏停止。

防治原则：①立即停止给药。②呼吸，保持呼吸道通畅、面罩给氧、气管内插管和人工呼吸。③药物止痉，地西泮 0.1 ～ 0.2 mg/kg、硫喷妥钠 1 ～ 2 mg/kg、肌松药（如琥珀胆碱）。④循环，对血容量不足、血管活性药物，以及发生呼吸、心搏骤停者，应紧急行心肺复苏。

2．引起苏醒延迟的主要原因有哪些？

答：①麻醉药的影响：术前用麻醉性镇痛药、吸入全身麻醉药、肌松药等。②呼吸抑制：低碳酸血症，高碳酸血症，低钾血症，输液过量，手术中并发气胸、严重代谢性酸中毒等。③术中发生严重并发症：大量失血、严重心律失常、急性心肌梗死、脑出血、脑栓塞等。④术中长时间低血压或低体温。⑤术前有脑血管疾病。

第十一章　疼痛治疗

一、选择题

1．E　2．E　3．A　4．ABCDE　5．ABDE

二、名词解释

1．痛点：是患者疼痛最剧烈的部位，有明显压痛并可能向周围放射。痛点多为肌肉、筋膜或结缔组织内最敏感的部位，局部往往有无菌性炎症存在。

2．患者自控镇痛：是指患者使用医师预设安装的自控镇痛装置，根据自身的疼痛情况自我控制给药，最大限度地减低血药浓度波动，达到个体化镇痛的目的。

三、问答题

1．患者自控镇痛的优、缺点有哪些？

答：优点：①可提供更恒定的血药浓度，达到较好的镇痛效果；②患者自己确定最终所需阿片类药物的剂量，用药剂量个体化，避免药物过量；③采用连续输注联合患者自控注药方式给药，可改善夜间睡眠质量；④用 PCA 法测得的患者动脉血气和呼吸机械力学参数与肌内注射用药无差别；⑤医护人员和患者满意率高；⑥有利于患者术后全身状况的恢复。

缺点：①在具体患者很难确定最适当的输注速度，有可能造成过量用药；②睡眠过程中持续给药有不安全性；若仅为单次用药，则突发剧烈疼痛时单次用药量不足；③高龄、低血容量和一般情况差的患者，剂量过大将增高呼吸抑制的发生率；④儿童和老年患者对 PCA 用药的理解程度及合作会有一定的困难。

2．疼痛的临床治疗方法主要有哪些？

答：(1) 药物治疗：非甾体抗炎药、阿片类药物、曲马多、局部麻醉药、抗惊厥药与抗抑郁药。

(2) 注射治疗：神经阻滞、痛点注射、关节腔注射。

(3) 其他：针灸、理疗、神经电刺激、外科手术、心理疗法。

第十二章　重症监测治疗和复苏

一、选择题

1．D　2．D　3．D　4．D　5．C　6．C　7．B　8．D　9．C

二、名词解释

1．心搏骤停：是心脏有效收缩和射血功能突然停止，导致循环中断。

2．生存链：是指 CPCR 抢救中所采取的一套环环相扣、相互衔接的抢救步骤，包括早期识别与呼叫、早期基础生命支持、早期电除颤、高级生命支持和心搏骤停后综合管理五个环节。

三、问答题

应用何种血流动力学监测指标如何判断血容量及循环功能状态？

答：

BP	CVP	PAWP	临床意义
↓↓	↓↓	↓↓	血容量不足
→	↓	↓	血容量轻度不足
↓	→	→	心排血量↓容量血管收缩
↓↓	↑↑	↑↑	心功能不全，容量相对↑
→	↑	↑	容量血管收缩，肺循环阻力↑

第十三章　围术期处理

一、选择题

1．E　2．D　3．A　4．E　5．C　6．E　7．B　8．D　9．C　10．E　11．D　12．C　13．C　14．D　15．C

二、名词解释

切口感染：是指清洁切口或可能污染的切口并发感染。

三、问答题

1．术后常见的并发症有哪些？

答：术后常见并发症：①发热；②手术后出血；③切口感染或裂开；④肺部感染或肺不张；⑤下肢深静脉血栓形成与肺血栓栓塞症；⑥尿路感染。

2．简述人体不同部位皮肤手术后需要的拆线时间。

答：结合患者的年龄、营养状况、手术部位和切口大小等情况，决定缝线拆除的时间。头面部和颈部血运丰富，切口愈合较快，术后 4 ~ 5 天即可拆线；胸腹部切口需 7 ~ 10 天；下肢、腰背部切口需 10 ~ 14 天；腹部减张缝合的拆线时间不得少于 2 周。较长的腹部切口，可分次拆线，或拆除缝线后继续用腹带包扎 1 ~ 2 天。切口如果发生感染，则拆线的时间应该提前。

第十四章　无菌术

一、选择题

1．B　2．C　3．E　4．D　5．A　6．A　7．C　8．D　9．C　10．D　11．A　12．A　13．D　14．A　15．E

二、名词解释

1．无菌术：针对可能引起感染的微生物源所采取的一系列预防措施。

2．灭菌法：即通过物理或化学方法将所有与手术区域伤口接触的物品预先彻底消灭其附着的一切活的微生物，包括芽孢。

三、问答题

1．常用的灭菌法有哪些？

答：常用灭菌法包括高温灭菌、气体灭菌和电离辐射灭菌三种方法

(1) 高温灭菌法：利用高温使微生物的蛋白质及酶发生凝固或变性而死亡。这是应用最广泛而有效的灭菌方法，主要用于手术器械和物品的灭菌。①高压蒸汽灭菌法：用高温加高压灭菌，不仅可杀灭一般的细菌，对细菌芽孢也有杀灭效果，这是手术用品灭菌最常用、最可靠的方法。主要用于能耐高温的物品，如金属器械、玻璃、搪瓷、敷料、橡胶及一些药物的灭菌。压力升至 104.0 ~ 137.3 kPa，温度达 121 ~ 126℃，维持 20 ~ 30 分钟，可杀灭包括具有顽强抵抗力的细菌芽孢在内的一切微生物。②煮沸灭菌法，用于金属器械、玻璃、橡胶类物

品。③火烧法，用于紧急情况下使用的器械。

（2）气体灭菌法：包括环氧乙烷灭菌法、臭氧和负离子等气体消毒灭菌法。

（3）电离辐射灭菌法：属工业灭菌法，适用于所用的医疗器械、大规模应用的一次性物品。

2．患者手术区准备的目的是什么？如行胃大部分切除术，其消毒范围如何？

答：患者手术区准备的目的是消灭拟做切口处及其周围皮肤的细菌。胃大部切除术消毒的范围是上至两乳头连线，下至耻骨联合，两侧至腋中线。

第十五章　微创外科技术

一、名词解释

1．微创医学：是将社会人文思政与医学微创理念融为一体的现代医学观念。

2．氩氦刀：是一种冷冻治疗仪，可使靶区组织的温度在 10 ～ 20 s 内迅速降到 −140℃以下，然后快速升温至 30 ～ 35℃，从而使病变组织毁损。

二、问答题

1．腹股沟疝修补术涉及哪些相关的知识和技能？

答：①腹股沟区的解剖；②不同年龄患者手术方式的选择；③手术需要保护的结构和注意事项；④熟练掌握外科手术和腹腔镜手术技术。

2．怎样才能成为一名合格的术者或助手？

答：（助手）①术前详细了解病史，完善相关检查，了解患者是否有手术适应证，排除手术禁忌证。②做好护士和麻醉师的沟通，告知麻醉师手术的体位、麻醉的部位、手术预期的时间以及特殊患者的特殊注意事项等。③术中配合主刀医生顺利完成手术操作。④术后护送患者安全返回病房，做好术后医嘱处理。

第十六章　烧伤、冷伤和咬螫伤

一、选择题

1．A　2．B　3．A　4．C　5．C　6．D

二、名词解释

1．热力烧伤：是由高温的液体、气体、火焰、热金属等引起的组织损害，即热力烧伤。烧伤是指由热力、电能、化学物质、激光、放射线等所致的组织损害。

2．深Ⅱ度烧伤：是指伤及真皮深层，尚残留皮肤附件。

3．冷伤：人体遭受低温侵袭所引起的损伤为冷伤。

三、问答题

1．从哪些方面可以迅速、有效地判断烧伤患者的病情？

答：烧伤深度（三度四分法）、烧伤面积（九分法）和烧伤严重性划分。

2．简述犬咬伤患者的处理原则。

①院前处理原则：争取时间就近入院，及时冲洗，减轻污染。②院内处理原则：及时、彻底清创越早越好，一般不予缝合，除有大血管或肌腱撕裂外。③注射接种破伤风抗毒素和狂犬疫苗。

第十七章　颅内压增高及脑疝

一、选择题

1．D　2．B　3．D　4．D　5．B　6．C　7．D　8．B　9．E　10．A　11．E　12．C

二、名词解释

脑脊液循环：是指侧脑室脉络丛产生的脑脊液，经室间孔流至第三脑室，与第三脑室脉络丛产生的脑脊液一起，经中脑水管流入第四脑室，再汇合第四脑室脉络丛产生的脑脊液一起经第四脑室正中孔和两个外侧孔流入蛛网膜下腔，然后脑脊液再沿此隙流向大脑背面的蛛网膜下腔，经蛛网膜粒渗透到硬脑膜窦内，再回流入血液中。

三、问答题

简述枕骨大孔疝的临床特点。

答：枕骨大孔疝的主要临床表现为颅内压增高的表现，即频繁呕吐，颈项强直，强迫头位。其特点是患者生命体征紊乱出现较早，意识障碍出现较晚。因脑干缺氧，患者瞳孔可忽大忽小。由于位于延髓的呼吸中枢受损严重，患者早期可突发呼吸骤停而死亡。

第十八章　颅脑损伤

一、选择题

1．B　2．A　3．B　4．D　5．B　6．D　7．A　8．D　9．A　10．D

二、名词解释

1．脑震荡：是最轻的脑损伤，其特点为伤后即刻发生短暂性的意识障碍和近事遗忘。

2．减速性损伤：是指运动的头部突然撞于静止的物体所引起的损伤。如坠落或跌倒时头部着地即属于此类。

三、问答题

1．简述脑震荡的诊断依据。

答：诊断依据：①伤后立即出短暂性意识障碍，一般不超过半小时，可出现逆行性遗忘。②有头痛、头晕、恶心、乏力等症状，神经系统检查多无阳性体征。③ CT 检查结果阴性，腰椎穿刺测颅内压及脑脊液常规检查结果均正常。

2．列举颅骨凹陷骨折的手术适应证。

答：手术适应证：①凹陷深度超过 1 cm（小儿 0.5 cm）；②骨折片刺入脑内；③骨折片压迫脑重要功能区；④骨折引起瘫痪、失语、癫痫等神经功能障碍；⑤凹陷骨折合并脑损伤或损伤面积大，易引起颅内压增高和脑疝。

3．硬膜外血肿的临床表现及手术适应证有哪些？

答：临床表现：①意识改变：患者一般有中间清醒期。②瞳孔改变：伤后早期瞳孔轻度缩小，对光反射迟钝，进而瞳孔迅速扩大，对光反射消失，最后双侧瞳孔散大、固定。③颅内压增高的表现：出现剧烈头痛、恶心和频繁呕吐。④锥体束征：血肿压迫脑功能区或发生小脑幕切迹疝时，可出现对侧肢体瘫痪、腱反射亢进、病理反射阳性等锥体束征。⑤生命体征变化：随着血肿的增大，颅内压逐渐增高，患者可出现脉搏减慢、呼吸深慢、血压升高。脑疝晚期则血压下降，脉搏及呼吸加快，最后呼吸、心搏停止。

手术适应证：伤后颅内压增高症状和体征明显；CT 扫描示幕上血肿量＞ 30 ml、颞部血肿量＞ 20 ml、幕下血肿量＞ 10 ml，中线结构移位＞ 1 cm。

第十九章　颅脑和脊髓先天性畸形

一、选择题

1．A　2．A　3．C

二、名词解释

1. 先天性脑积水：是指婴儿时期由先天性因素、炎症或产伤引起脑脊液循环通路梗阻、吸收障碍或分泌过多而导致婴儿脑积水。

三、问答题

试述先天性脑积水常用的手术方法。

答：先天性脑积水常用的手术方法：

(1) 脑室 - 心房分流术：多用于交通性脑积水，此法是将分流管的脑室端插入侧脑室内，另一端经耳后至颈部，经颈内静脉送入右心房。

(2) 脑室 - 腹腔分流术：可用于交通性脑积水或非交通性脑积水。此法是将分流管的脑室端经枕角或额角放入侧脑室内，另一端则通过头皮、颈部、胸部以及腹部皮下，放入腹腔。将脑脊液引流到腹腔后，靠腹膜吸收。术后常见的并发症为分流管堵塞、感染等，应注意预防。

(3) 脑室 - 小脑延髓池分流术：适用于非交通性脑积水。此法是将硅胶管一端放入侧脑室的枕角，另一端通过头皮放入小脑延髓池中，以沟通脑脊液循环通路。

(4) 终板造瘘术：适用于非交通性脑积水。此法是在终板上打开一瘘口，使脑脊液由第三脑室直接进入蛛网膜下腔。

第二十章　颅内及椎管内占位性病变

一、选择题

1．D　2．E　3．D　4．D　5．E　6．C

二、名词解释

脊髓半切综合征：是指由于外部压迫和脊髓内部病变等原因引起脊髓病损，导致病损平面以下同侧肢体瘫痪、深感觉障碍，对侧肢体痛温觉缺失，双侧触觉保留的临床综合征。

三、问答题

1．简述颅内肿瘤的临床表现。

答：颅内肿瘤的临床表现主要包括颅内压增高及局灶性症状和体征两大部分。

(1) 颅内压增高的症状和体征：典型表现为头痛、呕吐和视神经盘水肿，但因肿瘤的类型、部位和生长速度不同，颅内压增高在发生时间和程度上亦有不同。除上述表现外，还可出现视力减退、黑矇、复视、头晕、淡漠、意识障碍、大小便失禁、脉搏徐缓及血压增高等征象。症状常呈进行性加重。当脑肿瘤囊性变或瘤内卒中时，可出现急性颅内压增高症状。

(2) 局灶性症状和体征：局灶症状是指脑瘤引起的局部神经功能紊乱。有两种类型：刺激性症状，如癫痫、疼痛、肌肉抽搐等。麻痹性症状，神经组织受到挤压和破坏而导致的功能丧失，如偏瘫、失语、感觉障碍等。不同部位的肿瘤局灶体征也不同。最早出现的局灶性症状具有定位意义。

2．颅内肿瘤的主要检查方法有哪些？

答：颅内肿瘤的主要检查方法：头颅 X 线检查；颅脑 CT 和 MRI 检查；正电子发射计算机断层成像（PET）；组织活检。

第二十一章　颅内和椎管内血管病变

一、选择题

1．C　2．D　3．E　4．B　5．E　6．B

二、名词解释

颅内动脉瘤：是颅内动脉血管由于先天异常或后天损伤等因素导致局部的血管壁损害，在血流动力学负荷和其他因素作用下，逐渐扩张形成的异常膨出，是造成蛛网膜下腔出血的首位病因。

三、问答题

1．动脉瘤的临床表现有哪些？

答：①出血症状：中、小型未破裂动脉瘤可无任何临床症状。动脉瘤一旦破裂出血，多表现为严重的蛛网膜下腔出血，出现剧烈头痛，频繁呕吐，大汗淋漓，体温可升高；颈强直，病理征呈阳性。②局灶性症状：由动脉瘤本身对邻近神经、血管的压迫而致，多与动脉瘤的体积和部位有关。③脑缺血症状：广泛脑血管痉挛可导致脑梗死，患者意识障碍加重，出现偏瘫，甚至死亡。④脑积水。

2．试述出血性脑卒中的病情分级和手术方法。

答：出血性脑卒中根据病情轻重可分为三级：Ⅰ级，轻偏瘫，神志尚清楚或呈浅昏迷；Ⅱ级，肢体完全偏瘫，呈中度昏迷；Ⅲ级，深昏迷，脑疝形成，去大脑强直，呈濒死状态。

手术方法有开颅脑内血肿清除术、神经内镜下血肿清除术、钻孔穿刺血肿抽吸、碎吸引流术等。

第二十二章　颈部疾病

一、选择题

1．D　2．C　3．B　4．C　5．D　6．B　7．A　8．D　9．B　10．C　11．B　12．A　13．D　14．E　15．D　16．E　17．E　18．C　19．B　20．C

二、名词解释

1．甲状腺功能亢进症：由各种原因导致正常甲状腺素分泌的反馈控制功能丧失，引起血液循环中甲状腺素异常增多而出现以全身代谢亢进为主要特征的疾病的总称。

2．突眼性甲状腺肿：是指原发性甲状腺功能亢进症患者在甲状腺肿大的同时，出现功能亢进症状。患者年龄多为 20 ~ 40 岁。腺体肿大为弥漫性，两侧对称，常伴眼球突出，故又称“突眼性甲状腺肿”。

3．甲状腺危象：是甲状腺功能亢进症的严重合并症，与术前准备不足、甲状腺功能亢进症的症状未能很好地控制及手术应激有关。临床主要表现为高热（> 39℃），脉搏细速（> 120 次 / 分），同时合并神经、循环及消化系统严重功能紊乱，如烦躁、谵妄、大汗、呕吐、腹泻等。

三、问答题

1．为什么甲状腺能随吞咽动作而上、下移动？

答：①甲状腺借外层被膜固定于气管和环状软骨上；②甲状腺借左、右两叶上极内侧的悬韧带悬于环状软骨上。

2．简述单纯性甲状腺肿的手术治疗适应证。

答：①气管、食管、喉返神经有压迫症状者。②胸骨后甲状腺肿者。③巨大甲状腺肿影响工作、生活者。④结节性甲状腺肿继发甲状腺功能亢进症者。⑤结节性甲状腺肿怀疑有甲状腺癌者。

3．简述甲状腺手术治疗后最危急的并发症及其原因。

答：最危急的并发症：术后呼吸困难和窒息，多发生在术后 48 小时内。

常见原因：①切口内出血压迫气管，因手术时止血不完善，或血管结扎线滑脱所引起。②喉头水肿，主要是手术创伤所致，也可以因气管插管引起。③气管塌陷是气管壁长期受肿大的甲状腺压迫，发生软化，切除甲状腺体的大部分后软化的气管壁失去支撑的结果。④双侧喉返神经损伤导致声门关闭。

4．甲状腺功能亢进症的手术适应证是什么？术前准备是什么？

答：适应证：

①继发性甲状腺功能亢进症，包括高功能腺瘤；②中度以上原发性甲状腺功能亢进症者；甲状腺有单发冷结节者；③甲状腺肿大有压迫症状者或胸骨后甲状腺肿伴甲状腺功能亢进症者；④抗甲状腺药物或 ^{131}I 治疗无效或复发者；⑤妊娠早期或中期患者。

术前准备应达到：①情绪稳定，睡眠良好，体重增加；②心率 < 90 次 / 分；③ BMI < +20%。

5．简述甲状腺癌的病理分型及特点。

答：（1）乳头状癌：最常见，恶性程度较低，较早便出现颈淋巴结转移，但预后较好。

（2）滤泡状腺癌：约占 20%，肿瘤属中度恶性，且有侵犯血管的倾向，而致血行转移，颈淋巴结侵犯少，预后较差。

（3）未分化癌：约占 15%，进展迅速。肿瘤呈高度恶性，早期便有颈淋巴结转移，预后很差。

（4）髓样癌：较少，来源于滤泡旁降钙素分泌细胞，细胞呈未分化状，瘤内有淀粉样物沉积，兼有颈淋巴结侵犯和血行转移，预后较未分化癌略好。

第二十三章　乳腺疾病

一、选择题

1．C　2．B　3．A　4．C　5．C　6．E　7．A　8．C　9．E　10．D　11．B　12．E
13．D　14．A　15．C　16．C　17．C　18．D　19．B　20．E

二、名词解释

1．Cooper 韧带：乳腺的腺叶、小叶和腺泡间有结缔组织间隔，腺叶间还有与皮肤垂直的纤维束，上连浅筋膜浅层，下连浅筋膜深层，称乳房悬韧带，又称 Cooper 韧带。

2．“酒窝征”：乳腺癌累及 cooper 韧带，可使其缩短而致肿瘤表面皮肤凹陷，即“酒窝征”。

3．“橘皮样”改变：乳腺癌肿块继续增大，如皮下淋巴管被癌细胞堵塞，引起淋巴回流障碍，可出现真皮水肿，皮肤呈“橘皮样”改变。

三、问答题

1．急性乳腺炎的病因有哪些？

答：（1）乳汁淤积，其原因有：①乳头发育不良；②乳汁过多或婴儿吸乳少；③乳管不通畅。

（2）细菌入侵，金黄色葡萄球菌为主要致病菌。

2．预防急性乳腺炎的关键是什么？

答：①避免乳汁淤积；②防止乳头损伤；③保持乳头清洁。

3．简述乳房脓肿形成后切开引流的注意事项。

答：①选取轮辐方向放射状、边缘或乳晕处做弧形切口，以免损伤乳管；②波动不明显者，应先在压痛最明显处做穿刺定位；③切开后应用手指将各脓腔隔膜相互打通；④在脓腔最低处另加切口做对口引流。

4．简述进展期乳腺癌患者可能出现的临床表现。

答：①乳房外形改变，皮肤凹陷（“酒窝征”）（如果出现，则提示癌肿或脂肪坏死累及 Cooper 韧带）。②乳头内陷或偏向癌肿方向。③进一步加重则会出现局部“橘皮样”改变（乳房皮下淋巴管被癌细胞堵塞），癌肿凸出。④腋窝淋巴结肿大，质硬、可活动，甚至数目增多、粘连成团，与皮肤或深部组织粘连。

第二十四章　胸部疾病

一、选择题

1．D　2．E　3．D　4．B　5．E　6．E　7．E　8．B　9．C　10．D　11．C　12．B　13．C　14．C

二、名词解释

1．损伤性气胸：损伤后出现胸膜腔积气，称为损伤性气胸。

2．反常呼吸运动：即吸气时软化胸壁内陷；呼气时软化胸壁向外突出。

三、问答题

1．急性脓胸的表现有哪些？

答：急性脓胸的表现：患者常有高热、脉搏快、呼吸急促、食欲缺乏、胸痛、全身乏力、白细胞增高等征象。积脓较多者还有胸闷、咳嗽、咳痰症状。体格检查患侧触觉语颤减弱，叩诊呈浊音，听诊呼吸音减弱或消失。严重者可伴有发热和休克。

2．简述肺结核外科治疗时行肺切除术的手术禁忌证。

答：手术禁忌证：

（1）肺结核正在扩展或处于活动期，全身症状重，红细胞沉降率等基本指标不正常，或肺内其他部位出现新的浸润性病灶者。

（2）肺外其他脏器结核病未得到有效控制者。

（3）严重的心、肝、肾疾病未得到控制，代偿能力差者；肺功能测定提示患侧肺切除后将严重影响呼吸功能者；糖尿病未得到良好控制者。

第二十五章　心脏及大血管疾病

一、选择题

1．D　2．E　3．B　4．D　5．B　6．A　7．C　8．A　9．C　10．A

二、名词解释

室间隔缺损：是胎儿期室间隔发育不全造成的心室间异常交通，可导致心室血液左向右分流。

三、问答题

简述风湿性心脏病二尖瓣狭窄引起全心衰竭的病理生理过程。

答：二尖瓣瓣口面积缩小时血流障碍严重，左心房排血受阻，左心房压力增高，导致左心房逐渐扩大，肺静脉和肺毛细血管扩张、淤血，影响肺泡换气功能，并可产生急性肺水肿。同时，左心室舒张末期容量即左心室前负荷减低，使心排血量下降。左心房因持续扩张而发生心房颤动，肺静脉和肺毛细血管压力升高，肺小动脉痉挛，血管壁增厚、管腔狭窄，引起肺动脉高压，使右心室排血负担加重，逐渐肥厚、扩大，最终发生右心衰竭。

第二十六章　腹外疝

一、选择题

1．C　2．E　3．E　4．B　5．B　6．C

二、名词解释

1．腹外疝：是由腹腔内的脏器或组织连同腹膜壁层，经薄弱点（先天性或后天性缺损）或孔隙，向体表突出所形成肿块者。

2．嵌顿疝：腹内压骤然增高时，疝内容物强行扩张疝囊颈而进入疝囊，随后因疝囊颈收缩，将疝内容物卡住而不能还纳。

3．绞窄疝：嵌顿时间过久，导致疝内容物（肠管、大网膜）血运障碍，称为绞窄性疝。

三、问答题

1．简述腹股沟直疝与斜疝的鉴别要点。

答：腹股沟直疝与斜疝的鉴别要点：

	斜疝	直疝
发病年龄	多见于儿童及青壮年	多见于年老体弱者
突出途径	经腹股沟管突出，可进入阴囊	由直疝三角突出，不进入阴囊
疝块外形	梨形，上部呈蒂柄状	半球形，基底较宽
回纳疝块后压住内环	疝块不再突出	疝块仍可突出
精索与疝囊的关系	精索在疝囊后方	精索在疝囊前外方
疝囊颈与腹壁下动脉的关系	疝囊颈在腹壁下动脉外侧	疝囊颈在腹壁下动脉内侧
外环指检	外环扩大，咳嗽时有冲击感	外环大小正常，无冲击感
嵌顿机会	较多	较少

2．简述嵌顿疝和绞窄疝的处理原则。

答：嵌顿疝和绞窄疝的处理原则是：嵌顿疝原则上需紧急手术，对绞窄疝的内容物已坏死者必须手术。对于嵌顿时间短（3 ~ 4 小时内）局部压痛不明显，无腹部压痛和腹膜刺激征，年老体弱或伴其他较严重疾病（不宜手术的）而肠袢尚未绞窄坏死者，可尝试手法复位。复位后，必须严密观察腹部体征，一旦出现腹膜炎或肠梗阻的表现，即应尽早手术探查。

第二十七章　急性腹膜炎

一、选择题

1．A　2．B　3．A　4．D　5．B　6．B

二、名词解释

1．急性弥漫性腹膜炎：累及整个腹膜的急性炎症称为急性弥漫性腹膜炎。

2．膈下脓肿：脓液积聚在膈肌以下、横结肠及其系膜以上区域的间隙内，称为膈下脓肿。

三、问答题

1．简述引起继发性腹膜炎的常见疾病。

答：引起继发性腹膜炎的常见疾病有：

（1）空腔脏器穿孔、破裂是最常见的原因，如胃十二指肠溃疡穿孔、急性腹腔内器官穿孔、急性阑尾炎穿孔、宫外孕破裂。

（2）重症胆管炎、重症胰腺炎、绞窄性肠梗阻、女性生殖器官炎症等腹腔脏器炎症。

（3）开放性腹部损伤、肝破裂、脾破裂、肠破裂等。

（4）腹腔手术污染、术后出血、吻合口漏。

（5）腹内脏器缺血或坏死：肠系膜动脉栓塞引起肠管缺血、坏死。

2．简述盆腔脓肿的诊断要点。

答：盆腔脓肿诊断要点有：

（1）发生于腹膜炎或腹部手术或阑尾穿孔后。

（2）患者可出现里急后重，下坠感，膀胱刺激征（尿急、尿频、尿痛）。

（3）直肠指检（首选）可触及肿物膨起，伴触痛，有波动感。

第二十八章　腹部损伤

一、选择题

1. B　2. D　3. E　4. B　5. A　6. B　7. E　8. B

二、名词解释

脾切除术后凶险感染：临床上脾切除术后的患者，主要是婴幼儿，对感染的抵抗力减弱，可发生以肺炎球菌为主要致病菌的脾切除术后凶险感染。

三、问答题

1．简述脾损伤的分型。

答：脾损伤可分为中央型破裂（破裂在脾实质深部）、被膜下破裂（破裂在脾实质周边部）和真性破裂（破裂累及脾被膜）。

2．腹部损伤患者有哪些临床表现时，应考虑有腹腔内脏器损伤？

答：根据病史和体格检查结果，有下列情况之一者，应考虑腹腔内脏器损伤：①腹部剧痛呈持续性，伴恶心、呕吐。②早期出现休克，尤其是出血性休克。③有明显腹膜刺激征。④有气腹者。⑤腹部出现移动性浊音。⑥有便血、呕血、尿血者。⑦直肠指检指套染血，前壁有压痛或波动感者。

3．对暂时不能明确有无腹腔内脏器损伤的患者，观察的内容有哪些？

答：对于暂时不能明确有无腹腔内脏器损伤而生命体征尚平稳的患者，密切观察也是诊断的一个重要措施。观察期间要反复检查伤情，并根据伤情变化不断地进行综合分析，尽早做出诊断，而不至于延误治疗。观察的内容包括：①每 30 ~ 60 分钟测定一次血压、脉率和呼吸；②每 30 分钟检查一次腹部体征，注意腹膜刺激征及其程度和范围的改变；③每 30 ~ 60 分钟测定一次红细胞数、血红蛋白和血细胞比容，了解参数是否有所下降，以及白细胞数是否上升；④必要时可重复进行诊断性腹腔穿刺术或灌洗术、超声等检查。

第二十九章　胃十二指肠疾病

一、选择题

1. D　2. B　3. C　4. D　5. D　6. B　7. B　8. A　9. C　10. E　11. D　12. B
13. B　14. D　15. E　16. D

二、名词解释

1．倾倒综合征：胃大部切除术后，由于失去了幽门的调节功能，导致胃内容物排空过快，产生一系列临床症状，称为倾倒综合征，多见于毕Ⅱ式吻合术后。

2．残胃癌：是指胃十二指肠溃疡患者行胃大部切除术后 10 年以上，残余胃发生的原发癌。

三、问答题

1．胃大部切除术后并发症有哪些？

答：胃大部切除术后并发症：

（1）术后早期并发症：术后出血，胃排空障碍，术后胃肠壁缺血、坏死，吻合口破裂或瘘，十二指肠残端破裂，术后肠梗阻。

（2）术后远期并发症：倾倒综合征、碱性反流性胃炎、溃疡复发、营养性并发症、残胃癌。

2．胃十二指肠溃疡引起幽门梗阻的原因有哪些？

答：胃十二指肠溃疡引起幽门梗阻的原因有：痉挛性、炎症水肿性、瘢痕性。

3．胃十二指肠溃疡大出血患者出现哪些情况时应考虑紧急手术？

答：大多数胃十二指肠溃疡大出血，经内科治疗可以治愈。出现下列情况，应考虑紧急手术治疗：出血后短时间内发生休克，说明出血来自大血管，难以自止；在 6 ~ 8 h 内输血 600 ~ 800 ml，血压、脉搏及全身情况不见好转或 24 h 需输 1000 ml 以上才能维持血压，说明出血仍在继续；近期曾有过类似大出血史；内科治疗期间发生大出血，表明溃疡侵蚀性大，非手术治疗难以止血；60 岁以上患者多有动脉硬化，出血常不易自行停止；同时伴有瘢痕性幽门梗阻或并发急性穿孔；经胃镜证实溃疡位于十二指肠球部后壁或胃小弯，并有较多瘢痕；疑有胃溃疡恶变。

第三十章　肠疾病

一、选择题

1．A　2．D　3．D　4．C　5．C　6．B　7．C　8．B　9．D　10．E　11．A　12．B　13．D　14．B　15．D　16．C　17．E　18．D　19．E　20．A　21．C　22．D　23．A　24．E　25．D

二、名词解释

1．肠梗阻：肠内容物不能顺利通过肠道称为肠梗阻，是外科常见急腹症之一。

2．肠扭转：是指肠袢沿其系膜长轴旋转而出现的急性闭袢性肠梗阻。

三、问答题

1．简述肠梗阻的诊断思路。

答：在肠梗阻的诊断过程中，要辨明以下问题：是否存在肠梗阻；是急性肠梗阻还是慢性肠梗阻；是机械性肠梗阻还是动力性肠梗阻；是单纯性肠梗阻还是绞窄性肠梗阻；是低位肠梗阻还是高位肠梗阻；是完全性肠梗阻还是不完全性肠梗阻；引起肠梗阻的原因。

2．简述绞窄性肠梗阻的临床特点。

答：(1) 发病急骤，腹痛呈持续性发作，伴阵发性加剧。

(2) 病情进展快，早期即出现休克，抗休克治疗无显著改善。

(3) 有明显腹膜刺激征，体温上升、脉率加快、白细胞计数增高。

(4) 腹胀不对称，腹部有局部隆起或触痛的肿块（孤立、胀大的肠袢）。

(5) 呕吐出现早且频繁。呕吐物、胃肠减压物、肛门排出物为血性液体，腹腔穿刺液为血性。

(6) X 线检查腹部显示有孤立、固定的肠袢，且不因体位与时间而改变。

(7) 经积极的非保守治疗，症状、体征无明显改变。

第三十一章　阑尾炎

一、选择题

1．D　2．D　3．C　4．E　5．A　6．D　7．A　8．D　9．B　10．B

二、问答题

1．简述急性阑尾炎的临床表现。

答：转移性右下腹痛：早期可出现恶心、呕吐或厌食，可出现排便次数增多，里急后重或尿痛等症状。全身反应：急性单纯性阑尾炎患者体温多数正常或为低热。化脓性阑尾炎患者体温一般亦不超过 38 ℃。坏疽性阑尾炎患者或合并穿孔者，则可出现口渴、脉搏加快、高热、寒战等全身中毒症状，体温可达 39 ~ 40 ℃。右下腹压痛固定。

2．简述可用于急性阑尾炎辅助诊断的其他体征。

答：结肠充气试验：阳性提示存在阑尾炎。

腰大肌试验：阳性提示阑尾位置深，靠近腰大肌。

闭孔肌试验：阳性提示阑尾位置低，靠近闭孔内肌。

直肠指检：向前触痛提示阑尾指向盆腔或存在盆腔炎。

第三十二章　直肠肛管疾病

一、选择题

1. A　2. E　3. A　4. B　5. B　6. D　7. C

二、名词解释

1. 肛裂：是指齿状线以下肛管皮肤层裂伤后形成的小溃疡。其方向与肛管纵轴平行，呈梭形或椭圆形，常引起肛周剧烈疼痛。

2. 肛瘘：是指肛管直肠周围的肉芽肿性管道。

3. 痔：直肠下端黏膜下或肛管皮下静脉丛淤血、扩张、屈曲所形成的静脉团块称为痔。

三、问答题

1. 齿状线在肛肠外科中的意义有哪些？

答：三分界：内外痔的分界、直肠与肛管的分界、皮肤与黏膜的分界；四不同：齿状线上、下的组织结构、神经、血管分布、淋巴液的回流等截然不同，在临床上有重要意义。

2. 直肠指检的注意事项有哪些？

答：①先检查肛管括约肌的松紧度，正常时肛管直肠仅能伸入一指。②检查肛管直肠前、后壁及其周围有无触觉、搏动、肿块及狭窄，并应注意肿块的大小、硬度、活动度及狭窄的程度。③在直肠前壁，男性可触及前列腺，女性可摸到子宫颈，不应误认为是病理肿块。④检查完毕手指抽出后，要看指套上是否染有血迹或黏液，必要时应做涂片检查或乙状结肠镜检查。

第三十三章　肝疾病

一、选择题

1. E　2. C　3. D

二、名词解释

1. 细菌性肝脓肿：由于患者抵抗力低下、细菌循各种途径侵入肝，使肝可发生化脓性感染，形成脓肿，称为细菌性肝脓肿。

2. 甲胎蛋白（AFP）：是诊断肝细胞癌最常用和最有价值的指标。当 AFP ≥ 400 μg/L，并能排除妊娠、活动性肝病、生殖系胎胚源性肿瘤等，应首先考虑为肝癌。

三、问答题

1. 简述原发性肝癌的临床表现、诊断和治疗方法。

答：(1) 临床表现：

症状：①肝区疼痛；②全身和消化道症状；③肝大。

体征：部分患者右上腹可扪及肿块或肝大，肿块呈半球形，表面光滑，无压痛，随呼吸上下移动。

(2) 诊断：①临床表现；②肝癌血清标志物甲胎蛋白（AFP）测定；③影像学检查：B 超是无损伤的筛选性检查，为首选；CT、MRI 检查，选择性肝动脉造影等。

(3) 治疗：手术治疗、肿瘤消融、介入治疗、免疫治疗、基因治疗、放疗、化疗，以及中医中药治疗等。

2. 如何鉴别细菌性肝脓肿和阿米巴肝脓肿？

答：

项目	细菌性肝脓肿	阿米巴肝脓肿
病史	继发于胆道感染或其他化脓性疾病后	继发于阿米巴痢疾后
临床症状	起病急，全身中毒症状明显，有寒战、高热	疾病较缓，病程长，可有高热或不规则发热
血液检验	白细胞计数及中性粒细胞可明显升高，血培养阳性	白细胞计数可升高，血清学阿米巴抗体检测阳性
粪便检查	无特殊表现	部分患者可找到阿米巴滋养体或者包囊

第三十四章　门静脉高压症

一、选择题

1. E　2. B

二、名词解释

1. 门静脉高压症：门静脉高压症是门静脉回流受阻导致门静脉系统内压力持续增高而引起的一组以脾大、脾功能亢进、食管胃底静脉曲张和呕血、腹水等为主的疾病。门静脉高压症时压力通常增至 30 ~ 50 cmH_2O。

2. 脾功能亢进：门静脉血流受阻后，外周血细胞减少，最常见的是白细胞减少和血小板减少，称为脾功能亢进。

三、问答题

1. 简述门静脉高压症的临床表现、诊断和治疗原则。

答：(1) 症状：①脾大，脾功能亢进；②呕血或黑便；③腹水或非特异性全身症状。

体征：黄疸、腹水和前腹壁静脉曲张、肝掌、蜘蛛痣、男性乳房发育、睾丸萎缩等。

(2) 诊断：①肝炎和血吸虫病等病史；②脾大、脾功能亢进、呕血或黑便、腹水等临床表现；③辅助检查：实验室检查结合影像学检查。

(3) 治疗原则：外科治疗的目的在于预防和控制食管胃底静脉曲张破裂出血；择期手术常用的有分流术与断流术两种。

2. 试述分流术与断流术的优、缺点。

答：(1) 分流术：降低门静脉压，减少肝的灌注量；影响肝的营养；肠道内的氨被吸收后部分或全部不再通过肝解毒直接进入全身循环，影响大脑的能量代谢；引起肝性脑病，甚至昏迷。

(2) 断流术：离断贲门外周血管，使门静脉压增高；保证入肝门静脉血流的增加；有利于肝细胞功能的改善；既可控制破裂出血，又能保证肝的血供，比较合理；操作损伤较小；患者负担较小；手术较简便。

第三十五章　胆道疾病

一、选择题

1. C　2. B　3. C　4. E　5. D　6. D　7. D　8. E　9. D　10. B　11. D　12. B
13. C　14. B　15. D

二、名词解释

Charcot 三联征：急性梗阻性化脓性胆管炎的典型症状为寒战与高热、疼痛及黄疸，临床称之为 Charcot 三联征。

三、问答题

1. 简述胆道系统疾病的常见症状和体征。

答：(1) 腹痛：慢性胆道疾病疼痛常为隐痛或胀痛，急性胆道梗阻或炎症可表现为胆绞痛。疼痛部位多为右上腹。

（2）寒战、高热：胆管梗阻并继发感染后可引起全身中毒症状，多发生于剧烈腹痛后，体温可高达 39 ～ 40℃，呈弛张热型。

（3）黄疸：由于胆管梗阻后，胆汁中的胆红素逆流入血，血液中游离胆红素升高所致。

（4）消化道症状：胆汁为脂肪食物消化的关键消化液，故胆道系统疾病患者大多伴消化道系统症状，如恶心、呕吐、厌油腻、腹胀、嗳气等。

（5）Murphy 征：胆道系统炎症波及胆囊周围和腹膜时可表现局部腹膜刺激征，右上腹或剑突下压痛、腹肌紧张，可有反跳痛，以胆囊区较明显。

2．简述急性梗阻性化脓性胆管炎的手术治疗原则及措施。

答：治疗原则是紧急手术解除胆道梗阻并减压引流。

（1）全身治疗：对急性梗阻性化脓性胆管炎患者，在手术前、手术期间要严密观察病情变化。全身治疗包括禁食、胃肠减压、静脉补液、供给营养、补充电解质和纠正酸中毒、针对胆道感染选用抗生素，并选用肾上腺皮质激素等血管扩张药。

（2）手术治疗的主要目的是解除胆道梗阻，充分引流出淤积在胆管内的脓性胆汁，控制感染和抢救休克。引流必须通畅，能达到减压的目的。对胆总管结石者，要取出结石，放置“T”形引流管。对肝胆管狭窄者要将引流管放到狭窄的近端，或进行经皮经肝胆管引流术（PTCD）先引流减压胆管，使患者转危为安，再择期手术。

第三十六章　上消化道大出血

一、选择题

1．C　2．C　3．D　4．D　5．D　6．B　7．E　8．A　9．A　10．E　11．E　12．A

二、名词解释

上消化道大出血：短时间内发生的一次或多次出血，一次失血量超过全身血容量的 20%（1200 ml 以上）时，即可出现休克症状和体征，称为上消化道大出血。

三、问答题

1．简述上消化道大出血的主要病因。

答：（1）胃十二指肠溃疡：占上消化道出血的 40% ～ 50%，

（2）门静脉高压症：占上消化道出血的 20% ～ 25%。

（3）应激性溃疡或急性糜烂性胃炎：约占上消化道出血的 20%。

（4）肿瘤：多为进展期胃癌或晚期胃癌，由于癌组织缺血性坏死，表面发生坏死或溃疡，侵蚀血管而导致大出血。

（5）肝病、胆道疾病：多为化脓性胆管炎的并发症。

2．简述失血性周围循环衰竭的表现。

答：在临床上，如果患者出血量占循环血量的 10%以下时，患者一般没有明显的临床表现。当出血量占循环血量的 10%～ 20%时，患者可出现头晕、无力等症状，多数没有血压、脉搏等变化。当出血量达到循环血量的 20%以上时，患者可有出冷汗、四肢厥冷、心悸、脉搏增快等急性失血症状。如果出血量在循环血容量的 30%以上，患者则会出现神志不清、面色苍白、心率加快、脉搏细弱、血压下降、呼吸急促等急性周围循环衰竭的表现。

第三十七章　胰腺疾病

一、选择题

1．B　2．C　3．B

二、名词解释

1．Grey-Turner 征：少数重症胰腺炎患者出血可渗至皮下，两侧胁腹部皮肤出现片状灰紫色斑。

2．Cullen 征：少数重症胰腺炎患者出血可渗至皮下，脐周皮肤可见青紫色斑。

三、问答题

1．简述急性胰腺炎的临床特点。

答：临床特点：

症状：①腹痛；②腹胀；③恶心、呕吐；④其他，如发热、黄疸等。

体征：水肿性胰腺炎患者上腹正中、偏左有压痛，无腹膜炎体征；重症胰腺炎患者有不同程度的休克症状，上腹部甚至全腹有腹膜炎体征。腹水征多呈阳性。少数重症胰腺炎患者有 Cullen 征、Grey-Turner 征。腹部可触及由渗出液包裹或胰腺周围感染形成的肿块。

2．简述急性胰腺炎的非手术治疗方法。

答：禁食和胃肠减压；补液，防治休克；镇痛解痉；抑制胰腺分泌；改善胰腺微循环；营养支持；防治感染；中药治疗。

3．简述胰头癌的临床特点。

答：临床特点：

（1）症状：上腹疼痛、不适；黄疸；消化道症状；消瘦、乏力；其他，如寒战、高热、腹部肿块等。

（2）体征：消瘦、巩膜及皮肤黄染、Courvoisier 征、上腹部肿物、腹水、左锁骨上淋巴结肿大等。

第三十八章　脾疾病

一、选择题

1．C　2．C

二、问答题

简述脾切除的适应证。

脾切除的主要适应证为外伤性脾破裂、脾大及门静脉高压症脾功能亢进，其次为脾原发性疾病和占位性病变，以及造血系统疾病等。

第三十九章　外周血管疾病

一、选择题

1．B　2．D　3．C

二、名词解释

血栓闭塞性脉管炎：是周围中、小动静脉的慢性进行性血管闭塞性病变，多发生于四肢足部、手部血管，以下肢血管为主。

三、问答题

简述下肢闭塞性动脉硬化的分期。

答：（1）Ⅰ期：即轻微症状期，为发病早期，多数患者无症状或仅有轻微症状，如怕冷、行走易疲劳。体检下肢动脉搏动正常或行走后搏动减弱。

（2）Ⅱ期：即间歇性跛行期，是闭塞性动脉硬化性的特征性表现期。临床上常以跛行距离以 200 米作为间歇性跛行的分界，将Ⅱ期划分为Ⅱa 期（绝对跛行距离＞ 200 米）和Ⅱb 期（绝对跛行距离≤ 200 米）。

（3）Ⅲ期：即静止痛期，当病变动脉不能满足下肢静息状态下血供时即出现静止痛。

(4) Ⅳ期：即溃疡和坏死期，当患肢皮肤血流灌注不能满足最基本的代谢需要时，轻微损伤也无法得到修复，从而出现肢端坏疽。坏疽不断增大可导致肢体坏疽。若合并感染，将加速组织坏死。

第四十章 泌尿、男性生殖系统疾病的临床表现和检查

一、选择题

1. D 2. E 3. A 4. E 5. D 6. C 7. A 8. B 9. C 10. A 11. B 12. B

二、名词解释

1. 尿频：是指 24 h 内排尿次数增多，白天超过 5 次，夜间超过 1 次。

2. 血尿：是指尿液中含有较多的红细胞。

3. 尿潴留：尿液滞留于膀胱内而不能排出，称为尿潴留。

三、问答题

1. 简述血尿的原因。

答：泌尿系统的许多疾病，如结石、感染、损伤、结核、肿瘤和急、慢性肾小球肾炎等，都可引起血尿。血尿可以来自肾、输尿管、膀胱和尿道，亦可来自前列腺和精囊腺。全身性疾病（如高血压）、凝血机制障碍（血友病等）以及服用阿司匹林等也可引起血尿。

2. 尿失禁的分类有哪些？

答：尿失禁有四种类型：真性尿失禁、充溢性尿失禁、压力性尿失禁和急迫性尿失禁。

第四十一章 泌尿系统损伤

一、选择题

1. C 2. E 3. A 4. B 5. C 6. B 7. A 8. A 9. D 10. B 11. B 12. C 13. C

二、问答题

1. 肾损伤的手术适应证是什么？

答：手术适应证 ①开放性肾损伤；②合并腹腔脏器损伤；③难以控制的出血；④严重肾损伤，如肾粉碎伤、肾盂破裂、肾蒂伤。

在保守治疗期间出现以下情况也应行手术探查：①经积极抗休克治疗后症状未改善，疑有内出血；②血尿逐渐加重，血红蛋白和血细胞比容继续降低；③腰、腹部肿块增大。

2. 前、后尿道损伤的致伤原因和尿外渗范围有何不同？

答：前尿道损伤多为会阴部骑跨硬物致尿道球部损伤，后尿道损伤多为骨盆骨折所致。尿道球部损伤时，尿外渗进入会阴浅筋膜可与尿生殖膈形成会阴浅袋，并可向下腹部蔓延，表现为阴茎、阴囊、会阴及下腹部肿胀。骨盆骨折尿生殖膈断裂时也可出现会阴、阴囊部血肿及尿外渗。尿道膜部损伤时，尿外渗可积聚于尿生殖膈上、下筋膜之间。尿道膜部损伤同时合并尿生殖膈下筋膜破裂时，尿外渗至会阴浅袋，表现与尿道球部损伤相同。合并尿生殖膈上筋膜破裂时，尿外渗至膀胱周围，向上沿腹膜外及腹膜后间隙蔓延，可表现为腹膜刺激症状，合并感染时可出现全身中毒症状。如尿生殖膈上、下筋膜完全破裂，尿外渗可以向深、浅两个方向蔓延。

第四十二章 泌尿、男性生殖系统非特异性感染

一、选择题

1. C 2. C 3. B

二、名词解释

1．尿路感染：泌尿、男性生殖系统非特异性感染是病原微生物侵入泌尿、男性生殖系统生长繁殖引起的炎症。其中泌尿系感染即尿路感染。

2．肾积脓：肾实质感染所致广泛的化脓性病变，或尿路梗阻后肾盂、肾盏积水，感染而形成一个积聚脓液的囊腔，称为肾积脓。

三、问答题

1．急性肾盂肾炎的临床表现和治疗原则有哪些？

答：(1) 临床表现：发热、腰痛、膀胱刺激症状。

(2) 治疗：

1) 全身治疗：卧床休息，输液、多饮水，进食易消化、富含热量和维生素的食物。

2) 抗菌药物治疗：选择有效抗生素，维持足够的治疗时间，通常为 7 ～ 14 天。静脉用药者可在体温正常、临床症状改善、尿细菌培养转阴后改为口服用药维持。

3) 对症治疗：可应用碱性药物（如碳酸氢钠、碳酸钾和枸橼酸钾等）以降低酸性尿液对膀胱的刺激。钙拮抗剂维拉帕米（异搏定）或盐酸黄酮哌酯可解除膀胱痉挛和缓解刺激症状。

2．简述前列腺炎的分型。

答：前列腺炎分为四型：Ⅰ型，急性细菌性前列腺炎（acute bacterial prostatitis，ABP）；Ⅱ型，慢性细菌性前列腺炎（chronic bacterial prostatitis，CBP）；Ⅲ型，慢性前列腺炎 / 慢性骨盆疼痛综合征（chronic prostatitis/chronic pelvic pain syndromes，CP/CPPS），该型又可再分为ⅢA（炎症性 CPPS）和ⅢB（非炎症性 CPPS）两种亚型；Ⅳ型，无症状性前列腺炎（asymptomatic inflammatory prostatitis，AIP）

第四十三章　泌尿、男性生殖系统结核

一、选择题

1．D　2．C　3．D　4．E

二、名词解释

1．挛缩膀胱：结核结节可互相融合形成溃疡、肉芽肿，有时深达肌层。病变愈合可使膀胱壁广泛纤维化和瘢痕收缩，使膀胱壁失去伸张能力，膀胱容量显著减小（不足 50 ml），称为挛缩膀胱。

2．肾自截：中晚期肾结核，肾盏颈狭窄或肾盏消失及空洞形成；破坏严重时行静脉造影肾盂完全不显影，临床上称为“肾自截”。

三、问答题

肾结核的临床表现有哪些？

答：(1) 尿频、尿急、尿痛：是肾结核的典型症状之一。尿频往往最早出现，最初是因含有结核分枝杆菌的脓尿刺激膀胱黏膜引起的，之后当结核病变侵及膀胱壁时，发生结核性膀胱炎及溃疡，可使尿频加剧，并伴有尿急、尿痛。晚期膀胱发生挛缩，容量显著缩小，可使尿频更加严重，每日排尿可达数十次，甚至出现尿失禁现象。

(2) 血尿和脓尿：多数在尿频、尿急、尿痛等膀胱刺激症状发生以后出现，常为终末血尿。肾结核患者均有不同程度的脓尿，严重者尿液如洗米水样，内含有干酪样碎屑或絮状物，显微镜下可见大量脓细胞。

(3) 腰痛及腰部肿块：患者可感觉腰部酸痛，少数患者肾结核破坏严重或输尿管被血块、干酪样物堵塞时可出现腰部钝痛或绞痛。较大肾积脓或合并对侧巨大肾积水时，腰部可触及肿块。

(4) 全身症状：泌尿系统结核患者全身情况大多不明显。晚期肾结核或合并泌尿系统以外

其他器官活动性结核时，患者可有发热、盗汗、贫血、虚弱、消瘦、食欲缺乏和红细胞沉降率加快等结核中毒症状。双肾结核晚期或一侧肾结核合并对侧肾积水时，可以出现肾功能不全症状，如恶心、水肿、贫血、呕吐、少尿甚至无尿等。

第四十四章　尿石症

一、选择题

1．E　2．C　3．A　4．C　5．B

二、问答题

1．如何诊断肾、输尿管结石？

答：（1）病史和体检：出现与活动有关的疼痛和血尿时，应首先考虑为肾、输尿管结石，尤其是出现典型的肾绞痛时。体检患侧肾区有叩痛，输尿管结石则沿输尿管走行区可有压痛。

（2）实验室检查：结石患者的实验室检查应包括血液分析、尿液分析和结石分析。分析血液、尿液中的钙、磷、尿酸、草酸等有利于寻找结石的病因。尿常规检查常能见到肉眼或镜下血尿。伴感染时有脓尿。有时可发现晶体尿。感染性尿路结石患者尿细菌培养呈阳性。通过结石分析可确定结石的成分，以利于结石的预防。

（3）影像学检查

1）B 超：B 超使用方便、费用低、无辐射的优点，目前是最常用的检查方法。

2）肾、输尿管和膀胱平片（KUB）：KUB 可以发现 90% 以上 X 线表现为阳性的结石，能够大致确定结石的位置、形态、大小和数量，并初步提示结石的化学性质。

3）静脉尿路造影（IVU）：静脉尿路造影应该在 KUB 的基础上进行，其价值在于了解尿路的解剖，确定结石在尿路的位置，发现 KUB 不能显示的 X 线为阴性的结石，鉴别 KUB 可疑的钙化灶。此外，还可以了解分侧肾的功能，确定肾积水程度。

4）CT 扫描：目前被认为是诊断肾结石疾病的首选检查手段。CT 能够测量结石与体表的距离等参数，从而预测 ESWL 的成功率。对于计划实施手术的患者，进行平扫 CT 可以了解结石的位置、形态、大小、数量以及肾与邻近器官的解剖关系，可以为制订治疗方案、选择手术方式、预测手术效果提供必要的信息。

2．简述双侧上尿路结石的治疗原则。

答：（1）双侧输尿管结石时，一般先处理梗阻严重侧。条件允许时，可同时行双侧输尿管取石术。

（2）一侧肾结石，另一侧输尿管结石时，先处理输尿管结石。

（3）双侧肾结石时，一般应在尽可能保留肾的前提下，先处理容易取出且安全的一侧。若肾功能极差，梗阻严重，患者全身情况不良，宜先行经皮肾造瘘术。待患者情况改善后再处理结石。

（4）孤立肾上尿路结石或双侧上尿路结石引起急性梗阻性无尿时，一旦诊断明确，只要患者全身情况允许，就应及时施行手术。若病情严重不能耐受手术，亦应试行输尿管插管，通过结石后留置导管引流；输尿管插管不能通过结石时，则改行经皮肾造瘘术。实施这些措施的目的是引流尿液，改善肾功能。待病情好转后再选择适当的治疗方法。

第四十五章　泌尿、男性生殖系统肿瘤

一、选择题

1．E　2．D　3．D　4．B　5．B　6．D　7．A

二、问答题

1．肾癌的常见病理类型有哪些？

答：肾癌的常见病理类型：肾透明细胞癌、乳头状肾细胞癌以及肾嫌色细胞癌是肾癌最常见的病理类型，占所有肾恶性肿瘤的 85% ~ 90%，其他少见、罕见的病理类型包括低度恶性潜能多房囊性肾肿瘤、肾集合管癌、肾髓质癌、Mi 家族易位性肾细胞癌等，占肾细胞癌的比例均不足 1%。不符合以上任意一种病理类型的肾细胞癌划分为未分类肾癌。

2．简述膀胱癌的 TNM 分期。

答：膀胱癌的 TNM 分期：T_{is} 为原位癌；T_a 为非浸润性乳头状癌；T_1 表示浸润黏膜固有层；T_2 表示浸润肌层，T_2 又分为 T_{2a} 和 T_{2b}，T_{2a} 表示浸润浅肌层，T_{2b} 表示浸润深肌层；T_3 表示浸润膀胱周围组织，T_3 又分为 T_{3a} 和 T_{3b}，T_{3a} 表示显微镜下发现浸润膀胱周围组织，T_{3b} 表示肉眼可见肿瘤侵犯膀胱周围组织；T_4 表示浸润前列腺、子宫、阴道和盆壁等邻近器官。

3．如何预防阴茎癌？

答：预防阴茎癌：由于发病的特殊原因，对包茎和包皮过长且经常发生炎症的患者早期行包皮环切术可以预防本病。其他预防措施包括避免高危性生活、避免紫外线暴露以及控制吸烟等。

第四十六章　泌尿、男性生殖系统其他疾病

一、选择题

1．C　2．C　3．D　4．E　5．C　6．D

二、名词解释

1．隐睾：凡出生后一侧或双侧睾丸未降入阴囊，而停留在下降途中任何部位，即为隐睾。

2．鞘膜积液：鞘膜囊内积聚的液体超过正常量而形成囊肿，称为鞘膜积液。

三、问答题

1．简述鞘膜积液的临床分型。

答：鞘膜积液分为四种类型：睾丸鞘膜积液、精索鞘膜积液、精索睾丸鞘膜积液（婴儿型）和交通性鞘膜积液（先天性）。

2．简述尿道下裂的临床分型。

答：根据尿道外口位置可将尿道下裂分为阴茎头型、阴茎体型、阴茎阴囊型和会阴型。

第四十七章　泌尿系统梗阻

一、选择题

1．B　2．B　3．C　4．A　5．E　6．B　7．D　8．C　9．D

二、名词解释

1．肾积水：尿液经肾盂排出受阻，肾内压力增高，肾盂、肾盏扩张，肾实质萎缩，称为肾积水。

2．巨大肾积水：肾积水容量超过 1000 ml 或小儿超过 24 h 尿液总量时，称为巨大肾积水。

三、问答题

1．简述前列腺增生的临床表现。

答：前列腺增生的临床表现：尿频、排尿困难、尿潴留、血尿和其他表现。

2．简述前列腺增生的治疗方法。

答：前列腺增生的治疗方法：观察等待、药物治疗（5α- 还原酶抑制剂、α 受体阻断药以及植物类药）、外科治疗（经尿道前列腺电切术、激光治疗、经尿道前列腺切开术以及开放式前列腺切除术）。

3．如何解除急性尿潴留？

答：解除急性尿潴留的方法：包括导尿膀胱减压（导尿、经皮耻骨上膀胱穿刺术、膀胱造

瘘术）和病因治疗。

第四十八章 男科学及男性不育

一、选择题

1. C 2. A 3. B 4. D 5. D

二、名词解释

1. 男性不育：夫妇未采用任何避孕措施同居生活 1 年以上，由于男方因素造成女方不孕者，称为男性不育症。

2. 勃起功能障碍：是指阴茎持续（6 个月以上）或反复不能达到或维持足够的勃起以完成满意的性生活。

三、问答题

勃起功能障碍的治疗方法有哪些？

答：①基础治疗；②药物治疗，包括口服药物、阴茎海绵体活性药物注射治疗和经尿道给予血管活性药物；③真空勃起装置治疗。④手术治疗。

第四十九章 运动系统检查法

一、选择题

1. A 2. B 3. D 4. A 5. C 6. B 7. A

二、问答题

1. 如何进行手部肌腱损伤的检查？

答：(1) 视诊：查看伤口是否能看到损伤的肌腱。

(2) 指浅屈肌腱检查：将两侧邻指固定于伸直位，观察近侧指间关节屈曲情况。指深屈肌腱检查：将近侧指间关节固定于伸直位，观察末节屈曲情况。伸指肌腱检查：伸指肌腱手背部断裂，掌指关节不能伸直；近侧指间关节背面的中央腱断裂，近侧指间关节屈曲，远侧指间关节伸直或过伸呈“纽扣”畸形；近侧指骨部断裂，近侧指间关节不能伸直；远端伸肌腱断裂或撕脱骨折，呈锤状指畸形。

2. 以膝关节为例，简述运动系统检查的视诊、触诊、动诊、量诊和特殊检查。

答：视诊：在伸膝位，髌骨两侧有轻微凹陷，形成膝眼，膝关节积液或滑膜增厚者，此凹陷消失。膝关节可有 10° 左右的外翻角，两侧髋关节和膝伸直，两踝关节合并后，两膝内侧可互相接触，不能接触者为膝内翻。如将两膝内侧互相紧贴后，两内踝不能接触者为膝外翻。测量两膝或两踝间的距离，为膝间距或踝间距。

触诊：压痛常位于膝眼、关节间隙、侧副韧带、股骨内外上髁、胫骨结节及腓骨头等处。正常膝关节内约有 5 ml 滑液，膝关节内有中等量以上的积液时即有浮髌试验阳性表现。检查时，患者取仰卧位，伸膝、松弛股四头肌，检查者一手在髌骨上方轻压髌上囊，另一手的示指、中指轻轻按压髌骨，感到髌骨有浮球感并碰击股骨髁为阳性。膝部是骨肿瘤的好发部位，故对痛性骨肿块尤其应警惕。

动诊和量诊：膝关节伸直为中立位（0°）。正常活动范围：伸 0°，屈曲 120° ~ 150°，过伸（又称超伸）5° ~ 10°，伸膝后无内收、外展及旋转活动。

特殊检查：

(1) 抽屉试验：嘱患者取平卧位，屈膝约 90°。检查者双手握住其小腿上方，向前后推拉。如小腿过度向前移位，则为前抽屉试验阳性，提示前交叉韧带断裂；如小腿过度向后移位，则为后抽屉试验阳性，后交叉提示韧带断裂或松弛。在膝关节呈中立位时，前抽屉试验或后抽屉试验阳性者，称为前直向或后直向不稳定。屈膝 15° 进行检查可提高本试验的阳性率，有利于判断前交叉韧带的前内束或后外束损伤，称为 Lachman 试验。

（2）侧方应力试验：嘱患者仰卧位，双膝伸直。检查者一手握住其踝部，另一手推挤膝内侧，引起膝部疼痛或有异常活动者为阳性，提示外侧副韧带损伤；相反，使内侧副韧带紧张，引起膝部症状者，提示内侧副韧带损伤。

（3）半月板回旋挤压试验（McMurray 征）：嘱患者取仰卧位，患侧腿屈曲，检查者一手按在其膝上部，另一手握住踝部，使膝关节极度屈曲，然后使小腿外展、内旋，同时伸直膝关节，有弹响和疼痛者为阳性，表明外侧半月板损伤；反之，使小腿内收、外旋，同时伸直膝关节，出现弹响和疼痛者，表明内侧半月板损伤。

第五十章　骨折总论

一、选择题

1．E　2．D　3．C　4．B　5．B　6．D　7．A　8．D　9．D　10．C　11．A　12．E　13．C　14．A

二、名词解释

1．骨折：是指骨的完整性或连续性中断。

2．骨筋膜室综合征：由骨、骨间膜、肌间隔和深筋膜形成的骨筋膜隔室内肌肉和神经因急性缺血而产生的一系列早期症状。

3．解剖复位：骨折后矫正各种移位，恢复正常的解剖关系，对位、对线良好时，称为解剖复位。

4．骨折不愈合：骨折经治疗后，已超过一般愈合所需时间，仍无临床愈合现象，X 线检查见骨折断端被浓密硬化的骨质所封闭，即为骨折不愈合。

三、问答题

1．简述骨折愈合过程及骨折愈合标准。

答：（1）骨折愈合过程分为血肿机化期、原始骨痂形成期和骨痂塑形改造期。

（2）骨折愈合标准有骨折临床愈合标准和骨折骨性愈合标准：

骨折临床愈合标准：①局部无压痛、无纵向叩击痛。② 局部无反常活动。③ X 线检查显示骨折线模糊、有骨小梁和连续性骨痂通过骨折线。④外固定解除后伤肢可满足以下要求：上肢能向前平举 1 kg 重量达 1 min；下肢能不扶拐在平地连续步行 3 min，并不少于 30 步。⑤去除外固定后观察 2 周，局部不变形。从观察之日起到算到最后一次复位日期，所经过的时间为临床愈合时间。

骨折骨性愈合标准：X 线检查显示骨折线消失。

2．试述骨折功能复位的标准。

答：（1）肢体骨折成角移位轻微，所成角度如果与关节活动方向一致，日后可在骨痂塑形改造期自行矫正。如果向侧方成角与关节活动方向垂直，必须完全复位。

（2）长骨干横行骨折，对线良好的前提下，对位应至少达 1/3 左右。干骺端骨折侧方移位经复位后，至少应对位达 3/4 左右。

（3）成人骨折下肢复位后短缩不应超过 1 cm。

（4）儿童处于生长发育期，下肢缩短 2 cm 以内，且无骨骺损伤者，可在生长发育过程中自行矫正。

（5）对旋转移位、分离移位者，须完全纠正。

3．简述切开复位内固定的手术适应证。

答：（1）骨折断端间有软组织嵌入，经手法复位后失败者。

（2）关节内骨折手法复位后对位不好，影响关节功能者。

(3) 近关节部位骨折的老年患者，长时间固定可引起关节永久性僵硬者。

(4) 手法复位与外固定后，不能达到功能复位标准，而将严重影响功能者。

(5) 骨折并发主要血管损伤，在处理血管时，应同时做切开复位内固定术者。

(6) 外固定影响生活和工作的骨折患者急需尽快康复者。

第五十一章 上肢骨折

一、选择题

1. A 2. A 3. A 4. A 5. C 6. D 7. A 8. B

二、问答题

1．比较肱骨外科颈骨折外展型与内收型移位的不同。

答：(1) 外展型：骨折近端的肱骨头内收，骨折远端的骨干外展。暴力较小时，两骨折断端外侧嵌插而内侧分离；暴力较大时，骨折近端受冈上肌、冈下肌牵拉，呈轻度外展、外旋移位，骨折远段受背阔肌、大圆肌、胸大肌牵拉而向上、向内、向前移位，两骨折断端形成向内成角畸形或向内、向前成角畸形。

(2) 内收型：骨折近端的肱骨头外展，骨折远端的肱骨干内收，暴力较小时两骨折断端外侧分离而内侧嵌插，暴力较大时多发生完全骨折。骨折近端受冈上肌、冈下肌牵拉，呈轻度外展、外旋移位，肱骨大结节向肩峰靠拢，骨折线多从外上方斜向内下方，两骨折断端可在内收位置互相嵌插，或骨折远端向外侧移位，受背阔肌、大圆肌、胸大肌及三角肌牵拉，可有短缩移位和向外、向前成角。

2．试述肱骨干骨折诊疗的注意事项。

答：(1) X 线检查时，应包括肩关节和肘关节，以免遗漏这两个部位的骨折和脱位。

(2) 整复骨折时手法宜轻柔，忌粗暴，力争一次整复成功，防止移位的骨折断端损伤桡神经或血管。对分离移位骨折及软组织嵌入者，复位时不宜强求解剖对位。

(3) 固定时应防止前侧夹板压迫肘窝，以免影响患肢血运而导致压迫性溃疡。在桡神经沟部不宜放置固定垫，以防止桡神经受压而出现麻痹。固定后宜定期做 X 线检查，明确骨折断端有无分离移位，密切观察骨折的愈合情况。

第五十二章 下肢骨折及关节损伤

一、选择题

1. B 2. E 3. D 4. A 5. E 6. A 7. E 8. D

二、问答题

1．简述股骨颈骨折的诊断要点。

答：①患者有跌倒等外伤史，②髋部疼痛，不敢站立和行走；③腹股沟中点压痛和纵轴叩击痛阳性；④若移位明显，伤肢外旋、缩短，髋关节、膝关节轻度屈曲；⑤关节正、侧位 X 线检查可明确骨折情况。

2．胫骨下 1/3 骨折患者容易出现不愈合的原因是什么？

答：胫骨的营养血管由胫骨干上 1/3 的后方进入，在密质骨内下行一段距离，然后进入髓腔，胫骨下 1/3 又缺乏肌肉附着，故胫骨中、下段发生骨折后，往往因局部血液供应不良而发生迟缓愈合或不愈合。

第五十三章 手 外 伤

一、选择题

1. E 2. E 3. B 4. D 5. A 6. D

二、问答题

1．简述手外伤现场急救的目的和处理原则。

答：目的是止血，减少创口进一步污染，防止加重组织损伤和迅速转运。急救处理原则包括止血、创口包扎和局部固定。

2．试述手外伤的清创处理。

答：清创的目的是清除异物，彻底切除被污染和遭严重破坏、失去活力的组织，使污染创口变为清洁创口，避免感染，达到一期愈合。创面是否感染，取决于伤后最初处理如何进行。对于绝大多数开放性伤口，如果处理正确，都能达到一期愈合。清创越早，感染机会越小，疗效越好。临床实践证明，在一般情况下对手部开放伤应争取在伤后 12 小时内进行处理。

第五十四章　脊柱与骨盆骨折

一、选择题

1．B　2．C　3．B　4．C　5．D　6．A　7．B　8．A

二、问答题

1．简述脊髓损伤的并发症。

答：脊髓损伤的并发症：呼吸衰竭与呼吸道感染；泌尿系统感染和结石；压疮；体温失调。

2．简述骨盆骨折的并发症。

答：骨盆骨折的并发症：腹膜后血肿；盆腔内脏器（膀胱、后尿道与直肠）损伤；神经（腰丛、骶丛和坐骨神经）损伤；脂肪栓塞与静脉栓塞。

第五十五章　关节脱位

一、选择题

1．E　2．D　3．A　4．E　5．A　6．C　7．C

二、问答题

1．按病因如何对脱位进行分类？

答：按病因可将脱位分为：外伤性脱位、病理性脱位、习惯性脱位和先天性脱位。

2．简述脱位的诊断。

答：根据病史（患者有明确外伤史），一般症状（疼痛、肿胀、功能障碍）和特殊体征（关节畸形、关节盂空虚、弹性固定及触到脱位的骨端）就能作出临床初步诊断，但为了明确诊断与便于治疗，需要常规行 X 线检查，以明确脱位的类型、程度及是否合并骨折。

第五十六章　周围神经损伤

一、选择题

1．D　2．B　3．C　4．E　5．D　6．D　7．A

二、问答题

1．简述闭合性神经损伤的治疗。

答：闭合性神经损伤通常属于神经传导功能障碍或神经轴突断裂，患者神经功能多能自行恢复。若观察 3 个月后患者仍无神经再生的表现，或功能障碍越来越严重，或神经疼痛症状加剧，则应及时行手术探查。在观察过程中，对虽有一定程度功能恢复，但停留在某一水平不再好转而主要功能不能恢复或恢复不良者，亦应行手术探查。

2．神经轴突断裂后是否需要手术修复？

答：(1) 单纯神经轴突断裂，而神经内膜管保持完整者，神经功能多能自行恢复，不需手术治疗。

（2）神经轴突断裂合并神经束膜断裂或束膜有出血形成瘢痕者，因其妨碍神经功能的恢复，故常需要手术治疗。

第五十七章 运动系统慢性损伤

一、选择题

1．D 2．B 3．D 4．E 5．A 6．E

二、名词解释

1．Mills 征：即腕伸肌紧张试验，肘关节伸直，前臂旋前同时被动屈腕，肘外侧出现疼痛者为阳性见于肱骨外上髁炎患者。

2．肩周炎：即肩关节周围炎，俗称冻结肩，是肩关节周围肌肉、肌腱、滑囊及关节囊的慢性损伤性炎症。因患者肩关节内、外粘连，而以活动时疼痛、功能受限为其临床特点。

3．腕管综合征：是正中神经在腕管内受压而表现出的一组症状和体征。

4．肘管综合征：肘管综合征是指尺神经在肘部尺神经沟内的一种慢性损伤。

三、问答题

1．描述运动系统慢性损伤的治疗原则。

答：（1）减少损伤因素，纠正不良姿势，限制致伤动作、定时改变姿势，使应力分散，同时增加肌力。

（2）通过理疗、按摩可改善局部血液循环、减少粘连，有助于改善症状。

（3）局部注射肾上腺皮质激素有助于抑制损伤性炎症，减少粘连。

（4）应用非甾体抗炎药可减轻局部炎症发生，缓解症状。

（5）对某些非手术治疗无效的慢性损伤（如狭窄性腱鞘炎、神经卡压综合征及腱鞘囊肿等）患者，可行手术治疗。

2．简述肩关节周围炎的特点。

答：（1）患者多为中老年人，女性发病多于男性。

（2）起病慢，患者逐渐出现肩部某一处疼痛，与动作、姿势有明显关系。随病程长疼痛范围扩大，肩关节活动受限。

（3）体格检查可见轻度肌萎缩、肌痉挛。肩关节周围有明显压痛。肩关节外展、外旋、后伸受限。

3．试述腕管综合征的临床特点。

答：（1）本病在中年女性多见，患者常有职业病史。

（2）患者桡侧三个手指端麻木或疼痛，持物无力，以中指为甚。夜间或清晨症状最重，适当活动手腕可以使症状减轻。

（3）体格检查可见拇指、示指、中指有感觉过敏或迟钝，大鱼际肌萎缩，拇指对掌无力。

（4）腕部正中神经 Tinel 征阳性

（5）肌电图示正中神经传导速度减慢。

第五十八章 腰腿痛

一、选择题

1．A 2．D 3．D 4．A 5．E 6．A

二、名词解释

1．腰椎间盘突出症：腰椎间盘突出症是因椎间盘变性、纤维环破裂、髓核突出刺激或压迫神经根、马尾神经所表现的一种综合征。

2．直腿抬高试验：嘱患者取仰卧、伸膝位，被动抬高患肢，若抬高在 60° 以内出现坐骨神经痛，称为直腿抬高试验阳性，多见于腰椎间盘突出症患者。

3．间歇性跛行：患者在行走一段路程（50 ~ 1000 m）后出现下肢酸胀、麻木或疼痛，出现跛行，以致不能继续行走，需坐下或蹲下休息后待症状逐渐缓解，又可行走，但行走一定距离后症状复现，再次引起跛行，如此反复称为间歇性跛行。

三、问答题

1．简述腰椎间盘突出症的临床表现。

答：(1) 症状：主要有腰痛、坐骨神经痛，马尾神经受压引起鞍区感觉减退，以及排尿、排便功能障碍等。

(2) 体征：脊柱侧弯畸形、腰部活动受限、腰部压痛及椎旁肌紧张、直腿抬高试验阳性，以及肌力、感觉、反射异常等。

2．试述腰椎间盘突出症与腰椎管狭窄症的鉴别。

答：

	腰椎间盘突出症	腰椎管狭窄症
好发年龄	多为 20 ~ 50 岁	多在 40 岁以上
临床症状和体征	症状、体征均明显	症状重、体征轻
典型症状	坐骨神经痛	间歇性跛行
腰部活动受限	前屈受限明显	后伸受限明显
直腿抬高试验	大多为阳性	大多为阴性
影像学检查	神经根或马尾神经受压	椎管、侧隐窝狭窄，黄韧带肥厚等

第五十九章　颈肩痛

一、选择题

1．C　2．A　3．D　4．B　5．C　6．C

二、名词解释

1．椎间孔挤压试验：嘱患者取坐位，仰头并偏向患侧，检查者用手掌在其头顶加压，患肢有放射痛或麻木者为阳性。

2．臂丛神经牵拉试验：检查者站在患者侧方，一手推患侧头部，一手握患肢腕部，使患者肩外展，两手同时向相反的方向推拉，患肢有放射痛或麻木者为阳性。

3．颈椎病：颈椎病（cervical spondylosis）是指因颈椎间盘退行性变及其继发性椎间关节退行性变所导致的脊髓、神经、血管等结构受压而表现出的一系列临床症状和体征。

三、问答题

1．试述神经根型颈椎病与脊髓型颈椎病的病因及临床表现的不同。

答：

	神经根型颈椎病	脊髓型颈椎病
病因	颈椎间盘突向侧后方，椎体后缘、钩椎关节等退行性变增生压迫神经根	颈椎间盘突出的髓核、椎体后缘增生骨赘、增生钙化的后纵韧带或黄韧带压迫脊髓
临床表现	患者起病缓慢，起初多为颈部不适或颈肩痛，随之疼痛向上肢放射，并沿神经根分布区出现放电样疼痛症状。皮肤有麻木、感觉过敏等感觉异常。体格检查可见颈部肌肉痉挛、压痛，颈部活动受限，可有感觉异常、肌力减退、肌萎缩、腱反射减弱等。臂丛神经牵拉试验（Eaton test）阳性，椎间孔挤压试验（Spurling test）阳性	患者双下肢或上肢麻木无力，下肢发紧，足底有踩棉花感，步态不稳，手握力差，持物不稳，双手精细动作不能，胸部或腰部有束带感或负重感。重症者可出现行走困难，排尿与排便失禁、尿潴留等功能障碍，甚至四肢瘫痪，卧床不起

2．简述颈椎病的治疗方法。

答：（1）非手术治疗：①保持良好的体位；②颈椎制动；③颈椎牵引；④理疗；⑤推拿、按摩；⑥药物治疗。

（2）手术治疗：①颈椎前路减压融合术；②颈椎后路减压术。

（3）注意每种治疗方法的适应证，根据患者的分型及临床表现选择最恰当的治疗方法。

第六十章　骨与关节化脓性感染

一、选择题

1．A　2．B　3．E　4．B　5．C　6．E　7．D　8．A　9．E　10．B

二、名词解释

1．血源性骨髓炎：身体其他部位化脓性病灶中的细菌经血液循环播散至骨骼所引起的骨髓炎称为血源性骨髓炎。

2．局限性骨脓肿：是低毒力细菌感染所致的一种局限性骨髓炎，多见于儿童和青年。胫骨上端和下端，股骨、肱骨和桡骨下端为好发部位。X 线检查可见长骨干骺端或骨干皮质的圆形或椭圆形低密度骨质破坏区，边缘较整齐，周围密度增高为骨质硬化反应，硬化带与正常骨质间无明确分界。

3．硬化性骨髓炎：是由低毒性感染引起、以骨质硬化为主要特征的慢性骨髓炎，常见于较大的儿童或成人。好发部位为长骨骨干，如胫骨、腓骨和尺骨等。X 线检查可见局限或广泛骨质增生、硬化现象。骨皮质增厚，骨髓腔狭窄甚至消失，病骨密度增高，常呈梭形。在骨质硬化区内一般无骨质破坏。

三、问答题

1．简述慢性骨髓炎的手术治疗原则。

答：原则是清除死骨、炎性肉芽组织和消灭无效腔，称为病灶清除术。对于有死骨形成、有无效腔或窦道流脓的慢性骨髓炎病例，均应行手术治疗。应注意急性发作时不宜做病灶清除术。对大块死骨形成而包壳尚未充分生成者，过早取掉死骨可致长段骨缺损，故对该类疾病患者不宜手术取出死骨，须待包壳完全生成后再行手术。手术必须解决清除病灶、消灭无效腔与闭合伤口三个问题。

2．试述化脓性关节炎的临床表现。

答：（1）患者一般都有外伤诱发病史。

（2）起病急骤，患者有寒战、高热等症状，体温可达 39℃以上，可有菌血症表现，甚至出现谵妄与昏迷，小儿惊厥。

（3）病变关节剧痛、功能障碍，常处于半屈曲位。

（4）浅表的关节，局部红、肿、热、痛明显，深部的关节，局部红、肿、热都不明显，关节往往处于屈曲、外旋、外展位。

（5）患者因剧痛而不愿活动和接受检查。

（6）关节腔内积液，尤其在膝部最为明显。

（7）病程较长者，可发生关节半脱位。

（8）深部脓肿穿破皮肤后会成为瘘管。

第六十一章　非化脓性关节炎

一、选择题

1．C　2．A　3．A　4．A　5．D　6．A　7．E　8．E　9．D　10．B

二、名词解释

骨性关节炎：是一种最常见的以关节软骨的退行性变和继发性骨质增生为特点的慢性、进展性关节疾病，又称骨关节病。

三、问答题

1．简述膝关节骨性关节炎患者出现关节绞锁症状最可能的原因及最佳的治疗方式。

答：关节内存在游离体，最佳的治疗方法是关节镜手术取出游离体。

2．人工膝关节置换术远期最常见的两个并发症是什么？

答：感染和假体松动。

3．类风湿性关节炎时的晨僵和骨性关节炎时的晨僵有什么不同？

答：骨性关节炎患者晨僵通常持续时间很短，一般为数分钟，最多不超过 30 min。类风湿性关节炎患者晨僵多在半小时以上。

第六十二章　骨与关节结核

一、选择题

1．C　2．D　3．C　4．B　5．D

二、名词解释

1．寒性脓肿：骨与关节结核形成的脓肿因表面皮肤无红、热等急性炎症表现，称为寒性脓肿。

2．拾物试验：腰椎结核患者因脊柱屈曲受限，拾物时出现特殊姿态，即不敢弯腰拾物，而是屈髋、屈膝、挺腰下蹲，一手撑在大腿前部，另一手去拾地上的东西，这种特殊姿态称为拾物试验阳性。

3．“4”字试验：患侧屈髋、屈膝，大腿外展、外旋，踝部置于对侧膝上呈“4”字形，检查者下压患侧膝部，若膝部不能触及床面为阳性，提示髋关节病变或内收肌痉挛。

三、问答题

1．试述骨与关节结核的早期临床表现。

答：(1) 全身表现：静止期患者可无症状，活动期可有午后低热、周身乏力、消瘦、夜间盗汗、食欲缺乏和贫血等全身中毒症状。

(2) 局部表现：病变多为单发，早期表现为疼痛、肿胀和功能障碍、肌肉痉挛、畸形等，可形成寒性脓肿，破溃后形成窦道、内瘘，压迫脊髓可引起截瘫。

(3) 实验室检查及影像学检查有相关异常改变。

2．简述骨与关节结核病灶清除术的适应证。

答：(1) 有大块死骨或较大脓肿不易自行吸收者。

(2) 脓肿破溃后形成久治不愈窦道者。

(3) 脊柱结核合并寒性脓肿或截瘫者。

(4) 单纯骨结核或单纯滑膜结核经药物治疗无效，病情继续发展，有形成全关节结核可能者。

(5) 早期全关节结核，为更有效地保留关节功能者。

3．简述骨与关节结核的治愈标准。

答：骨关节结核经手术或非手术治疗后，达到以下述标准，表明病变已静止。

(1) 全身情况良好，无结核中毒症状。

(2) 局部病变体征消失。

(3) X 线检查显示脓肿已吸收或消失，病灶边缘清晰或钙化，关节发生骨性融合。

(4) 起床活动 1 年或参加工作半年无复发。

上述项指标无改变者，表示已基本治愈。

第六十三章 运动系统畸形

一、选择题

1. B 2. A 3. C 4. A 5. B

二、名词解释

单足站立试验：在正常情况，臀中小肌收缩，对侧骨盆抬起，才能保持身体平衡。髋脱位时，因臀中小肌松弛，对侧骨盆不但不能抬起，反而下降，称为单足站立试验阳性。

三、问答题

1. 先天性肌性斜颈需与哪些疾病鉴别？

答：①骨性斜颈；②颈椎结核；③麻痹性斜颈；④姿势性斜颈；⑤眼疾性斜颈；⑥痉挛性斜颈 。

2. 简述先天性髋关节脱位的临床表现。

答：(1) 站立前期：①两侧大腿内侧皮肤皱褶不对称，患侧皮皱加深加多。患侧股内收肌紧张、挛缩。②会阴部增宽，双侧脱位更为显著。③患侧髋关节活动少，常处于屈曲位，蹬踩力量弱，髋关节外展受限。④患侧下肢短缩。

(2) 站立后期：①行走晚，跛行或“鸭步”态。站立时骨盆前倾，臀部后翘，腰部明显前凸。②患侧股内收肌紧张，髋关节外展受限。③单足站立试验阳性。

(3) X线检查：①髋臼角变大。②股骨头的骨化中心不在内下象限。③股骨头骨化中心出现晚，发育小。④颈闭孔线中断。⑤患侧股骨颈前倾角加大。

3. 简述踇外翻的临床表现及手术方法。

答：(1) 临床表现：主要为疼痛和踇外翻畸形。

(2) 手术方法：手术方法很多，如滑囊骨赘切除，重叠缝合跖趾关节内侧关节囊，收肌腱切断术和第一跖骨截骨术等。

第六十四章 骨肿瘤

一、选择题

1. D 2. D 3. D 4. E 5. C 6. C 7. D 8. B

二、问答题

1. 简述良性骨肿瘤和恶性骨肿瘤的区别。

答：良性骨肿瘤多无疼痛，为外生性或膨胀性骨病变，局限性缓慢生长，界限清楚，密度均匀。膨胀性骨病变的松质骨内常有囊性破坏区，骨皮质一般不受侵犯。病灶周围可有硬化反应骨，骨质破坏呈单房性或多房性，内有骨化影，通常无骨膜反应。外生性肿瘤可压迫邻近的骨骼。周围软组织一般不受侵犯。肿瘤邻近关节时可致关节功能障碍。恶性肿瘤几乎均有局部疼痛，可发展为持续性剧痛、夜间痛，局部有剧烈压痛。肿胀和肿块发展迅速，表面血管怒张，皮温增高，有浅静脉怒张。X线片表现为成骨性、溶骨性或混合性骨质破坏，病灶密度不均，界限不清，骨破坏区呈虫蚀样或筛孔样，病灶处可见到明显的骨膜反应Codman三角、“葱皮样”征象和“日光放射状”形态等。对附近关节功能的影响较大，常发生病理性骨折。

2. 试述骨肉瘤的临床表现。

答：①好发于青少年；② 70%以上发生在股骨远端和胫骨近端；③最早症状是疼痛，开始为间歇性隐痛，很快转为持续性剧痛；④局部肿块、表面皮肤温度升高、静脉怒张、压痛明显，可出现震颤、血管杂音，全身症状出现早，可低热、消瘦、贫血；⑤血清碱性磷酸酶升高；⑥ X线示在长骨干骺端偏心位有骨质破坏。

第六十五章　断肢（指）再植

一、选择题

1. A　2. B　3. C　4. C　5. E

二、名词解释

1. 完全性离断：离断的肢体远近两端没有任何组织相连或只有少量损伤的组织相连清创时必须将其切除者。

2. 不完全离断：肢体离断后软组织离断超过肢体截面的 2/3，并有主要血管断裂，如不缝接血管将导致远侧肢体坏死者。

三、问答题

1. 试述断肢（指）再植的适应证。

答：(1) 全身情况：患者全身情况良好是断肢（指）再植的首要条件。

(2) 缺血时限：在常温下应以 6 ~ 8 h 为限，若离断平面低，如断足、断指等，离断肢体肌肉少，时限可延长到 12 ~ 24 h，缺血时限与断肢保存方式有关，冷藏（4℃）比常温下保存的肢体缺血时限可明显延长。

(3) 损伤严重的断肢（指）不宜再植。对于骨缺损过多，血管、神经、肌肉、肌腱挫伤或撕脱广泛的患者，再植后无法恢复功能，不要勉强再植。

(4) 断肢（指）经刺激性液体、高渗或低渗液体、消毒液体长时间浸泡者，不宜再植。

(5) 发生躁动性精神失常或治疗非常不配合者，不宜再植。

2. 简述断肢（指）再植的术后处理。

答：(1) 一般处理患肢相对抬高制动，监测生命重要指标。及时补足血容量。严格卧床，禁烟及禁止外界干扰和刺激，严格止痛。冬天保持室温 23 ~ 25℃，床边用烤灯照射。

(2) 术后用药抗血管痉挛药，如罂粟碱等；抗凝血药，如低分子右旋糖酐、小剂量肠溶阿司匹林等；抗感染药物以广谱抗生素为主。

(3) 观察有无血管危象并及时处理。

(4) 理疗，早期合理功能练习，最大限度地恢复再植肢体的功能。

中英文专业词汇索引

H

J

K

L

M

N

Y

Z

主要参考文献

1．陈孝平，汪建平，赵继宗．外科学．9 版．北京：人民卫生出版社，2018.
2．张殿英，张旭，黄加敏．外科学．4 版．北京：北京大学医学出版社，2015.
3．庄心良，曾因明，陈伯銮．现代麻醉学．3 版．北京：人民卫生出版社，2006.
4．陈孝平，汪建平．外科学．8 版．北京 : 人民卫生出版社，2013.
5．刘永锋，郑树森．器官移植学．北京 : 人民卫生出版社，2014.
6．张涤生．张涤生整复外科学．上海：上海科学技术出版社，2002.
7．周总光，赵玉沛．外科学．北京：高等教育出版社，2009.
8．陈孝平，汪建平．外科学． 8 版．北京：人民卫生出版社，2013.
9．田伟．实用骨科学．北京：人民卫生出版社，2008.
10．胥少汀，葛宝丰，徐印坎．实用骨科学．4 版．北京：人民军医出版社，2012.